The Japanese Society of Intensive Care Medicine

日本集中治療医学会
専門医テキスト

第4版

一般社団法人
日本集中治療医学会
教育委員会 編集

秀潤社

Gakken

日本集中治療医学会専門医テキスト
第4版出版にあたって

　専門医テキスト第4版が完成しました。前回の第3版は2019年3月発行ですので，6年ぶりとなります。テキスト作成はコンテンツ依頼内容の決定，投稿原稿の修正・校正，著作権チェックなど，膨大な作業です。執筆された皆様に感謝申し上げますとともに，編集を担当された教育委員会の皆様には長期間にわたりご尽力いただき厚くお礼申し上げます。

　この間の2022年4月には，集中治療科（領域）が日本専門医機構サブスペシャルティ領域に認定されました。機構認定集中治療科専門医制度はカリキュラム制（2年間）であり，集中治療室の専従／専任は不要で，集中治療室の連続勤務も不要となり，さらに集中治療室だけでなく研修施設内のどの部署でも研修は可能になるなど，いままでの学会認定集中治療専門医制度とは大きく異なります。

　集中治療科整備基準（2023年7月28日）の客観的能力評価（試験）の項では，集中治療科専門研修カリキュラムを修了した専攻医に対して専門医筆記試験の受験資格が与えられ，専門医筆記試験は，重篤な臓器不全の病態に対する，臨床的判断能力，問題解決能力，さらには病態を考慮した適切な治療を行うための知識，技能などについて問う，多選択肢問題を使用し問題数は100問とする，と記載されています。

　機構認定集中治療科専門医制度になって初めての専門医試験は2025年10月に実施する予定です（学会認定集中治療専門医制度の専門医試験も併せて実施されます）。受験生および試験問題作成委員は専門医テキスト第4版を大いに活用してください。専門医試験問題は集中治療における基本的な問題に加え最新のアカデミックな研究成果を含めて出題されます。その意味で専門医テキストは今後も定期的，計画的に改訂する予定です。

2025年2月
一般社団法人 日本集中治療医学会 理事長
黒田　泰弘

日本集中治療医学会専門医テキスト
第4版出版にあたって

　多くの方々のご協力を頂き，集中治療専門医テキスト第4版を皆様にお届けすることができますことを大変喜ばしく思います。

　私が教育委員長を拝命いたしました2021年4月より企画編集を進めておりました。本来は新たな専門医制度（日本専門医機構サブスペシャルティ領域専門医）による集中治療科専門医が開始された2024年4月の出版を目指しておりましたが，編集期間がコロナ禍の時期に一致してしまったこと，図表などを中心とする著作権認可が厳格となったことなどにより，約1年の遅れとなりましたことをお詫び申し上げます。またこの原材料価格高騰のため発行部数の少ない書籍の出版が困難な中，契約に応じていただいた株式会社Gakken様に感謝申し上げます。

　第4版ではこれまでのテキスト内容を基礎として，新しく専攻医となられた皆さんに求められる知識をお示しし，試験問題の担保となることを目標として編集を行ってまいりました。生理，解剖，概念，病態に関しては，2023年5月に出版された「集中治療医学」に記述を譲り，主として実際に病院内で行われる集中治療に関する記載を中心としております。著者は全国の新進気鋭の実際に診療のリーダー格の先生方，また本学会の各種ガイドライン作成委員の先生方などに筆を執っていただき，手に取っていただけるギリギリの厚みである1000ページ以内に納めることを目安にいたしました。

　著者の先生方から頂いた原稿を査読チームが通読し，同一章内の他項目の記述内容との整合性や重複をチェックするとともに，標準的でコンセンサスの得られた内容と新規的だが議論のある内容を盛り込みつつ，専攻医の皆さんが専門医たるための必要な知識を明示する教科書となっているかを検討いたしました。著者の皆さんには図表の著作権取得と合わせて何度もお手間をとっていただいたことに感謝いたします。

　第5版への課題も明確になりました。編集開始から3年を要しては少なくともupdateな内容とは言えません。完全電子書籍化，1年周期での改訂版の発行，パブコメの集積など，時代に合った形のテキスト編集出版が望まれます。課題として次版の編集に生かしたいと思います。

　最後に査読チームの先生方，編集に関わっていただいた教育委員の先生方，担当理事の藤谷茂樹先生に感謝申し上げます。また学会事務局でご担当いただいた高橋様，榎本様の支援なくては出版まで至りませんでした。重ねて御礼申し上げます。

2025年2月

一般社団法人 日本集中治療医学会 教育委員会 委員長

七戸　康夫

目　次

総論

1.	集中治療・集中治療医学	西田　修	14
2.	集中治療科専門医制度		
	〜専門医機構における集中治療科専門医の位置づけ，役割など〜	垣花泰之	22
3.	集中治療における侵襲と生体反応	小野　聡	27
4.	集中治療における医療倫理	伊藤　香	34
5.	集中治療における感染管理	吉田英樹，齋藤浩輝	42
6.	集中治療における医療安全	中村京太，藤村直幸	49
7.	ICU 機能評価	土井松幸	55

I　救急蘇生

1.	一次救命処置	本間洋輔	61
2.	二次救命処置	福田龍将	66
3.	蘇生場面における医療倫理	鍋島正慶	73

II　呼吸

1.	基礎	中島幹男	79
2.	呼吸不全　病態生理・診断・治療	片岡　惇	86
3.	酸素療法・非侵襲的呼吸補助	櫻谷正明	93
4.	気道確保，difficult airway，気管切開	岩崎夢大	98
5-1.	人工呼吸基礎	後藤祐也	105
5-2.	モニタリング	方山真朱	114
5-3.	非同調	宮﨑裕也	118
6-1.	腹臥位療法，筋弛緩薬	岩永　航	125
6-2.	ECMO	青景聡之	128
7-1.	その他の処置：胸腔ドレナージ	加茂徹郎	134
7-2.	その他の処置：気管吸引	谷川義則	140
7-3.	その他の処置：気管支内視鏡	山下崇史	144

III　循環

1.	基礎	白壁章宏	148
2.	モニタリング	吉田拓生	155
3.	心不全	中野宏己	160
4.	ショックの診断と管理	細田勇人	169
5.	各種心血管疾患の診断と管理	桑原政成，山本　剛，佐藤直樹	178
6.	薬物管理	三角香世	195
7.	補助循環装置の適応と管理，合併症	川上将司	204
8.	電気的治療	西原正章，日浅謙一	212
9.	心臓外科術後管理（成人）	塩塚潤二，讃井將満	219

IV 中枢神経

1.	総論	木下浩作	228
2.	神経筋疾患と神経所見	星山栄成	233
3.	てんかん重積状態と脳波モニタリング	中川　俊，江川悟史	240
4.	くも膜下出血と遅発性脳虚血の予防と治療	藤本佳久，則末泰博	250
5.	心停止後症候群と体温管理療法	鈴木秀鷹，井上明彦	257
6.	敗血症に関連する脳障害（バイオマーカー）	岡﨑智哉，黒田泰弘	264
7.	せん妄	堀江勝博	268
8.	鎮痛・鎮静	須賀将文，井上明彦	276
9.	重症頭部外傷と頭蓋内圧亢進対策	宍戸　肇，河北賢哉，黒田泰弘	283

V 腎

1.	基礎　解剖・生理	成宮博理	290
2.	急性腎障害（AKI）	垣内大樹，本間康一郎	297
3.	慢性腎臓病（CKD）	是枝大輔	306
4-1.	尿路感染症	土井研人	312
4-2.	溶血性尿毒症症候群	土井研人	315
4-3.	腎移植	土井研人	317
5.	急性血液浄化法	山田博之	320
6.	腎機能低下時の薬剤投与	柴田啓智	327

VI 肝胆膵

1.	基礎　解剖・生理	森口武史，後藤順子	334
2.	肝不全	後藤順子，森口武史	340
3.	肝硬変	亀崎秀宏，渡邉栄三	345
4.	急性肝不全	安部隆三	351
5.	重症急性膵炎	森　由華，安部隆三	359

VII 消化管

1.	基礎	大島　拓	367
2.	出血・虚血・穿孔・イレウス・下痢	橋田知明	373
3.	腹水・腹腔内出血・abdominal compartment syndrome	川口留以，渡部広明	379

VIII 血液凝固線溶系

1.	基礎	和田剛志	383
2.	血液凝固線溶系の管理	和田剛志	389
3.	播種性血管内凝固症候群（DIC）	和田剛志	394
4.	肺血栓塞栓症／深部静脈血栓症	吉田知由	403

IX 代謝・内分泌系

1.	糖代謝異常	片山洋一	411
2.	甲状腺機能異常（甲状腺クリーゼ，粘液水腫性昏睡）	文屋尚史	417
3.	副腎機能異常	葛西毅彦	425

X 感染

1.	基礎	佐藤智洋	430
2.	敗血症	数馬 聡	438
3.	集中治療におけるとくに注意すべき感染症	東口 隆	447
4.	院内感染	大槻郁人	456

XI 多臓器障害

1.	多臓器障害（MODS）	水野谷和之	462

XII PICS

1.	集中治療後症候群（PICS）	井上茂亮	469
2.	理学療法（早期リハビリテーション）	飯田有輝	472

XIII 外傷

1.	Primary survey, secondary survey	宮里篤之，近藤 豊	480
2.	多発外傷患者の集中治療管理	磯川修太郎	488

XIV 熱傷

1.	熱傷患者の評価	大須賀章倫	495
2.	熱傷患者の管理	大田原正幸，加藤聡一郎	501

XV 急性中毒

1.	急性中毒の診断と分析	千葉拓世	510
2.	中毒起因物質に対する安全確保 〜化学災害の認知，防護，除染を中心に〜	大谷典生	516
3.	急性中毒の標準治療	宮内雅人	524

XVI 体温異常

1.	体温の測定と評価	早川峰司	534
2.	低体温症	高氏修平	535
3.	高体温症	神田 潤	541

XVII 妊産婦

1.	妊産婦の生理学的特徴	新垣達也, 関沢明彦 545
2.	適切な ICU 管理	加藤崇央, 金子 仁 551
3.	緊急疾患	金子 仁, 加藤崇央 558

XVIII 小児

1.	新生児・乳児・幼児・学童の生理学的特徴	榎本有希 564
2.	小児の循環不全	海老島宏典, 松井彦郎 569
3.	心臓外科術後管理（小児） ～先天性心疾患の解剖と生理～	竹内宗之, 祖父江俊樹 576
4.	適切な呼吸循環管理	問田千晶 583
5.	小児集中治療	植田育也 590
6.	新生児集中治療	清水直樹 596

XIX 移植

1.	終末期医療と臓器提供	渥美生弘 603
2.	脳死判定基準	中村健太郎 606
3.	ドナー管理	内藤宏道 613
4.	レシピエントの周術期管理	前田明倫 617

XX 輸液・輸血，水・電解質

1.	輸液	高橋雄治 622
2.	輸血	川上大裕 633
3.	水・電解質（ナトリウム，カリウム）	畠山淳司 641

XXI 栄養

1.	栄養（経腸栄養と経静脈栄養）	巽 博臣 649

XXII 画像診断

1.	集中治療における胸部 X 線画像の見方	下野謙慎 657
2.	集中治療における POCUS	丹保亜希仁 665

索引 674

編集協力者

スーパーバイザー

七戸　康夫	国立病院機構北海道医療センター 救急科 集中治療科
藤谷　茂樹	聖マリアンナ医科大学病院 救急医学
岡本　洋史	聖路加国際病院 集中治療科
佐藤　直樹	かわぐち心臓呼吸器病院 循環器内科
一二三　亨	聖路加国際病院 救急科
安宅　一晃	奈良県総合医療センター 救急・集中治療センター
方波見謙一	北海道大学病院 救命救急センター
黒澤　寛史	兵庫県立こども病院 小児集中治療科
古別府裕明	前原総合医療病院 救急科

グループリーダー

山下　千鶴	藤田医科大学医学部 麻酔・侵襲制御医学講座
数馬　聡	札幌医科大学医学部 集中治療医学
本間　洋輔	千葉市立海浜病院 救急科
鍋島　正慶	地域医療振興協会 東京ベイ・浦安市川医療センター 麻酔科
方山　真朱	自治医科大学附属さいたま医療センター 集中治療部
山本　剛	日本医科大学付属病院 心臓血管集中治療科
井上　明彦	兵庫県災害医療センター 救急部
中田　孝明	千葉大学大学院医学研究院 救急集中治療医学
土井　研人	東京大学大学院医学系研究科 救急・集中治療医学
和田　剛志	北海道大学大学院医学研究院 侵襲制御医学分野救急医学教室
井上　茂亮	和歌山県立医科大学医学部 救急・集中治療医学講座
近藤　豊	順天堂大学大学院医学研究科 救急災害医学
山下　智幸	日本赤十字社医療センター 救命救急センター・救急科
渥美　生弘	浜松医科大学 救急災害医学講座
中村　謙介	横浜市立大学附属病院 集中治療部

日本集中治療医学会教育委員会

七戸　康夫	国立病院機構北海道医療センター 救急科 集中治療科
片岡　　惇	地域医療振興協会 練馬光が丘病院 総合救急診療科
安宅　一晃	奈良県総合医療センター 救急・集中治療センター
岡本　洋史	聖路加国際病院 集中治療科
黒澤　寛史	兵庫県立こども病院 小児集中治療科
一二三　亨	聖路加国際病院 救急科
佐藤　直樹	かわぐち心臓呼吸器病院 循環器内科
古別府裕明	前原総合医療病院 救急科
方波見謙一	北海道大学病院 救命救急センター
越後谷良介	大原記念倉敷中央医療機構 倉敷中央病院 救急ICU 救急科・医師教育研修部
甲斐　慎一	京都大学医学部附属病院 集中治療部
金澤　伴幸	岡山大学病院 小児麻酔科
田邊　翔太	松江赤十字病院 救急部
吉田　健史	大阪大学大学院医学系研究科 麻酔集中治療医学教室
野村　岳志	東京女子医科大学 集中治療科
藤谷　茂樹	聖マリアンナ医科大学病院 救急医学
黒田　泰弘	香川大学医学部附属病院 救命救急センター

執筆者(執筆順)	西田　修	藤田医科大学医学部 麻酔・侵襲制御医学講座
	垣花　泰之	鹿児島大学大学院医歯学総合研究科 救急・集中治療医学
	小野　聡	新久喜総合病院 消化器センター
	伊藤　香	帝京大学医学部外科学講座 Acute Care Surgery 部門
	吉田　英樹	聖マリアンナ医科大学病院 救急医学
	齋藤　浩輝	聖マリアンナ医科大学病院 救急医学
	中村　京太	横浜市立大学附属市民総合医療センター 医療の質・安全管理部
	藤村　直幸	雪の聖母会聖マリア病院 麻酔科
	土井　松幸	浜松医療センター 集中治療科
	本間　洋輔	千葉市立海浜病院 救急科
	福田　龍将	京都九条病院 高度救急集中治療センター / 島根大学医学部 救急医学講座
	鍋島　正慶	地域医療振興協会 東京ベイ・浦安市川医療センター 集中治療部
	中島　幹男	東京都立広尾病院 救命救急センター
	片岡　惇	地域医療振興協会 練馬光が丘病院 総合救急診療科
	櫻谷　正明	広島県厚生農業協同組合連合会 広島総合病院（ＪＡ広島総合病院）救急・集中治療科
	岩崎　夢大	東北大学大学院医学系研究科 麻酔科学・周術期医学分野
	後藤　祐也	札幌医科大学医学部 集中治療医学
	方山　真朱	自治医科大学附属さいたま医療センター 集中治療部
	宮﨑　裕也	東光会 戸田中央総合病院 麻酔科
	岩永　航	浦添総合病院 救急集中治療部
	青景　聡之	岡山大学大学院医歯薬学総合研究科 救命救急・災害医学講座
	加茂　徹郎	日本医科大学武蔵小杉病院 集中治療科
	谷川　義則	佐賀大学医学部附属病院 手術部
	山下　崇史	国立病院機構 福岡東医療センター呼吸器内科
	白壁　章宏	日本医科大学 日本医科大学千葉北総病院 集中治療室
	吉田　拓生	東京慈恵会医科大学 救急医学 附属柏病院集中治療部
	中野　宏己	東京医科大学病院 循環器内科
	細田　勇人	近森病院 循環器内科 / 集中治療センター
	桑原　政成	自治医科大学 地域医療学センター公衆衛生学 / 循環器内科学
	山本　剛	日本医科大学付属病院 心臓血管集中治療科
	佐藤　直樹	かわぐち心臓呼吸器病院 循環器内科
	三角　香世	九州大学病院 循環器内科
	川上　将司	飯塚病院 循環器内科
	西原　正章	九州大学病院 救命救急センター
	日浅　謙一	九州大学大学院医学研究院 循環器内科学 / 医療法人はなぶさ会
	塩塚　潤二	自治医科大学 麻酔科学・集中治療医学講座
	讃井　將満	自治医科大学附属さいたま医療センター 麻酔科
	木下　浩作	日本大学医学部 救急医学系救急集中治療医学分野
	星山　栄成	獨協学園 獨協医科大学病院 救命救急センター
	中川　俊	TMGあさか医療センター 神経集中治療科

江川　悟史	TMGあさか医療センター 神経集中治療科
藤本　佳久	聖マリアンナ医科大学 救急医学 NeuroICU team
則末　泰博	地域医療振興協会 東京ベイ・浦安市川医療センター 集中治療部
鈴木　秀鷹	日本赤十字社 武蔵野赤十字病院 救命救急センター
井上　明彦	兵庫県災害医療センター 救急部
岡﨑　智哉	地域医療振興協会 東京ベイ・浦安市川医療センター 集中治療部
黒田　泰弘	香川大学医学部附属病院 救命救急センター
堀江　勝博	聖路加国際病院 救急科・救命救急センター
須賀　将文	兵庫県災害医療センター 救急部
宍戸　　肇	香川大学医学部附属病院 救命救急センター
河北　賢哉	香川大学医学部附属病院 救命救急センター
成宮　博理	京都第二赤十字病院 救急・集中治療科
垣内　大樹	慶應義塾大学医学部 救急医学
本間康一郎	慶應義塾大学医学部 救急医学
是枝　大輔	国立病院機構本部 DMAT事務局災害医療課
土井　研人	東京大学大学院医学系研究科 救急・集中治療医学
山田　博之	京都大学医学部附属病院 初期診療・救急科
柴田　啓智	済生会熊本病院 薬剤部
森口　武史	山梨大学医学部 救急集中治療医学講座
後藤　順子	山梨大学医学部 救急集中治療医学講座
亀崎　秀宏	東千葉メディカルセンター 消化器内科 / 千葉大学大学院医学研究院総合医科学講座
渡邉　栄三	愛知医科大学病院 高度救命救急センター
安部　隆三	大分大学医学部 救急医学
森　　由華	大分大学医学部 救急医学
大島　　拓	千葉大学大学院医学研究院 救急集中治療医学
橋田　知明	東千葉メディカルセンター 救命救急センター
川口　留以	島根大学医学部 Acute Care Surgery 講座
渡部　広明	島根大学医学部 Acute Care Surgery 講座
和田　剛志	北海道大学大学院医学研究院 侵襲制御医学分野救急医学教室
吉田　知由	北海道大学病院 救命救急センター
片山　洋一	札幌医科大学 救急医学講座
文屋　尚史	札幌医科大学 救急医学講座
葛西　毅彦	札幌医科大学 救急医学講座
佐藤　智洋	国立病院機構 北海道医療センター 救急科
数馬　　聡	札幌医科大学医学部 集中治療医学
東口　　隆	札幌医科大学医学部 集中治療医学
大槻　郁人	小樽市立病院 麻酔科
水野谷和之	札幌孝仁会記念病院 麻酔科
井上　茂亮	和歌山県立医科大学医学部 救急・集中治療医学講座
飯田　有輝	愛知淑徳大学健康医療科学部医療貢献学科 理学療法学専攻

宮里　篤之	順天堂大学医学部附属浦安病院 救命救急センター
近藤　　豊	順天堂大学大学院医学研究科 救急災害医学
磯川修太郎	聖路加国際病院 救急科・救命救急センター
大須賀章倫	地域医療機能推進機構 中京病院 救命救急センター
大田原正幸	東京都立広尾病院 救命救急センター
加藤聡一郎	杏林大学医学部 救急医学
千葉　拓世	国際医療福祉大学成田病院 救急科
大谷　典生	聖路加国際病院 救急科・救命救急センター
宮内　雅人	高知大学医学部 災害・救急医療学講座
早川　峰司	北海道大学病院 救命救急センター
高氏　修平	北海道大学病院 救急科
神田　　潤	日本医科大学武蔵小杉病院 救命救急科
新垣　達也	昭和大学医学部 産婦人科学講座
関沢　明彦	昭和大学医学部 産婦人科学講座
加藤　崇央	埼玉医科大学総合医療センター 麻酔科
金子　　仁	東京都立多摩総合医療センター 救命・集中治療科
榎本　有希	筑波大学医学医療系 救急・集中治療医学
海老島宏典	東京大学医学部附属病院 小児科
松井　彦郎	東京大学医学部附属病院 小児科
竹内　宗之	国立循環器病研究センター 集中治療科
祖父江俊樹	大阪府立病院機構大阪母子医療センター 集中治療科
問田　千晶	信州大学医学部 救急集中治療医学教室
植田　育也	埼玉県立小児医療センター 小児救命救急センター
清水　直樹	聖マリアンナ医科大学 小児科学講座
渥美　生弘	浜松医科大学 救急災害医学講座
中村健太郎	鹿児島県立大島病院 救命救急センター
内藤　宏道	岡山大学病院 高度救命救急センター
前田　明倫	東京大学医学部附属病院 救急・集中治療科
高橋　雄治	株式会社日立製作所 日立総合病院 救急集中治療科
川上　大裕	飯塚病院 集中治療部
畠山　淳司	大阪医科薬科大学 救急医学教室
巽　　博臣	札幌医科大学医学部 集中治療医学
下野　謙慎	鹿児島大学病院 集中治療部
丹保亜希仁	旭川医科大学 救急医学講座

総論	総論
救急蘇生	I
呼吸	II
循環	III
中枢神経	IV
腎	V
肝胆膵	VI
消化管	VII
血液凝固線溶系	VIII
代謝・内分泌系	IX
感染	X
多臓器障害	XI
PICS	XII
外傷	XIII
熱傷	XIV
急性中毒	XV
体温異常	XVI
妊産婦	XVII
小児	XVIII
移植	XIX
輸液・輸血，水・電解質	XX
栄養	XXI
画像診断	XXII

総論

1 集中治療・集中治療医学

西田 修

目 標
- 集中治療医学と医療の歴史を理解し，現代の集中治療の基本概念を把握する
- 集中治療の適応病態と入退室基準について理解する
- ICU の運営形態と集中治療医療提供体制のあり方について理解する
- 多職種連携の重要性を理解し，効率的なチーム医療のあり方を理解する
- AI や最新技術の進歩が集中治療に与える影響を理解し，未来の医療の可能性を探る

Key words COVID-19，医療提供体制，遠隔集中治療，多職種連携，入退室基準

はじめに

人間の体は，臓器や器官のパーツの単なる集まりではない。各臓器・器官が複雑に連携して機能しているシステムである。重症病態に陥ると，様々な臓器が連鎖的に障害され，多臓器不全に陥る。多臓器不全が複合臓器不全ともいわれる所以である。1940 年代〜1950 年代にかけて，人工呼吸器や透析装置が開発され臨床応用されるようになり，単一臓器が不全に陥っても，少なくともしばらくは生きている状態が作り出された。しかしながら，このような病態は，それまでの医学では想像すらできない病態であり，集中治療医学は，そのような中で自然発生的にできた新しい医学である。単に，細分化された縦割り医学・医療の弊害を補う横断的な医学であるだけではなく，従来のどの分野の医学でも扱ってこなかった多臓器不全などの重症患者の病態生理を理解し治療につなげる医学でもある。集中治療医学は，その名の通り「治療医学」であり，医学の進歩と治療の進歩は車の両輪である。病態生理の理解が新しい治療法，医療機器を生み出し，そこで新たな病態に遭遇することになる。近年，集中治療・集中治療医学の進歩により，重症病態の救命率は著しく向上してきている。一方で，生還者の一定数が，身体的，精神的な問題を抱え，社会復帰が困難となっていることが明らかになり，集中治療後症候群（post intensive care syndrome, PICS）として我々の新たな課題となっている。PICS の病態生理も徐々に解明されつつあり，集中治療・集中治療医学の新たなターゲットとなっている。

I 集中治療の定義と実践

集中治療とは，可逆的かつ急性に生じた，呼吸，循環，消化器，腎臓，中枢神経系，血液凝固などの各臓器システムにおける重篤な機能不全を対象とし，様々なモニタリングと臓器サポート機器を駆使することで，多くは複数生じている臓器機能不全を回復させ重症患者の生命維持を行い，救命，さらには社会復帰をさせることを目的としている。集中治療の特徴は，複数臓器に対する横断的なアプローチであり，重症症例の集約化と呼吸不全や循環管理について習熟している医療スタッフを配置することで，その効果を最大限に発揮できることである。集中治療の適応は，可逆性の病態であり，癌などの悪性疾患末期など，集中治療を施しても救命することが明らかに困難な症例や，神経筋疾患末期など不可逆性進行性の疾患で，延命にしかならない症例は対象外である。集中治療の対象とする病態または疾患および手技の内訳を表 1 に示す[1), 2)]。

II 集中治療と ICU (intensive care unit)

Intensive care を「集中治療」と訳したのは，日本集中治療医学会の創始者でもある岩月賢一先生である。黎明期には「濃厚治療」や「強化治療」といういわれ方もしたようであるが，ほどなく集中治療という言葉が定着し

総論

表1 集中治療の対象となる病態または疾患（a）と手技（b）の概要[2)]

○呼吸管理
  a. 術後呼吸不全，急性呼吸促拍症候群，急性肺水腫，重症肺炎，気管支喘息，閉塞性肺疾患など
  b. 酸素療法，気管挿管，気管切開，胸腔ドレーン挿入，機械的人工呼吸法，体外式肺補助など
○循環管理
  a. 心停止，心臓手術後，不整脈，急性冠症候群，心不全，ショック，急性肺塞栓症，急性大動脈解離，感染性心内膜炎など
  b. 心肺蘇生法，血管作動薬の使用法，中心静脈カテーテル挿入，ショック対策，動脈内バルーンパンピング，経皮的心肺補助法など
○脳神経管理
  a. 神経外科術後，頭部外傷，心停止後症候群，痙攣重積，脳卒中，頭蓋内感染症，脳死など
  b. 頭蓋内圧降圧療法，頭蓋内圧モニタリング法，低体温療法など
○消化器管理
  a. 食道癌手術後，急性腹症，重症急性膵炎，急性肝不全など
  b. 輸液療法，急性血液浄化療法，栄養管理など
○代謝・内分泌・栄養管理
  a. 酸塩基平衡障害，電解質異常，糖尿病，内分泌疾患副腎機能不全など
  b. 酸塩基異常および電解質異常の補正，インスリン療法，ステロイド補充療法，栄養対策など
○腎臓管理
  a. Acute kidney injury など
  b. 輸液療法，薬物療法，急性血液浄化療法など
○血液・凝固線溶系の管理
  a. 播種性血管内凝固症候群（DIC），血栓性血小板減少性紫斑病など
  b. DIC 治療など
○感染管理
  a. 敗血症，院内感染，インフルエンザなど
  b. ショック対策，抗菌薬療法，感染対策など
○外傷・中毒管理
  a. 過量内服，農薬中毒，一酸化炭素中毒など
  b. 胃洗浄，高気圧酸素療法など
○産科管理
  a. 羊水塞栓症，分娩後出血など
  b. DIC 治療輸血療法など
○体温異常の管理
  a. 低体温症，熱中症，悪性症候群など
  b. 体温コントロールなど
○疼痛・精神管理
  a. 術後疼痛，せん妄など
  b. 鎮静・鎮痛法など
○その他
  a. 臓器提供，終末期医療など
  b. 脳死判定など

た。さて，集中治療を実践する場所が intensive care unit（ICU）であり，日本語では集中治療室（部）と呼ばれる。ICU は字句のごとく，本来場所を指すものであり，集中治療とは区別して用いるべき用語であることに注意されたい。日本集中治療医学会は，1974 年に ICU 研究会として発足したが，1979 年に日本集中治療医学会と改称し今に至っているのは，そのことを示している。集中治療（科）医は，Intensivist と呼ばれる。Intensivist 不在の ICU は，質の高い集中治療が実践されているとはいい難いが，集中治療や集中治療（科）医の社会における認識は低く，集中治療の質は ICU に配置されている器機の充実度で測られる風潮があることは，ICU が集中治療と同義語として扱われてきたことにもその責任の一端があると言わざるを得ない。

Ⅲ 近年の集中治療の方向性とコンセプト

　集中治療の進歩により，重症病態の救命率は著しく改善してきている。一方で，ICU に長期間入室した生存者の多くは，退院後も長期にわたり身体的，精神的な問題を抱え，社会復帰が困難となっていることが明らかになり，PICS として認識されてきている。さらに，家族への影響も甚大である。少子高齢化が進む中で，救命率が向上するにつれ，要介護となる人々が増える構図は社会的に健全な状態とはいえず，集中治療の存在自体が揺るぎかねないパラドキシカルな問題をはらんでいる。このような背景の中，集中治療は，救命を第一義とした時代は終わりを告げ，救命の先にある社会復帰させることを

目標とする方向に大きく舵を切って進んでいる。この目標を達成するためには，医療従事者が，患者とその家族に対して，対等な存在として寄り添い，同じ目線で接し，常に人間らしく接することが重要である。集中治療の現場においても，日常生活を如何に取り入れるかを考えて，患者とその家族を含むチーム医療を実践し続けることが求められている。日本集中治療医学会では，2021年，ロゴマークを新しく策定した。新しいロゴマークは、中心を命のイメージとして、他部門・多職種と連携し命を支える集中治療のネットワークを、また、臓器が有機的につながる生命を表現しており，集中治療医学と集中治療のコンセプトを表したものとなっている。さらに，2023年，タグラインとして「命のために。生きるのそばに。」を採用した。図1に，ロゴマーク，タグライン，ボディコピーを示す。

Ⅳ 集中治療の歴史

　集中治療の歴史を振り返ると，1854年に英国のナイチンゲールが重症傷病者を看護ステーション近くに集約して治療に当たったとされている。現代の集中治療の始まりは，ポリオの大流行があったデンマーク・コペンハーゲンにおいて，1953年，麻酔科医イプセンが重症呼吸不全の患者を集め，専属のスタッフによる管理と気管切開と陽圧式人工呼吸管理を行って管理し，死亡率を大きく減少させたことに始まるとされる。イプセンの考えは，重症患者（内科的および外科的）は，生命維持に必要な臓器の機能回復や維持の訓練を受けた医師や看護師によって，特別病棟で観察され，治療されるべきであるというものであった[3]。

　しかし，一方で，喀痰排出困難と無気肺などの合併症，さらには長期不動による弊害，感染や多臓器不全などとの戦いの始まりでもあった。それ以来，世界中のICUにてそれぞれの地域の医療状況に合わせた集中治療が行われている。米国で多診療科を基盤としたICU（multidisciplinary ICU）が初めて開設されたのは1958年のことである。Baltimore City Hospitalに初めて開設されたmultidisciplinary ICUには，麻酔科レジデントがhospital physicianとして専従しており，multidisciplinary ICUは重症患者の集中治療と看護ケアを24時間遂行するのに極めて効果的であった。こうして米国では，1960年代までに多くの病院にICUが普及していった。1970年には，重症患者の治療には従来の専門診療科を超えた医学が必要であることが認識され，従来の専門診療科を超えた医学を討議する場として，1972年にロサンゼルスで第1回米国集中治療医学会が開催された。

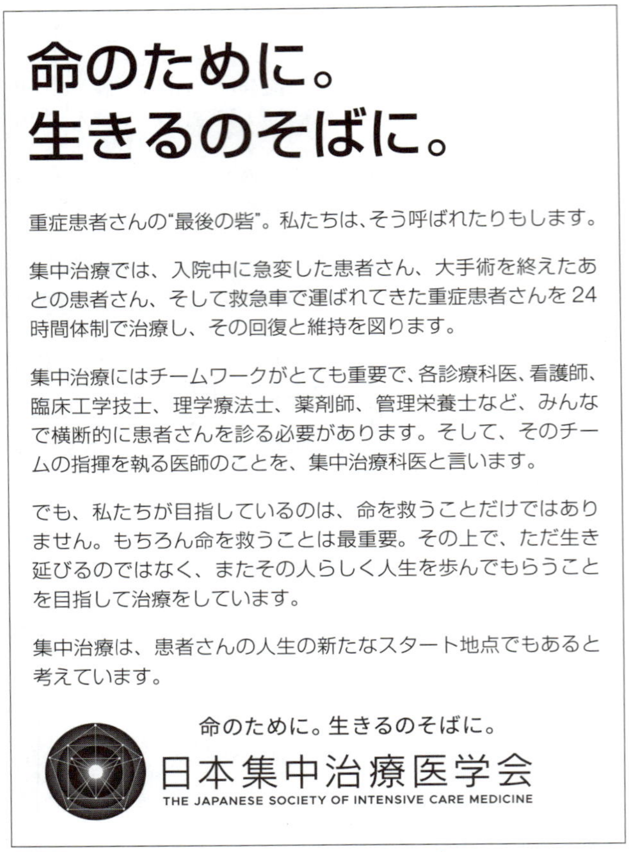

　本邦では1964年に初めてICUが順天堂大学医学部附属順天堂医院に開設された。1967年には東北大学附属病院にもICUが開設された。前述したように，1974年2月9日，第1回ICU研究会として日本集中治療医学会が創設された。第1回ICU研究会の参加者は301名であった。2024年9月現在，日本集中治療医学会は会員数が12,000名を超えており，世界最大級の集中治療医学会となっている。日本集中治療医学会では，2024年の創立50周年にあたり，2021年から毎年2月9日を「集中治療の日」として定め，集中治療の啓発活動を積極的に行っている。1978年には健康保険でICU入室患者に対する管理加算が認められ，1994年には日本集中治療医学会による集中治療専門医制度が制定された。1999年には，日本医学会の93番目の分科会として認められている。2014年には質の高い集中治療の評価として，特定集中治療管理料が改定され，集中治療（科）専門医の需要が高まったのを契機に専門医数が急増してきている。2019年，中国武漢で始まったSARS-CoV-2による感染症COVID-19のパンデミックが2020年2月に日本にも上陸し，集中治療の重要性が再認識された。その結果，2022年に日本専門医機構によるサブスペシャルティ領域として「集中治療科」が

命のために。
生きるのそばに。

重症患者さんの"最後の砦"。私たちは、そう呼ばれたりもします。

集中治療では、入院中に急変した患者さん、大手術を終えたあとの患者さん、そして救急車で運ばれてきた重症患者さんを24時間体制で治療し、その回復と維持を図ります。

集中治療にはチームワークがとても重要で、各診療科医、看護師、臨床工学技士、理学療法士、薬剤師、管理栄養士など、みんなで横断的に患者さんを診る必要があります。そして、そのチームの指揮を執る医師のことを、集中治療科医と言います。

でも、私たちが目指しているのは、命を救うことだけではありません。もちろん命を救うことは最重要。その上で、ただ生き延びるのではなく、またその人らしく人生を歩んでもらうことを目指して治療をしています。

集中治療は、患者さんの人生の新たなスタート地点でもあると考えています。

命のために。生きるのそばに。
日本集中治療医学会
THE JAPANESE SOCIETY OF INTENSIVE CARE MEDICINE

図1 ロゴマーク，タグライン，ボディコピー

認められ，医師届出票に「集中治療科」が追加された。ポリオの大流行による集中治療の始まりと COVID-19 パンデミックによる集中治療のプレゼンスの向上は，集中治療の果たす役割とその存在意義を再認識させるものであるといえる。

V 治療法・医療機器の発達と集中治療・医学の進歩

　集中治療医学は，臓器障害の治療技術や機械補助の進歩とともに発展してきた。輸液・輸血技術の進化や人工腎臓，人工呼吸器の開発は，臓器不全の管理を可能にし，多くの患者が救命されるようになった。このように，集中治療の進歩は医工学の進歩とパラレルであるといっても過言ではない。一方で，新しい治療によって従来は経験しなかった病態も生じることになり，それがさらに新たな治療法・機器の発展へとつながっている。このような連鎖が，近年の集中治療・医学の発展に寄与している。近年は，さらなる技術革新に加え，個々の患者に最適な治療を提供するための個別化医療や，新しい治療法の開発が進められている。とくに，昨今の AI の発達は著しく，医療界を劇的に進化させつつあり，集中治療においても期待がされるところである。さらに，集中治療の現場では，医療スタッフの労働負荷を軽減しつつ，効率的かつ高品質な治療を提供するためのシステムの構築も模索されている。

1 輸液と輸血の歴史

　輸液治療は 17 世紀に血液循環が発見されたことから始まり，1832 年にラッタがコレラ患者の治療に用い，多くの命を救った[4]。その後，1883 年にリンゲルが細胞外液に基づく「リンゲル液」を開発し[5]，1932 年にはハルトマンが乳酸を加えたアルカリ化剤を使用した乳酸リンゲル液が登場した[6]。輸血に関しては，1900 年にラントシュタイナーが血液型を発見し，輸血の安全性が向上した。1914 年にはクエン酸ナトリウムを使用した血液保存が可能となり[7]，これが第一次世界大戦中に活用された。輸液・輸血技術の進展は，出血性ショック患者の救命に大きく寄与したが，大量輸血後に急性腎障害や肺水腫といった新たな問題も発生した。

2 急性腎障害と血液浄化療法の歴史

　急性腎障害（acute kidney injury, AKI）は，第二次世界大戦や朝鮮戦争などで頻発した筋挫滅症候群によって引き起こされることが多く，この治療法が発展していった。AKI に対する血液浄化療法の考え方は，1854 年にグラハムが半透膜を発見したことに始まる[8]。この半透膜の原理を応用して，1914 年にアベルが初めて人工腎臓を開発した[9]。最初は動物実験であったが，次第にヒトでも使用されるようになり，1944 年にコルフが血液透析装置に関する研究を発表し[10]，翌 1945 年にオランダで最初の臨床成功例が報告された。1950 年代にはより効率的な積層型透析装置が使用されるようになった[11]。1970 年代には中空糸膜を使用した透析技術が登場し，現在の血液浄化療法の基礎が築かれた。1980 年代からは，集中治療の領域で持続的な血液透析が導入され，急性腎障害の患者に対して効果的な治療が可能となった。現在では，様々な膜素材を用いた透析技術が進化しており，小分子量物質である尿毒症物質だけでなく，炎症に関与する大分子量物質をも除去する試みが行われている。これにより，AKI に対する治療の幅が広がり，患者の予後が改善されている。

3 人工呼吸と ARDS の歴史

　1600 年代から 1700 年代にかけて気管挿管が開発され，人工呼吸法として陽圧換気が試みられるようになった。1928 年にドリンカーらが胸郭全体を箱に入れ，陰圧をかけて呼吸を助ける装置を開発した[12]。この陰圧式人工呼吸器は，1930 年代から 1950 年代にかけてのポリオ大流行で広く使用されたが，肺機能の補助には限界があった。1953 年，デンマークの麻酔科医イプセンがポリオによる呼吸筋麻痺患者に陽圧換気を行い，成功を収めたことで，陽圧式の人工呼吸器が一気に普及した[13]。これが現代の人工呼吸器の礎となり，現在では広く使われている。また，これが現代の ICU のルーツともなっている。

　急性呼吸窮迫症候群（acute respiratory distress syndrome, ARDS）の概念は，第一次世界大戦で兵士の外傷後に発生する肺障害に端を発している。「post-traumatic pulmonary massive collapse」という状態として報告され[14]，ベトナム戦争時に「shock lung」や「DaNang lung」として再び注目された。1967 年にアッシュボーがこの症状を「adult respiratory distress syndrome（ARDS）」と提唱し[15]，のちに「adult」を「acute」と改称され，現代の ARDS の基礎となっている。ARDS の治療と病態解明の過程で，過剰な人工呼吸による肺損傷を軽減する「肺保護戦略」が重視されるようになり，換気様式と人工呼吸器の進化につながってきている。

VI ICU 入退室基準

　ICU は診療密度の高い医療を提供する極めて限られた医療資源であり，社会のインフラといっても過言ではな

表2 わが国の重症患者治療用病床 [21]

	患者対看護師比	算定区分	病床数
ICU	2 対 1	特定集中治療室管理料 1 から 4	5814
	2 対 1	救命救急入院料 2 または 4	1097
	2 対 1	小児特定集中治療室管理料	104
中間ユニット	3 対 1	脳卒中ケアユニット入院医療管理料	1416
	4 対 1	救命救急入院料 1 または 3	5205
	4 対 1	ハイケアユニット入院医療管理料 1	6001
	5 対 1	ハイケアユニット入院医療管理料 2	381

い。したがって，この利用は公正でなければならず，本来 ICU に入退室する患者の選別は一貫性を持って厳格に行われるべきであるが，ICU 入退室を判断する要素は極めて多岐に亘り，その判断には限界が伴うのが現状である。また，中間ユニットを適正に使用することで ICU 滞在期間を短縮できることが報告されており [16),17)]，施設内の中間ユニットの有無により ICU 入退室の基準も変化し得る。また，人口当たりの ICU 病床数には地域格差が大きいため，入退室基準の絶対的基準を設けることは現状では困難である。さらには，COVID-19 パンデミックで経験したように，突然の医療サージが生じた状態では，医療逼迫の程度と社会的なトリアージの概念が複雑に絡むため，平時とは異なった基準となることは明らかである。日本集中治療医学会では，2023 年に「ICU 入退室指針」[18)] を定めているので，詳細はそちらを参照されたい。

VII 集中治療運営形態

Closed ICU とは，集中治療科専門医が ICU に専従しており，集中治療科医がすべての患者に指示書を書く絶対的な権限を持つ ICU である。Open ICU とは，それぞれの診療科の担当医が指示書を書く権限を持つ ICU である。Closed ICU と Open ICU の間には，集中治療科専門医が治療に関わる程度により様々なレベルの ICU が存在する。Open ICU には集中治療科医がいる場合といない場合がある。Closed ICU は，絶対的な権限を持つ集中治療科専門医が常時いるという意味で「full-time intensivist 型」ともいう。集中治療科専門医がいない場合，専門医でない担当医師は必要に応じて各診療科にコンサルト（相談）することで診療を行う。Open ICU には「multiple consultant 型」と「single physician 型」がある。前者では，患者担当医が各診療科にコンサルトすることで診療を行い，後者ではコンサルトなしに担当医だけで診療を行うものである。集中治療科専門医が深く関与する ICU では，治療成績が良いとの国内外の報告が多数ある [19),20)]。

VIII ICU のベッド数・看護配置：わが国と海外との比較

日本集中治療医学会が集計した重症患者治療用病床数を表2 に示す。

わが国には，施設基準にて患者対看護師比が常時 2 対 1 以上を必要とする厚生労働省の定める保険診療上の特定集中治療室管理料，または救命救急入院料 2 もしくは 4 の算定を認められたいわゆる ICU 病床が 6,911 床（小児特定集中治療室管理料を含めると 7,015 床）存在する。さらには，保険診療上の厚生労働省が定めるハイケアユニット入院医療管理料，脳卒中ケアユニット入院医療管理料，救命救急入院料 1 もしくは 3 の算定を認められた ICU に準ずる中間ユニット病床が 13,003 床存在する。

これまでわが国の ICU 病床の配置（対象病院，病床数）は，必ずしも計画的に行われたわけではなく，結果として人口あたりの ICU 病床数の都道府県格差は大きくなっている。また，施設の有する集中治療に精通した医師や看護師数，ICU を支えるメディカルスタッフ数などの医療資源の配置状況も多様である。

日本の人口 10 万人当たりの ICU 病床数は 5.6 床であり [21)]，ドイツ 33.9 床，米国 25.8 床，フランス 16.3 床，英国 10.5 床，オーストラリア 9.4 床，イタリア 8.6 床など [22)]，他の先進国と比較すると相対的に少ない（図 2）。しかしながら，ICU のユニットの定義や形態が国によって異なるので，解釈には注意が必要である。

ICU や HCU の看護師配置モデルも国によって異なる。日本では，患者対看護師比は ICU で 2 対 1 以上，中間ユニットで 3 〜 5 対 1 以上が診療報酬上の設置基準となっている。一方で，米国における患者対看護師比は，侵襲的人工呼吸を要する ICU 患者で 1 対 1 以上，それ以外の ICU 患者で 2 対 1 以上，中間ユニット患者で 3 対 1 以上が推奨されている [23)]。英国における患者対看護師比は，ICU で 1 対 1 以上，中間ユニットで 2 対 1 以上と公的保険医療制度で定義されており [24)]，両国とも

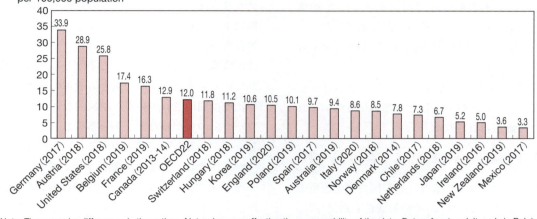

図2 OECD諸国：人口10万人あたりのICUベッド数[22]
（文献22より転載）

わが国の看護師配置よりも手厚い。

COVID-19の第3波から第5波において，集中治療医療提供体制が追いつかず社会問題となった。2021年，日本集中治療医学会では，集中治療医療提供体制をハコ，ヒト，モノに分けて，様々な角度からの分析をもとに，「我が国の集中治療医療提供体制を強靱化するための提言」[25]を発表している。その中で，わが国におけるICUの適正ベッド数は約9,000床，集中治療科専門医は7,000名が必要と算出している。2024年4月1日現在で，わが国の集中治療科専門医の数は2,770名であり，必要数には程遠い。ドイツは人口約8千万人に対して，集中治療科専門医が約8,300名（2018年時点）いることを考えても，日本は医療人材が不足しているといえる。2022年，日本専門医機構により，集中治療科専門医が正式に認定された。今後，診療報酬の施設要件等にも，集中治療科専門医が盛りこまれることが予想され，集中治療科専門医の増加が期待される。

IX 多職種連携の背景と推進

多職種連携（チーム医療）は，医師と他の医療従事者の役割分担を進めるため，厚生労働省によって「チーム医療の推進に関する検討会」が設置された。日本は少子高齢化が進んでおり，医療の効率化と安全で質の高い医療の提供が求められている。チーム医療は，複数の専門職が情報を共有し，連携・補完し合うことで，医療の質と効率を高め，患者の予後を改善することを目指している。これには，令和6年度より医師の働き方改革が強力に推進されていることも背景にある。タスク・シフト／シェアの推進が，多職種連携を進める原動力となっている。

1 ICUにおける多職種連携

ICUは「病院の中の病院」ともいわれ，重症患者への高度な治療が行われる場である。ICUでの診療を効率よく進めるためには，各職種の連携が重要である。日本でも多職種連携が診療報酬の評価に反映されており，令和4年度の診療報酬改定では，ICUにおける多職種連携を推進するための新たな評価が導入された。このように，多職種連携により，患者の予後改善が期待されており，医療制度でも評価が拡大している。

しかしながら，タスク・シフト／シェアが推進される中で，多職種連携において最も大切なことは，各職種が「ミニドクター」を目指すのではなく，各職種が互いの専門性を尊重しながら，本来の専門性を十二分に発揮できる強固なチームビルディングを行うことである。個々の症例にあった情報と病態の共通理解のための緊密なコミュニケーションが，質の高い多職種協働には不可欠である。

2 診療報酬における評価

・平成26年度：集中治療室における医師と臨床工学技士の配置が要件化された。
・平成28年度：ICU内の薬剤業務が評価され，専任

の薬剤師の配置が推奨された。
・平成30年度：看護師や理学療法士による早期離床・リハビリテーションのチームが評価された。
・令和2年度：栄養管理や病棟薬剤業務に対する評価が引き上げられた。
・令和4年度：看護師，臨床工学技士，リハビリ専門職などがチーム医療の一環として強化され，これに応じた評価が新設された。

3 日本集中治療医学会の多職種の認定（認証）制度

COVID-19パンデミックにより，わが国の集中治療のレベルの高さが示される一方で，その脆弱性も露呈され，ハコ，ヒト，モノのリソースのうち，ハコ，ヒトに関する問題が大きいことが問題となった。集中治療の実践には，医師のみならず，すべての職種において高度な専門性が必要とされる。しかしながら，欧米に比べて日本では集中治療の担い手が少ないことが指摘されている。これを受けて，日本集中治療医学会では，関係各団体と連携を取りながら，各職種における学会認定制度を開始した。集中治療認証看護師制度を皮切りに，集中治療専門臨床工学技士制度，集中治療理学療法士制度，集中治療専門薬剤師制度が発足している。集中治療科専門医と専門教育を受けたメディカルスタッフで構築される多職種チームで行う質の高い集中治療を広く国民に提供することは大変重要である。

X 遠隔集中治療（遠隔ICU）

米国の病院では現在，ICUは不可欠なものとなっている。一方で，集中治療専門医は少なく，医療の質が問題となっている。IT技術の進歩に伴い考案されたのがTelemedicine ICUである。Tele-ICUと呼ばれることが多い。視聴覚電送システムを用いてICU患者情報を集中治療専門医と看護師が監視するコマンドセンターに電送することで，専門医がいないICUに専門的情報や治療上の問題点を提供し，ICU診療を遠隔地からサポートするものである。Tele-ICUでは入院期間が減少し，死亡率も減少することが報告されている。

わが国では，遠隔ICUと呼ばれることが多いが，日本集中治療医学会では，遠隔で提供しているのはICUではなく集中治療であるとの考えから，近年，遠隔集中治療という用語を推奨している。遠隔集中治療に期待される点としては，まず医療の均てん化が挙げられる。日本は米国に比べて国土は狭いが，人口の分布を考慮すると，全国津々浦々にICUと集中治療科専門医を設置することは，医療資源の効率的な活用という面から見ても非現実的である。さらに，COVID-19パンデミックのような状況下では，医療提供の需給バランスは地域や時期によって異なり，重症感染症患者の広域搬送や集中治療科専門医の現地派遣が難しいことから，遠隔集中治療は医療崩壊を緩和・回避する手段としても有用と考えられている。また，医師の働き方改革の観点からも遠隔集中治療は期待されている。副次的な効果として，ネットワークでつながったデータを蓄積し，様々な角度からのビッグデータとして利活用することも期待されている。

わが国では，診療報酬加算などの枠組みがない中で，一部の大学病院と分院などで限定的に試行されてきたが，令和6（2024）年の診療報酬改定で，遠隔集中治療の加算が初めて認められた。厚生労働省は，遠隔診療全般における規制緩和を進め，医師働き方改革の一環として集中治療においても遠隔診療を推進する方向を示している。一方で，運用の仕方によっては集中治療の質が低下する可能性もあり，さらなる制度設計が必要である。

XI 未来の集中治療

集中治療の未来は，今後ますますIT技術の進歩や人工知能（AI）技術の発展とともに進化すると考えられる。具体的には，ビッグデータを活用した予測診断技術や，個別化医療のさらなる発展が期待されている。また，ロボット技術や遠隔操作技術の進歩により，医師が遠隔地からでも高度な治療を提供できる環境が整備される可能性がある。とくに近年注目されているのが，PICSへの対応である。未来の集中治療においては，患者の命を救うだけでなく，PICSの発症を予防し，治療後の生活の質を向上させるためのケアがさらに重要になると考えられている。早期のリハビリテーションや精神的なサポート，退院後のフォローアップ体制が充実することで，PICSのリスクを軽減し，患者の社会復帰を支援することが目標である。

また，集中治療科医がICUの外で活躍する重要性も，今後さらに高まると考えられている。集中治療科医は，ICU内で重症患者を管理するだけでなく，院内の救急対応や急変時の処置，手術後のケア，さらには退院後のフォローアップまで多岐にわたる役割を果たすことができる。ICU内外での包括的なケアにおいて，集中治療医がリーダーシップを発揮し，チーム医療を牽引することで，患者全体の治療の質が向上するだろう。

COVID-19パンデミックでの経験を活かし，レジリエンスの高い医療提供体制が求められている。遠隔集中治療の効果的な運用，集中治療科専門医の派遣と重症患者の広域搬送システムの構築などにより，集中治療の均て

ん化を図り，国民が等しく質の高い集中治療を享受できるように進めることが重要である。これに加え，サージキャパシティの確保も重要な課題となっている。有事には，臨時 ICU の設置や移動式集中治療ユニットの運用，さらに既存の ICU の増床や急性期病棟の ICU 機能への転換といった柔軟な対応が求められる。こうした対応により，パンデミックや大規模災害といった緊急事態でも，迅速かつ効果的に医療資源を集中させ，対応できる体制が整うだろう。また，サージキャパシティの強化は，医療従事者や集中治療科専門医の適切な配置と，迅速な患者搬送ネットワークの構築によっても実現される。こうしたシステムを整備することで，有事の際に全国的な医療崩壊を防ぎ，安定した医療供給を維持することが可能となる。

さらに，働き方改革の観点からも，今後はより柔軟で効率的な医療提供体制が求められるだろう。それにより，医療従事者の負担を軽減しながらも，質の高い集中治療を提供できるシステムが確立されると考えられる。また，AI を用いた診断補助やモニタリング技術が進化することで，治療の精度やスピードが向上し，患者の予後改善につながると期待されている。

集中治療の分野は，今後も様々な技術革新やシステムの導入によって，さらに進化していくことが予想されている。このような進化を通じて，より多くの命が救われ，患者の社会復帰が促進されることが目標である。

■ 文献

1）Gutsche JT, Kohl BA. Who should care for intensive care unit patients? Crit Care Med 2007;35 (2 Suppl): S18-23.

2）日本集中治療医学会教育委員会編集．日本集中治療医学会専門医テキスト第 3 版．東京：真興交易；2019.p.19.

3）Berthelsen PG, Cronqvist M. The first intensive care unit in the world: Copenhagen, 1953. Acta Anaesthesiol Scand 2003;47:1190-5.

4）Latta T. Malignant Cholera: Clinical Report of Cases Treated by the Copious Injection of Aqueous and Saline Fluids into the Vein. The Lancet 1832;1:274-277.

5）Ringer S. Concerning the Influence exerted by each of the Constituents of the Blood on the Contraction of the Ventricle. J Physiol 1882;3:380-93.

6）Hartmann AF, Senn MJ. STUDIES IN THE METABOLISM OF SODIUM r-LACTATE. I. RESPONSE OF NORMAL HUMAN SUBJECTS TO THE INTRAVENOUS INJECTION OF SODIUM r-LACTATE. J Clin Invest 1932;11:327-35.

7）Hustin A. A New Method for the Preservation of Whole Blood. Bulletin de l'Académie Royale de Médecine de Belgique 1914,28,625-35.

8）Graham T. On Osmotic Force. Philosophical Transactions of the Royal Society of London 1854;144:177-228.

9）Abel JJ, Rowntree LG, Turner BB. On the Removal of Diffusable Substances from the Circulating Blood by Means of Dialysis. The Journal of Pharmacology and Experimental Therapeutics 1914;5:275-316.

10）Kolff WJ, Berk HTJ. The Artificial Kidney: A Dialyser with a Great Area. Acta Medica Scandinavica 1944;117:121-34.

11）Alwall N. On the Artificial Kidney: Experiences in 100 Hemodialysis and Six Hemodialysis with the Aid of the Heart-Lung Machine. Acta Medica Scandinavica 1957;159:1-44.

12）Drinker P, Shaw LA. AN APPARATUS FOR THE PROLONGED ADMINISTRATION OF ARTIFICIAL RESPIRATION: I. A Design for Adults and Children. J Clin Invest 1929;7:229-47.

13）Ibsen B. The anaesthetist's viewpoint on the treatment of respiratory complications in poliomyelitis during the epidemic in Copenhagen, 1952. Proc R Soc Med. 1954;47:72-4.

14）Moynihan BG. The Surgery of the Chest. Br Med J 1926;1:603-6.

15）Ashbaugh DG, Bigelow DB, Petty TL, et al. Acute respiratory distress in adults. Lancet. 1967;2:319-23

16）Boots R, Lipman J. High dependency units: Issues to consider in their planning. Anaesth Intensive Care 2002;30:348-54.

17）Prin M, Wunsch H. The role of stepdown beds in hospital care. Am J Respir Crit Care Med 2014;190: 1210-6.

18）ICU 入退室指針．Avalable from: https://www.jsicm.org/publication/pdf/JSICM_ICU_EnterExit_20231124.pdf

19）Ogura T, Nakamura Y, Takahashi K, et al. Treatment of patients with sepsis in a closed intensive care unit is associated with improved survival: a nationwide observational study in Japan. J Intensive Care. 2018;6: 57.

20）Wilcox ME, Chong CA, Niven DJ, et al. Do intensivist staffing patterns influence hospital mortality following ICU admission? A systematic review and meta-analyses. Crit Care Med. 2013;41:2253-74.

21）厚生労働省．令和 2 年度病床機能報告の結果．Available from: https://www.mhlw.go.jp/stf/seisakunitsuite/bunya/open_data_00007.html

22）OECD (2020), Beyond Containment: Health systems responses to COVID-19 in the OECD. Available from: https://oecd.dam-broadcast.com/pm_7379_119_119689-ud5comtf84.pdf

23）Nates JL, Nunnally M, Kleinpell R, et al. ICU admission, discharge, and triage guidelines: A framework to enhance clinical operations, development of institutional policies, and further research. Crit Care Med. 2016;44:1553-1602.

24）The intensive care society. Levels of adult critical care. https://www.ics.ac.uk/Society/Patients_and_Relatives/Levels_of_Care

25）日本集中治療医学会理事会，日本集中治療医学会レジリエンスの高い医療提供体制構築タスクフォース．我が国の集中治療医療提供体制を強靭化するための提言．日集中医誌 2022;9:485-92. Available from: https://www.jsicm.org/news/upload/ レジリエンスの高い医療提供体制構築提言ホームページ公開 v3.pdf

総論

2 集中治療科専門医制度
～専門医機構における集中治療科専門医の位置づけ，役割など～

垣花泰之

目標
- わが国の専門医制度の歴史的変遷を知る
- 集中治療科専門医制度設立の過程を知る
- 集中治療科専門医の立ち位置，責任を知る
- わが国の集中治療科専門医の今後のあるべき形を考える

Key words 学会認定専門医制度，機構認定専門医制度，基本領域，サブスペシャルティ（サブスペ）領域，集中治療科専門医

はじめに

　一般社団法人日本専門医機構の認定による専門医制度（以下，新専門医制度）は，基本19領域専攻医の一次登録が2017年10月初旬，二次登録が12月中旬に行われ，2018年4月に基本領域専攻医の専門研修が開始された。これまで各学会の制度や運用，地域医療への影響や専門研修レベル等について様々な議論が展開され，当初の予定よりも1年遅れて開始となった。一方，新専門医制度は二段階制〔基本領域とサブスペシャルティ（以下，サブスペ）領域〕であり，日本専門医機構認定サブスペ領域専門研修は，当初2021年4月の開始を目指して準備を進めていたが，新型コロナウイルス感染症の拡大により，1年間延期されて2022年4月からの認定開始となった。わが国に専門医制度が作られてきた過程を知り，その中における集中治療科専門医の立ち位置，責任を知ることは専門医として必須であると思われるため，本項では，わが国の専門医制度の歴史的変遷の概略を記載し，日本専門医機構認定集中治療科専門医制度の現状と問題点や課題も含めて記載する。

I わが国の専門医制度の歴史的変遷

　わが国の最初の専門医制度は日本麻酔科学会により1962年に開始され，その後，現在の基本診療領域と呼ばれる学会によって次々と専門医制度が作られていった（表1）[1]。しかし，各学会が独自の判断で認定したもの

であったため，専門医制度を標準化し専門医が社会的に認知されることを意図し，日本医学会加盟22学会が共同で運営する最初の統括組織である「学会認定制協議会」が1981年に発足，さらに2001年に「専門医認定制協議会」と名称を変更して組織の強化を図った。しかし，2002年に厚生労働省は国民が病院を受診する際にわかりやすくすることを目的に広告（標榜）のできる38の診療科を発表したため[2]，細分化した多様な学会専門医が続々誕生（乱立）することとなった。そこで「専門医認定制協議会」は2002年12月に「日本専門医認定制機構」を設立し，各学会の専門医制度を審査認定し，合わせて専門医制度を整備する役割を担うこととなった。2008年に「日本専門医認定制機構」は「社団法人日本専門医制評価・認定機構」として公益法人となり，厚生労働省は「専門医の在り方に関する検討会」を発足させ，「日本専門医制評価・認定機構」の動きを補完する形になった。国から「専門医に関する調査研究」を委託された「日本専門医制評価・認定機構」は，従来の14基本診療科に日本救急医学会や日本形成外科学会などを加えた18の基本領域を認定し，さらに上記以外の専門医を有する加盟医学会のヒアリングを行い，それぞれの専門医の位置付けを行っていった。2013年4月に，日本専門医制評価・認定機構から「専門医の在り方に関する検討会」の報告書が発表され，その中で，基本診療科専門医として総合診療科を加えること，専門医の認定と養成プログラムの評価認定について学会とは独立した中立的な第三者機関を新たに設置すること，サブスペ領域も機構

22

表1 日本における専門医制度の歴史

1962 年	日本麻酔科学会指導医制度発足
1966 年	放射線科・脳神経外科，1968 年内科，1978 年外科等
1981 年	学会認定制協議会発足（基本診療領域 22 学会，日本医学会）
1999 年	国家的規模の専門医認定機構（第三者機関）の設置提言
2001 年	専門医認定制協議会発足。
2002 年	医療機関の広告規制の緩和，専門医の広告可能（厚生労働省），「日本専門医認定制機構」設立
2008 年	（社）日本専門医制評価・認定機構に移行
2011 年	「専門医の在り方に関する検討会」（厚生労働省）発足
2014 年	（一社）日本専門医機構発足
2014 年 8 月	専門医制度整備指針（第 1 版）発表
2017 年 6 月	専門医制度新整備指針（第 2 版）発表
2018 年 4 月	機構認定基本領域専攻医の専門研修開始
2022 年 4 月	機構認定サブスペ領域専攻医の専門研修開始

が決めた方向で行うことが確認された[3]。2013 年 7 月には，基本領域と密接な関連のある内科系 13 領域，外科系 4 領域を合わせて 17 のサブスペ領域専門医が認定され，2014 年 3 月には，19 の基本領域専門医と 29 のサブスペ領域専門医を認定した後に「日本専門医制評価・認定機構」はその役割を終え解散し，第三者的な新しい「日本専門医機構」に引き継ぐこととなった。

2014 年 5 月に日本医学会，日本医師会，全国医学部長病院長会議，四病院団体協議会，旧「日本専門医制評価・認定機構」の代表が集まり，わが国の医学・医療に携わるオールジャパンの機構として「一般社団法人日本専門医機構」が発足した。「日本専門医機構」は当初，各医学会を含まず上記 4 団体が理事となる完全第三者的機構を目指したが，各医学会の強い反発があり，基本領域診療学会が機構の理事に参入することとなった。

2014 年 8 月に「日本専門医機構」は『専門医制度整備指針（第 1 版）』を発表した[4]。その中で，専門医制度の枠組みを二段階制とし，医師は初期臨床研修了後に基本診療領域のいずれかの専門医資格を取得することが求められ，その後にサブスペ領域専門医を目指すことを明確に示した。それぞれの専門医を育成する各学会は「専門医としての医師像」を明示し，また研修カリキュラムや認定のためのプロセスを明確にすることが求められた。しかし，当初の執行部が専門医の質の向上を基本とし，厳しい基準に基づく専門医養成プログラムの作成を求めたため，医師の地域偏在加速と地域医療の崩壊が危惧され，大きな反発が持ち上がった。

混乱をおさめるため，「日本専門医機構」は人心を一新し，第 2 期執行部を発足させ，「機構と各基本領域学会が連携して構築し，仕組みを柔軟に運用する」という新たな基本方針を示した。各領域学会は，学術的な観点から責任をもってプログラムを構築し，機構はそのプロ

グラムを検証し，調整，標準化を図ることとした。そして今後は各領域学会の責任と自主性をできる限り重視する方向で，2017 年 6 月に『専門医制度新整備指針（第 2 版）』[5]が提示され，当初の予定（2017 年 4 月）よりも 1 年遅れたが，2018 年 4 月より新専門医制度が開始となった。一方，「日本専門医制評価・認定機構」を引き継いだ「日本専門医機構」は，新たに「当該サブスペ領域学会は，専門医の仕組みを機構に提出し，適切と判断されたものを認証する」と決定したため，以前に認められたすべてのサブスペ領域学会の認定は白紙状態となり，機構から認証を再度受けることが求められた。2018 年 4 月 13 日に，サブスペ領域の機構認定の基準および認定申請の手順が示され，2020 年 6 月 30 日，サブスペ領域検討委員会からサブスペ領域専門研修細則[6]が提示された。研修方式の類型では，①連動研修を行い得る領域（連動研修方式または通常研修方式），②連動研修を行わない領域（通常研修方式），③少なくとも 1 つのサブスペ領域を習得した後に研修を行い得る領域（補完研修方式）の 3 つに分類された。そして，2022 年 4 月から日本専門医機構が既に認定していた 24 のサブスペ領域のうち，整備基準が認められた 15 診療科（連動研修方式）が，機構認定専門研修を開始することとなった。

II 集中治療科専門医制度設立の過程を知る

1999 年，日本学術会議第 7 部は，国家的規模での専門医資格認定機構ともいうべき第三者的機関を設置することを提言した。日本集中治療医学会はこの時点で日本医学会に入っておらず，専門医制度の協議に加わることはできなかった。そこで日本集中治療医学会は，この年（1999 年）日本医学会に 93 番目の分科会として加盟することとなった。2002 年，厚生労働省は医療改革によ

る緩和政策として広告のできる診療科を発表し，2008年に改定が行われたが，集中治療科はその中に含まれていなかった。厚生労働省に説明を求めたところ，広告ができる診療科として認められない理由として，専門医制度の研修内容が不明瞭である点が指摘された。それに対して，日本集中治療医学会は専門医のためのテキストを作成し，これまでそれぞれの集中治療科専門医研修施設に任せていた教育プログラムを標準化し，経験症例数なども明示し，併せて学会認定集中治療科専門医制度を改定することとした。

永松らが 2011 年に日本集中治療医学会の全医師に対して行ったアンケート調査において，麻酔科専門医が69.0％，救急科専門医が 41.6％と基本領域の診療科としては麻酔科と救急科の2つの科が圧倒的に多かった[7]。そのため，2012 年 8 月の「日本専門医制評価・認定機構」のヒアリングにおいて，集中治療科専門医は麻酔科専門医と救急科専門医の 2 つの専門領域の 2 階部分のサブスペ領域専門医になることが相応しいとの指摘があり，日本集中治療医学会理事会でもサブスペ領域としての位置付けは妥当であると判断した。そこで，日本麻酔科学会，日本救急医学会に対して日本集中治療医学会を関連ある学会として認定することを依頼し，2013 年 7月に集中治療科専門医は麻酔科専門医と救急科専門医のサブスペ領域専門医として「日本専門医制評価・認定機構」が認定する最後の専門医として位置づけられた。しかし，「日本専門医制評価・認定機構」を引き継いだ「日本専門医機構」は，日本集中治療医学会を含むすべてのサブスペ領域学会の認定を白紙に戻し，機構からサブスペ領域学会としての認証を再度受けることを求めた。

2018 年 4 月 13 日にサブスペ領域の機構認定の基準および認定申請の手順が示され，日本集中治療医学会は新規申請サブスペ領域であったため，まずサブスペ領域連絡協議会を担当する基本領域学会を決める必要があった。日本集中治療医学会の集中治療科専門医を取得している基本領域専門医数は，2021 年 4 月の時点で，救急科専門医 45.2％，麻酔科専門医 40.0％，内科専門医5.1％，小児科 2.4％，外科 4.3％，脳神経外科 1.0％，その他 6.0％であり，すべての基本領域専門医数が50％未満（カテゴリー C）であったため，日本専門医機構および関連基本領域学会（日本救急医学会と日本麻酔科学会）と協議し，基本領域専門医数が最も多い日本救急医学会を日本集中治療医学会のサブスペ領域連絡協議会担当に決定した。サブスペ領域連絡協議会から機構に提出された日本集中治療医学会が作成したレビューシートは，医道審議会で詳細に検討され，2022 年 4 月 15日の第 23 回日本専門医機構理事会において，集中治療

科が日本専門医機構サブスペ領域として正式に認定された[8]。日本集中治療医学会の基本領域学会として，日本救急医学会，日本麻酔科学会の他，日本内科学会，日本小児科学会が新たに加わり，それらの学会メンバー，日本集中治療医学会メンバー，機構のメンバーから組織された集中治療科専門医検討委員会が発足し，集中治療科専門医制度の整備基準（案）が作成された。機構に提出した整備基準（案）が，機構理事会で承認されたため，連動研修を行わない領域（通常研修方式）として，2023年 4 月から機構認定サブスペ領域集中治療科専門研修が開始された[9]。

Ⅲ 集中治療科専門医の立ち位置，責任を知る

新型コロナウイルス感染症パンデミックの第 4 波が収束した 2021 年 6 月末の時点でのわが国の人工呼吸を必要とした重症症例の救命率は 78％，extracorporeal membrane oxygenation（ECMO）を必要とする極めて重症な症例においても 67％であった。一方，Extracorporeal Life Support Organization（ELSO）レジストリ（北米と欧州 ECMO 症例登録）においては救命率が 50％程度とされ[10]，わが国で提供される集中治療医療のレベルが諸外国と比較しても非常に高いことが示された。しかし，各国からの報告では医療崩壊，とくに救急医療や集中治療体制の破綻が起きた場合には，救命率が極端に低下することが示されている[11]。これはわが国においても救急医療や集中治療のキャパシティを超えて重症患者が押し寄せた場合には，救命率の急激な低下と命の選別が迫られる状態となりかねないことを意味している。またこれまでの新型コロナウイルス感染症の診療経験から，わが国の ICUベッド数および集中治療に携わる医師の数が欧米諸国と比べて圧倒的に少ないことも明らかとなった。わが国の集中治療の質が高いことが証明されつつある一方で，地域によっては医療崩壊と呼ばれるような現象も生じ，集中治療医療提供体制の脆弱性も浮き彫りになった。新型コロナウイルス感染症拡大下において，集中治療に従事する医師と地域における集中治療医療提供体制の適切な把握の重要性が認識される中，国は 2022 年 10 月 4 日，医師法施行規則の一部改正を行い，従事する診療科名として「集中治療科」を正式に認可した[12]。

集中治療科専門医とは，様々な重要臓器疾患の診断・治療に精通し，必要に応じて各診療科専門医，他職種の医療従事者と協力しながら，すべての臓器疾患に対して，病態を考慮した適切な治療を行うための知識，技能，態度を習得した専門医である。集中治療科専門医が ICUにおいて専従することが診療成績の向上に関連すること

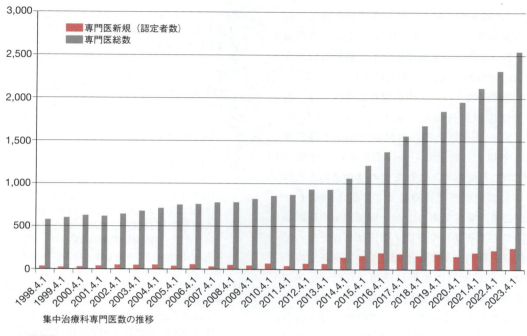

図1 集中治療科専門医数の推移[18]
（文献18より転載）

は国内[13]・海外[14]において報告されているが，集中治療医療を提供できる人員の不足は，わが国の集中治療医療提供体制の弱点である．2020年4月の経済協力開発機構（Organisation for Economic Co-operation and Development, OECD）発表資料[15]によると，OECD 22か国におけるICU病床数は人口10万人当たり平均12.0床であるのに対し，わが国のICUベッド数は5.2床であった．わが国の現在のICU管理の重症度基準を用いて平時に必要なICU病床数を算出すると，9,000床必要であり[16]，7.5床に1名以上の集中治療科医の配置が患者予後改善に関連する[17]ため，9,000床に対し1,200人の集中治療科専門医を常時配置する必要があり，24時間勤務体制と週40時間労働を考慮すると，必要な集中治療科専門医数は7,200人（1,200×6）となる．集中治療科専門医の数の推移をみると，2014年以降は急激に増加していることがわかる（図1）[18]．様々な要因が考えられるが，最も影響を与えたのが，厚生労働省より示された2014年度診療報酬改定である[19]．特定ICU管理料が大幅にアップし，その施設基準の要件に「専任医師が常時，特定ICU内に勤務していること．当該専任医師に，特定集中治療経験を5年以上有する医師を2名以上含む」が盛り込まれており，2名以上の集中治療科専門医が常時，特定ICU内に勤務していることが求められたためである．しかし，現時点でのわが国の集中治療科専門医数は2,551人（2023年4月1日現在）と30％程度に過ぎず，パンデミックで感染爆発が欧米並みに発生した場合，医療逼迫の限界点は極めて低いといわざるを得ない．そのため専門医機構によるサブスペ認定制度のもと，集中治療科専門医の数を増やすための取り組みが必要である．

Ⅳ わが国の集中治療科専門医の今後のあるべき形を考える

機構が重要視している集中治療科専門医のあるべき専門医像（何ができ何をするのか）に関しては，「集中治療科専門医とは，急性期だけではなく，亜急性期から慢性期にわたり重要臓器疾患の診断・治療に精通し，必要に応じてあらゆる診療科の専門医，あらゆる職種の医療従事者と協力しながら，中枢神経，循環，呼吸は言うに及ばずすべての臓器疾患に対して，病態を考慮した適切な治療を行うための知識，技能，態度を習得した専門医のことである」と整備基準に記載されている．機構認定集中治療科専門医は，現時点で救急科，麻酔科，内科，小児科などの基本領域専門医のサブスペ領域と位置付けられている．しかし，集中治療科専門医は，各診療科と横断的に連携し，あらゆる職種の医療従事者と協力することにより，病院全体の治療レベルを向上させる役割も担っている．つまり，集中治療科専門医の基本領域は，これら4つの診療科のみに限定されるべきでなく，今後他の基本領域専門医のサブスペ領域として位置付けられるよう，基本領域関連学会と機構に理解を求めていく必要がある．

学会認定専門医制度における専門研修施設はユニット単位であったが，機構認定専門医制度では病院単位となった．さらに機構認定専門医制度の研修施設基準は，集中

治療科指導医 1 名以上が常勤している専門研修施設と集中治療科専門医が 1 名以上在籍・関与している専門協力施設であるが，専門協力施設は集中治療科指導医が在籍しないため，専門研修施設との紐付けが必要である[20]。機構認定専門医制度における集中治療科指導医とは，① 集中治療科専門医取得後最低 1 度の更新を経たもの，あるいは② ICU で 5 年以上の診療経験＋集中治療科専門医取得後 3 年以上，のどちらかの要件を満たす集中治療科専門医のことである。これまでの学会認定専門医制度では，学会認定専門研修施設で 1 年間と連続 6 か月の専従歴が必須の要件であったが，機構認定専門医制度では，ICU での連続勤務や専従／専任は不要となっている[20]。学会認定専門医制度と比較して，機構認定専門医制度における ICU 勤務の要件が緩和されたが，専門医としての質の担保は極めて重要であるため，そのことも十分に考慮した上で，5 年ごとに専門研修カリキュラムおよび整備基準を見直しながら，適切な集中治療科専門医制度を構築していく必要がある。

おわりに

　集中治療科は，わが国においてサブスペ診療科として正式に認められた。当該専門医が医学的あるいは社会的観点から必要である理由は，「集中治療科専門医は，基本領域の枠を超えて重症患者の早期診断，早期治療を行うことにより予後を改善し，社会復帰させることを使命としている」ことである。そのため，各地の基幹病院のICU にくまなく集中治療科専門医が配備されることで，地域社会にとって不可欠な重症患者のセーフティネットが整備される。機構認定集中治療科専門医制度は，国民から信頼される集中治療領域の専門医を育成するための制度であり，基本理念は，全人的な集中治療医療の実践に必要な知識と技能を習得し，高度でかつ安心・安全な集中治療を全国民に供給することを目指すことであるが，同時に次世代の集中治療を牽引する有能な若手リーダーを輩出するための専門医制度であってほしいと考える。

■ 文献

1) 寺﨑文生. 専門医制度の歴史と現状 ―専門医のあり方. 京府医大誌 2011;120:419-28.
2) 医療法施行令第三条の二. Available from: https://www.mhlw.go.jp/web/t_doc?dataId=80091000&dataType=0&pageNo=1
3) 厚生労働省. 専門医の在り方に関する検討会 報告書. 2013. Available from: http://www.mhlw.go.jp/stf/shingi/2r985200000300ju-att/2r985200000300lb.pdf
4) 一般社団法人日本専門医機構. 専門医制度整備指針（第一版）. 2014. Available from: https://www.mhlw.go.jp/file/06-Seisakujouhou-10800000-Iseikyoku/0000081673.pdf

5) 一般社団法人日本専門医機構. 専門医制度新整備指針（第二版）. 2017. Available from: https://jmsb.or.jp/senm-dl/seibisisin_2.pdf
6) 一般社団法人日本専門医機構. サブスペシャルティ領域専門研修細則 第二版. 2023. Available from: https://jmsb.or.jp/wp-content/uploads/2020/06/subsupe_mg_20200630.pdf
7) 永松聡一郎，幸部吉郎，山下和人，他. 集中治療専門医のバックグラウンドとサブスペシャルティ. 日集中医誌 2012;19:97-8.
8) 一般社団法人日本集中治療医学会，サブスペシャルティ専門研修プログラム作成委員会. 集中治療科（領域）の日本専門医機構サブスペシャルティ領域認定について. 2022. Available from: https://www.jsicm.org/news/news220425.html
9) 一般社団法人日本集中治療医学会. 日本専門医機構認定サブスペシャルティ領域制度開始のお知らせ. 2023. Available from: https://www.jsicm.org/certification/pdf/230919JSICM_SUBSP_news.pdf
10) Extracorporeal Life Support Organization (ELSO). Registry Dashboard of ECMO-Supported COVID-19 Patient Data. [cited 2022 Apr 30]. Available from: https://www.elso.org/Registry/FullCOVID-19RegistryDashboard.aspx
11) Richardson S, Hirsch JS, Narasimhan M, et al. Presenting Characteristics, Comorbidities, and Outcomes Among 5700 Patients Hospitalized With COVID-19 in the New York City Area. JAMA 2020;323:2052-9.
12) 厚生労働省医政局長. 医師法施行規則等の一部を改正する省令の公布等について. 2022. Available from: https://www.mhlw.go.jp/web/t_doc?dataId=00tc7087&dataType=1&pageNo=1
13) Ogura T, Nakamura Y, Takahashi K, et al. Treatment of patients with sepsis in a closed intensive care unit is associated with improved survival: a nationwide observational study in Japan. J Intensive Care 2018;6:57.
14) Wilcox ME, Chong CA, Niven DJ, et al. Do intensivist staffing patterns influence hospital mortality following ICU admission？A systematic review and meta-analyses. Crit Care Med 2013;41:2253-74.
15) Beyond containment: Health systems responses to COVID-19 in the OECD. 2020. [cited 2022 Apr 30]. Available from: https://www.oecd.org/en/publications/beyond-containment-health-systems-responses-to-covid-19-in-the-oecd_6ab740c0-en.html
16) 土井研人，河合佑亮，卯野木　健，他. 我が国の集中治療医療提供体制を強靱化するための提言. 日集中医誌 2022;29:485-92.
17) Gershengorn HB, Harrison DA, Garland A, et al. Association of Intensive Care Unit Patient-to-Intensivist Ratios With Hospital Mortality. JAMA Intern Med 2017;177:388-96.
18) 日本集中治療医学会. 集中治療科専門医数の推移. 2023. Available from: https://www.jsicm.org/certification/specialist-trend.html
19) 日本集中治療医学会　社会保険対策委員会. 平成 26 年度診療報酬改定について. 2014. Available from: https://www.jsicm.org/pdf/ICUsinnryou2014.pdf
20) 日本集中治療医学会. 機構認定サブスペシャルティ領域専門研修制度に関するお知らせ Q & A ／説明資料. 2024. Available from: https://www.jsicm.org/certification/pdf/Subsp-Specialist-QA_07_20231124.pdf

総論

3 集中治療における侵襲と生体反応

小野 聡

目 標
- 侵襲後の SIRS（systemic inflammatory response syndrome）の病態とサイトカインの関連について理解する
- 侵襲後の炎症反応と免疫抑制の病態を理解する
- 敗血症の病態における PAMPs や DAMPs の関与と NETs の役割について理解する

Key words DAMPs，NETs，PAMPs，SIRS，サイトカイン，免疫不全

はじめに

生体は手術や外傷，感染などの侵襲を受けると，生体の内部環境を回復して生存するための反応を起こす。このホメオスターシス維持のための生体反応は，侵襲の程度で量的な差はあるものの基本的には同じで，神経内分泌系，心血管系，炎症・免疫系，凝固線溶系など各系がお互いに関連性をもちながら発動される（図1）[1]。このような侵襲によって惹起される生体反応の中でも過剰な炎症反応や免疫不全の病態解明とその対策は極めて重要である。

I 侵襲と生体反応

侵襲後の生体反応は，従来，神経・内分泌系反応によって多くが説明されてきた。つまり手術や外傷などによる局所の疼痛刺激が求心性知覚神経系を介して大脳−視床下部に伝達され，また循環血液量の減少や低酸素血症などはそれぞれの受容体を介して視床下部へ伝えられる。視床下部からの情報は，コルチコトロピン放出因子（corticotropin-releasing factor, CRF）により脳下垂体を刺激し副腎皮質刺激ホルモン（adrenocorticotropic hormone, ACTH），抗利尿ホルモン（antidiuretic hormone, ADH），成長ホルモン（growth hormone, GH）を分泌し，副腎皮質や腎臓などの臓器機能・代謝変化が起こる。またその一方で脊髄交感神経を介して副腎髄質，交感神経末端からアドレナリン，ノルアドレナリンが分泌され，膵臓や腎臓などの臓器機能・代謝変化

が起こる。さらに近年では，副交感神経系，とくにアセチルコリンを介した炎症担当細胞の活性化抑制機序に関して注目されている（図1）[1]。

また侵襲後の生体では，炎症・免疫担当細胞が活性化され，全身性の炎症反応である SIRS（systemic inflammatory response syndrome）[2]状態が惹起される。その一方で生体は抗炎症反応である CARS（compensatory anti-inflammatory response syndrome）[3]の病態が引き起こされる。SIRS の本態は炎症性サイトカイン（pro-inflammatory cytokine）の過剰産生による高サイトカイン血症（hypercytokinemia）であり，生体が侵襲によって著明な炎症反応を惹起された状態である。一方 CARS の病態は代償性抗炎症反応症候群とも言うべき状態で，強い侵襲を受けた生体で産生される炎症性サイトカインに拮抗する形で産生される抗炎症性サイトカイン（anti-inflammatory cytokine）が全身的に優位になった状態と言える。しかし CARS は SIRS とは違い具体的な診断基準や臨床症状が定義されていない。近年の分子生物学的手法の進歩に伴って免疫担当細胞でのサイトカイン産生能や各種表面抗原，レセプターの解析が可能となりそれらの知見を総合すると，CARS とは抗炎症性サイトカインの産生過剰により免疫系が抑制され，感染に対する生体防御機構が低下している免疫不全（immunoparalysis）の状態と表現される（図2）[1]。

さらに侵襲後の生体では血液凝固線溶系の変化が起こる。侵襲局所において産生される組織因子によって凝固系が活性化されることによるフィブリン血栓の形成，また血小板凝集の亢進など過凝固状態（hypercoagulable

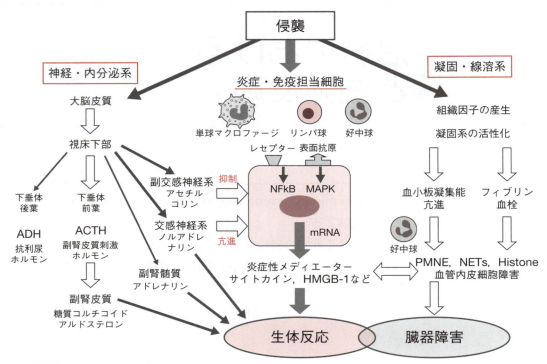

図1 侵襲と生体反応[1]
HMGB-1, high mobility group box chromosomal protein-1;
MAPK, mitogen-activated protein kinase; NETs, neutrophil extracellular traps;
NFκB, nuclear factor-kappa B; PMNE, neutrophil elastase.
（文献1より改変して転載）

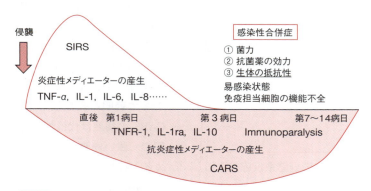

図2 侵襲後のSIRSとCARSの病態[1]
CARS, compensatory anti-inflammatory response syndrome;
SIRS, systemic Inflammatory response syndrome.
（文献1より改変して転載）

state）になるためSIRS associated coagulopathy（SAC）と表現されることもある。近年の研究においては侵襲後に好中球と血小板が活性化され，その相互作用によりNETs（neutrophil extracellular traps）が形成されることが報告されている[4]。そしてこのNETsが過剰に生成されるとhistoneや好中球エラスターゼなどにより血管内皮細胞障害が引き起こされ臓器障害の発症に至ることが明らかになってきた（図1）[1]。

このように侵襲後に惹起される神経内分泌系反応，炎症免疫担当細胞の活性化，そして血液凝固線溶系の変動はお互い密接に関連し合いながら複雑な病態形成に関与している。

Ⅱ 手術侵襲と生体反応

1 手術侵襲と SIRS

手術侵襲の程度を評価する上で以前から頻用されている項目として手術時間と出血量がある。同じ術式間で侵襲の程度を比較する場合は，手術時間や出血量は有用な指標である。一方手術侵襲の程度を評価する上で，侵襲を受けた生体側の反応を客観的に数値化し評価することはさらに重要である。このための生体反応のパラメータとして，SIRS の診断基準はベッドサイドで簡便に測定可能な体温，脈拍数，呼吸数と白血球数で構成され，非常に便利な指標である。術後の SIRS 合併率を胃全摘術，開胸開腹操作による食道切除術，下腹部手術の中で最も侵襲が大きいといわれている骨盤内臓全摘術を対象に比較した。その結果，骨盤内臓全摘術は開胸開腹下食道切除術と比べ手術時間で差はなく，出血量はむしろ多いにもかかわらず，術後 SIRS 合併率は明らかに低率であった[5]。したがって術後の SIRS 合併率は手術操作部位によって大きく変わることが明らかになった。また手術後の SIRS 合併率が高い術式や術後 SIRS 期間が継続した場合には，高率に術後合併症が発生していることが指摘されている[6]。

2 手術侵襲とサイトカイン

手術操作によって局所の組織破壊が生じると，その侵襲局所ではマクロファージ，好中球，血管内皮細胞，線維芽細胞などの炎症担当細胞が活性化され，サイトカインが産生される。侵襲早期に局所において産生される代表的なサイトカインとして tumor necrosis factor (TNF) a や interleukin(IL)-1 がある。これらのサイトカインは，autocrine, paracrine 作用による反応を繰り返して自己の情報を増幅する。そして増幅された信号がさらなるサイトカインの産生を促し，全身性に情報を伝達する。したがってサイトカインは endocrine 的な作用も有し，そのような作用を有する代表的なサイトカインとして IL-6 と IL-8 がある。一般にサイトカイン濃度は侵襲の程度を良く反映することから，血中あるいは滲出液中のサイトカイン濃度を測定することによって侵襲の程度を客観的に評価することが多い。一般的に手術侵襲が大きいといわれている開胸開腹下食道切除術での術直後の胸腔内ドレーン中の IL-6 濃度は，膵頭十二指腸切除術，胃全摘術直後のドレーン中 IL-6 濃度と比較して最も高かった。また手術操作部位局所（ドレーン）での IL-6 濃度は，血中 IL-6 濃度と強い正の相関関係を示すことから，血中のサイトカイン濃度は局所のサイトカイン濃度を反映しているといえる[6]。このような開胸開腹下食道切除術後にドレーン中や血中 IL-6 濃度が著明に上昇する理由として，肺組織中 IL-6 mRNA が開胸操作後に著明に上昇していること，また IL-6 の主たる産生細胞は肺胞マクロファージと血管内皮細胞であることが報告されている。また血中 IL-6 濃度は SIRS 合併率と明らかに有意な相関関係があり，サイトカイン濃度と SIRS 合併率には密接な関連があることがわかる。したがって手術侵襲の程度を評価するうえで手術時間や出血量のみでは十分でなく，むしろ手術操作部位，あるいは操作臓器の違いによって血中のサイトカイン濃度や SIRS 合併率が異なることは非常に興味深い知見である。

また近年鏡視下手術が普及しその低侵襲が注目されている。そのために胸部食道癌手術では腹臥位による胸腔鏡下食道切除術が行われている。腹臥位での胸腔鏡下食道切除術は開胸手術に比べ，血中 IL-6，IL-10 濃度が有意に低値で術後 SIRS 期間も短かった。その機序として開胸手術ではサイトカイン産生臓器である肺への manipulation 操作が大きいのに対し，腹臥位での胸腔鏡下手術ではその操作をほとんど行わずに切除できるためと考えられる。また腹腔鏡下胃切除術の低侵襲性に関しては，Hiki らがブタでの検討ではあるが腹腔鏡手術では血中，門脈中 IL-6 濃度が有意に低値であることを報告しており，その機序として小腸の manipulation 操作が腹腔鏡手術では少ないことを指摘している[7]。

Ⅲ 侵襲と免疫応答

前述したように侵襲後早期には著明な炎症反応が惹起されるが，それとともに免疫機能低下状態が引き起こされる。この免疫機能低下は侵襲の大きさによって異なるものの一般的には侵襲後 3 ～ 7 日後に最も低下するため，この時期に感染性合併症を発症することが多い（図2）[1]。

1 侵襲と自然免疫

単球の MHC class Ⅱ(HLA-DR)は，T 細胞のレセプターを介して抗原提示を行い T 細胞の活性化を引き起こす。とくに外科侵襲時の免疫応答には MHC クラス Ⅱ 抗原と CD4 陽性 T 細胞との関係が重要な役割を果たしている（図3）[1]。単球上の HLA-DR 抗原発現率は手術侵襲の程度をよく反映し，開胸開腹下食道手術では術後著明に低下し第 7 病日まで低値の状態で推移し，その回復には約 2 週間を要する。また術後経過中に感染性合併症をきたした症例では，HLA-DR 発現は低値のままで推移し，感染が制御されるまで回復傾向を認めない[8]。

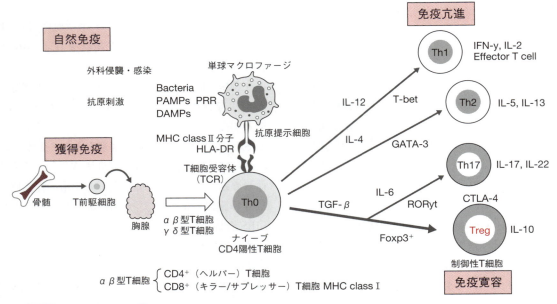

図3 侵襲と免疫応答[1]
DAMPs, damage associated molecular patterns; PAMPs, pathogen associated molecular pattern; PRR, pattern recognition receptor; TGF-β, transforming growth factor-β.
(文献1より改変して転載)

なお，+この単球のHLA-DR発現率と血中IL-10濃度との間に有意に負の相関関係を認めるため，侵襲後の免疫機能低下と抗炎症性サイトカインであるIL-10との間には密接な関連があることが推察される。

2 侵襲と獲得免疫

T細胞は骨髄で産生されたのち胸腺で分化成熟し発現するT細胞抗原受容体（T cell receptor, TCR）の種類により$\alpha\beta$型T細胞と$\gamma\delta$型T細胞に分かれる。$\alpha\beta$型T細胞は末梢血Tリンパ球の大部分を占め，発現する補助受容体の違いによりCD4陽性（ヘルパー）T細胞とCD8陽性（キラー／サプレッサー）T細胞に分けられる。

周術期患者を対象に末梢血白血球数，リンパ球数，それに占めるCD4陽性，CD8陽性T細胞数の推移について検討したところ，白血球数は術後第1病日に著明に増加するのに対し，リンパ球数やCD4陽性，CD8陽性T細胞数はいずれも著明に減少し，第7病日には回復傾向を示した。またリンパ球の免疫機能を評価するために末梢血リンパ球を抗CD3抗体で刺激しIFN-γ産生能を検討すると，第5病日をピークに低下しその後徐々に回復傾向を示した。しかし，術後感染性合併症を起こした症例では，IFN-γ産生能は低値の状態で推移するため，免疫機能の低下状態が継続していることが覗われる。さらに，生体の免疫調節は2種類のヘルパーT細胞（Th1，Th2）の産生するサイトカインバランスによって成立していることが明らかになった。つまりナイーブヘルパーT細胞は，抗原提示細胞からの抗原刺激やIL-12，IL-4などのサイトカイン刺激によってTh1あるいはTh2へと機能的に分化する。IFN-γ，IL-2に代表されるTh1系サイトカインは細胞性免疫の中心的役割を，IL-5，IL-13に代表されるTh2系サイトカインは体液性免疫の調節に重要な役割を果たし，それぞれのバランスによって免疫機能の恒常性が維持されている（図3）[1]。しかし，侵襲生体では交感神経が亢進するためノルアドレナリンの作用によりTh1細胞機能が抑制されること，単球のIL-12産生能抑制やCD4陽性T細胞のIL-4産生亢進などによりTh2優位の状態にある。このようなサイトカイン産生のインバランスが侵襲後の免疫機能低下に関与していることが推察される。

さらに外科侵襲後に感染性合併症を起こした症例では，白血球に占めるリンパ球，CD4陽性T細胞の割合は有意に減少しているが，TGF-βによって誘導される制御性T細胞（Treg）は著明に増加する[9,10]。TregはCD4陽性T細胞の中で免疫抑制に特化した細胞集団であり，その増加は免疫寛容に深く関係している（図3）[1]。尚，免疫抑制作用を有する代表的なサイトカインであるIL-10とCD4陽性T細胞に占めるTregの割合は有意に正の相関関係を示すことが明らかになっている。したがって外科侵襲後に感染性合併症をきたした症例では，Tregの増加により免疫不全状態が引き起こされ，長期

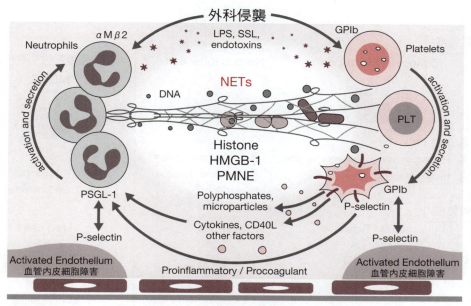

図4 敗血症でのNETsと血管内皮細胞障害[4]
HMGB-1, high mobility group box chromosomal protein-1;
NETs, neutrophil extracellular traps; PMNE, Neutrophil elastase.
(文献4より改変して転載)

間継続した場合には敗血症などの重篤な病態に移行する。このTreg細胞の増加と敗血症の予後が深く関連していることは既に報告されている[11]。

IV 敗血症と生体反応

敗血症の病態形成には，PAMPs（pathogen associated molecular pattern）やDAMPs（damage associated molecular patterns）によって誘導される各種メディエータやNETsなどが様々な生体反応を引き起こしていることが明らかになっている。

1 各種メディエーター

消化管穿孔などの腹膜炎が原因で緊急手術施行した症例を対象に，術後ARDS合併症例と非合併症例で各種メディエーターを比較した。その結果，術後ARDS合併例では入院時採血での血漿中IL-8，MIP-1α濃度や好中球エラスターゼ値が有意に高値であった。さらにARDSを合併した例を生存例と死亡例で術後3日後の各種メディエーターを比較すると，死亡例ではIL-6と抗炎症性サイトカインであるIL-10が有意に高値であった[12]。本来抗炎症性サイトカインは炎症反応が過剰にならないように調整する働きを有しているが，術後感染症が遷延した場合や敗血症に移行した病態では，高値が持続することによって免疫抑制状態に陥り，前述したCARSの病態，つまり免疫不全状態に至るため予後不良である。

2 Neutrophil extracellular traps（NETs）

NETsは好中球の持つ新たな自然免疫機能として近年注目されている[4]。つまり生体内に侵入した細菌により血小板が活性化されるとともに好中球は網状物質を放出し細菌を捕獲，全身への播種を抑制する。このような働きは感染を局所に封じ込める重要な役割を果たしているためimmunothrombosisという概念で表現されている。しかし，NETsが過剰に形成された場合には，血管内皮細胞を傷害し臓器不全へと進展させる可能性がある。したがって臓器不全，とくに敗血症から派生する臓器不全の病態を論ずる上でNETsの役割を理解しその対策を講じることは極めて重要である。

NETsは好中球の核内および細胞内成分で構成されており，ヒストン，HMGB-1（high mobility group box chromosomal protein-1），好中球エラスターゼ（neutrophil elastase, PMNE），などがある。これらの物質は本来細胞内に局在しているが侵襲後には細胞外に放出されるため，さらなる炎症反応の増強やサイトカインの産生を促し血管内皮細胞障害を引き起こす（図4）[4]。したがって全身の微小血管においてNETsが形成される敗血症のような病態では，NETs対策が重要である。現在，NETs対策として注目されている薬剤としてrecombinant human thrombomodulin製剤（rh-TM）がある。rh-TMはNETsの構成成分であるヒストンによって誘導される過剰な血小板の活性化やNETs形成に対して抑制効果が報告されている[13]。

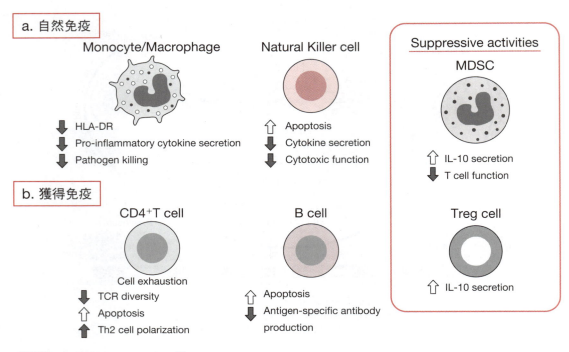

図5 敗血症性免疫不全の特徴[14]
HLA-DR, MHC class II surface receptor; MDSC, myeloid-derived suppressor cell; TCR, T cell receptor; Treg cell, Regulatory T cell.
（文献14より改変して転載）

3 免疫不全

敗血症では単球の抗原提示能低下，マクロファージの貪食能低下，natural killer（NK）細胞のサイトカイン産生能低下やT, B細胞のアポトーシスなどによりimmunoparalysisと称される重篤な免疫抑制状態に陥ることが知られている（図5）[14]。敗血症患者を対象に単球のHLA-DR発現率を重症度別に比較すると，敗血症性ショック症例では非ショック症例に比べ有意に低値であった[8]。またこの単球のHLA-DR発現率と血中IL-6およびIL-10濃度およびAPACHE II scoreとの相関関係をみると，IL-10濃度やAPACHE II scoreと有意に負の相関関係を認め，敗血症の重症度をよく反映している。

また近年，敗血症患者において末梢血中に強力な免疫抑制活性を有するMDSC（myeloid-derived suppressor cells）という細胞集団が増加していることが明らかになった[15]。さらに免疫麻痺を引き起こす機序の一つとしてPD-1/PD-L1シグナルの関与が指摘されており，これらの制御によるimmunoparalysisへの治療介入も注目されている[16]。実際に，動物実験においては，PD-1欠損マウスでは敗血症モデルの生存率が改善することや，また同モデルにおいて抗PD-1抗体の投与によって予後改善効果が報告されている[17]。また臨床研究においても，敗血症性ショック患者のT細胞上のPD-1や，単球上のPD-L1の高発現が示されていることから[18]，敗血症時のimmunoparalysisに対するPD-1/PD-L1経路の制御は新しい治療手段になる可能性がある。さらに敗血症により集中治療を要した患者は，急性期の集中治療を脱した後も，持続性の炎症や繰り返す重症感染症により長期入院を要し，その結果長期生存率が低いことが知られている[19]。Stortzらは，このような敗血症後に長期にわたり重症状態が持続する状態をChronic Critical Illness（CCI）と呼称し，CCIを呈した患者では，敗血症後早期に回復する患者と比べて，敗血症発症から28日後においても血漿中のIL-6，IL-8やIL-10などのサイトカインや可溶性PD-L1が持続的に上昇しており，6か月後の生存率が有意に低いことを報告している[20]。

これまでの敗血症治療は，過剰な炎症反応を制御することに重きを置いていたが，今後は免疫不全状態からいかに早く回復させるかが重要になってくるであろう。

おわりに

　侵襲後の生体反応を神経内分泌系，炎症・免疫系，凝固線溶系を中心に概説した。とくに敗血症患者の長期予後を改善するためには血管内皮細胞傷害と免疫麻痺の病態把握とその対策が極めて重要である。

■文献

1) 小野　聡.周期生体反応の特性と感染性合併症対策.東医大誌 2016;74:123-35.

2) [No authors listed]. American College of Chest Physicians/Society of Critical Care Medicine Consensus Conference: definitions for sepsis and organ failure and guidelines for the use of innovative therapies in sepsis. Crit Care Med 1992;20:864-74.

3) Bone RC. Sir Isaac Newton, sepsis, SIRS, and CARS. Crit Care Med 1996;24:1125-8.

4) Gardiner EE, Andrews RK. Neutrophil extracellular traps (NETs) and infection-related vascular dysfunction. Blood Rev 2012;26:255-9.

5) 小野　聡，望月英隆.外科侵襲とサイトカイン.日外会誌 2000;101:582-7.

6) 小野　聡，市倉　隆，望月英隆.手術侵襲とサイトカイン (SIRS, CARS).日外会誌 2003;104:499-505.

7) Hiki N, Shimizu N, Yamaguchi H, et al. Manipulation of the small intestine as a cause of the increased inflammatory response after open compared with laparoscopic surgery. Br J Surg 2006;93:195-204.

8) Ono S, Tsujimoto H, Matsumoto A, et al. Modulation of human leukocyte antigen-DR on monocytes and CD16 on granulocytes in patients with septic shock using hemoperfusion with polymyxin B-immobilized fiber. Am J Surg 2004;188:150-6.

9) Sakaguchi S. Regulatory T cells: key controllers of immunologic self-tolerance. Cell 2000;101:455-8.

10) Ono S, Kimura A, Hiraki S, et al. Removal of increased circulating CD4+CD25+Foxp3+ regulatory T cells in patients with septic shock using hemoperfusion with polymyxin B-immobilized fibers. Surgery 2013;153: 262-71.

11) Monneret G, Debard AL, Venet F, et al. Marked elevation of human circulating CD4+CD25+ regulatory T cells in sepsis-induced immunoparalysis. Crit Care Med 2003;31:2068-71.

12) Kinoshita M, Ono S, Mochizuki H. Neutrophil-Related Inflammatory Mediators in Septic Acute Respiratory Distress Syndrome. Journal of Intensive Care Medicine 2002;17:308-16.

13) Shimomura Y, Suga M, Kuriyama N, et al. Recombinant human thrombomodulin inhibits neutrophil extracellular trap formation *in vitro*. J Intensive Care 2016;4:48.

14) Ono S, Tsujimoto H, Hiraki S, et al. Mechanisms of sepsis-induced immunosuppression and immunological modification therapies for sepsis. Ann Gastroenterol Surg 2018;2:351-8.

15) Mathias B, Delmas AL, Ozrazgat-Baslanti T, et al; the Sepsis, Critical Illness Research Center Investigators. Human Myeloid-derived Suppressor Cells are Associated With Chronic Immune Suppression After Severe Sepsis/Septic Shock. Ann Surg 2017;265:827-34.

16) Hotchkiss RS, Opal S. Immunotherapy for sepsis--a new approach against an ancient foe. N Engl J Med 2010;363:87-9.

17) Brahmamdam P, Inoue S, Unsinger J, et al. Delayed administration of anti-PD-1 antibody reverses immune dysfunction and improves survival during sepsis. J Leukoc Biol. 2010;88:233-40.

18) Zhang Y, Li J, Lou J, et al. Upregulation of programmed death-1 on T cells and programmed death ligand-1 on monocytes in septic shock patients. Crit Care 2011;15:R70.

19) Karlsson S, Ruokonen E, Varpula T, et al; Finnsepsis Study Group. Long-term outcome and quality-adjusted life years after severe sepsis. Crit Care Med 2009;37:1268-74.

20) Stortz JA, Mira JC, Raymond SL, et al. Benchmarking clinical outcomes and the immunocatabolic phenotype of chronic critical illness after sepsis in surgical intensive care unit patients. J Trauma Acute Care Surg 2018;84:342-9.

■重要論文

◆敗血症性免疫麻痺の病態とその対策について概説した論文。(→文献 14)

◆敗血症に対する新しい治療法の可能性について免疫麻痺対策を中心に解説した論文。(→文献 16)

総論

4 集中治療における医療倫理

伊藤 香

目 標	● 医療倫理の四原則を理解する
	● Jonsen の四分割表の活用法を理解する
	● ICU における意思決定支援の在り方を理解する
	● 「家族会議」の在り方を理解する
	● 集中治療における緩和ケアを理解する
	● 集中治療終末期に関わるガイドラインについて知る

Key words shared decision-making，医療倫理の四原則，インフォームド・コンセント，家族会議，緩和ケア

I 集中治療と医療倫理

　集中治療中の患者は重症で生命の危機に瀕していることが多く，患者のみならず，その家族等も人生や生活に大きな重荷を背負うこととなる。それは集中治療中だけではなく，集中治療の離脱後も長期間影響を与え続けることもある。そのため集中治療医療従事者は，高い倫理観を持って患者中心の医療を提供することが求められる[1),2)]。

　医師の職業倫理の歴史は「ヒポクラテスの誓い」まで遡る。患者の利益のために経験と知識を持つ医師が患者に代わって意思決定をすることを道徳的義務として述べたものであるが，現代においては，この手法はパターナリズムに基づく意思決定，すなわち，患者の自律性を考慮しない職業倫理として批判されることとなった。その後，医療倫理に関する概念は発展してゆき，世界医師会（World Medical Association）は，ジュネーブ宣言（1948年），医の国際倫理要綱（1949年），ヘルシンキ宣言（人間を対象とする医学研究の倫理的原則）（1964年），患者の権利に関するリスボン宣言（1981年）を公表してきた。これらの宣言を通じて患者の権利および医学研究倫理への理解が深まり，すべての医療関係者が学ぶべき「医の倫理マニュアル」として世界医師会から医療倫理の在り方が刊行されている[3)]。日本医師会からは，それを踏襲した「医師の職業倫理指針」が公表されている[4)]。

1 医療倫理の四原則

　1940年代以降，研究倫理を発端として医療倫理の概念が発達していく中，1979年に Beauchamp と Childress が提唱した「医療倫理の四原則」，すなわち，①自律尊重（respect for autonomy），②無危害（non-malficence），③善行（beneficence），④正義・公正（justice）は，広義の医療倫理の原則として現代の医療現場に浸透している。

①自律尊重

　自律性の尊重とは，患者が医学的意思決定に参加する権利を確保することであり，四原則の中でもとくに重要な部分である。当原則が支持する規則には，真実告知，プライバシー尊重，守秘情報の保護，患者の同意取得が含まれる。また，自己決定に干渉しないという「消極的責務」，自己決定を援助するという「積極的責務」がある。

②無危害

　患者に害を及ぼさないようにという原則である。当原則は「殺してはいけない，苦痛を与えてはいけない，他人の所有物を奪ってはならない」という道徳的規則を支持するものである。

③善行

　患者の最善の利益のために行動することを義務付けている。当原則では，「権利の保護，危害の防止，救助義務」という道徳原則が支持される。

総論

表1 Jonsen の四分割表	
医学適応： （無危害，善行） • 診断と予後 • 目標の確認 • 治療などがアウトカムに与える効果 • 治療などが与える有害性 • 医学的無益性	**患者の意向：** （自律尊重） • 患者の判断能力 • 医療に対する見解 • 理解と納得 • 人生観 • 生活で大切にしているもの • 代理意思決定者の有無
生活の質： （自律尊重，無危害，善行） • 心理状態 • 様々なレベルと側面での痛み • 安楽 • 幸福 • 自己価値観	**周囲の状況：** （正義，公正） • 家族や利害関係者 • 守秘義務 • 経済的問題 • 施設の資源や方針 • 診療チームの状況 • 法律，宗教

④正義（Justice）

すべての人が公平に扱われ，医療資源が公平に使用されることが必要である。すなわち，医学研究における被験者の選択や，医療資源の配分にもかかわる原則である。

2 Jonsen の四分割法

倫理的問題を解決するためには医療倫理の四原則をすべて満たすことが望ましいが，時には原則同士が対立する場合（倫理的ジレンマ）もある。その場合，個々の症例の倫理的背景や問題点を明瞭化する方法として，Jonsen の四分割法が知られている。すなわち，①医学適応，②患者の意向，③生活の質，④周囲の状況で構成され，各々について医療倫理の四原則に基づいて評価する方法である。四分割法を具現化させた四分割表を表1に示す。近年では，四分割表を用いて患者の全体像を把握しながら，多職種による患者の意思決定支援が行われることが多い[5]。

Ⅱ ICU における インフォームド・コンセント

患者の自律尊重は，患者や家族に十分な情報が提供されたうえで意思決定を開始する。インフォームド・コンセントとは，医療者と患者または代理決定者との間の意思疎通の過程であり，その結果として，患者，家族等の代理決定者は特定の医療介入を受けることに同意する（または拒否）。前述したように，「ヒポクラテスの誓い」の時代は，医療者は医学的な専門知識があれば，患者に相談しなくても何が患者にとって良いことなのかを十分に理解できるとするパターナリスティックなモデルのもとで意思決定が行われていたが，1980年代には患者の自律性を尊重するモデルへと変化した。理想的には，患者が自分の価値観や好みに最も合う治療法を選択できるように，利用可能な治療法について十分な情報を提供し，効果的な対話を行うことで実現されるものであった。しかし，現在では，医療者が患者や家族等に十分な説明や対話を行うことなく「どうしてほしいですか」と尋ねるような場面が少なくなく，その結果，情報不足の患者や家族等が「何でもやってくれ」と答えてしまい，医療者側はたとえ患者の選択が間違っていると思ったとしても，それに従うことが自律尊重であると誤解して受け入れてしまうことがある。専門家である医療者からの助言は，患者の価値観や選好を反映した自律的な選択を促すための「積極的責務」であると考えられており，過去の「パターナリズム」とは一線を画すものである。その結果，医療者と患者・家族等の双方が積極的に審議に参加する，真に共有された意思決定へのアプローチへと規範が移行しつつある[6]。

1 インフォームド・コンセントの正当性

患者からインフォームド・コンセントを得ることを倫理的に正当化する第一の理由は，患者が自分の身体に起こることを決定する権利を尊重すること（自律尊重）である。これには，医療者が医学的に妥当と判断した治療を患者が承認または拒否する権利が含まれる。

2 インフォームド・コンセントのプロセス

インフォームド・コンセントとは，単に署名入りの同意文書を得るだけでなく，コミュニケーションのプロセスそのものである。インフォームド・コンセントを得るためのプロセスには，5つの段階がある。

❶ 意思決定能力の評価

有効な同意のためには，患者または代理人に意思決定

35

能力が必要である。意思決定能力を欠く場合，利用可能な選択肢や医学的決定の潜在的結果を適切に理解できず，有効な同意には至らない。意思決定能力の有無は臨床的な判断であり，通常は担当の医療者が行う。とくに精神疾患が患者の意思決定能力の不確実性の一因となっている場合は，精神科へのコンサルテーションを検討すべきである。急性期病態により意思決定能力を失った患者でも，病気の改善や薬物の効果が切れるにつれて，決定能力を回復する可能性があるため，病状が改善したところで再評価する必要がある。患者が意思決定能力を回復した場合，本人の希望は家族等の希望よりも優先されるべきである。

❷ 適切な情報を話し合う

インフォームド・コンセントのプロセスには，患者本人または家族等を必ず関与させるべきである。インフォームド・コンセントの会話には，治療などの介入の内容，介入の潜在的な利益とリスク，妥当な代替案，代替案の潜在的な利益とリスクについての説明が含まれるべきである。この情報は，患者または代理人が理解できる用語を用いて，簡潔に伝えられなければならない。

❸ 理解度の評価

医療者は，提供された情報が患者または代理人に理解されているかどうかを確認する必要がある。理解度を評価する手法は，患者または代理人に伝えられた情報を彼らの言葉で要約してもらい，誤解しているようであれば再度説明をする必要がある。

❹ 自発性の確保

有効なインフォームド・コンセントを行うには，患者または家族等が強制や操作によらず，自発的に意思決定する必要がある。「強制」は，意図的な脅しやその他の行為によって，患者が自由に選択する能力を実質的に拘束する場合に生じる。例えば医療者が患者が特定の処置を受けなければ臨床関係を解消すると言って，患者に強制しようとする場合がある。「操作」には，情報の隠蔽や嘘などの行動によって，患者の選択に影響を与えようとする試みが含まれる。ICUにおける操作の例としては，患者の代理人と中心静脈カテーテルの挿入について話し合う際に，そのリスクに関する情報を意図的に隠すような場合である。

❺ 結果を記載する

医療者は，最終的に同意が得られたかどうかにかかわらず，インフォームド・コンセントの結論に至るまでの話し合いの内容の詳細を診療録に記録する必要がある。記録には，話し合いの日時，話し合いに参加した個人の身元，説明された介入と代替的介入の利益とリスクなどが含まれるべきである。最後に，医療者は，患者または

家族等が情報を理解したこと，質問する機会が与えられたこと，介入に同意したこと，または介入を拒否したことを記載する。患者が介入を拒否した場合，介入を受けなかった場合のリスクについても説明したことを記載する。緊急事態によりインフォームド・コンセントなしに介入が行われた場合，その正確な状況を詳細に記載する。

Ⅲ ICUにおける意思決定支援

ICUにおいては，重症患者を診療するがゆえに，とくに終末期と判断された場合の治療方針の決定には，医療者と患者・家族等との十分な話し合いが不可欠である。その意思決定の手法に関しては，厚生労働省の「人生の最終段階における医療・ケアの決定プロセスに関するガイドライン」[7]や，日本集中治療医学会・日本救急医学会・日本循環器学会の「救急・集中治療における終末期医療に関するガイドライン～3学会からの提言～」[8]に詳述されている。

1 患者・家族等と医療者で行う家族会議

医療倫理の四原則に即した意思決定を行っていく上で，家族会議を開催し患者の家族等と医療者間の十分なコミュニケーションが重要な役割を持つことは言うまでもない。効果的なコミュニケーションは，家族等の満足度，医療者に対する信頼，治療方針に関する意思決定の内容，家族等の心理的幸福を向上させるエビデンスが多数存在する[9]。

❶ 家族会議におけるコミュニケーションの重要性

ICUに入室している患者の家族の多くが，患者の治療に関する情報を誠実でわかりやすく的確な時期に提供してほしいと考えている。しかし医療者とのコミュニケーションの問題が死亡した患者の家族の不満の原因の第1位であり，30％もの家族がICUでのコミュニケーションに不満を感じていることが報告されている。その要因として医療者とのコミュニケーションに費やされる時間の不足，一貫した情報の欠如，別々の医療者からの情報提供などが指摘されている[9]。

❷ 家族等の満足度

家族等の満足度とは，家族等の期待がどの程度満たされているかに相当する。これは，コミュニケーションの質，相互作用の質，共感のレベル，面会中に家族等が孤立感を感じる程度など，医療者に関連する多くの要因に影響される。多職種チームが家族等とコミュニケーションをとるための訓練（コミュニケーションスキルトレーニング）を受けることにより，家族の満足度が向上したいう報告もある。

3 shared decision-making（意思決定の共有）

shared decision-making は，患者・家族等とのコミュニケーションを通じて，患者の価値観や選好を医療上の意思決定に取り込み，患者をケアの中心に据えるものである。家族とのコミュニケーションの重要性は，満足度に影響を与えるだけにとどまらない。家族とのコミュニケーションがうまくいかないと，治療方針に関する意思決定にも悪影響を及ぼす可能性がある。なぜならば患者がどのようなケアを望みどのように治療を進めるかを決定しようとする場合，医療者はしばしば患者の代理人として家族等に頼る必要があるからである。ほとんどの患者は自分のケアに関する意思決定をする際に，個人の目標や価値観を反映させることを望んでいる。米国の成人 20,000 人以上を対象とした年 1 回の横断的調査では 2002 ～ 2014 年の間に，意思決定への患者が関与する機会が年々改善されていることが示唆された。またケアの非専門的な側面でも医療者と患者・家族等間でコミュニケーションをとることで，患者の満足度が向上し，精神的な負担が軽減されるを与えることも報告されている。

4 コミュニケーションスキルトレーニング

米国集中治療医学会が 2008 年に発行した "Recommendations for end-of-life care in the intensive care unit: A consensus statement by the American College of Critical Care Medicine"[10] と 2017 年に発行した "Guidelines for Family-Centered Care in the Neonatal, Pediatric, and Adult ICU"[11] において，集中治療医療従事者が意思決定のためのコミュニケーションスキルトレーニングを受けることは，患者・家族との会話の質の改善や ICU days の減少などの効果が見られるため，推奨されている。

米国では，集中治療医療従事者向けのコミュニケーションスキルトレーニングがいくつか存在する。その一つである "Vital Talk ™" は，Back らにより約 20 年前に開発された。Vital Talk ™では「何が一番大事なのかを巧みに話し合える医師によるケアが，すべての重病患者に届くような世界を作ること」をビジョンに掲げたプログラムである[12]。2019 年以来，日本人医療者を対象としたトレーニングコースが開発されてきた。日本人受講者を対象とした調査では，トレーニングに使用されるシナリオや教育方法は日本人にも適していると評価され，受講者満足度，意思決定支援のための会話を行うための自信は受講後に有意に改善した[13), 14)]。

Vital Talk ™の提唱するコミュニケーションスキルのうち，意思決定支援の対話のためのロードマップ "REMAP" を 表 2 に示す[15]。REMAP とは，reframe the situation（状況の変化を伝える），expect emotion（感情に対応する），map out important values（重要な価値観を掘り下げる），align with the patient and family（患者の価値観に基づいた治療の方向性を確認する），plan treatments to uphold values（具体的な治療を計画する），の頭文字をとったもので，患者とともに意思決定を行っていく shared decision-making の一つの手法であり，医療者が身に着けるべき患者の価値観を重視した意思決定支援方法である。

5 家族会議はいつ行うべきか

一般的には，ICU 入室後 72 時間以内に初回の家族会議を行うことが望ましいとされている。早期の話し合いは家族等の満足度を高め，ICU 滞在期間を短縮し，ケアを制限したり中止したりする時期について医療者と家族等の間で合意が得られる可能性が高くなると思われる[7]。

6 誰を家族会議に招くべきか

以前に意思能力を有していた患者が，特定の人物を意思決定に参加させたくないと事前に希望していた場合，その希望は尊重されるべきである。そのような制約がない場合は家族全員が参加できるようにする。少なくとも法的決定権者（いる場合）および連絡のつく家族全員には，出席の機会を与えるべきである。また会議に出席を希望する友人や宗教カウンセラーなどの有無を家族等にも尋ねておく。家族会議には関係するすべての医療者が参集することが望ましい。可能であればかかりつけ医と集中治療主治医が同席すべきである。臨床的および予後に関する情報は医師が開示し，医療チームのメンバー（例えば，看護師，ソーシャルワーカー）は，伝えられた情報を補強し，悪い知らせであった場合の感情への対応を支援する。また意思決定プロセスの初期に，緩和ケアチームを参加させることは有用であり，特定の基準を用いて早期に緩和ケアに参加させることで，死亡率を変えずに ICU days を短縮させたことが報告されている。これはコミュニケーションと意思決定の円滑化による結果であると考えられている[16]。

7 葛藤

とくに集中治療終末期の意思決定においては，家族等と医療者の葛藤がしばしば認められる。医療者の 3 分の 1 以上が家族等との衝突を報告し，そのうちの 63 ％が終末期の意思決定に関与していたとする報告がある。別の研究では，家族等の 46 ％が医療提供者との衝突を報告し，最も多かったのはコミュニケーションに関するものだった。葛藤の根底には通常 2 つの問題がある。第 1 は家族等が患者が終末期であることを受け入れるのに時間がかかること，第 2 は ICU に自分の家族が患者として入室していることでストレスを受け，意思決定

日本集中治療医学会専門医テキスト　第4版

表2　治療ゴール決定のための話し合いのロードマップ：REMAP

ステップ	会話の例
Reframe the situation 状況の変化を伝える	・状況の変化を伝える： 　「○○先生からは，病状をどのように説明されていますか？」 ・許可を得る： 　「今後の治療方針について，相談してもよろしいですか？」 ・悪い知らせを伝える（シンプルな言葉で，新聞の見出しのようなヘッドラインを伝える）： 　「とても状態が悪く，命に係わる状況です」
Expect emotion 感情に対応する	共感を示すスキル：NURSE ・Name（感情に名前を付ける）： 　「こんなことを言われて驚かれましたか？」 ・Understand（理解する）： 　「がっかりされるのも当然だと思います」 ・Respect（敬意を示す）： 　「大変な治療を頑張ってこられましたよね」 ・Support（支持する）： 　「医師としてできる限りのことをします」 ・Explore（掘り下げて聞く）： 　「もう少し詳しく聞かせてもらえませんか？」
Map out important values 重要な価値観を掘り下げる	「これまで自分の具合が悪くなったときに，どのような治療を希望するか，もしくは希望しないか，話していたことはありますか？」 「一番気がかりなことは何ですか？」 「今後の治療に関して，いちばん大切なことは何ですか？」 「『これができなくなるのなら生きていてもしょうがない』と思うようなことはどんなことですか？」 「『こうなるくらいなら死んだほうがましだ』と思うようなことはありますか？」
Align with the patient and family 患者の価値観に基づいた治療の方向性を確認する	今お聞きしたことをまとめると，○○さんにとって，［　　　　　　　　　］が最も大切で，治療しても <　　　　　>の状態になることは受け入れ難いということですね．私の理解は正しいですか？
Plan treatments to uphold values 具体的な治療を計画する	今のお話を聞いて，私は次のような方針を提案します： ・症状緩和のために徹底した治療を行う ・病気から回復するために徹底した治療を行う ○○さんが病気から回復するためにできることをすべて行います．例えば： ・○○さんに苦痛を与えるような治療は避けるけれど，症状緩和に努めながら，病気から回復できるように支持療法を行います． ・○○さんの症状緩和に努めながら，人工呼吸器を含めた集中治療を行います．しかしながら，最善を尽くしても，○○さんのお体が耐えられない可能性があります．診療チームと明日以降も治療方針に関して今一度話し合う必要があります． これでよろしいですか？

の妨げになることである．家族等との関係を構築する方法の一つは，家族等が抱えているストレスを認め，支援する姿勢を見せることである．例えば，家族等が病院から遠く離れた場所に住んでいる場合は，病院に近い宿泊施設や安価な駐車場をソーシャルワーカーが手配するとよいかもしれない[9]．

❽　期限付きの根治的治療（TLT）

　葛藤を生じた患者家族等との家族会議の質を向上させるために，期限付きの根治的治療（time limited trial，TLT）が有用であるとの報告がある．医師にTLTを用いた集中治療プランのトレーニングを行った結果，介入前と比較して集中治療のリスクと利益，患者の価値観と選好，治療効果の臨床指標を適切に設定することを家族と十分話し合えるようになった．結果としてICU daysが短縮した[17]．

❾　会議の要約

　家族会議を終える前に，話し合われた内容を要約する．もし話し合いが悪い知らせを伝えることに焦点を当てたのであれば，主要な問題をまとめる．家族等に要約を文書で渡すと，会議で強調されたことについての知識と理解が深まるかもしれない．また，家族等側に会議の内容を自分たちの言葉で要約をしてもらうことで，医療者側は，家族等の理解度を確認することができる．要約する場合，合意形成された決定と意見の対立する部分の両方を明記する．なお予想される経過に関しても要約に含めるべきである．とくに，家族等は話し合った内容を忘れてしまうことが多いので，要約文書について質問がないかどうかを必ず家族等に確認する[9]．

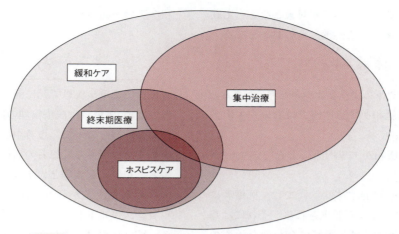

図1 緩和ケア，終末期医療，ホスピスケア，集中治療の関係性

2 過度な終末期医療をめぐる葛藤と法的な側面

　集中治療終末期にある患者のケアは，患者自身への配慮だけでなく，患者のケアを取り巻く家族，社会，法律，経済，制度などの状況を理解する必要がある困難な作業である。残念ながら，このような状況において倫理的・法的な問題に関しては，多くの風説や誤解が存在する。訴訟への恐怖が不必要な介入を促したり，生命を脅かす病気に直面したときに医療者が医療倫理の四原則である自律尊重を遂行できなくなることもある。ある研究では，リスクの高い医療専門分野（救急医療，一般外科，整形外科，神経外科，産科/婦人科，放射線科など）の医療者の93%が，必要と思われる以上の検査を行ったという防衛的な医療を実践していると報告している[18]。

1 積極的すぎる終末期医療をめぐる葛藤

　ICUでは，昏睡，遷延性植物状態，無脳症，その他致命的な重症，あるいは脳死状態にある患者に対して，家族が医療者に生命維持治療の継続を望む場合がある。こういった困難なケースでは，医師，看護師，その他の医療者は，患者をどのようにケアするのが最善と考え，医療介入の中止が適切かどうかの合意形成を行う必要がある。この場合，患者の従前の希望についてチームが知り得る限りの情報をもとに，治療の無益性（futility）を考慮した上で，最善の利益基準を用いるのが一般的である[19]。

2 終末期医療における無益性

　終末期医療における無益性の判断に関して，以下の3つのパターンが考えられている[19]。
①**生理的無益性**：ある治療が生理的な効果をもたらさないことを意味する。例えば，急性心筋梗塞の治療として抗真菌薬を投与することは，生理学的に無益である。
②**質的な無益性**：「集中治療への完全な依存を終わらせることができない」，または「患者の永久的な意識喪失を変えることができない」介入をいう。
③**定量的無益性**：「医師が（個人的な経験，同僚と共有した経験，報告された経験的データの考察のいずれかによって）過去100例において，ある医療処置は無駄であったと結論づける場合」である。

　医療者は，終末期医療に取り組む場合，無益性の判断も含めて，個人ではなく病院などの診療を行っている組織全体でコンセンサスを得ながら臨むべきである。前述したTLTを適応することで，患者家族等と医療者間の葛藤を軽減できる可能性がある。

IV ICUにおける緩和ケア

　米国ではすべての死の5分の1がICU入室中，もしくは集中治療後短期間のうちに生じている。ほとんどの場合，ICUの患者は生命維持治療が中止または差し控えられた後に死亡する。ICUは病院の中でもっとも多くの患者が死亡する場所でもある。とくに超高齢化社会を迎える現代の日本のICUでは，すでに人生の最終段階に入っている患者の死にゆく過程を診療する場面が増えていると言える。そのため，よりよい死にゆく過程のための治療やケアを提供することは集中治療の重要な要素であると言える[1]。

1 緩和ケアの対象

　緩和ケアはしばしば，終末期医療やホスピスケアと混同される。しかしながら，緩和ケアは集中治療も含めた幅広い領域をカバーするものである（図1)[20]。実際，2006年にAmerican College of Graduate Medicine Education（ACGME）が緩和ケアを専門分野と認定するまでは，「緩和ケア」＝「終末期医療」というイメージが強かったが，現在では，重症疾患によって生活の質が損

なわれている患者やその家族すべてが対象となる。定義上，ICU に入室する患者は，必然的にその対象となる。

2 ICU へ緩和ケアを導入する道筋

ICU の緩和ケアには以下のような 3 つのモデルがある。
①基本的緩和ケア（緩和ケア専門医ではない，主担当医による），
②専門的緩和ケア（緩和ケア専門医による），
③混合型（その両方）。

米国では，①＞③＞②の順に多い。①では，医療者による基礎的な緩和ケアスキルが要求される。それには基本的な症状緩和や患者の予後と選好に合わせた治療のゴールを決めるための意思決定支援に関する話し合いが含まれる。②では，①では解決できない状況で緩和ケア専門医の介入が必要になる場合である。例えば，極度の苦痛や内的対立を持つ家族とのゴール設定，家族の悲嘆ケア，患者や家族の身体的・心理的・スピリチュアルな症状の緩和が困難な時，患者が ICU を退室した後の緩和ケアの継続，医療者同士もしくは医療者と家族等の対立の仲裁などが挙げられる。③は①と②の双方が関わってくる場合であり，集中治療中の患者でも対応できる緩和ケア専門医チームが所属している施設において実現可能である。

どのモデルを導入するかは，施設の ICU ごとの緩和ケアや終末期医療における文化，医療者の緩和ケアスキル，対応可能な緩和ケア専門医がいるかどうか，患者・家族等が緩和ケア専門医による診察を希望するかどうかなどの要素による。最終的には，現場の状況に応じて最良と思われる形を選択する[20]。

本邦においては，集中治療領域における緩和ケアの普及状況は遅れている。2021 年に公益財団法人日本ホスピス・緩和ケア研究振興財団の事業の一環として行われた，日本全国の集中治療専門医研修医施設として認定されている 873 施設の代表者を対象とした「救急・集中治療領域における緩和ケア提供の実態調査」によると（有効回答数 436 名，回答率 50％），94％が ICU における基本的緩和ケアの強化が必要であると感じており，89％が専門的緩和ケアの介入が必要であると感じていたにもかかわらず，実際に緩和ケアコンサルテーションをしたことがあるのは 38％に過ぎなかった。また，同調査では，ICU において症状緩和のためのプロトコルがあると回答したのは 44％に過ぎず，さらに，終末期の症状緩和や人工呼吸器終了後の緩和ケアに関するプロトコルがあると回答したのは 5％に過ぎなかった[21), 22]。

今後，本邦においては集中治療医への基本的緩和ケアの啓発，および緩和ケア専門医への ICU での専門的緩和ケアの啓発の双方が課題であろう。

おわりに

ICU では重症疾患で死に瀕する患者を診療する機会が多いため，医療者は医療倫理の四大原則を正しく理解し，高い倫理観を持って，患者中心の医療を提供することに努めるべきである。患者の自律尊重を促すためには，医療者と患者・家族等との十分なコミュニケーションに基づいた意思決定が肝要であり，医療者がコミュニケーションスキルトレーニングを受けることも推奨されている。ICU における緩和ケアは患者中心の医療のために不可欠な要素であり，医療者は基本的な緩和ケアの技量を身に付けるべきである。

■文献

1) Ito K, George N, Wilson J, et al. Primary palliative care recommendations for critical care clinicians. J Intensive Care 2022;10:20.
2) Ouchi K, Lawton AJ, Bowman J, et al. Managing Code Status Conversations for Seriously Ill Older Adults in Respiratory Failure. Ann Emerg Med 2020;76:751-6.
3) 世界医師会「医の倫理マニュアル」[cited 2024 Dec 10] Available from: https://www.med.or.jp/dl-med/wma/mem/wma_mem_all.pdf
4) 日本医師会 会員の倫理・資質向上委員会. 医師の職業倫理（第 3 版）. 東京；日本医師会：2016.
5) 日本医師会「医師の職業倫理指針」Available from: https://www.med.or.jp/dl-med/teireikaiken/20161012_2.pdf
6) White DB, Parsons PE, Finaly G. Ethics in the intensive care unit: Informed consent. UpToDate (updated on July 30, 2021). Available from: https://pro.uptodatefree.ir/Show/1621
7) 厚生労働省「人生の最終段階における医療・ケアの決定プロセスに関するガイドライン」. 平成 30 年 3 月改定. Available from: https://www.mhlw.go.jp/file/06-Seisakujouhou-10800000-Oseikyoku/0000197721.pdf
8) 日本救急医学会，日本集中治療医学会，日本循環器学会「救急・集中治療における終末期医療に関するガイドライン～3 学会からの提言～」. 平成 26 年 11 月 4 日公表. Available from: http://www.jaam.jp/info/2014/info-20141104_02.html
9) Wood GJ, Chaitin E, Arnold RM, et al. Communication in the ICU: Holding a meeting with families and caregivers. UpToDate (updated on July 30, 2021). Available from: https://www.uptodate.com/contents/communication-in-the-icu-holding-a-meeting-with-families-and-caregivers
10) Truog RD, Campbell ML, Curtis JR, et al; American Academy of Critical Care Medicine. Recommendations for end-of-life care in the intensive care unit: a consensus statement by the American College [corrected] of Critical Care Medicine. Crit Care Med 2008;36:953-63.
11) Davidson JE, Aslakson RA, Long AC, et al. Guidelines

for Family-Centered Care in the Neonatal, Pediatric, and Adult ICU. Crit Care Med 2017;45:103-28.

12) Onishi E, Uemura T, Nakagawa S, et al. Bringing VitalTalk to Japan-Assessing Clinicians' Needs in Serious Illness Communication Skills Training and Adaptation. Igaku kyoiku 2021;52:345-7.

13) Ito K, Uemura T, Yuasa M, et al. The Feasibility of Virtual VitalTalk Workshops in Japanese: Can Faculty Members in the US Effectively Teach Communication Skills Virtually to Learners in Japan? Am J Hosp Palliat Care 2022;39:785-90.

14) Onishi E, Nakagawa S, Uemura T, et al. Physicians' Perceptions and Suggestions for the Adaptation of a US-Based Serious Illness Communication Training in a Non-US Culture: A Qualitative Study. J Pain Symptom Manage 2021;62:400-9.e3.

15) Childers JW, Back AL, Tulsky JA, et al. REMAP: A Framework for Goals of Care Conversations. J Oncol Pract 2017;13:e844-50.

16) Delbanco T, Gerteis M, Aronson MD, et. al. A patient-centered view of the clinician-patient relationship. UpToDate (updated in March 25, 2022). Available from: https://pro.uptodatefree.ir/Show/2761

17) Fromme EK, Arnold RM, Schmader KE, et. al. Ethical issues in palliative care. UpToDate (updated on Feb 11, 2020). Available from: https://www.uptodate.com/contents/ethical-issues-in-palliative-care

18) White DB, Arnold RM, Stapleton RD, et.al. Ethics in the intensive care unit; Responding to requests for potentially inappropriate therapies in adults. UpTo Date (updated on Jan 26, 2022). Available from: https://www.uptodate.com/contents/responding-to-requests-for-potentially-inappropriate-or-futile-therapies-in-adult-intensive-care-unit

19) Smith LM, Lantos JD, Pope TM, et al. Palliative care: Medically futile and potentially inappropreate therapies of questionable benefit. UpTo Date (updated on Jul 29, 2020). Available from: https://www.uptodate.com/contents/responding-to-requests-for-potentially-inappropriate-or-futile-therapies-in-adult-intensive-care-unit

20) Cook AC, et al. Palliative and End-of-Life Care in the Intensive Care Unit. Current Concept in Adult Palliative Care. 2020 Society of Critical Care Medicine.

21) Igarashi Y, Tanaka Y, Ito K, et al. Current status of palliative care delivery and self-reported practice in ICUs in Japan: a nationwide cross-sectional survey of physician directors. J Intensive Care 2022;10:18.

22) Tanaka Y, Kato A, Ito K, et al. Attitudes of Physicians toward Palliative Care in Intensive Care Units: A Nationwide Cross-Sectional Survey in Japan. J Pain Symptom Manage 2022;63:440-8.

■重要論文■

◆人生の最終段階における意思決定を患者の意向を尊重して行うステップを示しているガイドラインであり，とくにアドバンスケアプランニングの重要性を強調している。（→文献7）

◆日本集中治療医学会・日本救急医学会・日本循環器学会の3学会が合同で発表した，救急・集中治療における終末期医療における意思決定や，治療の選択に関しての提言である。2024年現在，改訂作業が進んでいる。（→文献8）

総論

5 集中治療における感染管理

吉田英樹，齋藤浩輝

> **目標**
> - ICU における感染管理の具体的内容を説明できる
> - 重症患者に対する抗菌薬適正使用の重要性を理解する
> - ICU における感染制御で重要なポイントを説明できる
> - ICU における感染症サーベイランス，およびその課題について知る

Key words 感染制御，抗菌薬適正使用，サーベイランス，新興再興感染症，薬剤耐性（AMR）

ICU では患者の半数以上が感染性疾患を有し，世界的に大きな問題として取り上げられている多剤耐性菌の発生およびその水平伝播のリスクが高い環境であるという点から，ICU における感染管理の理解を深めることは集中治療医にとって極めて重要である。2019 年以降の COVID-19 パンデミックをきっかけに ICU での感染管理が本邦でも注目され，その課題が浮き彫りとなった。感染管理を感染症内科医や感染対策チーム（infection control team, ICT）に任せきりにするのではなく，集中治療専門医として ICU での感染管理に必要な知識を有し，積極的な関わりを示していくことが求められる。

I 感染管理 総論・背景

一言で「感染管理」と言っても様々な要素が含まれるということをまず理解する必要がある。1 つ目は，感染性疾患，およびその疑い病態の管理であり，とくに注目すべきは薬剤耐性（antimicrobial resistance, AMR）の問題である。人工呼吸器関連肺炎（ventilator-associated pneumonia, VAP）など，ICU 管理中の患者が新たな感染症を発症するという院内感染（hospital acquired infection, HAI）の管理においては，多剤耐性菌の発生と治療の両方が大きな問題となる（各院内感染の具体的な診療上のマネージメントは X 章「感染」を参照のこと）。2 つ目は，COVID-19 院内感染や多剤耐性菌のアウトブレイクを代表とする ICU 内（患者 - 患者間，患者 - 医療者間，医療者 - 医療者間など。それらには環

境面を介した伝播も含まれる）での感染伝播の管理である感染制御である。3 つ目はそれらすべてを把握・俯瞰し，ICU のクオリティ・インディケーターとしても役割が期待される ICU サーベイランスの管理である。

本項では上記 3 つのテーマに関して，現在得られているエビデンスも含めて概説する。

II 感染症，およびその疑い病態の管理（抗菌薬適正使用と薬剤耐性）

1 集中治療領域における HAI，AMR 対策の重要性

ICU では重症患者を管理するという背景から広域抗菌薬の使用・耐性菌の検出が多く，適切な感染症診療を行う重要性が極めて高い。ICU での感染性疾患・抗菌薬使用状況を調査した国際多施設観察研究である EPIC III（Extended Study on Prevalence of Infection in Intensive Care III）では，ICU 入院患者の 54％に感染性疾患が認められ，70％もの患者に抗菌薬投与が行われているという現状が報告された[1]。さらに，同じく国際多施設観察研究である EUROBACT International Cohort Study では，ICU での菌血症症例の 47.8％にも及ぶ症例で，検出菌が多剤耐性菌であったと報告された[2]。また，敗血症疫学に関連するメタ解析では，ICU で治療される敗血症の 4 分の 1 近くが ICU 発症，半数近くが院内発症で，その死亡率は 50％を超えると報告された[3]。

表	感染症診療の原則

1. 感染性疾患を早期に認知する
2. 感染性疾患を疑ったら，非感染性疾患の可能性もしっかりと検討する
3. 感染臓器がどこかを丁寧な身体診察と各種検査で検討する
4. （例外はあるが）抗菌薬投与前に適切な方法で適切な培養検体を採取する
5. 患者背景，想定される感染臓器（臓器移行性を考える）から想定される原因菌を推定し，それらを適切にカバーした抗菌薬投与を適切な投与量で可及的速やかに投与する
6. ソースコントロールが必要な感染症に対しては速やかにソースコントロールを行う
7. 治療効果判定は臓器特異的パラメータを中心に評価する
8. 原因微生物や薬剤感受性が同定されれば速やかに適切な抗菌薬に de-escalation あるいは escalation する
9. 感染性疾患であることが否定的となれば速やかに抗菌薬を中止する
10. 適切な治療期間で抗菌薬治療を終了する

2 感染症診療の原則

前述のような特殊な環境から，集中治療領域における感染症診療は苦手意識を持たれがちであるが，適切な感染症診療の原則は患者が重症な場合にも変わりはなく，集中治療医はそのことを肝に命じておく必要がある。表に原則を示すが，重症感染症患者管理ではそれらに加えて適切な臓器サポートが重要となる。なお，詳細はX章「感染」を参照されたい。

3 AMRと抗微生物薬適正使用支援プログラム（ASP）

AMR による疾病負荷の問題は世界的に喫緊の課題であり，2019 年の世界的な疾病負荷を調査したシステマティック・レビューでは年間約 500 万の死亡が AMR に関連しており，虚血性心疾患，脳卒中に次ぐ死因として報告されている[4]。世界的な AMR の問題を背景として，2015 年の WHO の総会で AMR に関するグローバル・アクション・プランが採択され，日本でも 2016 年「薬剤耐性（AMR）対策アクションプラン」が発表された。その柱の 1 つとして抗微生物薬適正使用（狭義には，主に細菌感染症治療を念頭に置いた抗菌薬適正使用が課題となっている）が掲げられている。

"One Health" という分野横断的な観点では動物や環境などの相互作用も考慮に入れる必要があるが，通常診療における AMR 対策は，大きく分けて以下の 2 点であろう。

①抗菌薬適正使用のための対策
②耐性菌を保菌・感染したヒトから，保菌・感染していないヒトへ広げない対策

①の抗菌薬適正使用については，前述の「感染症診療の原則」で具体的な診療の考え方について述べたが，それに加えて，適切な抗菌薬治療を専門的に監視・管理し，必要に応じて処方医へ支援を行う仕組みである抗微生物薬（抗菌薬）適正使用支援（antimicrobial stewardship, AS），これを実践する抗微生物薬（抗菌薬）適正使用支援

チーム（antimicrobial stewardship team, AST）およびその指針（antimicrobial stewardship program, ASP）が重要である。ASP の実施は，後述の感染制御・手指衛生促進と組み合わせて実施することで，AMR の発生率を 3 分の 1～3 分の 2 程度に減らすと報告するメタ解析があるなど潜在的なインパクトは大きな活動である[5]。米国感染症学会（Infectious Diseases Society of America, IDSA）から ASP の実施ガイドラインが刊行されており，日本語訳版も刊行されている[6]。COVID-19 流行を受けて，抗菌薬適正使用の推進が妨げられる結果になったとも考えられており，関連する新たなステートメントが発表されるなど，昨今その重要性は増す一方である[7]。集中治療医が抗菌薬適正使用についてすべてを把握することは難しいと考えられるが，ここでは，とりわけ重要な de-escalation/escalation，投与期間の 2 つの観点を述べる。なお，実際は，上記のような背景があることを理解した上で，感染症内科や AST と協力して適切な抗菌薬マネージメントを行うことが重要である。

1 経験的抗菌薬投与の de-escalation/escalation

経験的に開始された抗菌薬は原因菌の同定やその薬剤感受性結果に基づき，より適切な抗菌薬に可及的速やかに変更（de-escalation/escalation）し，その後適切な治療期間で終了することが必須である。抗菌薬は体内に過剰増殖した病原菌の総量を減じる目的で使用されるが，同時にその薬剤に感受性のある常在細菌を死滅させ，細菌叢を乱れさせる。常在菌叢の乱れは，抗菌薬に耐性を持つ細菌の相対的な定着増床を招き，後の耐性菌感染症の"危険因子"となる[8]。したがって，抗菌薬は可能な限り対象菌以外への効果が少ないもの（狭域のもの）を，過剰な長期投与を避けて投与する必要がある。一般的に，広域スペクトラムの抗菌薬をより狭域スペクトラムの抗菌薬（複数の抗菌薬が使用された場合にいずれかの抗菌薬を中止することも含む）あるいはより生態学的影響の少ない抗菌薬に変更することを de-escalation という

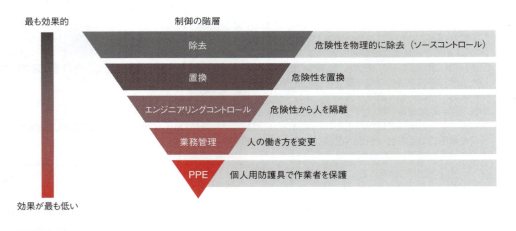

図1 感染制御のヒエラルキー[16]
PPE, pesonal protectve equipment.

が，世界的に統一された定義がないことが問題として挙げられている[9]。de-escalation の効果についても，ICU で de-escalation が行われた患者群の方が感染性疾患の治癒率が高かったという報告や *Clostridioides difficile* 腸炎のリスクを軽減する可能性があるという報告がある[10),11)]。一方，ICU 滞在期間が長くなる可能性や重複感染が多くなる可能性があるという報告もなされており，de-escalation を強く推奨する根拠となる明確なエビデンスがないという問題がある[12]。本邦の ICU で実際に早期（72 時間以内）に de-escalation されている割合は 13.1％と極めて低いが[11]，本邦 ICU において 72 時間以上の広域抗菌薬の継続と多剤耐性菌の発生との関連も示唆されており[13]，de-escalation の効果の証明，その普及が今後の大きな課題である。

2 抗菌薬投与期間

昨今，抗菌薬投与期間を適切に短縮するための報告が多数なされるようになってきた。例えば，VAP 患者に対して以前は 10～15 日間の投与が一般的であったが，より短期投与（7～8 日間）の投与が推奨されている[14]。その他，二次性腹膜炎，グラム陰性桿菌菌血症に対する抗菌薬投与期間についても RCT の結果から投与期間短縮が推奨されており，プロカルシトニンや CRP などのバイオマーカーを用いて抗菌薬投与期間を短縮する試みも報告されている。『日本版敗血症診療ガイドライン 2020』においても，敗血症に対するプロカルシトニンを指標とした抗菌薬治療の終了が弱く推奨されている[15]。感染臓器ごとの現段階での標準的な治療期間と患者背景を加味して，必要最低限の適切な投与期間を心がけることが肝要である。

III 感染制御

前述の実臨床における AMR 対策の 2 点目として述べた「保菌・感染したヒトから，保菌・感染していないヒトへ拡げない対策」は AMR 問題に限らずすべての感染性微生物にとって重要である。本邦においては COVID-19 の経験が大きかったと思われるが，世界的には，2000 年初頭の重症急性呼吸器症候群（severe acute respiratory syndrome, SARS），2009 年の N1N1 インフルエンザ，2010 年代の中東呼吸器症候群（middle east respiratory syndrome, MERS）など，ICU での重症患者がきっかけとなり原因微生物の特定に至った新興再興感染症は多く，「ICU は水際対策」という意識は欠かせない。ここでは，ICU 内で感染性微生物が患者 - 医療者間，患者 - 患者間，医療者 - 医療者間などで伝播することを防ぐための感染制御の知識・対策について概説する。ICU に限らず，感染制御を考えるための大原則は，感染制御のヒエラルキー（階層）という概念を理解すること（図1）[16]，基本予防策を理解すること，感染伝播様式を理解することである。図1 の概念は，元々はヒトにとっての"Hazard"，つまり感染性微生物に限らず健康上害を及ぼし得るすべての対象物に当てはまる産業保健上の概念であったが，COVID-19 の流行を機に改めてその階層的な理解・応用が強調されるようになったといえる。

1 感染制御のヒエラルキー（階層）と基本予防策

感染伝播を起こさないために最も効果的な方法は感染性微生物とヒト（医療者と患者を含む）の接触を断つこ

とである。つまり，COVID-19といった呼吸器感染症の患者にマスクを着用してもらうといった"ソースコントロール"や，陰圧室での患者管理といった"エンジニアリングコントロール"*などがまず最優先されるべき対策であることを認識する必要がある。しかし，感染性疾患を有する患者と医療者が接触を完全に避けることは困難である。そのため，できる限り接触する医療者の人数と回数を減らすための"業務管理"，具体的には，ワークフローの設定や遠隔モニタリングシステムの活用，患者のケアに直接関わらない医療従事者の入室制限を行うなども重要なことである。そして最後に，感染性微生物との接触が避けられないスタッフを感染伝播から守るために，"個人防護具（personal protective equipment，PPE）"の適切な使用がある。

伝播し得る微生物の感染・保菌，あるいはその可能性が明確に認識されている場合は，上記の感染制御対策を行う。さらには，伝播し得る微生物の感染・保菌が明らかでない場合も，潜在的に存在し得る感染性微生物の伝播を防ぐという認識を持つこと，かつ，医療従事者から患者への感染伝播による院内感染（例：MRSAといった医療者が保菌している細菌の伝播や，SARS-CoV-2やインフルエンザウイルスといった呼吸器感染症の伝播など）を起こすことを防ぐという認識を持つことも重要であり，平時より標準予防策の徹底は必須である。

*エンジニアリングコントロールとは，もともと産業保健の分野では労働者と危険物質との間に障壁を設けたり，危険物質自体を取り除くことによって危険物から労働者を守ることを意味する。感染管理の観点では，隔離病棟を物理的に設けたり，機械換気を用いるなど，病原体の伝播を防ぐもしくは取り除く手法を意味する[17]。

2 感染伝播様式および経路別予防策の変遷

感染性疾患は原因微生物によって，感染伝播様式が決まっており，それぞれの感染伝播様式に応じた適切な感染制御（図1）が必要である。これまでは，感染伝播様式は「空気感染」「飛沫感染」「接触感染」といった分類が一般的であった。しかし，とくに前者2つに関しては，COVID-19を機に，以前のような「飛沫核＝小さな粒子→空気感染」vs.「飛沫＝大きめの粒子→飛沫感染」といった二項対立的な概念ではなくなってきており，とくに呼吸器系感染性疾患に対する予防策の概念の移り変わりは今後も注視していく必要がある[18), 19)]。いずれにしろ，ICUを含む医療施設での感染伝播として，患者，医療者，環境の3因子を常に意識し，想定される原因微生物に応じてどの因子がとくに重要か，メリハリをつけた対応が求められる。その意味で，従来，パターナリズ

ムが強い海外の医療現場では，「患者から医療者を守る」観点が感染制御の主な意義として現場の医療者に認識されることもあったが，COVID-19流行における医療者を発端とした医療施設クラスター発生例などは「患者を医療者から守る」観点への認識も高められる機会であったといえ，感染制御を通じて「患者も医療者もどちらも守る」という患者・医療安全の組織としての醸成は，重症患者の多いICUではとくに強調されるべきと考える[20]。

3 具体的な感染制御対策

1 エンジニアリングコントロールにおけるゾーニングの概念

エンジニアリングコントロールの中で代表的なものとして適切なゾーニングがある。感染伝播が起こりうる領域（レッドゾーン），その前室（イエローゾーン），感染伝播が生じない領域（グリーンゾーン）に区切ることで感染伝播が生じないようにする。患者が有している感染性微生物の感染経路によってゾーニングを行う場所・空間が決まる。レッドゾーンを設けたら，そこに入る前に適切なPPEを着用するための前室（あるいは前空間）であるイエローゾーンを設ける。ここでは適切な方法でPPEの着脱，および除染を行い，グリーンゾーンに感染性微生物を持ち込まないように徹底する。この分野は，想定される原因微生物の感染伝播様式のシミュレーションや，医療者や患者のヒューマン・ファクターを考慮したエルゴノミクス（ergonomics）なども考慮された，より適切な対応策の開発が将来的には望まれる。

2 適切なPPEの使用

PPEの着用も患者が持つ感染性微生物の感染伝播様式によって異なる。患者が感染性微生物を保持しているか否かにかかわらず，すべての血液，体液，排泄物，損傷のある皮膚や粘膜は，感染性があるものとして対応し，これらへの接触・曝露が予想される際には，手袋，マスク，ゴーグル・アイシールド・フェイスシールドといった主に眼粘膜面を保護するPPEなどを着用するのが標準予防策である。感染経路別予防策は標準予防策に加えて行われる対策である。接触感染の可能性がある場合は，患者および患者周囲の環境に接する際に手袋とガウンを着用する。飛沫感染の可能性がある場合はサージカルマスクと眼粘膜面を保護するPPEを着用する。空気感染の可能性がある場合はN95マスクなどの着用をする。

PPE使用の特記すべき注意点として，適切なPPEの着脱方法がある。接触感染予防については，PPEを脱ぐ際に，手袋やガウンについた感染性微生物が自身の体や周囲の環境に伝播（汚染）しないように配慮し，脱後には後述の適切な手指衛生を行う必要がある。飛沫感染予防については，サージカルマスクが鼻までしっかりと

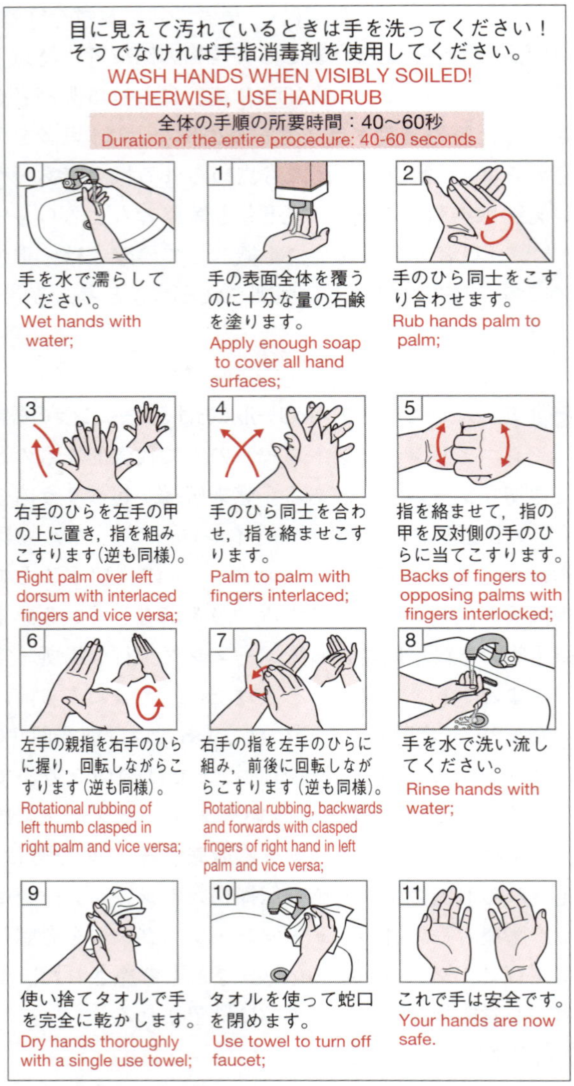

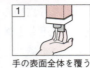
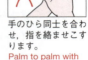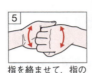

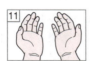

図2 石鹸と流水を用いた手指衛生[22]

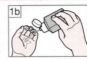
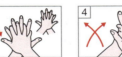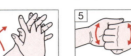
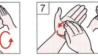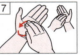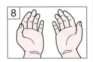
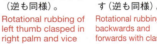

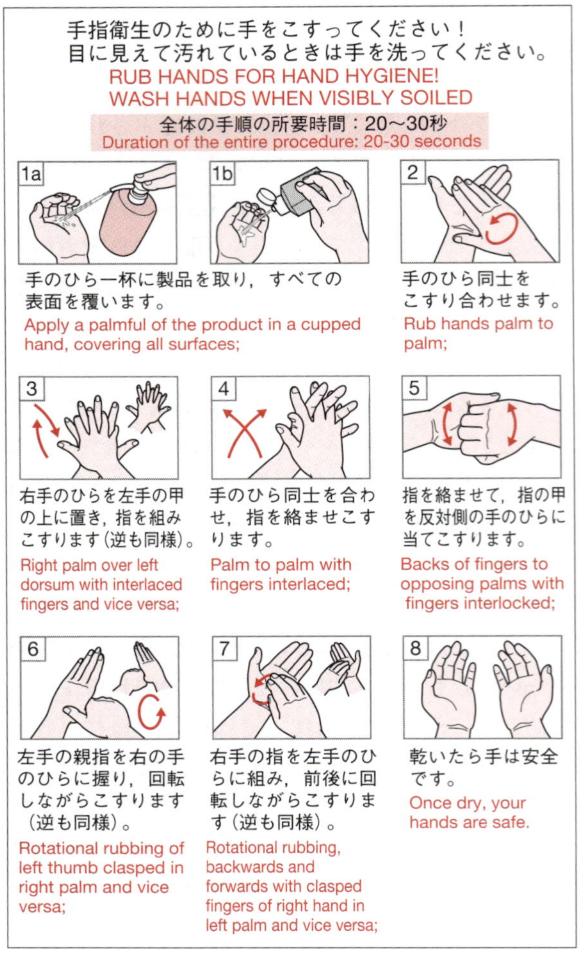

図3 擦式アルコール手指消毒剤を用いた手指衛生[22]

覆っていなかったり，アイシールドが着用されていなかったりすると，自身の粘膜に感染性微生物が付着してしまう可能性がある。空気感染予防策については，N95マスクのフィットテストとフィットチェックを適切に行う必要がある。ICUにおいてはPPEの着脱頻度は他の病棟に比し高く，医療者への負担も大きい。今後は，よりユーザーフレンドリーでより安全・効果的なPPE開発が望まれる。

❸ 手指衛生

手指衛生はあらゆる状況で必要となる基本的な感染管理予防策であり，適切な方法，適切なタイミングで行うことが重要である。手指衛生の方法は大きく2つあり，擦式アルコール手指消毒剤による方法と，液体石鹸と流水による方法である。擦式アルコール手指消毒剤使用によりICUで手指衛生の遵守率向上も報告されており，擦式アルコール手指消毒剤を基本とし，血液や体液など目に見える汚れに対しては液体石鹸と流水を用いた手指衛生を行う[21]（図2, 3）[22]。適切な手指衛生のタイミングはWHOから5 momentsが提唱されている（図4）[22]。手指衛生プログラムの遵守率の向上に伴い，院内感染と耐性菌が減少し，かつ，その効果は持続したとの報告がなされており，手指衛生の重要性は世界的にも強調されている[23), 24)]。

ICTや感染症内科医だけでなく，集中治療医も主体となって院内感染発症予防，感染伝播予防を主体となって推進していくことが望まれる。

Ⅳ サーベイランス

各施設，各地域，さらには本邦全土での状況を把握し，

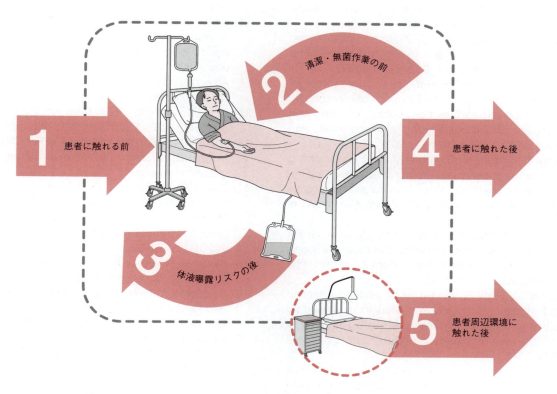

図4 WHO手指衛生の5 moments（5つの瞬間）[22]

その推移を追うことは，適切なICU感染管理が行われているかを評価するという点，現状の感染管理のどこに問題があるのかを評価するという点，感染管理の質向上のために行われた介入が効果を認めているのかを評価するという点，そして，本邦の感染管理状況を他国と比較するという点において極めて重要である。

2022年，WHOは感染管理に関する初めてのグローバルレポートを発表した[25]。関連して実施されたグローバルサーベイに参加した本邦の医療施設における感染管理の状況は，モニタリング，すなわちサーベイランスを含めた活動に改善の余地があるというものであった[26]。事実，適切なモニタリングなしに現状や進捗の把握は困難であり，ICU領域におけるサーベイランスシステムおよびその活用にもまだ課題がある。現在，代表的な本邦のICU関連感染症サーベイランス関連事業としては，日本環境感染学会が行っている院内感染のサーベイランスを主体としたJHAIS（Japanese Healthcare Associated Infections Surveillance），厚生労働省の事業として国立感染症研究所が管理している微生物情報のサーベイランスを主体としたJANIS（Japan Nosocomial Infections Surveillance），AMR臨床リファレンスセンターが進めているJ-SIPHE（Japan Surveillance for Infection Prevention and Healthcare Epidemiology）などがある。COVID-19流行を受けて医療現場が逼迫し，とりわけ，ICUや感染管理部門への負担が増大する中，今後は持続可能なサーベイランスの仕組みを模索していく必要がある。幸い，他分野に比較しICUはデータに溢れているといえる。これらのサーベイランスに関する情報をどのように効率的に集約するか，さらには，日本ICU患者データベース（Japanese intensive care patient database, JIPAD）といった集中治療関連情報（個々の患者背景情報やICUでの治療介入情報など）をどう利活用するかなど，既存の枠組みを有効活用することで本邦のICU領域の感染管理は飛躍的に改善する可能性が秘められており，今後も多方面との連携が望まれる。

文献

1) Vincent JL, Sakr Y, Singer M, et al; EPIC III Investigators. Prevalence and Outcomes of Infection Among Patients in Intensive Care Units in 2017. JAMA 2020;323:1478-87.
2) Tabah A, Koulenti D, Laupland K, et al. Characteristics and determinants of outcome of hospital-acquired bloodstream infections in intensive care units: the EUROBACT International Cohort Study. Intensive Care Med 2012;38:1930-45.
3) Markwart R, Saito H, Harder T, et al. Epidemiology and burden of sepsis acquired in hospitals and intensive

care units: a systematic review and meta-analysis. Intensive Care Med 2020;46:1536-51.

4) Antimicrobial Resistance Collaborators. Global burden of bacterial antimicrobial resistance in 2019: a systematic analysis. Lancet 2022;399:629-55.

5) Baur D, Gladstone BP, Burkert F, et al. Effect of antibiotic stewardship on the incidence of infection and colonisation with antibiotic-resistant bacteria and Clostridium difficile infection: a systematic review and meta-analysis. Lancet Infect Dis 2017;17:990-1001.

6) Barlam TF, Cosgrove SE, Abbo LM, et al. Implementing an Antibiotic Stewardship Program: Guidelines by the Infectious Diseases Society of America and the Society for Healthcare Epidemiology of America. Clin Infect Dis 2016;62:e51-77.

7) Barlam TF, Al Mohajer M, Al-Tawfiq JA, et al. SHEA statement on antibiotic stewardship in hospitals during public health emergencies. Infect Control Hosp Epidemiol 2022;43:1541-52.

8) Bassetti M, Righi E, Vena A, et al. Risk stratification and treatment of ICU-acquired pneumonia caused by multidrug- resistant/extensively drug-resistant/pandrug-resistant bacteria. Curr Opin Crit Care 2018;24:385-93.

9) Tabah A, Bassetti M, Kollef MH, et al. Antimicrobial de-escalation in critically ill patients: a position statement from a task force of the European Society of Intensive Care Medicine (ESICM) and European Society of Clinical Microbiology and Infectious Diseases (ESCMID) Critically Ill Patients Study Group (ESGCIP). Intensive Care Med 2020;46:245-65.

10) Seddon MM, Bookstaver PB, Justo JA, et al. Role of Early De-escalation of Antimicrobial Therapy on Risk of Clostridioides difficile Infection Following Enterobacteriaceae Bloodstream Infections. Clin Infect Dis 2019;69:414-20.

11) De Bus L, Depuydt P, Steen J, et al; DIANA study group. Antimicrobial de-escalation in the critically ill patient and assessment of clinical cure: the DIANA study. Intensive Care Med 2020;46:1404-17.

12) Leone M, Bechis C, Baumstarck K, et al; AZUREA Network Investigators. De-escalation versus continuation of empirical antimicrobial treatment in severe sepsis: a multicenter non-blinded randomized noninferiority trial. Intensive Care Med 2014;40:1399-408.

13) Yoshida H, Motohashi T, De Bus L, et al; DIANA Study Japanese group. Use of broad-spectrum antimicrobials for more than 72 h and the detection of multidrug-resistant bacteria in Japanese intensive care units: a multicenter retrospective cohort study. Antimicrob

Resist Infect Control 2022;11:119.

14) Kalil AC, Metersky ML, Klompas M, et al. Management of Adults With Hospital-acquired and Ventilator-associated Pneumonia: 2016 Clinical Practice Guidelines by the Infectious Diseases Society of America and the American Thoracic Society. Clin Infect Dis 2016;63:e61-111.

15) 江木盛時，小倉裕司，矢田部智昭，他．日本版敗血症診療ガイドライン 2020．日集中医誌 2020;28(Suppl).

16) ANZICS. COVID-19 Guidelines VERSION4. Available from: https://www.anzics.org/anzics-covid-19-guidelines-version-4/

17) Zhang XS, Duchaine C. SARS-CoV-2 and Health Care Worker Protection in Low-Risk Settings: a Review of Modes of Transmission and a Novel Airborne Model Involving Inhalable Particles. Clin Microbiol Rev 2020;34:e00184-20.

18) Klompas M, Baker M, Rhee C. What Is an Aerosol-Generating Procedure? JAMA Surg 2021;156:113-4.

19) Czypionka T, Greenhalgh T, Bassler D, et al. Masks and Face Coverings for the Lay Public : A Narrative Update. Ann Intern Med 2021;174:511-20.

20) Arabi YM, Azoulay E, Al-Dorzi HM, et al. How the COVID-19 pandemic will change the future of critical care. Intensive Care Med 2021;47:282-91.

21) Hugonnet S, Perneger TV, Pittet D. Alcohol-based handrub improves compliance with hand hygiene in intensive care units. Arch Intern Med 2002;162:1037-43.

22) WHO. WHO guidelines on hand hygiene in health care. Available from: https://www.who.int/publications/i/item/9789241597906

23) Pittet D, Hugonnet S, Harbarth S, et al. Effectiveness of a hospital-wide programme to improve compliance with hand hygiene. Infection Control Programme. Infection Control Programme. Lancet 2000;356:1307-12.

24) Landelle C LJC, Pittet D. Hand hygiene in specific patient populations and situations: critically ill patients. In: Pittet D, Boyce J, Aller-ganzi B (eds). Hand hygiene: a handbook for medical professionals. New York: Wiley; 2017. p.317-23.

25) WHO. Global report on infection prevention and control. Available from: https://www.who.int/publications/i/item/9789240051164

26) Nomoto H, Saito H, Ishikane M, et al. First nationwide survey of infection prevention and control among healthcare facilities in Japan: impact of the national regulatory system. Antimicrob Resist Infect Control 2022;11:135.

総論

6 集中治療における医療安全

中村京太，藤村直幸

目 標	● 医療安全の考え方に基づいた診療ができる
	● ICU での安全な医療の実践に向けた体制について説明できる
	● ICU に特有の安全対策を検討することができる

Key words 安全文化，システムアプローチ，多専門職連携，ヒューマンエラー

はじめに

米国 Institute of Medicine（IOM）は医療システムの質向上に向け，Safe（安全），Effective（効果的），Patient-centered（患者中心），Timely（適時的），Efficient（効率的），Equitable（公正）という 6 つの目標を掲げた[1]。医療安全は，質の高い医療を提供する上で，欠かすことのできない目標の一つである。

I 医療安全の考え方

1 安全マネジメントの考え方

人間の身体能力・認知能力には限界がある。1999 年米国 IOM は「To Err is Human（邦題：人は誰でも間違える）」の中で，人間は必ずエラーを起こすものであり医療事故は起こりうるという前提のもと，チームや組織全体で改善していく必要性を述べた[2]。すなわち，個人の能力や努力のみに頼るのではなく，システム視点でアプローチするという考え方である。

2 ヒューマンファクターズ・アプローチ

有害事象等が発生した際に，ヒューマンエラーが原因であると結論付けるならば，システムの進化は見込めない。ヒューマンエラーは一つの症状（結果）であり，背景に病態（原因）が存在するととらえ，その原因を探り改善に導く必要がある。

ヒューマンエラーを認識し安全を提供するために，リ

表1 ヒューマンファクターズ・アプローチ

m-SHEL モデル	対策の例
S：software	マニュアル，ガイドライン
H：hardware	設備，機器類
E：environment	作業環境
L：liveware	自分自身
L：liveware	関係者（チーム）
m：management	マネジメント，安全文化

スクが生じた時のエラー発生の確立や影響を最小限に抑えるように人間を取り巻くシステムを設計し，人の行動がうまく進むようにサポートする科学的取組みを「ヒューマンファクターズ・アプローチ」と呼んでいる。WHO 患者安全カリキュラムガイドでは，ヒューマンファクターズの知識を実践に活かすために，以下の項目を挙げている。①記憶に頼らない，②情報を視覚化する，③プロセスを再検討して単純化する，④共通するプロセスおよび手順を標準化する，⑤チェックリストを日常的に使用する，⑥自身の注意力を過信しない[3]。

河野はヒューマンファクターズ・アプローチを説明する m-SHEL モデルを提唱し，liveware（L）である自分自身を中心に，ソフトウェア（S：software），ハードウェア（H：hardware），作業環境（E：environment），人・関係者（L），マネジメント（m：management）を配置し，自分を含めたシステムを構成する要素間の関係について説明した（表1）[4]。

3 新しい安全のアプローチ Safety-Ⅱ

　医療安全の領域では，有害事象やインシデントに注目し，不確実な要素である「人」を制御する対策を練ることで，事故ゼロを目指すアプローチが採用されてきた（Safety-Ⅰ）。一方で，ICU における患者管理でも経験するように，不確実でリスクを避けられない場面においても，想定したエラーを防止しようとする取り組みだけで本当の安全につながるのかという疑問が生じる。

　実際の日常診療は，動的に変動する状況に対して，限られたリソースで対応していても，ほとんどが目的とするアウトカムを達成している。すなわち日常は成功の連続であり，その成功は関係する人々が柔軟に調整，連携することによって生み出されていると捉えることができる。そこで成功の連続である日常の業務から学び，柔軟性に富んだ組織やシステムの能力を制御することで安全を増やそうとする新しいアプローチ Safety-Ⅱが注目されている[5), 6)]。

　Safety-Ⅰと Safety-Ⅱの概念の比較を表2に示す。重要なのは，Safety-Ⅰと Safety-Ⅱは互いに補完的なものであり，双方のアプローチをバランス良く活用した管理が求められることである。

4 安全文化の醸成

　Reasonは，安全文化を「安全にかかわる諸問題に対して最優先で臨み，その重要性に応じた注意や気配りを払うという組織や関係者個人の態度や特性の集合体」と定義し，安全文化の4つの要素として，①報告する文化（reporting culture），②正義（公正）の文化（just culture），③柔軟な文化（flexible culture），④学習する文化（learning culture）を提唱している[7)]。

　ICU の勤務者を含むすべての医療従事者は，安全な医療の提供を最優先とし，部署の安全文化が醸成されるように努めることが求められる[8)]。すなわち，システム視点での安全アプローチが重要であるが，一方でシステムを構成しているのは人であり，すべてのスタッフの自律的な安全への取組みが求められている。

5 患者・家族と協働した医療

　医療を受ける主体は患者であり，医療安全の領域でも「patient centered（患者中心）」の重要性が強調され，患者の立場が最優先で考えられるべきとされている。チーム医療による医療の質・安全の向上という考え方の中では，患者や患者家族も医療チームのパートナーとして捉える患者協働という概念も取り上げられ，パートナーとしての相互信頼と協力関係の構築が重要である。

表2　Safety-Ⅰと Safety-Ⅱ

	Safety-Ⅰ	Safety-Ⅱ
安全の定義	事故のない状態	成功が限りなく多い状態
目的・目標	不安全事象の減少 エラーを限りなくゼロにする	安全事象の増加 物事がうまく行われるようにする
人 （構成要素）	エラーをつくる	安全をつくる
特徴	失敗事例から学ぶ	日常業務から学ぶ
タイミング	反応的対応	先行的対応

Ⅱ 安全な医療を実践するための仕組み

1 医療安全部門との連携

　医療機関は医療の安全を確保するための指針の策定，従業者に対する研修の実施その他の当該病院等における医療の安全を確保するための措置を講じることが求められている（医療法第6条の12）。

　医療機関には医療安全管理を統括する医療安全管理者がおかれ，医療安全管理を担当する安全管理対策委員会や職種横断的な安全管理部門が設置されるが，加えて感染，医薬品，医療機器，診療用放射線のそれぞれの安全に関する責任者の配置が求められており，ICU も，それぞれの安全管理体制と連携する必要がある。

2 医療安全推進者の役割

　ICU の医療安全推進者（リスクマネジャーもしくはセーフティーマネジャーなど）は，部署の安全管理に関する実務的な推進役を担う。ICU 看護師の医療安全推進者が配置されている場合は，医療安全推進者の医師と看護師間で密に連携する必要がある。医療安全推進者の役割として，有害事象やインシデント発生時の対応も重要であるが，事象発生を待たずとも，日常から安全な医療が提供できる職場環境の確保に配慮する必要がある。すべての ICU スタッフの自律的な医療安全向上に向けた参画を推進することに加え，医療安全管理部門と連携し医療機関全体の医療安全の向上に寄与することが求められる。

3 多専門職連携とチーム医療

① チーム医療

　ICU での医療提供にあたっては，集中治療医のリーダーシップのもと，複数診療科や多職種との緊密な連携のもとでのチーム医療が求められる[8)]。

　厚生労働省のチーム医療の推進に関する検討会の報告

書によれば，チーム医療とは，「医療に従事する多種多様な医療スタッフが，各々の高い専門性を前提に，目的と情報を共有し，業務を分担しつつも互いに連携・補完し合い，患者の状況に的確に対応した医療を提供すること」とされている[9]。多職種が集まり役割分担をすることだけがチーム医療ではなく，連携・補完し合うことが求められていることを認識し実践する必要がある。

2 ノンテクニカルスキル

医療行為を行う上で必要となる専門的な知識や技術はテクニカルスキルと呼ばれる。ICUを含む様々な医療現場において，専門家がテクニカルスキルを発揮する場合でも，しばしば複数の診療科や多職種が連携協働することが求められる。専門家のテクニカルスキルを補い安全で効率的に職務を遂行できるような認知能力，社会能力，人的資源をうまく活用できる能力をノンテクニカルスキルと呼んでいる。Flinらはノンテクニカルスキルを個人の技能と定義し，7つのコンポーネントに分類している（表3）[10]。

日本医療機能評価機構の医療事故情報収集事業平成28年年報によると，2016年に医療事故情報収集・分析・提供事業に報告された事例の発生要因について，知識不足や技術・手技が未熟などテクニカルスキルに起因すると考えらえるものが12.3％であったのに対し，当事者の行動に関わる要因や勤務の繁忙度，心理的・身体的条件などノンテクニカルスキルが背景に関与していると考えられるものは51.5％であったとし，多くの有害事象の発生要因にノンテクニカルスキルの要素が関与していることが示唆されている[11]。

4 インシデント報告

医療安全と質向上に向けた取り組みにおいて，事例から学習することは重要である。インシデント報告は，有害事象やヒヤリ・ハットをスタッフ自ら振り返るきっかけになるとともに，部署や院内で情報を共有し，原因究明と再発防止策の立案と実施，評価につなげるという意味で，個人，部署，病院といった各レベルでのPDCA（Plan-Do-Check-Act）サイクルの起点となるものである。

インシデント報告の根拠とされているのが，ハインリッヒによる「300：29：1の法則」である（図1）。同じ種類の事故330件が発生すると，300件は無傷，29件は軽度の傷害，1件は重大な傷害に至っているというもので，重大な傷害が発生した事案だけを分析しても災害防止につながらないとする労働災害における経験則であり，医療にもあてはまるとされている。したがって，軽微な事象やヒヤリ・ハットを事前に集積するために積

表3 ノンテクニカルスキルのコンポーネント
① 状況認識（situation awareness）
② 意思決定（decision making）
③ コミュニケーション（communication）
④ チームワーク（teamwork）
⑤ リーダーシップ（leadership）
⑥ ストレス管理（managing stress）
⑦ 疲労対策（coping with fatigue）

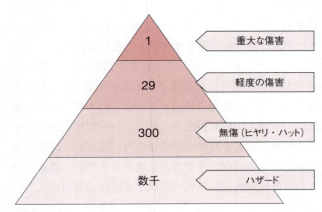

図1 ハインリッヒ「300：29：1の法則」による説明

極的に報告し，速やかに事前の対策を講じ，学習しようとする体制づくりは，安全文化の醸成という意味でも重要である。

実際には，インシデント報告を「始末書」と考えている医療者も少なくない。ICUの安全のためにも，医療者が本来の意義を理解し，報告した際も懲罰的な扱いを受けたと感じるような対応は避けなければならない。

III 事例への対応

1 有害事象発生時の対応

集中治療医は，院内で発生した有害事象に関与することが想定される。医療の目的に反して相当な有害事象が発生した場合は，患者への影響を最小限にとどめるべく，ただちに救命処置を含む最善の治療や処置を実施しなくてはならない[8]。必要な処置を優先しつつ，可能な範囲で関連した医療機器の現状保存と，生体情報モニターの記録や医療機器のログなどの保存に留意する必要がある。処置が終了次第，可及的速やかに関係者からの情報を集約し，事実経過を時系列でまとめることが重要である。診療録への記載も過不足なく行われなければならない。過失や過誤の有無にかかわらず，速やかに安全管理部門に報告することは，透明性の確保という理由以外に

も，事態の対応に必要な判断や院内リソースの投入という意味でも重要である。

2 死亡事例の対応

2015年より医療事故調査制度が開始され，医療法によって「病院，診療所又は助産所の管理者は，医療事故が発生した場合には，遅滞なく，当該医療事故の日時，場所，及びその他省令で定める事項を医療事故調査・支援センターに報告しなければならない」とされた（医療法第6条の12）。ここでいう医療事故とは，「当該病院等に勤務する医療従事者が提供した医療に起因し，又は起因すると疑われる死亡又は死産」であって，「当該管理者が当該死亡又は死産を予期しなかったもの」と定義されている。本定義に該当するかについては，当該医療機関の管理者の判断が求められる。特定機能病院ではすべての死亡症例を医療安全管理部門に報告し，医療安全管理部門はその内容を管理者に報告する体制が義務付けられ，特定機能病院以外の病院でも同様の運用が拡大している。

症状悪化や治療が関連して，予期せぬICU入室となる症例や死亡する症例も想定されるため，ICUには，高度な医療の提供とあわせて，院内の急変事例などを把握し，医療安全部門と連携する機能も求められる。とくに死亡事例で原病に起因せず，死因が明確でない場合などは，積極的に病理解剖や死亡時画像診断（autopsy imaging, Ai）の実施を考慮し死因の究明に努める必要がある。また専門性を活かし，多部門と連携したM and M（morbidity and mortality）カンファレンスを行うなど，教育を通して医療の質と安全の向上につなげることが望まれる。

IV 医薬品の安全

1 ICUにおける医薬品の特徴

医薬品の使用はリスクが高く，事故防止にむけた実践的な運用が求められる。インシデント報告をカテゴリー別に分類すると，一般的に薬剤関連のインシデントが最も多いと言われている。とくにICUでは，麻薬や向精神薬，毒薬（筋弛緩薬など），劇薬，特定生物由来製品などを幅広く扱っており，法令などを遵守した管理が求められる。また病院ごとに指定されたハイリスク薬（高濃度注射用カリウム製剤，インスリン製剤，麻酔・鎮静薬などが指定されることが多い）も頻回に使用するため，管理や使用において安全対策の実践が求められる。病棟配置薬を多く使用するICUでは，リアルタイムに

薬剤師による処方鑑査ならびに調剤後の確認が入らないことへのリスクを認識する必要がある。すなわち禁忌薬やアレルギー情報，正しく調製されているかについてもICUスタッフで最終確認をする必要がある。準備・調製を行ったスタッフとは異なるスタッフが，ダブルチェックするなどの手順を作成し遵守する必要がある。これら医薬品の安全な使用に向けたICUの特徴を踏まえ，病棟薬剤師が管理や運用に積極的に関与することが望まれる。

2 6Rによる薬剤誤投薬の予防

ICUでは医師が投薬を行う場面も多いことが想定される。薬剤を投与する際には，6R（Right patient：正しい患者，Right drug：正しい薬剤，Right purpose：正しい目的，Right dose：正しい用量，Right route：正しい用法，Right time：正しい時間）を確認してから投与することが一般的に推奨されている。患者の確認（同定）は特に重要であるが，自ら名乗ることが難しい患者も多く，基本的にはリストバンドのバーコードなどでIT（information technology）を活用した患者認証システムを投与直前に使用するべきである。緊急で薬剤を投与する場合など，ITの活用が難しい場面を想定しての安全な投薬手順についても事前に検討し，遵守する必要がある。また前述の通り，病棟配置薬を使用する場合には，薬剤師による6Rなどのダブルチェックが入らないため，より慎重な確認体制を機能させなければならない。

V 医療機器の安全

ICUでは，多種多様な医療機器が使用されており，臨床工学技士が整備や管理に関与し，必要な時に安全かつタイムリーに使用できる状況が求められる。医療法施行規則で医療機関に配置が求められている医療機器安全管理責任者と連携し，ICUを担当する臨床工学技士の関与のもとで，使用する医療機器の保守・点検を適切に実施し，使用する医療者に対して医療機器の安全使用のための研修を実施する必要がある。

VI ICUに特有な安全対策

1 患者誤認の防止

患者の確認は基本的に2つ以上の情報を用いた識別が求められる。ICUでの患者確認にあたっては，事前に面識もなく，患者自身のフルネーム申告による確認ができないケースも多いので，通常よりも患者誤認リスクが高いことが考えられる。処置や投薬などを実施する際は，

患者の同定（目の前の人がAさんであることの確認）と照合（処置や薬剤がAさんへの指示であることの確認）の2つのプロセスが必要となる。装着されたリストバンドのバーコードなどITを活用した確認を含め，確実に2つ以上の方法での識別が実践されるべきである。

2 適切なモニタリング

ICUでは，各種生体情報モニターによりリアルタイムでの患者容態の把握を可能としているが，過度なアラームはスタッフの対応を鈍化させることで本当に必要な対応が遅延するリスクを生み，alert fatigue（アラート疲労）として医療安全上の問題とされている。必要なモニタリング項目の選択と，機器類の不備によるアラーム（テクニカルアラーム）の予防，適切なアラーム設定などに配慮する必要がある。

3 患者移送

ICU入室患者の移送では，血行動態への影響や移送中のモニタリング，酸素投与方法，チューブ類のトラブルなど考慮すべき事項が多く存在する。これらに関連したリスクの回避にむけて，搬送ルートの確認，搬送担当人員の確保，酸素やバッテリー残量の確認，必要な薬剤や物品の準備など，漏れがないようにチェックリストを使用するなど，すべての患者が安全に移送できるよう努める必要がある。

4 情報の共有

ICU入室患者の管理にあたっては，集中治療医と診療科医師の連携のみならず，看護師や臨床工学技士，薬剤師，理学療法士などとの職種間の連携，病棟との申し送りなど，多職種，多部署間で診療方針や各種情報を共有することが必要となる。タイムリーな診療録記載や，申し送りにあたっては医療情報システムや標準化されたフォームを活用するなど，関連する医療者が漏れなく情報にアクセスできるようなシステムの運用が望まれる。

おわりに

集中治療における安全な医療の提供に向けて，医療安全の考え方，国内で求められる体制と役割，ICU特有の留意点を中心に概説した。安全な医療の提供に向けてシステムアプローチの考え方が重要であるが，システムを構成するのは人であり，病院，部署，個人の各レベルが連携しつつも，自律的に安全に取り組む文化が求められる。なお，ICUの診療やケアの安全に関連する各論につ

いては，日本集中治療医学会薬事・規格・安全対策委員会による「集中治療室における安全管理指針」を参照されたい[8]。

■ 文献

1) Institute of Medicine (US) Committee on Quality of Health Care in America. Improving the 21st-century health care system. In: Crossing the Quality Chasm: A New Health System for the 21st Century. Washington (DC): National Academies Press (US); 2001. p.39-60.

2) Institute of Medicine (US) Committee on Quality of Health Care in America; Kohn LT, Corrigan JM, Donaldson MS, editors. Creating safety systems in health care organizations. In: To err is human: Building a safer health system. Washington (DC): National Academies Press (US); 2000. p.155-201.

3) World Health Organization. Why applying human factors is important for patient safety. In: World health organization editors. Patient safety curriculum guide: multi-professional edition. Geneva: WHO Press; 2011. p.110-9.

4) 河野龍太郎. ヒューマンファクター工学. 医療におけるヒューマンエラー第2版 なぜ間違える どう防ぐ. 東京：医学書院；2014. p.52-64.

5) 中島和江. レジリエンス・エンジニアリングとは. レジリエント・ヘルスケア入門 擾乱と制約下で柔軟に対応する能力. 東京：医学書院；2019. p.1-19.

6) Hollnagel E, Wears RL, Braithwaite J. From Safety I to Safety II: A White paper. 2015. Available from: https://www.researchgate.net/publication/282441875

7) Reason J. 安全文化をエンジニアリングする. 塩見 弘（監訳）. 組織事故：起こるべくして起こる事故からの脱出. 東京：日科技連；1999. p.271-317.

8) 日本集中治療医学会薬事・規格・安全対策委員会. 日本集中治療医学会 集中治療室における安全管理指針. 日集中医誌 2021;28:29-59.

9) 厚生労働省. チーム医療の推進について（チーム医療の推進に関する検討会 報告書）平成22年3月19日. Available from: https://www.mhlw.go.jp/shingi/2010/03/dl/s0319-9a.pdf

10) Flin R, O'Connor P, Crichton M. Introduction. In: Safety at the sharp end: A guide to non-technical skills. Aldershot: Ashgate publishing Ltd. 2008. p.1-16.

11) 日本医療機能評価機構 医療事故防止事業部. 医療事故情報収集等事業 平成28年 年報 2017年8月28日. Available from: https://www.med-safe.jp/pdf/year_report_2016.pdf

■ 重要論文

◆ 米国IOMによる医療の質・安全に関する非常に有名な報告書。1999年は，国内でも大きな医療事故に注目が集まったが，世界的にも医療安全元年と呼ばれるようになったきっかけとなった。医療事故のよる年間死亡者数や経済損失といった視点からも安全を支えるシステム構築の重要性が述べられている。（→文献2）

◆ 新しい安全のアプローチであるSafety-IIについて，その考

え方がわかりやすく概説されている。海外書籍の訳ではなく，国内での医療現場の例がまとめられているという点でも，医療システムにおける実践の手引書となりうる。（→文献 5）

総論

7 ICU 機能評価

土井松幸

目 標	• 集中治療に必要な職種や人数配置など人的資源を理解する • 集中治療にふさわしい施設の構造・設備・器材を説明できる • 集中治療患者の重症度を評価し，標準化死亡比を算出できる

Key words 特定集中治療室管理料，日本 ICU 患者データベース（JIPAD），標準化死亡比（SMR），APACHE，SOFA

はじめに

本項で対象とする ICU は，施設基準にて患者対看護師比が常時 2 対 1 以上を必要とする特定集中治療室管理料（以下，特定集中）1〜6，救命救急入院料（以下，救命救急）2 または 4，小児特定集中治療室管理料を算定する病床である。ICU と一般病床の間に位置する中間ユニットとして，患者対看護師比が 4 対 1 の救命救急 1 または 3，同 4 対 1 または 5 対 1 のハイケアユニット入院医療管理料や同 3 対 1 の脳卒中ケアユニット入院医療管理料を算定する病床が存在する。中間ユニットは ICU に準ずる治療用病床であるが，本項の直接の対象とはしない。

ICU の機能は様々な切り口で評価される。一つは診療の体制，すなわち医療職の人的資源，ICU の構造・設備・器材である。もう一つは診療実績，すなわち診療の対象となった患者の質や数，実施した治療行為である。さらには患者の重症度を勘案した転機・予後が最終的な評価対象となる。

日本集中治療医学会は，ICU の望ましい体制を『集中治療部設置のための指針 2022 年改訂版』[1] として公表しているので通読をお勧めする。この指針との整合性を保つよう留意して本項を記述する。

I 人的資源

医師，看護師をはじめ多くの医療職が集中治療に関与するが，その人的資源は ICU の体制の要であり，ICU の機能に強く影響する。本項では専従と専任を厚生労働省

の定義に従い，専従は勤務時間の「8 割以上」，専任は勤務時間の「5 割以上」当該業務に従事することとする。

1 医師

ICU の施設基準では，同時に他の診療に従事しない医師が常時 ICU 内に勤務していることとされている。夜間業務の形態は，勤務でも当直でも良いとされているが，夜間も ICU の機能を維持するためには常時診療に従事することを前提とした夜間勤務とすべきである。ICU 責任者は日本集中治療医学会が認定した集中治療専門医であることが望ましい。

ICU は集中治療科医師，集中治療専門医の診療密度により high-intensity type ICU（closed ICU, mandatory critical care consultation）と low-intensity type ICU（Open ICU, elective critical care consultation）に分けられる。high-intensity type ICU は集中治療科医師もしくは集中治療専門医が専従しており，部門内すべての患者の診療に主導的に関与し，診療における責任の所在は集中治療医にある。low-intensity type ICU は診療の主導は各科主治医であり，集中治療専門医の関与は少ない。high-intensity type ICU では low-intensity type ICU に比べて ICU 死亡率や病院内死亡率が低下する[2]〜[4]。管理方式としては診療密度の高い high-intensity type ICU が望ましい。

2 看護師

ICU の患者管理において，看護師の業務の比重は大きく重要な役割を果たしている。十分な ICU 診療の教育を受けた看護師を適正な人数配置することは ICU の機

55

能を維持する上で極めて重要である。ICU の施設基準では，患者対看護師比が常時 2 対 1 以上とされている。日本集中治療医学会の調査では平日日勤帯の看護師の配置の中央値は病床 1 床に 1 人であった。看護師の配置は患者のケアレベルに合わせる必要があり，状況によって看護師数を適正数配置できる体制に整備しておくことが求められる。新興感染症や多臓器障害に対し臓器サポートを行っている場合，患者 1 人に対し 1 人以上の看護師の配置が必要となる。小児患者や人工呼吸器装着患者，重要臓器不全などで単一臓器サポートなどが必要な患者の場合，患者 1〜1.5 人に対し 1 人の看護師の配置が望ましい。臓器不全からの回復期や術後など臓器不全のリスクは内在するが臓器サポートはなく継続的なモニタリングや薬剤療法を中心とするケアレベルの場合，患者 2 人に対し 1 人以上の看護師の配置で対応できる。各勤務の看護責任者は看護業務に含まず人員配置がなされることが望ましい。

集中治療に関連した専門性を有する看護師を週 20 時間以上配置することが望ましい。専門性を有する看護師とは，日本集中治療医学会の集中治療認証看護師や，国あるいは医療関係団体などが主催する 600 時間以上の集中治療関連の研修を修了した認定看護師や専門看護師，ならびに集中治療関連の適切な 8 区分の特定行為研修を修了した看護師である。

3 臨床工学技士

ICU における臨床工学技士の業務は，当初の生体情報モニターや人工呼吸器の保守管理に留まらず，血液浄化療法装置，体外式膜型人工肺（extracorporeal membrane oxygenation，ECMO）や循環補助装置〔intra-aortic balloon pumping（IABP），インペラなど〕の組立・運転などに拡大している。ICU における役割は年々重要になっている。

集中治療診療に関する総合的・専門的な知識と技能を有する臨床工学技士（認定集中治療関連臨床工学技士，集中治療専門臨床工学技士など）が勤務することが望ましい。当該臨床工学技士が ICU 内に専従勤務することが望ましいが，少なくとも専任の臨床工学技士が常時院内に勤務していることが求められる。特定集中 1 または 2 の施設基準では，臨床工学技士が常時院内に勤務していることが必要である。

4 薬剤師

ICU における薬剤師の業務は薬剤管理主体から，薬剤の選択や投与量の調節，薬物動態解析など多岐に拡大している。集中治療における薬物療法に精通した専従薬剤師の配置が望ましいが[5]，専任薬剤師の配置を目標とするのが現実的である。

5 理学療法士，作業療法士，言語聴覚士

重症患者を生存退院させるのみでなく，社会復帰させることが ICU の目標となり，リハビリテーションの意義は著しく大きくなった。早期離床を試みることにより，せん妄や ICU-aquired weakness，post intensive care syndrome の発症が減少することも期待できる。集中治療における理学療法に精通した専任の理学療法士の配置が望ましい。作業療法士，言語療法士は，常時診療に応じられる体制であることが望ましい。

6 管理栄養士

積極的な栄養管理により重症患者の予後の改善が期待できるので，ICU における管理栄養士の果たす役割は大きい。集中治療における栄養管理に精通した専任の管理栄養士の配置が望ましい。

II 構造・設備・器材

特定集中の施設基準では「集中治療を行うにつき十分な専用施設を有していること」と記述されている。ICU の構造・設備・器材は，重症患者を治療する基盤となるので適切に整備されなければならない。日本集中治療医学会の見解は「集中治療部設置のための指針 2022 年改訂版」[1] に詳述されているので参照いただきたい。

1 構造

ICU 病床数は病院全体の病床数の 3% 以上で，年間入室患者数がおおむね 700 人以上であることが望ましい。ICU のベッド数は 8 床以上が推奨され，複数の小さなユニットを持つ病院では，効率を上げるためにそれらのユニットを大きな部門に再編成することが望ましい[6],[7]。

ICU の延べ床面積は病床 1 床あたり 80 m^2 以上が目安となり特定機能病院，特定集中 1, 2 算定施設においてはそれ以上の面積が必要となる。

病室面積とは患者の病床として専用するベッド周りの内法面積を指す。施設基準では，特定集中 1 または 2 は 1 床あたり 20 m^2 以上，特定集中 3, 4, 5 または 6 は 15 m^2 以上の病室面積が必要である。日本集中治療医学会の指針[1]では，病室面積は 1 床あたり 20 m^2 以上，個室の面積は 25 m^2 以上が望ましいとしている。個室の形状はベッドの両側にそれぞれ 180 cm 以上，頭側・足元にそれぞれ 120 cm 以上の壁までの距離を確保するために，縦横それぞれ 5 m 以上が望ましい。

総論

2 設備

ICUは，電源，空調，給排水，医療廃水，医療ガス（酸素，圧縮空気，吸引），照明および環境制御システムといった諸設備を必要とする。諸設備は当該する各種法令に適合し，定められた基準以上のものでなければならない。電源や医療ガスの供給設備にはウォールケアユニット，シーリングペンダント，コラムシステム，ビームシステムなどがある。配管や配線が患者ケアに支障をきたさないものを選択する。

1 電源設備

ICUに供給される電力は，他部署とは独立していなければならない。マクロショックやミクロショックなどの漏れ電流対策のため電源は医用接地（保護接地，等電位接地）されていなければならない。主配電盤は災害などによる給電停止に対応した系統別の非常電源（一般非常電源，特別非常電源，無停電非常電源）に接続されていなければならない。無停電非常電源は商用電源が停止した際に交流電力の連続性が確実に維持される。一般非常電源と特別非常電源は，停電時の電圧確立時間がそれぞれ40秒以内，10秒以内と規定されている。ICU内の医療機器用コンセント（以下，コンセント）はJIS T 1021:2019[8]に適合した2極接地極付コンセントを用いる。JIS T 1022:2018[9]の規定に基づき，コンセントの外郭表面の色は，商用電源は白，一般非常電源および特別非常電源は赤，無停電非常電源は緑とする。

2 空調

令和4年度（2022年）診療報酬改定にて，ICUの施設基準から「バイオクリーンであること」が削除され，「手術室と同程度の空気清浄度を有する個室および陰圧個室の設置が望ましい」に変更された。ICU全体の広大な空間の空気清浄度を高めるためには，HEPA（high efficiency particulate air）フィルタなどを組み込ませた大規模な空調施設を要し，過大なコストを必要とする。ICUを新設，増設あるいは，パンデミックなどの対応としてハイケアユニットや一般病棟をICU病棟として転用する際の負担が軽減した。

空気感染対策用の隔離個室は別空調を設置し，圧差2.5〜8パスカルで陽圧，陰圧を切り替えられることが望ましい[10]。オープンフロアと個室は，それぞれで調温調湿装置を設けなければならない。夏期・冬期ともにICUの乾球温度は24〜25℃，相対湿度は50%が望ましいが，患者の快適性も考慮し良好な室内環境を保持する。

表1　ICUに備えるべき医療機器[1]

ICUに常備

① 生体情報監視装置*（心電図，観血式/非観血式血圧，パルスオキシメータ，カプノグラフ，体温，心拍出量，混合静脈血酸素飽和度など）
② 搬送用モニター*
③ 救急蘇生器具**（気管挿管器具，困難気道用器具，用手人工呼吸バッグなど）
④ 侵襲的人工呼吸器
⑤ 非侵襲的人工呼吸器
⑥ 搬送用人工呼吸器
⑦ 高流量酸素療法システム
⑧ 輸液ポンプ
⑨ 経腸栄養用輸液ポンプ
⑩ シリンジポンプ
⑪ 心電計*
⑫ 除細動器**
⑬ 体外式心臓ペースメーカ*
⑭ 超音波診断装置
⑮ 血液ガス分析装置
⑯ 簡易血糖測定器
⑰ 小外科手術器具（気管切開，胸腔・腹腔穿刺など）
⑱ 無影灯
⑲ 気管支内視鏡
⑳ 間欠的空気圧迫装置（深部静脈血栓症予防）

必要時に使用可能

① 血液浄化装置
② 体温管理システム（冷却加温装置）
③ 体外式膜型人工肺（extracorporeal membrane oxygenation, ECMO）
④ 大動脈内バルーンパンピング（intra-aortic balloon pumping, IABP）
⑤ 脳波計
⑥ 体重計
⑦ 血液加温装置
⑧ ポータブルX線撮影装置*

*迅速に使用可能であればICU外の設置でも良い機器
**厚生労働省の特定集中室管理料の施設基準にて，ICUに常備すべき機器

---

3 器材

1 医療機器

ICUでは，多くの医療機器を必要時に迅速に使用できる状況を整える必要がある。すべての機器をICU内に常備することが理想であるが，機器によっては迅速に使用できる状況であればICU外からの搬入が許容される。すべての医療機器は適切な保守点検を定期的に行わなければならない。医療機器の使用方法のマニュアルを整備し，それらの取り扱いについて医師，看護師への研修を定期的に実施する必要がある。

日本集中治療医学会の指針[1]にて，ICUに整備すべきとされる医療機器を表1に示す。ICU内に常備すべき機器と，必要時に迅速に使用可能であれば良い機器とに分類されている。厚生労働省の特定集中の施設基準では，

日本集中医療医学会専門医テキスト　第4版

表2 特定集中治療室用の重症度，医療・看護必要度に係る評価票 [11]

A	モニタリングおよび処置等	0点	1点	2点
1	動脈圧測定（動脈ライン）	なし		あり
2	シリンジポンプの管理	なし	あり	
3	中心静脈圧測定（中心静脈ライン）	なし		あり
4	人工呼吸器の管理	なし		あり
5	輸血や血液製剤の管理	なし		あり
6	肺動脈圧測定（スワンガンツカテーテル）	なし		あり
7	特殊な治療法等（CHDF，IABP，PCPS，補助人工心臓，ICP測定，ECMO，IMPELLA）	なし		あり
				A得点

B	患者の状況等	患者の状態			介助の実施		評価
		0点	1点	2点	0	1	
8	寝返り	できる	何かにつかまればできる	できない			点
9	移乗	自立	一部介助	全介助	実施なし	実施あり	点
10	口腔清潔	自立	要介助		実施なし	実施あり	点
11	食事摂取	自立	一部介助	全介助	実施なし	実施あり	点
12	衣服の着脱	自立	一部介助	全介助	実施なし	実施あり	点
13	診療・療養上の指示が通じる	はい	いいえ				点
14	危険行動	ない		ある			点
							B得点

（×＝）

注）特定集中治療室用の重症度，医療・看護必要度に係る評価にあたっては，「特定集中治療室用の重症度，医療・看護必要度に係る評価票評価の手引き」に基づき行うこと。
・Aについては，評価日において実施されたモニタリングおよび処置等の合計点数を記載する。
・Bについては，評価日の「患者の状態」および「介助の実施」に基づき判断した患者の状況等の点数を記載する。
＜特定集中治療室用の重症度，医療・看護必要度に係る基準＞
　モニタリングおよび処置等に係る得点（A得点）が2点以上。
　なお，患者の状況等に係る得点（B得点）については，基準の対象ではないが，毎日評価を行うこと。

ICUに常備すべき機器は救急蘇生器具と除細動器の2点であり，迅速に使用可能であればICU外の設置でもよい機器は，生体情報監視装置，心電計，心臓ペースメーカ，ポータブルX線撮影装置の4点である。

2 医療情報システム

ICUの医療情報システムには病院情報システム（hospital information system, HIS）と部門システムがある。HISと部門システムの役割分担は施設ごとに異なるが，両者により患者から得られる生体情報を電子的記憶媒体に記録し統合して利用できる医療情報システムを整備することが重要である。医療情報システムは水分インアウトバランス自動計算機能，薬剤や処置に関する入力フォーマットのテンプレート化などによる指示入力システムを備えていることが望ましい。記録し統合した情報を，重症度評価，診療成績解析や患者登録データベースに利用できることが重要である。

III 重症度評価

多くの医療資源が投入されるICUでは，患者がICU

にて治療を受けることの必要性を評価し記録することが求められる。生理学的指標による病態の重症度評価，使用する医療機器・薬剤による医療必要度，看護師業務の多寡による看護必要度などを単独あるいは複数組み合わせた指標が目的に応じて使用される。

1 特定集中治療室用の重症度，医療・看護必要度

わが国の医療保険制度において，特定集中を算定するICUの在室患者について表2[11]に示す重症度，医療・看護必要度に係る評価表を毎日記録することが義務づけられている。A項目は使用しているモニタリングおよび処置などを点数化し，医療必要度により重症度を評価している。令和6年度（2024年）診療報酬改定において，輸液ポンプの管理の項目がほぼすべての患者で満たしている実態を踏まえて削除され，必要点数が3点から2点となった。シリンジポンプの管理は1点であるので，2点以上を満たすためには動脈圧測定（動脈ライン）などの実施が必要となる。必要点数を満たす患者の割合の基準は，特定集中1または2で8割以上，特定集中3，

58

表3　SOFA スコア[12]

スコア	0	1	2	3	4
意識 GCS	15	13〜14	10〜12	6〜9	＜6
呼吸 P/F 比	≧ 400	＜ 400	＜ 300	＜ 200 および呼吸補助	＜ 100 および呼吸補助
循環	平均血圧 ≧ 70mmHg	平均血圧 ≦ 70mmHg	ドパミン ＞ 5 μg/kg/min あるいは ドブタミンの併用	ドパミン 5〜15 μg/kg/min あるいは ノルアドレナリン ≦ 0.1 μg/kg/min あるいは アドレナリン ≦ 0.1 μg/kg/min	ドパミン ＞ 15 μg/kg/min あるいは ノルアドレナリン ＞ 0.1 μg/kg/min あるいは アドレナリン＞ 0.1 μg/kg/min
肝 血漿ビリルビン値 (mg/dL)	＜ 1.2	1.2〜1.9	2.0〜5.9	6.0〜11.9	≧ 12.0
腎 血漿クレアチニン値 (mg/dL) 尿量（mL/day）	＜ 1.2	1.2〜1.9	2.0〜3.4	3.5〜4.9 ＜ 500	≧ 5.0 ＜ 200
凝固 血小板数（× 10^3/ μL）	≧ 150	＜ 150	＜ 100	＜ 50	＜ 20

4，5 または 6 で 7 割以上である。B 項目は患者の状況などから看護必要度を反映するが，令和 4 年度診療報酬改定において引き続き記録は求められるものの評価対象から除かれた。

2 重症度スコア

患者の生理学的指標，年齢，合併疾患などを点数化し，重症度を定量するスコアが数多く考案され，利用されている。ICU では重症度スコアおよび臓器不全スコアを各症例において算出し，重症度・多臓器障害の程度と ICU 死亡や病院内死亡などの転帰を評価・記録することが望ましい。すべての ICU 患者について日常業務として重症度スコアを算出することは多大な仕事量を要するので，医療情報システムを利用して極力自動化しないと継続は困難である。

SOFA スコア（表3）は，当初セプシスによる多臓器不全の重症度を評価する目的で sepsis-related organ assessment score[12] としてヨーロッパ集中治療医学会より提唱された。SOFA スコアは，中枢神経，呼吸，循環，肝，腎，凝固の 6 つの機能を簡単な生理学的指標または必要とする薬剤によって障害の程度を数値化する。各項目 0 〜最重症 4 までとし，最小値 0 〜最大値 24 となる。日本集中治療医学会が 2021 年度に実施した集中治療専門医研修施設を対象とした調査[13] では，入室日 SOFA スコアの中央値（第 1 四分位数 - 第 3 四分位数）は 4（3 - 6）であった。2018 年度診療報酬改定により特定集中 1，2 算定施設にすべての患者について

入室日，翌日と退室日の記録が義務化され，2020 年度診療報酬改定により特定集中 3，4 算定施設に拡大された。

予測死亡率を算出できる重症度評価法として成人では APACHE（Acute Physiology and Chronic Health Evaluation）と SAPS（simplified acute physiology score），小児では PIM（Pediatric Index of Mortality）がわが国で多く用いられている。それぞれの評価法には複数の版が存在するが，2021 年度集中治療専門医研修施設調査[13] での使用率は，APACHE Ⅱ[14] 54 %，SAPS Ⅱ 14%，APACHE Ⅲ 10%，PIM2 8%，PIM3 8% であった。最も使用率が高い APACHE Ⅱスコアの中央値（第 1 四分位数 - 第 3 四分位数）は 15（13 - 17）であった。

3 標準化死亡比（SMR）

標準化死亡比（standardized mortality ratio, SMR）は病院内実死亡率の APACHE，SAPS，PIM などで算出する予測死亡率に対する比率である。退院時生存を治療成績とする際に，施設間の患者重症度を補正して評価することができる。2021 年度集中治療専門医研修施設調査[13] で病院内死亡率と予測死亡率を集計していた施設の割合は 78% と 48% であり，両者を用いて SMR を算出できた施設は 37%（136 施設）であった。SMR を算出できた 136 施設の中央値（第 1 四分位数 - 第 3 四分位数）は 0.41（0.29 - 0.56）であった。わが国の ICU にて APACHE，SAPS，PIM を用いて SMR を算出する

と 0.5 を下回ることが多い。

Ⅳ 日本 ICU 患者データベース（JIPAD）

ICU では，すべての入室症例を電子的に登録するシステムを備えることが，診療の質を評価し，向上につなげる意味で必要である。日本集中治療医学会は ICU に入室した患者の疾病や重症度，入室の経路，治療内容，そしてその転帰といった医療情報を収集し，各施設間での比較を行うことによって，医療の質の向上および集中治療医学の発展をめざすことを目的に日本 ICU 患者データベース（Japanese intensive care patient database, JIPAD）[15] を 2014 年より運用している。JIPAD への参加施設は年々増加し，2024 年 12 月時点で，320 施設以上が参加を表明し，合計登録症例数は 52 万件に到達した。JIPAD に 4 月から 1 年間の症例を登録すると APACHE Ⅱ，APACHE Ⅲ，SAPS Ⅱ，PIM2，PIM3 の重症度スコアの集計やデータベース内でのベンチマーク解析を含んだ年次レポートを受け取ることができる。JIPAD に集積した精度の高い膨大な症例データを用いた数多くの解析がされている。一例として 2018 年度の 3 万件以上の症例データを用いて APACHE Ⅲ-j の予測死亡率を再校正した JROD（Japan risk of death）[16] が提示された。2020 年度の JIPAD 登録症例解析では JROD による予測死亡率に対する SMR は 1.0 であり，JROD がわが国の ICU 症例の予測死亡率を正確に提供できることが示された。

JIPAD にすべての症例を登録する業務は，かなりの仕事量を要するので事務職の配置を含めて相当の経費を手当する必要がある。その経費を補填すべく 2022 年（令和 4 年）度診療報酬改定では，JIPAD 参加施設への配慮が示された。JIPAD 参加を要件として急性血液浄化療法または ECMO を必要とする患者において，通常 14 日以内であった特定集中治療室管理料の算定期間が 25 日に延長され，臓器移植（心，肺，肝臓）を行った患者では 30 日に延長された。診療報酬制度において施設の認定要件に採用されたことで，JIPAD への関心がより高まっている。今後，わが国の ICU 機能評価の要として発展していくことが期待できる。

■ 文献

1) 日本集中治療医学会理事会，日本集中治療医学会集中治療部設置指針改訂タスクフォース．集中治療部設置のための指針 2022 年改訂版．日集中医誌 2022;29:467-84.

2) The Faculty of Intensive Care Medicine.Guidelines for the provision of intensive care services-Version 2.1. 2022. Available from: https://www.ficm.ac.uk/standardssafetyguidelinesstandards/guidelines-for-the-provision-of-intensive-care-services

3) Wilcox ME, Chong CA, Niven DJ, et al. Do intensivist staffing patterns influence hospital mortality following ICU admission? A systematic review and meta-analyses. Crit Care Med 2013;41:2253-74.

4) Gershengorn HB, Harrison DA, Garland A, et al. Association of Intensive Care Unit Patient-to-Intensivist Ratios With Hospital Mortality. JAMA Intern Med 2017; 177:388-96.

5) 日本集中治療医学会集中治療における薬剤師のあり方検討委員会．集中治療室における薬剤師の活動指針．日集中医誌 2020;27:244-7.

6) Sasabuchi Y, Yasunaga H, Matsui H, et al. The Volume-Outcome Relationship in Critically Ill Patients in Relation to the ICU-to-Hospital Bed Ratio. Crit Care Med 2015; 43:1239-45.

7) Valentin A, Ferdinande P; ESICM Working Group on Quality Improvement. Recommendations on basic requirements for intensive care units: structural and organizational aspects. Intensive Care Med 2011; 37:1575-87.

8) 日本工業標準調査会．JIS T 1021:2019 医用差込接続器．東京；日本規格協会：2019. Available from: https://webdesk.jsa.or.jp/books/W11M0090/index/?bunsyo_id=JIS+T+1021%3A2019

9) 日本工業標準調査会．JIS T 1022:2018 病院電気設備の安全基準．東京；日本規格協会：2018.

10) Rungta N, Zirpe KG, Dixit SB, et al. Indian Society of Critical Care Medicine Experts Committee Consensus Statement on ICU Planning and Designing, 2020. Indian J Crit Care Med 2020;24(Suppl 1):S43-60.

11) 厚生労働省．令和 6 年度 基本診療料の施設基準等及びその届出に関する手続きの取扱いについて. Available from: https://www.mhlw.go.jp/content/12404000/001252053.pdf

12) Vincent JL, Moreno R, Takala J, et al. The SOFA (Sepsis-related Organ Failure Assessment) score to describe organ dysfunction/failure. On behalf of the Working Group on Sepsis-Related Problems of the European Society of Intensive Care Medicine. Intensive Care Med 1996;22:707-10.

13) 日本集中治療医学会，ICU 機能評価委員会．2021 年度集中治療専門医研修施設調査報告. Available from: https://www.e-igakukai.jp/user_service/doc/gakkai_info_doc/5210800001.pdf

14) Knaus WA, Draper EA, Wagner DP, et al. APACHE II: a severity of disease classification system. Crit Care Med 1985;13:818-29.

15) 日本 ICU 患者データベース（Japanese Intensive care PAtient Database, JIPAD). Available from: https://www.jipad.org/

16) Endo H, Uchino S, Hashimoto S, et al. Development and validation of the predictive risk of death model for adult patients admitted to intensive care units in Japan: an approach to improve the accuracy of healthcare quality measures. J Intensive Care 2021;9:18.

I 救急蘇生

1 一次救命処置

本間洋輔

目　標
- 院内心停止発生時の蘇生チームのリーダーとなり救命処置ができる
- 院外心停止搬送時の蘇生チームのリーダーとなり救命処置ができる
- 一次救命処置（BLS）の理論を知り，医療スタッフに指導ができる
- 日本蘇生協議会（JRC）の救命の連鎖（chain of survival）の第一の輪であるRRSの運営ができる

Key words 一次救命処置（BLS），院外心停止（OHCA），院内心停止（IHCA），心肺蘇生（CPR），二次救命処置（ALS）

本項は原則として日本のガイドラインである『JRC 蘇生ガイドライン 2020』[1]をもとに，成人を対象に述べる。米国心臓協会（American Heart Association, AHA）やヨーロッパ蘇生協議会（European Resuscitation Council, ERC）とコンセンサスが得られていない点は，その都度述べる。

I 救命の連鎖第一の輪「心停止の予防と早期発見」のための RRS

院内心停止では，院外心停止と異なり入院中，すなわち医療従事者のいる環境での発生であるため，その発生前の予防および早期認識する機会がある。

rapid response system（RRS）は，状態が急激に悪化する入院患者の安全性を改善することを目的につくられたプログラムである。

システマティックレビューで RRS の導入により院内死亡が減少したと報告されており[2]，患者安全の取り組みとして世界各国で推奨されている。『JRC 蘇生ガイドライン 2020』においても院内心停止の発生や院内死亡率を減少させるために RRS の導入を考慮することを提案している[1]。

本邦においても，RRS は医療の質の安全に関わる基本的な院内体制の一つとして普及しつつあり，医療安全全国共同行動が掲げる行動目標のうち，RRS は「急変時の迅速対応」を達成する手段の一つとして，また日本医療機能評価機構においては「急変の徴候をとらえて対応する仕組み」として RRS が取り上げられている。2022

年度の診療報酬改定にて急性期充実体制加算の施設基準の一つとして RRS の導入が挙げられている。本学会も協力している日本院内救急検討委員会では，In-Hospital Emergency Registry in Japan として RRS と院内心停止の現状とプロセス，アウトカムの情報を収集分析し共有する学術的症例登録システムを運用している[3]。

II 一次救命処置（BLS）の流れ

図 1 に医療従事者による成人および小児の一次救命処置（basic life support, BLS）の流れを示す[1]。

1 安全の確認

周囲が BLS を実施するにあたり，安全な状況かを確認する。救助者の安全が確保できないと判断された場合は，患者に接触せず応援を待つ。

2 反応の確認

患者の反応，顔色，呼吸様式などを観察しながら接近し，両肩を叩きながら呼びかけて反応を確認する。反応がない場合，もしくは反応があるか判断に迷う場合は，心停止もしくはそれに準じる緊急性の高い疾患が疑われる。そこで，救命の連鎖を進めるために応援を要請する。反応があった場合はバイタルサインの評価を行う。

3 応援の要請，緊急通報

周囲の人に応援を求める。緊急通報（院内であれば院

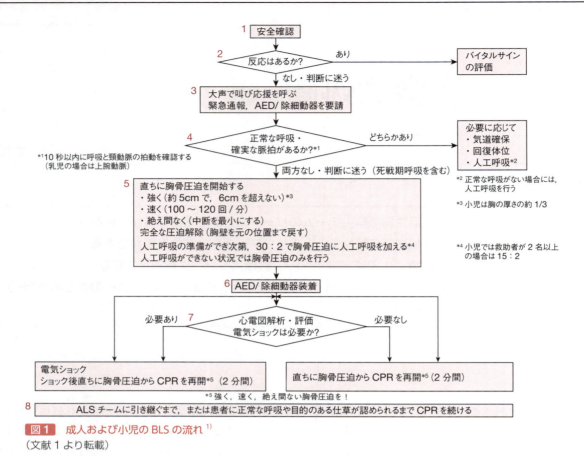

図1 成人および小児のBLSの流れ[1]
(文献1より転載)

内急変コール，院外であれば119番通報）と自動体外式除細動器（automated external defibrillator, AED）または手動式除細動器，院内であれば救急カートを要請する。自分自身で緊急通報を行うことも容認される。

4 心停止の判断

呼吸と脈拍の有無を確認する。気道確保は呼吸の有無の確認の際には実施せず，胸部と腹部を観察する。脈拍は頸動脈を触知することで評価する。確認には時間をかけすぎず，10秒以内に実施する。

反応がなく，
①正常な呼吸ではなく，脈拍を触知できない，
②死戦期呼吸と判断した，
③正常な呼吸かどうか判断に迷う，
④脈拍を触知できない，
という場合は，心停止と判断し直ちに心肺蘇生（cardiopulmonary resuscitation, CPR）を開始する。10秒たっても判断ができない場合も心停止とみなして直ちにCPRを開始する。

脈拍は確実に触知できるものの，呼吸がない，またはシーソー呼吸のような気道の閉塞を疑わせるような呼吸様式であった場合は，この時点で気道確保を実施し，人工呼吸用の資機材が到着次第，補助呼吸を行う。気道確保は頭部後屈顎先挙上か下顎挙上にて行う。二次救命処置（advanced life support, ALS）チームが来るまでも心停止になる可能性を考え，継続してバイタルサインの観察に努める。

5 胸骨圧迫と人工呼吸

胸骨圧迫からCPRを開始する。胸骨圧迫のポイントは以下の通りである。

- 位置は胸骨の下半分
- 深さは約5 cm，6 cmを超えない（小児の場合は胸の厚さの3分の1）
- テンポは100〜120回/min
- 中断を最小限に
- 胸壁にもたれかからず，圧迫を解除するときは完全に戻す
- 固い支持面で実施（床，病院のマットレスであればCPRモードなど）

人工呼吸の資機材が到着するまでは胸骨圧迫のみのCPRを継続する。

人工呼吸のための資機材〔院内であれば通常はバッグバルブマスク（BVM）〕が到着したら人工呼吸も組み合

救急蘇生 **I**

わせ，成人であれば胸骨圧迫と人工呼吸を 30：2 のペースで行う。小児の場合で救助者が 2 人以上の場合は 15：2 のペースで行う。

人工呼吸の際には，頭部後屈顎先挙上法などで気道を確保しつつ行う。高流量酸素投与が望ましいが，BVM であれば酸素投与がなくてもバッグは自然に膨らむので人工呼吸が可能である。CPR 中の人工呼吸は過換気になりがちである。CPR 中の過換気は胸腔内圧および静脈還流量の低下と，その結果として冠還流圧の低下，自己心拍再開（return of spontaneous circulation, ROSC）率，生存退院率が下がることが報告されている[1]ため，人工呼吸を組み合わせる際は過換気を避け，患者の胸が上がるくらいの 1 回換気量で約 1 秒かけて送気する。人工呼吸が困難である場合は，胸骨圧迫のみを行う。

6 ┃ 除細動器の装着

AED または手動式除細動器が到着次第，電源を入れ速やかに電極パッドまたはパドルを装着する。AED の指示がある，または手動式除細動器の場合は心電図波形を確認できるまでは CPR を継続する。なお，ERC は電極パッドを推奨しており[4]，AHA は臨床では電極パッドの使用が一般的であるとしている[5]。

7 ┃ 心電図の解析・評価

AED の場合は，AED が自動的に電気ショックが必要か不要か判断するため，その指示に従う。手動式除細動器の場合は，確認された心電図をもとに電気ショックが必要な波形か不要な波形かを医師が判断する。なお，胸骨圧迫の中断時間を短縮し電気ショックまでの時間をできるだけ早くするために心電図チェック前に先行して充電する方法もあり，海外では慣習的に実施している地域もある。そのため AHA では考慮してもよいとしているものの[5]，日本蘇生協議会（Japan Resuscitation Council, JRC）はまだ推奨には至らないと判断している。

① 電気ショックが必要であった場合

AED の場合は音声の指示に従い，電気ショックを実施する。手動式除細動器の場合は，波形診断で ventricular fibrillation（VF），無脈性 ventricular tachycardia（VT）と判断された場合に電気ショックを実施する。胸骨圧迫の中断時間をできるだけ短縮するために，手動式除細動器の場合で充電中に胸骨圧迫を継続することは理にかなっているが，チームで声をかけ合い感電などの事故に注意する。電気のエネルギー量は使用する機種の推奨に応じる。電気ショックを 1 回実施したら，直ちに胸骨圧迫から CPR を再開し，以後 2 分ごとにリズムチェックと電気ショック適応波形であった場合は電気ショック

を繰り返す。

② 電気ショックが不要であった場合

AED の場合は音声の指示に従い，直ちに CPR を再開する。手動式除細動器の場合は，ROSC の可能性がある波形が認められた場合は頸動脈の拍動を確認する。拍動を触知できた場合は ROSC とし，ROSC 後の治療に進む。拍動が確認できない場合や心静止である場合は直ちに胸骨圧迫から CPR を再開し，以後 2 分ごとにリズムチェックを繰り返す。

8 ┃ CPR の継続

2 分ごとのリズムチェックを繰り返しながら，ALS チームが到着する，または正常な呼吸や目的のある体動が出現するまで CPR を継続する。

III ガイドラインでの強調点とその根拠

『JRC 蘇生ガイドライン2020』（以下，ガイドライン）では呼吸，循環の確認の際に「死戦期呼吸」を認めた場合，「判断に迷ったら」胸骨圧迫に進むことと，質の高い胸骨圧迫を強調している。その他ポイントとなる点の根拠を述べる。

1 ┃ 死戦期呼吸の強調

死戦期呼吸とは，心停止直後に認められる，ゆっくりとしたあえぐような呼吸のことである。院外心停止のうち 4 ～ 6 割で認められると報告されている[5]。覚知から救急隊到着までの時間と救急隊による死戦期呼吸の確認率に負の相関を認めたと報告されており，すなわち死戦期呼吸が見られるということは，心停止からまだ時間が短いことを示唆する[6]。正常な呼吸と誤って判断されてしまう結果，蘇生処置が遅れるもしくは実施されないというデメリットもある。院外心停止において，呼吸がなかった場合と比較し，死戦期呼吸を認めた場合の方が有意に現場での CPR が実施されていないと報告されている[7]。この死戦期呼吸を見落とすと救命の連鎖が始まらないため，ガイドラインでもこの死戦期呼吸を認識することが強調されている[1]。

2 ┃ 頸動脈の触知

頸動脈の触知は医療従事者にとっても慣れていないと難しく，判断の遅れ，間違いが蘇生行為の遅れにつながる。医師や看護師を対象とした研究でも精度は 78％と信頼性に欠ける報告がある[6]。最も避けるべき状況は心停止の認識が遅れ，救命率が下がることである。強調するべきは頸動脈触知のスキルではなく，「判断に迷ったら胸骨圧迫に進む」ことである。胸骨圧迫が遅れる / や

63

らないデメリットと比較し胸骨圧迫を実施するメリットが上回るため、ガイドラインにおいては「迷ったら胸骨圧迫に進む」を強調している[1]。

3 質の高い胸骨圧迫の強調

1 胸骨圧迫の位置は胸骨の下半分

胸部CTで位置を画像的に評価した研究では、左心室の最大径の位置を評価したところ、「胸骨の下半分」レベルの横断面と近かった[7]。また、胸骨圧迫の位置を「胸の真ん中」と「胸骨の下3分の1」で胸骨圧迫を比較したところ、冠灌流圧に差はなかったものの収縮期ピーク圧とetCO$_2$値が高かった[8]。そこでガイドラインでは「胸骨の下半分」となっている[1]。

2 テンポは100〜120回/min

救急隊の胸骨圧迫の質を評価した多施設前向き観察研究では、100回/min前後からROSCとなる率が上昇し125回/minを超えると急激に減少するという報告[9]や、救急隊の最初の5分間の胸骨圧迫を評価したところ、100〜119回/minが最も生存退院と関連していたという報告[10]がある。このような報告をもとに100〜120回/minが推奨されている[1]。

3 深さは約5cm、しかし6cmを超えない

多施設前向き観察研究において胸骨圧迫の深さが40.3〜55.3mmで最も生存を関連しており、また5mm深くなるごとに生存率が改善するという報告[11),12)]がある一方、6cmを超えると胸骨圧迫による外傷が増えるという報告[13]があり、過度な圧迫は有害であるといわれている。このような報告をもとに、約5cm、しかし6cmを超えないと推奨されている[1]。

4 中断を最小限に

蘇生のために重要なポイントは心臓にいく血流を増やすこと、すなわち冠灌流圧を一定以上に上げることである。冠灌流圧は拡張期大動脈圧と右心房圧の差で規定される[14]。冠灌流圧は胸骨圧迫を継続することで徐々に上昇するが、人工呼吸や胸骨圧迫の交代のため胸骨圧迫を中断すると、速やかに低下してしまう(図2)。そのため、中断は最小限にする必要がある。ガイドラインでは胸骨圧迫の中断時間は10秒を超えないよう、そしてCPRの時間のうち実際に胸骨圧迫をしている時間の割合をすくなくとも60％以上とできるだけ高くすることとしている[1]。

5 圧迫と圧迫の間は胸壁に力がかからないようにする

蘇生のための重要なポイントは冠灌流圧を上げることである。胸部に流れてくる静脈血を増やし、冠灌流圧を上げるためには、胸骨圧迫によって上がった胸腔内圧を、圧迫解除した際に完全に戻すことで下げる必要があ

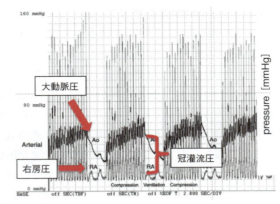

図2 胸骨圧迫と人工呼吸中の大動脈圧、右房圧、冠灌流圧のイメージ

る[15]。そのため、ガイドラインでは胸壁の位置が完全にもとに戻るよう、圧迫と圧迫との間に胸壁にもたれかからず力がかからないようにすることを提案している[1]。

6 疲れる前に交代する

胸骨圧迫を実施しているとどうしても疲労がたまり、胸骨圧迫の質が低下してしまう。胸骨圧迫の質の低下は1〜2分で顕著に表れると報告されているため、ガイドラインでは1〜2分で交代することを提案している[1]。重要なことは、疲れて胸骨圧迫の質が下がる"前"に胸骨圧迫の役割を交代すること、そして胸骨圧迫の交代の際には中断時間を最小限にできるよう声をかけながら交代することである。

7 リアルタイムフィードバックの利用

質の高い胸骨圧迫のためには、CPR実施中の胸骨圧迫がガイドラインで推奨されるテンポ、深さを満たしているかを評価する必要がある。そのために必要なのがデジタル視聴覚フィードバック、胸骨圧迫の深さと圧迫解除に対するアナログの音や触覚の"クリッカー"によるフィードバック、胸骨圧迫のテンポのメトロノームによるガイドなどのリアルタイムフィードバック装置である。胸骨圧迫のテンポと深さの主観的感覚と客観的評価には大きな開きがあることが報告されており[16]、患者の予後とは関連を見出せなかった研究も多いものの、クリッカータイプのリアルタイムフィードバック装置の使用でROSC、生存退院がそれぞれ改善したというRCTも報告されている[17]。ガイドラインではCPRと蘇生の質改善ケアプログラムの一環として、リアルタイムフィードバックの使用を提案している[1]。

8 胸骨圧迫の姿勢と支持面

胸骨圧迫の効果は、患者が仰臥位の状態で、病院外など患者が地面に倒れている場合は患者の胸の横に膝をついた姿勢で、または病院内など患者がベッド上で倒れている場合は患者の横に立った姿勢で最大になるといわれ

ている[5]。また，圧迫の力が胸骨に分散せず伝わるためには，固い支持面の上で胸骨圧迫を実施することが望ましい。しかし，柔らかいベッドの上から固い地面に動かすことは，移動によるデメリット（CPRの中断や点滴などつながっているものが外れるなど）を考え，ガイドラインでは移動させないことを提案している[1]。CPR時にマットレスを固くするCPRモードができるベッドもある。

まとめ

BLSは集中治療医のみならず医師において必須の知識である。しかし，集中治療医は蘇生チームのリーダーや，BLSを院内職員に教育する側となる。最新のガイドラインだけではなく，その根拠や周辺知識まで把握しておくことが望ましい。

■文献

1) 日本蘇生協議会. JRC蘇生ガイドライン2020. 2021. Available from: https://www.jrc-cpr.org/jrc-guideline-2020/
2) Maharaj R, Raffaele I, Wendon J. Rapid response systems: a systematic review and meta-analysis. Crit Care 2015;19:254.
3) 日本院内救急検討委員会. Available from: https://www.ihecj.jp/
4) Soar J, Böttiger BW, Carli P, et al. European Resuscitation Council Guidelines 2021: Adult advanced life support. Resuscitation 2021;161:115-51.
5) Panchal AR, Bartos JA, Cabañas JG, et al; Adult Basic and Advanced Life Support Writing Group. Part 3: Adult Basic and Advanced Life Support: 2020 American Heart Association Guidelines for Cardiopulmonary Resuscitation and Emergency Cardiovascular Care. Circulation 2020;142(suppl_2):S366-S468.
6) Tibballs J, Russell P. Reliability of pulse palpation by healthcare personnel to diagnose paediatric cardiac arrest. Resuscitation 2009;80:61-4.
7) Lee J, Oh J, Lim TH, et al. Comparison of optimal point on the sternum for chest compression between obese and normal weight individuals with respect to body mass index, using computer tomography: A retrospective study. Resuscitation 2018;128:1-5.
8) Cha KC, Kim HJ, Shin HJ, et al. Hemodynamic effect of external chest compressions at the lower end of the sternum in cardiac arrest patients. J Emerg Med 2013;44:691-7.
9) Idris AH, Guffey D, Aufderheide TP, et al; Resuscitation Outcomes Consortium (ROC) Investigators. Relationship between chest compression rates and outcomes from cardiac arrest. Circulation 2012; 125:3004-12.
10) Idris AH, Guffey D, Pepe PE, et al; Resuscitation Outcomes Consortium Investigators. Chest compression rates and survival following out-of-hospital cardiac arrest. Crit Care Med 2015;43:840-8.
11) Stiell IG, Brown SP, Nichol G, et al; Resuscitation Outcomes Consortium Investigators. What is the optimal chest compression depth during out-of-hospital cardiac arrest resuscitation of adult patients?. Circulation 2014;130:1962-70.
12) Vadeboncoeur T, Stolz U, Panchal A, et al. Chest compression depth and survival in out-of-hospital cardiac arrest. Resuscitation 2014;85:182-8.
13) Hellevuo H, Sainio M, Nevalainen R, et al. Deeper chest compression - more complications for cardiac arrest patients?. Resuscitation 2013;84:760-5.
14) Kern KB, Hilwig RW, Berg RA, et al. Efficacy of chest compression-only BLS CPR in the presence of an occluded airway. Resuscitation 1998;39:179-88.
15) Zuercher M, Hilwig RW, Ranger-Moore J, et al. Leaning during chest compressions impairs cardiac output and left ventricular myocardial blood flow in piglet cardiac arrest. Crit Care Med 2010;38:1141-6.
16) Cheng A, Overly F, Kessler D, et al; International Network for Simulation-based Pediatric Innovation, Research, Education (INSPIRE) CPR Investigators. Perception of CPR quality: Influence of CPR feedback, Just-in-Time CPR training and provider role. Resuscitation 2015;87:44-50.
17) Goharani R, Vahedian-Azimi A, Farzanegan B, et al; MORZAK Collaborative. Real-time compression feedback for patients with in-hospital cardiac arrest: a multi-center randomized controlled clinical trial. J Intensive Care 2019;7:5.

■重要論文■

◆Olasveengen TM, Mancini ME, Perkins GD, et al. Adult Basic Life Support: 2020 International Consensus on Cardiopulmonary Resuscitation and Emergency Cardiovascular Care Science With Treatment Recommendations. Circulation 2020; 142(suppl_1):S41-91.

世界の心肺蘇生ガイドラインの大元は，世界各地の蘇生協議会が各自で活動していることを統合する目的に，1992年に設立された国際蘇生連絡委員会（International Liaison Committee On Resuscitation, ILCOR）から発表される国際コンセンサス（Consensus on Science with Treatment Recommendations, CoSTR）である。本論文は2020年ガイドライン作成時点でのCoSTARのまとめである。

◆一般社団法人日本蘇生協議会. JRC蘇生ガイドライン2020. 2021.

重要論文1にあるCoSTRを本邦の事情に合わせて日本版にアレンジした蘇生ガイドラインである。日本蘇生協議会には，本学会も理事学会として参画している。（→文献1）

I 救急蘇生

2 二次救命処置

福田龍将

目　標
- 心停止アルゴリズムを理解し，実施できる
- 二次救命処置（ALS）のエビデンスを理解し，実施できる
- 自己心拍再開（ROSC）後の集中治療のエビデンスを理解し，実施できる

Key words 冠動脈造影（CAG），経皮的冠動脈形成術（PCI），血管収縮薬，高度気道確保，自己心拍再開（ROSC），心肺蘇生（CPR），体温管理療法（TTM），体外循環式心肺蘇生（ECPR），二次救命処置（ALS）

はじめに

一次救命処置（basic life support, BLS）のみで自己心拍再開（return of spontaneous circulation, ROSC）が得られない時，二次救命処置（advanced life support, ALS）が必要となる。本項ではわが国の蘇生ガイドライン『JRC蘇生ガイドライン2020』に準拠して[1]，ALS，およびROSC後の集中治療について解説する。なお，ALSが成功する条件として，効果的なBLSが行われていることが重要であるが，BLSについての詳細な解説はI章-1「一次救命処置」を参照していただくこととし，本項では割愛する。

I 心停止アルゴリズム

わが国の蘇生ガイドラインは，国際蘇生連絡委員会（International Liaison Committee on Resuscitation, ILCOR）の心肺蘇生に関わる科学的根拠と治療コンセンサス（International Consensus on Cardiopulmonary Resuscitation and Emergency Cardiovascular Care Science With Treatment Recommendations, CoSTR）に基づき[2]，日本蘇生協議会（Japan Resuscitation Council, JRC）によって作成されている。蘇生ガイドラインにおいて示される処置や治療の手順を整理した心停止アルゴリズム（図1, 2）は，蘇生に関わる者が現場で蘇生を実践する際に助けとなる[1,3]。蘇生はチーム医療で最大の効果が得られるため，すべての医療従事者が手順を認識・共有できるアルゴリズムが重要である。

心停止アルゴリズムは3段階に分割される。1段階目はBLS，2段階目はBLSのみではROSCが得られない時に行われるALS，3段階目はROSCが得られた患者に対して高次脳機能を含めた全身の機能回復を促進する目的で行う集中治療を中心とした全身管理である。

II 気道と換気

1 高度気道確保

現在のところ，状況（院外心停止または院内心停止）によらず，成人心停止における心肺蘇生（cardiopulmonary resuscitation, CPR）中の高度気道確保（気管挿管または声門上気道デバイス）がバッグバルブマスク（BVM）と比較して神経学的転帰を改善させるというエビデンスはない[4,5]。また，高度気道確保器具留置の最良のタイミングについても十分なエビデンスはない。しかしながら，ROSCが得られた後は人工呼吸や集中治療が必要となることから，最終的には気管挿管が必要となることが多い。『JRC蘇生ガイドライン2020』では，すべての状況下でCPR中にBVM換気または高度な気道確保戦略を行うことが，エビデンスの確実性の低い弱い推奨（Grade 2C）として提案されている[1]。

高度気道確保器具の選択として，気管挿管と声門上気道デバイスを比較したRCTは2件ある[6,7]。いずれも院外心停止を対象とし，1件はラリンゲアルチューブとの比較で[6]，ラリンゲアルチューブは気管挿管と比べて生存退院および神経学的転帰を改善し，もう1件はi-gelとの比較で[7]，i-gelと気管挿管の間で生存退院および神経学的転帰に差は認められなかった。研究間の異

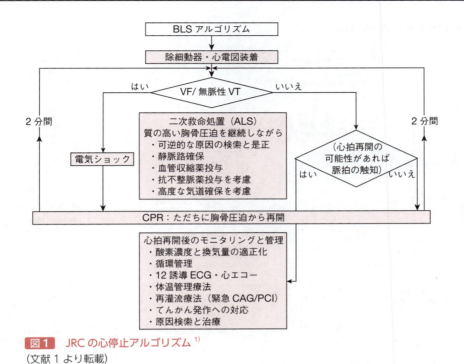

図1 JRCの心停止アルゴリズム[1]
（文献1より転載）

質性から，『JRC蘇生ガイドライン2020』ではこれらのRCTのメタアナリシスは行わず，各RCTの気管挿管成功率を考慮し（BVMと比較したRCT[5]では気管挿管成功率は97.9%と高いが，ラリンゲアルチューブと比較したRCT[6]では51.6%，i-gelと比較したRCT[7]では69.8%と低い），以下のような提案を行っている。すなわち，院外心停止で気管挿管成功率が低い場合は高度気道確保戦略に声門上気道デバイスを使用することを提案（Grade 2C）し，気管挿管成功率が高い場合は声門上デバイスの使用または気管挿管を提案（Grade 2D）し，院内心停止では声門上デバイスの使用または気管挿管を提案（Grade 2D）している[1]。

2 気管チューブの気管内留置確認

CPR中の誤挿管の見逃しは死亡につながりうるため，気管挿管後の気管内留置の確認は重要である。気管内留置の確認には，身体所見（視診，聴診など）に加えて波形表示のある呼気CO_2モニターを用いることが推奨される（Grade 1C）[1]。波形表示のある呼気CO_2モニターが使用できない場合には，波形表示のないCO_2モニターや比色式CO_2検出器，食道挿管検知器，または気管超音波検査で代用することが推奨される（Grade 1C）[1]。呼気CO_2モニターでは気管支挿管（片肺挿管）を検出できないことには留意が必要である。

3 気道確保下の換気

CPR中の高度気道確保下の人工呼吸に関して，用手的なBVM換気よりも人工呼吸器の使用を支持または否定する十分なエビデンスはない。人工呼吸器の使用で人的資源が有効活用される可能性などはあるが，このような仮説を検証する研究が必要である。

III 循環

1 薬物投与経路

心停止患者では静脈路確保が困難なことがあり，骨髄路が使用される機会も増えているが，静脈路と骨髄路で薬物の効果を直接的に比較したRCTはない。システマティックレビューにおいて[1,8]，観察研究を対象としたメタアナリシスでは骨髄内投与は静脈内投与と比べてROSC，生存退院，神経学的転帰良好な生存のいずれも低下する可能性が示され，一方で，RCTのサブグループ解析を対象としたメタアナリシスでは静脈内投与は骨髄内投与と比べて概ね転帰良好な傾向がみられたが，統計学的有意差は示されなかった。これらの結果を受けて，『JRC蘇生ガイドライン2020』では，薬物の投与経路は骨髄路と比較して静脈路を第一選択とすることが提案され（Grade 2D），静脈路確保が不成功あるいは確保困難であった場合に骨髄路を確保することが提案されている（Grade 2D）[1]。なお，骨髄路の確保部位は脛骨が一般的であるが，最適な確保部位についてはわかっていない。末梢静脈路と上腕骨骨髄路と脛骨骨髄路を比較したRCTでは[9]，投与経路は脛骨骨髄路で最も初回確保成

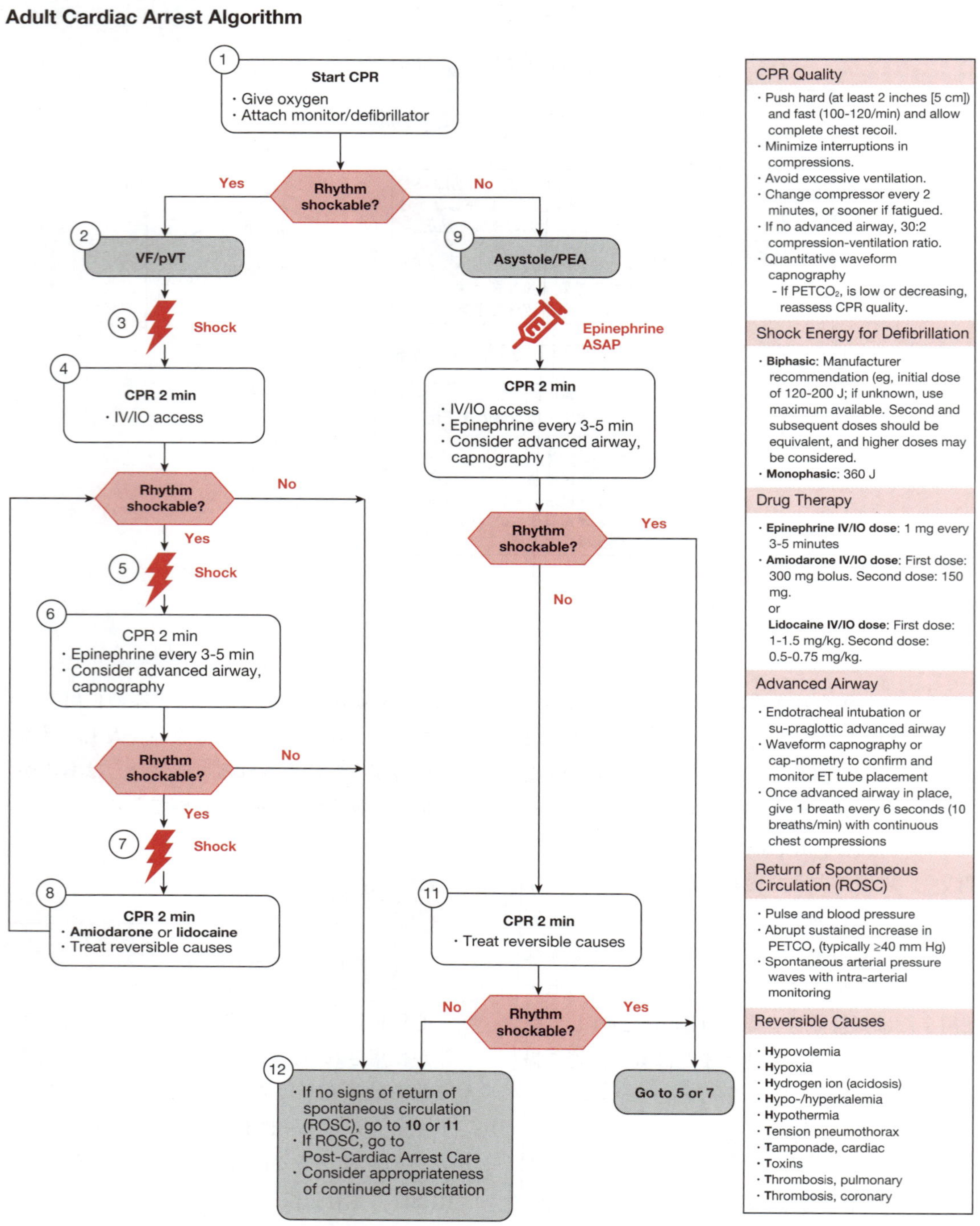

Adult Cardiac Arrest Algorithm

① Start CPR
- Give oxygen
- Attach monitor/defibrillator

Rhythm shockable?

Yes → **② VF/pVT**

③ Shock

④ CPR 2 min
- IV/IO access

Rhythm shockable? No →

Yes

⑤ Shock

⑥ CPR 2 min
- Epinephrine every 3-5 min
- Consider advanced airway, capnography

Rhythm shockable? No →

Yes

⑦ Shock

⑧ CPR 2 min
- Amiodarone or lidocaine
- Treat reversible causes

No → **⑨ Asystole/PEA**

Epinephrine ASAP

CPR 2 min
- IV/IO access
- Epinephrine every 3-5 min
- Consider advanced airway, capnography

Rhythm shockable? Yes →

No

⑪ CPR 2 min
- Treat reversible causes

Rhythm shockable? No / Yes →

⑫
- If no signs of return of spontaneous circulation (ROSC), go to 10 or 11
- If ROSC, go to Post-Cardiac Arrest Care
- Consider appropriateness of continued resuscitation

Go to 5 or 7

CPR Quality
- Push hard (at least 2 inches [5 cm]) and fast (100-120/min) and allow complete chest recoil.
- Minimize interruptions in compressions.
- Avoid excessive ventilation.
- Change compressor every 2 minutes, or sooner if fatigued.
- If no advanced airway, 30:2 compression-ventilation ratio.
- Quantitative waveform capnography
  - If PETCO$_2$, is low or decreasing, reassess CPR quality.

Shock Energy for Defibrillation
- Biphasic: Manufacturer recommendation (eg, initial dose of 120-200 J; if unknown, use maximum available. Second and subsequent doses should be equivalent, and higher doses may be considered.
- Monophasic: 360 J

Drug Therapy
- Epinephrine IV/IO dose: 1 mg every 3-5 minutes
- Amiodarone IV/IO dose: First dose: 300 mg bolus. Second dose: 150 mg.
  or
  Lidocaine IV/IO dose: First dose: 1-1.5 mg/kg. Second dose: 0.5-0.75 mg/kg.

Advanced Airway
- Endotracheal intubation or su-praglottic advanced airway
- Waveform capnography or cap-nometry to confirm and monitor ET tube placement
- Once advanced airway in place, give 1 breath every 6 seconds (10 breaths/min) with continuous chest compressions

Return of Spontaneous Circulation (ROSC)
- Pulse and blood pressure
- Abrupt sustained increase in PETCO, (typically ≥40 mm Hg)
- Spontaneous arterial pressure waves with intra-arterial monitoring

Reversible Causes
- Hypovolemia
- Hypoxia
- Hydrogen ion (acidosis)
- Hypo-/hyperkalemia
- Hypothermia
- Tension pneumothorax
- Tamponade, cardiac
- Toxins
- Thrombosis, pulmonary
- Thrombosis, coronary

図2 AHA の成人心停止アルゴリズム [3]
（文献 3 より転載）

功率が高く，確保までの時間も早いことが示されたが，このRCTでは生存や神経学的転帰などのハードアウトカムまでは検討されておらず，今後さらなる研究が必要である。

2 血管収縮薬

CPR中のアドレナリン投与とプラセボを比較したRCTは2件あり[10〜12]，これらのRCTのメタアナリシスで，アドレナリン投与はプラセボと比較して神経学的転帰には有益性を示さなかったが，生存やROSCには有益性を示し，『JRC蘇生ガイドライン2020』ではCPR中にアドレナリンを投与することが推奨されている（Grade 1C）[1]。CPR中のアドレナリン投与の最良のタイミングについて検討したRCTはないが，『JRC蘇生ガイドライン2020』では，ショック非適応のリズム〔pulseless electrical activity（PEA）/asystole〕では他

に競合する有効な治療介入がないことから可及的早期にアドレナリンを投与することが推奨され（Grade 1D），一方，ショック適応のリズム〔ventricular fibrillation（VF）/ 無脈性 ventricular tachycardia（VT）〕では他の競合する有効な治療介入として除細動があることから，除細動が不成功であった場合に可及的早期にアドレナリンを投与することが提案されている（Grade 2D）[1]。

CPR 中のバソプレシン投与に関して，アドレナリン単独投与とバソプレシン単独投与を比較した RCT とアドレナリン単独投与とアドレナリンとバソプレシンの併用投与を比較した RCT がある[1]。これらの RCT のメタアナリシスで，バソプレシン単独投与はアドレナリン単独投与と比較して，神経学的転帰，生存，ROSC に有益性を示さず，アドレナリンとバソプレシンの併用投与はアドレナリン単独投与と比較して，神経学的転帰，生存，ROSC に有益性を示さず，『JRC 蘇生ガイドライン2020』ではアドレナリンの代わりにバソプレシンを投与しないこと（Grade 2D），およびアドレナリンに加えてバソプレシンを投与しないこと（Grade 2C）が，それぞれ提案されている[1]。

3 | 抗不整脈薬

ILCOR の CoSTR および JRC 蘇生ガイドライン 2020において，CPR 中の抗不整脈薬使用に関するシステマティックレビューが行われ，アミオダロンとリドカインについては，アミオダロン vs. プラセボ，リドカイン vs. プラセボ，アミオダロン vs. リドカインを比較した RCT が同定され，メタアナリシスでアミオダロンもリドカインもプラセボと比較して神経学的転帰，生存，ROSC に差がみられなかった[1,2]。また，アミオダロンとリドカインの比較でも転帰に差はみられなかった。しかしながら，各 RCT の評価では，1 件の RCT でアミオダロンはプラセボと比較して有意に ROSC を改善し[13]，1 件の RCT でリドカインはプラセボと比較して有意にROSC を改善したことから[14]，ILCOR ではショック抵抗性の VF/ 無脈性 VT にアミオダロンまたはリドカインを使用することを推奨している（Grade 2C）[2]。

ニフェカラントはわが国で開発されたカリウムチャネル遮断薬で，海外では十分には評価されていないが，わが国での使用状況や他の診療ガイドラインを踏まえ，『JRC 蘇生ガイドライン 2020』ではニフェカラントについて評価を行っている[1]。ニフェカラントとプラセボを比較した RCT は報告されていないが，アミオダロンあるいはリドカインと比較した RCT があり，生存や神経学的転帰に差はみられなかったものの，いずれも 30 名以下の小規模 RCT のため，結果の解釈には注意を要す

る。『JRC 蘇生ガイドライン 2020』では『JRC 蘇生ガイドライン 2015』の提案を踏襲し，難治性 VF/ 無脈性VT を呈す心停止に，アミオダロンの代替治療としてニフェカラントまたはリドカインを使用することを提案している[1]。

マグネシウムとプラセボを比較した RCT はいくつか報告されており，メタアナリシスで神経学的転帰，生存，ROSC に差はみられなかった[1]。『JRC 蘇生ガイドライン 2020』では，ショック抵抗性の VF/ 無脈性 VT にマグネシウムをルーチンに使用しないことを提案している（Grade 2D）[1]。ただし，特定の状況（低マグネシウム血症や torsades de pointes など）ではマグネシウムが有効なことがある点に留意が必要である。

4 | その他の薬物

CPR 中のステロイド投与に関していくつかの RCT が実施されているが，アドレナリンやバソプレシンなどの他の血管作動薬との組み合わせで使用されており，それらの薬物のどの部分が効果と関連するかは不明確である。単独投与では必ずしも有効性は示されず，併用投与によって効果が得られるのか，今後さらなる研究が必要である。『JRC 蘇生ガイドライン 2020』では，院内心停止への CPR 中のステロイド投与の可否についての推奨は示されず，院外心停止に対しては CPR 中にステロイドをルーチンに投与しないことが提案されている（Grade 2D）[1]。

CPR 中の炭酸水素ナトリウム投与は，血中の pH や重炭酸イオン濃度の是正に有用であるが，脳脊髄液のアシドーシスや脳浮腫の原因となる可能性があり，ROSCや生存にとって有益とする研究と有害とする研究が両方ある。炭酸水素ナトリウムの投与を推奨するエビデンスが十分にないことから，『JRC 蘇生ガイドライン 2020』は院内および院外心停止への炭酸水素ナトリウムのルーチン投与を推奨していない[1]。

5 | 体外循環補助を用いた CPR（ECPR）

『JRC 蘇生ガイドライン 2020』作成時点では公表された RCT がなく，エビデンスの確実性が非常に低い弱い推奨として，実施可能な施設で一定の基準を満たした症例に対して従来の CPR が奏功しない場合の救命治療として行うことが提案された（Grade 2D）。その後，院外心停止を対象とした単施設 RCT が 2 件公表され[15,16]，米国で行われた RCT では，生存退院は体外循環式心肺蘇生（extracorporeal CPR, ECPR）群 14 人中 6 人（43%）と標準治療群 15 人中 1 人（7%）で[15]，チェコで行われた RCT では 180 日後の神経学的転帰良好な生

存は ECPR 群 124 人中 39 人（31.5%）と標準治療群 132 人中 29 人（22.0%）であり[16]，ECPR は標準治療と比較して転帰を改善させる可能性が示唆された。ただし，いずれの RCT も事前に定めた研究中止基準に抵触し，当初の計画の途中までの結果であった。さらにその後，オランダで院外心停止を対象として行われた多施設 RCT の結果が公表され[17]，30 日後の神経学的転帰良好な生存は ECPR 群 70 人中 14 人（20.0%）と従来治療群 132 人中 29 人（16.1%）で，同じく ECPR は転帰を改善させる可能性が示唆された。いずれの RCT も統計学的に検出力不足の懸念はあり，結論を得るにはさらなる大規模 RCT が必要である。

Ⅳ 心拍再開後の集中治療

1 酸素化と換気

ROSC 後の呼吸管理における酸素濃度についてのシステマティックレビューでは 6 件の RCT が同定され，酸素濃度を低く調整する介入群は酸素濃度が十分高い標準治療群と比較して，生存や神経学的転帰に差がみられなかった[1]。しかしながら，低酸素症が有害であるという生理学的根拠に基づき，『JRC 蘇生ガイドライン 2020』では，あらゆる状況において ROSC 後の呼吸管理で低酸素症を回避することが推奨されている（Grade 1D)[1]。『JRC 蘇生ガイドライン 2020』発表後に報告された RCT でも，酸素を制限することの有益性は示されていない[18]。また，先のシステマティックレビューにおいて，1 件の RCT のサブグループ解析で高酸素症を回避した患者群で生存率が高かったことから，『JRC 蘇生ガイドライン 2020』では，あらゆる状況において ROSC 後の呼吸管理で高酸素症を回避することが提案されている（Grade 2C)[1]。ただし，高酸素症の回避については RCT のサブグループ解析のみからの提案であり，さらなる研究が必要である。

ROSC 後の呼吸管理における二酸化炭素濃度についてのシステマティックレビューでは 2 件の RCT が同定されたが，研究間で目標 $PaCO_2$ が異なるためメタアナリシスは実施されなかった[1]。各研究においては，2 群間（正常〜高 $PaCO_2$ vs. 低〜正常 $PaCO_2$ または，中等度の高 $PaCO_2$ vs. 正常 $PaCO_2$）で 6 か月後の神経学的転帰に差はみられなかった。『JRC 蘇生ガイドライン 2020』では，ROSC 後の呼吸管理において正常 $PaCO_2$ と比較して軽度の高 $PaCO_2$ を目標とするかについてはエビデンスが不足していることから推奨も否定もされず，一方で，低 $PaCO_2$ については有益性と関連する報告がないことから，ルーチンには目標としないことが提案されている（Grade 2C)[1]。

2 循環管理

JRC 蘇生ガイドライン 2020 では，エビデンスが十分ではなかったという理由で新規のシステマティックレビューは行われず，『JRC 蘇生ガイドライン 2015』を踏襲し，ROSC 後の管理において治療バンドルの一部として循環管理の目標値（平均血圧，収縮期血圧など）設定を考慮することが提案された（Grade 2C)。また，循環管理目標値については特定の目標値を推奨する十分なエビデンスが存在しないことから個々の患者ごとに考慮することが提案された（Grade 2C)。『JRC 蘇生ガイドライン 2020』発表後に報告された RCT でも，平均血圧の目標値によって生存や神経学的転帰に差はみられていない[19]。

3 再灌流療法（CAG/PCI）

ST 上昇を伴う急性冠症候群（acute coronary syndrome, ACS）と ST 上昇を伴わない ACS は臨床的に異なる症候群であり，ACS の治療に関するガイドラインでは，ST 上昇を伴う ACS では primary 経皮的冠動脈インターベンション（percutaneous coronary intervention, PCI）に時間目標を推奨する一方で，ST 上昇を伴わない ACS ではより時間依存の少ない戦略が推奨されている。そのため，『JRC 蘇生ガイドライン 2020』においても ST 上昇と非 ST 上昇に分けて推奨が示されている。

ST 上昇型心筋梗塞（ST elevation myocardial infarction, STEMI）に対する PCI が標準治療となっている状況で，ROSC 後に ST 上昇を呈す患者に対する PCI について検討する RCT は倫理的に実施され難いが，観察研究では多くの研究で一貫して強い有益性が示されており，『JRC 蘇生ガイドライン 2020』では，ROSC 後に ST 上昇を呈す患者に対しては緊急冠動脈造影（coronary angiography, CAG）による評価を行い，適応に応じて PCI を行うことが推奨されている（Grade 1D)[1]。

ST 上昇を伴わない ROSC 後患者に対する CAG/PCI については，実臨床においては ROSC 後に ST 上昇がなくても急性冠閉塞は必ずしも否定できないことから，『JRC 蘇生ガイドライン 2020』では限られた患者に対して緊急的あるいは待機的に CAG で評価し，適応に応じて PCI を行うことのいずれも合理的であると提案されている（Grade 2C)[1]。『JRC 蘇生ガイドライン 2020』発表後も含めて RCT は複数報告されているが，緊急 CAG の有益性は示されていない[20)〜24]。

救急蘇生 **I**

4 体温管理療法（TTM）

『JRC 蘇生ガイドライン 2015』でシステマティックレビューが実施された後，重要な RCT が複数実施されており[25]〜[27]，それらの結果が出るまではシステマティックレビューの更新は行わないこととされ，『JRC 蘇生ガイドライン 2020』では『JRC 蘇生ガイドライン 2015』の推奨が踏襲されている。体温管理療法（targeted temperature management, TTM）についての詳細な解説はIV章 -5「心停止後症候群と体温管理療法」を参照していただくこととし，本項では割愛する。

5 てんかん発作の予防と治療

ROSC 後の予防的抗てんかん薬投与についてのシステマティックレビューでは 2 件の RCT が同定され，予防的投与にはてんかん発作の予防効果も生存や神経学的転帰への有益性も示されず，『JRC 蘇生ガイドライン 2020』では ROSC 後患者に予防的抗てんかん薬投与を行わないことが提案されている（Grade 2D）[1]。

ROSC 後の治療的抗てんかん薬投与についてのシステマティックレビューでは RCT も非 RCT も同定されなかったが，継続的なてんかん発作は脳損傷を悪化させる可能性があることや，再発やてんかん重積状態の治療は他の患者集団において標準治療となっていることから，『JRC 蘇生ガイドライン 2020』では ROSC 後の患者に治療的抗てんかん薬投与を行うことが提案された（Grade 2D）[1]。しかしながら，『JRC 蘇生ガイドライン 2020』発表後に報告された RCT で，ROSC 後の持続脳波モニタリングにおいて律動性・周期性の脳波パターンを示す昏睡患者に対して通常治療に治療的抗てんかん薬投与を追加しても，通常治療のみの場合と比較して神経学転帰に差がみられないことが示されており[28]，さらなる研究が必要である。

6 予防的抗菌薬

ROSC 後の予防的抗菌薬投与についてのシステマティックレビューでは 2 件の RCT が同定され，メタアナリシスでは生存や集中治療期間に差はみられなかった[1]。32 〜 34℃ の TTM 施行中の患者を対象とした RCT では早期人工呼吸器関連肺炎（ventilator-associated pneumonia, VAP）の減少が示されたが[29]，耐性菌の発生のリスクや他の患者への不利益が考慮され，『JRC 蘇生ガイドライン 2020』では ROSC 後患者に予防的抗菌薬投与を行わないことが提案されている（Grade 2C）[1]。

■ 文献

1) 日本蘇生協議会. JRC 蘇生ガイドライン 2020. 2021. Available from: https://www.jrc-cpr.org/jrc-guideline-2020/

2) Berg KM, Soar J, Andersen LW, et al; Adult Advanced Life Support Collaborators. Adult Advanced Life Support: 2020 International Consensus on Cardiopulmonary Resuscitation and Emergency Cardiovascular Care Science With Treatment Recommendations. Circulation 2020;142(suppl_1): S92-S139.

3) Panchal AR, Bartos JA, Cabañas JG, et al; Adult Basic and Advanced Life Support Writing Group. Part 3: Adult Basic and Advanced Life Support: 2020 American Heart Association Guidelines for Cardiopulmonary Resuscitation and Emergency Cardiovascular Care. Circulation 2020;142(suppl_2): S366-S468.

4) Granfeldt A, Avis SR, Nicholson TC, et al; International Liaison Committee on Resuscitation Advanced Life Support Task Force Collaborators. Advanced airway management during adult cardiac arrest: A systematic review. Resuscitation 2019;139:133-43.

5) Jabre P, Penaloza A, Pinero D, et al. Effect of Bag-Mask Ventilation vs Endotracheal Intubation During Cardiopulmonary Resuscitation on Neurological Outcome After Out-of-Hospital Cardiorespiratory Arrest: A Randomized Clinical Trial. JAMA 2018;319: 779-87.

6) Wang HE, Schmicker RH, Daya MR, et al. Effect of a Strategy of Initial Laryngeal Tube Insertion vs Endotracheal Intubation on 72-Hour Survival in Adults With Out-of-Hospital Cardiac Arrest: A Randomized Clinical Trial. JAMA 2018;320:769-78.

7) Benger JR, Kirby K, Black S, et al. Effect of a Strategy of a Supraglottic Airway Device vs Tracheal Intubation During Out-of-Hospital Cardiac Arrest on Functional Outcome: The AIRWAYS-2 Randomized Clinical Trial. JAMA 2018;320:779-91.

8) Granfeldt A, Avis SR, Lind PC, et al. Intravenous vs. intraosseous administration of drugs during cardiac arrest: A systematic review. Resuscitation 2020; 149:150-7.

9) Reades R, Studnek JR, Vandeventer S, et al. Intraosseous versus intravenous vascular access during out-of-hospital cardiac arrest: a randomized controlled trial. Ann Emerg Med 2011;58:509-16.

10) Holmberg MJ, Issa MS, Moskowitz A, et al; International Liaison Committee on Resuscitation Advanced Life Support Task Force Collaborators. Vasopressors during adult cardiac arrest: A systematic review and meta-analysis. Resuscitation 2019;139: 106-21.

11) Jacobs IG, Finn JC, Jelinek GA, et al. Effect of adrenaline on survival in out-of-hospital cardiac arrest: A randomised double-blind placebo-controlled trial. Resuscitation 2011;82:1138-43.

12) Perkins GD, Ji C, Deakin CD, et al; PARAMEDIC2 Collaborators. A Randomized Trial of Epinephrine in Out-of-Hospital Cardiac Arrest. N Engl J Med 2018; 379:711-21.

13) Kudenchuk PJ, Cobb LA, Copass MK, et al. Amiodarone for resuscitation after out-of-hospital cardiac arrest due to ventricular fibrillation. N Engl J Med 1999;341:871-8.

14) Kudenchuk PJ, Brown SP, Daya M, et al; Resuscitation Outcomes Consortium Investigators. Amiodarone, Lidocaine, or Placebo in Out-of-Hospital Cardiac Arrest. N Engl J Med 2016;374:1711-22.

15) Yannopoulos D, Bartos J, Raveendran G, et al. Advanced reperfusion strategies for patients with out-of-hospital cardiac arrest and refractory ventricular fibrillation (ARREST): a phase 2, single centre, open-label, randomised controlled trial. Lancet 2020;396:1807-16.

16) Belohlavek J, Smalcova J, Rob D, et al; Prague OHCA Study Group. Effect of Intra-arrest Transport, Extracorporeal Cardiopulmonary Resuscitation, and Immediate Invasive Assessment and Treatment on Functional Neurologic Outcome in Refractory Out-of-Hospital Cardiac Arrest: A Randomized Clinical Trial. JAMA 2022;327:737-47.

17) Suverein MM, Delnoij TSR, Lorusso R, et al. Early Extracorporeal CPR for Refractory Out-of-Hospital Cardiac Arrest. N Engl J Med 2023;388:299-309.

18) Schmidt H, Kjaergaard J, Hassager C, et al. Oxygen Targets in Comatose Survivors of Cardiac Arrest. N Engl J Med 2022;387:1467-76.

19) Kjaergaard J, Møller JE, Schmidt H, et al. Blood-Pressure Targets in Comatose Survivors of Cardiac Arrest. N Engl J Med 2022;387:1456-66.

20) Lemkes JS, Janssens GN, van der Hoeven NW, et al. Coronary Angiography after Cardiac Arrest without ST-Segment Elevation. N Engl J Med 2019;380:1397-407.

21) Desch S, Freund A, Akin I, et al; TOMAHAWK Investigators. Angiography after Out-of-Hospital Cardiac Arrest without ST-Segment Elevation. N Engl J Med 2021;385:2544-53.

22) Kern KB, Radsel P, Jentzer JC, et al. Randomized Pilot Clinical Trial of Early Coronary Angiography Versus No Early Coronary Angiography After Cardiac Arrest Without ST-Segment Elevation: The PEARL Study. Circulation 2020;142:2002-12.

23) Lemkes JS, Janssens GN, van der Hoeven NW, et al. Coronary Angiography After Cardiac Arrest Without ST Segment Elevation: One-Year Outcomes of the COACT Randomized Clinical Trial. JAMA Cardiol 2020;5:1358-65.

24) Hauw-Berlemont C, Lamhaut L, Diehl JL, et al; EMERGE Investigators. Emergency vs Delayed Coronary Angiogram in Survivors of Out-of-Hospital Cardiac Arrest: Results of the Randomized, Multicentric EMERGE Trial. JAMA Cardiol 2022;7:700-7.

25) Lascarrou JB, Merdji H, Le Gouge A, et al; CRICS-TRIGGERSEP Group. Targeted Temperature Management for Cardiac Arrest with Nonshockable Rhythm. N Engl J Med 2019;381:2327-37.

26) Dankiewicz J, Cronberg T, Lilja G, et al; TTM2 Trial Investigators. Hypothermia versus Normothermia after Out-of-Hospital Cardiac Arrest. N Engl J Med 2021;384:2283-94.

27) Le May M, Osborne C, Russo J, et al. Effect of Moderate vs Mild Therapeutic Hypothermia on Mortality and Neurologic Outcomes in Comatose Survivors of Out-of-Hospital Cardiac Arrest: The CAPITAL CHILL Randomized Clinical Trial. JAMA 2021;326:1494-1503.

28) Ruijter BJ, Keijzer HM, Tjepkema-Cloostermans MC, et al; TELSTAR Investigators. Treating Rhythmic and Periodic EEG Patterns in Comatose Survivors of Cardiac Arrest. N Engl J Med 2022;386:724-34.

29) François B, Cariou A, Clere-Jehl R, et al; CRICS-TRIGGERSEP Network and the ANTHARTIC Study Group. Prevention of Early Ventilator-Associated Pneumonia after Cardiac Arrest. N Engl J Med 2019;381:1831-42.

■重要論文■

◆ALS に関する ILCOR の CoSTR 2020
ILCOR の ALS タスクフォースによって，優先度の高い ALS に関するトピックについてのシステマティックレビューが行われ，治療の推奨と提案が示されている。（→文献 2）

◆気管挿管 vs. バッグバルブマスク(BVM)換気の RCT
フランスとベルギーで行われた多施設 RCT で，院外心停止 2,043 人を対象に気管挿管と BVM 換気が比較され，28 日後の神経学的転帰良好な生存に差がないことが示された(43/1,022 [4.2%] vs. 44/1,018 [4.3%])。（→文献 5）

◆アドレナリン vs. プラセボの RCT
英国で行われた多施設 RCT で，院外心停止 8,014 人を対象にアドレナリンとプラセボが比較され，アドレナリン投与で 30 日後の生存は有意に増加することが示された(130/4,012 [3.2%] vs. 94/3,995 [2.4%])。（→文献 12）

◆オランダの ECLS vs. ACLS の RCT
オランダで行われた多施設 RCT で，院外心停止 160 人を対象に ECLS と ACLS が比較され，30 日後の神経学的転帰良好な生存に差がないことが示された(14/70 [20.0%] vs. 10/62 [16.1%])。（→文献 17）

◆早期 CAG/PCI vs. 待機的 CAG/PCI の RCT
国際的な多施設 RCT で，ST 上昇を伴わない院外心停止 530 人を対象に早期 CAG/PCI と待機的 CAG/PCI が比較され，30 日後の死亡に差がないことが示された(143/265 [54.0%] vs. 122/265 [46.0%])。（→文献 21）

◆低体温 vs. 通常体温の RCT
国際的な多施設 RCT で，TTM を施行された昏睡の院外心停止 1,850 人を対象に低体温と通常体温の管理が比較され，6 か月後の死亡に差がないことが示された(465/925 [50.3%] vs. 446/925 [48.2%])。（→文献 26）

I 救急蘇生

3 蘇生場面における医療倫理

鍋島正慶

目標

- 患者本人の価値観をもとにした最善の治療方針を決定するプロセスについて説明できる
- DNAR で制限される治療について説明できる
- 医学的無益について説明できる
- 生命維持治療の差し控え・中止を行うプロセスを説明できる
- 医療資源の不足した場合の医療資源の公平な配分について説明ができる

Key words DNAR，アドバンスケアプランニング，医学的無益，医療資源の公平な配分，生命維持治療の差し控え・中止

I 蘇生場面における医療倫理

蘇生行為を開始する場面において，侵襲的治療を行うことが患者の生命・機能予後を改善するか，治療に反応するかなどは不明確なことが多く，侵襲的治療を始めるかどうか悩むことも多い。近年では超高齢社会の進行や医学の進歩により，治療反応性や効果の予測がより困難となってきている。また，蘇生の場面では患者・家族と医療者との関係を十分に形成する時間もなく，認知症や意識障害などで患者の意思が不明なことも多く，侵襲的治療を行うかどうかの障壁となる。

一般的な状況であれば，患者個人にとっての最善が優先されることが多いが，災害やパンデミックなどにより医療資源が不足する場合には，社会全体としての最良を優先し，医療資源の再配分を行うことを検討することとなる。

II 事前指示（AD, LW, POLST, ACP）

人工呼吸器をはじめとする生命維持装置の発展，普及により長期に生命を維持することが可能となってきた。しかしそれは一部で患者の尊厳を無視した延命治療が行われることにもつながった。1975 年に起こった遷延性意識障害に対する人工呼吸器の取り外しを求めるカレン・アン・クインランの裁判をきっかけとして，米国で「死ぬ」権利への関心が高まり，自己決定ができなくなった場合に備えあらかじめどの治療を行うかを事前に指示するリビング・ウィル（living will, LW）が作成される

ようになった。さらに LW に加え，代理意志決定人も併せて指定するアドバンス・ディレクティブ（advance directive, AD）が法定化されていき，1990 年には患者の自己決定権法（Patient Self-Determination Act）が米国連邦法として制定された[1]。しかし，その後の大規模調査で AD の作成率は低く，またトレーニングを受けた看護師が介入しても AD で決定した内容を遵守できないということが判明した。実際に AD を使用する侵襲的治療が必要となった時点での本人の意向の変化や臨床状態の変化には対応できず，医療者や代理意志決定者が AD の作成に関与していない場合，意図がわからず記載通りに治療方針を決定できないなどの問題が挙げられた。それらを解決するために，医療者と患者・家族が，患者の価値観を共有し将来の意向を話し合うプロセスが大切と考えられるようになり，アドバンスケアプランニング（advance care planning, ACP）が普及することとなった。ACP は，その時点での病状や予後の理解をもとに，患者自身の価値観，身体的・心理・社会・スピリチュアルな面での気がかり，治療・ケアの目標，今後の治療に対する意向，意識がなくなった場合の代理意志決定者を家族，医療者と理解・共有するための話し合いのプロセスであり，病状の変化などに合わせて必要に応じて繰り返し行われるものである[2]。ACP と AD は対立する概念ではなく，話し合いのプロセスを経て，その結果として AD を作成することにもつながる。また，病院外においても心肺停止時の蘇生行為を行わないこと（do not attempt resuscitation, DNAR）や病院へ搬送しな

どの治療方針についての決定を活用できるように，米国では地域によって名称は若干異なるが，生命維持治療に対する医師の指示書（physician orders for life-sustaining treatment, POLST）も普及してきている。これは，1～数年以内に死亡しても驚かないと考えられる個人に対して医療専門職が患者・家族とともに作成する書類である[1]。

本邦においては，自己決定権についての法整備はされてはおらず，AD や POLST の統一化された書式も，実際に行われている場合は少ない。2017 年の調査においても 7 割程度の一般市民が LW の考えに賛成しているが，賛成している人の中でも 8.1％しか事前指示は作成していない[3]。AD や POLST については，国外でも課題となっている本人の意向の変化などは解決したとはいえず，記載している内容を額面通りに受け取ることはできない。その時点で（推定される）本人の価値観をもとに最善の利益を考え治療方針を決定する必要がある。日本集中治療医学会倫理委員会の委員会報告では，上記問題に加え DNAR の誤用も多い本邦においては急性期医療領域での合意形成のない POLST（DNAR 指示を含む）の使用は推奨できないとしている[1]。

ACP は一般市民と医療者ともにまだ十分な理解が広まってはおらず，一般市民の 3.3％，医師の 22.4％のみがよく知っていると回答しており，残りの大多数が「聞いたことはあるがよく知らない」か「知らない」と回答していた[3]。近年では厚生労働省の「人生会議」をはじめとして ACP の普及啓発活動が行われ，7 割近くの一般市民，医療者が ACP へ賛成していることから[3]，ACP が普及していくことが期待される。今後 ACP を実施していた人が ICU に入室することが十分に考えられる。ACP は健康状態や個人の状態が変化した場合には更新する必要があるとされる[2]ため，以前に行われていたとしても，再度確認することが必要である。また，ICU 入室以前に ACP をしたことがある場合には，実施した時期や内容，さらに，例えば気管切開になると生涯にわたり人工呼吸器が必要になるといった誤った医学的知識・認識に基づいた判断による治療の可否を決定していることもあるため，可能であれば，その決定に至った理由についても聴取を行う必要がある。

Ⅲ DNAR

1960 年に心停止時の閉鎖式胸骨圧迫と人工呼吸によって高い救命率が得られた報告を受け，心停止時に心肺蘇生（cardiopulmonary resuscitation, CPR）を行うことが急速に広まり，心停止時には他の医療行為と異なり医師の具体的指示がなくとも蘇生行為が開始される。

しかし，終末期などで蘇生の可能性がない患者などにも CPR を行うこととなり，CPR を全例に行うべきかどうかについて懸念が抱かれることとなった。結果として，蘇生を行わないようにする指示（DNAR）が作成されるに至った。DNR（do not resuscitate）は，「蘇生の可能性があるのにもかかわらず蘇生を行うな」という意味にとられることから，「蘇生の可能性が低いために蘇生を行うな」という意味にするため，attempt が加えられ DNAR となり，現在 DNRCPR（do not attempt cardiopulmonary resuscitation）や AND（allow natural death）などの用語も用いられている[4]。

DNAR は心停止時にのみ適応される指示であるが，DNAR は誤解されて運用されていることが明らかになっている。2016 年に日本集中治療医学会会員の評議員，医師に対する質問紙調査の結果，DNR 指示のみで，抗菌薬投与などを含む心肺蘇生以外の生命維持治療の差し控え・中止が検討されていることが明らかになり[5]，DNR の指示のもとに安易な終末期医療が行われていることが懸念された。これは本邦のみの問題だけでなく，海外でも問題となっている[6]。このような結果を受け，日本集中治療医学会倫理委員会の委員会報告では，① DNAR は心停止のみ有効であり，心肺蘇生以外の行為以外は別に議論される必要があること，② DNAR 指示の合意形成と終末期医療の実践の合意形成は別個に行うべきであること，③ DNAR 指示の合意形成は終末期医療のガイドラインに準じて行うべきであること，④ DNAR 指示の妥当性を患者と医療・ケアチームが繰り返して話し合い評価すべきであると勧告されている。また，胸骨圧迫は行うが気管挿管を行わないなどの蘇生行為の一部のみを指定する partial DNAR についても，CPR の目的である救命が望めないため行うべきではないとされている[7]。本人の希望として具体的な医療行為について行わない治療がある場合や，侵襲的行為を行ったとしても本人の（推定される）治療の目標を達成できない医療行為については，それぞれの治療について具体的に記載を行う（例：人工呼吸器管理を行わない，機械的循環補助装置を使用しない）。

Ⅳ 予後予測とトラジェクトリー

侵襲的治療の選択，開始，継続の可否の判断をするにあたり予後予測を行うことは重要である。ICU ではさまざまな生理学的指標が得られるため，それらを複数組み合わせて SOFA score や simplified acute physiology score（SAPS），APACHE score などの重症度スコアを用いて予後予測を行っている。また，疾患特異的な予後

予測スコアも開発されている。これらは主に ICU 内死亡や院内死亡を予測する短期的な予後予測である[8]。一方，治療方針を決定するには長期予後の予測も必要となる。ICU 入室前の状態と ICU 入室に至った疾患の重症度と治療が長期予後の大きな決定要因となる[9]。ICU 入室前の状態では慢性期疾患のトラジェクトリー（病気の軌跡）を意識することが重要である。一般的にトラジェクトリーは大きく 4 つに分けられる[10]。

1 つ目は急性疾患によるもので，それまで機能が保たれていたものが，例えば交通外傷やくも膜下出血のような急性発症の疾患によって突然，activities of daily living（ADL）が下がるものである。

2 つ目はがんのようなもので，ある時までは比較的機能が保たれているものの，一度機能の低下が起き始めると，数日〜数か月の単位で死に至るようなものである。これらのようなトラジェクトリーを描く場合には，退室時の機能などが長期予後に関わってくる。

3 つ目は chronic obstructive pulmonary disease（COPD）や心不全のような慢性疾患で，経過中に急性増悪を起こし，その度に ADL が低下したり改善したりしながら，徐々に機能の低下が起こるものである。

4 つ目は加齢や認知症のように長期間をかけて徐々に低下していくものである。これらは，年単位の長い経過で機能が低下していくものであり，ICU に入室するイベントが本当に人生最後になるかどうかは，治療して経過をみないとわからないこともある。

V Time-limited trial (TLT)

予後や治療への反応性について不明確なことが多い中で侵襲的な治療を開始するかどうかを決定する必要がある。また，患者の意思決定能力が低下していることや家族が即時に患者の意向を推定できないこともある。その際に有用と考えられているのが，time-limited trial（TLT）である[11]。TLT とは，医師と患者・家族が治療開始にあたって治療目標を話し合い，事前に決めた臨床的結果が得られるかどうかを，事前に決めた一定期間ある治療を行うことである。効果が得られた場合には治療を継続，効果が得られない場合には治療を終了し，多くの場合，緩和ケアに移行する。効果が得られたかどうか判断不明な場合には，再度治療方針について話し合いを行い，効果判定期間の再設定や治療方針の変更など新たな TLT を行う[12]。多くの場合には，治療効果判定を行う期間は数日〜 2 週間程度であるが，嚥下障害の改善などであれば月単位が必要なこともあり，疾患ごとに適切な期間はまだわかっていない[11]。TLT は一旦始めた

治療の効果が得られないと判断した場合には中止できることが前提である。本邦では一度始めた生命維持治療を中止することを行っていない施設もあるため，TLT の導入にあたっては院内倫理委員会や倫理コンサルテーションなどで事前に協議する必要がある。

VI 無益・潜在的に不適切な治療

患者に利益を与えようとして開始した侵襲的な治療でも，結果として患者に身体的・精神的・金銭的負担を加えるものの利益が得られない治療，つまり無益（futile）もしくは潜在的に不適切（potentially inappropriate）な治療になることがある。治療を行ったとしても死を避けることができない生理学的に無益な状態と，死は避けることができるが患者の価値観を達成できない（質的無益），または可能性が極めて低くそれを許容できない（量的無益）場合には，潜在的に不適切な状態ととらえられる[13]。生理学的無益な状態は医学的に判断が可能なものであり，医療者のみで決定できる。例えば，心静止している場合の電気的除細動や心破裂した場合の閉鎖式胸骨圧迫などが無益な治療である。この場合，医師は生理学的に無益な治療を行うべきではなく，患者家族への説明と精神的サポートを医療ケアチームで行うべきである。家族へ治療の選択肢を提示するのではなく，医師が治療の選択肢を挙げない，もしくは治療を行わないことを勧めることが望ましい。質的もしくは量的無益の場合には，患者の価値観によって侵襲的治療が潜在的に不適切なのかどうかが決まるため，症例によって同じ状況でも潜在的に不適切か否かは異なることがある。患者・家族との対話を通じて決定すべきである。重要なことは，価値観は人によって異なるため，医療者にとっては潜在的に不適切な治療と感じられる場合であっても，患者にとってはそうでない場合もある。もちろんその逆の場合もある。患者の価値観がわかる，もしくは推定できる場合には，医療者のみの判断で決定すべきではない。米国では，質的側面においては，患者が ICU や急性期病院を退院した後にも生存が可能であることが達成されない場合，神経学的所見が改善せず治療により受ける利益の価値を認めることができない場合，量的側面においては 5%未満や 1%未満の場合に無益と考えることもある[13]。しかし，本邦では明確なコンセンサスは得られておらず，患者の価値観と照らし合わせて質的・量的無益について考える必要がある。

VII 不適切な治療の希望

患者・家族がすべての治療や不適切な治療を希望する

75

ことがある。生理学的に効果がない治療を行うことや，質的・量的無益な治療を患者の意思に反して家族の希望のみで行うことは患者に害を与えることになり，許容されない。しかし，医療者が一方的にその治療を行わないと判断することは患者・家族との対立を引き起こしてしまう。医療者と患者・家族が十分に話し合い，不適切な治療を行わないという合意形成ができることを目指すことが大切である[14]。

まずは医療者が不適切と感じる治療について，実際に行うべきでない治療かどうか，医学的に判断する。また，家族が希望している場合，患者の（推定される）意思と比較し質的・量的無益にならないかどうかを判断する。すべての治療を希望される場合には，その内容についても確認する。患者や家族が有害な治療を希望することは稀であり，不適切な治療を希望された理由を確認する必要がある。非現実的な期待や現在の状態や予後，治療についての医学的情報の不足，死に近づくことの否認，治療をやめると医療者から見放されるという不安，死を決定してしまうという恐怖，奇跡を信じたい思い，宗教上などによる生命への信念などが背景にあることがある。これらの原因を洗い出し，医学的な情報を再度提供し，治療・ケアで対応できることについては十分に対応できることを説明する。さらに，感情面のサポートが重要である。医学的状態および患者の意向を踏まえ，目標を達成するために必要な治療を提案し，妥協点を探る[14]。患者・家族に判断や受容の時間が必要な場合，TLT が行える環境であれば，TLT は良い選択肢となりうる。

稀に，話し合いを経ても無益な治療を希望し続ける場合がある。この場合に，同じ条件で話し合いを続けることは生産性が十分にあるとはいえない。他に治療に関わる医療者の関与やセカンドオピニオン，倫理委員会や倫理コンサルテーションチームや治療方針に関わることができるこれまでに参加していない家族などを巻き込み，対話を引き続き行う。例えば，蘇生の成功する見込みがないのにもかかわらず DNAR を希望しない場合，心停止時において CPR を行う時間を 1 サイクルで終了するなど，患者への害を最小限にする工夫を検討する[14]。

治療方針の話し合いの場で，医療者から不適切な治療を提案することは，治療の差し控え・中止の判断を患者・家族に委ねてしまうことで精神的負担を負わせ，また無意な期待を抱かせることにもつながるため，行うべきではない。

Ⅷ 生命維持治療の差し控え・中止

侵襲的治療を行う結果，患者本人の求める目標や救命を達成できないと判明することがあり，その際には生命維持治療の差し控えや中止を検討することとなる。医療倫理的には差し控え（不作為）と中止（作為）に道徳的な違いがないということが一般的な見解であるが，本邦をはじめとした一部の地域では差し控えよりも中止を行うことに心理的抵抗があり，行われていないという現実がある。全面的に生命維持治療の中止を行えないこととなると，ときに患者に対し無益もしくは有害な治療を提供することにつながることがあり，また有益な可能性もあるが無益な治療になりうる治療を選択しなくなることも考えられるため，解消していくべき問題である。本邦には生命維持治療の差し控えや中止を規定する法律が現在のところ策定されていないため，ソフトローである厚生労働省や各学会のガイドラインを参照する必要がある。集中治療領域に関するものとしては，日本集中治療医学会，日本救急医療学会，日本循環器学会が合同で『救急・集中治療における終末期医療に関するガイドライン ～3学会からの提言～』（以下，3学会ガイドライン）を発表し[15]，終末期の判断として次の4つを例示している。

① 不可逆な全脳機能不全であると時間をかけて診断された場合，
② 生命が人工的な装置に依存し生命維持に必要な複数臓器が不可逆的機能不全となり，代替手段もない，
③ 追加で行うべき治療方法がなく，治療を継続しても近いうちに死亡すると予測される，
④ 回復不能な疾病の末期と判明した場合。

このような状況になった時に，患者の（推定される）意思があれば，それを尊重することが原則とされる。患者の（推定される）意思がなければ家族・医療チームで十分に話し合いを行い，患者にとって最善の治療方針をとることを原則とされる。生理学的無益な状況であれば，医学的情報を提供し，緩和ケアへの移行を提示する選択肢も考えられる。厚生労働省による『人生の最終段階における医療・ケアの決定プロセスに関するガイドライン』[16]では，人生の最終段階はトラジェクトリーを踏まえて，医療・ケアチームによる適切かつ妥当な判断を行うべきとされ，3学会ガイドラインで規定している終末期よりもより広い概念で定義されている。人生の最終段階での医療の差し控え・中止におけるプロセスは基本的には3学会ガイドラインのものと同様である。大切なことは，時間経過，心身の状態の変化，医療的評価の変更などで患者本人の（推定される）意思が変化するため，その都度適切な情報提供を行い，多職種からなるチームで方針の決定を行う必要がある。また話し合いを行うたびに，適切に診療録に記録を行う。医療者間や家族などで方針の齟齬が生じた場合には，患者本人の意向を尊重

することを原則とするが，解決が困難な場合には，倫理コンサルテーションなどを活用する。生命維持治療の差し控えや中止の決定はいつでも変更可能であるが，状況により後戻りできないことも説明が必要である。生命維持治療の差し控えや中止は，治療を何も行わないということではなく，患者本人の苦痛を最大限とり除くような緩和ケアを十分に提供する。他方，筋弛緩薬投与などの積極的安楽死については現在のところ許容されていない。

IX 終末期における緩和ケア

世界保健機関（World Health Organization, WHO）は2002年に「緩和ケアとは，生命を脅かす病に関連する問題に直面している患者と家族のQOLを，痛みやその他の身体的・心理社会的，スピリチュアルな問題を早期に見出し的確に評価を行い対応することで，苦痛を予防して和らげることを通じて向上させるアプローチ」と定義した。がん患者のみならず，急性期疾患の患者に対しても緩和ケアは必要である。緩和ケアとは看取りを意味するものではなく，侵襲的治療と同時に行うべきものであり，また死に向かう過程だけでなく回復後のことも視野に入れ，治療開始時から緩和ケアを意識する。さらに，患者本人はもちろんであるが，家族の心理社会的問題にも対応する。現在ICUで緩和ケアが行われていないわけでもなく，挿管中の身体的苦痛を取るためにオピオイドなどの鎮痛薬が用いられている。終末期における身体的苦痛には，創部や処置に伴う疼痛や呼吸困難，せん妄などがある。疼痛や呼吸困難には多くの場合オピオイドが良い適応である。また原因について精査し対処を行う。身体的苦痛緩和と同時に心理社会的，スピリチュアルな問題にも対応が必要である。何が問題であり，解決できるかを確認するためには，患者・家族と話し合う上で，治療・ケアの目標を明確にし，本人・家族の価値観を共有・尊重することが必要となる。またPICS（post intensive care syndrome）やPICS-F（post intensive care syndrome-family）についての情報提供や対応を行う。生命維持治療を終了すると決定した場合には，治療・ケアの目標を救命から緩和ケアに完全に切り替えることとなる。その時点で患者本人の緩和ケアに役立たない治療・ケアについては終了する。すべての医療行為を終了する必要はなく，オピオイドによる疼痛緩和や必要なケアは継続する。また，家族に死に至る過程で起こりうること（例：死戦期呼吸）について説明を行う。鎮痛薬のみでは苦痛が緩和できない場合には必要に応じて鎮静薬が必要となることもある。緩和的抜管を行った際などでは死前喘鳴に対しスコポラミンなどの抗コリン薬の

投与も検討される。苦痛緩和を目標としているにもかかわらず，副作用として意識レベルの低下や生命予後を短縮する可能性がある薬剤を使用することがある[17]。倫理的概念として，二重結果の原則や相応性の原則というものがあり，正当化される。二重結果の原則とは，好ましい効果を意図した行為によって好ましくない効果が予想される場合に，その行為が道徳的で，好ましい効果のみが意図され，好ましくない結果によって好ましい結果がもたらされるものでない時に，行為が正当化されるというものである。相応性の原則とは，行為による好ましくない結果を許容できる相応の理由がある場合に，行為が正当化されるというものである[18]。

X 医療資源配分

大規模災害や事故，パンデミックが起こった場合には医療資源の不足が生じる。治療を行う患者と行うことができない患者を何らかの基準により優先順位を決定する必要がある。18世紀にフランス軍が傷病兵の治療の優先順位をつけたことからトリアージの概念が生まれ，災害医療に用いられるようになってきた。現在，本邦で主に用いられているsimple triage and rapid treatment（START）法は，限られた医療資源の中で最大の救命を目指す目的で使用され，医療者だけでなく，行政によっても広く認識されている。パンデミックにより重症患者の医療資源が不足する場合もある。パンデミックの際には患者数の増加が週～月単位での長期にわたるため，すでに治療を開始した患者の治療の中止を含めて検討する必要がある。臨床現場の医療者が倫理的葛藤に悩まないためには，トリアージプロトコルの開始および中止の基準，中央トリアージ委員会の設立を含め，議論して事前に決定されていることが望ましい[19]。

医療資源の公平な配分を考えるにあたっては，どのような価値観が重要であるかを決定する必要がある。一般的に，功利主義的考えに基づくもの，優先主義的考えに基づくもの，平等主義的考えに基づくものなどが用いられる。功利主義とは，行為を行った結果，全体として得られる功利（結果）が最大化されることを目指す価値観であり，諸外国のトリアージの原則では最も優先されることが多い。結果を短期での救命とする（最大救命原則）のであれば，その時点での重症度を用いることとなる。結果を救命によって得られる長期での余命年数（最大生存年原則）や質調整生存年（quality adjusted life years, QALY）（最大QALY原則）であれば，年齢や基礎疾患なども検討が必要となる。優先主義とは，悪い環境にある個人を優先して行為を行うという価値観である。青年期

や壮年期といった人生のあらゆる段階をできるだけ経験すべきであるという考え（ライフサイクル原則，フェア・イニングス・アーギュメント論）をもとに，年齢を用いる考えもある。医療資源が逼迫していない状況での救急外来などでのトリアージのように最重症患者から治療する（sickest first）という考えもあるが，医療資源配分を考える状況ではあまり優先されない。平等主義は，「生命は絶対的な価値を持つために比較してはならない」という考えのもとに，全員を等しく扱うという価値観である。くじ引きや先着順による治療がこの価値観によるものであるが，これらを医療資源配分の原則で優先しているものはない。さらには社会的秩序を保つことを優先する価値観もある。例えば医療者などの重要な役割を担っている人を優先して治療を行うというものであるが，人為的解釈が入りやすく，治療後に後遺症により重要な役割を担うことができなくなる可能性があるという問題点がある。なお，これまでに社会貢献をしていた人を優先して治療を行うというものもある[19]。諸外国ではこれらの考えを複数組み合わせて優先順位が事前に決定されている。本邦でもこれらの価値観をもとに，一般市民を巻き込んだ議論を経た医療資源配分における優先順位の策定が望まれる。

■ 文献

1) 日本集中治療医学会倫理委員会．生命維持治療に関する医師による指示書（Physician Orders for Life-sustaining Treatment, POLST）と Do Not Attempt Resuscitation（DNAR）指示．日集中医誌 2017;24:216-26.
2) Rietjens JAC, Sudore RL, Connolly M, et al; European Association for Palliative Care. Definition and recommendations for advance care planning: an international consensus supported by the European Association for Palliative Care. Lancet Oncol 2017; 18:e543-51.
3) 厚生労働省．平成 29 年度人生の最終段階における医療に関する意識調査．2017. Available from: https://www.mhlw.go.jp/toukei/list/dl/saisyuiryo_a_h29.pdf
4) 日本集中治療医学会倫理委員会．DNAR（Do Not Attempt Resuscitation）の考え方．日集中医誌 2017;24:210-5.
5) 日本集中治療医学会倫理委員会．日本集中治療医学会評議員施設および会員医師の蘇生不要指示に関する現状・意識調査．日集中医誌 2017;24:227-43.
6) Burns JP, Edwards J, Johnson J, et al. Do-not-resuscitate order after 25 years. Crit Care Med 2003;31:1543-50.
7) 西村匡司, 丸藤 哲. Do Not Attempt Resuscitation（DNAR）指示のあり方についての勧告．日集中医誌 2017;24:208-9.
8) Vincent JL, Moreno R. Clinical review: scoring systems in the critically ill. Crit Care 2010;14:207.
9) Ferrante LE, Pisani MA, Murphy TE, et al. Functional trajectories among older persons before and after

critical illness. JAMA Intern Med 2015;175:523-9.
10) Murray SA, Kendall M, Boyd K, et al. Illness trajectories and palliative care. BMJ 2005;330:1007-11.
11) Vink EE, Azoulay E, Caplan A, et al. Time-limited trial of intensive care treatment: an overview of current literature. Intensive Care Med 2018;44:1369-77.
12) Quill TE, Holloway R. Time-limited trials near the end of life. JAMA 2011;306:1483-4.
13) Kon AA, Shepard EK, Sederstrom NO, et al. Defining Futile and Potentially Inappropriate Interventions: A Policy Statement From the Society of Critical Care Medicine Ethics Committee. Crit Care Med 2016;44:1769-74.
14) Bosslet GT, Pope TM, Rubenfeld GD, et al; American Thoracic Society ad hoc Committee on Futile and Potentially Inappropriate Treatment; American Thoracic Society; American Association for Critical Care Nurses et al. An Official ATS/AACN/ACCP/ESICM/SCCM Policy Statement: Responding to Requests for Potentially Inappropriate Treatments in Intensive Care Units. Am J Respir Crit Care Med 2015;191:1318-30.
15) 日本集中治療医学会, 日本救急医学会, 日本循環器学会. 救急・集中治療における終末期医療に関するガイドライン ～3 学会からの提言～. 2014. Available from: https://www.jsicm.org/pdf/1guidelines1410.pdf
16) 人生の最終段階における医療の普及・啓発の在り方に関する検討会．人生の最終段階における医療・ケアの決定プロセスに関するガイドライン 解説編．2018. Available from: https://www.mhlw.go.jp/file/06-Seisakujouhou-10800000-Iseikyoku/0000197722.pdf
17) Mercadante S, Gregoretti C, Cortegiani A. Palliative care in intensive care units: why, where, what, who, when, how. BMC Anesthesiol 2018;18:106.
18) 日本緩和医療学会 緩和医療ガイドライン作成委員会．苦痛緩和のための鎮静に関するガイドライン（2010 年版）．6 章 文献的検討の要約．2 生命倫理学的検討．3 鎮静の倫理学的基盤．2010. Available from: https://www.jspm.ne.jp/files/guideline/sedation_2010/sedation2010.pdf
19) Persad G, Wertheimer A, Emanuel EJ. Principles for allocation of scarce medical interventions. Lancet 2009;373:423-31.

■ 重要論文 ■

◆ 日本集中治療医学会による POLST と DNAR 指示についての委員会報告
患者の自己決定権，アドバンスケアプランニングが重要視されるに至った歴史が簡潔にまとめられている。（→文献 1）

◆ ICU での TLT についてのレビュー
time-limited trial（TLT）は，不確実性が高い集中治療では非常に有用な考え方である。（→文献 11）

◆ 厚生労働省の人生最終段階における医療・ケアの決定プロセスに関するガイドライン
患者の意向に沿った終末期の治療・ケアを決定する上で指針となる考え方がまとめられている。（→文献 16）

II 呼吸

1 基礎

中島幹男

> **目 標**
> - 換気に影響を与える因子について説明できる
> - 酸素化に影響を与える因子について説明できる
> - 酸素化と血流の関係を説明できる

Key words 換気,換気血流比,呼吸,呼吸仕事量,酸素化,酸素供給量,酸素消費量,死腔,シャント

はじめに

本項では生命活動に必要な酸素を体内に取り入れ,不要な二酸化炭素を排出することを呼吸(respiration)と定義する。この中で肺胞内のガスを新鮮な外気と入れ替える部分を換気(ventilation),体内に酸素を取り込むことを酸素化(oxygenation)とする。呼吸を換気と酸素化に分けて考えることは集中治療医が人工呼吸管理を考える上で重要である。組織に酸素が供給され,ミトコンドリアの電子伝達系におけるエネルギー産生が行われることを内呼吸(組織呼吸)と呼び,肺胞から動脈血中に酸素が拡散することを外呼吸(肺呼吸)と呼ぶ(図1)。内呼吸の評価は実臨床では難しいため,外呼吸の部分を酸素化として解説する。換気と酸素化が十分になされても,十分な血流(循環)がなければ酸素は組織に供給されない。本項では,換気,酸素化,血流に分けて呼吸生理学の基礎を概説する。

I 換気

1 分時換気量(MV)

単位時間当たりの換気の指標としては分時換気量(minutes volume, MV)が用いられる。

分時換気量=1回換気量×呼吸数

適正な分時換気量は,その状態で身体に必要な酸素を取り込み,不必要な二酸化炭素を排出できる量であり,健常人の安静時の分時換気量は5〜6 L/min(100

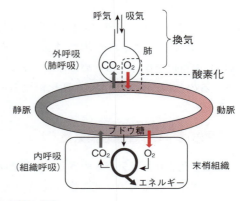

図1 呼吸と換気

mL/理想体重 kg/min)程度とされる。

2 酸素消費量($\dot{V}O_2$)と二酸化炭素産生量($\dot{V}CO_2$)

健常成人の安静時に組織では約 250 mL/min の酸素が必要である。これを酸素消費量(oxygen consumption, $\dot{V}O_2$)と呼ぶ[1]。volume を表す V の上に・が付くのは,「単位時間当たりの量」という意味である。組織に供給された酸素はブドウ糖をともに燃焼し,エネルギーを生み出す。その結果として二酸化炭素が産生される。二酸化炭素産生量($\dot{V}CO_2$)の正常値は約 200 mL/min である。酸素消費量に対する二酸化炭素産生量の比のことを呼吸商(respiratory quotient, RQ)と呼び,RQ = $\dot{V}CO_2$/$\dot{V}O_2$ で求められる。通常は RQ = 200/250 = 0.8 程度である。運動や発熱など組織の代謝が亢進し,$\dot{V}O_2$ が増大すると $\dot{V}CO_2$ も増大する。このように病態により変化

する $\dot{V}CO_2$ を体外に排出し，血中の二酸化炭素分圧（$PaCO_2$）を 40 mmHg 程度に維持するために必要な空気の出入りが，適正な分時換気量である。組織の酸素必要量（酸素需要）は運動，シバリング・痙攣，発熱・高体温，疼痛や不安による交感神経の緊張，アドレナリンの投与，過剰な炭水化物投与などで増大し，$\dot{V}O_2$ は安静時の 250 mL/min から，運動時には 3,600 mL/min にまで増大する[2]。この $\dot{V}O_2$ の増大に応じて $\dot{V}CO_2$ も増大するため，$PaCO_2$ を一定に維持するために必要な分時換気量は増大する。

3 | 肺胞換気量（$\dot{V}_A$）

気道から流入したガスは，肺胞に達して肺毛細管血とガス交換を行う。これを肺胞換気という。1 分間当たりの肺胞換気量を分時肺胞換気量（$\dot{V}_A$）という。$\dot{V}CO_2$ と $\dot{V}_A$，$PaCO_2$ の間には【式1】のような関係があり，これを肺胞換気式という。

$$PaCO_2 = 0.863 \times \dot{V}CO_2 / \dot{V}_A \quad 【式1】$$

0.863 は体内での気体の状態（体温 37℃，1 気圧，湿度 100%）である $\dot{V}_A$ と，標準状態（0℃，1 気圧，湿度 0%）である $\dot{V}CO_2$ の単位を換算するための係数である。この式からわかるのは，$PaCO_2$ は $\dot{V}_A$ と反比例するということである。

4 | 1 回換気量（V_T）と死腔換気量（V_D）

外界から取り込まれた吸気ガスのうち，血液とガス交換を行わずに呼出されるものを死腔換気量（V_D）という。ここでの V_D は 1 回の換気におけるものとする。よって 1 回換気量（tidal volume，V_T）は，肺胞換気量と死腔換気量を合わせたものである。

$$V_T = V_A + V_D$$

1 回換気量に対する死腔換気量の比率を死腔換気率（V_D/V_T）という。これを用いると，【式1】は次のように変形できる。

$$\begin{aligned}PaCO_2 &= 0.863 \times \dot{V}CO_2 / (M_V - V_D \times 呼吸数) \\ &= 0.863 \times \dot{V}CO_2 / \{(V_T - V_D) \times 呼吸数\} \quad 【式2】\\ &= 0.863 \times \dot{V}CO_2 / \{MV \times (1 - V_D/V_T)\}\end{aligned}$$

この式からわかるのは，$PaCO_2$ は分時換気量に反比例し，死腔換気率に比例するということである。すなわち，分時換気量が増加すると $PaCO_2$ は低下し，分時換気量が低下すると $PaCO_2$ は上昇する。また死腔換気率が増加すると $PaCO_2$ は上昇する。換気を行っても V_D に相当する換気は二酸化炭素の呼出に役立たないため，

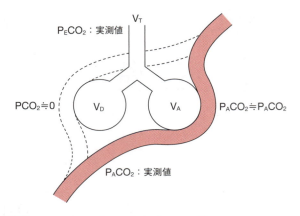

図2 死腔換気率（V_D/V_T）を求めるモデル
P_ACO_2：肺胞気の二酸化炭素分圧，P_ECO_2：呼気の二酸化炭素分圧。

換気エネルギーの浪費となる。V_D が大きくても分時換気量を増せば同じ肺胞換気量を維持することはできるが，呼吸仕事量は増大して呼吸筋疲労の原因ともなる。

この代償機転が働いている間は $PaCO_2$ の上昇はないが，破綻すれば $PaCO_2$ が上昇する。

5 | 2 つの死腔

死腔には，気道の容積に相当する解剖学的死腔（anatomical dead space）と，何らかの理由で肺胞血流が途絶えているために生じる肺胞死腔（alveolar dead space）がある。両者を合わせて，生理学的死腔（physiological dead space）という。健常成人の解剖学的死腔は 2～3 mL/kg 程度で，肺胞死腔は健常者ではほとんどないため生理学的死腔も 2～3 mL/kg 程度であり，死腔換気率は 0.3 程度となる[3]。死腔換気率を求めるためのモデルを図2に示す。まず吸入した V_T を，ガス交換せずそのまま呼出されるもの（図2の左の肺胞）と，肺毛細管血とガス交換するもの（図2の右の肺胞）に分ける。それぞれの換気量は，V_D と V_A になる（$V_T = V_A + V_D$）。ここで二酸化炭素の呼出について考えてみると，吸入気の二酸化炭素濃度はほぼ 0% なので，ガス交換しない左の肺胞からの呼気には二酸化炭素は含まれない。ガス交換を行う右の肺胞から呼出されるガスには二酸化炭素が含まれるが，二酸化炭素のガス交換は非常に効率良く行われるため，$PaCO_2$ は肺胞気中の二酸化炭素分圧とほぼ一致する（$PaCO_2 \simeq P_ACO_2$）。肺胞から呼出される二酸化炭素量と呼気中の二酸化炭素量が等しい（$P_ACO_2 \simeq P_ECO_2$）ことを利用すれば，次のように V_D/V_T を求めることができる[4]。

$$V_D/V_T = (PaCO_2 - P_ECO_2)/PaCO_2$$

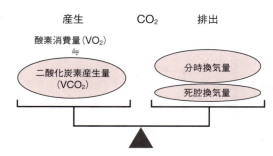

図3 適切な換気（血中二酸化炭素濃度）を決定する因子

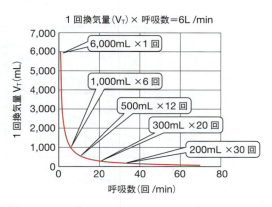

図4 同じ分時換気量を得るための1回換気量と呼吸数の組み合わせ

6 適切な換気を決める因子

前述のように適切な換気（$PaCO_2$ を維持する）を決定する因子は，$\dot{V}CO_2$（すなわち $\dot{V}O_2$），分時換気量，死腔換気量（もしくは V_D/V_T）である（図3）。二酸化炭素の産生と排出のバランスが重要である。これら3因子のうち $\dot{V}CO_2$（$\dot{V}O_2$）と死腔換気量は患者の全身状態や肺の状態で決定される。分時換気量 = VT × 呼吸数であり，例えば同じ分時換気量 6 L/min を得るための VT と呼吸数の組み合わせは無限にある（図4）。これらの組み合わせは下記のように決定される。

7 呼吸数

適正な呼吸数は年齢によって変化するが，健常成人では1分間当たり 14～20 回とされ[5]，それより少ない場合を徐呼吸（bradypnea），多い場合を頻呼吸（tachypnea）という。健常成人の呼吸数を決める機序は完全には解明されていないが，その解釈の一つにNunn の説がある[6]。これは，換気に要する仕事量（呼吸仕事量：work of breathing, WOB）が最小になるように呼吸数が決まるというものである。WOB は，弾性成分（肺胸郭エラスタンス）に対する仕事量と，抵抗成分（気道抵抗）に対する仕事量の和になる（図5a）[6]。V_T を大きくすれば適切な分時肺胞換気量を得るための呼吸数は少なくて済む。吸気にかける時間も長くなって流量が小さくなるので，流量×気道抵抗で求められる抵抗成分の WOB は小さくなる。しかし，V_T は大きいので換気量×エラスタンスで求められる弾性成分の WOB は大きくなる。逆に，V_T を小さくすれば弾性成分の WOB は小さくなるが，解剖学的死腔の影響で分時換気量が増すだけでなく，呼吸数が多くなるので，吸気流量も増して抵抗成分の WOB が大きくなる[6]。

拘束性障害で肺胸郭エラスタンスが大きな患者（図5b）では，WOB の中で弾性成分の占める割合が大きくなるため，WOB の最低値は呼吸数が多い方にシフトする。このような患者は浅く速い呼吸になることがわかる。一方，閉塞性障害の患者（図5c）では，抵抗成分の占める割合が大きくなるため，WOB の最低値は呼吸数が少ないほうにシフトする。このような患者では大きく，ゆっくりとした（V_T が大きく，呼吸数が少ない）組み合わせになり，呼気時間も延長する。このように呼吸数は肺のエラスタンス（コンプライアンスの逆数）と気道抵抗に応じて変化する。

8 1回換気量（V_T）と死腔（V_D）

健常成人の安静時の V_T は 5～8 mL/kg 程度である。V_T = 500 mL，V_D = 3 mL × 50 kg = 150 mL，呼吸数 12 回とすると，肺胞換気量（V_A）=（V_T − V_D）× 呼吸数であり，V_A =（500 − 150）× 12 = 4.2 L/min となる。V_D はその状態の肺で変化しないとすれば，【式2】からもわかるように V_T は大きいほど換気には有利ということになる。ちなみに【式1】より，この状態での $PaCO_2$ = 0.863 × 200/4.2 = 40 mmHg と計算できる。V_A が増加し $PaCO_2$ が低下することを過換気（hyperventilation），逆に V_A が低下し $PaCO_2$ が上昇することを低換気（hypoventilation）と呼ぶ。また V_T が大きいことを大呼吸（もしくは深い呼吸）（deep respiration），V_T が小さいことを浅呼吸（shallow respiration）と呼ぶ。Kussmaul 呼吸は V_T が大きい呼吸が規則正しく続くもので，代謝性アシドーシスの呼吸性代償時などに見られる。近年の人工呼吸では小さな V_T（low tidal volume）で管理することもあるが，浅く早い呼吸は死腔率が増え，換気にとって効率が悪く不利である。

9 換気の調節

換気運動は呼吸中枢から下行性に支配され，体内の恒

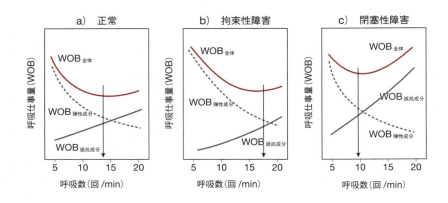

図5 病態の違いによる呼吸仕事量と呼吸数の関係[6]
WOB全体：全体の呼吸仕事量，WOB抵抗成分：気道抵抗を克服するのに必要な呼吸仕事量，WOB弾性成分：弾性（エラスタンス）を克服するのに必要な呼吸仕事量。
（文献6より改変して転載）

常性を維持するように自律的に制御されている。換気を促迫する刺激には，PaO_2 の低下と脳脊髄液の pH の低下がある。PaO_2 は 50 mmHg 以下で呼吸中枢への強い刺激となるが，健常成人の安静状態でこの値を満たすことはなく，通常の換気の制御は脳脊髄液の pH によって行われている。脳脊髄液の pH は，二酸化炭素分圧と各種のイオン濃度に左右される。二酸化炭素は血液と脳脊髄液の間を自由に透過するので平衡に達するのも速く，換気は事実上 $PaCO_2$ で制御されているといえる。代謝性アシドーシスも換気を促進するが，イオンは血液脳関門を自由に通過できないため，血液の環境が換気に反映されるには時間を要する。換気は，自律性調節の他に随意性調節も可能である。

10 換気のリズム[4]

換気（呼吸）数が多いことを頻呼吸，少ないことを徐呼吸という。徐呼吸は麻薬の使用で認められることもある。安静時の換気リズムはほぼ規則的だが，健常成人でも多少のゆらぎが認められる。これが大きすぎる場合は病的とされる。Biot 呼吸は大きな換気を不規則に繰り返す換気で，橋後部や延髄上部の障害で見られる。Cheyne-Stokes 呼吸は V_T が規則的に漸減・漸増を繰り返す換気リズムである。換気量の減少時は一時的に無呼吸となることも多く，大脳皮質下や間脳の障害の他，心不全時に観察される。

11 呼吸筋と換気

肺自体に換気運動を行う能力はなく，換気のすべては胸郭を形成する筋肉および胸郭に付着する筋肉によって行われる。換気運動に関与する筋肉群を呼吸筋といい，吸気に関与するものを吸気呼吸筋，呼気に関与するものを呼気呼吸筋という。吸気呼吸筋には横隔膜・外肋間筋・斜角筋群・胸鎖乳突筋・僧帽筋などがあり，呼気呼吸筋には腹筋群・内肋間筋などがある[7]。健常者の安静換気は主に横隔膜と外肋間筋によって行われ，それ以外の呼吸筋は補助呼吸筋と呼ばれる。呼気呼吸筋の活動や吸気時に補助呼吸筋の活動が見られることを努力呼吸あるいは呼吸促迫という。このような状態では呼吸仕事量が増大する。

II 酸素化

1 拡散

肺胞内に到達した酸素は，肺胞上皮細胞・肺間質・肺毛細血管内皮細胞を透過して血管内に達し，赤血球内に入ってヘモグロビンと結合する。この移動は，分圧勾配と拡散現象によって受動的に行われる。酸素の移動は，健常肺胞では 0.25 秒程度で終了する[4]。健常成人の安静状態では，肺毛細管血が肺胞を灌流する時間は 0.75 秒程度なので，運動時などで心拍出量が増加しても，3 倍程度の循環速度に対応することができる[4]。

2 肺胞酸素分圧（P_AO_2）

肺胞に到達する酸素の分圧（P_AO_2）は次式で表される。

P_AO_2 ＝ 吸入酸素分圧 － $PaCO_2$/RQ
　　　＝（大気圧－飽和水蒸気圧）× F_IO_2 － $PaCO_2$/RQ【式3】

大気圧で湿度 100％の空気を吸入すると，P_AO_2 ＝（760 －47）× 0.21 － 40/0.8 ＝ 100 mmHg 程度となる。ここから拡散により肺毛細血管，そして動脈血中へ酸素が移行する。動脈血中の酸素分圧（PaO_2）と P_AO_2 の分圧較

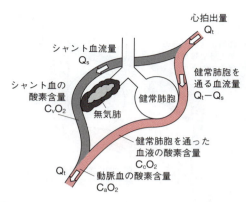

図6 シャント率（Q_s/Q_t）を求めるモデル

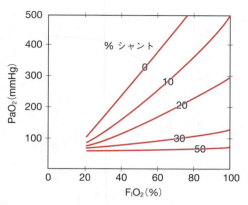

図7 シャント率の違いによる F_IO_2 と PaO_2 の関係[8]

差を，A-aDO$_2$ と呼ぶ。気管支動脈などの生理学的シャントの存在により，健常人でも A-aDO$_2$ は 10〜15 mmHg 程度存在する。

3 拡散障害

肺胞や間質で炎症や線維化が起こると，肺胞と毛細血管間の酸素移動が妨げられて酸素化能が低下し，低酸素血症の原因となる。このような病態は拡散障害と呼ばれ，A-aDO$_2$ が開大する。A-aDO$_2$ の開大は後述の換気血流不均衡やシャントでも生じる。

4 換気血流比不均衡

肺胞では，換気と血流がともに存在して初めてガス交換が可能となる。血流がなければその肺胞の換気は死腔となり，換気がなければその肺胞を灌流する血流はシャント血流となる。効率的なガス交換には換気と血流の比率（換気血流比，V_A/Q）が適切であることが重要である。健常成人では $V_A/Q = 0.8$ とされる。V_A/Q が 0.8 より小さくなればシャントと同じ効果を生じ，PaO_2 が低下する。$V_A/Q = 0$ となったものがシャントである（図6）。逆に，V_A/Q が 0.8 より大きくなると死腔と同じ効果を生じ，$V_A/Q = \infty$ となったものが死腔である（図2）。V_A/Q が適切な値から外れてガス交換に支障が生じている状態を総称して，換気血流比不均衡という。

5 シャント

シャントには，卵円孔開存，中隔欠損，肺動静脈奇形，肝肺症候群など解剖学的に右左シャントがあるような場合（anatomical shunt）と，無気肺，心不全，肺炎，ARDS のように肺胞内が空気以外の何かによって埋め尽くされた場合（capillary shunt）の 2 通りがある。ここでは capillary shunt について解説する。肺胞を灌流した肺毛細管血のうち，図6 のように完全に虚脱している肺胞を通り，肺胞気とガス交換せずに肺静脈に流入する血流（Q_s）を肺内シャントという。心拍出量（Q_t）に対するシャント血流量の比をシャント率（Q_s/Q_t）という。シャント率を求めるには図6 より

$$Q_t \times C_aO_2 = (Q_t - Q_s) \times C_cO_2 + Q_s \times C_vO_2$$

となり，これを展開すると，

$$Q_s/Q_t = (C_cO_2 - C_aO_2)/(C_cO_2 - C_vO_2)$$

が求められる。

健常成人の Q_s/Q_t は 5％以下とされる。さらに健常肺胞を通った血液の酸素飽和度を 100％として溶存酸素を無視すると，

$$Q_s/Q_t = (1 - SaO_2)/(1 - SvO_2) \quad \text{と簡略化できる。}$$

この式が意味するところは，例えば SaO_2 99％，SvO_2 75％の健常な状態を考えると，

$$Q_s/Q_t = (1 - 0.99)/(1 - 0.75) = 0.04$$

で，4％となる。一方で SaO_2 85％，SvO_2 70％のような病的な状態を考えてみると，

$$Q_s/Q_t = (1 - 0.85)/(1 - 0.7) = 0.5$$

で，50％となる。この場合，半分の血流がシャントを通過している。全肺胞の半分が虚脱した ARDS や片肺挿管時にこのような状態になる。シャントが存在する問題点は，F_IO_2 を上昇させても全身の酸素化が改善しにくくなることである。図7[8] に示すように，シャント率が上昇するほど，F_IO_2 を増やしても PaO_2 は上昇しにくくなる。

6 低酸素性肺血管収縮

上記のシャントが発生した場合は，P_AO_2 の低下で誘

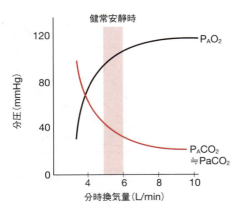

図8 分時換気量の変化と，肺胞気酸素分圧と二酸化炭素分圧の関係[8]
P_ACO_2：肺胞気の二酸化炭素分圧，P_AO_2：肺胞気の酸素分圧。

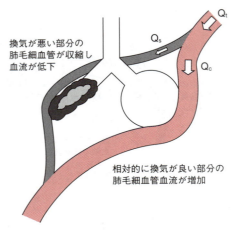

図9 低酸素性肺血管収縮
Q_t：心拍出量，Q_s：シャント血流量，Q_c：ガス交換を行う肺血流量。

導された局所メディエーターがシャント部分の肺毛細血管の血管収縮を起こし，換気と血流の不均衡をなくそうとする。これを低酸素性肺血管収縮（hypoxic pulmonary vasoconstriction, HPV）と呼ぶ[9]。図8にHPVの模式図を示す[8]。換気の悪い部分の肺毛細血管は収縮し，血流（Q_s）が低下する。一方で相対的に換気がよい部分の肺毛細血管血流（Q_c）は増大し，局所でのV_A/Q不均衡を少なくしている。

7 肺胞低換気

【式3】から，P_AO_2（さらにはPaO_2）は，吸入酸素濃度（F_IO_2）だけでなく，$PaCO_2$にも影響されるということがわかる。$PaCO_2$が上昇する（低換気になる）とPaO_2は低下する。F_IO_2は空気以下の濃度に低下することは通常ないため，酸素化能の低下には$PaCO_2$が影響を与える。図9に示すように換気量が増えることによる酸素化への影響よりも，換気量が低下し，$PaCO_2$が上昇することによる酸素化への影響が強い[10]。よって，肺胞低換気も低酸素血症の原因となる。肺胞低換気は呼吸筋力の問題だけではなく，呼吸中枢の機能低下によっても起こる。

III 血流

1 血液の酸素含量と酸素運搬量

血液中の酸素含量はヘモグロビン（Hb, g/dL）に結合した酸素量（$1.34 \times Hb \times SO_2[\%]/100$）と，溶存酸素（$0.0031 \times PO_2$）を合わせたものになる。

血液の酸素含有量(mL/dL) = ($1.34 \times Hb \times SO_2[\%]/100$) + $0.0031 \times PO_2$

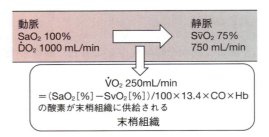

図10 酸素供給量と消費量
$\dot{D}O_2$：酸素供給量，SaO_2：動脈血酸素飽和度，$S\bar{v}O_2$：混合静脈血酸素飽和度，$\dot{V}O_2$：酸素消費量。

PO_2にかかる係数を見ると，酸素運搬を考える上で溶存酸素は無視できるほど小さい。このため，溶存酸素を無視すると，単位時間（分）当たりに末梢組織へ供給できる酸素量（$\dot{D}O_2$）は，心拍出量（CO, L/min）をかけて次の通りとなる。

$\dot{D}O_2 = 13.4 \times CO \times Hb \times SaO_2[\%]/100$

このように，酸素運搬においてはCOやHbもSaO_2と同様に重要な因子となる。いくら酸素化が良くても血流・循環が十分にないと意味がないのである。COを5 L/min，Hb 15 mg/dL，SaO_2 100％とすると，健常安静時には$\dot{D}O_2$ = 1,000 mL/minとなる。本項の最初（p.79）に示した酸素消費量$\dot{V}O_2$と比較すると，供給量は消費量の4倍もあり，酸素需給バランスに余裕があることがわかる（図10）[1]。

2 $\dot{D}O_2$と$\dot{V}O_2$の不均衡

ショック，低酸素血症，極度の貧血などで$\dot{D}O_2$が減少したり，運動や侵襲などで$\dot{V}O_2$が増加すると，$\dot{D}O_2$

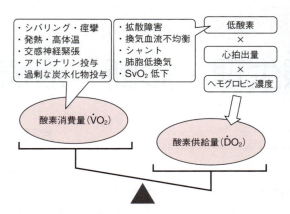

図11 酸素供給量と消費量のバランス

3 低酸素血症と組織の酸素化

ここまでを総合すると，低酸素血症を起こす病態生理学的な要因として，拡散障害，換気血流不均衡，シャント，肺胞低換気，SvO_2低下があり，これに$\dot{D}O_2$を規定する因子として，心拍出量とヘモグロビン濃度が加わることになる。さらに$\dot{V}O_2$の増大にも配慮すべきである。すなわち，最終的な目標である組織の酸素化を達成するためには，低酸素血症のアプローチのみではなく，$\dot{D}O_2$と$\dot{V}O_2$のバランスも考慮する必要がある（図11）。

と$\dot{V}O_2$の不均衡が起き，SvO_2が低下する。SvO_2が低下すると，肺におけるガス交換が正常であったとしても，肺毛細血管における酸素の拡散が不十分となり，SaO_2低下の原因となる。

$$\dot{V}O_2 = (SaO_2[\%] - SvO_2[\%])/100 \times 13.4 \times CO \times Hb$$
【式4】

で表すことができるため，動脈血と混合静脈血と酸素飽和度の差が末梢組織に供給された（末梢組織で消費された）酸素量に比例する（図10）。また【式4】を変形すると，

$$SvO_2[\%] = SaO_2[\%] - \dot{V}O_2/(13.4 \times CO \times Hb) \times 100$$

となる。つまり$\dot{V}O_2$の増加・COの減少・Hbの低下によってSvO_2が低下することになり，総合的な酸素需給バランスの目安になることがわかる。

文献

1) 中島幹男．酸素需給バランスのモニタリング：DO_2，VO_2，O2Eを理解し，SvO_2，血清乳酸値，P(v-a)CO_2で評価する．Intensivist 2018;10:333-52.
2) Hall J. Guyton and Hall Textbook of Medical Physiology. 12 Ed. Saunders Elsevier; 2010.
3) Lumb AB. Nunn's Applied Respiratory Physiology 8th Ed. Elsevier; 2016.
4) West JB. Respiratory Physiology. 8th Ed. Philadelphia: Lippincott Williams & Wilkins; 2008.
5) Lynn S B. Bates' Guide to Physical Examination and History Taking 7th Ed. Philadelphia: Lippincott Williams & Wilkins; 1999.
6) Lumb AB, Thomas CR. NUNN and LUMB'S Applied Respiratory Physiology 9th Ed. Oxford: Elsevier; 2020.
7) 山内昭雄 訳．臨床解剖学 第3版．東京：メディカル・サイエンス・インターナショナル；2002.
8) West BJ. Pulmonary Pathophysiology: the essentials, 7th ed. Philadelphia: Lippincott Williams & Wilkins; 2007.
9) Dunham-Snary KJ, Wu D, Sykes EA, et al. Hypoxic Pulmonary Vasoconstriction: From Molecular Mechanisms to Medicine. Chest 2017;151:181-92.
10) West JB. Pulmonary Pathophysiology. 7th Ed. Philadelphia: Lippincott Williams & Wilkins; 2008.

II 呼吸

2 呼吸不全 病態生理・診断・治療

片岡 惇

目標

- 呼吸不全の概念を理解する
- 低酸素血症および高二酸化炭素血症の病態生理を理解する
- ARDS の病態，診断，治療を理解する
- 鑑別すべき ARDS 類似の肺疾患を理解する

Key words AECC，ARDS，BAL，DAD，ICUAW，TBLB，VALI，換気，換気血流比，呼吸，呼吸仕事量，酸素化，酸素供給量，酸素消費量，死腔，シャント

I 呼吸不全の定義と考え方

呼吸不全とは，肺で適切な動脈血の酸素化ができない状況（低酸素血症），あるいは血中二酸化炭素の蓄積を防ぐことができない状況（高二酸化炭素血症）をいう。低酸素血症のみの場合を I 型呼吸不全，高二酸化炭素血症も合併している場合を II 型呼吸不全とされ，これらの状態が 1 か月以上継続すれば慢性呼吸不全とされる[1]。

低酸素血症は一般的に $PaO_2 \leqq 60$ mmHg がしばしば用いられる定義であるが[1]，PaO_2 の正常値は年齢によって異なるため，明確なものではない。多くの場合，PaO_2 は SaO_2 と対応しているため，実臨床においてはパルスオキシメーターを用いて測定した SpO_2 により PaO_2 を間接的に推定し診断していることが多い。

高二酸化炭素血症は一般的に $PaCO_2 \geqq 46$ mmHg がしばしば用いられる定義であるが[1]，PaO_2 と同様に明確な絶対値が設定されているわけではない。

呼吸不全の原因と診断名は一対一対応であることは少なく，ほとんどの場合，一つの疾患が複数の病態生理を持ち合わせている。しかし，呼吸不全の診断とその対応を考える上では，最も大きく関与している病態生理を認識することで，より良い対応につながることが多い。低酸素血症の病態生理は II 章 -1「基礎」を参照していただき，本項では高二酸化炭素血症の病態生理と，別の軸として呼吸器システムのコンプライアンスと気道抵抗の分析について解説する。

1 高二酸化炭素血症の病態生理

$PaCO_2$ は以下の式で示され，高二酸化炭素血症は二酸化炭素の排出能の限界が二酸化炭素の産生量を下回ったときに生じる。

$$PaCO_2 = k \times (VCO_2/V_A)$$
$VCO_2 = $ 炭酸ガス産生量（mL/min）
$V_A = $ 分時肺胞換気量（L/min）
　　$= $ 呼吸数 $\times (V_T[1回換気量] - V_D[死腔換気量])$

二酸化炭素の排出能の低下は，肺胞低換気や V/Q ミスマッチ，シャントが原因で起こるが，実臨床上，主な原因は肺胞低換気である。肺胞低換気は，呼吸運動が障害される様々な病態から生じ，表 1 のように呼吸神経筋機能のどこに異常があるかを考えることが鑑別に役立つ。V/Q ミスマッチやシャントのある患者において，高二酸化炭素血症が認められない場合が多いのは，ほとんどの患者が過換気によって二酸素化炭素の排出能の低下を代償しているからである。しかし，いずれの低酸素血症を呈する病態により長時間の頻呼吸にさらされた結果として，最終的に呼吸筋疲労を起こして肺胞低換気を起こし，高二酸化炭素血症を生じる可能性がある。

発熱などによる代謝亢進や過剰栄養により二酸化炭素産生量が増加するが，これらの二酸化炭素産生量増加は通常は分時換気量増加により代償され，高二酸化炭素血症の原因にはなりえないものの，肺胞低換気や V/Q ミ

呼吸 **Ⅱ**

表1 肺胞低換気の鑑別疾患

1 呼吸中枢（延髄）からの指令の異常
鎮痛・鎮静薬，薬物中毒，脳梗塞／出血，中枢性睡眠時無呼吸，肥満低換気症候群，甲状腺機能低下症，低体温
2 神経伝達の障害
・脊髄：脊髄損傷，腫瘍や膿瘍などの圧迫，多発性硬化症による横断性脊髄炎 ・末梢神経：筋萎縮性側索硬化症（ALS），Guillain-Barre 症候群，critical illness polyneuropathy，ポリオ，破傷風 ・神経筋接合部：重症筋無力症（MG），Lambert-Eaton 症候群，ボツリヌス
3 呼吸筋の異常
多発性筋炎，critical illness myopathy（ICUAW），筋ジストロフィー，低 P 血症
4 胸郭の異常
側彎症，胸郭形成術後，フレイルチェスト，強直性脊椎炎，漏斗胸
5 気道の異常
気道異物や腫瘍などによる気道閉塞，アナフィラキシー，気管支喘息，慢性閉塞性肺疾患

ALS, amyotrophic lateral sclerosis; ICUAW, ICU-acquired weakness; MG, myasthenia gravis.

スマッチが背景にある場合は代償できずに高二酸化炭素血症を起こす。

上記式でわかるように，1 回換気量に占める死腔換気量の割合（V_D/V_T）が高ければ，二酸化炭素の排出量が下がることがわかる。そのため同じ分時換気量だとしても，1 回換気量が少なく呼吸数が多い患者は，1 回換気量が多く呼吸数が少ない患者と比較して換気効率が悪いことがわかる。

生理学的死腔については，健常成人でも 1 回換気量の 3 分の 1 程度の解剖学的死腔があるが[2]，V/Q ミスマッチやシャントにより肺胞死腔が増加する[3]。その評価については以下の Bohr の式による V_D/V_T が主に用いられるが，近年では ventilatory ratio も V_D/V_T と相関するとされ，臨床研究で評価されていることが多い[4]。

$$V_D/V_T = (PaCO_2 - 呼気中のCO_2分圧) / PaCO_2$$
$$ventilatory\ ratio = 分時換気量（mL/min）$$
$$\times PaCO_2 / 理想体重 \times 100 \times 37.5$$

2 ┃ コンプライアンス（エラスタンス）と気道抵抗

コンプライアンスとはすなわち伸展性または膨張しやすさであり，エラスタンスはその逆数である。呼吸器系全体のコンプライアンスは肺と胸郭のコンプライアンスからなり，挿管中の患者では，どのくらいの気道内圧の変化で換気量をどのくらい確保できるのか，として以下の式で呼吸器系全体の静的コンプライアンスを求めることができる。胸腔内圧の代替として食道内圧測定を行うことで，肺と胸郭それぞれのコンプライアンスを計算することもできる。

$$呼吸器系全体の静的コンプライアンスC_{stat}（mL/cmH_2O）= 1回換気量（V_T） / P_{plateau} - PEEP$$

肺疾患のない挿管中の患者では C_{stat} は 50 ～ 80 mL/cmH_2O であるが，肺水腫や ARDS などの患者では低下し，C_{stat} は 10 ～ 20 mL/cmH_2O となることも珍しくない。肺線維症，心原性肺水腫，ARDS，肺炎などの肺胞／間質に病変がある場合，肺コンプライアンスは低下，肺気腫の患者では，肺の正常構造が破壊されているために肺コンプライアンスは増加する。肥満，腹腔内圧の上昇（大量腹水，消化管穿孔，膵炎，腹部大動脈瘤破裂），胸水貯留，胸郭外傷などにより，胸郭コンプライアンスが低下するとされている。

気道抵抗（R_{insp}）は，気流の抵抗に打ち勝つのに必要な圧較差（$P_{res} = P_{peak} - P_{plateau}$）と最大吸気速度（$V_{insp}$）の比として求められる。

$$気道抵抗R_{insp}（cmH_2O/L/sec）$$
$$= (P_{peak} - P_{plateau}) / 最大吸気速度V_{insp}$$

気管支喘息や慢性閉塞性肺疾患，分泌物による閉塞，気管チューブの屈曲，患者が気管チューブを噛んでいる状態などでは，気道抵抗が増加する。正常の気道抵抗は 6 ～ 12 $cmH_2O/L/sec$ である。

これらのモニタリング手法については Ⅱ 章 5-2「モニタリング」を参照してほしい。

以下に，集中治療領域で重要な呼吸不全の病態生理として，ARDS の病態生理・診断・治療を取り上げる。

Ⅱ 急性呼吸窮迫症候群（ARDS）

急性呼吸窮迫症候群（ARDS）の疾患概念の始まりは今から半世紀以上前に遡る。1960 年代のベトナム戦争において，胸部外傷をしていないにもかかわらず外傷後に急性の呼吸不全を呈する例がいることが認知されていた。そして 1967 年，米国の Ashbaugh らは，敗血症や誤嚥，外傷など，様々な傷害後に，重度の呼吸困難，酸素療法に抵抗性の低酸素血症，肺コンプライアンスの低下，そして胸部 X 線上両側肺野の浸潤影を呈した，12 症例を "acute respiratory distress in adults" とし

87

表2 ARDS の原因となる主な病態とその頻度[7]

病態	頻度
肺炎	59.4%
肺以外を原因とする敗血症	16.0%
誤嚥	14.2%
非心原性ショック	7.5%
外傷	4.2%
輸血	3.9%

表3 ARDS のベルリン定義[10]

発症	何らかの侵襲から1週間以内
画像所見	胸水，無気肺または小結節影では説明のつかない両側肺浸潤影
肺水腫の原因	心不全や輸液過剰のみでは説明のつかない肺水腫（疑わしい場合はエコーなどの客観的評価を用いて評価する必要がある）
酸素化	軽症　200 mmHg < P/F 比 ≦ 300 mmHg（PEEP/CPAP ≧ 5 cmH$_2$O） 中等症　100 mmHg < P/F 比 ≦ 200 mmHg（PEEP ≧ 5 cmH$_2$O） 重症　P/F 比 ≦ 100 mmHg（PEEP ≧ 5 cmH$_2$O）

て報告した[5]。これが ARDS の疾患概念を示した初めての報告である。ここで報告された概念は，「何らかの傷害による肺の病的反応は傷害の種類にかかわらず共通した特徴を示す」ということである。

1 ARDS の病態生理

ARDS の病態生理は，「何らかの傷害」による肺の肺胞上皮と血管内皮細胞の傷害と，それに伴う血管透過性亢進によって引き起こされた非心原性肺水腫と考えられている[6]。「何らかの傷害」としては，肺炎や胃内容物の誤嚥，肺挫傷などの直接損傷と，敗血症や重度の外傷，熱傷，急性膵炎，輸血などに続発する間接損傷がある。表2に，ARDS を引き起こす主な病態とその頻度を示すが，肺炎や誤嚥による直接損傷と，肺以外を原因とする敗血症によるものの頻度が高い[7]。これらの様々な傷害により，炎症性サイトカイン（TNF-α，IL-1β，IL-6，IL-8など）や脂質メディエーター，好中球エラスターゼなどが関与し，透過性亢進による肺水腫が起こるとされているものの，まだその詳細は不明な点が多い。

病理学的には肺水腫と硝子膜形成を主体とするびまん性肺胞傷害（diffuse alveolar damage, DAD）が特徴と言われており，その特徴から病初期（3～7日まで）を滲出期，7～21日を増殖期，そして肺線維化が進行する場合は21日目以降を線維化期と区別する[8]。具体的には，滲出期ではⅠ型肺胞上皮細胞が広範囲に脱落し，また肺毛細血管内皮細胞も傷害されることによって肺胞隔壁の破壊，肺胞内への血漿成分流入，ヒアリン膜形成が進行する。さらに，Ⅱ型肺胞上皮細胞も傷害され肺サーファクタント機能不全をきたすことにより，さらに肺虚脱とそれに伴うシャントの増大などにより酸素不応性の重篤な低酸素血症をきたす。増殖期にはⅡ型肺胞上皮細胞や筋線維芽細胞の増殖，肺動脈内の器質化血栓の形成などが生じる。ここから先は回復に向かうか，さらに高度の線維化，気腫化が進行する症例に分かれていく。

2 ARDS の診断定義

ARDS の疾患概念が発表されてから四半世紀にわたり ARDS は国際的に定義されることがなかったため，疫学や症例を集積しての治療法をまとめることができなかった。そこで ARDS の概念の共通化を目指して，1992年に米国とヨーロッパの有識者の合同会議にて AECC（American European Consensus Conference）定義として初めて ARDS の国際的な定義が決定されることになった[9]。ここでの定義は，ARDS は4つの基準を満たすものとされ，

①急性発症，

②低酸素血症〔定義を PaO$_2$/F$_I$O$_2$ 比 ≦ 200 とし，201～300を急性肺傷害（acute lung injury, ALI）とした〕，

③胸部 X 線画像での両側浸潤影，

④心不全ではない（左房圧上昇所見を認めない，もしくは測定できれば肺動脈楔入圧が正常），

とされた。

しかし，AECC 定義には様々な問題点が指摘されていた。そこで2012年に発表されたのがベルリン定義である（表3）[10]。AECC 定義で定められた4つの基準はそのままに，それぞれの内容が変化している。

①**発症**：何らかの侵襲から「1週間以内」と期間が明確に定義された。

②**酸素化**：AECC 定義では酸素化の判定（P/F 比の測定）に PEEP の有無は記載されていなかったため，ベルリン定義では PEEP 5 cmH$_2$O 以上で，P/F 比の測定を行うとされた。また，ALI という分類がなくなり，P/F 比 300 以下を ARDS と定義し，新たに P/F 比により重症度分類がされた。

③**画像所見**：「両側浸潤影」のみでは読影者間での一致率が低いという報告もあり[11]，「胸水，無気肺または小結節影では説明のつかない」という文言が追加された。

④**心原性肺水腫との鑑別**：AECC 定義では肺動脈楔入圧が用いられたが，肺動脈カテーテルの使用頻度が減ったこともあり，肺動脈楔入圧による定義は削除された。また，明確に区別することは難しいため，「心不全や輸液過剰のみでは説明がつかない」という表現になった。

3　ARDS の鑑別疾患

　定義からわかるように，「何らかの傷害による肺の病的反応」である ARDS が両側浸潤影をきたす急性呼吸不全の原因疾患の一つとすれば，AECC 定義では心不全以外の両側浸潤影をきたす急性呼吸不全を ARDS と診断してしまうことになる。その中には，ステロイド反応性の急性好酸球性肺炎や特発性器質化肺炎，薬剤性肺炎なども含まれる（表4）。ARDS は，病理学的には肺水腫と硝子膜形成を主体とするびまん性肺胞傷害（DAD）が特徴といわれているが，剖検報告から臨床的に ARDS と診断された症例のうち，実際に病理学的に DAD を認めた症例は 50 〜 70% と報告されている[12),13)]。よって，ARDS を「両側肺浸潤影をきたす急性呼吸不全の原因疾患の一つ」と考える場合，心不全ではない重度の低酸素血症を伴う両側肺浸潤影を見た際には，ARDS 定義を満たすということで思考を停止するのではなく，病歴，身体所見，画像所見から，鑑別診断を行う必要があることを忘れてはならない。とくに，感染性肺炎による ARDS と判断した際には，その病原体が何かを十分に追い求める必要がある。なお，本邦の『ARDS ガイドライン』[14)] では，病原体検索として表5のような検査の推奨を提示している。これらがはっきりしない場合や，非感染性の肺炎の可能性を考慮した場合などは気管支鏡検査を行い，気管支肺胞洗浄（bronchoalveolar lavage, BAL）や経気管支肺生検（trans-bronchial lung biopsy, TBLB）の施行も考慮する。

4　ARDS の治療

　ARDS は「何らかの侵襲による病的反応」であるため，「何らかの侵襲」が改善しない限り ARDS も改善しない。よって，ARDS の治療の第一は原疾患の治療である。

　また，ARDS ではシャントによる低酸素血症により，酸素療法への反応性が悪く，ほとんどの患者に人工呼吸管理が行われるため，これまで様々な人工呼吸管理法が検討されてきたが，大前提として人工呼吸管理そのものは ARDS の根本的な治療ではなく，ARDS そのものが改善するまで酸素化・換気を維持することが目的である。その中で，人工呼吸管理そのものによる肺傷害（人工呼吸器関連肺傷害：ventilator associated lung

表4　ARDS の鑑別するべき疾患と有用な評価

鑑別するべき疾患	鑑別に有用な評価
心原性肺水腫	身体所見，BNP，心電図・心エコー
びまん性肺胞出血	BAL 液が血性
慢性経過の間質性肺炎，肺線維症の急性増悪	間質性肺炎・肺線維症の既往，CT における UIP パターンなどの画像所見
急性好酸球性肺炎	病歴→喫煙との関連，採血上の好酸球増多（急性では合併しないことも多い），BAL における好酸球増多（> 25%）
特発性器質化肺炎	BAL におけるリンパ球増多，TBLB
急性間質性肺炎	明らかな原因疾患がない ARDS
過敏性肺臓炎	何らかの抗原暴露を示唆する病歴，BAL におけるリンパ球増多，TBLB
肺胞タンパク症	CT における敷石状パターン，BAL 液が白濁
悪性腫瘍，癌性リンパ管症	病歴，画像所見，BAL 細胞診，TBLB
薬剤性肺障害	病歴，BAL におけるリンパ球増多

BAL, bronchoalveolar lavage; BNP, brain natriuretic peptide; TBLB, time-limited trial.

injury, VALI）が ARDS 患者の予後悪化につながることから，VALI を防ぐ管理（肺保護換気戦略）が求められる[15)]。これまでランダム化比較試験（RCT）によりその予後改善効果が示され，国際的な ARDS ガイドライン[16)] でも強く推奨されている管理は，低1回換気および低圧換気[17)] と，長時間の腹臥位療法[18)] であるが，いずれも VALI を防ぐことが目的である。その詳細は別項に譲る。

　ここではこれまで ARDS に対して検討されてきた薬物療法や非薬物療法について扱う。これまで多くの薬物療法が検討されてきたものの，残念ながら有効性について世界的にコンセンサスを得られている薬物療法はない。

❶ 薬物療法
（a）ステロイド

　ARDS に対するステロイドについては，①発症早期の投与と，②発症後1週間を過ぎてからの投与の両方が検討されてきた。

①**発症早期のステロイド**：発症早期の中等症〜重症 ARDS 患者に対して，ステロイド投与を検討した非盲検 RCT では[19)]，28 日間の非人工呼吸器使用日数および死亡率についても改善を示した。これを含めたメタ解析の結果から，本邦のガイドライン[14)] では「成人 ARDS 患者に低用量副腎皮質ステロイドを使用することを強く推奨する」としている。

　ステロイド投与に際しては，そのリスクを考慮し

日本集中医療医学会専門医テキスト　第4版

表5 ARDS ガイドラインで推奨が提示されている ARDS の原因
疾患の鑑別に用いる検査[14]

検査	推奨
血清 CRP，プロカルシトニン（PCT）	細菌性肺炎の鑑別に際して，血清CRP，血清 PCT の結果のみで判断しないことを条件付きで推奨する
尿中肺炎球菌莢膜抗原検査，喀痰グラム染色	肺炎球菌性肺炎の鑑別に際して，尿中肺炎球菌莢膜抗原，喀痰グラム染色を用いることを条件付きで推奨する
尿中レジオネラ抗原検査	レジオネラ肺炎の鑑別に際して，尿中レジオネラ抗原検査を用いることを条件付きで推奨する
マイコプラズマ抗原検査（咽頭拭い液），PCR 検査（咽頭拭い液），血清抗体検査	マイコプラズマ肺炎の鑑別に際して，抗原検査（咽頭拭い液），PCR検査（咽頭拭い液），血清抗体検査を用いるかどうかについて，特定の推奨を下すことはできない。これらの検査は，臨床医の経験などに基づいて用いられているのが現状である
インフルエンザウイルス抗原検査（咽頭拭い液・鼻腔拭い液），PCR 検査（BALF）	インフルエンザウイルス肺炎の鑑別に際して，抗原検査（咽頭拭い液・鼻腔拭い液），PCR 検査（BALF）を用いるかどうかについて，特定の推奨を下すことはできない。これらの検査は，臨床医の経験などに基づいて用いられているのが現状である
CMV-PCR 検査（気管支肺胞洗浄液），血液アンチゲネミア法	サイトメガロウイルス肺炎の鑑別に際して，PCR 検査（BALF），血液アンチゲネミア法を用いることを条件付きで推奨する
血清 β-D-グルカン検査	ニューモシスチス肺炎の鑑別に際して，血清 β-D-グルカン検査を用いることを条件付きで推奨する
血清 β-D-グルカン検査，ガラクトマンナン抗原（血中，気管支肺胞洗浄液中）	侵襲性肺アスペルギルス症の鑑別に際して，血清 β-D-グルカン検査の結果のみで判断しないことを条件付きで推奨する 侵襲性肺アスペルギルス症の鑑別に際して，血中ならびに BALF 中ガラクトマンナン抗原検査を用いることを条件付きで推奨する
胸部単純 X 線写真，胸部高分解能 CT，インターフェロンγ遊離試験	粟粒結核の鑑別に際して，胸部単純 X 線写真，HRCT，IGRA を用いるかどうかについて，特定の推奨を下すことはできない。胸部単純 X 線検査は ARDS 診療においてほぼ全例で実施されており，HRCT ならびに IGRA は，臨床医の経験などに基づいて行われているのが現状である

BALF, bronchoalveolar lavage fluid; HRCT, high-resolution CT; IGRA, interferon gamma release assay.

（高血糖や感染症，さらに ICUAW など），また前述したようにベルリン定義による ARDS の診断ではステロイド感受性のびまん性肺疾患を見逃してしまう可能性があり，これらの鑑別診断を行った上での投与が望ましい。

②発症後期のステロイド：ARDS の予後不良な患者群においては，発症後1週間を過ぎた後期に肺の線維化が起きることがわかってきたため，この線維化を予防するための発症後期からのステロイド中等量長期投与が検討されてきた。発症後 7～28 日の ARDS 患者に対してステロイドの投与を検討した RCT では[20]，死亡率の改善は認めず，かつステロイド投与群では有意に ICU acquired weakness（ICUAW）の発症率が高く，発症 14 日を経過してから投与された群では有意に死亡率が高いという結果も認められた。これらの結果より，発症 14 日目を過ぎた ARDS 発症後期のステロイド投与は推奨されない。

(b) サーファクタント

肺サーファクタントは肺胞II型上皮細胞で合成され，界面活性剤として働き，肺胞の虚脱を防ぐ役割を持つ。前述したように ARDS は肺サーファクタント機能不全をきたし，それが肺虚脱につながると考えられている。新生児では，呼吸窮迫症候群に対して肺サーファクタントを投与することによって予後の改善が示されている。しかし，成人においてはこれまで複数の臨床研究が行われているものの，その効果は示されていない[21]。

(c) シベレスタット

好中球エラスターゼは，細胞外器質を分解し，直接的な組織傷害と凝固線溶系の活性化，炎症性サイトカインの産生などに関与し，ARDS 発症および悪化に役割を持つと考えられている。この好中球エラスターゼ阻害薬がシベレスタットである。本邦で行われた RCT では死亡率の改善は示せなかったものの，肺機能の改善があったと報告されたが[22]，欧米で行われた大規模 RCT[23]では死亡率や酸素化の改善は示せなかったため，世界的には使用されていない。本邦のガイドライン[14]でも「ARDS 患者にシベレスタットを使用しないことを条件付きで推奨する」としている。

(d) スタチン

スタチンはその抗炎症作用から ARDS に対する効果が期待されてきたが，近年行われた2つの大規模 RCT[24],[25]が施行されたものの明らかな効果は認められなかった。

90

呼吸 **Ⅱ**

❷ 非薬物療法

（a）水分管理

　前述したように ARDS の病態は血管透過性亢進による非心原性肺水腫であり，以下に示す Starling の式においては，血管透過性亢進係数（K_f）の増加が生じていることになる。この Starling の式を考えると，肺血管内静水圧（P_c）の上昇が主病態である心原性肺水腫と同様に，ARDS においても肺血管内静水圧（P_c）をできるだけ低く抑えることで，Q_f を抑えられることがわかる。よって，酸素化低下の原因に心原性にせよ非心原性にせよ肺水腫が関与していれば，肺血管内静水圧（P_c）をできるだけ低くすることで肺水腫を改善させ，酸素化を改善させる可能性がある。

$$Q_f = K_f \left[(P_c - P_{IF}) - \Omega (\pi_c - \pi_{IF}) \right]$$

Q_F：血管外へ漏出する水分

K_f：血管壁の濾過係数，Pc：血管内静水圧，P_{IF}：間質静水圧

Ω：タンパク反発係数，π_c：　血漿膠質浸透圧，π_{IF}：間質膠質浸透圧

　この病態生理で予想される効果を実臨床の研究成果として出そうと行われたのが FACTT 試験[26]である。ARDS 患者を対象に，conservative 群（水分を積極的に制限し，排出する戦略）と liberal 群の 2 群に分けて，両群とも control venous pressure（CVP）および pulmonary-artery occlusion pressure（PAOP）を指標として輸液管理が行われた。結果として，死亡率に変わりはなかったものの，28 日間における非人工呼吸器装着期間は，conservative 群で有意に長いという結果であった。これにより，本邦のガイドライン[14]でも，「成人 ARDS 患者の補助療法として，水分を制限した体液管理を行うことを条件付きで推奨する」としている。

（b）栄養管理

　ARDS における経腸栄養（enteral nutrition, EN）の内容として抗炎症脂質（ω-3 脂肪酸）を含有する経腸栄養がこれまで検討されてきたが，大規模 RCT でその有用性は示されなかった[27]。本邦のガイドライン[14]では，メタ解析の結果有用な方向性が認められたということで，「ARDS 患者にω3 脂肪酸の含有率が高い経腸栄養を行うことを条件付きで推奨する」とされているが，2022 年 10 月現在，ω-3 脂肪酸の含有率の高い経腸栄養剤は販売中止されており，その投与については議論がある。

■ 文献

1) 横山哲朗．厚生省特定疾患「呼吸不全」調査研究班 昭和 56 年度研究業績．1982. p. 185.
2) Fowler WS. Lung function studies; the respiratory dead space. Am J Physiol 1948;154:405-16.
3) Wagner PD. Causes of a high physiological dead space in critically ill patients. Crit Care 2008;12:148.
4) Sinha P, Calfee CS, Beitler JR, et al. Physiologic Analysis and Clinical Performance of the Ventilatory Ratio in Acute Respiratory Distress Syndrome. Am J Respir Crit Care Med 2019;199:333-41.
5) Ashbaugh DG, Bigelow DB, Petty TL, et al. Acute respiratory distress in adults. Lancet 1967;2:319-23.
6) Ware LB, Matthay MA. Clinical practice. Acute pulmonary edema. N Engl J Med 2005;353:2788-96.
7) Bellani G, Laffey JG, Pham T, et al; LUNG SAFE Investigators; ESICM Trials Group. Epidemiology, Patterns of Care, and Mortality for Patients With Acute Respiratory Distress Syndrome in Intensive Care Units in 50 Countries. JAMA 2016;315:788-800.
8) Ware LB, Matthay MA. The acute respiratory distress syndrome. N Engl J Med 2000;342:1334-49.
9) Bernard GR, Artigas A, Brigham KL, et al. The American-European Consensus Conference on ARDS. Definitions, mechanisms, relevant outcomes, and clinical trial coordination. Am J Respir Crit Care Med 1994;149:818-24.
10) Ranieri VM, Rubenfeld GD, Thompson BT, et al; ARDS Definition Task Force. Acute respiratory distress syndrome: the Berlin Definition. JAMA 2012;307:2526-33.
11) Rubenfeld GD, Caldwell E, Granton J, et al. Interobserver variability in applying a radiographic definition for ARDS. Chest 1999;116:1347-53.
12) de Hemptinne Q, Remmelink M, Brimioulle S, et al. ARDS: a clinicopathological confrontation. Chest 2009;135:944-49.
13) Ferguson ND, Frutos-Vivar F, Esteban A, et al. Acute respiratory distress syndrome: underrecognition by clinicians and diagnostic accuracy of three clinical definitions. Crit Care Med 2005;33:2228-34.
14) 日本集中治療医学会，日本呼吸器学会，日本呼吸療法医学会；ARDS 診療ガイドライン作成委員会．ARDS 診療ガイドライン 2021. 日集中医誌 2022;29:295-332.
15) Slutsky AS, Ranieri VM. Ventilator-induced lung injury. N Engl J Med 2014;370:980.
16) Fan E, Del Sorbo L, Goligher EC, et al; American Thoracic Society, European Society of Intensive Care Medicine, and Society of Critical Care Medicine. An Official American Thoracic Society/European Society of Intensive Care Medicine/Society of Critical Care Medicine Clinical Practice Guideline: Mechanical Ventilation in Adult Patients with Acute Respiratory Distress Syndrome. Am J Respir Crit Care Med 2017; 195:1253-63.
17) Brower RG, Matthay MA, Morris A, et al; Acute Respiratory Distress Syndrome Network. Ventilation with lower tidal volumes as compared with traditional tidal volumes for acute lung injury and the acute respiratory distress syndrome. N Engl J Med 2000;

91

342:1301-8.

18) Guérin C, Reignier J, Richard JC, et al; PROSEVA Study Group. Prone positioning in severe acute respiratory distress syndrome. N Engl J Med 2013;368:2159-68.

19) Villar J, Ferrando C, Martínez D, et al; dexamethasone in ARDS network. Dexamethasone treatment for the acute respiratory distress syndrome: a multicentre, randomised controlled trial. Lancet Respir Med 2020;8:267-76.

20) Steinberg KP, Hudson LD, Goodman RB, et al; National Heart, Lung, and Blood Institute Acute Respiratory Distress Syndrome (ARDS) Clinical Trials Network. Efficacy and safety of corticosteroids for persistent acute respiratory distress syndrome. N Engl J Med 2006;354:1671-84.

21) Willson DF, Truwit JD, Conaway MR, et al. The Adult Calfactant in Acute Respiratory Distress Syndrome Trial. Chest 2015;148:356-64.

22) Tamakuma S, Ogawa M, Aikawa N, et al. Relationship between neutrophil elastase and acute lung injury in humans. Pulm Pharmacol Ther 2004;17:271-9.

23) Zeiher BG, Artigas A, Vincent JL, et al; STRIVE Study Group. Neutrophil elastase inhibition in acute lung injury: results of the STRIVE study. Crit Care Med 2004 32:1695-702.

24) Truwit JD, Bernard GR, Steingrub J, et al; National Heart, Lung, and Blood Institute ARDS Clinical Trials Network. Rosuvastatin for sepsis-associated acute respiratory distress syndrome. N Engl J Med 2014; 370:2191-200.

25) McAuley DF, Laffey JG, O' Kane CM, et al; HARP-2 Investigators; Irish Critical Care Trials Group. Simvastatin in the acute respiratory distress syndrome. N Engl J Med 2014;371:1695-703.

26) Wiedemann HP, Wheeler AP, Bernard GR, et al; National Heart, Lung, and Blood Institute Acute Respiratory Distress Syndrome (ARDS) Clinical Trials Network. Comparison of two fluid-management strategies in acute lung injury. N Engl J Med 2006; 354:2564-75.

27) Rice TW, Wheeler AP, Thompson BT, et al; NIH NHLBI Acute Respiratory Distress Syndrome Network of Investigators. Enteral omega-3 fatty acid, gamma-linolenic acid, and antioxidant supplementation in acute lung injury. JAMA 2011;306:1574-81.

■重要論文■

◆LUNG SAFE 研究：世界 50 カ国 459 の ICU を対象に行われた ARDS 疫学調査の結果（→文献 7）

◆ARDS のベルリン定義：1992 年に提唱された AECC 定義を引き継ぐ ARDS の新しい定義（→文献 10）

◆ARDS 診療ガイドライン 2021：日本集中治療医学会を含む国内 3 学会合同で作成されたガイドラインの最新版（→文献 14）

◆ARDS の人工呼吸管理に関する国際ガイドライン：ATS/ESICM/SCCM 合同で作成されたガイドライン（→文献 16）

II 呼吸

3 酸素療法・非侵襲的呼吸補助

櫻谷正明

目標

- 絶対湿度，相対湿度を理解し，適切な加温・加湿を選択できる
- 低流量システムと高流量システムを理解し，適切な酸素療法を選択できる
- 非侵襲的呼吸補助の違いを理解し，適切なデバイスを選択できる

Key words 経鼻高流量酸素療法，高流量システム，酸素療法，低流量システム，非侵襲的陽圧換気

はじめに

　酸素療法は吸入酸素濃度（F_IO_2）を上昇させ，低酸素の予防や治療目的で使用される。また，経鼻高流量酸素療法（high-flow nasal cannula, HFNC）と非侵襲的陽圧換気（noninvasive positive pressure ventilation, NPPV）を合わせて非侵襲的呼吸補助といい，酸素化だけではなく換気に対する効果も期待される。しかしながら，これらのデバイスは益だけではなく害もある。漫然と使用するのではなく，目標値を設定して，適切に使用しなければならない。本項では，酸素療法や非侵襲的呼吸補助に必要な基礎知識や各種装置の使用方法とそれぞれの注意点などを解説し，集中治療専門医にとって必要な知識を整理する。

I 酸素療法を行う上での基礎知識

1 酸素投与量と吸入酸素濃度

　酸素投与量は酸素流量（L/min）で表される。予想される F_IO_2 はデバイスごとに異なるが，多くの場合，1回換気量に対して十分な酸素投与量を供給することは困難であり，患者が吸気する F_IO_2 は大気の取り込みによる希釈を考慮する必要がある。

2 酸素化の評価と目標

　酸素療法の目的は，十分な酸素供給量を維持するために必要な動脈血酸素含有量すなわち酸素飽和度を達成することである。したがって，目標値は動脈血酸素飽和度（SaO_2）で考えられる。一方で，酸素化の評価では SpO_2 と F_IO_2 の比（S/F 比）や S/F 比を呼吸数で除した ROX index も用いられるが，動脈血液ガス分析が行えるならば，PaO_2 と F_IO_2 の比（P/F 比）を用いる方が一般的であろう。国内外のガイドラインやマニュアルを参照すると [1]~[4]，酸素化の目標値は酸素飽和度 94〜98％，PaO_2 70〜100 mmHg とされており，非侵襲で連続モニタリングが可能な SpO_2 モニターが一般的である。また，やや低めの目標範囲（SpO_2 90〜94％）を推奨しているガイドラインもある [5]。二酸化炭素貯留の懸念がある患者では，ショックであればその他の患者と同様の目標値であるが，ショックでなければ SpO_2 88〜92％（PaO_2 55〜75 mmHg）が目標とされている。

　重症患者では，高濃度酸素や高酸素血症（hyperoxemia）による害が注目されており，近年酸素目標値を低めに設定した RCT が行われてきたが，その結果は一貫しておらず，今のところは非重症患者と同様に SpO_2 94〜98％が現実的な目標であろう。

　小児患者では，成人と比較して利用可能なエビデンスは乏しい。気管支炎の小児入院患者では，SpO_2 90％以上の酸素化を目標とすることが支持されているが，気管支炎以外の呼吸器疾患の入院小児患者では，至適な目標値に対する強い根拠はない [2]。また，酸素化の改善以外では，肺血管抵抗の低下も酸素療法に期待される効果の一つである。とくに，並列循環を有する複雑心奇形の乳児〜小児患者で，肺高血圧が肺循環に不利に働いている病態で考慮されるが，体循環の悪化に注意する必要がある。

3 | 酸素投与による不利益

酸素療法は益だけではなく，害をもたらす。高酸素症（hyperoxia）は活性酸素を増加させ，炎症や細胞傷害をきたしうる。心停止後の患者では，高酸素血症と死亡との関連が指摘されており[6]，低酸素・高酸素血症のいずれも避けることが望ましい。また，高濃度酸素は吸収性無気肺だけでなく，肺実質の傷害をきたしうる。とくに，ブレオマイシンやアミオダロンなどの薬剤を使用中の患者や肺の放射線治療後の患者では肺傷害をきたすリスクが高い。その他，慢性呼吸不全患者における呼吸ドライブ抑制にも注意が必要である。このように益だけではなく，害とのバランスを勘案して，酸素療法の目標設定および酸素投与量を調整し，必要最低限とするべきである。

4 | 加温・加湿

病院のガス供給配管には，酸素，空気，二酸化炭素，笑気などがある。医療用ガスの湿度はほぼゼロである。酸素が 4 L/min 以下の流量で投与される場合には，室内気による希釈が大きいため，投与される酸素の加湿はあまり重要視されない。一方で，5 L/min 以上の流量では，酸素自体の加温・加湿が必要になる。

口や鼻孔から吸気されたガスは，上気道を通り，気道粘膜より加温・加湿される，肺胞へ達する時には 100% 近くまで加湿される。これを相対湿度といい，それぞれの温度で含有できる飽和水蒸気のうち実際に含まれる水蒸気の割合（%）で表される。一方で，単位当たりに含まれる水蒸気量を絶対湿度といい，体温に近い温度の 37℃ で相対湿度 100%（飽和水蒸気量）であれば，44 mg/L の水蒸気を含有している。

人工鼻を使用した場合，患者の体温で相対湿度 100% の呼気に含まれる湿度をトラップした人工鼻を吸気時に通過することで加温・加湿が行われるが，相対湿度 100% であっても室温により温度が低下するため，絶対湿度は低下する。NPPV 専用機や HFNC などの 1 本回路を使用する場合は，呼気をトラップできないため，人工鼻は使用しない。

加温加湿器を使用した場合は，チャンバーで 37℃，絶対湿度 44 mg/L（相対湿度 100%）に加温・加湿される（設定温度は変更できる）。しかしながら，回路内で温度が低下するため，相対湿度 100% であっても飽和水蒸気量は低下する。その結果，空気中に気体として含有することができなくなった水蒸気が結露となり，絶対湿度は低下する。この回路内冷却による水蒸気量の喪失を防ぐために熱線入り回路が使用され加温されているが，熱線入りではない回路では結露を防げないため，

ウォータートラップが回路内に組み込まれている。

Ⅱ 酸素療法で用いられる装置

1 | 低流量システム

安静時の吸気流量は 20 ～ 30 L/min 程度とされ，呼吸不全患者では 40 ～ 60 L/min 以上に増加する。低流量システムとは，酸素投与量が患者の吸気流量よりも小さい酸素流量を供給するデバイスである。投与された酸素が室内気により希釈されるため，実際の吸入酸素濃度は不明であり，デバイスの位置の変化や患者の呼吸パターンによって変化しうる。二酸化炭素の貯留が懸念され F_IO_2 を一定に保ちたい場合，P/F 比などの酸素化評価のためには，後述の高流量システムを用いるとよい（表 1）[7]。

❶ 経鼻カニューレ

患者の装着ストレスが最も少ない酸素投与装置であり，適正な投与酸素流量は 0.5 ～ 4 L/min である。一般的に F_IO_2 は，投与酸素流量 1 L/min あたり，およそ 4% ずつ増えるといわれているが，吸気流量が増加すれば不安定となる。

❷ 酸素マスク

最も使用されている方法である。適正な酸素流量は 5 ～ 8 L/min で，4 L/min 以下ではマスク内の呼気洗い出しが不十分となるため呼気再呼吸の危険を生じ，9 L/min 以上では酸素投与量の増加に見合うだけの効果が期待できない。標準的なテキストには投与酸素流量に対する F_IO_2 の目安（例：5 ～ 6 L/min で 40%，6 ～ 7 L/min で 50%，7 ～ 8 L/min で 60% など）が記載されているが，実際にはそれほど増加しないことも指摘されている。

❸ 開放型酸素マスク

単純フェイスマスクの両サイドがくり抜かれた形状をしており，投与された酸素が効率良く患者の口元に吹きつけられるよう吹き出し口が工夫されている。死腔を形成しない形状のため呼気再呼吸はほとんどなく，1 L/min の低流量から使用可能である。高流量時の酸素の取り込みにも支障はなく，1 ～ 8 L/min まで酸素療法が可能である。開放型のため声がこもることがなく，患者の言葉が聞き取りやすいという利点もある。

❹ リザーバ式酸素供給カニューレ

呼気時に酸素がリザーバに流れ込み，吸気時にリザーバに蓄えられた酸素を吸入することで，標準的な経鼻カニューレよりも高濃度の酸素を供給することができる。したがって，同じ F_IO_2 を供給するのに必要な酸素流量は減るため，酸素投与量を減らすことができる。

呼吸 **Ⅱ**

表1 酸素療法と理論上の吸入酸素濃度[7]

		酸素流量（L/min）	吸入酸素濃度（%）
低流量システム	鼻カニューレ	1～6	24～40
	酸素マスク	6～10	40～60
	リザーバー付きマスク	10～15	≧ 60
		ガス流量（L/min）	
高流量システム	ベンンチュリーマスク*	80程度まで	24～60

*ベンチュリーマスクで投与される流量は酸素と室内気の混合ガスである。室内気を引き込むため少なからず酸素投与が必要であり，21%に設定することはできない。低濃度では高流量が投与可能であるが，高濃度では室内気を引き込みすぎると希釈するため，高流量を投与することはできない。30 L/min 以上を投与する場合は，50～60%程度が限界である。

表2 呼吸療法の効果

デバイス	可能な陽圧	酸素化の改善	換気の改善	気道の保護
酸素療法	なし	○ 吸入酸素濃度	×	×
HFNC	≦ 4 cmH$_2$O	○ 吸入酸素濃度，若干の PEEP	△ 死腔の洗い流し	×
NPPV	4～20 cmH$_2$O	○ 吸入酸素濃度，PEEP	○ 自発呼吸に対する圧補助	×

HFNC, high-flow nasal cannula; NPPV, noninvasive positive pressure ventilation.

⑤ リザーバ付き酸素マスク

最大の特徴はマスクの手前に容量 600～800 mL 程度のバッグが接続されていて，投与された酸素が吸気時以外はこのリザーバに貯留する仕組みとなっている点である。吸気時には，投与酸素流量に加えリザーバ内の酸素も吸入できる。10 L/min 以上の流量で使用されマスクが適切にフィットされていれば，90%以上の F$_I$O$_2$ が得られる。マスク側への吹き出し口やマスク側面の排気孔に一方弁を有しリザーバへの酸素貯留や吸気時に室内気の吸入を防ぐタイプ（non-rebreathing mask）と，単にリザーバーバッグだけがあるタイプ（partial rebreathing mask）がある。使用されるデバイスのほとんどは前者であるが，後者ではリザーバ内に呼気が含まれる可能性がある。

2 高流量システム

高流量システムは少なくとも 30 L/min 以上の酸素流量を供給するデバイスである。理論上は安静時の吸気流量はまかなえるが，呼吸不全患者の吸気流量はそれ以上であることが多く，吸気努力が強い患者では室内気による希釈が起こる可能性がある（表1）[7]。ベンチュリーマスクは，ベンチュリー効果による陰圧で一定量の室内気がアダプタ内に引き込まれ，投与された酸素と混合されることによって，一定の酸素濃度かつ 30 L/min 程度の高流量を生み出すことができる装置である。しかし，高濃度酸素にするほど室内気の取り込みが少なくなり流量が低下するため，患者の吸気流量よりも小さい流量になってしまうと低流量と同様に希釈が起こる。そのため，高濃度かつ高流量を達成することは困難である。ベンチュリーマスクの欠点は，陰圧で室内気が吸い込まれ高速になった際に生じる騒音と，単純フェイスマスクより酸素使用量が多くなってしまう点である。HFNC も高流量システムに分類されるが，後述の「非侵襲的呼吸補助」で取り上げる。

Ⅲ 非侵襲的呼吸補助

非侵襲的呼吸補助は酸素化だけではなく換気に対する補助効果も期待でき，酸素療法よりも気管挿管を回避することができる（表2）。NPPV は心不全や chronic obstructive pulmonary disease（COPD）患者において，有効性を示すエビデンスが確立しており，使用が推奨されている。一方で，肺炎などの低酸素血症に対しては NPPV よりも HFNC を推奨する意見が多い。結果的に気管挿管を回避できなかったり，とくに気管挿管の遅れをきたしてしまうと，かえって予後不良につながるため，開始後は適切な評価を行い，必要な気管挿管を先送りしないことが重要である。また，気道の保護はできないため，気道の問題がある場合も気管挿管の方が望ましい。

日本集中医療医学会専門医テキスト　第4版

表3 ROX index を用いた HFNC 開始後評価[8]

	ROX index		
	2 時間後	6 時間後	12 時間後
失敗リスクが低い	≥ 4.88	≥ 4.88	≥ 4.88
グレーゾーン	2.85〜4.87	3.47〜4.87	3.85〜4.87
失敗リスクが高い	< 2.85	< 3.47	< 3.85

HFNC, high-flow nasal cannula.

1 経鼻高流量酸素療法（HFNC）

　熱線入り回路を使用し，十分に加湿された $10 \sim 60$ L/min の高流量の供給ガスを経鼻的に投与するデバイスである。上気道の洗い出し効果や気道加湿効果，最大で 4 cmH_2O 程度の PEEP 効果などにより，酸素化と換気補助の両方が期待できる。PEEP 効果は閉口状態であれば投与流量依存性に増加するが，開口時には極端に低下し PEEP 効果は期待できない。前述のように HFNC を行った呼吸不全患者の治療成功・失敗の予測として ROX index（表3）が報告されているが[8]，これらを作成し，妥当性を検証した研究はいずれも肺炎患者を対象としていることに注意が必要である。その後，COVID-19 患者など他の患者においても妥当性が検証されている。

2 非侵襲的陽圧換気（NPPV）

　気管挿管チューブではなくインターフェース（鼻マスク，口鼻マスク，ヘルメットなど）を装着して，陽圧換気を行うことができるデバイスである。NPPV 専用機ではリークのある回路を使用するため，死腔を洗い流すために陽圧をかけておく必要がある。装着するインターフェースが大きいほど死腔量も大きくなり，例えば鼻マスクでは 3 cmH_2O，口鼻マスクでは 4 cmH_2O 程度の陽圧が最低でも必要とされ，HFNC と比較すると供給できる陽圧は高い。しかし，高すぎる圧は胃の膨満をきたす可能性があり，20 cmH_2O 程度が上限とされている。また，プレッシャーサポートをかけることにより，HFNC よりも換気補助の効果が高いが，過剰な換気量は肺傷害を惹起することに注意する。強い吸気努力や大きな 1 回換気量が改善しない場合は NPPV 失敗リスクが高い。NPPV 開始後評価に用いられるスコアとして heart rate, acidosis, consciousness, oxygenation, respiratory rate（HACOR）スコアがあり（表4）[9), 10]，低酸素血症と高二酸化炭素血症で点数が異なっていることに注意する。どちらのケースでも，合計点数が 6 点以上の場合を失敗リスクが高いと判断する。

Ⅳ 気管切開での酸素投与方法

　気管挿管チューブや気管切開チューブは，本来なら加温・加湿される上気道を通らないため，何らかの方法で加温・加湿が必要である。不十分な加湿は気道粘膜の損傷をきたすだけでなく，気道分泌物の粘性を増加させチューブ閉塞や気道閉塞などのトラブルにつながりかねない。人工鼻を装着して低流量システムとして酸素を投与するか，T コネクタを用いて高流量システムして投与する方法がある。また，専用のアタッチメントを用いれば，HFNC と同様の熱線入り回路を用いて酸素投与することもできる。

■ 文献

1) Piraino T, Madden M, Roberts KJ, et al. AARC Clinical Practice Guideline: Management of Adult Patients With Oxygen in the Acute Care Setting. Respir Care 2022; 67:115-28.

2) Napolitano N, Berlinski A, Walsh BK, et al. AARC Clinical Practice Guideline: Management of Pediatric Patients With Oxygen in the Acute Care Setting. Respir Care 2021;66:1214-23.

3) O'Driscoll BR, Howard LS, Earis J, et al. British Thoracic Society Guideline for oxygen use in adults in healthcare and emergency settings. BMJ Open Respir Res 2017;4:e000170.

4) 日本呼吸ケア・リハビリテーション学会 酸素療法マニュアル作成委員会, 日本呼吸器学会肺生理専門委員会. 酸素療法マニュアル. 東京：メディカルレビュー社；2017.

5) Siemieniuk RAC, Chu DK, Kim LH, et al. Oxygen therapy for acutely ill medical patients: a clinical practice guideline. BMJ 2018;363:k4169.

6) Young PJ, Bailey M, Bellomo R, et al. Conservative or liberal oxygen therapy in adults after cardiac arrest: An individual-level patient data meta-analysis of randomised controlled trials. Resuscitation 2020; 157:15-22.

7) 集中治療安全協議会. 第4章 急性呼吸不全の診断と管理. FCCS プロバイダーマニュアル 第7版. 東京：コンパス；2023. p.66.

8) Roca O, Caralt B, Messika J, et al. An Index Combining Respiratory Rate and Oxygenation to Predict Outcome of Nasal High-Flow Therapy. Am J Respir Crit Care Med 2019;199:1368-76.

呼吸 II

表4 HACOR スコア [9), 10)]

低酸素血症			高二酸化炭素血症		
項目	値	点数	項目	値	点数
HR（bpm）	≤ 120	0	HR（bpm）	＜ 100	0
	≥ 121	1		100 〜 119	1
pH	≥ 7.35	0		120 〜 139	2
	7.30 〜 7.34	2		≥ 140	3
	7.25 〜 7.29	3	pH	≥ 7.35	0
	＜ 7.25	4		7.30 〜 7.34	2
GCS	15	0		7.25 〜 7.29	3
	13 〜 14	2		7.20 〜 7.24	5
	11 〜 12	5		＜ 7.20	8
	≤ 10	10	GCS	15	0
P/F 比	＞ 200	0		14	2
	176 〜 200	2		13	3
	151 〜 175	3		12	6
	126 〜 150	4		≤ 11	11
	101 〜 125	5	P/F 比	≥ 150	0
	≤ 100	6		101 〜 149	1
RR（L/min）	≤ 30	0		≤ 100	2
	31 〜 35	1	RR（L/min）	＜ 30	0
	36 〜 40	2		30 〜 34	1
	41 〜 45	3		35 〜 39	2
	≥ 46	4		≥ 40	3

各項目（heart rate, acidosis, consciousness, oxygenation, respiratory rate）ごとにそれぞれ点数をつけ，合計点を評価する。

9) Duan J, Han X, Bai L, et al. Assessment of heart rate, acidosis, consciousness, oxygenation, and respiratory rate to predict noninvasive ventilation failure in hypoxemic patients. Intensive Care Med 2017;43:192-9.

10) Duan J, Wang S, Liu P, et al. Early prediction of non-invasive ventilation failure in COPD patients: derivation, internal validation, and external validation of a simple risk score. Ann Intensive Care 2019;9:108.

■重要論文■

◆ 米国呼吸療法学会（American Association for Respiratory Care, AARC）が 2002 年に急性期病院における酸素療法ガイドラインを作成し，2021 年の改定が現時点での最新版である。（→文献 1）

◆ 英国胸部学会（British Thoracic Society, BTS）が 2008 年に出した緊急酸素療法のガイドラインを 2017 年にさらに発展させ，緊急時を含めた医療施設全般での酸素療法をまとめたガイドラインである。（→文献 3）

◆ 英国医師会雑誌（BMJ）に 2018 年に掲載された内科患者に対する酸素療法のガイドライン。GRADE システムに基づいて作成されている。（→文献 5）

Ⅱ 呼吸

4 気道確保，difficult airway，気管切開

岩崎夢大

目標

- 気管挿管の適応，および合併症を理解する
- 気管挿管困難を予測する因子を説明できる
- difficult airway アルゴリズムを説明できる
- 気管切開の適応と手法を理解する
- difficult airway に関連した各種挿管方法（ビデオ喉頭鏡，意識下挿管など）を理解する
- ガイドラインを参考に difficult airway の治療方針を立てられる
- difficult airway に対しての最終気道確保手段である輪状甲状間膜穿刺・切開の適応と手技を理解する
- 外科的気道確保の適応および種類を理解する
- 経皮的気管切開の特徴と手技を理解する

Key words difficult airway，MACOCHA score，意識下挿管，気管挿管，経皮的気管切開，外科的気管切開，挿管困難予測，ビデオ喉頭鏡，輪状甲状間膜切開

Ⅰ 気道確保

1 気管挿管の適応・合併症

ICU における気管挿管の適応は，①舌根沈下・喉頭浮腫などに伴う気道閉塞ならびに意識障害，昏睡による咽頭反射消失，②酸素療法や非侵襲的呼吸補助で改善しない酸素化と換気の障害，③ショックに伴う循環虚脱，④心肺停止での救急蘇生，など多岐にわたる。

集中治療を要する患者は，定期手術で気管挿管を必要とする患者と比べて全身状態や気道の条件が良いとはいえず，循環不全や低酸素血症などの気管挿管関連の合併症頻度が高い。代表的なものを表1に示す[1]。

2 気管挿管困難の予測因子

ICU での気管挿管は手術室での気管挿管と比べて挿管困難のリスクが高いとされる。成人での評価方法として近年では MACOCHA score が使用されている（表2）[2]。このスコアでは3点以下であれば非麻酔科研修者でも施行可能，8点以上であれば非麻酔科研修者による初回挿管成功率は低いと報告されている[3]。他の挿管困難因

表1 気管挿管時の合併症[1]

主要な有害事象
● 循環動態の不安定化（昇圧薬・輸液負荷が必要，収縮期血圧の低下で定義）
● 重度の低酸素症（最低 $SpO_2 < 80\%$）
● 心停止 　- 自己心拍再開あり 　- 自己心拍再開なし

他の有害事象
● 食道挿管
● 新規の不整脈
● 挿管困難
● 胃内容の誤嚥
● 歯牙損傷
● 気胸
● 気道損傷
● 縦隔気腫

呼吸 **II**

表2 MACOCHA score [2]

項目	点数
患者関連項目	
Mallampati 分類が 3 あるいは 4	5
睡眠時無呼吸症候群	2
頸椎の可動性低下	1
開口 3 cm 未満	1
病態関連項目	
昏睡	1
重篤な低酸素血症（$SpO_2 < 80\%$）	1
処置者関連項目	
非麻酔科医	1
合計	12

子として甲状頤間距離，下顎切歯が上唇をどこまで咬めるかを評価する upper lip bite test などが挙げられる。

これらの評価で気道確保困難と判断した場合，十分な人手やデバイス・薬剤の準備を行った上で挿管手技を行う必要がある。

3 気管挿管の準備と実施

1 患者評価

患者側面で準備が必要なのは，薬剤投与が可能な静脈ラインの確保，挿管の姿勢，輪状甲状間膜の同定，覚醒下あるいは鎮静・筋弛緩下で挿管を行うかの評価，十分な前酸素化，昇圧薬使用での循環動態安定化，胃管挿入の必要性などである。

前酸素化に関しては高流量鼻カニューレ酸素（high-flow nasal cannula, HFNC）療法や非侵襲的陽圧換気（noninvasive positive pressure ventilation, NPPV）療法を用いた前酸素化が挿管時の低酸素血症を予防できたとする報告があり[4]〜[6]，とくに呼吸不全患者に対する挿管時は使用を考慮してもよい。

2 モニタリングの準備

患者モニタリングは SpO_2，心電図，血圧測定，呼気終末炭酸ガス濃度（end-tidal carbon dioxide, $EtCO_2$）モニタリングを最低限行う準備をする。とくに $EtCO_2$ をモニタリングすることで，気管挿管の成功が確実に評価可能となる[7]。

3 挿管関連器具の準備

気管挿管方法には，喉頭鏡を用いた直視下気管挿管と，ビデオ喉頭鏡を用いた間接視下での気管挿管，声門上デバイスを介した挿管，気管支鏡ガイド下の挿管などがある。実際に使用するチューブは，使用予定のものに加え

て 1 サイズ小さいものも手元に準備しておくと喉頭浮腫などの際に迅速に対応できる。スタイレットの使用が挿管成功率を上げると報告されているため[8]，基本的にはスタイレットの使用を前提に準備を進める。挿管困難となった場合に備えて，様々な挿管補助器具や外科的気道確保のデバイスの準備も検討する。下記に，挿管に用いるデバイスの利点や欠点について説明する。

（a）直接視型喉頭鏡

声帯を直視することを目的に作られた喉頭鏡だが，近年ではビデオ喉頭鏡の普及に伴い使用頻度は減っている[9]。ただし，口腔内の汚染が著明でビデオ喉頭鏡では視野の確保が困難な場合には直接視型喉頭鏡が有効な場合がある。

（b）ビデオ喉頭鏡

ブレードの先端付近にカメラを装着し，カメラでとらえた声門の画像をモニタースクリーンで確認して気管挿管できる間接声門視認型硬性喉頭鏡（ビデオ喉頭鏡）が各種開発され，集中治療領域でも用いられている。利点として，ビデオ喉頭鏡を用いることで通常の喉頭鏡を用いた気管挿管よりも挿管成功率が高いと報告されている。ビデオ喉頭鏡の種類に優劣はないため，自身が使い慣れたビデオ喉頭鏡を選択するとよい。また，ビデオ喉頭鏡は周囲と視野を共有できるので，上級医などからのサポートを得やすいという利点もある。その一方で多量の痰や分泌物，血液などで視野を確保できないと使用が困難となる欠点があるため，その場合は他の気道確保器具の使用を考慮する。

（c）声門上デバイス（supraglottic airway device, SGA）

SGA は気道開通と換気を容易にするようデザインされた器具である。利点として，挿管に不慣れな医療従事者でも気道確保が可能な点がある。本デバイスは心停止患者の気道確保のために救急隊が使用したり，短時間の全身麻酔で気管挿管による気道確保が不要な場合に使用される。デバイスの性質上，長期間の換気や酸素化，あるいは誤嚥防止に関しては気管挿管と比較して不確実という欠点があり，SGA から迅速に確実な気道確保に切り替える必要がある。

近年このSGAも進化しており，difficult airway に際して最初に挿管用声門上デバイス（intubating supraglottic device, ISDG）を挿入した後に挿管に移行する手法が行われている[10]。

（d）気管支鏡

気管支鏡は主に気管支の観察のために用いられているが，集中治療領域では挿管時にも使用され，difficult airway に対しても使用する挿管補助器具として有用である[11]。覚醒下挿管において，ビデオ喉頭鏡と気管支鏡ガ

99

イド下の挿管成功率は大きく変わらない[12]。しかし，開口障害やビデオ喉頭鏡でも声門が確認できない症例や喉頭浮腫症例では第一選択となり得る。

気管支鏡を使用する際は経鼻アプローチ・経口アプローチのいずれかを選択する。経鼻の場合には，局所麻酔薬とアドレナリンの混合液に浸した綿棒で十分な鼻腔内の前処置を行った後に気管支鏡や挿管チューブを進めていくが，この処置に伴う鼻出血で気道緊急を誘発してしまうこともあり，慎重な操作を要する。経口アプローチの場合には正中を意識した気管支鏡操作を心がけていく。口腔内の唾液での視認性の悪化が気管支鏡ガイド下の挿管の成功率を下げることにもつながるため，それぞれの長所短所を理解した上で挿管処置を行う。

4 薬剤の準備

薬剤は，鎮痛薬，鎮静薬，筋弛緩薬，昇圧薬などを挿管前に準備しておくことが重要である。挿管に際して筋弛緩薬を使用するか否かは，慎重に検討する。筋弛緩薬を使用することで挿管が容易になることが多いため[13]，急激な二酸化炭素貯留に伴うアシドーシスとそれに伴う心停止が起きないと判断した場合には筋弛緩薬の使用を検討する。しかし，マスク換気が困難な症例や呼吸状態が切迫している症例，difficult airway の症例などでは，自発呼吸を残した状態での挿管を考慮する。筋弛緩薬の投与に関しては挿管手技の熟練度にも応じて各処置者が決めていく。

5 チームの準備

最低でも 4 名程度の医療スタッフで役割分担して対応する。具体的には，全身状態を見て薬剤投与の指示を行いかつ挿管の supervise を務めるリーダー，処置を実施する医師，記録・モニタリングなどをする看護師，薬剤準備などのサポートを行う看護師が最低限必要である。この人員配置は処置を行う時間帯，施設のマンパワー，difficult airway が予想されるかどうかによっても異なるため，施設ごとにルールを決めておくことが望ましい。

4 その他

1 カフ上吸引付き気管挿管チューブ

カフ上部に貯留した分泌物は病原菌に汚染されやすく，カフ上部に吸引できる側孔がついたカフ上吸引付き挿管チューブを使用することで声門下分泌物ドレナージ（subglottic secretion drainage, SSD）が可能となる。48 ～ 72 時間を超えて人工呼吸管理が見込まれる場合はカフ上吸引付挿管チューブの使用が推奨されており，人工呼吸器関連肺炎（ventilator-associated pneumonia, VAP）の発症率の減少や死亡率の減少にも寄与すると報告されている[14]。

2 気管挿管後のカフ圧管理

挿管チューブのカフは，陽圧換気時にガスが上気道に漏れないようにする効果，口腔内分泌物や嘔吐物の誤嚥を防止する効果がある。ただしカフ圧が高すぎると気管粘膜の血流が障害され，咽頭痛や気管粘膜潰瘍の原因となるため，現在では 20 ～ 30 cmH$_2$O のカフ圧を保つことが推奨されている[15]。自動的にカフ圧を測定し維持する持続カフ圧計も開発され臨床使用されているが，現状ではエビデンスに乏しい[16]。

3 挿管チューブの交換

定期的な挿管チューブの交換が呼吸器合併症の発生頻度を低下させたという研究はなく，挿管チューブの狭窄・閉塞の場合にのみ交換を検討する。

II difficult airway

1 気道の評価と前酸素化

可能な限り頭部挙上し，気道の評価と輪状甲状間膜の同定を行う。EtCO$_2$ の測定ができることを確認し，必要に応じて NPPV や HFNC を用いて前酸素化を行い，循環動態を安定化させた上で挿管準備を行う。挿管失敗時の次のストラテジーは実際の挿管前に共有しておくことが望ましい。

1 plan A：気管挿管

初回気管挿管では直視型喉頭鏡，あるいはビデオ喉頭鏡の使用で挿管を行う。筋弛緩薬，スタイレットの使用などで最も挿管手技が確実な方法を用いることが望ましい。初回失敗時の際には他の挿管デバイスを準備するとともに，外科的気道確保のキットを手元に置いておく。3 回の挿管失敗時には次の plan に移行する。以降の plan B/C がいわゆる difficult airway に遭遇した時のマネジメントとなる。

2 plan B/C：酸素化の担保

SGA 使用，2 人法でのマスク換気によって酸素化を担保する。第 2 世代 SGA は，挿入後に挿管チューブを誘導できる形状になっており，difficult airway にも対応可能である。酸素化改善を確認した後に，患者を覚醒させ自発呼吸を再開させること，麻酔科医などの専門家の到着を待つこと，SGA を介した挿管を試みること，外科的気道確保を行うことを検討する。酸素化が改善しない場合には，使用する SGA の種類やサイズ，処置者を切り替えて最大 3 回まで施行し，それでも酸素化が改善しない場合は "Can't intubate, can't oxygenate (CICO)" を宣言する。

呼吸 II

3 plan D: front of neck airway (FONA)

CICO が宣言された後は，速やかにメスでの輪状甲状間膜切開で気道確保を行う。緊急時の最適な観血的気道確保法において，近年の研究から，輪状甲状間膜を切開してチューブを差し込む方法が最も確実で，合併症が少なく，成功率も切開法の方が穿刺法よりも高いとされている[17)～19)]。外科的緊急気道確保の施行部位を図1に示す[20)]。甲状軟骨と輪状軟骨を同定し，その間を切開していくが，この同定が難しい場合には超音波で輪状甲状間膜を確認する方法があり[21)]，輪状甲状間膜同定困難時は考慮してよい（図2）。

実際の外科的緊急気道確保は，メスを用いた外科的輪状甲状膜切開を選択すべきである。ガイドライン推奨で特徴的なのは，ブジーを先に挿入し，ブジーをガイドとしてチューブを挿入する点である[9)]。左手の中指と親指は輪状軟骨上に置き，示指で輪状甲状間膜を触知する。右手でメスを持ち，メスの刃が自分の方を向くように皮膚を横切開する。メスを引き抜かない状態のまま 90°回転させ，メス刃が尾側へ向くようにする。左手でメスを持ち直し，メスを気道に平行な状態を保ちながら自分の方向に寄せ，右手でブジーを手に取る。ブジーを気管内に挿入し，10～15 cm 進める。ブジーを介して内径 6.0 mm の気管チューブを進め，ブジーを抜去する。カ

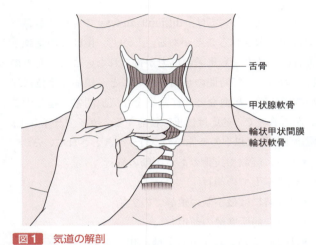

図1 気道の解剖
左手の中指と親指を輪状軟骨上に置き，示指で輪状甲状間膜を触知する。

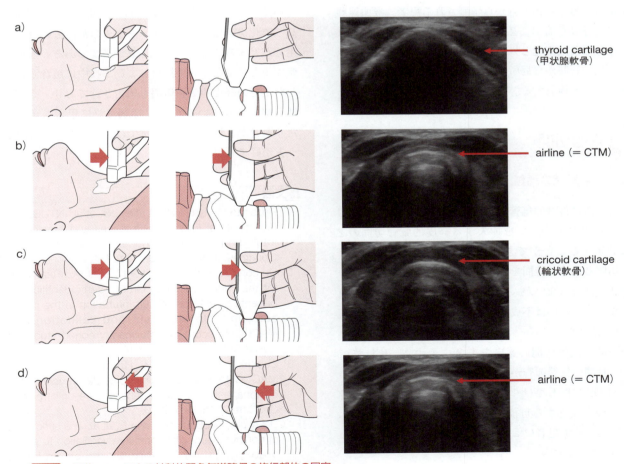

図2 気道エコーによる外科的緊急気道確保の施行部位の同定
体組織と空気が接する部位では，超音波はほとんど反射する。まずは甲状腺軟骨を同定し（a），その後 airline を見つけて輪状甲状間膜（cricothyroid membrane, CTM）を同定する（b）。位置の確認のためにさらに遠位にプローブを動かして輪状軟骨を同定し（c），その後再度近位にプローブを動かして輪状甲状間膜の位置を確定させる（d）。

フを膨らませ，$EtCO_2$ を用いて換気を確認する。頸部を触れている左手で安定させ輪状甲状間膜の位置を常に把握することが，手技を失敗しないコツである。また輪状甲状間膜を同定できない場合には，縦切開を置いて直接輪状甲状間膜を同定する方法が推奨されている。

2 意識下挿管

麻酔領域においては，difficult airway の症例に意識下挿管が選択されることがある。しかし，ICU での意識下挿管は，必ずしも患者の協力が得られないこと，元々の低酸素血症にて時間の余裕がないこと，鎮静や手技に伴い喉頭痙攣・出血などに伴う完全な気道閉塞を起こすことがあるので，適応は慎重に検討する。ガイドライン上，意識下挿管は以下の条件でのみ行うべきとされている[9]。

- 十分に経験や技術のある医師の施行
- 頭部挙上での施行
- 必要時には最小限の鎮静での実施
- 十分な局所麻酔の使用
- HFNC を用いた十分な前酸素化
- 失敗時のバックアッププランの検討

ICU で意識下挿管があり得る状況としては，マスク換気や挿管困難が身体所見から予測される患者，喉頭浮腫にて自発呼吸を消すことができない患者などが想定される。十分な前酸素化と外科的気道確保の準備を行った上で，初回挿管時から局所麻酔使用下に気管支鏡ガイド下の挿管などを検討する。

III 気管切開

1 気管切開の種類，適応

気管切開は外科的気管切開と，経皮的穿刺から気管切開口を拡張しチューブを挿入する経皮的気管切開の2つに分類することができる。気管切開は輪状甲状膜穿刺・切開と比べて時間を要するため，危機的状況の第一選択肢にはならないが，緊急時に輪状甲状間膜切開が適応でない，あるいは不成功の場合に緊急気管切開術が適応となる[22),23]。

一般的な気管切開の適応を**表3**に示す[24]。ICU ではとくに長期の気管挿管が主たる気管切開理由とされている。ARDS に関しては 14 日以内の早期気管切開の患者群が予後を改善する可能性が報告されているが[25]，すべての集中治療患者において同じタイミングが適切となるかは定かではない。

外科的気管切開と経皮的気管切開では術中出血，死亡率，気管切開後の気管狭窄の発生率のいずれにおいても

表3 気管切開の適応[24]

- 気管切開の適応
- 長期の気管挿管
- 人工呼吸器離脱のサポート
- 痰などの分泌物の管理
- 上気道閉塞で下記のいずれかを伴うもの
  - 吸気性喘鳴
  - 両側声帯麻痺
  - 気管挿管が不可能な場合
  - 頭頸部外科手術や外傷治療の補助的役割
  - 気道保護（神経系疾患，頭部外傷）

有意差がないとされている[26]。一方で，創部感染に関しては経皮気管切開の方が少ないとする報告も存在する[27]。また，経皮的気管切開は血小板減少・凝固異常患者・肝機能障害においても安全に施行でき[26),27]，近年では，venovenous extracorporeal membrane oxygenation（VV-ECMO）症例でも安全に施行できる報告も出ている[28]。

経皮的気管切開は，気管後壁や食道誤穿刺などの合併症が存在するため，気管支鏡による穿刺針の確認を行っていく。しかし，気管支鏡の併用は術中の低酸素血症，高二酸化炭素血症，挿管チューブの事故抜去の合併症を生じたとすることもあり，注意が必要である。近年は気管支鏡だけでなく，手技前および手技中に超音波を使用した上での経皮的気管切開も報告されており，その有用性も報告されている[29),30]。穿刺部位に甲状腺が存在したり血管が走行している症例では，外科的気管切開を行う方が好ましい。

■ 文献

1) Russotto V, Myatra SN, Laffey JG, et al; INTUBE Study Investigators. Intubation Practices and Adverse Peri-intubation Events in Critically Ill Patients From 29 Countries. JAMA 2021;325:1164-72.
2) De Jong A, Molinari N, Terzi N, et al; AzuRéa Network for the Frida-Réa Study Group. Early identification of patients at risk for difficult intubation in the intensive care unit: development and validation of the MACOCHA score in a multicenter cohort study. Am J Respir Crit Care Med 2013;187:832-9.
3) Luedike P, Totzeck M, Rammos C, et al. The MACOCHA score is feasible to predict intubation failure of nonanesthesiologist intensive care unit trainees. J Crit Care 2015;30:876-80.
4) Delay JM, Sebbane M, Jung B, et al. The effectiveness of noninvasive positive pressure ventilation to enhance preoxygenation in morbidly obese patients: a randomized controlled study. Anesth Analg 2008; 107:1707-13.

5) Miguel-Montanes R, Hajage D, Messika J, et al. Use of high-flow nasal cannula oxygen therapy to prevent desaturation during tracheal intubation of intensive care patients with mild-to-moderate hypoxemia. Crit Care Med 2015;43:574-83.

6) Frat JP, Ricard JD, Quenot JP, et al; FLORALI-2 study group; REVA network. Non-invasive ventilation versus high-flow nasal cannula oxygen therapy with apnoeic oxygenation for preoxygenation before intubation of patients with acute hypoxaemic respiratory failure: a randomised, multicentre, open-label trial. Lancet Respir Med 2019;7:303-12.

7) Grmec S. Comparison of three different methods to confirm tracheal tube placement in emergency intubation. Intensive Care Med 2002;28:701-4.

8) Driver BE, Semler MW, Self WH, et al; BOUGIE Investigators and the Pragmatic Critical Care Research Group. Effect of Use of a Bougie vs Endotracheal Tube With Stylet on Successful Intubation on the First Attempt Among Critically Ill Patients Undergoing Tracheal Intubation: A Randomized Clinical Trial. JAMA 2021;326:2488-97.

9) Higgs A, McGrath BA, Goddard C, et al; Difficult Airway Society, Intensive Care Society, Faculty of Intensive Care Medicine, et al. Guidelines for the management of tracheal intubation in critically ill adults. Br J Anaesth 2018;120:323-52.

10) Mendonca C, Tourville CC, Jefferson H, et al. Fibreoptic-guided tracheal intubation through i-gel® and LMA® Protector™ supraglottic airway devices - a randomised comparison. Anaesthesia 2019;74:203-10.

11) Messeter KH, Pettersson KI. Endotracheal intubation with the fibre-optic bronchoscope. Anaesthesia 1980;35:294-8.

12) Alhomary M, Ramadan E, Curran E, et al. Video-laryngoscopy vs. fibreoptic bronchoscopy for awake tracheal intubation: a systematic review and meta-analysis. Anaesthesia 2018;73:1151-61.

13) Lundstrøm LH, Duez CHV, Nørskov AK, et al. Effects of avoidance or use of neuromuscular blocking agents on outcomes in tracheal intubation: a Cochrane systematic review. Br J Anaesth 2018;120:1381-93.

14) Pozuelo-Carrascosa DP, Herráiz-Adillo Á, Alvarez-Bueno C, et al. Subglottic secretion drainage for preventing ventilator-associated pneumonia: an overview of systematic reviews and an updated meta-analysis. Eur Respir Rev 2020;29:190107.

15) Talekar CR, Udy AA, Boots RJ, et al. Tracheal cuff pressure monitoring in the ICU: a literature review and survey of current practice in Queensland. Anaesth Intensive Care 2014;42:761-70.

16) Marjanovic N, Boisson M, Asehnoune K, et al; AGATE Study Group. Continuous Pneumatic Regulation of Tracheal Cuff Pressure to Decrease Ventilator-associated Pneumonia in Trauma Patients Who Were Mechanically Ventilated: The AGATE Multicenter Randomized Controlled Study. Chest 2021;160:499-508.

17) Andresen ÅEL, Kramer-Johansen J, Kristiansen T. Percutaneous vs surgical emergency cricothyroidotomy: An experimental randomized crossover study on an animal-larynx model. Acta Anaesthesiol Scand 2019;63:1306-12.

18) Heymans F, Feigl G, Graber S, et al. Emergency Cricothyrotomy Performed by Surgical Airway-naive Medical Personnel: A Randomized Crossover Study in Cadavers Comparing Three Commonly Used Techniques. Anesthesiology 2016;125:295-303.

19) Asai T. Surgical Cricothyrotomy, Rather than Percutaneous Cricothyrotomy, in "Cannot Intubate, Cannot Oxygenate" Situation. Anesthesiology 2016;125:269-71.

20) Hamaekers AE, Henderson JJ. Equipment and strategies for emergency tracheal access in the adult patient. Anaesthesia 2011;66(Suppl 2):65-80.

21) Kristensen MS, Teoh WH, Rudolph SS. Ultrasonographic identification of the cricothyroid membrane: best evidence, techniques, and clinical impact. Br J Anaesth 2016;117:i39-48.

22) Pracy JP, Brennan L, Cook TM, et al. Surgical intervention during a Can't intubate Can't Oxygenate (CICO) Event: Emergency Front-of-neck Airway (FONA)?. Br J Anaesth 2016;117:426-8.

23) Basaranoglu G, Erden V. Failed intubation due to posterior fossa haematoma requiring emergency percutaneous tracheostomy. Br J Anaesth 2002; 88:310-1.

24) Cheung NH, Napolitano LM. Tracheostomy: epidemiology, indications, timing, technique, and outcomes. Respir Care 2014;59:895-915;discussion 916-9.

25) Tasaka S, Ohshimo S, Takeuchi M, et al; ARDS Clinical Practice Guideline 2021 committee from the Japanese Society of Intensive Care Medicine, the Japanese Respiratory Society, and the Japanese Society of Respiratory Care Medicine. ARDS Clinical Practice Guideline 2021. J Intensive Care 2022;10:32.

26) Kluge S, Meyer A, Kühnelt P, et al. Percutaneous tracheostomy is safe in patients with severe thrombocytopenia. Chest 2004;126:547-51.

27) Auzinger G, O'Callaghan GP, Bernal W, et al. Percutaneous tracheostomy in patients with severe liver disease and a high incidence of refractory coagulopathy: a prospective trial. Crit Care 2007;11:R110.

28) Dimopoulos S, Joyce H, Camporota L, et al. Safety of Percutaneous Dilatational Tracheostomy During Veno-Venous Extracorporeal Membrane Oxygenation Support in Adults With Severe Respiratory Failure. Crit Care Med 2019;47:e81-8.

29) Gobatto ALN, Besen BAMP, Tierno PFGMM, et al. Ultrasound-guided percutaneous dilational tracheostomy versus bronchoscopy-guided percutaneous dilational tracheostomy in critically ill patients (TRACHUS): a randomized noninferiority controlled trial. Intensive Care Med 2016;42:342-51.

30) Raimondi N, Vial MR, Calleja J, et al; FEPIMCTI and LACCTIN. Evidence-based guidelines for the use of tracheostomy in critically ill patients. J Crit Care 2017;38:304-18.

■重要論文■

◆集中治療室での気管挿管の際の合併症を抽出した多施設研究。疫学的データを提供してくれる貴重な論文。（→文献 1）

◆英国の Difficult Airway Society（DAS）ガイドラインに準拠した，集中治療を要する患者における気管挿管ガイドライン。本項は主にこちらに基づき解説している。（→文献 9）

◆FEPIMCTI（Federation of Societies of Critical and Intensive Therapy Medicine）および LACCTIN（the Latin American Critical Care Trial Invesigators）が 23 の key question をもとに文献レビューし作成した気管切開ガイドライン。（→文献 30）

◆https://das.uk.com/content/video/fona
お気づきのように，こちらは論文ではないが，Difficult Airway Society が提供している外科的緊急気道確保のビデオである。ブジー挿入を用いた輪状甲状間膜切開での気道確保法を解説しており，気道に関わる集中治療医はぜひ確認することをお勧めする。

II 呼吸

5-1 人工呼吸基礎

後藤祐也

目 標
- 人工呼吸療法の適応と目的が説明できる
- 人工呼吸器モードの違いを理解し，それぞれの長所と短所を説明できる
- 肺保護換気の概念と具体的な管理方法を説明できる
- 人工呼吸器の離脱開始の条件，離脱プロトコルについて説明できる

Key words 肺保護換気，換気モード，P-SILI，SAT/SBT

I 概論

1 人工呼吸の適応

急性呼吸不全は低酸素血症（$PaO_2 \leq 60$ mmHg，I型呼吸不全），高二酸化炭素血症（$PaCO_2 \geq 45$ or 50 mmHg，II型呼吸不全）で定義される病態であり，人工呼吸管理は酸素化の改善，換気補助を目標として開始されることが多いが，その明確な基準は存在しない。また呼吸不全患者の多くは通常の呼吸状態と比較し，呼吸仕事量が増加しており，人工呼吸管理はこの増加した呼吸仕事量を補うことを期待し開始されることも多い。また意識障害による舌根沈下や上気道の狭窄，喀痰貯留により気道の開通性が維持できない場合には，気道確保目的に人工呼吸を開始することがある。人工呼吸の適応を理解することは人工呼吸管理からの離脱を考慮する際にも重要となるため，その適応を知ることは重要である。人工呼吸管理の目的をまとめると，①酸素化・換気の改善，②呼吸仕事量の軽減，③気道の確保である。

2 人工呼吸器設定

人工呼吸器における設定は大まかに換気モードの選択，各モードにおける個別の設定項目に分けて考える。

1 基本的な換気モード

換気モードの違いを考える際には自発呼吸の有無，患者の吸気努力に対する補助様式の違いを考えることが重要である。自発呼吸がない場合にはあらかじめ決められた換気量（volume control ventilation, VCV）または圧

表1 主要換気様式における設定項目

	VCV	PCV	PSV
F_IO_2	○	○	○
PEEP	○	○	○
トリガー感度	○	○	○
換気数	○	○	—
吸気流量	○	—	—
吸気時間	—	○	—
1回換気量	○	—	—
吸気圧	—	○	○

力（pressure control ventilation, PCV）を加えることで送気を行い，自発呼吸がある場合には患者の呼吸をトリガーし，決められた換気量または圧力を加えることができる。

2 吸気の開始と終了の認識

一般的に吸気開始の認識（トリガー）は，圧トリガーと流量トリガーが用いられる。圧トリガーでは吸気に伴う気道内圧低下により吸気を検知し，流量トリガーでは人工呼吸器回路内の吸気回路と呼気回路の流量差を利用することで吸気を検知している。

吸気終了（サイクル）は換気モードによって異なっており，人工呼吸器によって決定される場合と患者自身によって終了されるかに分けることができており，詳細は各換気モードで解説している。

人工呼吸器による換気は主に強制換気，補助換気，自発換気の3つに分けることができる。いずれの換気モー

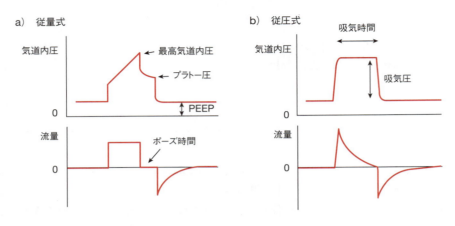

図1 気道内圧・流量波形
a) 一定速度の吸気流量が流れることにより，流量と気道抵抗により計算される圧が発生する．気道内圧は直線的に増加する．
b) 送気開始後，速やかに設定吸気圧まで上昇する．流量は吸気開始早期にピークに達し，以後漸減する．吸気圧は一定に保たれ，吸気時間終了後に呼気に転じ内圧は低下する．

ドでも吸入酸素濃度（F_IO_2）と呼気終末陽圧（PEEP）は設定する．その他の設定項目は，換気様式によって設定するべき項目は異なる（表1）．

(a) 強制換気

自発呼吸がない時に行われる換気．吸気の開始・終了のタイミングは人工呼吸器によって決められる．この際の吸気時間は一定（設定値）になり，設定した呼吸数で換気が行われる．この換気モードは手術室を中心に頻用されており，ICU において使用される頻度は少ない．

CMV（controlled mechanical ventilation, 調節換気）
PCV（pressure controlled ventilation, 従圧式換気）
VCV（volume controlled ventilation, 従量式換気）

(b) 補助換気

自発呼吸が温存されている時に用いられる．吸気開始のタイミングは人工呼吸器もしくは患者によって決められる．すなわち設定回数以下の呼吸数である場合には一定間隔で強制換気が行われ，設定回数以上の呼吸数である場合には患者の吸気努力を検知して吸気が開始される．いずれの場合も吸気時間は一定（設定値）となり，吸気終了は人工呼吸器が決定している．

A/C（assist/control ventilation, 補助/調節換気）
PCV（pressure controlled ventilation, 従圧式換気）
VCV（volume controlled ventilation, 従量式換気）

VCV と PCV ではそれぞれ設定項目が異なることは重要である（表1）．

VCV では1回換気量とその1回換気量の送り方と呼吸数で設定する．通常ガスの流量は一定の速度で送られる（矩形波）が，漸減波，漸増波など波形を選択できる人工呼吸器もある．吸気の終了時にポーズを設定することで，プラトー圧をモニタリングすることもある（図1a）．利点として，1回換気量および分時換気量が保証されることが挙げられるが，その反面で1回換気量を達成するための気道内圧は患者の状態によって変化するため，気道内圧が高圧になっていないことをモニタリングする必要がある．

PCV では吸気圧と吸気時間を決めることにより1回換気量が決定される．VC と異なり吸気流量は設定した圧に到達するために早期に最大流量となり，その後は設定圧を維持するために流量は漸減していく（図1b）．気道内圧が設定した圧以上に上昇して高圧となることは防ぐことができるが，1回換気量が低下する危険性があるため，アラーム設定や呼気炭酸ガス濃度などをモニタリングし，分時換気量の低下に注意する必要がある．

(c) 自発換気

自発呼吸がある時に行われる．吸気の開始・終了のタイミングは患者によって決められる．つまり吸気時間は患者の吸気流速によって変動する．すなわち，呼吸器は吸気流量を計測しており，吸気後半に吸気流量が漸減し設定値（通常最大吸気流量の25％）まで低下すれば自動的に吸気は終了する．

PSV（pressure support ventilation, 圧支持換気）
CPAP（continuous positive airway pressure, 持続的気道陽圧）

PSV では患者の吸気努力をトリガーし，設定された補助圧を維持するための流量を補助する換気モードである．人工呼吸器は吸気流速を自動計測し，最大吸気流速からの低下を感知し，吸気補助を終了する．この吸気終了のタイミングを決める指標はターミネーションクライ

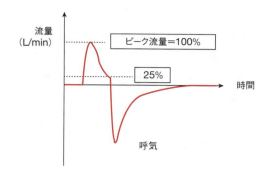

図2 PSV流量波形
ピーク流量からの減衰があらかじめ指定した基準に達すると吸気が終了し，呼気へ移行する。この終了基準はtermination criteria，サイクルオフなどと呼ばれる。

テリアと呼ばれており，通常は吸気流速が25％まで低下した時を吸気終了と決めていることが多い(図2)。補助圧のレベルを増減させることにより，呼吸仕事量軽減の程度が変化するため，人工呼吸からの離脱で頻用されている。

自発呼吸の存在が前提の換気モードであるため，無呼吸発生時のためのバックアップ換気の設定が必要である。

3 その他の換気モード

(a) SIMV (synchronized intermittent mandatory ventilation) + PS

強制換気と自発換気を組み合わせたモードである。設定換気回数で強制(補助)換気を行い，設定回数以上の自発呼吸に対してはPSVによって換気が行われる。

以前は人工呼吸器からの離脱に用いられることが多かったが，SIMVを用いた呼吸器離脱は離脱時期の遅れや成功率の低下と関連することが指摘[1),2)]されており，現在ではSIMVの利用頻度は減少している[3)]。

最低限のバックアップ換気として1分間に3～5回程度の強制換気が行われるようにSIMVを設定することにより，無呼吸やチェーンストークス呼吸が問題となるような症例においてアラームとバックアップ換気の作動を避けることができる。

(b) TC (tube compensation)

人工呼吸管理中の気管チューブによる抵抗を打ち消す目的で適応される。用いられている気管チューブの内径と長さ(気管チューブか気管切開を選択する)から，気道抵抗を概算し，その抵抗を打ち消すための圧補助を行う。

(c) closed loop ventilation

closed loop ventilationとは，人工呼吸器が患者から得られる生体情報を元に患者の状態に合わせた最適な設定になるように自動的に設定変更を行う換気モードの総称である。代表的なclosed loop ventilationのモードとしてASV，PAV，NAVAが知られている。

①ASV (adaptive support ventilation)

ASVでは設定した目標分時換気量を確保するための1回換気量と呼吸数の組み合わせを呼吸仕事量が最小となるように自動調整する換気モードである。この調整はOtisの式に基づいて行われており，酸素化に関する項目(PEEP，吸入酸素濃度)と目標とする分時換気量(％分時換気量)を設定し，その後の自動調整は人工呼吸器が患者からフィードバックされる情報(SpO_2，$EtCO_2$，呼吸数)を元に適切な設定となるように調整を繰り返す。

Otisの式：RRwob, minは呼吸仕事量最小時の呼吸数を示す。

$$RRwob, min = \frac{\sqrt{2 \times RC \times VA/VD - 1}}{a \times RC}$$

RC：時定数，VA：分時肺胞換気量(分時換気量 − VD×呼吸数)，VD：死腔

②NAVA (neurally adjusted ventilatory assist)

自発呼吸の開始と終了のトリガーとして横隔膜活動電位(electrical activity of diaphragm, Edi)を利用することにより，より同調性の高い人工呼吸を実施する換気モードである[5)]。Ediの測定には専用の電極付きのチューブを胃内に留置する必要がある。吸気補助の強さはEdiの強さに変数を乗することにより決定され，この変数をNAVAレベル($cmH_2O/\mu v$)と呼び，横隔膜活動電位の強さを参考に設定する。

供給圧(cmH_2O) = 横隔膜活動電位(Edi)(μv) × NAVAレベル($cmH_2O/\mu v$)

上述した患者呼吸器の同調性が高められることに加えて，Ediを元に決められる吸気圧を利用することにより適切な供給圧に調節されることがNAVAの利点である。患者呼吸器非同調が問題となっている場合に適応となりうる換気モードである。

③PAV (proportional assist ventilation)

患者の吸気努力に合わせて補助圧を増減させる換気モードである。PAVでは呼吸筋の発生させる力(呼吸仕事量)を計測し，呼吸器系コンプライアンスと気道抵抗を元に呼吸筋力を計測し，設定したサポート割合に応じて換気を補助する。

(d) rescue therapy

通常の換気モードでは酸素化，換気が十分に維持できない場合に用いられることがある換気モードである。APRV，HFOV，IRVが知られているが，いずれの換気モードも臨床的な有用性は定まっていないことに注意が

必要である。

① APRV（airway pressure release ventilation）

APRV は continuous positive airway pressure（CPAP）の変法であり，高く長い PEEP（高圧相）と開放相と呼ばれる非常に短い（0.4〜0.7 秒）大気への圧開放を行う相の 2 つの相で構成される換気モードである[4]。高い気道内圧を長時間維持することにより，虚脱肺胞の再開通，再虚脱防止を目的としている。高い気道内圧で長時間維持されることは静脈還流量低下や二酸化炭素貯留が懸念されるため，短時間の圧開放を行うことにより CO_2 排出と静脈還流量低下を相殺しているが，長時間の圧開放は再虚脱のリスクがあるため適切な開放時間の設定が重要となる。

②HFOV（high frequency oscillation ventilation）

高頻度振動換気（HFOV）は解剖学的死腔量（2〜3mL/kg）よりも少ない 1 回換気量で，高頻度の振動により換気を行う人工呼吸様式である。新生児領域における有用性は証明されているものの，成人における有益性は示されておらず[6]，『ARDS 診療ガイドライン』[7]においても推奨されていない。

③IRV（inverse ratio ventilation）

一般に平均気道内圧は酸素可能と相関する。IRV は平均気道内圧を高くすることにより酸素化改善を期待する方法であり，重症呼吸不全患者に対するレスキューで用いられることのある換気モードである。通常呼気時間は吸気時間の 2 倍程度に設定されるが，IRV では吸気と呼気の比が逆転し，吸気呼気比が 2：1 から 4：1 と吸気時間をより長く設定する。結果として呼気時間が短くなるため，呼気が終了する前に次の吸気へ移行するため内因性 PEEP が発生し，平均気道内圧が上昇することとなる。内因性 PEEP の大きさは不明な場合があり，循環抑制の原因となり得ることが欠点である。IRV の有効性に関する研究は少なく，臨床的評価は定まっていない。

II 肺保護換気

ARDS に代表される傷害肺では背側領域の虚脱が増加し，正常肺は腹側領域に多く存在する。結果として換気に寄与できる肺胞領域が減少しており，baby lung と表現される[8]。この減少した正常肺領域 baby lung への過膨張を防ぐことが肺保護換気の基本概念である。

虚脱肺胞と正常肺胞が不均一に分布する傷害肺における人工呼吸では過剰な肺胞伸展による組織傷害，続発する化学物質の放出による肺傷害・臓器障害が発生すると考えられている。このような人工呼吸管理自体が肺傷害や死亡率上昇の一因となる現象を人工呼吸器関連肺傷害（ventilator-associated lung injury, VALI）[9] と呼んでおり，肺保護換気は VALI を防ぐための換気戦略といえる。本邦においては 2021 年に『ARDS 診療ガイドライン』[7]が刊行されており，以下ガイドラインにも基づきながら具体的な管理方法について言及する。

1 | 低 1 回換気量

上述したように ARDS 肺では換気に寄与している肺領域が小さいため，1 回換気量を低くすることにより，過膨張を防ぐことを目的としている。

ARDS 患者において 1 回換気量 6 mL/kg と 12 mL/kg を比較し，低 1 回換気量の有用性が報告され[10]，現在では 1 回換気量を 4 〜 8 mL/kg に設定することが標準治療法として行われている。

1 回換気量を決めるための体重には予測体重を用いて計算する。予測体重の計算は下記の式で行う。

男性[kg]：50.0＋0.91×（身長[cm]－152.4）
女性[kg]：45.5＋0.91×（身長[cm]－152.4）

2 | プラトー圧

プラトー圧とは，自発吸気がない状態で吸気終末に回路内流量がゼロとなったときの気道内圧のことで，肺胞内圧の近似値とみなせる。プラトー圧を 25 〜 30 cmH$_2$O 以下に制限することで肺胞の過伸展を防ぐことが期待され，生存率の改善が示されている。VCV では吸気終末ポーズを設定するか，吸気ホールドを行い，ディスプレイ上で流量がゼロとなったことを確認し，測定する（図 1）。PCV では吸気終末流量がゼロとなるように吸気時間を設定すれば，設定吸気圧がほぼプラトー圧となる。

3 | driving pressure

ARDS 肺における減少した肺領域（baby lung）を反映するパラメータは呼吸器系コンプライアンス（Crs）である。つまり，Crs の低下は換気に寄与する肺領域の減少を意味している。上述した 1 回換気量は理想体重から計算されているが，この減少した肺領域の大きさにより 1 回換気量を標準化（1 回換気量÷Crs）したものが driving pressure である。言い換えると，driving pressure は患者の呼吸器系コンプライアンスに対して換気量が適切であるかどうかの指標であり，相対的に 1 回換気量が多くなれば driving pressure が大きくなる。

ARDS network の蓄積データの再解析では，従来保護的と考えられてきた低プラトー圧や低 1 回換気量で管理されていても，driving pressure の増加に伴い死亡率が増加していた[11]。50 か国で行われた観察研究でも，

表2 ARDS networkによるPEEP設定[10]

PEEP 低め		PEEP 高め	
PEEP	F_IO_2	PEEP	F_IO_2
5	0.3〜0.4	5	0.3
8	0.4〜0.5	8	0.3
10	0.5〜0.6	10	0.3
12	0.7	12	0.3
14	0.7〜0.8	14	0.4
16	0.9	16	0.4〜0.5
18	0.9	18	0.5
18〜24	1.0	20	0.5〜0.8
		22	0.8〜1.0
		24	1.0

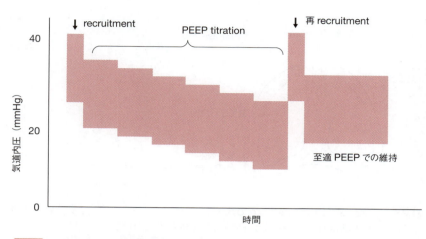

図3 decremental PEEP trial
一時的に高い圧をかけることにより，虚脱している肺胞を開通(recruitment)し，PEEP値を漸減しコンプライアンスが最も高くなる値を見つける方法．至適PEEPを見つけた後は再度recruitmentを行い，見つけた至適PEEPに設定を変更する．

driving pressureが14 cmH₂Oを超えた群と14 cmH₂O以下の群を比較したところ，死亡率に有意差が認められ，後者で低かった[12]．結果を踏まえ，現在ではdriving pressureを15 cmH₂O未満に保つように人工呼吸器設定を行うことが推奨されている．

4 PEEP設定

適切なPEEP設定により，肺胞虚脱と再開通による肺傷害(atelectrauma)を最小限にすることが期待される．適切なPEEPを決める方法は様々な方法が提唱されている．最も代表的なものはARDS networkが提唱するF_IO_2を参考にPEEPを設定する方法である(表2)[10]．

また上述したコンプライアンスを用いてPEEP設定を行う方法も知られている．肺の虚脱領域が多ければ，同じ圧力をかけてもなかなか肺が広がらないためにコンプライアンスは低くなり，過膨張な領域が増えてくると圧をかけても肺が広がりにくくなるため，コンプライアンスは低くなる．つまり，換気を行う際には肺の虚脱・過膨張の両者が少ないコンプライアンスが高い領域で換気を行うことが理想的となる．この理論に基づきPEEPを設定する方法が，decremental PEEP trial，best compliance methodと呼ばれる方法である．

decremental PEEP trialは一時的に高い圧をかけることにより，虚脱した肺胞を開通させ(recruitment)，その後徐々にPEEPを下げていきコンプライアンスを元に最適なPEEPを見つける方法(図3)であり，best compliance methodは少しずつPEEPを上げていきコンプライアンスが最も高くなるPEEPを見つける方法である．

肺recruitmentに続いて高いPEEPを適用して管理する[13]戦略はopen lung戦略と呼ばれているが，このopen lung戦略による死亡率の改善はまだ示されていない[14),15)]ことには留意が必要である．この原因としては肺recruitmentに対する個々の症例の反応性の違いが考慮されていないことが指摘されており，近年recruitmentへの反応性(recruitability)の評価が注目されてきている．実際のrecruitment法としては段階的にPEEPを上げていくstepwise recruitment maneuverや短時間(10秒)の高い圧(40 cmH₂O〜)によるsustained inflationが代表的である．ただしrecruitmentは一時的に高い陽圧を必要とするために，循環不全や圧損傷などを生じる可能性があり，十分な教育と訓練，循環モニタリングと危機的状況に対処できることが必要である．

5 経肺圧

ここまで述べたプラトー圧やdriving pressureは人工呼吸器によって加えられる圧(気道内圧)に関連するパラメータであるが，実際に肺にかかる圧＝気道内圧ではなく，肺の外側の胸腔内圧の影響を考慮する必要がある．実際に肺胞壁に加わる圧は肺胞内圧−胸腔内圧で計算することができ，これを経肺圧と呼んでいる(図4)．強い自発呼気により胸腔内圧が大きく陰圧になっている際には肺胞壁には大きな圧がかかることになる．この自発呼吸による肺傷害はpatient self-inflicted lung injury (P-SILI)と呼ばれ，近年その概念が注目されている．

肺胞内圧は気道内圧で代用され，胸腔内圧は食道内圧

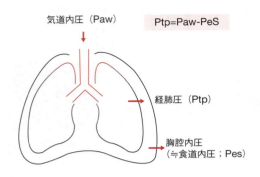

図4 Transpulmonary pressure の概念

経肺圧（transpulmonary pressure, Ptp）は肺の内部の圧力〔気道内圧（airway pressure, Paw）〕と胸腔の外部圧力の差を示す圧である。胸腔の外部圧力（胸腔内圧）は食道内圧（esophageal pressure, Pes）で代用されるため，Ptp＝Paw－Pes により計算される。

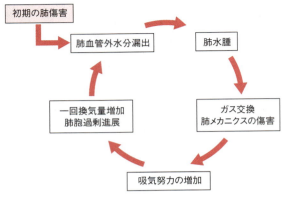

図5 P-SILI の機序[17]

Reprinted with permission of the American Thoracic Society.
Copyright © 2024 American Thoracic Society. All rights reserved.
The authors, editors, and The American Thoracic Society are not responsible for errors or omissions in translations.
（文献17より改変して転載）

で代用することができ，近年専用のカテーテルを用いて食道内圧を測定し，経肺圧を算出することが可能となっている。吸気時に肺にかかる吸気経肺圧や吸気経肺圧と呼気経肺圧の差であるΔ経肺圧がどの程度であれば肺傷害を防ぐことができるかはまだ明確ではないが，吸気経肺圧の上限は 25 cmH$_2$O，Δ経肺圧の上限は ARDS 患者で 10～12 cmH$_2$O，非 ARDS 患者で 15～20 cmH$_2$O が目安とされている。

また経肺圧を用いて PEEP 設定を行う方法も提唱されている。呼気終末における経肺圧が陽圧になるような PEEP 設定を行うことにより，肺胞虚脱を防ぎ，VALI・酸素化悪化の予防を期待する手法であるが，その有用性については評価が定まっていない[16]。

6 P-SILI

急性呼吸不全患者，ARDS 患者においては非常に強い吸気努力が生じ，この吸気努力は肺傷害を引き起こし肺傷害の悪循環を形成するメカニズムとなり得る[17]（図5）。患者の吸気努力によって肺傷害を引き起こすこの病態は自己誘発性肺傷害（P-SILI）と呼ばれ，近年患者の吸気努力をモニタリングする様々な方法が注目されている。

III 人工呼吸からの離脱

人工呼吸器はできるだけ早期に外すことが重要とされている。早期の人工呼吸離脱は人工呼吸器関連肺炎発生率を低下させ，患者に対する不必要な鎮静薬投与を減らすことができる。その一方で，早すぎる呼吸器離脱は呼吸・循環動態の再悪化，再挿管に至る可能性があるためその評価・過程は重要である。人工呼吸器からの離脱はウィーニングと呼ばれ，その過程はエビデンスに基づいたプロトコルに従って行うことが推奨されている。

日本においては日本版人工呼吸器離脱プロトコルが 2015 年 2 月に策定されており，主に以下の 3 つから構成されている。
①自発覚醒トライアル
　（spontaneous awakening trial, SAT）
②自発呼吸トライアル
　（spontaneous breathing trial, SBT）
③抜管

1 離脱開始の条件

呼吸器からの離脱を検討する際には，人工呼吸管理を開始する原因となった病態が改善傾向にあることが必須である。その上で酸素化が維持されていること，意識レベルが維持され，自発呼吸が存在していること，循環動態が安定していることの条件を満たしていれば，呼吸器からの離脱を検討してもよい。

2 自発覚醒トライアル（SAT）

SAT とは鎮静薬を中止または減量し，自発的に覚醒が得られるかを評価する試験である。患者の状態が改善し，開始安全基準（表3）[18]を満たしたら SAT を実施する。気管チューブによる苦痛を最小限にするために，SAT 中も麻薬などの鎮痛薬は継続する。観察時間は 30 分から 4 時間程度を目安とし，Richmond Agitation Sadation Scale（RASS）のような鎮静スケール（表4）[19]を用いて覚醒の程度を評価する。

呼吸 **II**

II
呼吸

表3 SAT 開始基準 [18]

以下の状態でないことを確認する。
基準に該当する場合は，SAT を見合わせる

- 興奮状態が持続し，鎮静薬の投与量が増加している
- 筋弛緩薬を使用している
- 24 時間以内の新たな不整脈や心筋虚血の徴候
- 痙攣，アルコール離脱症状のため鎮静薬を持続投与中
- 頭蓋内圧の上昇
- 医師の判断

表4 RASS [19]

スコア	状態	臨床症状
＋4	闘争的，好戦的	明らかに好戦的，暴力的，医療スタッフに対する差し迫った危険がある
＋3	非常に興奮した過度の不穏状態	攻撃的，チューブ類またはカテーテル類を自己抜去する
＋2	興奮した不穏状態	頻繁に非意図的な体動があり，人工呼吸器に抵抗性を示しファイティングが起こる
＋1	落ち着きのない不安状態	不安で絶えずそわそわしている，しかし動きは攻撃的でも活発でもない
0	覚醒，静穏状態	意識清明で落ち着いている
－1	傾眠状態	完全に清明ではないが，呼びかけに 10 秒以上の開眼およびアイコンタクトで応答する
－2	軽い鎮静状態	呼びかけに開眼し 10 秒未満のアイコンタクトで応答する
－3	中等度鎮静状態	呼びかけに体動または開眼で応答するが，アイコンタクトなし
－4	深い鎮静状態	呼びかけに無反応，しかし身体刺激で体動または開眼する
－5	昏睡	呼びかけにも身体刺激にも無反応

表5 SBT 開始基準 [18]

原疾患の改善を認め，
①〜⑤をすべてクリアした場合，SBT を行う。それ以外は SBT を行う準備ができていないと判断し，その原因を同定し対策を講じた上で，翌日再度の評価を行う。

①酸素化が十分である ・$F_IO_2 \leq 0.5$ かつ PEEP 8 cmH$_2$O のもとで SpO$_2$ ＞ 90％

②血行動態が安定している
- 急性の心筋虚血，重篤な不整脈がない
- 心拍数 140 bpm
- 昇圧薬の使用について少量は容認する
- (DOA 5 μg/kg/min，DOB 5 μg/kg/min，NAD 0.05 μg/kg/min)

③十分な吸気努力がある
- 1 回換気量＞ 5 mL/kg
- 分時換気量＜ 15 L/分
- Rapid shallow breathing index（1 分間の呼吸数 /1 回換気量（L）＜ 105 回 /min/L
- 呼吸性アシドーシスがない（pH ＞ 7.25）

④異常呼吸パターンを認めない
- 呼吸補助筋の過剰な使用がない
- シーソー呼吸（奇異性呼吸）がない

⑤全身状態が安定している
- 発熱がない
- 重篤な電解質異常を認めない
- 重篤な貧血を認めない
- 重篤な体液過剰を認めない

3 自発呼吸トライアル（SBT）

SBT とは人工呼吸による補助がない状態に患者が耐えられるかどうかを確認するための試験である。患者が基準（表5）[18] を満たせば，SBT を開始し 30 分〜 2 時間観察する。SBT は吸入酸素濃度 50％以下に設定し，CPAP $\leq$ 5 cmH$_2$O（PS $\leq$ 5 cmH$_2$O）または T ピースで実施する。SBT 成功基準（表6）[18] を満たすかどうかを評価し，最終的に抜管の可否を決定する。

SBT 中は呼吸負荷のため呼吸筋疲労を起こすことがあり，その回復には通常 24 時間以上を要するため，SBT に失敗した際には開始前の条件設定に戻し，1 日に複数回の SBT は実施しない。

4 抜管

SAT/SBT をクリアした患者は抜管の可否について評価する必要がある。抜管後に起こり得る問題点として，抜管後の上気道閉塞・狭窄，気道分泌物過多，酸素化・換気不良が挙げられる。抜管後の上気道狭窄の危険因子（長期挿管，挿管困難，女性，大口径の気管チューブ，外傷症例など）が存在する場合には，気管チューブのカフを脱気して行うカフリークテストなどにより評価することが望ましい。抜管後の気道クリアランスの観点から，

111

日本集中医療医学会専門医テキスト　第4版

表6 SBT 成功基準[18]

呼吸数 < 30 回/min
- 開始前と比べて明らかな低下がない（例えば $SpO_2 \geqq 94\%$, $PaO_2 \geqq 70$ mmHg）
- 心拍数 < 140 bpm，新たな不整脈や心筋虚血の徴候を認めない
- 過度の血圧上昇を認めない
- 以下の呼吸促迫の徴候を認めない（SBT 前の状態と比較する）
  1. 呼吸補助筋の過剰な使用がない
  2. シーソー呼吸（奇異性呼吸）
  3. 冷汗
  4. 重度の呼吸困難感，不安感，不穏状態

咳反射や嚥下反射，呼吸筋力による喀痰排出能の評価も重要である。抜管前には個別の判断を要することがあるため，抜管基準は明確ではない。

抜管後は患者の呼吸状態とともに全身状態を観察し，異常を認めた場合は再挿管ならびに人工呼吸再開が直ちに行える環境を準備しておく。とくに再挿管困難が予測される場合は，気道確保に熟練した医師の立ち会いのもとに実施することが望ましい。

5　Weaning 困難例，長期人工呼吸例と気管切開

SBT が成功しない場合には原因検索とその対応が必要となる。原因としては原疾患の治療が不十分であること以外に，呼吸筋力の低下（鎮静薬・鎮痛薬，頭蓋内病変，呼吸筋不全），呼吸仕事量の増加（呼吸器系コンプライアンスの低下，気道抵抗の増加など）が挙げられる。水分管理や循環動態管理を適切に行うことも重要である。

原因が解除されれば，翌日再度 SBT を試みる。初期の SBT から3回の SBT を要した症例，もしくは SBT をクリアするまで7日以上要した症例は difficult to wean と呼ばれ，人工呼吸患者の30%程度といわれている。

人工呼吸期間が2〜3週間を超えると予想される場合，気管挿管による合併症が増加するため，気管切開を考慮する。気管切開のメリットとして，チューブ抵抗低下による呼吸仕事量の減少，口腔・咽頭・喉頭損傷の減少，口腔内の清潔保持，快適性向上による早期離床の推進，嚥下が容易などがある。一方，出血，創感染，気管－食道瘻，声門下気管狭窄など処置による合併症がデメリットである。早期の気管切開の優位性を示した大規模研究はない。

■ 文献

1) Esteban A, Frutos F, Tobin MJ, et al. A comparison of four methods of weaning patients from mechanical ventilation. Spanish Lung Failure Collaborative Group.

N Engl J Med 1995;332:345-50.

2) Brochard L, Rauss A, Benito S, et al. Comparison of three methods of gradual withdrawal from ventilatory support during weaning from mechanical ventilation. Am J Respir Crit Care Med 1994;150:896-903.

3) Esteban A, Ferguson ND, Meade MO, et al; VENTILA Group. Evolution of mechanical ventilation in response to clinical research. Am J Respir Crit Care Med 2008; 177:170-7.

4) Habashi NM. Other approaches to open-lung ventilation: airway pressure release ventilation. Crit Care Med 2005;33(3 Suppl):S228-40.

5) Sinderby C, Navalesi P, Beck J, et al. Neural control of mechanical ventilation in respiratory failure. Nat Med 1999;5:1433-6.

6) Young D, Lamb SE, Shah S, et al; OSCAR Study Group. High-frequency oscillation for acute respiratory distress syndrome. N Engl J Med 2013;368:806-13.

7) 日本集中治療医学会，日本呼吸器学会，日本呼吸療法医学会；ARDS 診療ガイドライン作成委員会．ARDS 診療ガイドライン 2021．日集中医誌 2022;29:295-332.

8) Gattinoni L, Pesenti A. The concept of "baby lung". Intensive Care Med 2005;31:776-84.

9) Slutsky AS, Ranieri VM. Ventilator-induced lung injury. N Engl J Med 2013;369:2126-36.

10) Brower RG, Matthay MA, Morris A, et al; Acute Respiratory Distress Syndrome Network. Ventilation with lower tidal volumes as compared with traditional tidal volumes for acute lung injury and the acute respiratory distress syndrome. N Engl J Med 2000; 342:1301-8.

11) Amato MB, Meade MO, Slutsky AS, et al. Driving pressure and survival in the acute respiratory distress syndrome. N Engl J Med 2015;372:747-55.

12) Bellani G, Laffey JG, Pham T, et al; LUNG SAFE Investigators; ESICM Trials Group. Epidemiology, Patterns of Care, and Mortality for Patients With Acute Respiratory Distress Syndrome in Intensive Care Units in 50 Countries. JAMA 2016;315:788-800.

13) Barbas CS, de Matos GF, Pincelli MP, et al. Mechanical ventilation in acute respiratory failure: recruitment and high positive end-expiratory pressure are necessary. Curr Opin Crit Care 2005;11:18-28.

14) Kung SC, Hung YL, Chen WL, et al. Effects of Stepwise Lung Recruitment Maneuvers in Patients with Early Acute Respiratory Distress Syndrome: A Prospective, Randomized, Controlled Trial. J Clin Med 2019;8:231.

15) Hodgson CL, Cooper DJ, Arabi Y, et al. Maximal Recruitment Open Lung Ventilation in Acute Respiratory Distress Syndrome (PHARLAP). A Phase II, Multicenter Randomized Controlled Clinical Trial. Am J Respir Crit Care Med 2019;200:1363-72.

16) Beitler JR, Sarge T, Banner-Goodspeed VM, et al. EPVent-2 Study Group. Effect of Titrating Positive End-Expiratory Pressure (PEEP) With an Esophageal Pressure-Guided Strategy vs an Empirical High PEEP-Fio2 Strategy on Death and Days Free From Mechanical Ventilation Among Patients With Acute Respiratory Distress Syndrome: A Randomized Clinical Trial. JAMA 2019;321:846-57.

17) Brochard L, Slutsky A, Pesenti A. Mechanical Ventilation to Minimize Progression of Lung Injury in Acute Respiratory Failure. Am J Respir Crit Care Med 2017;195:438-42.

18) 日本集中治療医学会，日本呼吸療法医学会，日本クリティカルケア看護学会；3学会合同人工呼吸器離脱ワーキング．人工呼吸器離脱に関する学会合同プロトコル．2015. Available from: https://www.jsicm.org/pdf/kokyuki_ridatsu1503b.pdf

19) Sessler CN, Gosnell MS, Grap MJ, et al. The Richmond Agitation-Sedation Scale: validity and reliability in adult intensive care unit patients. Am J Respir Crit Care Med 2002;166:1338-44.

II 呼吸

5-2 モニタリング

方山真朱

目標
- 人工呼吸中に必要なモニタリングの原理と適応を説明できる
- 各種モニタリングを用いて，呼吸状態を正しく評価できる

Key words EIT，経皮的酸素・二酸化炭素分圧モニター，呼気終末二酸化炭素分圧，動脈血酸素分圧，動脈血酸素飽和度

はじめに

　人工呼吸の役割は，酸素や二酸化炭素に代表されるガス交換を補助することである。人工呼吸により，肺が傷つく可能性があることを認識し，これを最小化させるために，適切なモニタリングが重要である。

　人工呼吸中のモニタリングとして，酸素化や換気に関連する項目，人工呼吸器の換気状況や同調性に関連する項目，その他の項目が挙げられる。

I 動脈血酸素飽和度（SaO_2）と動脈血酸素分圧（PaO_2）

　血中の酸素状態を評価する項目として，動脈血酸素飽和度（SaO_2）と動脈血酸素分圧（PaO_2）が挙げられる。酸素の本来の目的である「酸素を組織に供給する」ためには，

酸素供給量（DO_2）[mL/kg/min] =
　　$1.34 \times 10 \times CO \times SaO_2 \times Hb + 0.031 \times PaO_2$

の式を参照する。酸素供給量には，心拍出量とヘモグロビンと SaO_2 が重要であり，PaO_2 の役割は少ない。しかし，PaO_2 は様々な酸素化の指標として，広く臨床の現場で用いられている。SaO_2 や PaO_2 を測定するためには，一般的には血液ガス分析が必要であり，定点での評価しかできない。連続的に評価するためには，パルスオキシメータを用いて経皮的酸素飽和度（SpO_2）をモニタリングすることが必須である。

II 血液ガス分析

　血液ガス分析は，簡便に短時間で人工呼吸中に必要なパ

ラメータを評価することが可能である。酸素化〔血中酸素飽和度（SaO_2）や動脈血酸素分画（PaO_2）〕，換気〔動脈二酸化炭素分画（$PaCO_2$）〕，酸塩基平衡，ヘモグロビン分画，乳酸値など，重症患者管理において重要な役割を担う。本項では，酸素化や換気に関連するパラメータを解説する。

1 PaO₂

　PaO_2 は，前述の通り酸素供給量としての影響は乏しいが，酸素化能の指標として広く用いられている。

① PaO₂/F₁O₂（P/F 比）

　ARDS の診断基準や重症度評価をはじめとして，酸素化の評価指標として簡便に使用できる。ただし，低流量酸素システムを使用している際には，患者の呼吸状態によって F_IO_2 が不正確になるため，P/F 比を正確に算出することができない。

② 肺胞気 - 動脈血酸素分圧較差（A-aDO₂）

　肺胞気と動脈血のガス分圧の差について，二酸化炭素は拡散能が非常に高く分圧差をほぼ認めないが，酸素では明らかな分圧差が生じる。これを肺胞気 - 動脈血酸素分圧格差（A-aDO₂）と定義している。

$$A\text{-}aDO_2 = P_AO_2 - PaO_2 = (P_IO_2 - PaCO_2/R) - PaO_2$$

（P_AO_2：肺胞気酸素分圧，P_IO_2：吸入酸素分圧，R：呼吸商）

　仮に，大気圧 760 mmHg，水蒸気圧 47 mmHg（37℃の場合），F_IO_2 0.21，呼吸商 0.8 の条件下では，以下の式が成立する。

$$A\text{-}aDO_2 = (760 - 47) \times 0.21 - PaCO_2/0.8 - PaO_2$$

　A-aDO₂ が増加する原因として，①換気血流比の不均

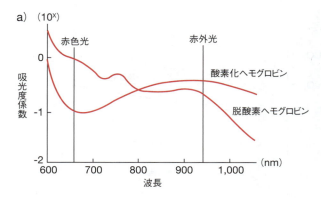

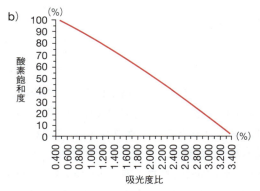

図1 酸素化ヘモグロビンと脱酸素ヘモグロビンの吸光スペクトル(a), 酸素飽和度と吸光度比の関係(b)[1]

等(VQ mismatch), ②拡散障害, ③シャントの増加, ④吸入酸素濃度の増大, ⑤高二酸化炭素血症が挙げられる。

3 呼吸係数 (respiratory index, RI)

RI は PaO_2 を 100 mHg とするために, どのくらいの酸素が取り込めていないかを評価する指標である。

RI = $A\text{-}aDO_2/PaO_2$ であり, 正常値は 0.5 未満である。

4 oxygen index (OI)

OI = 平均気道内圧 × F_IO_2/PaO_2 であり, 酸素化の障害や陽圧による酸素化の影響を評価することが可能である。小児における high frequency oscillation ventilation (HFOV) の開始基準や extracorporeal membrane oxygenation (ECMO) の導入適応で使用されることがある。

2 SpO₂

パルスオキシメータは動脈血とそれ以外の組織の吸光度の違いを非侵襲的にモニタリングすることで, SpO_2 を測定する。酸素化ヘモグロビンは赤外光 (波長 940 nm) を吸収し, 脱酸素化ヘモグロビンは赤色光 (波長 660 nm) を吸収する特徴を活かし, その比率から吸光度比を算出し, 酸素飽和度を表示している (図1)[1]。あ

表 SpO₂ 測定に影響を与える因子

過小評価となる要因
• 低血圧
• 貧血
• 末梢循環不全
• 体動
• ヘモグロビン K
• メチレンブルー
• パテントブルー
• インジゴカルミン
• インドシアニングリーン (イソスルファンブルー)
• マニキュア (黒, 紺, 紫)
• 不適切なセンサー装着 (図2参照)

過大評価となる要因
• カルボキシヘモグロビン (COHb) 血症
• IABP
• 皮膚色素沈着 ($SaO_2 < 80\%$ の時)

過大あるいは過小評価となる要因
• メトヘモグロビン (MetHb) 血症
• スルフヘモグロビン
• ヘモグロビン F, H, S
• 多血症
• 室内光 (蛍光灯)
• フルオレセイン
• インスルファンブルー
• アクリルネイル
• 皮膚色素沈着
• 黄疸

IABP, intra-aortic balloon pumping.

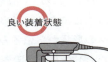
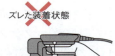

図2 ペナンブラ効果[2]

フィンガープローブ (クリップ式) におけるペナンブラ効果は, 光が指の組織を透過する際に生じる現象で, プローブのサイズに対して指が小さい場合にとくに顕著である。ペナンブラ効果は, プローブから出た光が指の一部を通過しきれず, 受光部に到達する光量が減少することで測定精度に影響を与える。正確な SpO_2 測定には, プローブの適切な位置と装着が重要である。

くまで吸光度をもとに算出した指標であるため, 表に示した状況では SaO_2 との乖離を生じる可能性がある。また, たとえ脈波が適切に得られていても, センサーの装着が不十分な場合, SaO_2 に比べて SpO_2 が乖離する事象があるため, 注意が必要である (ペナンブラ効果, 図2)[2]。

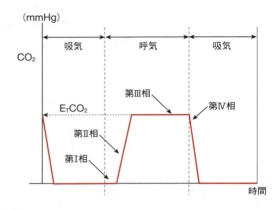

図3　正常のカプノグラム

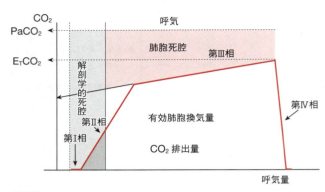

図4　ボリュメトリックカプノグラフィ

SpO_2を用いた酸素化の指標として，以下のパラメータが用いられる。

1 ROX index

ROX index＝$SpO_2/F_IO_2/$呼吸数であり，high flow nasal therapy(HFNT)から人工呼吸管理への切り替えのタイミングを予測する指標として提唱されている。

III 呼気終末二酸化炭素分圧（E_TCO_2）

呼気終末二酸化炭素分圧(end-tidal carbon dioxide, E_TCO_2)は，$PaCO_2$の非侵襲的な連続的モニタリングツールとして重要である。呼気時に排出されるCO_2濃度を検出し，グラフィックで描出することにより，得られた数値だけではなく，グラフィックの形状から患者の病態（気道抵抗の増加や死腔の増加など）や人工呼吸器のトラブル（挿管の成功評価や挿管チューブの事故抜去や回路外れなど）などを評価することが可能である。

カプノグラムは，E_TCO_2を時間経過とともに観察したグラフィックである（図3）。第I相～第IV相まで分けることができ，それぞれ次の病態を示す。

第I相：呼気の開始直後は，上気道など換気に関与していない死腔内のガスが排出される。このガスにはCO_2が含まれていないため，基線上に波形が表示される。

第II相：呼気開始後，徐々に波形の上昇を認める。これは，排出されるガスに肺胞気が流入することにより，CO_2が検出される影響である。

第III相：排出されるガスの大半を肺胞気が占めるようになると，CO_2濃度が安定し，波形がプラトーを形成するようになる。

第IV相：吸気が開始されると，排出されるガスは吸気ガスによって希釈されるため，波形が低下する。

第III相から第IV相に至る直前の測定値をE_TCO_2として表示する。カプノグラムが第III相において安定した波形を示している場合，E_TCO_2は$PaCO_2$と近似する。

ボリュメトリックカプノグラフィは，E_TCO_2を呼気換気量とともに観察したグラフィックである（図4）。これにより，死腔量や死腔換気率，肺胞換気量やCO_2排出量などの項目を測定することが可能である。人工呼吸器でE_TCO_2の測定を組み合わせることで，ボリュメトリックカプノグラフィを用いたモニタリングが簡便に行える。

E_TCO_2を評価する際には，測定値に影響を与える要因を考慮する。ARDSの重症度，心不全や肺水腫，喘息，chronic obstructive pulmonary disease(COPD)や肺気腫，低灌流状態，肺塞栓症などの疾患では，$PaCO_2$とE_TCO_2の差を広げる可能性があるため，適宜血液ガス分析を行い，$PaCO_2$との乖離を評価する。

IV 経皮的酸素・二酸化炭素分圧モニター

経皮的酸素・二酸化炭素分圧モニターとは，皮膚にセンサーを装着することで組織内の酸素・二酸化炭素分圧を予測する医療機器である。皮膚表面を43℃前後に加温することで毛細血管に流れる血流を増加させ，拡散した酸素（経皮酸素分圧：transcutaneous oxygen partial pressure, $PtcO_2$)や二酸化炭素（経皮二酸化炭素分圧：transcutaneous carbon dioxide partial pressure, $PtcCO_2$)を測定できる。主に皮膚が薄い小児で用いられているが，機器の性能改良に伴い，角質の厚い成人でも使用可能となっている。

非挿管患者ではE_TCO_2を測定することができないが，本デバイスを用いることで連続的に二酸化炭素分圧をモニタリングできる。とくに，noninvasive positive pressure ventilation(NPPV)やHFNTが行われている患者に対して，有用なツールとなり得る。皮膚の熱傷に注意

する必要があるため，12時間ごとにセンサーの装着部位を変更する。

V EIT

electrical impedance tomography（EIT）は，胸部に電極付きのベルトを装着することで，肺のインピーダンス変化を画像化した医療機器である。インピーダンスの変化を抽出することで，肺内の空気の動態を評価できる。EIT の利点として，ベッドサイドで非侵襲的にモニタリングできることから，人工呼吸関連肺障害を視覚化し，最適な呼吸管理を行う役割が期待されている。

ただし，ペースメーカーや埋め込み式除細動器が装着されている患者では，傷害が生じる可能性やインピーダンスの評価が不確実となる恐れがあるため，使用を避ける必要がある。

■ 文献

1) 日本胸部外科学会，日本呼吸器学会，日本麻酔科学会．第22回3学会合同呼吸療法認定士認定講習会テキスト．3学会合同呼吸療法認定士認定委員会事務局．東京：2017，p.446-50.
2) Kelleher JF, Ruff RH. The penumbra effect: vasomotion-dependent pulse oximeter artifact due to probe malposition. Anesthesiology 1989;71:787-91.

Ⅱ 呼吸

5-3 非同調

宮﨑裕也

目　標	• 非同調の種類を説明できる
	• 非同調で生じるグラフィック波形の変化を理解する
	• 非同調の病態と対応を，呼吸器と患者要因に分けて説明できる

Key words auto triggering, delayed cycling, double triggering, early cycling, flow starvation, ineffective efforts, reverse triggering

はじめに

　患者 - 人工呼吸器非同調（patient-ventilator asynchrony；以下，非同調）は，患者の自発呼吸と人工呼吸器のガス供給にミスマッチが生じた状態である。時間・流量・換気量・圧といった要因により，呼吸の全位相で発生し得る[1]。

　非同調が生じると患者の快適性が悪化するだけでなく，呼吸仕事量の増加や換気血流不均衡・肺過膨張など呼吸生理にも悪影響をきたす[2]。また，呼吸器装着日数やICU滞在日数増加，死亡率増加といったアウトカムにも影響する[2]。近年では，非同調による経肺圧上昇が人工呼吸器関連肺障害（ventilator-induced lung injuries, VILI）の原因となり得ることや[3]，横隔膜の遠心性収縮により横隔膜障害を起こすことも，予後悪化の一因と指摘される[4]。

　非同調の発生頻度には，全呼吸当たりの非同調呼吸の割合（asynchrony index, AI）が用いられ，AI ≧ 10%では呼吸器装着日数の増加[5]や死亡率上昇が報告されている[2]。

　非同調の研究では定義，検出方法，換気モード，とくに観察時間が異なるため[1]，報告されるAIには4〜40%と幅がある[6]。近年では電子アルゴリズムによるグラフィックの自動連続モニタリングを用いた手法が進み，ARDSもしくはARDSリスク患者を対象とした研究では，非同調はすべての患者に認められ，AIも34.4%と高頻度であった[7]。

　一方，実臨床では非同調は正しく検出されておらず，専門知識を持つ診療スタッフでも3分の1未満にとど

まる[8]。経験や職種だけでは非同調を識別する能力は十分とはいえず，系統的な教育を受けることでその割合は約4倍（オッズ比）にまで高まるとされる[9]。

Ⅰ 非同調の分類

　古典的な分類では，人工呼吸器からみた換気サイクルのphase（位相）により，3種類（trigger, inspiratory, cycling）に大別される（表）。

　trigger phaseの非同調は，人工呼吸器の送気と患者吸気の開始の不一致で，ineffective efforts, reverse triggering, auto triggering, double triggeringがある。

　inspiratory phaseの非同調は，吸気流量のミスマッチが原因で，flow starvationが発生する。

　cycling phaseの非同調は，吸気から呼気へ転じるタイミングの不一致で，early cyclingとdelayed cyclingが含まれる。

　この分類は換気サイクルのどの部分で生じた非同調かは理解しやすいものの，非同調の種類と原因・病態は一致せず，対処も異なる。

　近年では，患者呼吸ドライブの強弱（もしくは呼吸器アシストの過不足）に着目し，非同調を過剰ドライブ（過小アシスト）と過小ドライブ（過剰アシスト）の2種類に分類する方法も注目されている（表）[10]。非同調は呼吸ドライブの過剰もしくは過小が起因しており，メカニズムの理解や対処方法に役立つとされる[11]。

118

表　非同調の種類と分類

古典的分類＼患者呼吸ドライブによる分類	過剰ドライブ（過小アシスト）	過小ドライブ（過剰アシスト）	その他
trigger phase	double triggering	ineffective efforts reverse triggering	auto triggering
inspiratory phase	flow starvation	—	—
cycling phase	early cycling	delayed cycling	—

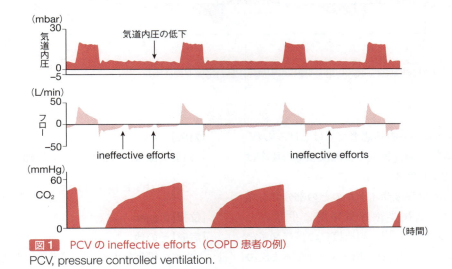

図1　PCVのineffective efforts（COPD患者の例）
PCV, pressure controlled ventilation.

II 非同調の種類

1 ineffective efforts

【位相】trigger
【病態】過小ドライブ（過剰アシスト）

　ineffective effortsは人工呼吸器が患者の吸気努力を認識せず，補助換気が行われない非同調である．missed triggeringとも呼ばれ，最も頻度が高く約50％の患者で見られる[11]．

【原因】
過小ドライブ：

　呼吸中枢の抑制（鎮静，中枢神経障害など），呼吸筋力低下（ポリニューロミオパチー，重症筋無力症，呼吸筋疲労）などが原因となる[12,13]．この他，低すぎるトリガー感度も原因となる[1]．

過剰アシスト：

　高すぎる圧補助，高い1回換気量，過剰な送気回数設定，送気時間が長すぎると，内因性PEEPの発生によりineffective effortsが出現する[11,12]．とくに気流制限のある患者では生じやすい[10]．

【波形】

　吸気努力によって流量波形は上向き凸状に変化するが，補助換気が追従しない[12]．気道内圧が低下することもあるが，流量波形の変化の方が大きい[13]．図1はchromic obstructive pulmonary disease（COPD）患者で発生したineffective effortsである．

【対応】
過小ドライブの是正：

　過剰鎮静・筋弛緩薬投与中であれば，鎮静レベルや投与量を再考する．

過剰アシストの是正：

　送気回数減少，送気時間短縮，1回換気量減少や圧補助低下が有効である[10]．内因性PEEPがあるとトリガー感度調整や流量トリガーに変更するだけでは不十分で[10]，気管支拡張薬投与や適正PEEP設定（内因性PEEPの70～80％）も必要である[12]．neurally adjusted ventilatory assist（NAVA）は内因性PEEPに影響されず，COPD患者でも適切にトリガーされる[12]．

2 reverse triggering

【位相】trigger
【病態】過小ドライブ

　reverse triggeringは，呼吸器送気の後に横隔膜収縮（自発吸気）が反射的に生じる非同調で[14]，調節換気（controlled mechanical ventilation, CMV）中に発生

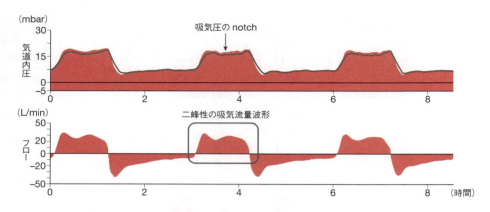

図2 PCV の reverse triggering（調節換気の送気中に横隔膜収縮が生じた例）

する[10]。深い鎮静レベルの ARDS 患者でしばしばみられ，脳死患者にも生じる[11]。調節換気と横隔膜収縮の比率は 1：1 が最も多く，2：1 や 3：1 も報告される[11]。

reverse triggering は呼吸サイクルのどの部分でも発生し，調節換気の送気後半や呼気早期に生じると ineffective efforts をきたす[11]。調節換気の送気終了後にも横隔膜収縮が続くと，呼気時間が不十分なまま次の補助換気が送気され，double cycling（後述）や breath stacking（後述）をきたす[10]。

【原因】

reverse triggering の機序の一つとして，respiratory entrainment が有力視されている[10]。entrainment とは，患者の呼吸中枢リズムが，呼吸器の送気リズムへ同期する現象である[15]。人工呼吸器の調節換気が気道・肺・胸壁の伸展受容体を刺激し，神経フィードバックにより患者呼吸中枢が活性化され，人工呼吸器のリズムに同期すると推測されている[15],[16]。この entrainment というメカニズムにより，reverse triggering という非同調が発生すると報告されているが，いまだ明らかではない点も多く，さらなる知見が必要である。

【波形】

横隔膜収縮が呼吸サイクルのどの部分で発生するかにより，reverse triggering のグラフィック波形は様々なパターンを有することが報告されている[17]。例えば，調節換気の送気中に reverse triggering が生じると，主に吸気圧が低下し，吸気流量が上昇する。一方，調節換気の呼気中に生じると，主に PEEP 圧が低下し，呼気流量は減速する[17]。図2 は調節換気の送気中に横隔膜収縮が生じた reverse triggering である。吸気圧が陥凹し，吸気流量波形が後半で再上昇している。reverse triggering の診断と理解には，食道内圧や横隔膜活動電位のモニタリングが有用である[11]。

【対応】

鎮静薬減量，調節換気数を増加させる[16]。

3 auto triggering

【位相】trigger
【病態】その他

患者の吸気努力がないにもかかわらず，呼吸器がトリガーし補助換気を送気すること[14]。

【原因】

多くの場合は不適切に鋭敏なトリガー感度が原因で，リーク（回路，胸腔ドレーン，胃管チューブ），回路結露，分泌物貯留，心拍動，吃逆の他，intra-aortic balloon pumping（IABP）や血液浄化療法によって生じる[13],[14]。

【波形】

回路結露や分泌物貯留では流量波形がのこぎり歯状となり，心拍動が原因の場合は cardiogenic oscillations が見られる。

【対応】

トリガー感度の設定変更，リーク・回路結露の除去を行う[1]。

4 flow starvation

【位相】inspiratory
【病態】過剰ドライブ（過小アシスト）

患者が必要とする吸気流量（需要）に対して，呼吸器の送気流量（供給）が不足した状態で[10]，flow mismatching とも呼ばれる。

【原因】

過剰ドライブ：

敗血症や代謝性アシドーシス，酸素需要の増加，痛みや不安などで呼吸ドライブが高まると，患者の自発吸気流速は上昇し，送気流量が不足しやすくなる。

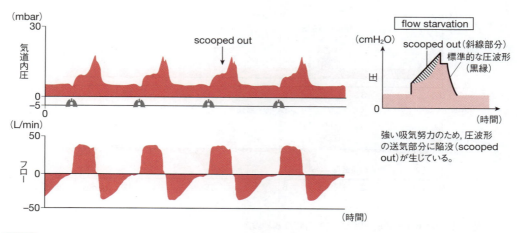

図3 送気流量 30 L/min での flow starvation（VCV 矩形波）
VCV, volume controlled ventilation.

過小アシスト：

最大送気流量と送気流量パターン（矩形波，漸減波）が固定される volume controlled ventilation（VCV）は，送気流量が相対的に不足しやすく，flow starvation をきたす[10]。pressure contolled ventilation（PCV）と pressure support ventilation（PSV）は吸気努力に合わせて送気流量が変動するため，flow starvation を生じにくい。しかし，吸気努力に対して rise time 設定（送気開始から設定吸気圧に到達する時間）が長すぎると，flow starvation を生じる[12]。

【波形】

送気流量が固定される VCV では流量波形は変化せず，圧波形の送気部分に陥凹（scooped out）が生じる[1),13)]。図3は VCV で送気流量 30 L/min に固定されたグラフィックで，自発吸気により圧波形の scooped out が見られる。

【対応】

過剰ドライブの是正：

適切な鎮痛，鎮静，アシデミア是正などを行い，過剰な呼吸ドライブを抑制する。

過小アシストの是正：

不足する送気流量を補うために，換気様式を VCV から PCV，PSV に変更する。また，rise time を短縮すると，送気開始直後の流量が増加し，同調性が改善する。

5 early cycling

【位相】cycling
【病態】過剰ドライブ（過小アシスト）

early cycling は，患者が吸気努力を継続しているにもかかわらず，呼吸器は送気を終了し呼気相に移行する非同調である[12]。吸気努力が呼気相で続きトリガー閾値を超えると，double triggering が発生する。early cycling は PCV，VCV だけでなく，PSV でもみられる[12]。

【原因】

過剰ドライブ：

呼吸ドライブが強いと，送気時間や送気量が不足しやすく，early cycling につながる[12)〜14)]。

過小アシスト：

PCV，VCV では，短い送気時間設定や低容量換気によって early cycling が発生する[1]。PSV では，低すぎるサポート圧や高すぎる流量サイクル閾値が原因となる[12),13)]。

【波形】

early cycling が発生すると，呼気の流量波形が変化する。通常，呼気の流量波形は漸減形だが，early cycling により bump（呼気流量波形の初期逆転）が生じ，漸減波が歪む。また，吸気努力によって呼気最大流量が低下し，圧波形では呼気相に凹み（concavity）が生じることもある[13]。ineffective efforts でも呼気流量波形に bump や凹みは生じるが，early cycling は送気直後に見られ，ineffective efforts は呼気のいずれでも生じるという違いがある[18]。図4は PCV（送気時間 0.8 秒設定）の early cycling で，患者の吸気が送気終了後にも続き（ミスマッチ部分），呼気流量波形に bump が見られる。

【対応】

過剰ドライブの是正：

低容量換気を維持するには，深い鎮静により呼吸ドライブの抑制が必要なこともある[1]。

過小アシストの是正：

PCV では送気時間の延長，VCV では送気流量の増加[1]。PSV ではサポート圧を増加，rise time を短縮，流量

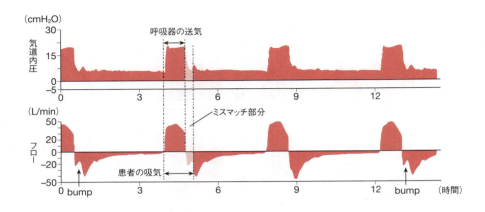

図4 early cycling（PCV, 送気時間 0.8 秒設定）

サイクル閾値を下げる[1]。

6 double triggering

【位相】triggering（cycling）
【病態】過剰ドライブ（過小アシスト）

double triggering は 1 回の吸気努力に対して 2 回（double）トリガーが発動し，ごく短時間の呼気を挟んで 2 回連続で補助換気が送気される非同調である。1 回目と 2 回目の補助換気，いずれも 1 回の吸気努力によりトリガーされることが定義に含まれる[5),19)]。病態は early cycling と同様で，患者の吸気努力が呼吸器の呼気相でも続き，次の補助換気がトリガーされる。early cycling のうち 2 回連続でトリガー・送気されたのが double triggering で，近年では double triggering は early cycling の一つとして分類されることも多い[1),10),11),19)]。

一方，reverse triggering も 2 回連続して送気されうるが，最初の送気は患者吸気でトリガーされていないことから，double cycling と呼ばれる[10),20)]。double triggering と reverse triggering による double cycling は，最初の送気が患者吸気によりトリガーされたかどうかで区別できる[10)]。

double triggering もしくは double cycling により，意図された 1 回換気量よりも大きな換気量が送気された状態が breath stacking である[11)]。低容量換気であっても，breath stacking が発生すると過大な換気量が送気され肺傷害につながる。

【原因】
early cycling と同様。

【波形】
患者吸気でトリガーされた補助換気（1 回目）の直後に，2 回目の補助換気が続く。補助換気の間の呼気はごく短時間に留まるか，呼気がない場合もある[19)]。食道内圧もしくは横隔膜筋電図では，1 回目の送気開始から呼気を超えて，さらに 2 回目の送気開始まで吸気努力が続く[6)]。VCV において breath stacking が発生すると 2 回目の送気で最大気道内圧が急上昇し，呼気流量も上昇する。

【対応】
early cycling と同様。

通常，NAVA は非同調を軽減するが，double triggering に関しては PSV よりも NAVA で発生率が高まる[19)]。

7 delayed cycling

【位相】cycling
【病態】過小ドライブ（過剰アシスト）

delayed cycling は，患者の吸気努力が終了したにもかかわらず，呼吸器が送気を継続する非同調である[12)]。呼吸器の送気に対して患者が呼気筋を能動的に収縮させた場合，呼吸仕事量が増大する[1),11)]。

【原因】

過剰アシスト：

PCV では長い送気時間設定，VCV では高容量換気や低い送気流量・吸気ポーズによって，delayed cycling が発生する[1),14)]。PSV は流量サイクル方式のため，サポート圧が高すぎる，もしくは流量サイクル閾値が低すぎると送気時間が長くなる。とくに喘息や肺気腫など気道抵抗が高い患者では PSV の送気流量が低下するのに時間がかかり，delayed cycling につながる[1),10)]。呼気時間が不十分となれば内因性 PEEP が悪化し，ineffective efforts も生じる[1)]。

また，患者吸気努力に対してサポート圧が高すぎると，最大吸気流量の増加により患者の吸気時間が短縮し，delayed cycling をきたしやすくなる[10)]。その他，リー

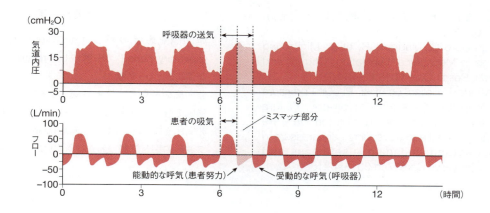

図5 delayed cycling（PCV, 送気時間 1.2 秒設定）

クも原因となる[11]。

【波形】

送気中に患者の呼気努力が発生するため，PCV・PSVでは送気後半に吸気流量が急激に減少する[12),13)]。圧波形では，同じタイミングで圧スパイクが生じることもある[1),18)]。図5 は PCV（送気時間 1.2 秒設定）の delayed cycling で，呼気流量波形が二峰性となっている。前半の呼気波形は能動的な呼気（患者努力）で，後半は送気終了による受動的な呼気（呼吸器）である。

【対応】

過剰アシストの是正：

PCV では送気時間を短縮し，VCV では 1 回換気量を減少する[1),13)]。

PSV では流量サイクルオフ閾値を上昇，サポート圧を減少，rise time を延長する[1)]。

文献

1) De Oliveira B, Aljaberi N, Taha A, et al. Patient-Ventilator Dyssynchrony in Critically Ill Patients. J Clin Med 2021;10:4550.
2) Emrath E. The Basics of Ventilator Waveforms. Curr Pediatr Rep 2021;9:11-9.
3) Yoshida T, Fujino Y, Amato MB, et al. Fifty Years of Research in ARDS. Spontaneous Breathing during Mechanical Ventilation. Risks, Mechanisms, and Management. Am J Respir Crit Care Med 2017;195:985-92.
4) Gea J, Zhu E, Gáldiz JB, et al. Functional consequences of eccentric contractions of the diaphragm. Arch Bronconeumol 2009;45:68-74.
5) Thille AW, Rodriguez P, Cabello B, et al. Patient-ventilator asynchrony during assisted mechanical ventilation. Intensive Care Med 2006;32:1515-22.
6) Sottile PD, Albers D, Smith BJ, et al. Ventilator dyssynchrony - Detection, pathophysiology, and clinical relevance: A Narrative review. Ann Thorac Med 2020;15:190-8.
7) Sottile PD, Albers D, Higgins C, et al. The Association Between Ventilator Dyssynchrony, Delivered Tidal Volume, and Sedation Using a Novel Automated Ventilator Dyssynchrony Detection Algorithm. Crit Care Med 2018;46:e151-7.
8) Colombo D, Cammarota G, Alemani M, et al. Efficacy of ventilator waveforms observation in detecting patient-ventilator asynchrony. Crit Care Med 2011;39:2452-7.
9) Ramirez II, Arellano DH, Adasme RS, et al. Ability of ICU Health-Care Professionals to Identify Patient-Ventilator Asynchrony Using Waveform Analysis. Respir Care 2017;62:144-9.
10) Pham T, Telias I, Piraino T, et al. Asynchrony Consequences and Management. Crit Care Clin 2018;34:325-341.
11) Esperanza JA, Sarlabous L, de Haro C, et al. Monitoring Asynchrony During Invasive Mechanical Ventilation. Respir Care 2020;65:847-69.
12) Hamahata NT, Sato R, Daoud EG. Go with the flow-clinical importance of flow curves during mechanical ventilation: A narrative review. Can J Respir Ther 2020;56:11-20.
13) Mellema MS. Ventilator waveforms. Top Companion Anim Med 2013;28:112-23.
14) Flynn BC, Miranda HG, Mittel AM, et al. Stepwise Ventilator Waveform Assessment to Diagnose Pulmonary Pathophysiology. Anesthesiology 2022;137:85-92.
15) de Vries HJ, Jonkman AH, Tuinman PR, et al. Respiratory Entrainment and Reverse Triggering in a Mechanically Ventilated Patient. Ann Am Thorac Soc 2019;16:499-505.
16) Akoumianaki E, Lyazidi A, Rey N, et al. Mechanical ventilation-induced reverse-triggered breaths: a frequently unrecognized form of neuromechanical coupling. Chest 2013;143:927-38.
17) Baedorf Kassis E, Su HK, Graham AR, et al. Reverse Trigger Phenotypes in Acute Respiratory Distress Syndrome. Am J Respir Crit Care Med 2021;203:67-77.

18) 岡崎智哉, 則末泰博. 患者 - 人工呼吸器間の非同調. Intensivist 2018;10:525-34.

19) Subirà C, de Haro C, Magrans R, et al. Minimizing Asynchronies in Mechanical Ventilation: Current and Future Trends. Respir Care 2018;63:464-78.

20) Mauri T, Yoshida T, Bellani G, et al; PLeUral pressure working Group (PLUG—Acute Respiratory Failure section of the European Society of Intensive Care Medicine). Esophageal and transpulmonary pressure in the clinical setting: meaning, usefulness and perspectives. Intensive Care Med 2016;42:1360-73.

■ **重要論文** ■

◆ 非同調を患者の呼吸サイクル(inspiratory, transition, expiratory period) から解説した reveiw。非同調の理解が深まる。(→文献 1)

◆ 非同調の分類を, 患者呼吸ドライブ(呼吸器アシスト) の強弱で分類し解説した review。(→文献 10)

◆ 非同調をコンパクトにまとめた review。とくにグラフィック波形の図と解説がわかりやすい。(→文献 19)

Ⅱ 呼吸

6-1 腹臥位療法，筋弛緩薬

岩永 航

目標
- ARDS に対する腹臥位療法について理解する
- ARDS に対する筋弛緩薬の使用について理解する

Key words APP，ARDS，Pendelluft 現象，覚醒腹臥位，換気分布の均一化，筋弛緩薬，自発呼吸誘発性肺傷害，腹臥位療法

Ⅰ 腹臥位療法

1 腹臥位療法の生理学的特徴

重症 ARDS では背側に広範囲の無気肺を形成し，血流比の不一致や不均一な換気に伴う肺傷害が助長され，重度の低酸素血症が引き起こされる。ARDS に対する腹臥位療法は，換気/血流比やシャントの改善[1]，心臓や肺自体の重力による背側部位の無気肺に対するリクルートメント効果[2]，また分泌物のドレナージによる酸素化の改善が期待され行われる。一方，ARDS における肺傷害の機序の一つとして，不均一な換気に伴う「strain ≒ ひずみ」が肺傷害を引き起こすことが知られており[3]，腹臥位療法は仰臥位と比較し腹側肺の過膨張を防ぎ，かつ背側肺の無気肺を解除することで換気分布の均一化をする肺保護戦略の一つとも考えられている[4],[5]。

2 腹臥位療法のエビデンス

1990 年代後半～2000 年代に行われた複数の RCT では，ARDS に対する腹臥位療法は酸素化を改善するものの，死亡率は改善しなかった。2010 年に報告された RCT 10 件のメタアナリシス[6]でも同様に死亡率低下に有意差を認めなかったが，サブ解析では中等症群で有意差がないことに対して重症群でのみ死亡率の低下を認めた。しかし，2013 年発表された PROSEVA study[7]では，初めて ARDS に対する腹臥位療法が死亡率を改善したことを証明した。この研究は発症後 36 時間以内の P/F 比< 150 の重症 ARDS 患者 474 人が研究対象として組み込まれた。本研究では 1 回換気量 VT 6 mL/kg×理想体重（predicted body weight, PBW）が遵守され，90％の患者で筋弛緩薬が使用された。腹臥位療法療法は 1 日 16 時間以上の長時間施行された。結果，28 日死亡率は腹臥位療法群 16.0％ vs. 対照群 32.8％と腹臥位療法群で低下した（HR 0.39，95％CI 0.25 ～ 0.63；$P < 0.001$）。現在，ESICM ガイドライン 2023[8]や ATS/ESICM/SCCM ガイドライン 2017[9]では適切な PEEP 設定後も P/F 比< 150 を満たす中等症～重症 ARDS に対して長時間腹臥位療法（連続 16 時間以上）を行うことを強く推奨している。本邦の ARDS 診療ガイドライン 2021[10]では，腹臥位療法療法に習熟した施設という条件付きで連続 12 時間以上の腹臥位療法療法を推奨している。

また，COVID-19 パンデミックの際に覚醒腹臥位（awake prone position, APP）が広く使用され多数の症例報告や多施設研究が行われた。2021 年に COVID-19 患者の急性呼吸不全を対象とした RCT 6 件（n = 1,126 人）のメタアナリシスが発表され，28 日後の挿管・死亡率の混合アウトカムの低下が報告された[11]。ESICM ガイドライン 2023[8]では，COVID-19 関連の急性呼吸不全に対して挿管回避目的の APP が弱く推奨されている。ただし，非挿管に伴う自発呼吸誘発性肺傷害の懸念や EBM 不足から死亡率改善目的の推奨はされていない。

Ⅱ 筋弛緩薬

1 自発呼吸誘発性肺傷害の病態生理

Yoshida らの動物実験では重症肺炎は軽症肺炎と比較し過剰な呼吸努力による肺傷害が引き起こされやすいこ

とが示された[12]。また，過剰な呼吸努力は Pendelluft 現象[13]や経血管圧の増大[14]などの自発呼吸関連の肺傷害メカニズムにより，炎症性が高い ARDS では肺傷害が助長される自発呼吸誘発性肺傷害（patient self-inflicted lung injury, P-SILI）の概念が提案されている[15]。Pendelluft 現象は，強い吸気努力に伴い局所的な背側肺領域で経肺圧変化が大きく生じ，人工呼吸管理下にもかかわらず腹側肺領域から背側に肺内ガス移動が起こる現象である[13]。これは，肺内にひずみが生じ，肺傷害を引き起こす可能性が示唆されている。また強すぎる経血管圧の増大は，血管透過性を亢進させ，肺水腫を助長する[14]。これらの相互作用により肺傷害がより助長されるため，重症 ARDS では過剰な呼吸努力に伴う P-SILI 予防として筋弛緩薬投与が検討されている。

2 筋弛緩薬のエビデンス

ARDS への筋弛緩薬投与の有効性を検討した大規模試験は 2 つ報告されている。2010 年に報告された ACURASYS Study[16]では P/F 比≦ 150 の中等度～重症 ARDS を対象に 48 時間の筋弛緩薬投与の有効性検討が行われ，調整後 90 日死亡率はハザード比 0.68（95% CI 0.48 ～0.98，$P=0.04$）と減少した。しかし，ACURASYS Study[16]では対象群も深鎮静であることや，severe ARDS にもかかわらず low PEEP で管理していたという limitation があった。2019 年に報告された ROSE Trial[17]では同じく P/F 比≦ 150 の中等度～重症 ARDS を対象に 48 時間の筋弛緩薬投与の有効性が検証された。ACURASYS Study と異なり，PEEP 設定は ARDS Network の PEEP-$F_I O_2$ table の higher PEEP table が用いられた。介入群は深鎮静管理とされた一方，対照群は浅鎮静で管理された。結果，90 日死亡率に差は認められなかった。現在，本邦の ARDS 診療ガイドライン 2021[10]では，中等症または重症成人 ARDS 患者に対して，早期の筋弛緩薬投与を条件付きで推奨している。一方，ESICM ガイドライン 2023[8]では，中等症または重症成人 ARDS に対して死亡率改善を目的としたルーチンの筋弛緩薬投与は強く推奨していない（エビデンス中等度）。エキスパートコンセンサス[18]では，過剰な呼吸努力により肺保護ができていない状態に対して筋弛緩薬投与を考慮することが提案されている。

■ 文献

1) Richter T, Bellani G, Scott Harris R, et al. Effect of prone position on regional shunt, aeration, and perfusion in experimental acute lung injury. Am J Respir Crit Care Med 2005;172:480-7.

2) Albert RK, Hubmayr RD. The prone position eliminates compression of the lungs by the heart. Am J Respir Crit Care Med 2000;161:1660-5.

3) Chiumello D, Carlesso E, Cadringher P, et al. Lung stress and strain during mechanical ventilation for acute respiratory distress syndrome. Am J Respir Crit Care Med 2008;178:346-55.

4) Albert RK, Leasa D, Sanderson M, et al. The prone position improves arterial oxygenation and reduces shunt in oleic-acid-induced acute lung injury. Am Rev Respir Dis 1987;135:628-33.

5) Gattinoni L, Taccone P, Carlesso E, et al. Prone position in acute respiratory distress syndrome. Rationale, indications, and limits. Am J Respir Crit Care Med 2013;188:1286-93.

6) Sud S, Friedrich JO, Taccone P, et al. Prone ventilation reduces mortality in patients with acute respiratory failure and severe hypoxemia: systematic review and meta-analysis. Intensive Care Med 2010;36:585-99.

7) Guérin C, Reignier J, Richard JC, et al; PROSEVA Study Group. Prone positioning in severe acute respiratory distress syndrome. N Engl J Med 2013;368:2159-68.

8) Grasselli G, Calfee CS, Camporota L, et al; European Society of Intensive Care Medicine Taskforce on ARDS. ESICM guidelines on acute respiratory distress syndrome: definition, phenotyping and respiratory support strategies. Intensive Care Med 2023;49:727-59.

9) Fan E, Del Sorbo L, Goligher EC, et al; American Thoracic Society, European Society of Intensive Care Medicine, and Society of Critical Care Medicine. An Official American Thoracic Society/European Society of Intensive Care Medicine/Society of Critical Care Medicine Clinical Practice Guideline: Mechanical Ventilation in Adult Patients with Acute Respiratory Distress Syndrome. Am J Respir Crit Care Med 2017;195:1253-63.

10) Tasaka S, Ohshimo S, Takeuchi M, et al; ARDS Clinical Practice Guideline 2021 committee from the Japanese Society of Intensive Care Medicine, the Japanese Respiratory Society, and the Japanese Society of Respiratory Care Medicine. ARDS Clinical Practice Guideline 2021. J Intensive Care 2022;10:32.

11) Ehrmann S, Li J, Ibarra-Estrada M, et al; Awake Prone Positioning Meta-Trial Group. Awake prone positioning for COVID-19 acute hypoxaemic respiratory failure: a randomised, controlled, multinational, open-label meta-trial. Lancet Respir Med 2021;9:1387-95.

12) Yoshida T, Uchiyama A, Matsuura N, et al. The comparison of spontaneous breathing and muscle paralysis in two different severities of experimental lung injury. Crit Care Med 2013;41:536-45.

13) Yoshida T, Torsani V, Gomes S, et al. Spontaneous effort causes occult pendelluft during mechanical ventilation. Am J Respir Crit Care Med 2013;188:1420-7.

14) Yoshida T, Fujino Y, Amato MB, et al. Fifty Years of Research in ARDS. Spontaneous Breathing during Mechanical Ventilation. Risks, Mechanisms, and

Management. Am J Respir Crit Care Med 2017;195:985-92.

15) Brochard L, Slutsky A, Pesenti A. Mechanical Ventilation to Minimize Progression of Lung Injury in Acute Respiratory Failure. Am J Respir Crit Care Med 2017;195:438-42.

16) Papazian L, Forel JM, Gacouin A, et al; ACURASYS Study Investigators. Neuromuscular blockers in early acute respiratory distress syndrome. N Engl J Med 2010;363:1107-16.

17) Moss M, Huang DT, Brower RG, et al; National Heart, Lung, and Blood Institute PETAL Clinical Trials Network. Early Neuromuscular Blockade in the Acute Respiratory Distress Syndrome. N Engl J Med 2019;380:1997-2008.

18) Hraiech S, Yoshida T, Annane D, et al. Myorelaxants in ARDS patients. Intensive Care Med 2020;46:2357-72.

Ⅱ 呼吸

6-2 ECMO

青景聡之

目標
- 呼吸 ECMO の構造が説明できる
- 呼吸 ECMO の適応について説明できる
- 呼吸 ECMO の管理について説明できる

Key words ACT, APTT, bridge to lung transplantation, CESAR trial, ECLA, ECMO, ECMO 搬送, ELSO, EOLIA trial, recirculation

---

Ⅰ ECMO の定義と分類

extracorporeal membrane oxygenation（ECMO）は，人工肺とポンプを用いた体外式補助循環医療機器であり，ポンプの動力を用いて体内から血液を取り出し（脱血），人工肺でガス交換（酸素付加および二酸化炭素除去）を行った後，ポンプの動力を用いて体内に戻す（送血）ことで，呼吸補助および循環補助（動脈送血の場合）を行う治療である（図 1a）。

適応は大きく呼吸不全，循環不全および心停止に分類され，それぞれ呼吸 ECMO（respiratory ECMO），循環ECMO（cardiac ECMO），extracorporeal cardiopulmonary resuscitation（ECPR）と呼ばれている。

さらに，ECMO の送脱血部位による分類（「モードによる分類」という）があり，静脈脱血－静脈送血（venovenous ECMO，VV-ECMO），静脈脱血－動脈送血（venoarterial ECMO，VA-ECMO）の 2 つに大別されるが，特殊なモードとしては，静脈－静・動脈送血（V-VA-ECMO）やポンプなし動脈脱血－静脈送血（AV-ECMO）もある（図 2）。呼吸 ECMO の大部分は VV-ECMO であるが，右心不全，不整脈，敗血症性ショックの合併で循環が不安定の場合には VA-ECMO が用いられる。

ECMO は黎明期の発展の中で様々な名称が作られた。例えば extracorporeal lung assist（ECLA）は呼吸 ECMO と同義であり，経皮的心肺補助法（percutaneous cardiopulmonary support，PCPS）は VA-ECMO のうち「大腿動静脈経由で心肺補助を行うもの」と定義されている。

本項では呼吸 ECMO を中心に説明する。心臓 ECMO （または PCPS）の内容は，補助循環の項を参考にしていただきたい。

Ⅱ 呼吸 ECMO のデバイスとその管理

呼吸 ECMO は自己肺機能を代行する装置であり，その構成物は血液に動力を与えるためのポンプと，ガス交換のための人工肺，体温調整のための熱交換器，血液を導くための血液回路（チューブ），患者と接続するためのカテーテルである（図 1b）。

1 カテーテルと血管アクセス部位

VV-ECMO の場合の血管アクセス部位は，①大腿静脈から脱血カテーテルを挿入，先端を下大静脈に留置し，送血カテーテルを右内頸静脈に挿入する方法，②右内頸静脈から脱血カテーテルを挿入，先端を右房に留置，送血カテーテルを大腿静脈から挿入する方法，③右内頸静脈からダブルルーメンカテーテルを挿入し，送脱血を行う方法の 3 種類が主に選択される（図 2a, b）。これらの手法にはそれぞれ長所・短所があり，患者の状態に合わせて適した方法を選択する（表 1）。

VA-ECMO の場合では，大腿静脈から脱血カテーテルを挿入，先端を下大静脈に留置し，送血カテーテルを大腿静脈に挿入する方法が一般的であるが，より安定的な脱血を得るため，脱血を右内頸静脈から挿入することも可能である（図 2c）。

体格に応じて必要となる血液流量を獲得するため，適切なカテーテルサイズを選択することが重要であり，具

呼吸 II

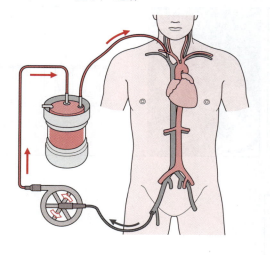
a) ECMO使用中の患者

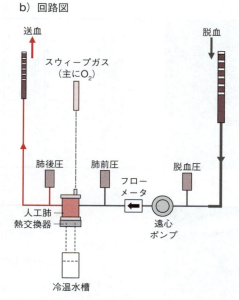
b) 回路図

図1 ECMO の構造

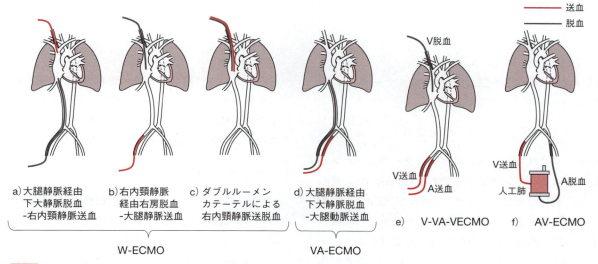

a) 大腿静脈経由　　b) 右内頸静脈　　c) ダブルルーメン　　d) 大腿静脈経由
下大静脈脱血　　経由右房脱血　　カテーテルによる　　下大静脈脱血
-右内頸静脈送血　-大腿静脈送血　　右内頸静脈送脱血　-大腿動脈送血

　　　　　VV-ECMO　　　　　　　　　　　　　　　VA-ECMO　　　　e) V-VA-VECMO　　f) AV-ECMO

図2 ECMO モードによる分類と血管アクセス部位

表1 VV-ECMO における血管アクセス部位別の長所と短所

	長所	短所
大腿静脈経由下大静脈脱血 右内頸静脈送血	・recirculation 率が低い	・脱血不良を生じやすい ・深部静脈血栓を生じやすい
右内頸静脈経由右房脱血 大腿静脈送血	・脱血不良を生じにくい	・recirculation 率が高い
ダブルルーメンカテーテルを用いた 右内頸静脈からの送脱血	・recirculation 率が低い ・下肢の屈曲が可能	・カテーテルが太く，挿入が難しい ・先端の位置調整が難しい ・高価である

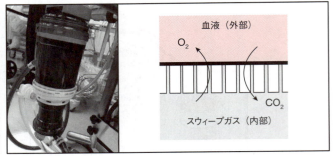
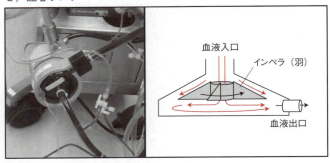

図3 血液ポンプと人工肺の構造

体的には成人では23〜27 Frの脱血カテーテル，17〜21 Frの送血カテーテルが選択される。

2 血液ポンプ，人工肺，熱交換器

　血液ポンプには，遠心ポンプとローラーポンプがあるが，近年では遠心ポンプが主流である（図3a, b）。遠心ポンプは，磁力を用いてインペラ（回転羽 図3b）を回転させ，血液に動力を与える。脱血カテーテルから血液ポンプまでの間の血液回路は陰圧になる可能性があり，ルアーなど側管からの空気引き込みに注意する必要がある。ガス交換用のデバイスには膜型人工肺を用いる。膜型人工肺内では，空気のみ通過可能な（つまり，血液は通過できない）穴の大きさの多孔性の膜によって気相と血液相が隔てられており，膜を通してガス交換が行われる（図3c）。また，熱交換器が備わっている膜型人工肺が一般的に使用され，冷温水槽によって血液温を調整することで体温管理が可能である。

3 血液回路と回路モニタリング

　デバイス間の血液の移動を行うため，柔軟性，耐久性に加えて，生体適合性向上を目的にコーティング処理が施されたポリ塩化ビニル製のチューブが使用されている。血液回路自体は機能を有さず，長い回路は血栓形成や回路充填（プライミング）ボリュームの面で不利になるため，血液回路の長さは，患者の搬送やCT撮影などに必要な適度な長さとする。機器の異常を迅速に検知するため，血液回路の脱血側，人工肺前後で回路内圧のモニタリング機器を装着することが望ましい（図1b）。

4 初期設定

　血液流量とスウィープガスの初期設定値は，自己肺からのガス交換が完全に失われた状況でも全身の呼吸を維持可能な流量を指す。血液流量の初期設定は，新生児で120 mL/kg/minから，成人では60〜80 mL/kg/min程度とされており，スウィープガス流量は血液流量と等しい流量（つまり，血液流量：スウィープガス流量＝1：1）が選択される[1]。設定後に動脈血酸素飽和度（SaO_2），静脈血酸素飽和度（SvO_2），動脈血二酸化炭素分圧（$PaCO_2$）を評価しながら，設定値を調整する。$PaCO_2$が高い場合には，スウィープガスを増加させ，SaO_2やSvO_2が低い場合には血液流量の増量や（輸血による）血中ヘモグロビン値の増加を検討する。しかし，VV-ECMOでは一定の血液流量を超えると，血液流量を増加させる介入は再循環（recirculation：送血した血液を再度脱血カテーテルよりECMOへ流れるその血液量や率）を増加させるだけで，血液の酸素化を改善する効果が乏しくなる。

呼吸 **Ⅱ**

表2 成人 VV-ECMO の適応基準と除外基準[4]

VV-ECMO の一般的な適応
以下のうち1つ以上満たす：
1）禁忌がなければ腹臥位を試みるなど，最適な内科的管理を行った後に，低酸素性呼吸不全（$PaO_2/F_IO_2 < 80$ mmHg）*が持続する場合
2）適切な人工呼吸管理において，呼吸数 35 bpm，プラトー圧 ≦ 30 cmH$_2$O にもかかわらず，高 CO_2 性呼吸不全（pH < 7.25）を示す場合
3）肺移植への橋渡しの呼吸補助として使用する場合　または肺移植後の原発性移植臓器機能不全の場合

特定の疾患・病態
- 急性呼吸窮迫症候群（ARDS）（ウイルス性 / 細菌性肺炎，誤嚥性肺炎など）
- 急性好酸球性肺炎
- びまん性肺胞出血 または 肺出血
- 重症気管支喘息
- 胸部外傷（例：外傷性肺損傷，重症肺挫傷など）
- 重篤な吸入性気道障害
- 重篤な気管支胸腔瘻
- 肺移植周術期の障害（例：原発性肺移植片の機能不全，移植までの橋渡し）

VV-ECMO の相対的禁忌
- 中枢神経系の出血
- 重篤な中枢神経系の障害
- 不可逆的で回復不能な中枢神経系の疾患を有する場合
- 全身性の出血
- 抗凝固療法の使用が禁忌である状態
- 免疫抑制状態
- 高齢（年齢が上がるにつれて死亡リスクが高まるが，カットオフ値は設定されていない）
- プラトー圧 > 30 cmH$_2$O かつ F_IO_2 > 90% で 7 日間以上の人工呼吸管理が行われている

＊臨床試験では，VV-ECMO 開始の適応にいくつかのカットオフポイントが用いられている：
$PaO_2/F_IO_2 < 80$ mm Hg [EOLIA Trial[1]]，Murray Score > 3 [CESAR Trial[2]]。
（文献 4 より改変して転載）
Tonna JE, Abrams D, Brodie D, et al. Management of Adult Patients Supported with Venovenous Extracorporeal Membrane Oxygenation (VV ECMO): Guideline from the Extracorporeal Life Support Organization (ELSO). ASAIO J 2021;67:601-10.

Ⅲ 導入基準と成績

　人工呼吸管理下において呼吸を維持できない患者でも，ECMO を装着することで生命維持が可能である。しかし，医療費や医療スタッフなど多くのリソースを消費する治療であり，また人工呼吸と比べて致命的な合併症のリスクが高いため，その適応は，回復可能な急性呼吸不全に対して，「人工呼吸では生命維持が困難な場合」や「強力な設定の人工呼吸管理を継続することで回復不能な肺傷害への進展が予測される場合」に限定されてきた。しかし，ECMO のデバイスの発展や管理法向上に伴って長期の ECMO 管理が可能となり，近年は肺移植待機患者の肺移植の橋渡し（bridge to lung transplantation）としての適応拡大が検討されている。

　Extracorporeal Life Support Organization（ELSO）では，世界中の ECMO 施設から集められた患者データを解析し，ECMO の導入基準やガイドラインの策定を行っている。ELSO ガイドラインに示された導入基準は，CESAR trial[2] と EOLIA trial[1] を参考に，「適切な人工

呼吸管理下にて P/F 比 80 mmHg 以下の場合」と記載されており，多くの ECMO 施設や呼吸 ECMO に関する研究がその基準を参考にしている（表2）[1]~[4]。また ELSO から報告されている成人呼吸 ECMO の生存退院率は2016 年以降，58％程度で推移している。2022 年の成績を表3に示す[5]。

Ⅳ ECMO 中の患者管理・合併症

1 抗凝固療法

　血液が人工物である血液回路や人工肺に接触すると，血液中の凝固因子は活性化し，血栓形成や血小板・凝固因子の消耗が生じるため，ECMO 中は抗凝固療法が必須であり，未分画ヘパリンが一般的に用いられる。しかし，出血傾向やヘパリン起因性血小板減少症などでは，ナファモスタットやアルガトロバンが代替手段として使用される。抗凝固薬の必要量は，患者や病態に応じて異なり，activated partial thromboplastin time（APTT）

131

日本集中医療医学会専門医テキスト　第4版

表3　ELSO レジストリにおける呼吸 ECMO の成績（2022 年 10 月時点）[5]

カテゴリー（日・年齢）	症例数	ECMO 離脱数	生存退院数
成人（18 歳〜）	44,454	29,504	26,019
小児（29 日〜17 歳）	11,935	8,685	7,295
新生児（〜28 日）	34,239	29,937	25,005

値や activated coagulation time（ACT）値を指標に用量調整が必要である。さらに凝固管理に難渋する場合には Xa 活性や thromboelastogram を評価することで、凝固機能をより詳細に把握することが可能である[6]。

2　ECMO 中の人工呼吸管理

ECMO 中は人工肺によってガス交換が維持されるため、（ECMO 開始前の）呼吸維持を目的とした過剰な人工呼吸器設定から設定値を下げることが可能となる。そのため、ECMO 中は肺保護を目的とした「肺を休める」設定が推奨されているが、その具体的な設定値は解明されていない。呼吸 ECMO の多施設共同観察研究において、ECMO に精通した集中治療医が選択した ECMO 中の平均的な呼吸器設定は、F_IO_2 50%、PEEP 11 cmH$_2$O、プラトー圧 24 cmH$_2$O、呼吸数 14 回 /min であり、1 回換気量は 中央値で 3 mL/kg までの低下を許容していた[7]。つまり、一般的には PEEP を維持しながら、F_IO_2 やプラトー圧は通常の呼吸管理の適正値まで下げるという選択をしている。

3　合併症

ECMO 中の機械的合併症は致命的であるため、回路内圧や血液流量の変化を注意深くモニタリングし、機器トラブルを早期に検知しなければならない（表4）[8]。また、ECMO 中の敗血症は入院死亡の関連因子であり、また熱交換器で発熱が気づきにくいため発見が遅れやすい[9]。身体所見に加えて、血液検査による炎症マーカーの変化、培養検査によって敗血症の発症を早期に検知し、抗菌薬治療を開始することが重要である。ECMO 中の予防的抗菌薬の使用は推奨されていない。

V　ECMO 装着患者の施設間搬送（ECMO 搬送）

先進国を中心としたデータベースによると呼吸 ECMO の装着患者は年間人口 100 万人あたり 5〜10 症例程度である[10]。もし日本国内にあるすべての ICU が ECMO を行う場合、1 施設あたりの ECMO 患者数は極めて少数となり、症例が少ないと ECMO の技術や消耗品を維持することができない[11]。ECMO 装着患者を特定の

表4　成人呼吸不全 ECMO における合併症[8]

機械的合併症

- 人工肺不全
- 人工肺内の血栓
- その他回路内の血栓
- カテーテル関連のトラブル
- その他機械的合併症

身体的合併症*

- 出血
  - 術後創部出血
  - カテーテル刺入部出血
  - 肺出血
  - 消化管出血
  - 頭蓋内出血
- 溶血
- 播種性血管内凝固症候群（DIC）
- 血液培養陽性の感染症

*患者の身体内に波及した合併症。溶血、DIC、回路感染など一部の感染は ECMO 回路が起因した可能性があるが、参考文献の中では「身体的合併症」に含まれている。溶血や DIC などは、文献によっては「機械的合併症」として列記される場合もある。

ICU に集約することで、最低限の症例数の維持が可能だが、その集約には重症患者に対応できる搬送システムが必要である。

とくに ECMO 装着患者の搬送には、3〜4 名の医療スタッフが同乗し、ECMO や人工呼吸器など電力を消費する大きな医療機器を多数運搬しなければならない。また、機器トラブルに対応するためにも、必要な作業スペースの確保が必要である[12]。

ECMO 装着患者の搬送のシステムは、2000 年代に欧米諸国を中心に発達してきたが、日本においては COVID-19 パンデミックをきっかけに呼吸 ECMO の症例数増加および重症患者の施設間搬送・広域搬送のニーズが高まるにつれて、ECMO 搬送にも応用可能な高機能救急車が普及してきている。

■ 文献

1) ELSO Guidelines General v1.4, ELSO Guideline for Adult Respiratory Failure Managed with Venovenous ECMO. Available from: https://www.elso.org/ecmo-resources/elso-ecmo-guidelines.aspx
2) Peek GJ, Mugford M, Tiruvoipati R, et al; CESAR trial

132

collaboration. Efficacy and economic assessment of conventional ventilatory support versus extracorporeal membrane oxygenation for severe adult respiratory failure (CESAR): a multicentre randomised controlled trial. Lancet 2009;374:1351-63.

3) Combes A, Hajage D, Capellier G, et al; EOLIA Trial Group, REVA, and ECMONet. Extracorporeal Membrane Oxygenation for Severe Acute Respiratory Distress Syndrome. N Engl J Med 2018;378:1965-75.

4) Tonna JE, Abrams D, Brodie D, et al. Management of Adult Patients Supported with Venovenous Extracorporeal Membrane Oxygenation (VV ECMO): Guideline from the Extracorporeal Life Support Organization (ELSO). ASAIO J 2021;67:601-10.

5) ECLS International Summary of Statistics. Available from: https://www.elso.org/Registry/International SummaryandReports/InternationalSummary.aspx

6) Moynihan K, Johnson K, Straney L, et al. Coagulation monitoring correlation with heparin dose in pediatric extracorporeal life support. Perfusion 2017;32:675-85.

7) Schmidt M, Pham T, Arcadipane A, et al. Mechanical Ventilation Management during Extracorporeal Membrane Oxygenation for Acute Respiratory Distress Syndrome. An International Multicenter Prospective Cohort. Am J Respir Crit Care Med 2019;200:1002-12.

8) Brodie D, Bacchetta M. Extracorporeal membrane oxygenation for ARDS in adults. N Engl J Med 2011;365:1905-14.

9) Kim DW, Yeo HJ, Yoon SH, et al. Impact of blood-stream infections on catheter colonization during extracorporeal membrane oxygenation. J Artif Organs 2016;19:128-33.

10) Combes A, Brodie D, Bartlett R, et al. Position paper for the organization of extracorporeal membrane oxygenation programs for acute respiratory failure in adult patients. Am J Respir Crit Care Med 2014;190:488-96.

11) Freeman CL, Bennett TD, Casper TC, et al. Pediatric and neonatal extracorporeal membrane oxygenation: does center volume impact mortality?. Crit Care Med 2014;42:512-9.

12) Broman LM, Dirnberger DR, Malfertheiner MV, et al. International Survey on Extracorporeal Membrane Oxygenation Transport. ASAIO J 2020;66:214-25.

II 呼吸

7-1 その他の処置：胸腔ドレナージ

加茂徹郎

目 標	● 胸腔ドレナージの適応とリスクについて理解する
	● 胸腔ドレナージの合併症について理解する
	● 胸水の解釈について理解する

Key words 胸腔ドレーン，胸水，再膨張性肺水腫，腹臥位療法，漏出性／滲出性胸水

はじめに

本項では，胸腔ドレナージの適応と禁忌，合併症について，さらに胸水の解釈について概説する。

I 胸腔ドレナージの適応

具体的な疾患によりドレナージの適応を決定することは難しく，患者の病態，バイタルサイン，画像所見などから総合的に決定する。

1 気胸

気胸は明らかな誘因の有無により自然気胸，二次性気胸に分けられ，虚脱の大きさによっても分類される（表1）。胸腔内の空気を排出し，陰圧に復するために胸腔ドレーンが使用され，肺が再膨張することで，換気と肺循環が回復する。中でも，緊張性気胸は胸腔内の気体が呼気時に排気されないことにより，肺や，縦隔内の大静脈，および心室を圧迫する。このため静脈還流と心拍出量の制限をきたし，循環動態の破綻を引き起こす。これは緊急病態であり，早急な穿刺，脱気の後，速やかに胸腔ドレーンを挿入する。

2 胸水

原因不明の有意な胸水貯留に関しては，診断目的で穿刺を行った後に，ドレナージを行う。

悪性胸水の場合は少量であっても，胸膜癒着術の適応もあるためドレナージが望ましい。非悪性胸水であって

表1 虚脱の大きさによる気胸の分類

軽度虚脱	虚脱した肺の頂点が鎖骨上にある
中等度虚脱	肺が鎖骨より下にあり，50%以下の虚脱率
高度虚脱	肺が鎖骨より上にあり，50%以上の虚脱率

も，膿胸の場合は胸腔ドレーンの適応であるが，あくまでも排膿のための一つの手段である。膿胸に対しての効果を胸腔ドレーン挿入と，video-assisted thoracic surgery（VATS）で比較したレビュー[1]によると，死亡率と合併症に有意差は認めなかったが，病院滞在率の減少がVATSにおいて認められた。

3 血胸

胸部外傷による頻度が最も多く，多くの場合は鈍的外傷による。全体の死亡率は9.4％との報告[2]がある。非外傷性の血胸は稀であり，医原性，胸部手術後，悪性腫瘍，凝固障害，感染で認められる[3]。閉塞を避けるために，可能な限り太径のドレーンを用いる必要がある。挿入時に1,500 mL以上の出血を見た場合，または200〜300 mL/hrの血性排液を認めた場合は外科的止血の適応となる。

4 胸部臓器術後

滲出液と空気の排出，排液の性状観察，術後瘻孔の有無の評価のために留置される。

II 胸腔ドレナージがリスクとなる症例

広範な胸膜癒着がある，もしくは処置を拒否している場合以外に，胸腔ドレナージには絶対禁忌は存在しない[4]。

ハイリスクと考える症例は，凝固障害もしくは抗凝固薬内服中で出血リスクが高い患者，挿入点に感染が存在している場合である。実際の挿入の場合は各症例ごとのリスクと適応を検討するべきであり，可能な限り凝固障害の補正は行う[5]。

胸水貯留以外の原因で循環呼吸状態が著しく不安定な場合は，胸腔穿刺や，ドレナージの延期を考慮する。また，陽圧換気中の胸腔穿刺は禁忌ではないが，air leakが悪化する危険性があり，慎重な判断が必要である。

体外循環で抗凝固薬を使用中は胸腔ドレナージをできるだけ避けるべきであるが，やむなく挿入する場合は大出血に進展する可能性もあり，外科的に凝固止血を十分に行いつつ挿入する。

III 胸腔ドレナージの実際

1 体位

患者の体位はベッド上で仰臥位，患側を上にした側臥位，もしくは Fowler 位で行う。患側の上肢を最大限に挙上すると，ドレーン挿入に先立ち術野の確保が行える。

実際には癒着を伴う病変や，限局する病変へのアプローチが必要なことが多く，個々の症例に応じた体位が必要となる。

2 挿入位置

ドレナージチューブは気胸の場合には第2肋間鎖骨中線に，胸水や血胸の場合には第5～7肋間中腋窩線を穿刺する。胸水や血胸の場合は癒着を胸腔内に認めることも多く，超音波検査を行い深さや障害物の有無を検索し，穿刺部位を決定する。前胸部からのドレーン挿入は大胸筋を剥離する必要があり，若年の患者では困難な場合もあり，固定も困難であるといった問題がある。そのため，気胸の場合であっても，前方を大胸筋外側縁，後方を広背筋前縁，下方を第5肋間とする領域のtriangle safety からのアプローチが標準である（図1）。この領域は胸腔内の脈管や臓器の損傷を避け，また筋肉構造が少なく穿刺が容易である[6]。

3 排液

一度に大量の排液を行うと，気分不良，血圧低下，多

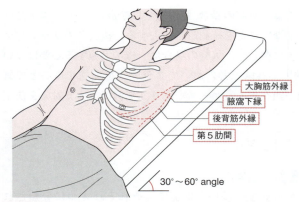

図1 ドレナージチューブの挿入位置（triangle safety からのアプローチ）

量の血性泡沫状痰，低酸素を主徴とする再膨張性肺水腫を招くため，一度の排液量は1～1.5 L以上もしくは，500 mL/hr 以上の排液は行わない。

一度に大量の排液，排気を行うと，気分不良，血圧低下，多量の血性泡沫状痰，低酸素を主徴とする再膨張性肺水腫を招くため，気胸の場合の陰圧は－20 cmH$_2$O 未満とし，一度の排液量は1～1.5 L までとする[7]。しかし，最近の研究では慎重なモニタリングを実践すれば，より低い陰圧，より量の多い排液でも安全とされている[8]。

4 留置ドレナージチューブの選択

ドレナージに用いるチューブ径はドレナージの対象となる物質や，患者の状態によって異なる。

一般的には20 Fr 以上のチューブは太径チューブで，それ未満のチューブは細径と考えられる[9]。細径のチューブは気胸や漏出性胸水，単純性の膿胸の場合に選択され，太径のチューブは血胸や，複雑性の膿胸，滲出性胸水の場合に選択される[10]。気胸に対して細径のドレナージチューブと太径のドレナージチューブの治療効果を比較したメタ解析[11]によれば，治療成功率に差は認めず，細径のドレナージチューブの使用で合併症の頻度が少なかった（OR 0.49, 95％CI 0.28～0.85）。細径のドレナージチューブを選択する利点は皮膚切開が小さく済むことと，患者の疼痛が少なく済む点である。しかし，径が細ければ細いほど確保できる流量はポワズイユの式より小さくなるので，粘度の高い液体や，血液成分では閉塞のリスクがある。癒着療法や，膿胸の隔壁溶解療法を検討する症例では，薬剤投与のためダブルルーメンチューブを選択する。

5 胸腔ドレーンの抜去

胸腔ドレーンの抜去の決断は臨床状況によって異なっ

てくる。気胸の場合，肺が完全に拡張していて，エアリークがないことを確認し，抜去する。抜去前のクランプテストに関して，気胸の場合は一様に実施する必要はないが[12]，外傷患者においてクランプを実施することで気胸が顕在化するケースもあり，症例によって対応を決定する[13]。

6 合併症

1 位置異常

最も頻度の多い合併症で，それぞれ4つに分類される[14]。

①**肺実質内留置**：胸膜癒着や肺の基礎疾患が存在する場合に起こる。時として肺静脈の損傷を伴う。特異的臨床所見がなく，気胸腔や，液体貯留のドレナージが不十分であることで気づかれる。

②**葉間内留置**：肺実質内留置によって起きる。前胸部アプローチより側胸部アプローチで頻度が多い。ドレナージチューブの位置の調整により修正可能な場合がある。

③**皮下留置**：稀な合併症で頻度としては1～1.8%である[15]。多発肋骨骨折の存在や，血腫の存在，緊急での挿入がリスク因子である。不十分なドレナージや，放射線画像検査によって気づかれる。

④**縦隔内留置**：非常に重篤な有害事象をきたし得る。リスク因子としては，胸郭の変形，心室の拡大，外傷，肺切除後のフリースペースが挙げられる。肺動脈の損傷は稀ではあるが，胸腔ドレナージの重大な合併症の一つである。この合併症は主にトロッカーカテーテル使用により発生する。

2 出血

胸腔穿刺後の出血は肋間動脈損傷が原因の多くを占める。損傷した場合は止血困難であることが多く，重篤な病態に陥る可能性が高く，血管内治療や外科的介入が必要となり得る。背部の傍脊椎領域は肋間動脈が肋間の中心を走行しているため，穿刺を避けることが望ましい。

3 感染

胸腔ドレナージの感染性合併症としては留置部位の皮膚軟部組織感染症と膿胸がある。皮膚切開層が大きいと感染リスクを高めるため，極力細径のドレナージチューブを留置する。また，挿入部の汚染もリスクとなるため，緊急での挿入であっても清潔操作を意識する。

膿胸発生の原因の多くは外傷における挿入で，ICUでの患者群での実際の発生率は不明である。ドレナージチューブの長期留置，肺挫傷，緊急での留置，ブドウ糖による胸膜癒着術後などはリスク因子である。

なお，ドレナージチューブ挿入時の予防的抗菌薬投与に関してはその効果が限定的であるため，Eastern Association for the Surgery of Trauma のガイドライン[16]では，ルーチンの予防的抗菌薬投与を推奨あるいは制限することはできない，としている。

4 再膨張性肺水腫

稀な合併症だが死亡率は20%を超え，重篤になり得る[17]。患側に起こり得るが，健側に肺水腫をきたすこともある。重症度も無症状なものから侵襲的人工呼吸，ECMOを必要とするものまで，様々である[18]。一般的には再膨張に伴ったメディエーター分泌とそれによる炎症性細胞の誘導，虚脱によるサーファクタントの欠乏，静水圧の上昇など複数の因子が原因といわれているが，そのメカニズムは詳細にはわかっていない。リスク因子は40歳未満，4日以上の虚脱，重症気胸（虚脱率＞30%），過度な陰圧が挙げられる[19]。治療は人工呼吸管理による通常の支持療法に加え，ステロイドを投与する場合もあるが，薬剤による治療効果は定かではない。

Ⅳ 胸水の解釈

胸水は臓側胸膜と壁側胸膜の間のスペースに蓄積する液体で，正常でも10 mL程度が存在し，臓側胸膜と壁側胸膜の界面を潤滑にする機能を有している。通常，胸水は体血管の高い圧による血液の滲出と，リンパ管への吸収によって量が調整されている。

胸水が増加するのは，胸水産生量が吸収量を上回った場合である。そのため，胸水増加の原因を考える際は，産生が増加しているのか，吸収が低下しているのか，またはその両者が存在しているのかを考える必要がある。

1 胸水増加の機序

一般的に胸水が増加する病態としては，次のような病態が考えられる。

①**産生増加**：間質の水分増加，血管内水分量の増加，胸腔内圧の低下，胸膜の透過性亢進，胸腔内のタンパク量の増加，腹水増加による混入。

②**吸収低下**：リンパ管の障害，胸膜に存在するアクアポリンシステムの障害，体血管圧の増加。

実際に胸水貯留患者を診察する際の第一段階は，病歴および身体所見から鑑別疾患を想起し診療にあたることである。その際に，先述の胸水増加の機序を念頭に置き，胸膜に障害があるのか，胸膜は正常であるのかを考慮しつつ，実際の検査前確率を検討していく作業を行う。後述する胸水の外観的特徴，検査所見に加えて，CTなども参考に診療にあたる。胸水貯留患者の診療フローとして，第一段階はまず病歴，身体所見，臨床検査所見の確

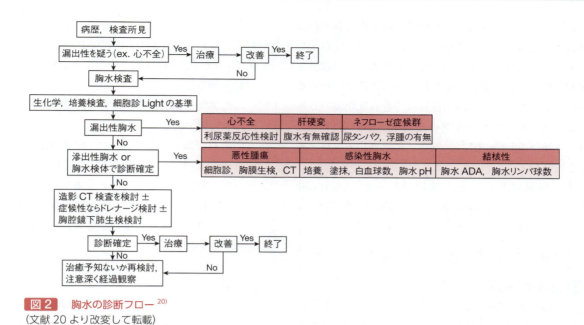

図2 胸水の診断フロー[20]
（文献20より改変して転載）

表2 胸水の外観, においによる鑑別[21]

原因	外観/におい
膿胸	膿性, 嫌気性菌では独特の汚臭
乳糜胸	白濁
urinothorax（尿胸）	尿
アメーバ肝膿瘍, 経皮的胆道ドレナージ後	アンチョビ様の茶色
食道破裂	食物の混入
外傷/肺塞栓/石綿肺/肺炎/悪性腫瘍/膵炎	血性

認である。この時点で, ある程度漏出性を疑う状況であれば, 利尿薬をはじめとする治療を行う。改善がないか, そもそも漏出性を疑う状況でない場合, 胸水検体の提出を行い, 漏出性なのか, 滲出性なのかの鑑別を行っていく。それぞれ, 想起される病態は多岐に及ぶが, それぞれ診断を補助する所見を参考に診断を進める。この時点で診断がつかない場合は, 造影CT検査や, 胸腔鏡による胸膜生検なども検討し, 診断を確定していく。おおまかな診療のフローを図2に記載する[20]。

以下に, 胸水の外観, 滲出性か漏出性かの鑑別, 特定の診断にせまるための生化学検査, 細菌学的検査, 病理検査についてまとめる。

2 外観, におい

検査提出前, 穿刺時点での胸水の外観, においによってある程度の鑑別を行うことが可能である（表2）[21]。

臨床で多く遭遇する片側胸水であるが, 胸部単純写真で胸郭内の3分の2を占める大量胸水となるのは, 肺癌や悪性中皮腫などの悪性胸水, 膿胸といった比較的慢性の経過で進行する疾患である。急速に大量の胸水が貯留するケースでは呼吸困難などの呼吸器症状を伴う場合が多い。その他, 肺炎随伴性胸水や, 結核性胸水では片側性になりやすく, 心不全では両側性になることがほとんどである。

3 滲出性と漏出性の鑑別

滲出性胸水の場合, 局所の炎症が原因であることが多く, 感染や, 悪性腫瘍に随伴することが多い。一方で, 漏出胸水は静水圧と膠質浸透圧の不均衡で起こる。

滲出性胸水と漏出性胸水の鑑別に用いられるのがLightの基準[22]であり, 滲出生胸水に対する感度は98％と高い一方で, 特異度は83％とそれほど高くなく, 漏出性胸水を滲出性胸水と診断してしまう問題がある。またICUでよく遭遇する胸水貯留患者は, 利尿薬を使

用されているケースもあり，その場合は漏出性胸水が滲出性胸水と診断されてしまうことがあるので，注意が必要である。実臨床においては，Light の基準での診断と臨床的診断に相違が生じた場合に，さらに鑑別を進めるための追加検査として，滲出性胸水の特異度が高いと言われる血清・胸水アルブミンの差≦1.2 g/dL，コレステロール値＞55 mg/dL[23]，胸水／血清コレステロール＞0.3 を用いる。

胸水貯留例において血清 N-terminal prohormone of brain natriuretic peptide（NT-proBNP）が陰性なら，心原性はまず否定できると考えられる[24]。

4 特定の診断に至るための追加検査

1 細胞数・分画

好中球優位（＞50%）の場合は急性経過を示唆し，肺炎，肺塞栓，膵炎に随伴する胸水で認められる。リンパ球優位の場合は，多くが悪性腫瘍，結核，リウマチ性の胸水である。細胞数や分画を確認することは重要であるが，それによって管理方法が大きく変わるということは多くなく，実臨床においては複数の所見がオーバーラップすることも多いのであくまで参考所見であることを理解する。

2 グラム染色／細菌検査

胸腔内への感染は死亡リスクを増加させるため，正確に診断することが求められる。胸水のグラム染色，培養検査が重要となるが，これらの検査は偽陰性の確率が40%程度との報告[21]もある。胸水培養検査を提出する際に，血液培養ボトルを使用して提出することで診断精度が高まるとの報告もある[26]。臨床経過や細胞分画検査から抗酸菌感染症が疑われる場合は，抗酸菌培養を提出するが，この際に1日おいて繰り返し提出することで診断精度が上がるとの報告も存在する[27]。

3 生化学検査（pH・ブドウ糖）

胸水が肺炎・悪性腫瘍に由来することが疑われる場合は，pH の測定を考慮する。胸水の pH の低下は乳酸と二酸化炭素の増加を意味し，局所的な代謝亢進，胸膜における水素イオンの交換能の低下が原因と考えられる。

穿刺時に見た目が膿である症例や，有意菌が検出された場合，胸水 pH＜7.2，胸水中の糖が 40 mg/dL 未満である場合は膿胸の診断となり，早急なドレナージが検討される。悪性腫瘍や，高度炎症に伴う胸水の場合も胸水中の糖は低くなることがあるが，一般的には膿胸に比べ，その程度は軽微であるといわれている。胸水中のpH が低いことは，胸膜癒着術の成功率の低下・予後不良と関連している。pH は通常，血液ガス測定用の機器を用いて測定するが，施設によっては故障の原因となる

こともあり，確認が必要である。また，穿刺時のエアの混入によって pH が 0.08 程度上昇し，局所麻酔薬の混入で pH が 0.15 程度低下することが報告[28]されている。

4 細胞診

悪性腫瘍の補助診断において，胸水の細胞診は簡易的で比較的侵襲性が低いと考えられるが，感度が低いという問題点があり，最低 60 mL 程度の検体が必要と考えられる[26]。また，腫瘍細胞を同定できても，組織型や原発巣の確定に至らないことも多く，この場合はセルブロックを作成することで，多種類の免疫染色が可能になる。この場合，ある程度量が必要になるため，検査室に確認するのがよい。

文献

1) Redden MD, Chin TY, van Driel ML. Surgical versus non-surgical management for pleural empyema. Cochrane Database Syst Rev 2017;3:CD010651.
2) Broderick SR. Hemothorax: Etiology, diagnosis, and management. Thorac Surg Clin 2013;23:89-96, vi-vii.
3) Boersma WG, Stigt JA, Smit HJ. Treatment of haemothorax. Respir Med 2010;104:1583-7.
4) Kuhajda I, Zarogoulidis K, Kougioumtzi I, et al. Tube thoracostomy; chest tube implantation and follow up. J Thorac Dis 2014;6(Suppl 4):S470-9.
5) Fong C, Tan CWC, Tan DKY, et al. Safety of Thoracentesis and Tube Thoracostomy in Patients With Uncorrected Coagulopathy: A Systematic Review and Meta-analysis. Chest 2021;160:1875-89.
6) Jayathissa S, Dee S. How safe is the 'safe triangle'?. N Z Med J 2011;124:79-83.
7) Iqbal M, Multz AS, Rossoff LJ, et al. Reexpansion pulmonary edema after VATS successfully treated with continuous positive airway pressure. Ann Thorac Surg 2000;70:669-71.
8) Feller-Kopman D, Parker MJ, Schwartzstein RM. Assessment of pleural pressure in the evaluation of pleural effusions. Chest 2009;135:201-9.
9) Havelock T, Teoh R, Laws D, et al; BTS Pleural Disease Guideline Group. Pleural procedures and thoracic ultrasound: British Thoracic Society Pleural Disease Guideline 2010. Thorax 2010;65(Suppl 2):ii61-76.
10) Anderson D, Chen SA, Godoy LA, et al. Comprehensive Review of Chest Tube Management: A Review. JAMA Surg 2022;157:269-74.
11) Chang SH, Kang YN, Chiu HY, et al. A Systematic Review and Meta-Analysis Comparing Pigtail Catheter and Chest Tube as the Initial Treatment for Pneumothorax. Chest 2018;153:1201-12.
12) Becker JC, Zakaluzny SA, Keller BA, et al. Clamping trials prior to thoracostomy tube removal and the need for subsequent invasive pleural drainage. Am J Surg 2020;220:476-81.
13) Bergaminelli C, De Angelis P, Gauthier P, et al. [Thoracic drainage in trauma emergencies]. Minerva Chir 1999;54:697-702.
14) Kuhajda I, Zarogoulidis K, Kougioumtzi I, et al. Tube

thoracostomy; chest tube implantation and follow up. J Thorac Dis 2014;6(Suppl 4):S470-9.

15) Aho JM, Ruparel RK, Rowse PG, et al. Tube Thoracostomy: A Structured Review of Case Reports and a Standardized Format for Reporting Complications. World J Surg 2015;39:2691-706.

16) Moore FO, Duane TM, Hu CK, et al; Eastern Association for the Surgery of Trauma. Presumptive antibiotic use in tube thoracostomy for traumatic hemopneumothorax: an Eastern Association for the Surgery of Trauma practice management guideline. J Trauma Acute Care Surg 2012;73(Suppl 4):S341-4.

17) Dias OM, Teixeira LR, Vargas FS. Reexpansion pulmonary edema after therapeutic thoracentesis. Clinics (Sao Paulo) 2010;65:1387-9.

18) Kazama S, Hiraiwa H, Kimura Y, et al. A case of reexpansion pulmonary edema and acute pulmonary thromboembolism associated with diffuse large B-cell lymphoma treated with venovenous extracorporeal membrane oxygenation. J Cardiol Cases 2021;23:53-6.

19) Gilbert TB, McGrath BJ, Soberman M. Chest tubes: indications, placement, management, and complications. J Intensive Care Med 1993;8:73-86.

20) Maskell NA, Butland RJ; Pleural Diseases Group, Standards of Care Committee, British Thoracic Society. BTS guidelines for the investigation of a unilateral pleural effusion in adults. Thorax 2003;58(Suppl 2):ii8-17

21) Karkhanis VS, Joshi JM. Pleural effusion: diagnosis, treatment, and management. Open Access Emerg Med 2012;4:31-52.

22) Light RW. A new classification of parapneumonic effusions and empyema. Chest 1995;108:299-301.

23) Wilcox ME, Chong CA, Stanbrook MB, et al. Does this patient have an exudative pleural effusion? The Rational Clinical Examination systematic review. JAMA 2014;311:2422-31.

24) Han ZJ, Wu XD, Cheng JJ, et al. Diagnostic Accuracy of Natriuretic Peptides for Heart Failure in Patients with Pleural Effusion: A Systematic Review and Updated Meta-Analysis. PLoS One 2015;10:e0134376.

26) Menzies SM, Rahman NM, Wrightson JM, et al. Blood culture bottle culture of pleural fluid in pleural infection. Thorax. 2011;66:658-62.

27) Park S, Jo KW, Lee SD, et al. Clinical characteristics and treatment outcomes of pleural effusions in patients with nontuberculous mycobacterial disease. Respir Med 2017;133:36-41.

28) Rahman NM, Mishra EK, Davies HE, et al. Clinically important factors influencing the diagnostic measurement of pleural fluid pH and glucose. Am J Respir Crit Care Med 2008;178:483-90.

II 呼吸

7-2 その他の処置：気管吸引

谷川義則

目 標	• 気管吸引の目的・適応を理解する
	• 気管吸引の合併症と対処法について理解する
	• 気管吸引の効果判定について理解する

Key words 気管吸引の合併症，気管吸引の効果判定，気管吸引の目的・適応

はじめに

気管吸引は気管挿管・気管切開などの人工気道を有する患者で最も行われる手技の一つである。医師と看護師だけでなく「医師の指示の下に理学療法士，作業療法士，言語聴覚士，臨床工学技士により実施することができる行為」として，2010年に厚生労働省より告示された[1]。

I 気管吸引の目的

気道の開放性を維持・改善することにより，呼吸仕事量（努力呼吸）や呼吸困難感を軽減することで，肺胞のガス交換能を維持・改善することである[2]。

II 気管吸引の適応

気管吸引の適応と実施タイミングを以下および表1にまとめる[2),3)]。

- 患者自身の咳嗽やその他の侵襲性の少ない方法を実施下にもかかわらず，気道内から分泌物を喀出することが困難で，気管内または人工気道に分泌物があると評価された場合。
- 喀痰検査のためのサンプル採取。

気管吸引のタイミングは，必要と判断された場合にのみ実施することが推奨されており[2),3)]，時間を決めてルーチンに行うべきではない。ルーチンの気管吸引が挿管日数やICU滞在日数を有意に短縮するエビデンスはなく，低酸素血症や気道損傷を増やす可能性が示唆されている[4]。気管吸引を実施しなくてもよい最大期間を示

表1 気管吸引の適応・実施タイミング[2), 3)]

- 努力呼吸の増強が見られる場合
  呼吸仕事量の増加所見：呼吸数増加，浅速呼吸，陥没呼吸，補助筋活動の増加，呼気延長
- 視覚的に確認できる（気管挿管・切開チューブ内に分泌物が見える）場合
- 胸部触診で気管～左右主気管支にかけて分泌物の存在を示唆する所見がある場合
  副雑音〔低音性連続性副雑音（rhonchi）〕が聴取される
  呼吸音の減弱が認められる
- 気道分泌物により咳嗽が誘発されている場合
  咳嗽に伴って気道分泌物の存在を疑わせる音が聴取される（湿性咳嗽）
- 胸部を触診し，ガスの移動に伴った振動が感じられる場合
- 誤嚥した場合
- 気道内分泌物などが原因でガス交換障害が疑われる場合
- 動脈血ガス分析や経皮的酸素飽和度（SpO_2）モニターで低酸素血症を認める場合
- 人工呼吸器使用時
  従量式換気（VCV）使用の場合：気道内圧の上昇を認める
  従圧式換気（PCV）使用の場合：換気量の低下を認める
  フロー波形：特徴的な"鋸歯状の波形"を認める

すエビデンスはないが，気管チューブの閉塞を予防するために最低8時間はあけて吸引をするのがよいという見解もある[5]。

III 気管吸引の合併症

気管吸引の絶対的禁忌はないが，表2に示す合併症を引き起こす可能性がある[2),3)]。合併症の多くは操作手技と酸素濃度に関連しており，愛護的に適切な吸引操作を行うことで避けられる。

呼吸 **Ⅱ**

表2 気管吸引の合併症の理由と対処方法 [2), 3)]

合併症	原因	対処方法
気管支粘膜の損傷損潰瘍形成，出血	吸引カテーテルの過度な挿入や高い吸引圧による粘膜損傷	事前に挿入の深さを把握し，気管分岐部にあたらないようにする
低酸素血症	長時間吸引や呼吸器回路を外している時間が長いことによる吸入酸素濃度の低下	事前に十分な酸素化を行い短時間で吸引する閉鎖式吸引の実施
不整脈，頻脈，徐脈	気道への刺激は交感神経に働き，過度な苦痛は副交感神経に働き迷走神経反射を生じる	モニタリングに加え，苦痛を最小限とした愛護的な手技を心がける
無気肺	高い吸引圧や長時間吸引，PEEP解除による肺胞虚脱，肺容量の低下	頻繁な吸引を避ける閉鎖式吸引が有効
血圧変動，臓器血流低下	咳嗽反射による気道内圧上昇から生じる静脈還流量低下，心拍出量低下，末梢血管虚脱	モニタリングを適切に行い，著しい血圧変動がある場合は吸引操作を中止，強い咳嗽が生じないよう鎮静などを考慮
気管支攣縮	吸引カテーテルの刺激で気道平滑筋の痙攣を誘発	丁寧に愛護的な手技で行う発作時は気管支拡張薬の投与を検討する
頭蓋内圧亢進	交感神経刺激による脳血流量の増加	著しい血圧上昇時は吸引を中断する

表3 開放式・閉鎖式吸引の特徴

	開放式吸引	閉鎖式吸引
概要	人工呼吸器回路を外し，大気を開放したまま吸引する方法	人工呼吸器回路に吸引カテーテルを組み込むことで，大気に開放せず人工呼吸器による補助換気を行いながら吸引する方法
感染防御	回路開放時に気道内分泌物の飛散により環境，従事者が汚染される可能性がある	回路開放がないため，環境・従事者の汚染を防ぎやすい
肺容量	陽圧換気が開放されるため，大きく低下する	大きな低下は起こりにくい
酸素化への影響	回路を外した時に無酸素状態となる肺胞虚脱が起こる可能性があり，SpO_2の低下は起こりやすい	SpO_2の低下は起こりにくい
所要時間	吸引カテーテルを準備，回路付け外しなどの行為があるため時間がかかる	回路を外さないため，短時間で可能
コスト	吸引カテーテル1本のコストが安い吸引ごとに1本使用する必要がある	吸引カテーテル1本のコストが高い24～72時間ごとでの交換でよい

その他，閉鎖式吸引では下記の注意が必要となる。
- 吸引カテーテル洗浄時，吸引洗浄液（蒸留水）を流すタイミングのズレや規定位置までカテーテルが引かれないことで洗浄液が気管に流れ込む可能性がある。
- 吸引カテーテルが引っかかり，気管挿管・気切チューブが引っ張られることで，事故抜去のリスクとなる。

Ⅲ 開放式システムと閉鎖式システム

　開放式および閉鎖式吸引の特徴を表3に示す。

　ガイドラインでは陽圧人工呼吸管理されている患者，とくに高濃度吸入酸素濃度や高PEEP，肺虚脱のリスクのある成人，新生児においては閉鎖式システムが推奨されている [2), 3)]。開放式システムでは，閉鎖式に比較して吸引中に肺容量が有意に低下し，経皮的酸素飽和度の低下や呼吸数の上昇が観察されている。一方，人工呼吸関連肺炎（venrilator-associated pneumonia, VAP）の発症率，環境や従事者の感染防御における両者の優越を示すエビデンスはない [6)]。両者では分泌物の吸引量は変わらないとされており，使用頻度が多ければコストの面でも差がないと報告されている。

Ⅳ 吸引カテーテル

　吸引カテーテルには単孔／多孔など形態の異なるものがある。気管支内（とくに左気管支）の選択的吸引を容易にするテクニックとして，患者の頭部を横に向ける，もしくは側臥位に加え先端が曲がった吸引チューブが使用されることがあるが，ルーチンで使用すべきではない。粘膜損傷予防効果に対するエビデンスはなく [3)]，器具選択よりも愛護的な操作の方がより重要である。

　カテーテルサイズは吸引圧よりも肺容量の低下に影響を及ぼし，太いカテーテルほど喀痰を多く吸引する効果

141

は高いが，ガスの吸引量も多くなることから肺胞虚脱を起こしやすくなる[7]。ガイドラインが推奨する吸引カテーテル外径直径サイズは，カテーテル外径の直径/人工気道内径の直径が，大人および小児で50%以下[2),3)]，乳児で70%以下である[2)]。カテーテルサイズ決定の簡便な計算式として，「使用できる最大の吸引カテーテルサイズ（Fr）＝気管チューブ内径（mm）× 1.5（Fr）以下」[7]などが用いられる。

V 吸引操作の実際

1 吸引前の酸素化

吸引により酸素飽和度の低下を呈する患者の場合は，吸引前の十分な酸素化が，ガイドラインで推奨されている[2),3)]が，状態の安定した患者には必ずしも必要ない。成人および小児患者は100%酸素，新生児患者はベースライン酸素濃度の10%増しで30〜60秒間，吸引前に酸素化を行う[2)]。具体的方法は，酸素濃度を上げる[2),3)]，または酸素流量を増加する[3)]。気管吸引の前に酸素化を維持するために用手換気装置を用いて過膨張を行うことがある。しかし，胸腔内圧の上昇による血圧低下や気道内圧の上昇による肺損傷の危険性を伴うことから，ルーチンでの実施は推奨されない[3)]。

2 吸引圧

ガイドラインが推奨する吸引圧は，成人20 kPa（150 mmHg）以下[2),3)]，小児11〜13 kPa（80〜100 mmHg）以下[2)]であり，分泌物が吸引できる可能な限り低い吸引圧が望ましい。適切な吸引圧に関するデータはないが，吸引圧を上げることで無気肺・低酸素・気道粘膜損傷のリスクが上昇する。

3 吸引

口腔内と鼻腔内の吸引を事前に行う。カフ上吸引付き気管挿管・切開用チューブを使用した場合は，カフ上吸引を行う。また，カフ上で多くの分泌物が引ける場合は気管分泌物の垂れ込みリスクが高まるため，より適切なカフ圧設定が必要となる。

4 吸引カテーテル挿入の深さ

吸引カテーテル挿入の深さの決め方には，Deep法とShallow法がある。Deep法はカテーテルが先当たりした位置から少し引き抜いて吸引するため，気道に出血や肉芽などを形成しやすい[8)]。このため，あらかじめ挿入の長さを決めて行うShallow法が推奨されている[2),3)]。

5 吸引時間

一連の吸引操作に関わる時間は15秒以内[2),3)]，実際に陰圧をかけている時間は10秒以内[3)]が望ましい。

6 その他

一般的に"トイレッティング""ラバージ"などと呼ばれる，気管内に生理食塩水を注入して気管吸引を行う方法があるが，ルーチンに行うことはガイドラインでは推奨されていない[2),3)]。分泌物の粘稠度を下げてより多くの分泌物を吸引できるという仮説，咳嗽反射を誘発して分泌物除去が促進する報告，VAPが減少する報告[9)]もあるが，酸素化低下，不整脈，血圧低下などの多数の有害事象[10)〜12)]が報告されており，特別な理由がない限りは推奨されない。

VI アセスメントと効果判定

一連の気管吸引において最も重要な点は実施後のアセスメントである[3)]。合併症なく症状が改善すれば今後も同様のケアプログラムを継続してよいが，合併症や症状改善がない場合は検討が必要である[3)]。気管吸引の効果判定について，表4にまとめる。

VII 感染対策

気管挿管や吸引によって気道の防御機構は低下し，不衛生な気管吸引はVAPの原因となる。また患者の気道分泌物が周囲に飛散する可能性があり，医療従事者自身も感染に脅かされる。とくにCOVID-19患者は無症状も多いため，流行期においては「誰もが感染している可能性がある」という考えに基づき，Centers for Disease Control and Prevention（CDC）が提唱する手洗い・手指消毒・手袋着用[13)]に加え，サージカルマスク，眼の防護具（アイシールド，ゴーグル，フェイスガード），ガウンを着用するなど標準予防策・飛沫予防策の遵守が重要である[14)]。

開放式吸引において一連の吸引で使用した吸引カテーテルは原則として再利用を控える。吸引カテーテルは直接気道粘膜に接触する器具であることから，CDCガイドラインではセミクリティカルな器具に分類され，滅菌された使い捨てのカテーテルを使用することが推奨されている[15),16)]。

一般的に気管吸引はエアロゾル産生手技に分類される。閉鎖式吸引においても気管挿管・気切チューブカフのリークに伴う咳嗽によるエアロゾル発生の危険性があるため，COVID-19患者など，飛沫感染の恐れがある患者対

呼吸 **II**

表4 気管吸引の効果判定 [2), 3)]

評価項目	評価内容
理学療法所見	• 視診：呼吸数，胸郭の動き • 触診：振動や胸郭の拡張 • 聴診：副雑音の改善
血行動態	• 心拍数 • 血圧 • 心電図
ガス交換能	• SpO_2
喀痰の所見	• 色・量・粘稠度・におい・出血の有無
主観的不快感	• 疼痛・呼吸困難・体動・表情・むせこみ（咳嗽）など
咳嗽力	• 吸引時に咳嗽反射が見られるか • 咳嗽により気管分岐部に喀痰を押し上げられるか • 気管挿管/切開チューブ上部まで喀痰を押し上げることができるか
人工呼吸器モニター	• 肺メカニクス所見：気道抵抗の改善 • VCV モード：最高気道内圧の低下，最高気道内圧とプラトー圧の差の減少 • PCV モード：換気量の増加 • フローボリュームカーブの波形：鋸歯状波形の消失

応では陰圧空調設備の有無にかかわらず，N95 マスクを含め適切な接触感染予防具を着用しなくてはならない [14)]。

■ 文献

1) 日本病院薬剤師会，厚生労働省医政局長通知（医政発 0430 第 1 号）「医療スタッフの協働・連携によるチーム医療の推進について」日本病院薬剤師会による解釈と具体例（Ver.1.1）（2）．薬事新報 2010;2656:29-33.

2) AARC Clinical Practice Guidelines. Endotracheal suctioning of mechanically ventilated patients with artificial airways 2010. Respir Care 2010;55:758-64.

3) 中根正樹，森永俊彦，鵜澤吉宏，他．気管吸引ガイドライン 2013（成人で人工気道を有する患者のための）．人工呼吸 2013;30:75-91.

4) Van de Leur, J.P., et al., Endotracheal suctioning versus minimally invasive airway suctioning in intubated patients: a prospective randomised controlled trial. Intensive Care Med 2003;29:426-32.

5) Pedersen CM, Rosendahl-Nielsen M, Hjermind J, et al. Endotracheal suctioning of the adult intubated patient--what is the evidence?. Intensive Crit Care Nurs 2009;25:21-30.

6) Lorente L, Lecuona M, Martín MM, et al. Ventilator-associated pneumonia using a closed versus an open tracheal suction system. Crit Care Med 2005;33:115-9.

7) Copnell B, Dargaville PA, Ryan EM, et al. The effect of suction method, catheter size, and suction pressure on lung volume changes during endotracheal suction in piglets. Pediatr Res 2009;66:405-10.

8) Ahn Y, T Hwang. The effects of shallow versus deep endotracheal suctioning on the cytological components of respiratory aspirates in high-risk infants. Respiration 2003;70:172-8.

9) Caruso P, Denari S, Ruiz SA, et al. Saline instillation before tracheal suctioning decreases the incidence of ventilator-associated pneumonia. Crit Care Med 2009;37:32-8.

10) Celik SA, Kanan N. A current conflict: use of isotonic sodium chloride solution on endotracheal suctioning in critically ill patients. Dimens Crit Care Nurs 2006;25:11-4.

11) Branson RD. Secretion management in the mechanically ventilated patient. Respir Care 2007;52:1328-42; discussion 1342-7.

12) Giakoumidakis K, Kostaki Z, Patelarouet E, at al. Oxygen saturation and secretion weight after endotracheal suctioning. Br J Nurs 2011;20:1344-51.

13) Siegel JD, Rhinehart E, Jackson M, et al. 2007 guideline for isolation precautions: preventing transmission of infectious agents in health care settings. Am J Infect Control 2007;35:65-164.

14) 日本環境感染学会．隔離予防策のための CDC ガイドラインー医療機関における新型コロナウイルス感染症への対応ガイドライン第 4 版．2021. Available from: https://www.kankyokansen.org/uploads/uploads/files/jsipc/COVID-19_taioguide4.pdf

15) 満田年宏 訳・著，Centers for Disease Control and Prevention 編．隔離予防策のための CDC ガイドラインー医療環境における感染性病原体の伝播予防 2007．東京：ヴァンメディカル；2007.

16) 矢野邦夫 訳，Central for Disease Control and Prevention 編．医療ケア関連肺炎予防防止のための CDC ガイドライン．大阪：メディカ出版；2005.

■重要論文■

◆気管吸引ガイドライン 2023［改訂第 3 版］（成人で人工気道を有する患者のための）．呼吸療法 2024;41:1-47.
10 年ぶりに気道吸引ガイドラインが改訂，発行されている．Minds に準拠して作成されており，25 の CQ に及ぶ内容となっているので，一読していただければ幸いである。

Ⅱ 呼吸

7-3 その他の処置：気管支内視鏡

山下崇史

目　標	• 気管支内視鏡の適応と合併症について理解する • 気管支内視鏡施行時の注意点について理解する

Key words bronchoalveolar lavage（BAL），気管支内視鏡施行時の注意点，気管支内視鏡の合併症と対策，気管支内視鏡の適応

はじめに

気管支内視鏡（以下，気管支鏡）は治療的に使用されることもあるが，主に呼吸不全患者の診断目的に使用されており，治療方針決定のための重要なツールの一つである。ICU において気管支鏡検査の対象となる患者は気管挿管・人工呼吸管理下にある場合や重篤な併存疾患・合併症があることが多く，検査の安全性を担保するためにマンパワーを含めた適切な準備，モニタリング，鎮痛・鎮静について習熟しておく必要がある。

Ⅰ 適応

気管支鏡は合併症のリスクがある手技であるため，各症例におけるリスクと利益を考慮して適応を判断するべきである。使用する気管支鏡は気管チューブの種類やサイズ，検査の目的を考慮して選択する。また吸引の際には，チャネル孔径に留意する。

1 治療目的の気管支鏡

1 無気肺の治療

人工呼吸管理中の患者に対して気管支内分泌物貯留を吸引，洗浄することで無気肺を治療する目的に使用される[1), 2)]。吸引カテーテルでは難しい気管支内の採痰やチューブ閉塞をきたすような状況において気管支鏡は有用である。肺葉切除後に人工呼吸管理となった患者において無気肺の予防効果については理学療法と同等であるとの報告があり[3)]，無気肺予防目的のルーチンの気管支鏡吸痰は必要でない。

2 気道異物除去

誤嚥や義歯脱落などのケースが挙げられる。把持鉗子やバスケットを使用する際はチャネル孔径の大きい気管支鏡を選択する。

3 気管挿管時の補助

喉頭展開が困難な症例，項部後屈を行えない症例，経口挿管が困難である症例で用いる。気管内が観察できるため，気管チューブの位置を正確に調整することが可能となる。気管支鏡の挿入には潤滑剤を使用し，抜去時にはチューブのエッジによる気管支鏡損傷に注意が必要である。

2 診断目的の気管支鏡

1 喀血／出血の診断

人工呼吸管理下の喀血／出血患者における最初の診断検査は気管支鏡より CT の方がよいとされている[4)]。しかし，気管支鏡では出血源の同定と範囲の確認をベッドサイドで行うことができ，健側肺を保護するための体位調整や喀血に対する治療（血管塞栓術，硬性気管支鏡，外科手術）への速やかな移行をアシストできる。

2 感染症の診断

喀痰検査や吸引カテーテルによる非侵襲的診断が適切でない場合は，気管支鏡検査が有用である。免疫が正常な患者と免疫抑制状態の患者ではアプローチが異なる。

免疫が正常な患者においては，初期治療の反応が悪い場合に気管支鏡検査を考慮する。とくに含気の悪い部分の気道分泌物の吸引や気管支病変（悪性腫瘍など）の診断に有用である。免疫抑制状態にある患者の肺炎の原因菌として *Pneumocystis jirovecii*，真菌，サイトメガロウイルスなどが挙げられるが，気管支肺胞洗浄（bronchoal-

144

veolar lavage, BAL）はそれらの診断に対する感度が高い[5]。

③ びまん性肺疾患の診断

両側肺野にびまん性の陰影を呈する呼吸不全患者において，画像検査や血液検査だけで診断を行うことはしばしば困難である。感染症の除外・確定，または間質性肺疾患の診断には BAL による検体採取が有用である[6]。

なお，BAL は細胞や非細胞組織成分を，末梢気道および肺胞内より洗浄液としてサンプリングする検査である。high-resolution CT（HRCT）所見や回収のしやすさによって施行部位を決定し，気管支鏡を楔入する。生理食塩水をシリンジで 50 mL ずつ注入し，適度な陰圧をかけて回収する。使用する生理食塩水は 100 mL 以上とし，回収率は 30% 以上が望ましい。回収した検体（bronchoalveolar lavage fluid, BALF）については想定される疾患を考慮し，細胞分画，感染症検査（一般細菌・抗酸菌の塗沫染色・培養，真菌培養，特殊染色），細胞診を提出する。BALF の細胞分画はびまん性肺疾患の鑑別に有用であり，リンパ球増多パターン（> 15%）ではサルコイドーシスや器質化肺炎，過敏性肺臓炎，好酸球増多パターン（> 1%）では好酸球性肺炎，薬剤性肺炎，好中球増多パターン（> 3%）では細菌・真菌感染，びまん性肺胞傷害などを考慮する。

④ 経気管支生検，吸引細胞診

ICU では人工呼吸管理患者において治療経過や画像所見，血液検査結果などで悪性腫瘍の存在が疑われる際に気管支鏡を用いて診断を行うことがある。人工呼吸管理下患者の経気管支的生検の診断率は低く，合併症のリスクがあるため，慎重に行うべきである[7]。

Ⅱ 合併症と対策

1 低酸素血症

気管支鏡検査手技中の低換気や鎮静，検体採取は低酸素血症のリスクとなるため，SpO_2 の持続的なモニタリングを行う。SpO_2 がもとの値から 4% 以上低下する場合ないし $SpO_2 < 90\%$ が 1 分持続するときは，酸素投与を開始することが推奨されている。

2 不整脈

手技による刺激（気管支鏡の声帯通過時や検体採取時）や使用薬剤，低酸素血症により不整脈が誘発される危険があるため，持続的心電図モニター，定期的な血圧測定を行う。また静脈ラインを確保し，蘇生に必要な物品を準備しておく必要がある。

3 出血

気管支鏡の接触や検体採取の際に出血の危険があるため，事前に血小板や凝固機能の確認が必要である。血小板数が 2 万以上あれば BAL 施行を検討してもよいが，経気管支鏡的生検を施行する前は血小板輸血を検討する。

経気管支的生検施行時はクロピドグレルを 7 日前に中止する。低用量アスピリン単剤であれば継続可能である。

4 気胸

有症状時や transbronchial lung biopsy（TBLB）後に気胸が疑われる時には胸部単純写真を施行する。透視下での TBLB による診断精度は，局所的な病変では向上が期待できるが，びまん性疾患では変わらない。手技後時間が経ってからの気胸の出現もあるため，継続的なアセスメントが必要である。

5 発熱

手技後の発熱や肺炎，感染性心内膜炎の予防目的での抗菌薬投与は不要である。

Ⅲ 気管支鏡施行時の注意点

1 ICU での施行時

すべての ICU 患者は合併症のハイリスク群として扱う。リスクファクターの補正は可能な限り行ってから施行する。人工呼吸管理下の患者に対しては，リスクと利益を十分に検討して施行する。

2 特定の既往歴のある患者

閉塞性肺疾患を持つ患者は疾患のコントロールを行った上で施行すべきである。喘息患者は発作予防目的に事前に短時間作用型 β 刺激薬の吸入を行う。心筋梗塞後は可能であれば 4 週間は控えるべきである。4 ～ 6 週後に施行する場合は循環器内科にコンサルトする。

3 鎮静と局所麻酔

気管支鏡検査は苦痛を伴う検査であり，適切な鎮痛，鎮静を行わなければならない。十分な局所麻酔を行った後，患者の全身状態を考慮した鎮静薬を選択し，鎮静深度を調整する。

前投薬はルーチンとして使用しない。前投薬として抗コリン薬（アトロピンなど）がよく用いられてきたが，血行動態に悪影響を及ぼす可能性があるため，推奨され

ていない。

非挿管患者について概説する。局所麻酔は禁忌がなければリドカインを使用する。鼻腔の麻酔にはゲル（2％リドカイン）が効果的である。局所麻酔が効果的であれば鎮静薬の投与量を減らすことができる。まず患者の吸気と同期させながらスプレーを用いて4％リドカインの噴霧を行い、咽喉頭を含めた気道の麻酔を行う。さらに気管支鏡を進めながら気管・気管支の内腔で2％リドカイン噴射を追加する。リドカイン中毒を避けるため、必要最小限の量を使用する。本邦の添付文書では1回200mgまでにとどめるよう記載されている。

鎮静薬は禁忌がなければ経静脈的に投与する。理想的な鎮静は言葉での意思疎通が可能なレベルである。鎮静薬には効果発現が速やかで投与量調節が可能なミダゾラムが望ましい。ミダゾラムは逆行性健忘をもたらしたり、拮抗薬（フルマゼニル）があるなどの利点もあるが、せん妄を誘発することに留意が必要である。プロポフォールはミダゾラムと同等の効果を持ち、投与中止後の回復が早い。しかし治療域が狭く、高濃度では全身麻酔となってしまうため、習熟した者が換気補助を行える状況で用いる。また、手技中の苦痛軽減のためオピオイドと鎮静薬を併用するとよい。オピオイドは短時間作用型（フェンタニルなど）が用いられる。挿管患者においても局所麻酔の重要性は変わらない。

4 人工呼吸器の設定

気管支鏡検査前に100％酸素の投与を行い、血中酸素飽和度を上昇させる。手技中も100％酸素投与を継続する。人工呼吸器のモードは気管支鏡挿入により換気量が減少することを考慮し、A/Cモードなど強制換気モードへ変更する。換気量確保のために適宜気道内圧や換気回数の調整を行う。また気管チューブと人工呼吸器の接続にswivelなどの特殊な弁付きコネクターを使用すると、気管支鏡挿入によるリークを減らせる。

挿管されていない重篤な呼吸不全患者に対して気管支鏡検査を行う場合に、ラリンジアルマスク、マスク、ヘルメットを用いた非侵襲的陽圧換気（noninvasive positive pressure ventilation, NPPV）が有用とされる[8]〜[11]。気管支鏡検査時に酸素とともに陽圧を加えることにより、低酸素血症や低換気への対応ができる。またNPPVの併用により、BALの回収率が高くなるとの報告もある[12]。

5 検査を施行する環境

気管支鏡を安全に行うためには、術者の他に麻酔や検体採取をサポートする助手、患者の安楽の保持や全身状態を把握する看護師など複数の医療従事者が携わること

が必須である。さらに、気管支鏡施行者は標準予防策を講じる[13]。標準予防策はガウン、手袋、マスク、ゴーグルが含まれる。またエアロゾル感染や空気感染する感染症（COVID-19や結核など）の可能性がある患者に対応する場合では、N95マスク（あるいはそれと同様以上の防護装置）を使用する。

■ 文献

1) Du Rand IA, Blaikley J, Booton R, et al; British Thoracic Society Bronchoscopy Guideline Group. British Thoracic Society guideline for diagnostic flexible bronchoscopy in adults: accredited by NICE. Thorax 2013;68:1-44.

2) Haenel JB, Moore FA, Moore EE, et al. Efficacy of selective intrabronchial air insufflation in acute lobar collapse. Am J Surg 1992;164:501-5.

3) Jaworski A, Goldberg SK, Walkenstein MD, et al. Utility of immediate postlobectomy fiberoptic bronchoscopy in preventing atelectasis. Chest 1988;94:38-43.

4) Khalil A, Soussan M, Mangiapan G, et al. Utility of high-resolution chest CT scan in the emergency management of haemoptysis in the intensive care unit: severity, localization and aetiology. Br J Radiol 2007;80:21-5.

5) Golden JA, Hollander H, Stulbarg MS, et al. Bronchoalveolar lavage as the exclusive diagnostic modality for Pneumocystis carinii pneumonia. A prospective study among patients with aquired immnodeficiency syndrome. Chest 1986;90:18-22.

6) Bradley B, Branley HM, Egan JJ, et al. Interstitial lung disease guidline: the British Thoracic Society in collaboration with the Thoracic Society of Australia and New Zealand and Irish Thoracic society. Thorax 2008;63:1-58.

7) Pincus PS, Kallenbach JM, Hurwitz MD, et al. Transbronchial biopsy during mechanical ventilation. Crit Care Med 1987;15:1136-9.

8) Antonelli M, Pennisi MA, Conti G, et al. Fiberoptic bronchoscopy during non-invasive positive pressure ventilation deliverd by helmet. Intensive Care Med 2003;29:126-9.

9) Antonelli M, Conti G, Riccioni L, et al. Noninvasive positive-pressure ventilation via face mask during bronchoscopy with BAL in high-risk hypoxemic patients. Chest 1996;110:724-8.

10) Chiner E, Sancho-Chust JN, Llombart M, et al. Fiberoptic bronchoscopy during nasal non-invasive ventilation in acute respiratory failure. Respiration 2010;80:321-6.

11) Matsumoto T, Sato Y, Fukuda S, et al. Safety and efficacy of bronchoalveolar lavage using a laryngeal mask airway in cases of acute hypoxaemic respiratory failure with diffuse lung infiltrates. Intern Med 2015; 54:731-5.

12) Baumann HJ, Klose H, Simon M, et al. Fiber optic bronchoscopy in patients with acute hypoxemic respiratory failure requiring noninvasive ventilation-a feasibility study. Crit Care 2011;15:179.

13) Mehta AC, Prakash UB, Garland R, et al. American College of Chest Physicians and American Association for Bronchology [corrected] consensus statement: prevention of flexible bronchoscopy-associated infection. Chest 2005;128:1742-55.

Ⅲ 循環

1 基礎

白壁章宏

目 標	• 電気生理について説明できる
	• 心筋内分子機構について説明できる
	• 循環生理について説明できる
	• 循環不全の病態生理について説明できる
	• 循環作動薬の作用機序が理解できる

Key words 1回拍出量（SV），拡張期末容積（EDV），活動電位，後負荷，収縮期末圧 - 容量関係（ESPVR），収縮期末容積（ESV），収縮能，循環不全，静脈還流，心係数（CI），心拍出量（CO），心拍数（HR），心不全，前負荷

はじめに

「心不全パンデミック」と称されるように，急性心不全症例は全世界，とくに日本においても増加の一途をたどっている。さらに日本は他国と比し著しい超高齢社会を迎えており[1]，今後急性心不全が増加することが予測される[2]。

従来の日本循環器学会のガイドライン[3]の定義では，急性心不全は「急速に心ポンプ機能の代償機転が破綻し，心室拡張末期圧の上昇や主要臓器への灌流不全をきたし，それに基づく症状や徴候が急性に出現，あるいは悪化した病態」とされてきた。しかし，明らかな症状や徴候が出る以前からの早期治療介入の有用性が確認されている現在では，"急性"という概念でなく，心不全として定義が記載されている。これによると心不全は，「なんらかの心臓機能障害，すなわち，心臓に器質的および／あるいは機能的異常が生じて心ポンプ機能の代償機転が破綻した結果，呼吸困難・倦怠感や浮腫が出現し，それに伴い運動耐容能が低下する臨床症候群」と定義されている[3]。

この定義の変遷からも昨今の超高齢社会で集中治療を要する心不全はいわゆる"急性"発症症例のみでなく，緩徐な経過を経て重症化する心不全症例も多く含まれていることが示唆される。集中治療医が心不全の基礎病態を理解することは，心不全パンデミックの時代に非常に重要である。日本循環器学会の定義から心不全は心拍出量が低下した状態と考えられ，心不全治療においては心拍出量の確保が非常に重要であることがわかる。心拍出量を規定する要素は，循環血流量（前負荷），血管抵抗（後負荷），心臓収縮能，心拍数と考えられ，本項ではこの4つの因子を中心に，心臓循環生理学について概説する。

Ⅰ 心臓電気生理学

1 刺激伝導系

実際にポンプとして働く心筋が固有心筋と呼ばれる一方，心臓の収縮を管理・調整するための心筋は刺激伝導系と呼ばれている。刺激伝導系が刺激による脱分極を繰り返し，興奮が伝導していくことで最終的に固有心筋の収縮が得られ，ポンプとしての役割を果たす。

刺激伝導は，特殊な細胞である洞結節細胞が自発的に脱分極，再分極を繰り返すことから始まる。図1に示す経路で興奮が伝導し，正しい心臓の収縮リズムとなっている。

2 活動電位

心筋の各所に針を刺すと心筋細胞の電気活動が記録でき，これを活動電位という。心筋細胞は，脱分極 - 再分極のサイクルによって細胞内の電位を安定させ，収縮と拡張を繰り返すとされる（図2）。活動電位は，それぞれの相で伝導速度，活動電位持続時間，静止膜電位が異な

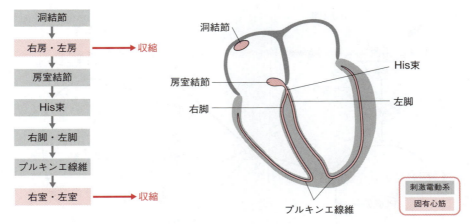

図1　刺激伝導系
刺激伝導は，特殊な細胞である洞結節細胞が自発的に脱分極，再分極を繰り返すことから始まる。この図に示す経路で興奮が伝導し，正しい心臓の収縮リズムとなっている。

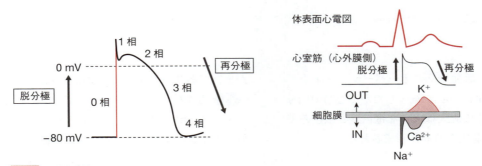

図2　活動電位
細胞が脱分極して再分極するまでの電位を活動電位といい，活動電位は第0相～第4相の5段階に分けられる。

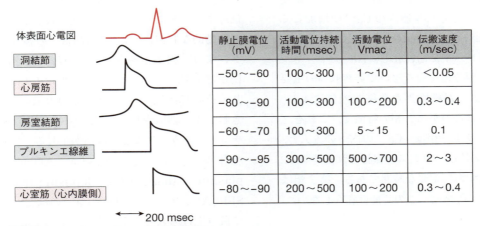

	静止膜電位 (mV)	活動電位持続 時間(msec)	活動電位 Vmac	伝搬速度 (m/sec)
洞結節	−50～−60	100～300	1～10	<0.05
心房筋	−80～−90	100～300	100～200	0.3～0.4
房室結節	−60～−70	100～300	5～15	0.1
プルキンエ線維	−90～−95	300～500	500～700	2～3
心室筋（心内膜側）	−80～−90	200～500	100～200	0.3～0.4

図3　心臓各所での様々な活動電位波形
活動電位は，それぞれの相で伝導速度，活動電位持続時間，静止膜電位が異なる。

るため，それぞれの部位での活動電位の特徴を理解することは重要である（図3）。

3　活動電位それぞれの相で起きていること

❶ 第0相

Na$^+$チャンネルが開口し，細胞外に高濃度に存在するNa$^+$が急速に細胞内に流入し，細胞内が−80 mVから＋10 mVまで一気に脱分極する。−80 mVのレベルでは，Naチャンネルはチャンネルの活性化ゲートは閉じているため，Na$^+$を通さない。洞結節からの興奮やペーシングからの何らかの刺激が細胞に加わり，膜電位が−60 mVぐらいになると活性化ゲートが一気に開く。この一瞬に

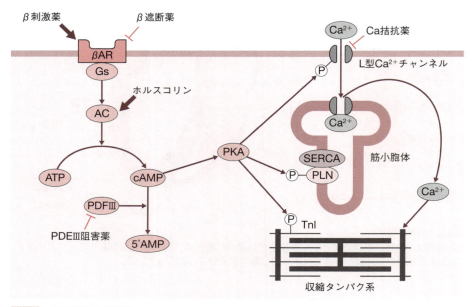

図4　心筋細胞分子機構

大量のNa$^+$が通過し活動電位のオーバーシュートを形成する（どれだけ大量にNa$^+$が流入したかで心筋の伝導速度が決まる）。Na$^+$の流入は大きな電位差と濃度差で生じるため，極めて急峻な0相が形成される。

2 第1相
Na$^+$チャンネルが閉鎖され，スパイクが形成される。

3 第2相
この時に細胞内にCa^{2+}が流入し，細胞内のCa^{2+}濃度が上昇する。その後，さらに細胞内のCa^{2+}が増加して効率良くアクチンとミオシンが収縮する。Ca^{2+}チャンネルは－40mVのレベルで活性化し，Na$^+$チャンネルで立ち上がってきた脱分極を引き継いで興奮収縮の主要な役割を果たす。Ca^{2+}が細胞外から細胞内に流入し，一定の電位が維持されるのが第2相の特徴で，これをプラトー相と呼ぶ。プラトー相は，Ca^{2+}の内への流入と，後述するK$^+$の外への流出バランスが保持される時期で，心臓が血液を押し出すのに重要な時間である。第2相は心筋細胞に特異的で，骨格筋にこの時間は存在しない。

4 第3相
脱分極し陽イオンが細胞内に大量に流入した状態から回復させる（陽イオンを細胞外に出す）必要があり，このことを再分極と呼ぶ。Ca^{2+}チャンネルが閉鎖し，細胞内に高濃度に存在するK$^+$が細胞外に流出することで，細胞内の膜電位は静止膜電位まで戻る。この主要な役割を担っているのがK$^+$チャンネルである。QT延長などK$^+$チャンネルの機能が悪いと，長時間再分極せず，Na$^+$チャンネルが使用できるようにならない。K$^+$チャンネルは，Na$^+$チャンネルやCa^{2+}チャンネルと異なり種類が豊富であり，それぞれに役割がある。

5 第4相
Na$^+$-K$^+$ポンプやNa$^+$とCa^{2+}の交換作用で，細胞内外のイオン環境が元に戻り，心筋が拡張する。

II 循環分子機構

前述のとおり，電気生理学の機序で心筋細胞の興奮が伝導することにより各心筋細胞は収縮するが，収縮心臓の律動的な収縮は，細胞内のCa^{2+}の移動量とタイミングにより，細かく制御されている。脱分極後の第2相にかけてCa^{2+}チャンネルから少量のCa^{2+}流入が始まり，そのCa^{2+}が筋小胞体からの大量のCa^{2+}放出を引き起こす。細胞内Ca^{2+}はトロポニンIに結合し，アクチン・ミオシンによる筋収縮が生じる。拡張期には，小胞体膜表面にある小胞体Ca^{2+}ATPase（sarcoendoplasmic reticulum Ca adenosine triphosphatase, SERCA）を介して，細胞内Ca^{2+}のほとんどは筋小胞体に汲み上げられる。トロポニンからCa^{2+}が乖離し，これにより心筋細胞は急速に弛緩する（図4）。この収縮，弛緩の両方の過程ともにエネルギーが必要である。心不全患者の心筋細胞内では，リアノジン受容体の過リン酸化により筋小胞体からのCa^{2+}リークが生じ，またCa^{2+}の汲み上げが不良となり，細胞内Ca^{2+}濃度が上昇する。これにより，収縮予備能の低下，弛緩能力の低下，不整脈などをきたす。代償化した慢性心不全への投与が検討されるβ遮断薬は，このCa^{2+}のリークを防止し，収縮力低下を改善する作用も期待されている。

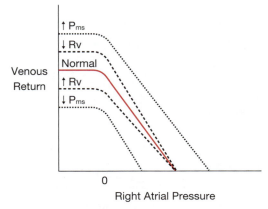

図5 Guytonの静脈還流曲線[4]
VR＝（P_ms − P_RA）/Rv
（文献4より転載）

Ⅲ 循環生理学

1 前負荷（preload）

前負荷は，心臓が収縮する直前，つまり拡張末期に心筋にかかる負荷のことで，心室に流入する血液が多いほど，前負荷は大きくなる。前負荷は，心房に流入する血液量である循環血流量（静脈還流）と心房の収縮力によって決まり，容量負荷と考えられる。

静脈還流量はGuytonの静脈還流曲線で説明される。Guytonは閉鎖系の実験を行い，右房圧（right atrial pressure, P_{RA}）と静脈還流量（venous return, VR）の関係を証明した（図5）[4]。これによると，静脈還流量は右房圧が低いほど増加するが，右房圧が−2 mmHg以下になると静脈が虚脱するためプラトーになる。右房圧が上昇すると静脈還流は減少し，右房圧が平均循環充満圧（mean systemic pressure, P_{ms}）と等しくなると静脈還流は0となる（一般的にP_{ms}＝7 mmHgとされる）。一方，静脈還流抵抗（venous resistance, Rv）により細動脈から毛細血管を通る血流量に変化が生じるので，Rvは静脈還流量に影響する。以上から，静脈還流量はP_{ms}とP_{RA}の圧較差をRvで除した値になり，Guytonの静脈還流の式は，VR＝（P_{ms}−P_{RA}）/Rvと定義される。循環血液量が上昇するとP_{ms}は上昇するため静脈還流曲線は右側に移動し，循環血液量が低下するとP_{ms}が低下するため静脈還流曲線は左側に移動する。またRvが高くなると，細動脈から毛細血管を通る血流量が低下し，心拍出量に比し一時的に静脈還流量が少なくなるので，静脈曲線は左側に移動する。総血管コンプライアンスにおいて静脈系の血管コンプライアンスの割合は動脈系の血管コンプライアンスに比し極めて高いので，P_{ms}はほとんど変わらず7 mmHgで一定である。

Frank-Starlingの法則で明らかなように，正常心では拡張末期容積である前負荷が大きければ心筋細胞が進展し収縮力が増大するとされている。つまり，1回の収縮で拍出される血液量（1回拍出量）は心室拡張末期容積に依存する。

2 後負荷（afterload）

後負荷は，心筋が収縮するときに直面する力である。後負荷は，末梢血管抵抗，大動脈弁狭窄，血液粘稠度，動脈の弾性，心室容積などで規定され，後負荷の指標には左心室の収縮末期圧や全血管抵抗がある。

3 収縮能（contractility）

心筋の前負荷や後負荷とは独立した心筋線維固有のもので，化学的因子や循環ホルモンなどの収縮への影響を反映している。

4 収縮回数

前述の 1 〜 3 により1回拍出量が規定される。1回拍出量は，前負荷と心収縮力が大きく後負荷が小さいほど増加する。心筋の収縮頻度，すなわち心室の心拍数にこの1回拍出量を掛けたものが実際の心拍出量（cardiac output, CO）であり，収縮回数は心拍出量の第4の規定因子になる。

Ⅳ 圧容量曲線（pressure volume curve）

圧容量曲線と心周期の考え方について，図をもとに以下に解説する。左室内に血液が充満した状態であるA点から考えるとわかりやすい（図6）。

A点：左室内に血液が充満している状態，つまり圧が低い状態である左室が弛緩している状態。
A→B点：左室収縮に伴い左室内圧は上昇する。
B点：大動脈弁が開放する。
B→C点：左室から血液が駆出される。
C点：大動脈弁が閉鎖する。
C→D点：左室拡張により左室内圧が低下する。
D点：僧帽弁が開放する。
D→A点：左房から左室へ血液が流入する。
A点：僧帽弁が閉鎖する。

1 前負荷

静脈系に十分な循環血流量があれば，静脈還流した血液がポンプ室に充満し必要な血液が拍出される。この時の血液容積が拡張期末期容積（end diastolic volume, EDV）であり，これが心臓の前負荷となる。この場合に後負荷（動脈圧）と収縮能が一定なら，静脈還流が多くなると，EDVが大きくなり，1回拍出量（stroke volume, SV）が増加する（Frank-Starlingの法則）。図7でA点からC点へと右に移動するにつれ（つまり，前負荷が増

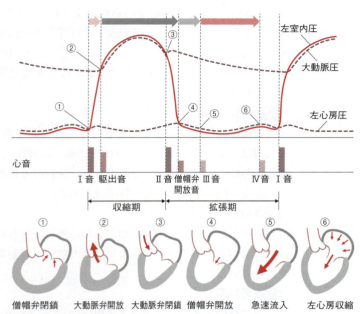
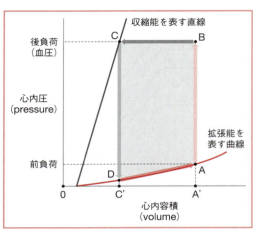

図6 圧容量曲線と心周期の関係

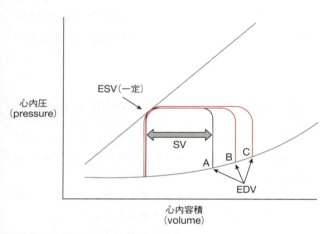

図7 圧容量曲線における前負荷の説明

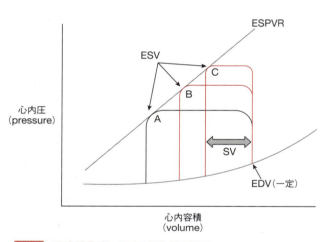

図8 圧容量曲線における後負荷の説明

加するにつれ），SVは増加する．この時，左室収縮末期容積（end systolic volume, ESV）は一定である．

2 後負荷

正常心での後負荷は，心室が充満した血液を駆出する際の抵抗であり，簡便に収縮期圧が後負荷の指標とされる．この場合にEDVと収縮能が一定なら，収縮末期圧（後負荷）が増加するにつれ，SVは減少する．つまり，図8のA点がC点へ右に移動するにつれ（後負荷が増加するにつれ），SVは減少する．収縮期末の圧容量曲線はほぼ直線状態であり，この直線を収縮期末期圧‐容量関係（end-systolic pressure-volume relationship, ESPVR）という．

3 収縮能

ESPVRの傾きが心筋収縮能を示す．収縮能が更新した状態では，ESPVRの傾きが急峻となり上方へ偏位する．したがって，前負荷や後負荷の状態にかかわらずSVが増加し，ESVは縮小する（図9）．収縮不全となるとESPVRは下方へ偏位するが，陽性変力作用のある後述する薬物で刺激すると，ESPVRが上方へ偏位しSVが増大する．

4 HR

前述のようにSVは収縮力，前負荷増大で増加し，後負荷増大で減少する．SVと心拍数の積が心拍出量であり，HR増大によりCOは増加する．

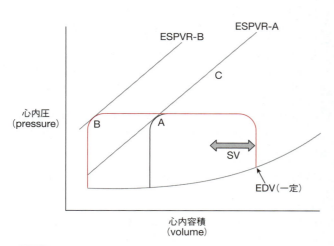

図9 圧容量曲線における収縮能の説明

V 病態生理

1 収縮不全（systolic failure）

　収縮不全による循環不全の場合には，収縮能が低下するか（ESPVR自体が下方偏位），後負荷が増大する（同一ESPVR点上でのESV点の右方偏位）ことで，SVが減少する。静脈還流は維持されているので，拡張期末容積（前負荷）が増大しすぎると，拡張期末圧が増大し，過剰になるとうっ血が生じる。この病態生理を治療へ活かすべく，Forrester分類が用いられてきた[5]。元来，Forrester分類は急性心筋梗塞の重症度分類に用いられていたが，うっ血性心不全の病態把握に有用であるため広く循環不全の評価に用いられてきた。しかし，急性心不全の呼吸補助が鎮静下の人工呼吸管理から非鎮静の非侵襲的陽圧換気マスクの治療の低侵襲治療へ移行してきている経緯もあり，Swan-Ganzカテーテルを用いた侵襲的な検査による心不全の病態把握は行われなくなってきた。ルーチンでの使用は心不全治療の転機改善に効果的ではないことも報告され[6]，日本循環器学会『急性・慢性心不全ガイドライン』[3]では，Swan-Ganzカテーテル使用は，適切な輸液に速やかに反応しない心原性ショック，適切な治療手段に反応しないもしくは低血圧かショックを合併する肺水腫，肺水腫が心原性か非心原性か不確かな場合にそれを改善する診断法としてのみにクラスIで提示している。近年，循環補助用心内留置型ポンプカテーテル（Impella®）の登場で再び注目され，Impella®挿入中の血行動態把握のための使用として再び増加傾向である。同様の4つのサブセットを使用しているNoria-Stevenson分類は非侵襲的なもので，うっ血の有無（wet or dry）と灌流状態（warm or cold）を評価する[7]。簡便で実践的な分類として重症度評価に優れているが，定性的・主観的であるため注意が必要であり，近年は心エコー所見で左房圧，心拍出量を推定する取り組みが積極的に行われている[8]。

2 拡張不全（diastolic failure）

　左房内のCa^{2+}を上昇させる心筋細胞収縮にエネルギーが必要であるとともに，細胞質から筋小胞体へのCa^{2+}の取り込みによる心筋細胞弛緩にもエネルギーが必要である。様々な要因でエネルギー不足に陥ると，弛緩が不完全となり急速充満の障害が生じる。また，肥大や線維化などにより心室のコンプライアンスが低下し，より高い充満圧が必要となり，うっ血が生じやすくなる。心室の硬さが増加（コンプライアンスが低下）し，拡張期圧容量曲線が上方へ移動する。収縮能は正常に保たれているが，拡張期心不全の状態となる。

VI 心不全治療薬の作用機序

1 前負荷，後負荷

　血管拡張薬は，静脈拡張により前負荷の軽減，動脈拡張により後負荷軽減が期待される。レニン-アンジオテンシン系抑制による血管拡張作用として，ACE阻害薬やアンジオテンシンII阻害薬，抗アルドステロン薬があるが，本邦では静注薬がないため，これらの薬剤を急性期の血行動態改善を目的に使用することはほとんどない。前負荷を軽減させるためには，主に硝酸薬とニコランジル，後負荷を減少させるためにはナトリウム利尿ペプチドであるカルペリチドがある。また，前負荷軽減のためももう一つの薬剤として利尿薬が挙げられる。本邦で急性期に使用される利尿薬は，ループ利尿薬としてのフロセミドと，バソプレシン受容体拮抗薬のトルバプタンが挙げられる。トルバプタンはループ利尿剤拮抗例に対して水利尿促進とナトリウム保持作用のある薬剤で，内服薬のみしか使用できなかったため集中治療領域で使用する施設は限られていたが[9]，2022年に静注薬が登場し，今後集中治療領域での使用増加が期待される。

2 収縮能

　収縮力増強のためには，強心薬が使用される。これに含まれるのは，強心配糖体（ジギタリス），交感神経作用アミン（カテコラミン），ホスホジエステラーゼ（PDE阻害薬）である。それぞれ作用機序は異なるが，いずれも前述した細胞内Ca^{2+}濃度を上げてアクチン-ミオシン相互作用を増強して収縮力を高める。

ジギタリスは，心筋細胞膜の Na^+/K^+-ATPase チャンネルを阻害することにより，細胞内 Na イオンが上昇し，間接的に Na^+/Ca^{2+} チャンネルによる Ca^{2+} の排出が低下することで，細胞内 Ca^{2+} が上昇する。また，迷走神経系の増強作用を有し，徐脈作用や交感神経系の活動を抑制する。カテコラミンは，心筋細胞膜の $\beta 1$ 受容体刺激により，細胞内の cAMP 産生が高まり Ca^{2+} チャンネルがリン酸化され Ca^{2+} 流入が増え，筋小胞体からの Ca^{2+} 放出が増える。PDE 阻害薬は，β 受容体を介さず，細胞内で cAMP を分解する酵素 PDE III を阻害することで Ca^{2+} の増加をきたし，収縮力を上げる。同時に血管平滑筋を弛緩させ，血管拡張作用を有する（図 4）。

■文献

1) Komuro I, Kaneko H, Morita H, et al. Nationwide Actions Against Heart Failure Pandemic in Japan - What Should We Do From Academia? Circ J 2019;83:1819-21.
2) Shimokawa H, Miura M, Nochioka K, et al. Heart failure as a general pandemic in Asia. Eur J Heart Fail 2015; 17:884-92.
3) Tsutsui H, Isobe M, Ito H, et al. JCS 2017/JHFS 2017 Guideline on Diagnosis and Treatment of Acute and Chronic Heart Failure-Digest Version. Circ J 2019;83: 2084-184.
4) Funk DJ, Jacobsohn E, Kumar A. The role of venous return in critical illness and shock-part I: physiology. Crit Care Med 2013;41:255-62.
5) Forrester JS, Diamond G, Chatterjee K, et al. Medical therapy of acute myocardial infarction by application of hemodynamic subsets (first of two parts). N Engl J Med 1976;295:1356-62.
6) Shah MR, Hasselblad V, Stevenson LW, et al. Impact of the pulmonary artery catheter in critically ill patients: meta-analysis of randomized clinical trials. JAMA 2005; 294:1664-70.
7) Nohria A, Lewis E, Stevenson LW. Medical management of advanced heart failure. JAMA 2002;287:628-40.
8) Narasimhan M, Koenig SJ, Mayo PH. Advanced echocardiography for the critical care physician: part 1. Chest 2014;145:129-34.
9) Shirakabe A, Hata N, Yamamoto M, et al. Immediate administration of tolvaptan prevents the exacerbation of acute kidney injury and improves the mid-term prognosis of patients with severely decompensated acute heart failure. Circ J 2014;78:911-21.

■重要論文■

◆ 今後予測される日本での心不全パンデミックに関する論文。（→文献 1, 2）
◆ 日本の急性・慢性心不全ガイドライン最新論文。（→文献 3）

Ⅲ 循環

2 モニタリング

吉田拓生

目　標　● 各循環モニタリング指標に関して，各種計測法と臨床的意義，輸液反応性について理解する

Key words　経肺熱希釈法，血圧，混合静脈血酸素飽和度（SvO_2），酸素供給量，酸素消費量，迅速超音波診断（POCUS），心電図，心拍出量，組織灌流，中心静脈圧（CVP），中心静脈血酸素飽和度（$ScvO_2$），乳酸，乳酸値，熱希釈法，平均血圧，毛細血管再充満時間（CRT），輸液反応性

Ⅰ 循環モニタリングとは

　循環モニタリングは，組織灌流を適正に維持し続けるための診断ツールである。適正な組織灌流とは，組織における酸素の需給バランスが適正である状態を意味する。組織への酸素供給量（oxygen delivery, DO_2），酸素消費量（oxygen consumption, VO_2）は以下の式で模式的に表現され，$VO_2 > DO_2$ が組織低灌流の状態である。

$$DO_2 = 1.34 \times Hb \times SaO_2 \times CO$$
$$VO_2 = 1.34 \times Hb \times (SaO_2 - SvO_2) \times CO$$

（Hb：ヘモグロビン，SaO_2：動脈血内の酸素飽和度，CO：心拍出量，SvO_2：混合静脈血酸素飽和度）

　組織低灌流が顕在化した状態はショックとして認識され，原因により循環血漿量減少性ショック，閉塞性ショック，分布異常性ショック（敗血症性，神経原性，アナフィラキシー），心原性ショックに分類される。循環モニタリングは，これらショックの原因診断や，対症療法の調整のために用いられる[1]。適切な診断がなければ，患者予後の改善に寄与することはできず，集中治療医は各種循環モニタリングの方法とその臨床的意義，限界点を整理しておく必要がある。

Ⅱ モニタリング各種とその臨床的意義

　各種モニタリングは，組織低灌流の発生診断や治療の目標値として用いられる。ここでは，各項目の測定方法とその臨床的意義について解説する。

1 心電図

　体表右上側，左上側，左下側にリードを貼付し，Ⅰ，Ⅱ，Ⅲ誘導をモニタリングする。Ⅱ誘導はP波を検出しやすく，ベッドサイドで心電図を表示する際によく使用される。これにより心拍数，QRS幅（正常値0.06〜0.1秒），QT間隔〔正常値：$0.36 \leqq QTc$（QT間隔/$\sqrt{RR}$間隔）< 0.44〕，不整脈の出現，ST変化などをとらえることができる。

臨床的意義

　心拍数の変化，QRS幅やQTcの延長，新規心房細動の発生は，新規虚血の発生や原疾患の重症化を示唆している可能性があり，注意が必要である。

2 血圧

❶ 非観血的測定法

　マンシェットを用いた非侵襲的な測定法を指す。ICUではオキシメトリック法（振動測定法）が用いられるが，動脈をカフで圧迫し，減圧中の脈圧の最大振幅を平均血圧とする。収縮期，拡張期血圧は各測定機器メーカーのアルゴリズムに基づき決定される。測定精度には注意が必要であり，動脈圧ラインでの測定血圧に比べ，低血圧の領域では高く，高血圧の領域では低く計測される傾向にあると報告されている。

❷ 観血的測定法

　動脈内にカテーテルを留置し，血管内の圧信号をトランスデューサーで電気信号に変換しながら，値を表示しながら圧波形（図1）も表示できる。観血的測定法は非観血的測定法に比べ正しく血圧を把握することができる

155

が，カテーテル留置に伴う合併症（出血，感染，仮性動脈瘤，動静脈瘻，末梢神経障害）には十分な注意が必要である。トランスデューサーは右房上縁（胸骨より垂直5 cm背側）に合わせる。動脈圧ラインでの測定は大別して2種のアーチファクト（アンダーダンピング，オーバーダンピング[2),3)]）が発生し得る。患者の血管性状を含む測定回路全体の特性に依存するといわれ，表のごとくである。

臨床的意義

血圧には収縮期血圧（systolic blood pressure, SBP），拡張期血圧（diastolic blood pressure, DBP），平均血圧（mean arterial pressure, MAP）の3つの要素がある。生理学的にSBPは，左室後負荷や出血リスク，DBPは冠動脈血流，MAPは全身の臓器灌流の指標とされる[4)]。MAPの絶対値としての目標値は65 mmHgが目安とされるが，至適圧がどこにあるかは依然検討中である[5),6)]。臓器灌流の詳細としては，MAPと中心静脈圧（central venous pressure, CVP）との差が，臓器灌流圧（mean perfusion pressure, MPP）として定義される。その他，脈圧（SBP − DBP）の低下は心拍出量低下の指標にもなり得る。

3 乳酸値

動脈圧ラインを留置することで，血液ガス分析を用い頻回の測定が可能となる。

臨床的意義

高乳酸血症は組織低酸素を反映している可能性がある（カットオフ値の目安は2 mmol/L）。乳酸値のクリアランスを目標に治療を実施すれば予後を改善するという報告もある[7)]。一方で，乳酸値正常化には時間を要するため，値の正常化のみを目標に治療を行うと過剰な治療をしてしまう危険性もある[8)]。加えて，乳酸値上昇の原因は組織低酸素だけでなく多岐にわたる点にも注意が必要である。

4 動脈圧波形

専用機器を用いて動脈圧波形を解析することで，連続的な心拍出量の表示が可能となる。較正を必要としない機器の中で代表的な製品が，FloTrac™/Vigileo™（Edwards Lifescience社）である。心拍出量推定のアルゴリズムは，各メーカーの企業秘密である。

臨床的意義

輸液反応性の診断（後述）に使用することができる。一方で，昇圧薬の高用量使用時や血行動態不安定時の心拍出量測定の精度は不十分とされる[9)]。血行動態が安定している周術期患者の循環モニタリングとしては有用とされるが[10)]，血管緊張が変動しやすい肝臓手術の周術期や重症患者の血行動態管理には適さない。また，心臓手術の周術期に関しても，これら非較正のシステムは測定精度として不十分とされている[11)]。

5 中心静脈圧（CVP）

中心静脈カテーテル留置により測定する。絶対値が小さいため，計測手技に伴う誤差の影響が大きい。カテーテルの先端は右心房の上流の上大静脈に位置させ，圧トランスデューサーは右房の高さに合わせる。解剖学的には，

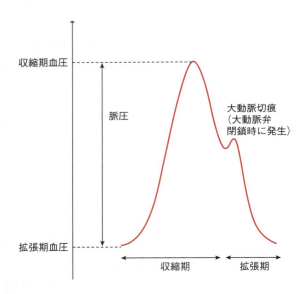

図1 観血的測定法での圧波形

表 動脈圧ラインでの測定におけるアーチファクト

	アンダーダンピング	オーバーダンピング
所見	収縮期血圧の過大評価（狭いピーク） 拡張期血圧の過小評価 脈圧の過大評価 深い大動脈切痕 拡張期の波形振動	収縮期血圧の過小評価 拡張期血圧の過大評価 脈圧の過小評価 大動脈切痕の消失 全体的な波形の鈍化
原因	過度に回路の硬性が高い，圧トランスデューサーのエラーなど	加圧バッグの圧不足，回路内の気泡，血餅，カテーテルの閉塞など

傍胸骨左縁長軸像　　　　傍胸骨左縁短軸像

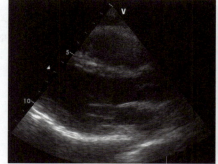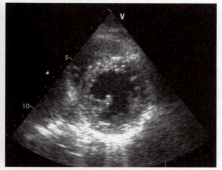

心窩部四腔像　　　　　　心尖部四腔像

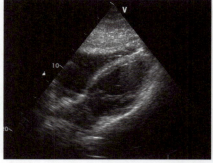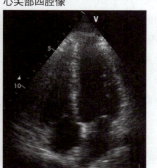

図2　経胸壁心臓超音波における基本断面

胸骨角から垂直に5 cm背側の位置がそれに相当する。CVPは計測手技以外にも複数の因子の影響を受ける。カテーテル先端が位置する上大静脈は周囲の胸腔内圧の影響を受ける。とくに吸気時は胸腔内の陰圧や人工呼吸器による陽圧換気の影響を受けやすく、測定は呼気終末に測定するべきとされている[12]。

臨床的意義

輸液反応性の指標にはならないが、閉塞性ショックの際のCVP上昇など、原因疾患の同定につながる情報が得られることがある。また前述のごとく臓器灌流圧の構成要素であり、各臓器障害管理時に必要な情報である。

6　混合静脈血飽和度(SvO_2)、中心静脈血酸素飽和度($ScvO_2$)

SvO_2は右房内の静脈血酸素飽和度であり、肺動脈カテーテルにより連続的に測定できる（正常範囲：60〜80％）。また上大静脈内での$ScvO_2$は、専用の中心静脈カテーテル〔PreSep oximetry cather™（Edwards Lifescience社）〕で測定可能だが、上大静脈のみの酸素飽和度であるため、SvO_2の値とは一致しないといわれる[13]。脳の酸素消費量の影響が強く、一般的にはSvO_2より低値になるが、麻酔中や鎮静下、ショック患者では高値となる[14]。

臨床的意義

全身の酸素需給バランスを反映し、各種病態によりその値は上下する。例えば酸素供給不足の病態（低心拍出、貧血、出血）でその値は下降し、組織の酸素利用障害（敗血症、低体温など）の際はその値は上昇する。心内シャントがある場合は、その値の解釈に注意が必要である。

7　迅速超音波検査（POCUS）

目標指向的に行う迅速超音波検査は総括してpoint of care ultrasound（POCUS）と呼ばれる。循環モニタリングの領域では、心臓超音波検査を中心に用いられる。経胸壁心臓超音波における基本断面は、傍胸骨左縁長軸像、傍胸骨左縁短軸像、心尖部四腔像、心窩部四腔像であり（図2）[15]、加えて本邦では下大静脈も併せて評価されることが多い。迅速性、簡便性を重視し主に定性的な評価を用いる。定量的な評価としては、左室流出路血流速度をパルスドプラで測定し左室流出路径と乗することで、1回心拍出量の推定を行うこともある。ただし、ドプラ入射角のずれや、左室流出路径の測定誤差が1回心拍出量の算出値に大きな誤差を生む可能性がある。

臨床的意義

他検査の所見と補完し合いながら活用することが基本である。ショックの原因診断プロトコルとして、病変を網羅的に検索するRUSH exam[16]が有名である。輸液反応性の診断に必要な心拍出量の測定や、輸液忍容性の評価として心機能を評価する用途もある。

8 | 心拍出量

直接的に心拍出量を測定する方法として，熱希釈法を用いた肺動脈カテーテル〔pulmonary artery catheter, PAC(Swan-Ganzカテーテル™)〕の使用，経肺熱希釈法を用いた機器〔PiCCO™(PULSION Medical Systems社)，Volume Viewシステム™(Edwards Lifescience社)〕の使用がある。後者は動脈圧波形分析による心拍出量の推定も併用するシステムである。経肺熱希釈法で得られた値を基に，動脈圧波形分析での心拍出量の推定値に定期的な較正を行い連続的心拍出量モニタリングが可能となる。経肺熱希釈法は，中心静脈（通常は内頸静脈経由）から冷水（8℃未満，15 mL）を注入し，大腿動脈内の専用カテーテルでの熱希釈波形を分析する。熱希釈曲線は冷水の注入手技にも依存するため，その手技は毎回，同じ方法で行う必要がある。

臨床的意義

肺動脈カテーテルは心拍出量の測定だけなく心内圧（右心，右房圧，肺動脈圧，肺動脈楔入圧）のモニタリングも可能で，心臓手術後，臓器移植領域で使用されることが多い。近年，心原性ショックの重症度分類として，非代償性心不全のデータベースを基に SCAI expert consensus が提示された[17]。5つのカテゴリー（A：at risk，B：beginning，C：classic，D：deteriorating/doom，E：extremis）に分類され，AからEに向かうにつれ死亡率が上昇するとされている。臨床像，身体所見，生化学マーカー，血行動態指標に基づき分類されるが，この際の血行動態指標の一部に肺動脈カテーテルで得られる情報が採用されている。一般的な重症管理において，肺動脈カテーテルのルーチン使用は患者予後改善につながらないとされている。

経肺熱希釈法は，連続的心拍出量のモニタリングだけでなく全拡張終期容量，肺血管外水分量，肺血管透過性係数，全心駆出率を算出することができる。すべて熱希釈法で行うため，呼吸の影響を受けない。心拍出量の測定に関して人工心肺下では不正確になるといわれているが[18]，持続透析下に関しては問題ないとされている[19]。妥当性は証明されていないが[20]臨床的には呼吸，循環管理に難渋した際に本システムの導入を検討することが想定される。

III 輸液反応性

1 | 輸液反応性とは

"輸液反応性がある"とは，補液によって心拍出量増

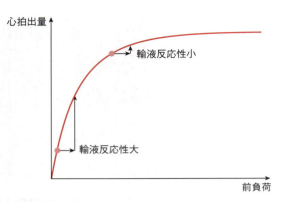

図3 輸液反応性の診断：Frank-Starlingの法則

加が得られる状態のことである。補液は循環不全に対して最初に行われる治療だが，問題点もある。第1に，循環不全患者に補液したとしても，必ずしも心拍出量を増加させるとは限らない。第2に複数の観察研究において体液バランスの過剰は予後不良因子とされている[21]。よって，本格的な輸液を行う前に，補液が心拍出量の増加をもたらす未来があるかを予測することは臨床上重要であり，これを輸液反応性の診断と呼ぶ[22),23)]。Frank-Starlingの法則に則り（図3），患者がどの状態にあるかの診断であり，前述の各種循環モニタリングでの情報を基に診断する。

2 | 輸液反応性の診断

単一の値を持って判断する指標としては，ある1時点のみの値で判断する静的指標と，時系列の変化（変動値）で判断する動的指標に分類される。静的指標の一つであるCVPは輸液反応性の指標の一つとして認識されていた時代もあったが，現在はその有用性は否定的である[24]。動的指標としては，1回心拍出量の変動である stroke volume variation (SVV) や，動脈圧の呼吸性変動である pulse pressure variation (PPV) などがあるが，それら変動値に影響を及ぼす環境下（自発呼吸，不整脈，低1回換気量，肺のコンプライアンスの変動）での数値解釈には注意を要する[11]。

前負荷を一時的に増加させ，心拍出量増加があれば輸液反応性ありと診断する方法もある。具体的には，静脈灌流量を変化させるような手技〔下肢挙上[25)]，終末呼気閉塞（機械的換気を停止し，1分後に心拍出量の変化を確認）[26)]など〕を介して，その際の心拍出量の変化の推定から輸液反応性を診断する方法がある。前負荷を増加させる手段，心拍出量の増加を診断する方法には複数あり，多くの組み合わせで検討が行われている。

■文献

1) Pinsky MR, Cecconi M, Chew MS, et al. Effective hemodynamic monitoring. Crit Care 2022;26:294.

2) Saugel B, Kouz K, Meidert AS, et al. How to measure blood pressure using an arterial catheter: a systematic 5-step approach. Crit Care 2020;24:172.

3) Ortega R, Connor C, Kotova F, et al. Use of Pressure Transducers. N Engl J Med 2017;376: e26.

4) Augusto JF, Teboul JL, Radermacher P, et al. Interpretation of blood pressure signal: physiological bases, clinical relevance, and objectives during shock states. Intensive Care Med 2011;37:411-9.

5) Asfar P, Meziani F, Hamel JF, et al; SEPSISPAM Investigators. High versus low blood-pressure target in patients with septic shock. N Engl J Med 2014;370: 1583-93.

6) Lamontagne F, Richards-Belle A, Thomas K, et al; 65 trial investigators. Effect of Reduced Exposure to Vasopressors on 90-Day Mortality in Older Critically Ill Patients With Vasodilatory Hypotension: A Randomized Clinical Trial. JAMA 2020;323:938-49.

7) Jansen TC, van Bommel J, Schoonderbeek FJ, et al; LACTATE study group. Early lactate-guided therapy in intensive care unit patients: a multicenter, open-label, randomized controlled trial. Am J Respir Crit Care Med 2010;182:752-61.

8) Bakker J, de Backer D, Hernandez G. Lactate-guided resuscitation saves lives: we are not sure. Intensive Care Med 2016;42:472-74.

9) Eiferman DS, Davido HT, Howard JM, et al. Two Methods of Hemodynamic and Volume Status Assessment in Critically Ill Patients: A Study of Disagreement. J Intensive Care Med 2016;31:113-7.

10) Vincent JL, Pelosi P, Pearse R, et al. Perioperative cardiovascular monitoring of high-risk patients: a consensus of 12. Crit Care 2015;19:224.

11) Jozwiak M, Monnet X, Teboul JL. Pressure Waveform Analysis. Anesth Analg 2018;126:1930-3.

12) Magder S. Central venous pressure: A useful but not so simple measurement. Crit Care Med 2006;34:2224-7.

13) Chawla LS, Zia H, Gutierrez G, et al. Lack of equivalence between central and mixed venous oxygen saturation. Chest 2004;126:1891-6.

14) Reinhart K, Kuhn HJ, Hartog C, et al. Continuous central venous and pulmonary artery oxygen saturation monitoring in the critically ill. Intensive Care Med 2004;30:1572-8.

15) Via G, Hussain A, Wells M, et al; International Liaison Committee on Focused Cardiac UltraSound (ILC-FoCUS); International Conference on Focused Cardiac UltraSound (IC-FoCUS). International evidence-based recommendations for focused cardiac ultrasound. J Am Soc Echocardiogr 2014;27:683. e1-33.

16) Perera P, Mailhot T, Riley D, et al. The RUSH exam: Rapid Ultrasound in SHock in the evaluation of the critically Ill. Emerg Med Clin North Am 2010;28:29-56, vii.

17) Baran DA, Grines CL, Bailey S, et al. SCAI clinical expert consensus statement on the classification of cardiogenic shock: This document was endorsed by the American College of Cardiology (ACC), the American Heart Association (AHA), the Society of Critical Care Medicine (SCCM), and the Society of Thoracic Surgeons (STS) in April 2019. Catheter Cardiovasc Interv 2019;94:29-37.

18) Monnet X, Teboul JL. Transpulmonary thermodilution: advantages and limits. Crit Care 2017;21:147.

19) Sakka SG, Hanusch T, Thuemer O, et al. The influence of venovenous renal replacement therapy on measurements by the transpulmonary thermodilution technique. Anesth Analg 2007;105:1079-82.

20) Teboul JL, Saugel B, Cecconi M, et al. Less invasive hemodynamic monitoring in critically ill patients. Intensive Care Med 2016;42:1350-9.

21) Messmer AS, Zingg C, Müller M, et al. Fluid Overload and Mortality in Adult Critical Care Patients-A Systematic Review and Meta-Analysis of Observational Studies. Crit Care Med 2020;48:1862-70.

22) Monnet X, Marik PE, Teboul JL. Prediction of fluid responsiveness: an update. Ann Intensive Care 2016; 6:111.

23) De Backer D, Aissaoui N, Cecconi M, et al. How can assessing hemodynamics help to assess volume status? Intensive Care Med 2022;48:1482-94.

24) Marik PE, Cavallazzi R. Does the central venous pressure predict fluid responsiveness? An updated meta-analysis and a plea for some common sense. Crit Care Med 2013;41:1774-81.

25) Monnet X, Teboul JL. Passive leg raising: five rules, not a drop of fluid! Crit Care 2015;19:18.

26) Gavelli F, Teboul JL, Monnet X. The end-expiratory occlusion test: please, let me hold your breath! Crit Care 2019;23:274.

■重要論文■

◆効果的な血行動態モニタリング：各種血行動態モニタリングに関する総説。（→文献1）

◆体液評価をどう行うか？：輸液反応性を中心とした，体液評価に関する総説。（→文献22, 23）

Ⅲ 循環

3 心不全

中野宏己

> **目 標**
> - 心不全の定義と分類を理解し説明できる
> - 心不全の病態を理解し，診断できる
> - 急性心不全の治療を，実臨床において実践できる

◤Key words▸ Nohria-Stevenson 分類，NYHA 心機能分類，急性心不全，クリニカルシナリオ（CS）分類，心不全ステージ分類

Ⅰ 心不全の定義

　心不全は様々な病態が合わさった臨床症候群であり，併存症も多いため，その定義が困難であったが，近年提唱された国際定義のステートメントにおいて，「現在もしくは過去に心臓の構造的もしくは機能的異常に起因する症状や徴候を有する臨床症候群で，少なくとも Na 利尿ペプチドの上昇もしくは肺うっ血 / 全身のうっ血を示す客観的所見のいずれか 1 つを満たすもの」と定義されている（図 1）[1]。

Ⅱ 心不全分類

　心不全は様々な病態が合わさった臨床症候群であり，その分類方法は目的ごとに多数存在する。国際定義のステートメントが提示する病期分類を図 2 に示す[1]。

　Stage A（心不全リスク）は，生活習慣病を主とした心不全のリスク因子や心筋症の遺伝的家族歴を有する者が該当する。すべての者が心不全を発症するわけではないが，リスク因子に対する介入が検討されるべき患者群である。

　Stage B（前心不全）は，現在までに心不全症状はないが構造的心疾患，心臓の機能的異常もしくは Na 利尿ペプチドや心筋トロポニン T 値の上昇（とくに心毒性のある物質への曝露によるもの）を有する者で，心不全予防のための治療戦略を検討すべき患者群である。

　Stage C（心不全）は，これまでに心臓の構造的もしくは機能的異常により心不全の症状または徴候を認めた群であり，ガイドラインに基づく心不全治療（guideline-

directed medical therapy, GDMT）を行うべき患者である。

　Stage D（進行した心不全）は，安静時でも重篤な心不全症状または徴候があり，GDMT に抵抗性もしくは不耐容で，入退院を繰り返している群である。心臓移植，機械的循環補助，緩和ケアなどが検討される。

　これらの病期は一方向にのみ進行するものではなく，GDMT やリスク因子への介入によって逆方向に改善し，心不全の寛解に至ることは留意すべき点である。Stage C もしくは Stage D の症候性心不全患者の症状と機能的能力を特徴づける分類として重要なのが，ニューヨーク心臓協会（New York Heat Association, NYHA）心機能分類である（表 1）[2]。NYHA 心機能分類は心不全患者の治療経過において状態の変化を評価する指標となる。

　心不全の治療方針を決定する上で重要な分類が左室駆出率（left ventricular ejection fraction, LVEF）に基づく分類である。これまで施行された心不全患者の治療や予後に関わる多くの RCT が LVEF による患者層別化に基づいており，その結果を踏まえて以下の 4 つの EF 分類が提唱されている[1]。

- **heart failure with reduced ejection fraction（HFrEF）**：LVEF が 40％以下に低下した心不全，
- **heart failure with preserved ejection fraction（HFpEF）**：50％以上に保たれている心不全，
- **heart failure with mid-range ejection fraction（HFmrEF）**：41 ～ 49％の心不全，
- **heart failure with improved ejection fraction（HFimpEF）**：HFrEF の患者において LVEF が 10％以

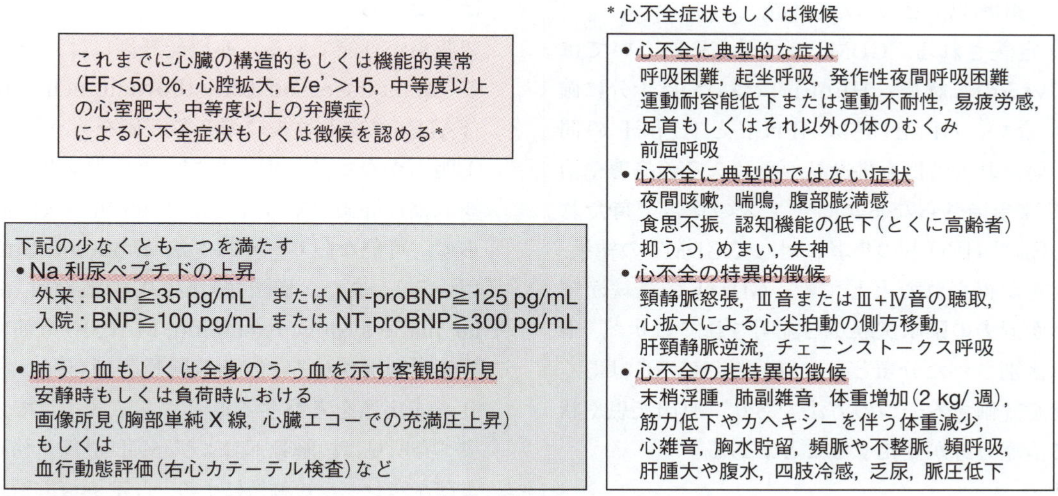

図1 国際ステートメントに基づく心不全の定義[1]

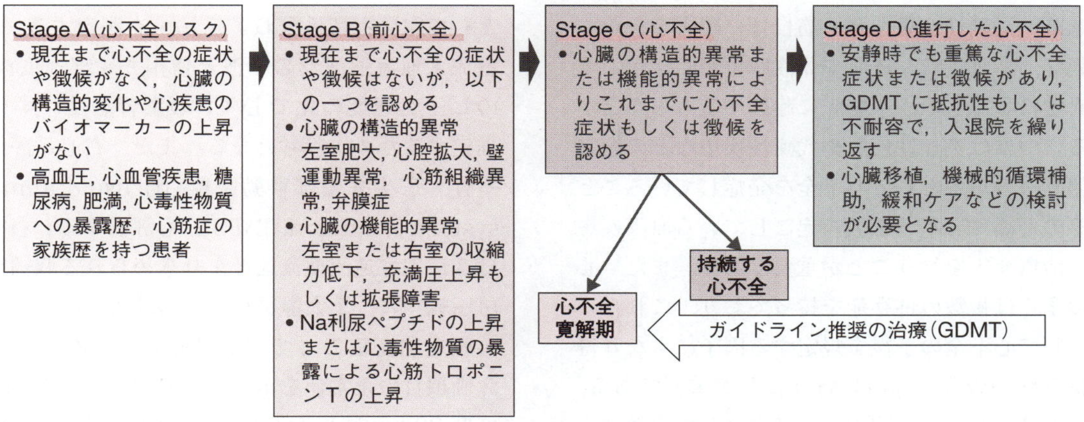

これまでに心臓の構造的もしくは機能的異常（EF＜50％、心腔拡大、E/e'＞15、中等度以上の心室肥大、中等度以上の弁膜症）による心不全症状もしくは徴候を認める*

下記の少なくとも一つを満たす
- Na利尿ペプチドの上昇
  外来：BNP≧35 pg/mL または NT-proBNP≧125 pg/mL
  入院：BNP≧100 pg/mL または NT-proBNP≧300 pg/mL
- 肺うっ血もしくは全身のうっ血を示す客観的所見
  安静時もしくは負荷時における
  画像所見（胸部単純X線、心臓エコーでの充満圧上昇）
  もしくは
  血行動態評価（右心カテーテル検査）など

＊心不全症状もしくは徴候
- 心不全に典型的な症状
  呼吸困難、起坐呼吸、発作性夜間呼吸困難
  運動耐容能低下または運動不耐性、易疲労感、
  足首もしくはそれ以外の体のむくみ
  前屈呼吸
- 心不全に典型的ではない症状
  夜間咳嗽、喘鳴、腹部膨満感
  食思不振、認知機能の低下（とくに高齢者）
  抑うつ、めまい、失神
- 心不全の特異的徴候
  頸静脈怒張、Ⅲ音またはⅢ＋Ⅳ音の聴取、
  心拡大による心尖拍動の側方移動、
  肝頸静脈逆流、チェーンストークス呼吸
- 心不全の非特異的徴候
  末梢浮腫、肺副雑音、体重増加（2 kg/週）、
  筋力低下やカヘキシーを伴う体重減少、
  心雑音、胸水貯留、頻脈や不整脈、頻呼吸、
  肝腫大や腹水、四肢冷感、乏尿、脈圧低下

図2 国際ステートメントに基づく心不全の病期分類[1]

Stage A（心不全リスク）
- 現在まで心不全の症状や徴候がなく、心臓の構造的変化や心疾患のバイオマーカーの上昇がない
- 高血圧、心血管疾患、糖尿病、肥満、心毒性物質への暴露歴、心筋症の家族歴を持つ患者

Stage B（前心不全）
- 現在まで心不全の症状や徴候はないが、以下の一つを認める
- 心臓の構造的異常
  左室肥大、心腔拡大、壁運動異常、心筋組織異常、弁膜症
- 心臓の機能的異常
  左室または右室の収縮力低下、充満圧上昇もしくは拡張障害
- Na利尿ペプチドの上昇または心毒性物質の暴露による心筋トロポニンTの上昇

Stage C（心不全）
- 心臓の構造的異常または機能的異常によりこれまでに心不全症状もしくは徴候を認める

Stage D（進行した心不全）
- 安静時でも重篤な心不全症状または徴候があり、GDMTに抵抗性もしくは不耐容で、入退院を繰り返す
- 心臓移植、機械的循環補助、緩和ケアなどの検討が必要となる

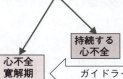

持続する心不全 → 心不全寛解期 ← ガイドライン推奨の治療（GDMT）

表1 ニューヨーク心臓協会（NYHA）心機能分類[2]

Ⅰ度	心疾患はあるが身体活動に制限なし。日常的な身体活動では著しい疲労、動悸、呼吸困難あるいは狭心痛を生じない。
Ⅱ度	軽度の身体活動の制限がある。安静時には無症状。日常的な身体活動で疲労、動悸、呼吸困難あるいは狭心痛を生じる。
Ⅲ度	高度な身体活動の制限がある。安静時には無症状。日常的な身体活動以下の労作で疲労、動悸、呼吸困難あるいは狭心痛を生じる。
Ⅳ度	心疾患のためいかなる身体活動も制限される。心不全症状や狭心痛が安静時にも存在する。わずかな労作でこれらの症状は増悪する。
（補足）	Ⅱs度　身体活動に軽度制限のある場合。 Ⅱm度　身体活動に中等度制限のある場合。

上改善し，40%以上となった心不全，とそれぞれ定義される。GDMT は HFrEF については確立されているのに対して HFpEF については十分に確立されていない。HFmrEF は HFrEF と HFpEF の間に位置し，いずれの特徴も併せ持つため，その病態や治療については今後さらなるエビデンスの報告が待たれる。HFimpEF は HFrEF の患者に対して GDMT の結果，LVEF の改善が得られたとしても，GDMT の継続が望ましいことが過去の臨床試験から証明されており[3]，他の患者とは区別された分類となっている。LVEF はあくまで心機能を評価する一つの方法であり，原因疾患や状態に応じて治療方針が変化することがある。

Ⅲ 心不全の原因と病態

心不全は単一疾患による疾患名ではなく症候群であり，その原因となる疾患は多岐にわたる。虚血性心疾患，心筋症，感染，浸潤性疾患など心筋自体に障害をきたすもの，弁膜症，高血圧症，貧血や体液貯留が引き起こす血行動態異常によるもの，不整脈に起因するものなどが挙げられる。中には炎症性疾患や代謝性疾患などの全身性疾患に伴う一表現系として心不全を発症していることもある。そのため，心不全を引き起こしている原因疾患を同定し，治療介入を行うことが重要である。また，心不全患者の多くは複数の併存症を持っており，これらの疾患は時として心不全の予後を規定する因子にもなり得るため，併存症の管理も同時に行うことが重要である。本邦においては，心不全入院の原因疾患として虚血性心疾患，高血圧症，弁膜症の頻度が多く占めている[4)～6)]。欧州諸国と比較すると日本は虚血性心疾患の頻度が低いものの，近年その頻度は日本においても上昇傾向であり，高齢化に伴い，HFpEF の頻度の増加，併存疾患を多く有する患者の増加や入院歴のある患者の割合が増加することが予想される[5), 6)]。

Ⅳ 心不全の診断

心不全症状として最も多い呼吸困難は肺疾患などによっても生じ，心不全の診断を的確に行うことが求められる。心不全の診断は前述の心不全の定義に基づいて心不全の症状および徴候，Na 利尿ペプチドまたは画像検査を主としたうっ血評価により診断を行う[1]。

Ⅴ 心エコー図検査

集中治療領域において血行動態評価において心エコー

は重要であり，心不全の診断においても極めて重要な情報収集が可能である。心機能評価には，迅速評価法である focus assessed transthoracic echocardiography (FATE) プロトコルに準じて評価を行う[7]。その目的は，①明らかな病的状態の把握，②心腔の壁厚・径を評価，③収縮性評価〔LVEF には，Teichholz法は推奨されておらず，可能な限りディスク法（modified Simpson 法）を用いる〕，また，僧帽弁輪収縮期移動距離（mitral annular plane systolic excursion, MAPSE）も簡便な左室機能評価に利用される。④両側胸膜評価を行い，これらにより，⑤疾患を考察することにある。ここで，的確に評価すべき所見は，胸骨下および心尖四腔像，傍胸骨長軸像および左室レベル短軸像による，①心嚢液貯留，②右心系拡大，③左心系拡大である。さらに，④左室拡大，⑤左室肥大・左房拡大を短軸像で評価する。以上が基本的評価である。続いて，カラードプラを用いた評価により弁膜症の重症度を評価する。以上に加えて，左室拡張能の評価として左房容積係数および E/e' を測定する。E/e' は，左室流入血流速波形の E 波と僧帽弁輪部速度波形の e' 波のピーク速度の比で LVEF の影響を受けず，左房圧を推定するために参考となる。また，右心系評価として右室径，三尖弁輪部移動距離（tricuspid annular plane systolic excursion, TAPSE）も評価する。右室収縮期圧は，三尖弁逆流血流速度より求められる収縮期右室・右房圧較差に，下大静脈径とその呼吸変動より推定した右房圧を加えることで推定が可能である。表2 に心機能評価項目の正常値を示す[10]。MAPSE は，8 mm 未満で感度 98%，特異度 82% で LVEF 50% 未満であり，10 mm 以上では，LVEF 55% 以上（感度 90～92%，特異度 87%）と報告されており，収縮能の評価法として利用できる[8]。以上の評価によっても，血行動態評価が十分でない場合は，非侵襲的や低侵襲的血行動態評価，あるいは肺動脈カテーテルによる評価を行う。

Ⅵ 急性心不全

1 急性心不全の発症機序[9]

急性心不全は主に体液過剰（前負荷増大），圧負荷増加（後負荷増大），心筋障害（心収縮力の低下），心室充満障害（前負荷減少）の4つの発症機序から生じる。これらのメカニズムは低心拍出量の有無にかかわらず，うっ血を引き起こし，心不全の臨床症状の原因となる。急性心筋梗塞に頻脈性不整脈や心室中隔穿孔が合併すると，心筋障害による心収縮力の低下に心室充満障害や前負荷の増大が加わるように，これらのメカニズムは時に

循環 **Ⅲ**

表2 心機能評価に用いる心エコー図指標の日本人正常値[10]

	男性	女性
左室拡張末期径 (mm)	48±4	44±3
左室収縮末期径 (mm)	30±4	28±3
左室拡張末期容積係数 (mL/m²)	53±11	49±11
左室収縮末期容積係数 (mL/m²)	19±5	17±5
左室駆出率 (%)	64±5	66±5
左室重量係数 (g/m²)	76±16	70±14
左房径 (mm)	32±4	31±3
左房容積係数 (mL/m²)	24±7	25±8
右室拡張末期径 (心尖部四腔断面基部) (mm)	31±5	28±5
右室面積変化率 (FAC, %)	44±13	46±11
三尖弁輪部移動距離 (TAPSE, mm)	24 ± 3.5	
三尖弁輪部 s'波 (cm/ 秒)	14.1 ± 2.3	
E/e'(中隔)	7.4±2.2	7.9±2.2
e'(中隔, cm/ 秒)	10.0±2.8	10.8±3.2
E/e'(側壁)	5.5±1.8	6.2±1.8
e'(側壁, cm/ 秒)	13.5±3.9	13.7±4.1

（日本循環器学会 / 日本心不全学会．急性・慢性心不全診療ガイドライン（2017 年改訂版）．https://www.
j-circ.or.jp/cms/wp-content/uploads/2017/06/JCS2017_tsutsui_h.pdf. 2024 年 10 月閲覧より転載）

組み合わさって発症する。うっ血はほとんどの心不全患者に認められる所見であり，全身のうっ血（末梢浮腫，頸静脈怒張，肝頸静脈逆流，腹水など）と肺うっ血がある。うっ血を引き起こす主要なメカニズムは体液過剰と血流再分配であり，体液過剰が心機能障害による神経体液性因子の活性化によりアルドステロンとアルギニンバソプレシンの放出を増加させ，腎臓での Na と水の貯留を引き起こしうっ血が生じるのに対し，血流再分配は末梢血管の収縮に起因しており，静脈収縮による静脈還流の急激な増加（前負荷増大）と動脈収縮による圧負荷（後負荷）の増大が肺うっ血を引き起こす。この 2 つの異なるうっ血のメカニズムを考慮し，急性心不全の病態として "cardiac failure" と "vascular failure" という表現が用いられることがある。"cardiac failure" は心機能自体の障害に起因しており，左室収縮能が低下し，血圧が正常もしくは低下している患者で，体液過剰が主病態である。一方で "vascular failure" は左室収縮能が保たれ，血圧が正常もしくは上昇している患者が多く，血流再分配をもたらす血管収縮が主病態であり，急性肺水腫を発症する。

　低心拍出は末梢灌流障害による症状や徴候（低血圧，脈圧低下，四肢冷感，乏尿を伴う腎機能障害，精神症状，全身倦怠感，代謝性アシドーシス，血清乳酸値の上昇）を伴い，急性心不全患者の 10％以下に認められる。急性心不全患者では，交感神経の活性化により，末梢血管が収縮することで血圧が維持されていることもあるため，低血圧がないからといって末梢灌流障害の存在を否定できないことは注意が必要である。

2 急性心不全の病態把握と初期対応

　急性心不全は早期の病態把握と初期対応が患者予後に直結するため，図 3 に示すフローチャートに沿って診療を進めていく[10]。初期評価においては図 4 に示すクリニカルシナリオ（clinical scinario, CS）分類が用いられるが[10),11]，この分類の中で中心となる CS1 〜 3 は，収縮期血圧の値だけではなく，主病態である肺うっ血（vascular failure），体液過剰（cardiac failure），低心拍出の 3 つの病態分類であることを理解しておく。心原性肺水腫は収縮期血圧が高い CS1 として判断されることが多いが，収縮期血圧が高値でも，約半数は LVEF が低下しており，体液過剰を伴うことも多いため，血圧だけで病態を判断しないことが大切である。また急性冠症候群である CS4，右心不全である CS5 は特殊な病態で治療方針も異なるので，適切な診断と対応が求められる。必要に応じて循環器内科医との連携を円滑に行えるような院内の体制作りとともに，医療従事者内での迅速対応の重要性の認識を共有することが肝要である。

　急性心不全の診断基準については明確なものは存在しないが，表 3 に示す Framingham 診断基準を参考に血液ガス分析，採血検査，12 誘導心電図検査，心エコー図検査，肺エコー図検査，胸部単純 X 線や胸部 CT 検査を組み合わせて診断する[10),12]。血液ガス分析では呼吸不全の評価とともに血清乳酸値を測定し，末梢灌流障害の指標とする。採血検査では血算，肝・腎機能，電解

163

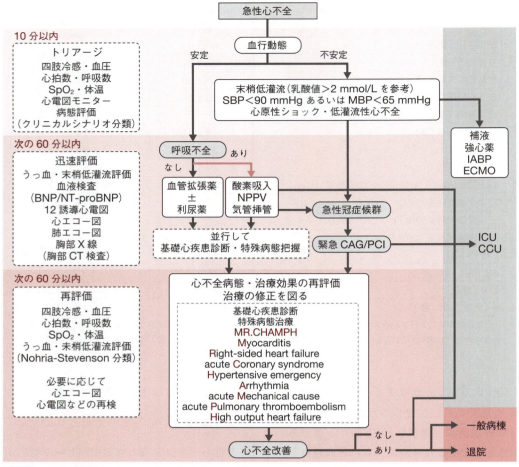

図3 急性心不全に対する初期対応から急性期対応のフローチャート[10]
(日本循環器学会 / 日本心不全学会．急性・慢性心不全診療ガイドライン（2017年改訂版）．https://www.j-circ.or.jp/cms/wp-content/uploads/2017/06/JCS2017_tsutsui_h.pdf．2024年10月閲覧より転載)

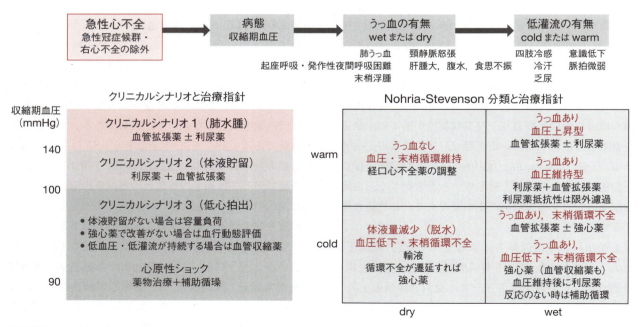

図4 急性心不全の初期対応から急性期病態に応じた治療の基本方針[10]
(日本循環器学会 / 日本心不全学会．急性・慢性心不全診療ガイドライン（2017年改訂版）．https://www.j-circ.or.jp/cms/wp-content/uploads/2017/06/JCS2017_tsutsui_h.pdf．2024年10月閲覧より転載)

循環 III

表3 フラミンガム研究における心不全の診断基準[10), 12)]

大基準	大または小基準	小基準
• 発作性夜間呼吸困難	治療に反応して5日間で 4.5 kg 以上の体重減少 （これが心不全治療による効果なら大基準1つ，それ以外 ならば小基準1つとみなす）	• 下腿浮腫
• 頸静脈怒張		• 夜間咳嗽
• 肺ラ音		• 労作性呼吸困難
• 胸部 X 線での心拡大		• 肝腫大
• 急性肺水腫		• 胸水貯留
• 拡張早期性ギャロップ（III音）		• 肺活量減少（最大量の 1/3 以下）
• 中心静脈圧上昇（＞ 16 cmH$_2$O）		• 頻脈（≧ 120 拍 / 分）
• 循環時間延長（25 秒以上）		
• 肝・頸静脈逆流		
（剖検での肺水腫，内臓うっ血や心拡大）		

2つ以上の大基準，もしくは1つの大基準と2つ以上の小基準を満たす場合に心不全と診断する。
（日本循環器学会 / 日本心不全学会．急性・慢性心不全診療ガイドライン（2017 年改訂版）．https://www.j-circ.or.jp/cms/wp-content/uploads/2017/06/JCS2017_tsutsui_h.pdf．2024 年 10 月閲覧より転載）

質，血糖，甲状腺機能，BNP もしくは NT-proBNP の評価が心不全の重症度および原因疾患の把握のために重要である。BNP ≦ 100 pg/mL もしくは NT-proBNP ≦ 400 pg/mL の場合は急性心不全の可能性が低いと考えられるが，完全には除外できないため，その他の検査を参考に総合的に判断する。心電図では不整脈疾患や虚血性心疾患の診断に重要であり，心エコー検査では FATE プロトコルに基づく最低限必須な評価を行う。肺エコー検査では Kerley's B line の有無を評価するが，肺水腫を否定するための陰性的中率が高く，B line の数が多いほど肺水腫の重症度は高いといわれている[13)]。判断に迷う場合は，胸部単純 CT 所見も有用であり，とくに高分解能 CT 検査は有用で，小葉間隔壁の肥厚，肺胞性肺水腫の存在は肺うっ血の可能性をより強く示唆する。

以上により，初期病態の評価と診断を行った後，適切な呼吸管理と薬剤投与を開始するとともに，心不全を引き起こす特殊な病態の有無を早期に判断する。その主なものを MR.CAHMPH として図3 に示す[10)]．

その後，Nohria-Stevenson 分類（図4）に準じた病態評価により治療後の効果判定あるいは病態評価をとらえ，治療の軌道修正を行う[10), 14)]。心臓は Frank-Starling の法則に基づき，心拍数，心臓の後負荷および心臓の収縮特性が一定であれば，前負荷の増加に応じて心拍出量も増加していく。しかし，不全心においては前負荷の増加により心拍出量は逆に低下しやすい。そのため，利尿薬や血管拡張薬，必要に応じて強心薬を投与することでうっ血も末梢灌流障害もない "dry and warm" の状態を目指す。これらの分類による病態把握が困難な場合には，Swan-Ganz カテーテルによる血行動態評価も選択肢となる。

3 | 急性心不全の治療

1 薬物療法に使用される薬剤

- **硝酸薬**：ニトログリセリンを代表に，古くから医療の場で活用されてきている薬である。血管拡張作用，とくに静脈系への働きかけにより，前負荷軽減やうっ血解除に効果がある。とくに超急性期におけるスプレーによる加療（ただし，保険適応外）により重症化を免れる場合もある。

- **ニコランジル**：硝酸薬様作用と，K チャネル開口作用の両方を持つ薬剤で，細動脈レベルでの血管拡張作用もあることから，末梢血管抵抗を下げつつ，冠血流の増加による心拍出量の増加作用がある。血圧が低い例でも血圧の低下が少ないことが知られている。

- **カルペリチド**：心房で合成されるナトリウム利尿ペプチドであり，ナトリウム利尿作用と動静脈系と血管拡張作用の他に RAAS（レニン - アンジオテンシン - アルドステロン系），交感神経抑制作用を持った薬剤である。

- **フロセミド**：ループ利尿薬であり，体液貯留をきたしている場合と，それに肺水腫を伴う場合に用いられる。少量投与であれば血清クレアチニン値の上昇が少ないといわれている。

- **トルバプタン**：バソプレシン 2 受容体拮抗薬である。水利尿を促す。細胞内からの水を引くと考えられ，血管内の容量を維持しながら除水が可能となる。血圧低下や腎機能の悪化をきたしにくい。

- **ドブタミン**：血管作動薬のうちのカテコラミン製剤に属する。β_1 受容体に作用し心収縮力増加をもたら

日本集中医療医学会専門医テキスト　第4版

表4　急性期離床プログラム[15]

	Stage 1	Stage 2	Stage 3	Stage 4	Stage 5	Stage 6
許可される安静度	ベッド上安静	端坐位	室内自由	トイレ歩行	棟内自由 （80 mまで）	棟内自由
リハ実施場所	ベッド上	ベッドサイド	ベッドサイド	病棟	病棟（リハ室）	病棟（リハ室）
目標座位時間 （1日総時間）	ギャッジアップ	1時間	2時間	3時間	3時間	3時間
ステージアップ 負荷試験	端坐位	歩行テスト （自由速度） 10 m	歩行テスト （自由速度） 40 m	歩行テスト （自由速度） 80 m	歩行テスト （自由速度） 80 m×2～3回	6分間歩行テスト

（文献15より転載）

すが，低用量での使用（5 μg/kg/min 以下）において
は有効に心拍出量の増加が期待できる。高用量にお
いては心拍数が増加，不整脈の出現などの副作用が
みられる。

- **ホスホジエステラーゼ阻害薬**：ドブタミン同様に陽
性変力作用を持つ血管作動薬であるが，細胞内の
cAMP 産生を促進させることにより，心拍出量の増
加と血管拡張作用を発現する。β遮断薬投与時の投
与や両心不全に対して低用量ドブタミンと併用も考
慮する。使用に際して虚血性よりは非虚血性心不全
に対してのほうが推奨されている。

- **ノルアドレナリン**：ドブタミンなどの強心薬を使用
しても血圧維持が困難な場合やショックに陥ってい
る症例には，強力な血管収縮作用により血圧維持し
臓器保護をする。

- **ドパミン**：低用量で腎血流を増加させ，利尿を図る時
に使用される。昇圧薬・強心薬としても使用されるが，
頻拍や不整脈が問題となり，推奨されていない。

2　非薬物療法

①酸素投与

低酸素血症があれば，まずは酸素化を確実に行う。
ただし，過剰酸素にならないように注意する。

**②非侵襲的陽圧換気（noninvasive positive pres-
sure ventilation, NPPV）療法**

酸素投与で酸素化が不十分であれば，持続性陽圧呼
吸（continuous positive airway pressure, CPAP）が
第一選択である。閉塞性肺疾患などにおいては，既に
有用性が確立されている治療法であるが，急性心不全
の分野においても主軸の治療法である。急性心不全に
おける NPPV の有用性は，前負荷・後負荷の軽減な
どの血行動態の改善，酸素化の改善の2つの作用に
よる。

③循環補助装置

機械的な循環補助装置であり，重症度の高い心不全
や，蘇生の場面において用いられる。これらの装置に

よる予後改善効果は十分に検証されておらず，出血な
どの合併症が多くなるため，その導入，装着，管理に
際しては，感染や血管損傷などの合併症に十分注意し
た操作が必要である。大動脈バルーンパンピング
（intra-aortic balloon pumping, IABP）は，大動脈
内に留置したバルーンを拡張期に充満させることで冠
灌流圧を上昇，収縮期にバルーンを脱気させることに
より，後負荷を軽減させ心拍出量の増加させることで
循環補助を行うが，負荷軽減作用はそれほど強力では
ない。血圧維持や酸素化維持のためには，veno-arterial
extracorporeal membrane oxygenation（VA-ECMO）
の併用も考慮する。IABP単独あるいはVA-ECMOと
の併用においても，血行動態が改善せず，左室負荷軽
減および心拍出量の改善が必要な場合は，循環補助用
心内留置型ポンプカテーテル（Impella®）を考慮する。
ただし，循環補助用心内留置型ポンプカテーテルの適
応に関しては，欧米のエビデンスを参考にしつつ，本
邦での経験を積み，その検討を行った上でその適応を
今後議論していく必要がある。以上の補助循環を用い
ても離脱困難あるいは改善が不十分であれば，体外設
置型補助人工心臓（ventricular assist device, VAD）
も考慮する。

④早期リハビリテーション

急性心不全における早期リハビリテーションの標準
的方法はまだ確立されていないが，日本心臓リハビリ
テーション学会から急性期離床プログラムが提唱され
ている（表4）[15]。早期リハビリテーションは主に以
下を目的として行われる。それは，①過剰な安静の弊
害（身体的・精神的デコンディショニング，褥瘡，肺
塞栓症など）を防止するための早期離床，②迅速かつ
安全な退院と社会復帰プランの立案・共有と実現，③
運動耐容能の向上による QOL の改善，④患者教育と
疾病管理による心不全再発や再入院の防止，である。
補助循環装置装着中であっても低強度であればリハビ
リテーションは安全に行える[1]。可能な限り早期に開

166

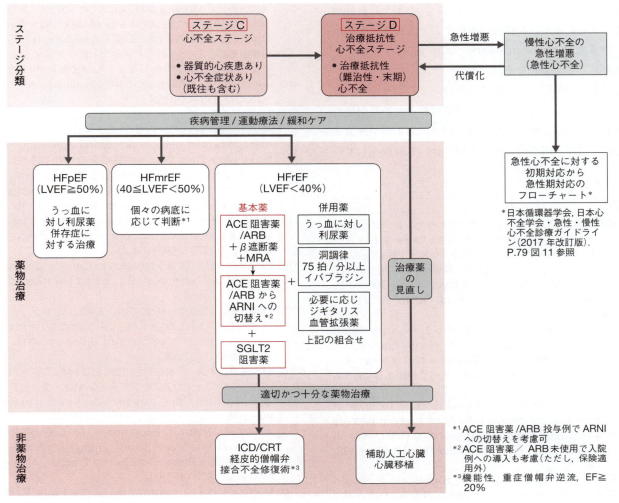

図5 心不全治療アルゴリズム[16]
（日本循環器学会／日本心不全学会．2021年 JCS/JHFS ガイドライン フォーカスアップデート版 急性・慢性心不全診療．https://www.j-circ.or.jp/cms/wp-content/uploads/2021/03/JCS2021_Tsutsui.pdf．2024年10月閲覧より転載）

始し，退院後のリハビリテーションに移行して疾患管理を継続することが望ましい．

VII 急性期から慢性期への治療と集中治療医の役割

急性期治療後は慢性期に向けて心不全の原因疾患の診断と薬剤の調整を行う．慢性期治療への移行は，心不全の原因疾患への治療方法も含めて循環器内科医と連絡を取ることを忘れてはならない．心不全の再入院を予防するためには継続した治療が必須であり，慢性期治療はLVEF分類に応じて異なる（図5）[16]．近年，HFrEFに対する標準治療の選択肢は大幅に増えており，従来のアンジオテンシン変換酵素阻害薬（angiotensin coverting enzyme inhibitor, ACE阻害薬）／アンジオテンシンII受容体拮抗薬（angiotensin II receptor blocker, ARB），β遮断薬，ミネラルコルチコイド受容体拮抗薬（mineralocorticoid receptor antagonist, MRA）に加え，ACE阻害薬／ARBからアンジオテンシン受容体ネプリライシン阻害薬（angiotensin receptor neprilysin inhibitor, ARNI）への切り替え，ナトリウム・グルコース共輸送体（sodium glucose cotransporter, SGLT）2阻害薬，イバブラジンの投与が治療の選択肢として加わった．とくにSGLT-2阻害薬は，HFrEFだけではなくHFpEFや慢性腎臓病患者に対する予後改善効果も示されており，適応が拡大されつつある[17),18)]．さらにベルイシグアトもHFrEFに対する予後改善効果が報告され，使用可能となっている[19)]．これらの薬物治療は心不全の病態が安定した時点から早期に導入し，推奨量まで漸増していくことが重要で，予後の改善に直結する[20)]．また非薬物加療についても近年経皮的僧帽弁接合不全修復術などの構造的心疾患治療が本邦で施行可能となっており，これらの新規治療方法の選択については循環器内科医と

連携して決定していくことが望ましい。心不全は急性増悪を繰り返しながら身体機能が低下し、入院間隔が短縮していくため、advance care planningも含めたチームでの対応も重要となる。

　急性期治療を行った集中治療医は、このような心不全進展の特徴を十分に理解し、慢性期に向けた治療が極めて重要であることを理解し、再入院予防および予後改善のために循環器内科医と連携を取り合って診療をしていくことが大切である。

■文献

1) Bozkurt B, Coats AJS, Tsutsui H, et al. Universal definition and classification of heart failure: a report of the Heart Failure Society of America, Heart Failure Association of the European Society of Cardiology, Japanese Heart Failure Society and Writing Committee of the Universal Definition of Heart Failure. Eur J Heart Fail 2021;23:352-80.

2) The criteria committee of the New York Heart Association. In: Martin D (ed). Nomenclature and Criteria for Diagnosis of Diseases of the Heart and Great Vessels 9th ed. New York: Little Brown & Co;1994. p.253-56.

3) Halliday BP, Wassall R, Lota AS, et al. Withdrawal of pharmacological treatment for heart failure in patients with recovered dilated cardiomyopathy (TRED-HF): an open-label, pilot, randomised trial. Lancet 2019;393: 61-73.

4) Tsutsui H, Tsuchihashi M, Kinugawa S, et al; JCARECARD Investigators. Clinical characteristics and outcome of hospitalized patients with heart failure in Japan. Circ J 2006;70:1617-23.

5) Shiba N, Watanabe J, Shinozaki T, et al; CHART Investigators. Analysis of chronic heart failure registry in the Tohoku district: third year follow-up. Circ J 2004; 68:427-34.

6) Shiba N, Nochioka K, Miura M, et al; CHART-2 Investigators. Trend of westernization of etiology and clinical characteristics of heart failure patients in Japan -first report from the CHART-2 study. Circ J 2011;75: 823-33.

7) Jensen MB, Sloth E, Larsen KM, et al. Transthoracic echocardiography for cardiopulmonary monitoring in intensive care. Eur J Anaesthesiol 2004;21:700-7.

8) Hu K, Liu D, Herrmann S, et al. Clinical implication of mitral annular plane systolic excursion for patients with cardiovascular disease. Eur Heart J Cardiovasc Imaging 2013;14:205-12.

9) Tubaro M, Vranckx P, Price S, et al (eds). The ESC Textbook of Intensive and Acute Cardiovascular Care, 3rd ed. The European Society of Cardiology Series. Oxford, 2021; online edn, ESC Publications, p.603-16.

10) 日本循環器学会 / 日本心不全学会. 急性・慢性心不全診療ガイドライン（2017年改訂版）. Available from: https://www.j-circ.or.jp/cms/wp-content/uploads/2017/06/JCS2017_tsutsui_h.pdf

11) Mebazaa A, Gheorghiade M, Piña IL, et al. Practical recommendations for prehospital and early in-hospital management of patients presenting with acute heart failure syndromes. Crit Care Med 2008;36:129-39.

12) Ho KK, Anderson KM, Kannel WB, et al. Survival after the onset of congestive heart failure in Framingham Heart Study subjects. Circulation 1993;88:107-15.

13) Picano E, Pellikka PA. Ultrasound of extravascular lung water: a new standard for pulmonary congestion. Eur Heart J 2016;37:2097-104.

14) Stevenson LW. Tailored therapy to hemodynamic goals for advanced heart failure. Eur J Heart Fail 1999;1:251-57.

15) 日本心臓リハビリテーション学会. 心臓リハビリテーション標準プログラム（2017年版）. Available from: https://www.jacr.jp/cms/wpcontent/uploads/2015/04/shinfuzen2017_2.pdf

16) 日本循環器学会 / 日本心不全学会. 2021年 JCS/JHFS ガイドライン フォーカスアップデート版 急性・慢性心不全診療. Available from: https://www.j-circ.or.jp/cms/wp-content/uploads/2021/03/JCS2021_Tsutsui.pdf

17) Anker SD, Butler J, Filippatos G, et al; EMPEROR-Preserved Trial Investigators. Empagliflozin in Heart Failure with a Preserved Ejection Fraction. N Engl J Med 2021;385:1451-61.

18) Heerspink HJL, Stefánsson BV, Correa-Rotter R, et al; DAPA-CKD Trial Committees and Investigators. Dapagliflozin in Patients with Chronic Kidney Disease. N Engl J Med 2020;383:1436-46.

19) Armstrong PW, Pieske B, Anstrom KJ, et al. Vericiguat in Patients with Heart Failure and Reduced Ejection Fraction. N Engl J Med 2020;382:1883-93.

20) Mebazaa A, Davison B, Chioncel O, et al. Safety, tolerability and efficacy of up-titration of guideline-directed medical therapies for acute heart failure (STRONG-HF): a multinational, open-label, randomised, trial. Lancet 2022;400:1938-52.

■重要論文■

◆ 米国、ヨーロッパ、日本の心不全学会による合同のステートメントであり、心不全の普遍的な定義が記載された文献である。（→文献1）

◆ 急性心不全の疫学や病態生理について簡潔にまとめられた文献である。（→文献9）

Ⅲ 循環

4 ショックの診断と管理

細田勇人

目標
- ショックの定義と分類を理解する
- 各種ショックの病態と診断法を理解する
- 各種ショックの治療法を理解する

Key words 血液分布異常性ショック，循環血液量減少性ショック，ショック，心原性ショック，閉塞性ショック

Ⅰ ショックの定義

急性全身性循環不全であるショックとは，「末梢の細胞や組織が，臓器機能を維持するために十分な酸素供給を得られなくなった状態」，つまり酸素需給バランスの破綻である。酸素供給の低下や末梢組織での酸素需要の上昇により酸素需要に酸素供給が追いつかなくなった状況である。ショックは発見が早ければ治療可能な状態であるが，治療が遅れれば多臓器不全（multiple organ failure, MOF）から死に至る。早期認知と迅速な治療の開始がショック治療の肝となる。本項ではショックの病態生理を理解し，適切な診断と治療法を学ぶ。

Ⅱ ショックの分類

ショックは4つに分類される。循環血液量減少性ショック，心原性ショック，閉塞性ショック，血液分布異常性ショックである（表1）[1]。循環とは，心臓のポンプ作用（心拍出量），循環血液量，末梢血管抵抗の3要素で構成されており，いずれかの異常によりショックが生じる[1]。ショックでは，循環障害の機序別に分類することで介入すべき異常部位が明確となり，治療に直結する。しかし，これらのショックの病態は必ずしも一つとは限らない。とくに循環不全が進行すれば，複数のショックの病態が混在することが多い。例えば，重症膵炎によるショックの病態は，初期に血管拡張作用により，血管抵抗が減弱し血液分布異常性ショックを生じ，さらに血管透過性の亢進に由来する循環血液量の減少により循環血液量減少性ショックも併発する，さらに病状が進行す

れば心機能低下による心原性ショックを合併することもある。ICUにおいては血液分布異常性ショックの一つである敗血症性ショックが最も多いショックであり（62%），常に考慮すべきである。一方で閉塞性ショックは2%と非常に少ない[2]が，原因の除去によりショックを離脱できるため，鑑別診断として重要である。

Ⅲ ショックの病態と治療

症状と徴候からショックが疑われれば，原因検索をしつつ，速やかに治療を開始する必要がある。

ショックを疑う診察所見や検査所見を以下に挙げる。

1 組織低灌流所見

以下は組織低灌流所見として有用で，必ず確認すべき所見である[1,3]。

①**皮膚**：末梢冷汗，蒼白な皮膚，網状皮斑
②**毛細血管再充満時間（capillary refill time, CRT）**：人差し指遠位端腹側もしくは爪床を白くなるまで5〜10秒程圧迫し，圧迫を解除後に通常の皮膚の色に戻るまでの時間を測定する。3秒以上の遅延が低灌流所見である。
③**神経**：意識変容（傾眠，昏睡，失見当識，錯乱）
④**腎**：乏尿（0.5 mL/体重/hr）

2 頻脈

頻脈はショックの初期代償反応となることが多い，特に若年者のショック初期には頻脈のみを認め，血圧は維持されることもある。頻脈の場合はショックの可能性を

日本集中医療医学会専門医テキスト　第4版

表1　ショックの分類 [1]
1. 循環血液量減少性ショック (hypovolemic shock)
a. 出血性（外傷，消化管出血，周術期出血など）
b. 非出血性（体液喪失：下痢，熱中症，熱傷，膵炎，腸閉塞など）
2. 心原性ショック (cardiogenic shock)
a. 心筋性
（ⅰ）心筋梗塞（広範前壁梗塞や右室梗塞）
（ⅱ）心筋炎，重症拡張型心筋症の心不全増悪
（ⅲ）薬剤性（β遮断薬など）
b. 機械的
（ⅰ）急性重症弁膜症（乳頭筋や腱索断裂，感染性心内膜炎など）
（ⅱ）心室中隔穿孔
c. 不整脈
3. 閉塞性ショック (obstructive shock)
a. 肺血管性（肺塞栓症，重症肺高血圧症，肺動脈弁または三尖弁の急性閉塞）
b. 機械的（心タンポナーデ，緊張性気胸，拘束型心筋症）
4. 血液分布異常性ショック (distributive shock)
a. 肺血症性ショック
b. アナフィラキシーショック（食事，薬剤，炎症性メディエーター）
c. 神経原性ショック（外傷性脳挫傷，脊椎損傷）

考慮する必要がある。

3 頻呼吸

　ショックにより代謝性アシドーシスをきたした場合，初期代償反応として頻呼吸となるため，ショックの早期診断に有用である。敗血症の診断に用いられる quick sequential (sepsis-related) organ failure (qSOFA) score（呼吸数 ≧ 22 回/min，意識レベル低下，収縮期血圧 ≦ 100 mmHg）の項目の一つとして挙げられる[4]。

4 低血圧

　収縮期血圧 (systolic blood pressure, SBP) が 90 mmHg 以下または平均動脈圧 (mean atrial pressure, MAP) が 65 mmHg 以下の場合，または普段の血圧に対して SBP 40 mmHg 以上の低下が認められた場合はショックを疑う。一方で，必ずしもショックの初期には血圧が低下するわけではない。ショック初期には血管収縮と心拍数増加による代償機転のため，血圧の低下が生じないこともある。また，血圧が維持されていても心拍出量の減少や末梢の酸素利用障害があれば循環不全となり，ショックとなり得る。低血圧は多くのショック症例に認められるが，ショック＝低血圧ではない。

5 高乳酸血症

　組織低酸素の結果として乳酸が産生されるため，ショックの際に高乳酸血症を呈する。また，乳酸高値は死亡率の増加に関連する[5]。2 mmol/L 以上が高乳酸血症である。

6 SvO_2・$ScvO_2$の低値

　混合静脈血酸素飽和度（mixed venous oxygen saturation, SvO_2）は肺動脈カテーテルの先端から得られる肺動脈血の酸素飽和度である。SvO_2 は全身で使用された酸素の残りを見ている指標で，酸素の需給バランスの指標となる。SvO_2 は上大静脈に留置されている中心静脈カテーテルの酸素飽和度〔中心静脈血酸素飽和度（central venous oxygen saturation, $ScvO_2$）〕で代用できる。SvO_2 と $ScvO_2$ は多少の誤差はあるものの相関することが報告されている。SvO_2 は正常であれば 70％程度であるものの，60％台で問題ないことも多い。60％以下で低い，50％以下では致死的になり得るためすぐに介入が必要と考えるとよい。乳酸値と比較して鋭敏なためショックになればすぐに低下し，治療するとすぐに上昇する。ショックかどうか悩ましい場合の診断や，ショック治療が奏効しているかの指標として有用である。

　上記所見からショックを疑った場合は，原因検索と同時にすぐに初期治療を開始する。適切な呼吸管理と循環管理により循環動態を安定させショック状態から迅速に離脱させることがショック治療の鉄則である。初期治療のアルゴリズムを示す（図1）。呼吸管理は酸素投与で開始され，酸素化や換気が十分でなければ非侵襲的人工呼吸（noninvasive ventilation, NIV）または高流量経鼻酸

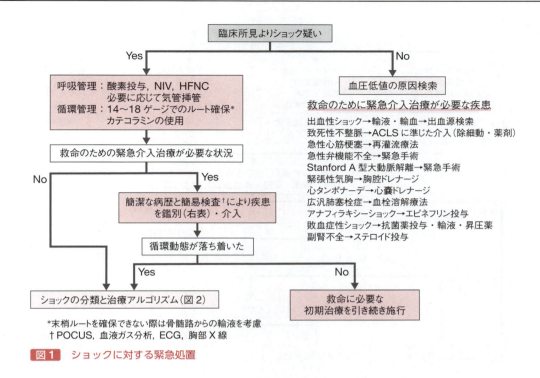

図1 ショックに対する緊急処置

素療法 (high flow nasal canula, HFNC) の使用が考慮される。気道や意識の問題により非侵襲的な呼吸管理が困難であれば，気管挿管を行う。循環管理においては，輸液ラインとして末梢ラインの確保が推奨される。カテコラミンは中心静脈ラインからの投与が推奨されてきたが，2日程度の末梢ラインからの投与については安全性が報告されている[6]。緊急時に中心静脈ラインを確保する必要性は乏しい。呼吸管理と循環管理による全身状態の安定化を目指しつつ，原因疾患を鑑別する。原因疾患が同定されれば，緊急で介入を行う。原因疾患の診断法としては，近年ベッドサイドで行える超音波 (point-of-care ultrasound, POCUS) の有用性が報告されている[7]。POCUSとは系統的超音波診断とは異なり，病歴，バイタルサインや身体所見に基づき観察の目的を絞った簡潔な超音波検査であり，繰り返し施行可能である。また，状態が安定すれば，より詳細な問診と検査によりショックの分類を行い，病態と原因疾患に準じた治療を開始する (図2)。原因となる疾患の同定のために，特異的な検査 (CT検査なども含む) も進める。原因疾患への介入がショック治療では必須となる。また，ショックの鑑別が困難であれば，肺動脈カテーテル (pulmonary artery catheter, PAC) 検査を検討すべきである。PACの使用に関しては明らかな予後改善のエビデンスに乏しく，ルーチンでの使用は推奨されていないが，PACにより得られる詳細な循環動態指標は，判断の難しいショックの鑑別と治療効果判定の一助になり得る[8] (表2)。

IV 各種ショックの病態，診断と治療

1 循環血液量減少性ショック (hypovolemic shock)

循環血液量減少性ショックは，血管内容量の低下により生じる。前負荷が低下する結果として心拍出量が低下し，ショックに陥る。出血性と非出血性に分けられる。出血性ショックの原因としては，外傷，消化管出血，大動脈瘤破裂，婦人科系疾患 (分娩後出血，子宮外妊娠破裂) などが挙げられる。また，非出血性の原因としては嘔吐，下痢，熱中症，熱傷，third spaceへの体液喪失 (腸閉塞，膵炎，肝硬変) などが挙げられる。

1 出血性ショックの診断[9]

出血性ショックは外傷によるものが最も多く，次いで消化管出血が挙げられる。治療可能なショックであるが，対応の遅れによる死亡も多く，早急な対応が求められる。まず，診断において注意すべき点は，出血初期にはSBPやヘモグロビンの低下を認めない点である。ショックの指標としてSBPや検査値に依存すると，ショック診断の遅れを招くことを認識する必要がある。出血量が30%までは血管収縮と心拍数増加による代償機転のために血圧は必ずしも低下しない。ショックの指標としてSBP 90 mmHg以下という値はよく用いられるが，これは既に重篤なショックであることを示している。出血性ショックを対象とした検討ではSBPが110 mmHgでも，10 mmHg低下毎に死亡率が4.8%上昇するとの

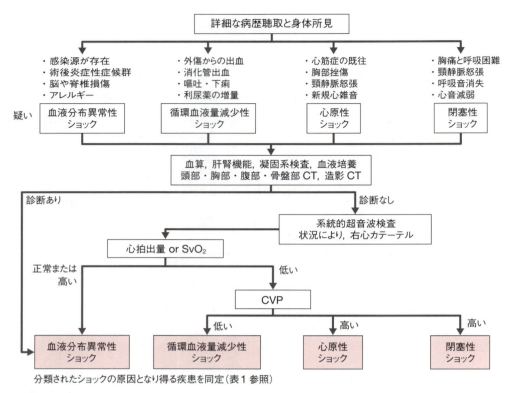

図2 ショックの分類と治療アルゴリズム

表2 肺動脈カテーテル検査におけるショックの分類

	右心前負荷	左心前負荷	ポンプ機能	後負荷	組織灌流
血行動態指標	CVP	PAWP	CO	SVR	SvO_2
循環血液量減少性ショック	→（早期）or ↓	→（早期）or ↓	→（早期）or ↓	↑	↓
心原性ショック	↑	↑	↓	↑	↓
閉塞性ショック					
肺塞栓症　緊張性気胸	↑	→（早期）or ↓	↓	↑	↓
心タンポナーデ	↑	↑	↓	↑	↓
血液分布異常性ショック	→（早期）or ↓	→（早期）or ↓	↑	↓	↑ or ↓*

*フェーズにより異なる

報告もあり，SBPの低下はすでに重篤なショックと認識する必要がある[10]。そのため，早期認知には身体所見に基づいた診断が必要である。ただし，心拍数に関しては注意が必要で，ショック早期から上昇することが多いものの，急性出血の場合には迷走神経反射による徐脈が生じることもある[11]。また，β遮断薬服用者などでは症状や徴候が修飾され，ショックの程度を過少評価することがあるので，注意が必要である。

2　出血性ショックの治療

出血性ショックと判断すれば，直ちに少なくとも2本の径の太い（18 G以上，できれば14～16 G）静脈路を確保する。確保に時間がかかり，合併症をきたしやすい中心静脈穿刺を第一選択とすべきではない。成人の輸液路確保の順序としては，以下の順序が望ましい。

①穿刺による末梢静脈路（上肢＞下肢），
②骨髄内輸液針による骨髄路，
③穿刺による中心静脈路，
④カットダウンによる末梢静脈路。

末梢静脈の確保が難しければ骨髄路を考慮する。近年，成人に対する骨髄路からの輸液投与の有効性も報告されている[12]。静脈路が確保できれば，急速輸液を行う。輸液は細胞外液補充液を選択する。また，初期輸液の投与量や投与速度に関しても明確な根拠はないものの，過剰輸液による危険性が示唆されている。一定量の急速輸液（細胞外液1 L）を行い，循環動態の反応を見て治療方針を決定する（図3）[10]。重篤なショックの場合は速やか

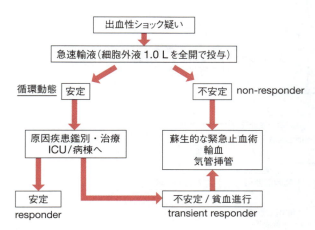

図3 出血性ショックに対する急速輸液療法[10]

に輸血を開始する。循環動態の安定化の指標としては血圧，脈拍数に加え，前述した皮膚所見，意識レベル，尿量などで総合的に判断する。輸液療法で血圧が上昇しない場合や少し上昇しても頻脈が続く場合，輸液速度を減速するとすぐに循環動態が不安定になるものは non-responder であり，輸血を併用しつつ，緊急の止血術を行わなければ救命は困難である。急速輸液に反応したものの，その後に循環不全や貧血の進行を認める場合を transient responder といい，この場合も止血術や輸血が必要となる可能性が高い。急速輸液に反応し，その後の循環動態の不安定や貧血の進行を認めないものは responder と呼ばれ，緊急止血術を必要としない。患者の循環動態が安定すれば，さらなる赤血球輸血の閾値はヘモグロビン 7 g/dL，心疾患患者では 9 g/dL 以上である。また，大量出血の場合，止血促進のための補充療法として，RBC に加え，新鮮凍結血漿 (fresh frozen plasma, FFP) や血小板濃厚液 (platelet concentrate, PC) の補充を行う。最適な輸血製剤の比率に関しては議論の分かれるところであるが，RBC 1～2 単位に対して FFP 1 単位投与が望ましいとする報告がされている[13]。PT-INR が 1.5 未満かつ APTT が正常値の 1.5 倍未満の維持を目標とする。また，出血が持続する場合は血小板数を 5 万/μL 以上にすることを目標にする。

2 心原性ショック (cardiogenic shock)

心原性ショックとは心疾患による低心拍出状態の結果として，臓器・組織の低灌流をきたす場合をいう。原因としては心筋の障害によるポンプ失調を主病態とする急性冠症候群 (acute coronary syndrome, ACS)，心筋炎や重症拡張型心筋症の急性増悪などが挙げられる。とくに ACS は心原性ショックの原因として最も多く，80％を占める。乳頭筋断裂・心室中隔穿孔などの機械的合併症や不整脈も心原性ショックの原因となる。また近年，米国心血管インターベンション学会 (Society for Cardiovascular Angiography & Interventions, SCAI) は，心原性ショックの重症度分類として SCAI 分類を発表した[14]。SCAI 分類は簡便であり，反復してショックの評価が可能である。カテコラミンや補助循環の導入，治療効果判定や予後予測にも有用であり，理解しておくべき分類である（詳細は他項に譲る）。

1 急性心筋梗塞・機械的合併症による心原性ショック

ACS の予後は，早期再灌流療法と薬物療法の進歩により改善してきているが，心原性ショック合併心筋梗塞の急性期死亡率は 40％と依然として高いままである[15]。死亡率を改善させるためには ACS 発症から再灌流までの時間を短縮することが重要である。我々が介入できる点としては，医療機関受診から再灌流療法までの時間 (contact-to-balloon time, C2B) を短縮することである。C2B が 10 分遅れるごとに死亡率が 3％ずつ増加していくという報告もある[16]。そこで，胸部症状などのエピソードがあり，四肢冷感や意識障害，乏尿などのショックを疑う所見を認めた際には，早急に ACS と診断し再灌流を目指す。病歴をもとに心電図や心エコー図から ACS を診断するが，この際の注意点としては心筋梗塞の範囲が狭いにもかかわらず，ショックである場合は必ず機械的合併症や右室梗塞の有無を確認することである。左冠動脈回旋枝や右冠動脈のみの ACS でショックに陥ることは少なく，上記疾患の有無により治療法が異なるため，十分確認すべきである。また，血行再建法に関しては，ST 上昇型心筋梗塞 (ST elevation myocardial infarction, STEMI) では，梗塞責任血管の早期再灌流が必要であるため，3 枝病変でも左主幹部病変でも PCI が選択される。冠動脈バイパス手術 (coronary artery bypass grafting, CABG) は PCI による再灌流が得られなかった場合の治療という位置づけとなる。しかし，機械的合併症である左室自由壁破裂，乳頭筋断裂，心室中隔穿孔を合併している場合は緊急手術が考慮され，可能であれば CABG も同時に施行される。ショック状態ではカテコラミンの併用も必要となり，昇圧目的であればノルアドレナリン，強心目的ではドブタミンを投与する。しかし，心原性ショックに対する薬物治療の効果は限定的であり，循環動態の改善が得られなければ迅速に大動脈バルーンパンピング (intra-aortic balloon pumping, IABP) や体外式膜型人工肺 (extracorporeal membrane oxygenation, ECMO) など補助循環の使用を考慮すべきである。心原性ショックに対する IABP の使用が予後を改善させないと報告され，ルーチンでの使用は推奨されなくなっている[17]ため，近年では Impella

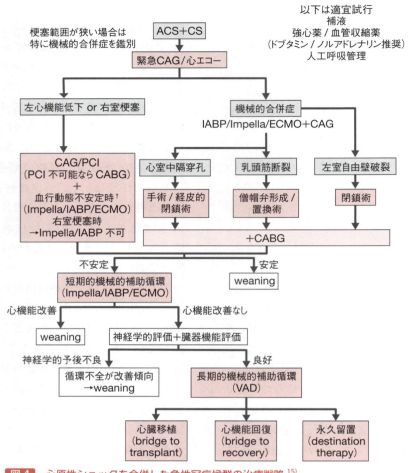

図4 心原性ショックを合併した急性冠症候群の治療戦略[15]
† CAG/PCI 時に血行動態不安定であれば先行して機械的補助循環を導入する。
CS, cardiogenic shock.

の使用が増加している。しかしエビデンスとしては不十分であり，今後のエビデンスの集積が待たれる。心機能の改善が乏しく，機械的補助循環装置の離脱困難例に対しては埋め込み型人工心臓（ventricular assist device, VAD）の導入，さらには心臓移植も考慮する（図4）[15]。

❷ 不整脈性心原性ショック

徐脈，または頻脈により心拍出量が低下しショックをきたす場合である。徐脈性ショックの場合には，まずアトロピンの静注を行う。初期投与量としては 0.5 mg であり，3 mg まで投与可能である。その後，一時的ペースメーカーの留置により対応する。頻脈性ショックの場合はまず同期下カルディオバージョンにより頻脈の停止を試みる。それでも停止しなければ，アミオダロンなどの抗不整脈薬静注，さらには深い鎮静による管理が心室頻拍や心室細動の抑制には有効である。ショックが遷延する場合には補助循環の導入が必要となる。

3 閉塞性ショック（obstructive shock）

閉塞性ショックは，右心系への静脈還流量の低下と右心室からの低拍出状態を主病態とするショックである。その結果として，臨床所見としては明らかな体液貯留傾向を認めない場合でも頸静脈怒張を伴う。肺動脈が閉塞し肺血管抵抗が上昇し，右心室の低拍出状態をきたす肺血栓塞栓症や，外部からの圧排により右心房圧の上昇が生じ，静脈還流の低下による右心系からの低拍出状態をきたす心タンポナーデや緊張性気胸などが挙げられる。緊急度の高いショックであると同時に，心タンポナーデや緊張性気胸は迅速な診断と緊急処置により致死的な病態への進展を防ぐことが可能であるため，決して見逃してはいけないショックである。

❶ 急性肺血栓塞栓症（PE）

急性肺血栓塞栓症（pulmonary embolism, PE）は，閉塞性ショックをきたす代表疾患である。主に深部静脈

血栓の肺動脈塞栓が原因で発症する。整形外科手術後や活動性の癌を併発している状況で，突然の呼吸困難，胸痛を伴うショックの場合に疑う。診断には造影 CT が最も有用であるが，全身状態が不安定であれば，心エコー図での診断が有用である。心エコー図で右心室の拡大と左心室圧排像を認め，ショック状態で出血リスクが低い場合には血栓溶解療法を施行する。また，出血リスクが高い場合や血栓溶解療法を施行してもショックを離脱できない場合には，カテーテルによる血栓破砕術や外科的血栓摘除術を考慮する。詳細は他項に譲る。

❷ 心タンポナーデ

心タンポナーデは外傷や心膜炎などの結果として心嚢内に液体が貯留し，心嚢圧が上昇することで，心室の拡張障害と静脈還流低下を生じ，その結果，心拍出量の低下によるショックをきたす。まず，頻度が多い症状は呼吸困難や胸部不快感である。身体所見としては低血圧，心音減弱，頸静脈怒張（Beck の三徴），奇脈を認める。奇脈は吸気時に SBP が 10 mmHg 以上低下する徴候である。両心室が圧排されている状況で，吸気時に静脈還流が増加し，右心系が拡大し，左心系を圧排することで，左心室の拡張が不良となり心拍出量が低下するために生ずる。心エコー図が診断の確定に最も有用である。心膜腔内の echo free space，右房・右室の虚脱，振り子様運動が認められる。治療としては心嚢ドレナージを行う。近年，症状やエコー所見に基づくスコアリングシステムを利用して，心嚢ドレナージのタイミングを決定することも推奨されている[18]。

❸ 緊張性気胸

気胸によるショックであり，最も緊急度の高いショックの一つである。肺もしくは胸壁の損傷が一方向弁状となった場合に空気が胸腔内に押し込められて発症する。損傷側の胸腔内圧が上昇し，静脈還流が低下し，前負荷の低下から循環不全に陥る。損傷側肺は虚脱し，対側肺は圧排され，呼吸不全も生じる。外傷患者に多く頻呼吸や片側性の胸痛を認めた場合に疑う。身体所見としては患側の呼吸音の消失と鼓音，皮下気腫，気管偏位，頸静脈怒張を認める。緊張性気胸は身体所見で診断すべきであり，胸部 X 線による診断の確定の前に治療の必要がある。治療としては，胸腔穿刺や胸腔ドレーンによる迅速な胸腔内圧の減圧である。

4 ┃ 血液分布異常性ショック（distributive shock）

血液分布異常性ショックは，血管の拡張と透過性亢進を特徴とする。体血管抵抗の低下による著明な血圧低下と末梢温の上昇を認めることから，warm shock とも呼ばれる。以下に，血液分布異常性ショックの対応について述べる。

❶ 敗血症性ショック

敗血症は血液分布異常性ショックの原因として最も多い。だからこそ早期に認知し，迅速な対応が必須である。2016 年に発表された Sepsis-3 で，敗血症は「感染に対する宿主反応の調節不全に起因する生命を脅かす臓器機能不全である」と定義された。そして診断としては，ICU 患者とそれ以外（院外，ER，一般病棟）で区別し，SOFA スコアや qSOFA スコアを用いて行う方法が推奨されてきた。しかし，qSOFA スコアは簡便であるものの，敗血症診断における感度が低いことがその後の研究で報告され（感度 50〜60％の報告あり）[19]，最新の 2021 年世界敗血症ガイドライン（surviving sepsis campaign: international guidelines for management of sepsis and septic shock 2021, SSCG2021）では敗血症のスクリーニングに qSOFA を単独では用いないよう記載されている[20]。qSOFA が 2 点以下でも敗血症が疑わしければモニタリングと経時的評価を行うべきとする日本版敗血症ガイドラインの診療の流れは適切であるといえる（図 5）[4]。敗血性ショックは適切な輸液負荷にもかかわらず，平均血圧 ≧ 65 mmHg を維持するために循環作動薬を必要とし，かつ血清乳酸値 > 2 mmol/L（18 mg/dL）を認める場合に診断される。まず初期蘇生として循環動態の安定化を図るため，最初の 3 時間以内に晶質液を最低 30 mL/kg 投与すべきとされる。初期の目標血圧としては平均血圧 ≧ 65 mmHg が推奨されているが，決して血圧だけ達成すればよいわけではない。組織灌流が維持されているかの評価として，前述した皮膚所見や CRT，尿量なども評価する必要がある。乳酸値や SvO_2，$ScvO_2$ も初期蘇生が適切に行われているかの指標となる。循環動態の安定化が難しければ昇圧薬の投与も考慮する。昇圧薬としてはノルアドレナリンの使用が第一選択，それでも不十分であればバソプレシンの追加が推奨されている。SSCG2021 では昇圧薬の開始は中心静脈アクセスにこだわり遅延することは望ましくなく，末梢静脈から投与することも新たに提案された。また，原疾患の治療としては 1 時間以内の抗菌薬投与が有用であり，この際，抗菌薬投与前の血液培養採取（最低 2 セット）も忘れてはいけない。抗菌薬に関しては想定されるすべての病原体（細菌，真菌やウイルス感染まで考慮）をカバーするために，経験的選択に基づく広域スペクトラム抗菌薬の単剤あるいは併用が推奨される[4]。その他，敗血症に関する詳細は他項に譲る。

❷ アナフィラキシーショック

アナフィラキシーは薬剤や食事，虫刺症に対する IgE を介したアレルギー反応である。重症であれば末梢血管

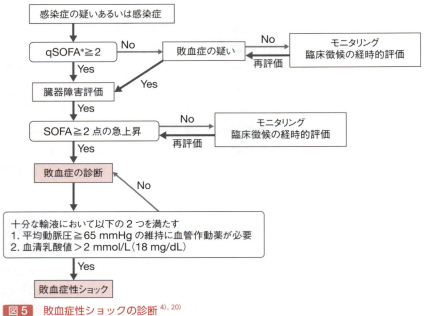

図5 敗血症性ショックの診断[4), 20)]
* qSOFA 単独でスクリーニングしないこと。

拡張によるショックに加え，平滑筋収縮による気道攣縮が生じ気道閉塞に至る。身体所見としては突然のじんま疹，瘙痒感，顔面腫脹などから発症し，さらに呼吸不全（wheezeやstridor聴取）や嘔吐，血圧低下などを認める場合は高リスクである。病状が進行すると数分でショックや呼吸不全をきたすため，早急な対応が必須である。アナフィラキシーと認識すれば重症度に関係なく，治療としてはアドレナリンが第一選択となる。アドレナリンのアナフィラキシーに対する標準使用法は0.01 mg/kg（最大量：成人0.5 mg，小児0.3 mg）の筋注を大腿部中央の前外側に行う。必要に応じて5～15分ごとに再投与をする。アドレナリンの投与によりα作用による末梢血管収縮（血圧の維持，上気道浮腫の軽減），さらにβ作用による気管支拡張作用（気管支攣縮の改善）を認める。また，呼吸不全を認めれば早急に気管挿管が必要になる。治療に対する反応が悪ければ，アドレナリンの緩徐な静注〔0.05～0.1 mg（心停止時使用量の10分の1以下）を10分かけて〕も考慮する[21)]。しかし，経静脈的投与は血管系有害事象の報告もあり，プロトコルを作成し，それに基づいた投与が望ましい。また，β遮断薬を服用している患者の場合，アドレナリンよりもグルカゴン（使用法：1～5 mgを緩徐に静注）の方が有効なことがある。

❸ 神経原性ショック

主に外傷性の脳損傷や脊髄損傷によって生じ，神経系の循環調節機構の破綻によるショックである。自律神経系の遮断により，血管拡張と徐脈をきたしショックに至る。また，機能的な神経原性ショックとしては迷走神経反射がある。基本的に患者を仰臥位とし，下肢挙上をすることと急速輸液で改善する場合が多いが，改善が乏しければ徐脈に対するアトロピンの投与や昇圧薬の投与が必要になることもある。

まとめ

本項ではショックの分類と各種ショックの病態と治療について概説した。ショックは的確な病態把握と病態に応じた管理を迅速に行う必要がある。各種ショックについての理解を深め，適切に対応することが重篤な患者の予後の改善につながる。

文献

1) Vincent JL, De Backer D. Circulatory shock. N Engl J Med 2013;369:1726-34.
2) De Backer D, Biston P, Devriendt J, et al. Comparison of dopamine and norepinephrine in the treatment of shock. N Engl J Med 2010;362:779-89.
3) Hernández G, Ospina-Tascón GA, Damiani LP, et al. Effect of a Resuscitation Strategy Targeting Peripheral Perfusion Status vs Serum Lactate Levels on 28-Day Mortality Among Patients With Septic Shock: The ANDROMEDA-SHOCK Randomized Clinical Trial. JAMA 2019;321:654-64.
4) 江木盛時，小倉裕司，矢田部智昭，他．日本版敗血症診療ガイドライン2020．日集中医誌 2021;28:S1-411.
5) Kraut JA, Madias NE. Lactic acidosis. N Engl J Med 2014;371:2309-19.
6) Cardenas-Garcia J, Schaub KF, Belchikov YG, et al. Safety of peripheral intravenous administration of vasoactive medication. J Hosp Med 2015;10:581-5.

循環 **III**

7) Shokoohi H, Boniface KS, Pourmand A, et al. Bedside Ultrasound Reduces Diagnostic Uncertainty and Guides Resuscitation in Patients With Undifferentiated Hypotension. Crit Care Med 2015;43:2562-9.

8) Harvey S, Harrison DA, Singer M, et al. Assessment of the clinical effectiveness of pulmonary artery catheters in management of patients in intensive care (PAC-Man): a randomised controlled trial. Lancet 2005;366:472-7.

9) 日本外傷学会，日本救急医学会 監. 日本外傷学会外傷初期診療ガイドライン改訂第6版編集委員会 編. 改訂第6版 外傷初期ガイドライン JATEC. 東京：へるす出版；2021.

10) Eastridge BJ, Salinas J, McManus JG, et al. Hypotension begins at 110 mm Hg: redefining "hypotension" with data. J Trauma 2007;63:291-7; discussion 297-9.

11) Lobo DN, Stanga Z, Aloysius MM, et al. Effect of volume loading with 1 liter intravenous infusions of 0.9% saline, 4% succinylated gelatine (Gelofusine) and 6% hydroxyethyl starch (Voluven) on blood volume and endocrine responses: a randomized, three-way crossover study in healthy volunteers. Crit Care Med 2010;38:464-70.

12) Leidel BA, Kirchhoff C, Bogner V, et al. Comparison of intraosseous versus central venous vascular access in adults under resuscitation in the emergency department with inaccessible peripheral veins. Resuscitation 2012;83:40-5.

13) Holcomb JB, Tilley BC, Baraniuk S, et al. Transfusion of plasma, platelets, and red blood cells in a 1:1:1 vs a 1:1:2 ratio and mortality in patients with severe trauma: the PROPPR randomized clinical trial. JAMA 2015; 313:471-82.

14) Naidu SS, Baran DA, Jentzer JC, et al. SCAI SHOCK Stage Classification Expert Consensus Update: A Review and Incorporation of Validation Studies: This statement was endorsed by the American College of Cardiology (ACC), American College of Emergency Physicians (ACEP), American Heart Association (AHA), European Society of Cardiology (ESC) Association for Acute Cardiovascular Care (ACVC), International Society for Heart and Lung Transplantation (ISHLT), Society of Critical Care Medicine (SCCM), and Society of Thoracic Surgeons (STS) in December 2021. J Am Coll Cardiol 2022;79:933-46.

15) Thiele H, Ohman EM, de Waha-Thiele S, et al. Management of cardiogenic shock complicating myocardial infarction: an update 2019. Eur Heart J 2019;40:2671-83.

16) Scholz KH, Maier SKG, Maier LS, et al. Impact of treatment delay on mortality in ST-segment elevation myocardial infarction (STEMI) patients presenting with and without haemodynamic instability: results from the German prospective, multicentre FITT-STEMI trial. Eur Heart J 2018;39:1065-74.

17) Thiele H, Zeymer U, Neumann FJ, et al. Intraaortic balloon support for myocardial infarction with cardiogenic shock. N Engl J Med 2012;367:1287-96.

18) Ristic AD, Imazio M, Adler Y, et al. Triage strategy for urgent management of cardiac tamponade: a position statement of the European Society of Cardiology Working Group on Myocardial and Pericardial Diseases. Eur Heart J 2014;35:2279-84.

19) Fernando SM, Tran A, Taljaard M, et al. Prognostic Accuracy of the Quick Sequential Organ Failure Assessment for Mortality in Patients With Suspected Infection: A Systematic Review and Meta-analysis. Ann Intern Med 2018;168:266-75.

20) Evans L, Rhodes A, Alhazzani W, et al. Surviving sepsis campaign: international guidelines for management of sepsis and septic shock 2021. Intensive Care Med 2021;47:1181-247.

21) 日本アレルギー学会 監. Anaphylaxis 対策委員会 編. アナフィラキシーガイドライン 2022. 東京：日本アレルギー学会；2022.

■重要論文■

◆ 循環ショック：ICU におけるショック患者の病態把握に有用である。（→文献1）

◆ 心筋梗塞合併心原性ショックの治療戦略：心筋梗塞合併心原性ショックの治療戦略を最新のエビデンスに基づき作成，解説している。（→文献15）

◆ 敗血症ガイドライン（SSCG2021）：2021年 敗血症性ガイドラインであり，最新の敗血症治療のエビデンスについてについて述べられている。（→文献20）

Ⅲ 循環

5 各種心血管疾患の診断と管理

桑原政成，山本　剛，佐藤直樹

目　標
● 心血管疾患に対する適切な診断ができる
● 各種心血管疾患において見逃してはならない所見を理解できる
● 各種心血管疾患の病型分類について説明できる
● 各種心血管疾患に対する治療法の説明ができる

▼Key words 感染性心内膜炎（IE），冠動脈疾患（CAD），急性冠症候群（ACS），心筋炎，大動脈緊急症，不整脈，弁膜症，末梢動脈疾患（PAD）

はじめに

　心血管疾患には，急性冠症候群，大動脈緊急症，心筋炎，不整脈，弁膜症，末梢動脈疾患，心不全，感染性心内膜炎など，多くの疾患が含まれる。本項では，とくに急性期治療が必要な各種心血管疾患に要点を絞った。集中治療専門医に求められるものは，各種心血管疾患を見逃さない診断力と，適切な初期治療である。急性心筋梗塞を含む急性冠症候群に対するカテーテルインターベンションによる治療や，不整脈に対するペースメーカ治療などについては，循環器専門医への適切な引き継ぎが必要である。また，高齢化によって増加している大動脈弁狭窄症を含めた弁膜症に対しても，最低限の評価を行った上で循環器専門医にコンサルトを行うことが望まれる。心筋炎の症例では，急激な心機能低下や致死性不整脈が生じる場合もあるため，緊急対応が必要となる可能性を常に考慮する。心血管疾患は，急激に病態が進行して死に至ることも多いため，超急性期の診断・治療がその予後に直結することを理解する。心不全，肺血栓塞栓症は他項を参照いただきたい。なお本項は，日本循環器学会の循環器病ガイドラインシリーズ（https://www.j-circ.or.jp/guideline/guideline-series/）の内容を中心に記載した。

Ⅰ 急性冠症候群（ACS）

　急性冠症候群（acute coronary syndrome, ACS）は，冠動脈粥腫（プラーク）の破綻とそれに伴う血栓形成により冠動脈の高度狭窄または閉塞をきたして急性心筋虚血を呈する病態である。ACS には，不安定狭心症（unstable angina, UA），急性心筋梗塞（acute myocardial infarction, AMI），虚血による心臓突然死が含まれる。

　AMI は，急性期の診断・治療の進め方の違いから ST 上昇型心筋梗塞（ST-segment elevation myocardial infarction, STEMI）と非 ST 上昇型心筋梗塞（non-ST-segment elevation myocardial infarction, NSTEMI）に分類される。UA と AMI は梗塞の有無，臨床的には多くの場合は心筋バイオマーカーの上昇の有無によって区別されるが，初療時に UA と NSTEMI とを区別して扱うことはしばしば困難であるため，初療時の診断・治療においては両者をあわせて非 ST 上昇型急性冠症候群（NSTE-ACS）として扱う。

　STEMI には，ACS のうち心電図で持続的な ST 上昇または新規の左脚ブロックを示すものが含まれる。心電図の ST 上昇は血栓性閉塞により冠動脈血流が途絶し，貫壁性虚血を生じていることを示唆する。STEMI の初療では発症から再灌流までの時間をいかに短くするかを最重視した治療戦略が求められる。

　NSTE-ACS には，心電図で持続性または一過性の ST 下降や T 波異常，あるいは心電図変化のない病態までが含まれる。NSTE-ACS では，冠動脈の不完全閉塞または良好な側副血行路からの残存血流が存在するため，STEMI とは治療戦略が異なる。心筋梗塞の診断には，心筋トロポニンが健常人の 99％値を超える一過性の上昇・下降を示すことをもって診断する universal definition が推奨されている。高感度心筋トロポニンは高齢者や腎機能低下例，心不全例などで心筋虚血とは関

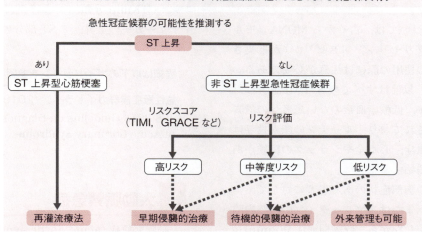

図1 急性冠症候群の診断・治療フローチャート[1]
（日本循環器学会．急性冠症候群ガイドライン（2018年改訂版）．https://www.j-circ.or.jp/cms/wp-content/uploads/2018/11/JCS2018_kimura.pdf．2024年10月閲覧より転載）

表1 Killip分類（身体所見に基づいた重症度分類）[1), 2)]

クラスⅠ	ポンプ失調なし	肺野にラ音なく，Ⅲ音を聴取しない
クラスⅡ	軽度～中等度の心不全	全肺野の50%未満の範囲でラ音を聴取またはⅢ音を聴取する
クラスⅢ	重症心不全，肺水腫	全肺野の50%以上の範囲でラ音を聴取する
クラスⅣ	心原性ショック	血圧90 mmHg未満，尿量減少，チアノーゼ，冷たく湿った皮膚，意識障害を伴う

係なく高値を示すことがあるため，そのような場合には経時的に心筋トロポニンの推移を確認する必要がある。

1 症状

ACS患者の胸痛の性状は，前胸部や胸骨後部の重苦しさ，圧迫感，絞扼感，息がつまる感じ，焼け付くような感じと表現されることが多いが，単に不快感として訴えられることもある。顎，頸部，肩，心窩部，背部，腕への放散や，時に胸部症状を伴わずこれらの部位にだけ症状が限局することもあるため，注意が必要である。

刺されるような痛みやチクチクする痛み，触って痛む場合は狭心痛ではないことが多く，また呼吸や咳，体位変換の影響は受けない。一方，非定型的な症状や軽微な症状が重篤なACSの症状であることも稀ではなく，症状の性状のみでACSを除外してはならない。非典型的な症状はとくに高齢者，糖尿病および女性の患者でしばしば見られる。さらに高齢者では心筋虚血による症状として息切れを訴えることがあり，全身倦怠感，食欲不振，失神や意識レベルの低下などが唯一の症状のこともある。

心筋梗塞の症状は20分以上で数時間に及ぶことが多い。塩酸モルヒネを必要とするような強い痛みは約半数の例で認められるが，症状の強さと重症度は必ずしも一致しない。また随伴症状として，男性では冷汗が，女性では嘔気・嘔吐，呼吸困難感が多いとされている。顎，頸部，肩，背部，腕への放散も女性で多く認められる。

2 初期診断

ACSが疑われる症状が出現した場合，直ちにバイタルサイン，身体所見および12誘導心電図を記録・評価し，初期治療を開始する。症状出現後10分以内にバイタルサインのチェック，連続心電図モニターを行い，簡潔かつ的確な病歴聴取，身体診察とともに，12誘導心電図を記録し，臨床検査を行うことが勧められる（図1）[1)]。身体診察では聴診などでKillip分類を行うことが勧められる（表1）[1), 2)]。STEMIの場合，再灌流療法として血栓溶解療法を選択した場合には30分以内に血栓溶解薬を投与すること，経皮的冠動脈インターベンション（percutaneous coronary intervention, PCI）を選択した

日本集中治療医学会専門医テキスト　第4版

場合には，最初の医療従事者の接触から少なくとも90分以内に初回バルーンを拡張することが目標とされる。そのため，STEMIが疑われた場合，直ちにprimary PCIの実施を考慮して循環器専門医にコンサルトを行う。なお，採血結果を待つことで再灌流療法が遅れてはならない。

3　初期治療

ACSの初期治療については，古くからMONA（モルヒネ，酸素，ニトログリセリン，アスピリン）が推奨されていたが，各薬剤の使用の際には注意が必要である。

酸素投与について，以前はすべてのSTEMI患者に対して推奨されていたが，低酸素血症のない患者への酸素投与の有効性は否定されており，ルーチンの酸素投与は推奨されず，低酸素血症，心不全やショックの徴候がある場合に酸素投与を開始する。

硝酸薬は，虚血性の胸部症状のある患者に対して，ニトログリセリンの舌下またはスプレータイプの口腔内噴霧が使用される。しかしながら，収縮期血圧90 mmHg未満，または通常の血圧に比べて30 mmHg以上の血圧低下，高度徐脈（< 50回/min），頻脈（> 100回/min）が認められる場合，急性下壁梗塞で右室梗塞の合併が疑われる場合には投与を避ける。また，高齢者や脱水を伴っている場合にも，硝酸薬投与により過度の血圧低下をきたすことがあるため，注意を要する。勃起不全治療薬（シルデナフィルクエン酸塩など）服用後24時間以内の硝酸薬使用は，過度な血圧低下から心筋虚血やショックを誘発する可能性があるため禁忌とされる。

鎮痛薬としては，硝酸薬使用にもかかわらず持続する疼痛には塩酸モルヒネが有効である。塩酸モルヒネは血管拡張薬で肺うっ血にも有効であるが，循環血液量が減少している可能性のある患者には投与すべきでない。塩酸モルヒネは2〜4 mgを静脈内投与し，効果が不十分であれば5〜15分ごとに2〜8 mgずつ追加投与していくが，呼吸状態や血圧変動，嘔吐などの副作用に注意する。

抗血小板薬は，早期に投与するほど死亡率が低下することが示されており，重篤な血液異常，アスピリン喘息や過敏症のある患者を除き，できるだけ早くアスピリンを投与する。早急に効果を得るためにアスピリン162〜200 mgを噛み砕いて服用させる。

4　リスクスコア

❶ TIMIリスクスコア[3]

NSTE-ACSのリスク評価に用いられる。7要素を評価：①年齢（65歳以上），②3つ以上の冠危険因子（家族歴，高血圧，高コレステロール血症，糖尿病，現喫煙），③既知の冠動脈有意（≧ 50%）狭窄，④7日以内のアス

ピリンの服用，⑤24時間以内に2回以上の狭心症状の存在，⑥心電図における0.5 mm以上のST偏位の存在，⑦心筋バイオマーカーの上昇を評価する。

❷ GRACEリスクスコア[4]

ACS症例の包括的リスク評価に用いられる。8要素：①年齢，②心拍数，③収縮期血圧，④初期血清クレアチニン，⑤Killip分類，⑥心停止による入院，⑦心筋バイオマーカーの上昇，⑧ST部分の偏位を評価する。

■ 詳細は以下のガイドラインを参照

急性冠症候群ガイドライン（2018年改訂版）[1]
JCS 2018 Guideline on Diagnosis and Treatment of Acute Coronary Syndrome

Ⅱ　大動脈緊急症

大動脈緊急症（acute aortic syndrome）としては，主に大動脈瘤破裂，大動脈解離が挙げられる。

大動脈瘤（aortic aneurysm）は「大動脈の壁の一部が，全周性，または局所性に（径）拡大または突出した状態」とされる。「破裂」を厳密に定義することは困難であるが，一般的には血管外に血液の漏出を認めた場合を破裂（rupture），血液の漏出はないが痛みの位置が瘤の存在部位と一致する場合を切迫破裂（impending rupture）と呼ぶ。切迫破裂では，画像上，瘤の壁在血栓が崩れて造影剤が一部流入するattenuating crescent signを認めることがある。近年では症状を重視して，痛みがある＝危険な状態と認識し，症候性（symptomatic）と無症候性（asymptomatic）とに分け，症候性の大動脈瘤は侵襲的治療の適応とすることが多い。

大動脈解離（aortic dissection）とは「大動脈壁が中膜のレベルで2層に剥離し，大動脈の走行に沿ってある長さをもち2腔になった状態」で，大動脈壁内に血流または血腫が存在する動的な病態である。大動脈解離の分類には，Stanford分類とDeBakey分類がある。前者はentryの位置にかかわらず解離が上行大動脈に及んでいるか否かでA型とB型に分けている。後者は解離の範囲とentryの位置によりⅠ型，Ⅱ型，Ⅲ型（a，b）と分類している（図2）[5]。

1　症状

大動脈瘤は大半が無症状であり，画像検査にて偶発的に診断されることが多いが，胸部大動脈瘤では咳や息切れ，嚥下痛，嚥下困難，嗄声を，腹部大動脈瘤では持続的または間欠的な腹部拍動感や腹痛，腹部不快感を自覚

180

1. 解離の範囲による分類
   Stanford 分類
     A 型　：上行大動脈に解離があるもの
     B 型　：上行大動脈に解離がないもの
   DeBakey 分類
     Ⅰ 型　：上行大動脈に tear があり，弓部大動脈より末梢に解離が及ぶもの
     Ⅱ 型　：上行大動脈に解離が限局するもの
     Ⅲ 型　：下行大動脈に tear があるもの
     Ⅲa 型：腹部大動脈に解離が及ばないもの
     Ⅲb 型：腹部大動脈に解離が及ぶもの
   DeBakey 分類に際しては以下の亜型分類を追加できる
     弓部型：弓部に tear があるもの
     弓部限局型：解離が弓部に限局するもの
     弓部広範型：解離が上行または下行大動脈に及ぶもの
     腹部型：腹部に tear があるもの
     腹部限局型：解離が腹部大動脈のみにあるもの
     腹部広範型：解離が胸部大動脈に及ぶもの
     （逆行性Ⅲ型解離という表現は使用しない）
2. 偽腔の血流状態による分類
   偽腔開存型：偽腔に血流があるもの。部分的に血栓が存在する場合や，大部分の偽腔が血栓化していても ULP から長軸方向に
              広がる偽腔内血流を認める場合はこの中に入れる
   ULP 型：偽腔の大部分に血流を認めないが，tear 近傍に限局した偽腔内血流（ULP）を認めるもの
   偽腔閉塞型：三日月型の偽腔を有し，tear（ULP を含む）および偽腔内血流を認めないもの
3. 病期による分類
   急性期：発症後 2 週間以内。この中で 48 時間以内を超急性期とする
   亜急性期：発症後 2 週間を超えて 3 か月以内
   慢性期：発症後 3 か月を超えるもの

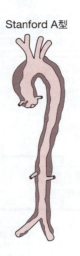
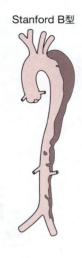

Stanford A型　　Stanford B型

図2　大動脈解離の分類[5]

することがある．瘤圧迫により食事摂取時の腹満感から食欲低下をきたすこともある．一方で，大動脈瘤破裂または切迫破裂時には胸部，腹部，背部，腎部などに急激な疼痛を呈することが多く，破裂例ではバイタルサインの崩れをきたす．特殊な例として，大動脈下大静脈瘻から高拍出性心不全に起因する心不全症状，大動脈消化管瘻から吐血や下血，大動脈気管瘻から喀血を合併することがある．

大動脈解離の急性期の症状としては，疼痛，失神が挙げられる．大半の症例で発症時に胸部・背部に激痛を訴え，「過去に経験したことのない強い疼痛」と表現されることが多い．性状は鋭く引き裂かれるような痛みであり，突然発症が特徴的である．A 型解離では前胸部痛，B 型解離では背部痛や腹痛が特徴的である．また，痛みは解離部位の拡大とともに移動したり，逆に解離の進展が止まると一時的に疼痛が消退することもある．一方で，急性大動脈解離の 6% 程度は無痛性であることも重要である．失神は，急性大動脈解離が心や脳血管に至る場合，心タンポナーデや脳虚血により生じるが，疼痛による迷走神経反射でも起こり得る．

解離が引き起こす続発症（合併症）は，①破裂・出血，②分枝灌流障害（malperfusion），③その他の 3 つに大別される．

①**破裂・出血**：心タンポナーデと胸腔・腹腔内への破裂に大別できる．心タンポナーデは破裂の一形態であり，A 型解離における死因として最も高率の病態で，検死となった症例の 85% 程度を占める．胸腔・腹腔内への破裂は残りのおよそ 15% を占める．

②**分枝灌流障害（malperfusion）**：解離によって，大動脈の分枝動脈への血流が低下することにより臓器虚血が生じる．冠動脈や頸動脈，肋間・腰動脈（Adamkiewicz 動脈），腹腔動脈，上腸間膜動脈，腎動脈，総腸骨動脈などに malperfusion が生じれば，心筋梗塞，脳梗塞，対麻痺，肝障害，腸管虚血，腎機能障害・高血圧・腎梗塞などの重要臓器障害や下肢虚血が生じ，急性大動脈解離の死因となることがある．

③**その他**：解離が大動脈基部に及べば大動脈弁閉鎖不全が生じ，重篤な心不全の原因となり得る．解離によって大動脈が拡張し大動脈瘤となれば，破裂の原

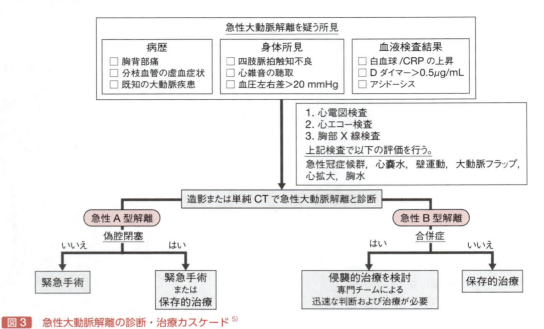

図3 急性大動脈解離の診断・治療カスケード[5]

（日本循環器学会／日本心臓血管外科学会／日本胸部外科学会／日本血管外科学会．2020年改訂版 大動脈瘤・大動脈解離診療ガイドライン．https://www.j-circ.or.jp/cms/wp-content/uploads/2020/07/JCS2020_Ogino.pdf．2024年10月閲覧より転載）

因になり得る。偽腔内に大量の血栓が形成されればDICや炎症反応の上昇がみられる。

2 初期診断

大動脈緊急症を疑う場合には，素早く身体所見，バイタルサインをとり，血行動態が安定していればすぐに画像診断を行う。身体所見としては，四肢の脈拍触知，心雑音，腹部血管雑音などの有無が合併症（続発症）の早期発見につながる。心電図による心筋虚血の有無，心エコー検査による大動脈内解離フラップ，大動脈弁閉鎖不全，心嚢液の有無などを評価する。

引き続きCT検査を行い，確定診断に至る（図3）[5]。

血圧が高く疼痛が強い場合は降圧，鎮痛を図る。血液検査による炎症所見やD-dimerの測定，血液ガスによる臓器虚血を示唆する乳酸アシドーシスの有無などの評価も重要である。

単純CTと造影CTの早期相および後期相を撮像し，解離の診断ならびに形態，解離の進展と範囲，entryの同定，malperfusionの有無について正確な診断を行う。malperfusionを合併する場合，血管エコー検査も有用である。

3 初期治療

大動脈瘤破裂では救命目的の緊急手術を，急性A型解離では，緊急・準緊急手術を考慮する。急性B型解離で合併症を有する場合（complicated型）には，侵襲的治療の適応となる。一方，急性B型解離で合併症を有さない場合には保存的治療が選択されるが，その経過中に合併症を引き起こすこともあり，その場合には集学的治療が可能な施設との連携が望まれる。

complicated型急性B型解離は，「解離発生に伴い，生命を含む急性期予後に危険が及ぶ，次の①〜⑤がみられる状態」と定義される。①破裂・切迫破裂，②malperfusion，③持続する痛み，または再発する痛み，④コントロール不良の高血圧，⑤大きな大動脈径，真性瘤と一致した部位の解離合併，急速拡大・進展する大動脈解離。complicated型急性B型解離は，B型解離全体の約25％に認められ，①と②では至急の侵襲的治療が必要で，③〜⑤においても早急な侵襲的治療を検討すべきとされている。

腹部大動脈破裂で意識のある患者においては，手術まで輸液を制限した低血圧管理（目標収縮期血圧70〜90 mmHg）が推奨されている。

大動脈解離の急性期において回避すべきことは，破裂やmalperfusionによる臓器不全，解離の進展や再解離であり，血圧，心拍数，疼痛などのコントロールと安静が重要である。循環動態のモニターとしてモニター心電図，末梢動脈圧ライン，中心静脈ラインが準備され，このモニタリング下で，臓器血流が阻害されない範囲で目標とする心拍数・血圧値が得られるよう細かい調整を行う。急性期には，禁忌がない限り早期にβ遮断薬の静注にて心拍数を60 bpm未満を目標とし，収縮期血圧100〜120 mmHgの厳格な血圧管理が望まれる。

β遮断薬を使用できない場合は，非ジヒドロピリジン

系 Ca 拮抗薬により心拍数コントロールを行い，心拍数コントロールの後に血圧 120 mmHg 以下を達成できない場合は他の Ca 拮抗薬や ACE 阻害薬，ARB などの降圧薬を併用することで，血圧をコントロールする。

超急性期は静注剤による血圧，心拍数のコントロールが調節性に優れているため推奨されるが，発症 1 日目以降は β 遮断薬の経口剤あるいは貼付剤を開始・併用してもよい。

降圧と同時に，持続する痛みに対しては迅速に鎮痛，鎮静を図り，反応性の心拍数・血圧の上昇を抑える。適切な静注オピオイドによる鎮痛で心拍数や血圧のコントロールが容易となる。

急性大動脈解離に伴い，全身性炎症反応症候群（systemic inflammatory response syndrome, SIRS）が起こり CRP が上昇する。急性解離関連の呼吸不全は大動脈周囲の炎症に伴う胸水と臥床による無気肺などが関与しているが，炎症反応が高度になると SIRS を呈し，急性の肺傷害を合併することがある。

また，DIC を合併することもある。破裂による大量出血や偽腔内での血栓形成によることが多いが，急性期に偽腔への血流によって凝固の活性化や二次的な線溶系の亢進が起こり，凝固因子やフィブリノゲン，血小板などが減少し，術後経過の悪化や合併症の発生につながることもある。

安静度については，破裂や解離の進展の可能性が高いとされる 24 時間以内は安静を必要とする。その後は，合併症のリスクが低い症例においては，早期のリハビリテーションによる離床を心がける。

■ 詳細は以下のガイドラインを参照

大動脈瘤・大動脈解離診療ガイドライン
（2020 年改訂版）[5]
JCS/JSCVS/JATS/JSVS 2020 Guideline on Diagnosis and Treatment of Aortic Aneurysm and Aortic Dissection

---

Ⅲ 心筋炎

心筋炎（myocarditis）は心筋を主座とした炎症性疾患であり，様々な病態が含まれる疾患群である。感染，薬物への曝露，免疫系の賦活化などの結果として生じ，炎症細胞浸潤と心筋細胞傷害を病理学的な特徴とする。心膜まで炎症が及ぶと，心膜心筋炎と呼ばれる。心筋炎の臨床像や臨床経過は幅広いスペクトラムを呈することを認識する必要がある。病因分類は感染性と非感染性に大別され，感染性としてはウイルスが最多であり，非感染性として薬物・ワクチンを含む化学物質，膠原病やサルコイドーシスなどの全身性疾患，過敏性反応，放射線などが挙げられる[6]。

本項では，急性心筋炎に焦点を当てて解説する。急性心筋炎は，発症から 30 日未満で，心筋生検で活動性心筋炎の特徴を有する心筋炎であるが，心筋生検を施行できない場合においても，通常は高感度心筋トロポニンの上昇を伴い，発症から 30 日未満に施行された心臓 MRI で浮腫を示唆する所見を認める。

1 症状

急性期・慢性期を問わず，心筋炎に特異的な症状・徴候はない。初診医が症状・徴候から心筋炎の存在を疑うことが重要である。ウイルス性心筋炎においては，感冒様症状を伴う胸部症状などを呈する患者に対し心筋炎の可能性を疑い，その後の検査につなげることが，早期発見の鍵となる。

症状・徴候は，無症候性のものから，心原性ショックや致死性不整脈により突然死に至るものまで多様である。経過についても，感冒様症状から 2 週間程度で自然治癒するものから，短期間で血行動態が破綻し致死的な経過を至る劇症型心筋炎まで様々である。急性心筋炎の症状は，感冒様症状（呼吸器・消化器症状）と心症状がしばしば併存する。先行する感冒様症状は，生検で心筋炎が証明された患者の 36〜89% で報告されており[7]〜[9]，感冒様症状（悪寒，発熱，頭痛，筋肉痛，関節痛，倦怠感）や呼吸器症状（咽頭痛，咳），消化器症状（食思不振，嘔気・嘔吐，下痢）の後，数日〜数週間の経過で心症状（胸痛，心不全，不整脈）が出現することが多い。

感染を反映する徴候として，発熱や頻脈が見られる。心不全に関しては，低心拍出徴候としての頻脈，低血圧，手足の冷感，左心不全徴候としての低酸素血症，Ⅲ音やⅣ音の聴取（奔馬調律），湿性ラ音が認められる。右心不全徴候としての頸静脈怒張，肝腫大，末梢浮腫が認められることもある。炎症が心外膜に波及し心膜炎を合併した際は，心膜摩擦音を聴取することがある。また，心音の減弱を聴取する際は，心膜液の貯留や心機能の著しい低下（循環虚脱）を反映している可能性がある。不整脈を示唆する所見として，脈の異常（不整脈，徐脈，頻脈）が認められる。

2 初期検査・診断

急性心筋炎の診断アルゴリズムを図 4 に示す[6]。

1 血液検査

症状・徴候から心筋炎が疑われる患者では，血液検査

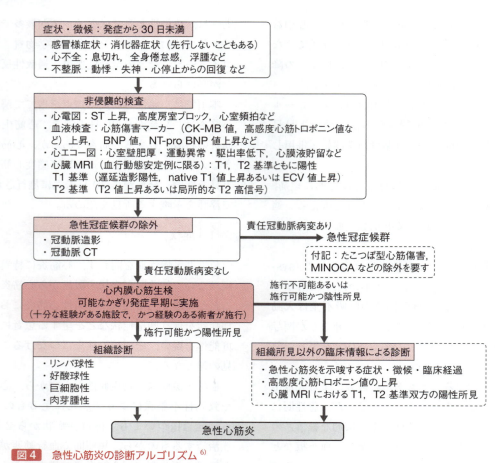

図4 急性心筋炎の診断アルゴリズム[6]
MINOCA, myocardial infarction with non-obstructive coronary arteries
（日本循環器学会．2023年改訂版 心筋炎の診断・治療に関するガイドライン．https://www.j-circ.or.jp/cms/wp-content/uploads/2023/03/JCS2023_nagai.pdf．2024年10月閲覧より転載）

を行う．心筋炎を診断するための特異的な血液検査・バイオマーカーは存在しないが，炎症マーカー，心筋傷害マーカー，心不全マーカーは診断の一助となる．とくに，心筋トロポニンは，高感度心筋トロポニンT 0.05 ng/mLをカットオフ値とした際に，心筋炎の診断感度83％，特異度80％との報告がある．

2 心電図

急性冠症候群との鑑別に12誘導心電図が有用である．心膜炎ではPR低下（aVR誘導はPR上昇）を認めるが，急性冠症候群では稀である．典型的な心筋炎のST上昇は，凹状で，冠動脈支配に一致しない広範な誘導で認められ，鏡面変化を伴わないことが多い．しかしながら，急性心筋炎においても限局的なST上昇を呈することがあり，ST上昇型急性心筋梗塞と酷似することがある．また，急性心筋炎ではST上昇が正常化した後に，T波の陰転化が生じることが多い．

3 心エコー図

経胸壁心エコー図検査は，急性心筋炎を疑う場合や診断後において，必須の検査法である．典型的な所見は，心筋の炎症部位に一致した壁肥厚と壁運動低下，心内腔の狭小化，心膜液貯留である．心室壁肥厚と壁運動低下は心筋の間質浮腫や炎症細胞浸潤を反映した一過性の変化であり，急性期を過ぎて回復期に至れば改善することが多い．

4 心臓カテーテル検査

急性心筋炎が疑われる場合，診断的価値が高い急性期に，心臓カテーテル検査を行う．まず冠動脈造影で急性冠症候群を除外し，必要に応じて右心カテーテル検査による血行動態評価，心内膜心筋生検を行う．心内膜心筋生検は，心筋炎と確定診断する唯一の検査法であり，治療の一助と予後の推定に寄与する．心筋生検がとくに考慮される臨床シナリオは以下の通りである．

①重症心不全あるいは心原性ショックを伴う急性心筋炎，②急性心不全，心室不整脈あるいは高度房室ブロックを伴う急性心筋炎，③末梢血好酸球増多症を伴う急性心筋炎，④免疫チェックポイント阻害薬による急性心筋炎，⑤慢性活動性心筋炎あるいは慢性炎症性心筋症が疑われる．

3 初期治療

「血行動態の破綻を急激にきたし，致死的経過をとる急性心筋炎」とされる劇症型心筋炎を念頭に置いて，治療を行う。劇症型心筋炎は発症初期より血行動態の破綻をきたす例もある一方で，軽度な初期症状でも，急速に劇症化へ向かう症例が存在することをまず認識すべきである。その病状変化は日単位から，時に時間単位で進行するため，治療が手遅れにならぬよう厳密な病状のモニタリングを続けることが必要である。

薬物による血行動態維持は一般の急性心不全治療と同様であり，利尿薬，血管拡張薬，強心薬などが用いられる。心ポンプ失調に対してはドブタミンやホスホジエステラーゼ（phosphodiesterase, PDE）Ⅲ阻害薬が第一選択となり，低灌流に加えて低血圧を呈する患者に対しては，昇圧作用を持つノルアドレナリンやドパミンが併用される。静注強心薬によっても心原性ショックから離脱できない症例では，大動脈内バルーンパンピング（intra-aortic baloon pumping, IABP）や IMPELLA，経皮的心肺補助装置（extracorporeal membrane oxygenation, ECMO）などの補助循環の使用を躊躇すべきではない。場合によっては体外設置型補助人工心臓（ventricular assist device, VAD）のシステムに移行することも考慮する。

劇症型心筋炎における死亡の多くは急性期に発生するため，極期を乗り切れば自然軽快が期待できるため，急性期管理では心筋炎による血行動態の破綻を回避し，自然回復の時期までいかに橋渡しするかが最も重要な治療戦略となる。

■ 詳細は以下のガイドラインを参照

心筋炎の診断・治療に関するガイドライン
（2023 年改訂版）[6]
JCS 2023 Guideline on Diagnosis and Treatment of Myocarditis

Ⅳ 不整脈

不整脈（arrythmia）は，徐脈，頻脈，調律の異常によるものに大きく分けられる。徐脈と頻脈は，心拍数によって分けられ，心拍数 50 bpm 未満を徐脈，100 bpm を超えるものを頻脈とされる。調律の異常については，期外収縮などの一時的なものや，心房粗動や心房細動など長く続くものもある。洞調律でその他の不整脈を合併していない場合には，心拍数が 40 bpm 台の徐脈や，120 bpm 台の頻脈であっても，不整脈自体はほとんど問題とならないことが多い。不整脈を見た際には，徐脈や頻脈の原因をしっかり検索すること，患者の病態とあわせて評価することがとくに重要である。

不整脈の重症度を測る際には，心房が原因の不整脈か，心室が原因の不整脈かを見極める必要がある。心房が原因の不整脈であった場合，短時間で死に直結することは極めて稀であるが，心室性の不整脈の場合には死に直結する場合も多くあるため，迅速な対応が必要となる。具体的には，心室頻拍や心室細動の他に，Mobitz 型 2 度房室ブロックや 3 度房室ブロックなどが，緊急対応が必要となり得る心室が原因の不整脈として挙げられる。

1 徐脈

徐脈性不整脈としては，主なものとして洞不全症候群と房室ブロックが挙げられる。洞不全症候群は，一般的に生命予後は良好とされるが，ペースメーカの治療適応を考える上で，徐脈に伴う症状の有無は極めて重要であり，症状と併せて，循環器専門医にコンサルトを行う。

房室ブロックについては，2 度 Mobitz Ⅱ型・高度房室ブロックまたは 3 度房室ブロックが出現する場合は精査が必要である。

Mobitz Ⅱ型 2 度房室ブロック，2：1 房室ブロック，発作性房室ブロック，高度房室ブロック，完全房室ブロックを認めた際には，恒久式ペースメーカの適応判断も含めて，循環器専門医にコンサルトを行う。また，経胸壁心エコー図検査を行い，浸潤性心筋症，心内膜炎，成人先天性心疾患などの鑑別を行うことも勧められる。

2 頻脈

頻脈性不整脈としては，上室性の心房細動（atrial fibrillation, AF），心房粗動（atrial flutter, AFL），発作性上室頻拍（paroxysmal supraventricular tachycardia, PSVT）と，心室性の心室頻拍，心室細動に分けられる。心室性の頻脈は致死的になることも多く，迅速な対応が求められることが多い。

❶ 上室性頻拍

AF は臨床的に最もよく遭遇する不整脈であり，65 歳以上の高齢者に多く，心不全，脳梗塞，認知症，死亡といった合併症の危険因子となる。通常 30 秒以上持続するエピソードを臨床的な AF と診断する。

AF の治療方針に関わるのは患者の血行動態であり，心不全やショックを合併していれば，急性期治療が必要となる。血行動態の安定した AF 患者に対しては，脳梗塞のリスクを評価し，適応があれば抗凝固薬，心拍数に応じて β 遮断薬などのレートコントロール薬を投与す

る。48時間以上AFが持続していることを否定できない症例では，緊急の場合を除き，塞栓症の発症を最小限に抑える配慮が必要である。

急性期治療が必要かどうかを考慮し，アブレーションの適応となるかも含め，循環器専門医にコンサルトを行う。

AFLについては，心不全やショック，急性心筋虚血などを合併していれば，経静脈麻酔下の電気的除細動（R波同期，通常50～100 J）により速やかに停止させる。心血行動態が安定していれば，抗不整脈薬投与あるいは電気的除細動により洞調律へ復帰させる。AFLの対応については，AFに準ずる形で，症状の有無などを含め，急性期治療が必要かどうかを考慮し，循環器専門医にコンサルトを行う。

PSVTの診断に12誘導心電図は不可欠であり，頻拍中の心電図のみならず，洞調律時の心電図も重要である。PSVT中の血圧は多くの場合，一過性低下の後に回復するが，時に血行動態が破綻する場合があり，その場合はカルディオバージョンを行う（図5）[10]。

PSVTに対しては，血行動態が安定していれば，迷走神経刺激手技による停止を試みる。Valsalva手技は息こらえを10～30秒行う。迷走神経刺激が無効またはこれを行わない場合は，まずアデノシン三リン酸（ATP）の急速静注を行う。ATP 5～10 mgの急速静注で開始し，無効の場合は20 mgまで増量して反復する（高用量では頻拍停止後の徐脈が強く出る時があり，注意が必要）。ATPの半減期は10秒以下で直ちに組織に取り込まれるため，心臓に十分量の薬剤を到達させるに10～20 mLの生理食塩水などで後押しをする。ATP投与後に顔面潮紅や胸内苦悶，頭痛などが一過性に起きるので，あらかじめ患者に説明しておく。ATPは気管支収縮作用があり，気管支喘息患者では使用しない。また，ATPは洞結節を抑制する作用もあり，洞不全症候群患者への投与は慎重に行うべきである。

2 心室性頻拍

(a) 心室頻拍（ventricular tachycardia, VT）

特発性VTは「器質的心疾患を伴わないもの」と定義され，一般的に生命予後は良好とされ，治療適応は主に症状の有無で決定される。頻拍のため，心機能が低下する頻拍依存性心筋症を認める場合には，無症候でも治療を検討する。

器質的心疾患に伴うVTの基礎疾患としては，心筋梗塞，心筋症（拡張型・肥大型），不整脈原性右室心筋症，先天性心疾患，心サルコイドーシス，心臓手術後，心筋炎後，Fallot四徴症をはじめとする先天性心疾患などが挙げられる。持続性心室頻拍は不整脈による失神や突然死の主要因であり，とくに基礎心疾患により心機能低下

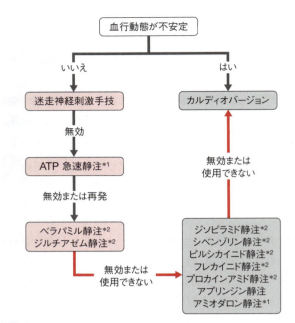

図5 narrow QRSを示す発作性上室頻拍停止のフローチャート[10]

*1：保険適用外，*2：心不全例を除く。
（日本循環器学会/日本不整脈心電学会．2020年改訂版 不整脈薬物治療ガイドライン．https://www.j-circ.or.jp/cms/wp-content/uploads/2020/01/JCS2020_Ono.pdf．2024年10月閲覧より転載）

を伴う場合には突然死のリスクが高くなる。血行動態が不安定な場合は，心肺蘇生の手順に従って2相性で150 J以上の直流通電ショックを実施し，抗不整脈薬としてはアミオダロンあるいはニフェカラントの静脈内投与を考慮する（図6）[10]。これらの薬剤が無効または使用できない場合は，代替薬としてリドカインの静脈内投与を考慮する。

血行動態が不安定な持続性心室頻拍の再発予防には，ICDの植込みが第一選択となるため，循環器専門医にコンサルトを行う。

血行動態がある程度安定している場合には，12誘導心電図を記録し，血行動態に十分注意した上で薬物治療を考慮してもよい。並行して身体所見および検査所見から器質的心疾患に関する精査を進める。

(b) 多形性心室頻拍（torsade de pointes, TdP）

QT延長症候群（LQTS）は，QT間隔の延長とtorsade de pointesと呼ばれる多形性心室頻拍を認め，失神や突然死を引き起こす症候群である。逆にいえばTdPのような特徴的な多形性心室頻拍の患者を診た場合は，その背景疾患としてLQTSを考えなくてはならない。

TdPは自然停止する場合はめまい，ふらつきや失神（意識消失）発作として自覚されるが，自然停止せず心室細動に移行した場合は直ちに心肺蘇生と電気的除細動が必要となる。低K血症はTdP発生を助長するので，

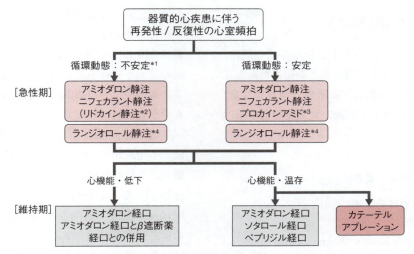

図6 器質的心疾患に合併する再発性/反復性の心室頻拍に対して使用される薬物の選択[10]

*1: 血行動態が不安定の場合は，すみやかに電気的除細動を施行できる環境下で薬剤を使用
*2: 他の抗不整脈薬が使用できない場合の代替薬
*3: 持続性単形性心室頻拍の場合に限る
*4: 少量から漸増して使用する

（日本循環器学会/日本不整脈心電学会．2020年改訂版 不整脈薬物治療ガイドライン．https://www.j-circ.or.jp/cms/wp-content/uploads/2020/01/JCS2020_Ono.pdf．2024年10月閲覧より転載）

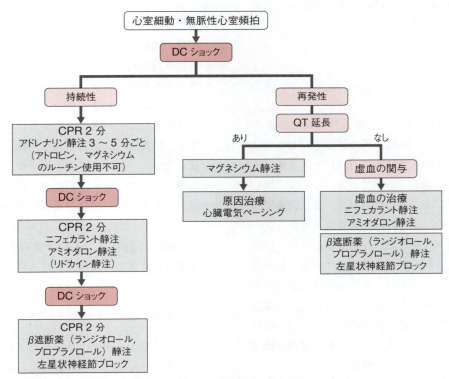

図7 心室細動・無脈性心室頻脈に対する治療のフローチャート[10]

（日本循環器学会/日本不整脈心電学会．2020年改訂版 不整脈薬物治療ガイドライン．https://www.j-circ.or.jp/cms/wp-content/uploads/2020/01/JCS2020_Ono.pdf．2024年10月閲覧より転載）

できるだけ血清K値≧4.0 mEq/Lを目標に是正する。

(c) 心室細動（ventricular fibrillation, VF）

VFは心停止の要因となる致死性不整脈の中で最も予後が悪い。発症には多彩な病態が関与するが，成人における一般的な原因は心原性と非心原性に大別される。

VFに対しては，直ちに心肺蘇生（cardiopulmonary resuscitation, CPR）を施行する。治療のフローチャートを図7[10]に示す。バソプレシン併用，マグネシウムのルーチン使用は推奨されないが，QT延長に関連する多形性VTにはマグネシウムを考慮してもよい。

V 心臓突然死の危険因子

重要な危険因子として，VT/VF および心停止の既往，突然死の家族歴が挙げられる。突然死との関連がある冠動脈危険因子としては，高血圧，糖尿病，脂質異常症，喫煙が，関連する病態には心房細動，腎機能障害が挙げられる。

■ 詳細は以下のガイドラインを参照

不整脈の診断とリスク評価に関するガイドライン（2022 年改訂版）[11]
JCS/JHRS 2022 Guideline on Diagnosis and Risk Assessment of Arrhythmia

不整脈薬物治療ガイドライン（2020 年改訂版）[10]
JCS/JHRS 2020 Guideline on Pharmacotherapy of Cardiac Arrhythmias

不整脈非薬物治療ガイドライン（2018 年改訂版）[12]
2018 JCS/JHRS Guideline on Non-Pharmaco-therapy of Cardiac Arrhythmias

VI 弁膜症

弁膜症（valvular disease）の治療方針は機序診断や定量評価に加え，症例ごとの臨床的な評価を総合して決定される。とくに症状の有無は治療方針に大きく影響するため，病歴の聴取は極めて重要である。心不全の既往や，合併症や治療歴に関する病歴聴取は，症状の鑑別診断ならびに治療方針の決定において重要である。

断層法ならびにドプラ法を用いた経胸壁心エコー図検査は，弁膜症の確定診断，血行動態評価，そして治療方針の決定に必須の検査法であり，弁膜症が既知または弁膜症が疑われる全例に施行されるべきである。評価項目として，弁膜症の機序，逆流・狭窄の定性ならびに定量的評価，心腔の大きさ，心機能，そして血行動態評価を含んだ総合的な検査を行うことが推奨される[13]。

1 僧帽弁閉鎖不全症（MR）

僧帽弁閉鎖不全症（mitral regurgitation, MR）は加齢により増加するが，弁尖または腱索，乳頭筋の器質的異常によって生じる一次性（器質性）と，左室や左房の拡大または機能不全に伴って生じる二次性（機能性），また発症時期により急性 MR と慢性 MR に分けられる。

器質性 MR は，発展途上国ではリウマチ性のものが多いが，先進国では僧帽弁逸脱症，高齢者や透析患者に

おける弁尖・弁輪の硬化・石灰化に伴うものなど，リウマチ性以外の器質性 MR の頻度が高くなっている。機能性 MR は，急性心筋梗塞や陳旧性心筋梗塞に伴う左室の拡大や収縮不全に起因する僧帽弁尖のテザリングによるものや，心房細動に伴う心房拡大や弁輪拡大によるものが知られている。

急性 MR の成因として，特発性あるいは感染性心内膜炎（infective endocarditis, IE），外傷性による腱索断裂，急性心筋梗塞に伴う乳頭筋断裂あるいは急性の機能性 MR などが挙げられる。重症 MR が急性に生じた際には，左室の前向き 1 回拍出量の減少を代償するために左室が過収縮となるが，十分な代償は行えない場合には低心拍出量と肺うっ血を生じ，ショック状態に陥る。一方，慢性 MR では，左室が拡大することによって総 1 回拍出量が増えて前向き 1 回拍出量の減少が代償され，低心拍出量や肺うっ血をきたさず無症状で経過することが多い。

集中治療領域では，急性 MR を見逃さないことが重要であり，同所見を疑った場合には循環器専門医にコンサルトを行う。血行動態の不安定な急性 MR 患者においては，内科的薬物療法による血管拡張薬や利尿薬を用いた前負荷・後負荷の軽減に加え，必要に応じて強心薬の投与，大動脈バルーンパンピングや経皮的心肺補助装置などのサポートによる救命，集中治療を行い，血行動態が改善した後の外科手術につなげる。

なお，二次性 MR に特異的な内科治療やフォローアップ法はない。一般の心不全・遠心性リモデリングに対する治療やフォローアップが勧められ，レニン・アンジオテンシン・アルドステロン系の阻害薬や β 遮断薬が勧められる。また，急性増悪時には早期に利尿薬を使用し，心不全軽減に努める。SGLT2 阻害薬は心不全に効果があり糖尿病合併例では効果が見込める。また，心臓リハビリテーションも有効であり，積極的に行う。

2 僧帽弁狭窄症（MS）

僧帽弁狭窄症（mitral stenosis, MS）の主病態は弁狭窄に伴う左房から左室への血液流入障害であり，左房圧が上昇することにより肺静脈圧も上昇し，呼吸困難を主とする症状が出現する。病状の進展とともに心拍出量は低下し，また肺高血圧のために右心系の拡大をきたす。

リウマチ性 MS はリウマチ熱に罹患した後，およそ 15 〜 20 年の無症状の時期を経て 45 〜 65 歳で症状を発現することが多いが，その発生率は先進国においては大幅に減少している。一方で，高齢者では弁輪石灰化などの変性による MS が増加しているが，重症化することは稀である。

MSに対する治療は，経皮的僧帽弁裂開術（percutaneous transvenous mitral commissurotomy, PTMC）あるいは手術が原則であるが，手術の適応外と判断された有症候性重症MSに対して，利尿薬，ジギタリス製剤やβ遮断薬をはじめとした心不全に対する対症療法を行うことが多い。MSは高率に心房細動を伴い，その場合は抗凝固療法が必須とされる。抗凝固療法は主にワルファリンで行い，INR 2～3を目標としてコントロールを行う。

3 | 大動脈弁閉鎖不全症（AR）

大動脈弁閉鎖不全症（aortic regurgitation, AR）は先天性または後天性の何らかの異常により，大動脈弁尖間の接合が障害されて逆流が生じる状態であり，発症時期により急性ARと慢性ARに分けられる。ARの機序としてはリウマチ性や加齢変性のように弁自体に器質的変化をきたしている場合と，弁そのものに変化がなくても上行大動脈が拡大しているために弁尖間の接合が浅くなって逆流を生じる場合がある。

急性ARはIE，大動脈解離，外傷，カテーテルインターベンション後などの急性病態に伴って弁閉鎖が障害されることで発生し，しばしば高度の逆流を生じる。左室容量負荷のため左室拡張末期圧が急激に上昇して肺うっ血を呈するとともに，前方駆出が低下して低心拍出状態を呈するため，迅速な診断と治療が必要である。一方，慢性ARでは病態の進行が緩徐のため，左室は容量負荷に対して肥大および拡大などの代償機転を取ることができる。

集中治療領域では，急性MRを見逃さないことが重要であり，同所見を疑った場合には循環器専門医にコンサルトを行う。

4 | 大動脈弁狭窄症（AS）

本邦をはじめとする先進国では，加齢に伴う大動脈弁尖の変性に基づく大動脈弁狭窄症（aortic stenosis, AS）の占める割合が最も大きく，手術を要する重症ASの80％以上を占める。ASの重症度評価は一般に大動脈弁弁口面積（aortic valve area, AVA）（＜1.0 cm^2），平均圧較差（mean pressure gradient, mPG）（≧40 mmHg），大動脈弁最大血流速度（≧4.0 m/秒）で行われる。しかしながら，重症ASでも1回拍出量が低下している場合には圧較差は増大せず，低流量低圧較差AS（low flow, low gradient AS）となることもあり，注意が必要である。重症ASと診断され，症状のある症例に対しては，臨床的手術禁忌を持つ場合や予測予後が1年未満でなければ，手術が推奨される。ASに対する直接的な内科治療はないが，高血圧を合併する場合はその治療が重要である。AS患者においては，症状出現の有無やASの

重症度のみならず，血圧コントロールにも十分注意が払われるべきであるが，過度な血圧低下を招かないように，降圧薬は低用量から開始し，漸増する必要がある。また，重症ASでは心拍出は前負荷に依存するため，前負荷を軽減する硝酸薬の使用は避ける。

大動脈弁置換術が適応となった場合に，外科的（surgical aortic valve replacement, SAVR）か経カテーテル的（transcatheter aortic valve implantation, TAVI）かの選択は，年齢，個々の外科弁・TAVI弁の耐久性データ，SAVR手技リスク，TAVI手技リスク，解剖学的特徴，併存疾患，フレイル，同時に必要な手技を鑑み，両方の治療について十分な最新の情報に基づく正しいインフォームドコンセントがなされた上で，個々の患者の価値観や希望も加味した上で，最終的には弁膜症チームでの議論を経て決定されるべきである。

5 | 人工弁置換術後

機械弁置換術後患者では全例にワルファリンによる抗凝固療法が必要となる。本邦のガイドラインでは，日本人は出血性合併症の多いことを考慮に入れて，大動脈弁位に対してはINR 2.0～2.5，僧帽弁位および塞栓症リスクのある大動脈弁位に対してはINR 2.0～3.0を推奨し，抗血小板薬の併用は推奨しないとされている。一方で，適切な抗凝固療法中であっても明らかな血栓塞栓症を発症した患者に対しては，INRを2.5～3.5にコントロールすることやアスピリンの併用を考慮してもよいとされている。また，機械弁患者に対するdirect oral anticoagulant（DOAC）は推奨されていない。

■ 詳細は以下のガイドラインを参照

2020年改訂版弁膜症治療のガイドライン[13]
JCS/JATS/JSVS/JSCS 2020 Guideline on the Management of Valvular Heart Disease

Ⅶ 末梢動脈疾患（PAD）

末梢動脈疾患（peripheral arterial disease, PAD）は冠動脈以外の末梢動脈に病変が生じる疾患の総称であり，発症時期により，急性虚血と慢性虚血に分けられる。急性虚血は，側副血行路の発達していない状態で動脈が突然閉塞し，動脈灌流が急速に低下する病態であり，血流の改善が認められない場合は臓器不全に至る[14]。一方，慢性虚血の原因は器質的な動脈病変が原因で生じることが多く，生活習慣病による動脈硬化性病変がその大半を占める。動脈病変の緩徐な進行によって発達する側

副血行路の存在が急性虚血との大きな違いである。本項では，急性期治療が重要な急性下肢虚血（acute limb ischemia, ALI）に要点を絞って記載する。

急性動脈閉塞による ALI は，迅速な診断と適切な治療を行わなければ，肢のみならず生命予後も不良となる疾患である。ALI は通常，急性発症から進行性に増悪する 2 週間以内の虚血肢であるが，心・脳血管疾患などの併存疾患や虚血再灌流障害のため，15 〜 20％という高い死亡率が報告されている。局所治療のみならず，患者の高齢化や併存疾患など，様々なリスクファクターを念頭に置いた慎重な全身管理を要する疾患である。

ALI の原因としては，塞栓子が末梢動脈を突然閉塞する塞栓症に伴うものと，血栓症に伴うものがある。塞栓症は，心原性塞栓症と非心原性塞栓症に分類される。血栓症は，閉塞性動脈硬化症などの慢性閉塞性病変が，脱水，心拍出量低下，あるいはプラークの破綻などによって急性閉塞に陥ることが多い。慢性虚血による側副血行路の発達のため，塞栓症の劇的な発症様式とは異なり，比較的緩徐な経過を呈する。

1 症状

急性に発症し進行する，患肢の疼痛（pain），知覚鈍麻（paresthesia），蒼白（pallor/paleness），脈拍消失（pulselessness），運動麻痺（paralysis/paresis）の "5P" に，虚脱（prostration）を加えて "6P" とする症状が特徴的とされる。さらに，筋肉硬直，水疱形成，壊疽を認めることがある。

身体所見では大腿・膝窩動脈の拍動や腫瘤の触診（動脈瘤の有無の確認），ドプラ法による足背・後脛骨動脈の聴診を行う。

初期病変から二次性血栓が進展すると症状はさらに悪化する。虚血に対する耐性は組織によって異なり，一般に発症から 4 〜 6 時間で神経→筋→皮膚の順で不可逆的変化に陥る。

知覚神経障害や，腓骨神経麻痺に起因する drop foot を認める場合は緊急性が高い。

2 初期診断

間歇性跛行・心疾患・不整脈・脳梗塞の既往，およびカテーテル検査・外傷・血行再建手術の病歴を聴取する。血栓溶解療法を考慮する際には脳出血や消化管出血など出血性疾患の病歴も重要である。

心電図，胸部単純 X 線写真，血算，生化学，凝固系，尿検査に加え，血中・尿中ミオグロビン，CK，LDH，血液ガス分析を行う。画像検査として血管エコー検査，心エコー図検査，造影 CT 検査を施行する。ALI は肢の

みならず生命予後も不良な疾患であり，閉塞部位の範囲，原疾患や塞栓源の精査および多発塞栓症の鑑別のため，下肢のみならず頭部から胸腹部・骨盤を含めた造影 CT 検査を可能な限り施行する。高度腎機能障害やアレルギーのため造影検査がどうしても施行不可能な場合は，単純 CT 検査だけでも動脈瘤や動脈壁石灰化などの重要な情報が得られる。

重症度分類として急性下肢虚血の分類（SVS 分類）が汎用されており，知覚障害，筋力低下，ドプラ音聴取の可否をもとに 4 群に分類される（表 2）[15], [16]。知覚神経は障害されているが，運動神経障害が軽度ないし中等度にとどまっていれば，救済可能（緊急の血行回復が必要）である一方，知覚神経・運動神経ともに高度障害を受け，かつ，足部において動脈・静脈ともにドプラ血流音を聴取しなければすでに不可逆性であることが示されている。

3 初期治療

図 8 に ALI の診断と治療のアルゴリズムを示す[14]。

ALI の診断が確定次第，禁忌でない限り，可及的速やかに未分画ヘパリン 5,000 単位あるいは 70 〜 100 単位/kg の静注を行う。ヘパリン投与によって二次血栓の進展を予防するとともに，抗炎症作用が期待される。

上記の SVS 分類で，カテゴリー IIa，IIb の症例は 6 時間以内，カテゴリー I の症例は 24 時間以内の血行再建が必要であるため，迅速に循環器専門医にコンサルトを行う。

血行再建の手段としては，手術（血栓塞栓除去術またはバイパス手術）と血管内治療（endovascular therapy, EVT）が選択肢になる。動脈硬化性疾患が合併し，手術による血栓除去が困難な場合や，患者の全身状態，時間的制約などで外科的血栓除去術が困難な場合は，EVT やハイブリッド治療での血行再建が選択される。

4 虚血再灌流障害

虚血状態の組織に血流が再開すると，局所で産生された毒性物質により局所性，全身性の重篤な障害が惹起され，虚血再灌流障害を認める。急性下肢動脈閉塞に対する血行再建後には，筋腎代謝症候群（myonephropathic metabolic syndrome, MNMS）とコンパートメント症候群に注意が必要である。

① MNMS

虚血時間が長くなると筋肉など軟部組織の細胞壊死が進行し，乳酸，カリウム，ミオグロビン，クレアチンキナーゼなどが局所に蓄積される。治療により血流が再開すると，これらの代謝物質が全身に放出され，代謝性アシドーシス，高カリウム血症，致死的不整脈，急性腎不

表2 ALIの臨床分類（SVS分類）[15], [16]

カテゴリー	予後	所見 感覚消失	所見 筋力低下	ドプラ信号* 動脈	ドプラ信号* 静脈
Ⅰ．救肢可能	即時性なし	なし	なし	聴取可能	聴取可能
Ⅱ．危機的					
a．境界型	ただちに治療すれば救肢可能	軽度（足趾のみ）またはなし	なし	（しばしば）聴取不能	聴取可能
b．即時型	即時の血行再建により救肢可能	足趾以外にも，安静時疼痛を伴う	軽度〜中等度	（通常は）聴取不能	聴取可能
Ⅲ．不可逆性	広範囲な組織欠損または恒久的な神経障害が不可避	重度〜感覚消失	重度〜麻痺（硬直）	聴取不能	聴取不能

*重症例では罹患した動脈の血流速度が非常に遅いため，ドプラ音を検出できない場合がある．動脈と静脈の血流信号の見分けが肝要である．動脈の血流信号は律動音（心拍動と同期）であるのに対して，静脈の信号はより一定で，呼吸運動に影響されたり末梢のミルキングで増強したりする（ドプラプローベで血管を圧迫しないように注意が必要）．
（Rutherford RB, et al. 1997[15]．TASC II Working Group, 日本脈管学会 編訳．2007[16]より改変して転載）

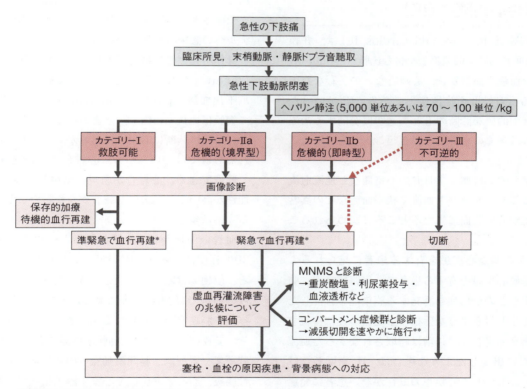

図8 急性下肢動脈閉塞の診断と治療アルゴリズム[14]
*血栓塞栓除去手術は，血管造影が可能な手術室でオーバーザワイヤー血栓除去カテーテルを用いて透視下で行う．
**内圧測定に関して，減張切開を行うカットオフ値に関して一定の見解はない．
（日本循環器学会／日本血管外科学会．2022年改訂版 末梢動脈疾患ガイドライン．https://www.j-circ.or.jp/cms/wp-content/uploads/2022/03/JCS2022_Azuma.pdf．2024年10月閲覧より転載）

全，呼吸不全などの重篤な多臓器障害を引き起こす．MNMSの発症予防や治療として確立された方法はなく，予兆があれば重炭酸塩や利尿薬の投与を行い，乏尿やカリウム高値を認めれば血液透析の導入を考慮する．

2 コンパートメント症候群

虚血によって障害された組織に血流が再開すると，筋肉などの組織の浮腫が生じ，筋膜に囲まれたコンパートメントの内圧が上昇して，組織の灌流圧が低下し虚血が

進行する。患肢の疼痛や腫脹から本症候群が疑われた場合には，必要に応じて各コンパートメントの内圧を測定して診断を確定する。筋組織の内圧は通常 8 mmHg 以下であり，20 〜 30 mmHg 以上で本症候群と診断する。本症候群による虚血が 6 〜 12 時間以上持続すると，筋肉や神経に不可逆的な変化が生じる。したがって，本症候群と診断された場合には，発症から 6 時間以内の可及的早期に筋膜切開を施行する必要がある。筋膜切開後は感染や切開創治癒遅延などに留意して管理を行う。

■ 詳細は以下のガイドラインを参照

末梢動脈疾患ガイドライン（2022 年改訂版）[14]
JCS/JSVS 2022 Guideline on the Management of Peripheral Arterial Disease

Ⅷ 感染性心内膜炎（IE）

感染性心内膜炎（infective endocarditis, IE）は，弁膜や心内膜，大血管内膜に細菌集簇を含む疣腫（vegetation）を形成し，菌血症，血管塞栓，心障害などの多彩な臨床症状を呈する全身性敗血症性疾患である。IE はいったん発症すると，的確な診断のもと，適切に奏効する治療を行わなければ多くの合併症を引き起こし，死に至ることもある[17]。

疣腫は房室弁の心房側，半月弁の心室側など逆流血流が当たるところや，シャント血流や狭窄血流などの異常ジェット血流が心内膜面に当たるところに認められることが多い。

IE は何らかの基礎心疾患を有する患者に見られることが多い。基礎心疾患を有する患者で，尿路感染症，肺炎，蜂窩織炎などの菌血症を誘発する感染症を合併したり，菌血症を生じ得るような手技や小処置の後に持続する不明熱を訴える場合や，以前は聴取されなかった逆流性雑音が新たに出現したような場合は，IE を疑わなければならない。しかし，心疾患の既往がない患者に発症することもあり，疑わしい場合は常に IE の可能性を念頭に置いて診断にあたることが重要である。

IE の診断は，敗血症に伴う臨床症状，血液中の病原微生物の確認，疣腫をはじめとした感染に伴う心内構造の破壊の確認に基づいてなされる。

1 症状・臨床所見

IE の臨床経過には多様性があり，急速に心不全が悪化する症例も，慢性の経過をたどる症例もある。慢性例は従来，亜急性 IE と呼ばれ，発熱が軽微で，IE に特異的な症状が少なく，心不全症状も軽い。しかし，IE の 90％に及ぶほとんどの症例では発熱が認められ，寒気や震戦など急性炎症に由来する症状や，食欲不振および体重減少，易疲労感など慢性炎症による症状を伴う。また，高齢者や免疫能が低下した症例では。発熱を含めた典型的症状を欠く場合がある。発熱がなくても，高リスクの患者や血液培養陽性患者では注意深い観察が必要である。

観血的な歯科治療や外科手術など，誘因となる病歴が発熱以前に存在する症例は約 25％に過ぎないが，僧帽弁逸脱を含めた弁膜症や先天性心疾患を過去に指摘された症例に発熱が認められた際には，診断的価値が高い。

慢性的に経過した症例では，脳梗塞や一過性脳虚血発作，腎梗塞や脾梗塞，腸腰筋膿瘍など塞栓症に伴う症状，関節痛や筋肉痛，糸球体腎炎など免疫複合体病の症状で発見されることも少なくない。近年，糖尿病，癌などの悪性疾患，免疫抑制をきたす病態や治療に伴う IE が増加している。また，腎不全に対する血液透析，ペースメーカや植込み型除細動器のリードや，血管内の留置カテーテルへの感染も増加している。

身体所見としては，肝脾腫，手掌や足底の無痛性紅斑（Janeway 疹），有痛性皮疹である Osler 斑，点状出血斑，爪下出血斑（splinter hemorrhage）を，眼底所見として網膜出血斑（Roth 斑）を認めることがある。これらの身体所見は診断に有用ではあるが，多くの症例で認められるわけではない。一方，心雑音は 80％を超える症例で聴取できる。心雑音が新規に出現した症例は IE の可能性が高いが，過去に心雑音がなかったことを証明できる症例は多くない。

血管合併症として，脳動脈などへの塞栓症は症例の 30％程度に見られ，IE 診断の初発症状となることがある。脳梗塞は左心系弁膜症に伴って生じ，IE の 80％程度の症例で脳 MRI 検査に何らかの異常があり，50％の症例で脳梗塞が認められるが，その多くは無症候性である。脳梗塞に加えて，冠動脈塞栓症による急性心筋梗塞，脾梗塞や腎梗塞，腸間膜動脈への塞栓症で発症する虚血性腸炎，右心系弁膜症や心室中隔欠損症では肺塞栓症が合併するが，四肢の末梢動脈の塞栓症や腸腰筋への塞栓で生じる腸腰筋膿瘍などもある。

2 初期診断

IE の病像は多岐にわたるため，実臨床では，素因，発症契機，症状，画像診断，血液培養所見，臨床経過などを総合的に判断して診断を確定する。その際，修正 Duke 診断基準が参考になる（表3）[18]。Duke 診断基準を用いた際の診断感度は 80％とされるが，病初期の感度はさらに低く，とくに，膿瘍形成例，人工弁置換術後

循環 **Ⅲ**

表3 IE の診断基準（修正 Duke 診断基準）[18]

【確診】

    病理学的基準

        （1）培養，または疣腫，塞栓を起こした疣腫，心内膜膿瘍の組織検査により病原微生物が検出されること，または

        （2）疣腫や心内膿瘍において組織学的に活動性心内膜炎が証明されること

    臨床的基準

        （1）大基準2つ，または

        （2）大基準1つおよび小基準3つ，または

        （3）小基準5つ

【可能性】

    （1）大基準1つおよび小基準1つ，または

    （2）小基準3つ

【否定的】

    （1）IE 症状を説明する別の確実な診断，または

    （2）IE 症状が4日以内の抗菌薬投与により消退，または

    （3）4日以内の抗菌薬投与後の手術時または剖検時に IE の病理学的所見を認めない，または

    （4）上記「可能性」基準にあてはまらない

*基準の定義

［大基準］

● IE を裏づける血液培養陽性

  ▶ 2回の血液培養で IE に典型的な以下の病原性微生物のいずれかが認められた場合

    • Streptococcus viridans, *Streptococcus bovis*, (*Streptococcus gallolyticus*), HACEK グループ, *Staphylococcus aureus*, または他に感染巣がない状況での市中感染型 *Enterococcus*

  ▶ 血液培養が IE に矛盾しない病原微生物で持続的に陽性

    • 12時間以上間隔をあけて採取した血液検体の培養が2回以上陽性，または

    • 3回の血液培養のすべて，または4回以上施行した血液培養の大半が陽性（最初と最後の採血間隔が1時間以上あいていること）

  ▶ 1回の血液培養でも *Coxiella burnetii* が検出された場合，または抗Ⅰ層 IgG 抗体価800倍以上

● 心内膜障害所見

  ▶ IE の心エコー図所見（人工弁置換術後，IE 可能性例，弁輪部膿瘍合併例では TEE が推奨される。その他の例ではまず TTE を行う。）

    • 弁あるいはその支持組織の上，または逆流ジェット通路，または人工物の上にみられる解剖学的に説明のできない振動性の心臓内腫瘤，または

    • 膿瘍，または

    • 人工弁の新たな部分的裂開

  ▶ 新規の弁逆流（既存の雑音の悪化または変化のみでは十分でない）

［小基準］

● 素因：素因となる心疾患または静注薬物常用

● 発熱：38.0 ℃以上

● 血管現象：主要血管塞栓，敗血症性梗塞，感染性動脈瘤，頭蓋内出血，眼球結膜出血，Janeway 発疹

● 免疫学的現象：糸球体腎炎，Osler 結節，Roth 斑，リウマチ因子

● 微生物学的所見：血液培養陽性ではあるが上記の大基準を満たさない場合*，または IE として矛盾のない活動性炎症の血清学的証拠

    *コアグラーゼ陰性ブドウ球菌や IE の原因菌とならない病原微生物が1回のみ検出された場合は除く

（文献18より改変して転載）

例，ペースメーカ植込み後例では，心エコー図検査で明瞭な像が得られないことがあることから，診断感度が低下する。

血液培養は，好気用と嫌気用の2本を1セットとし，各ボトルに推奨された血液量を用いる（通常10 mL）。IE は持続的な菌血症を呈することを特徴の一つとし，複数回の血液培養で同一菌種が検出されることで診断される。培養は少なくとも3セット提出する。

心エコー図検査は，IE の診断，治療，フォローアップ，予後推定などにおいて最も重要な役割を果たしている。IE を疑う場合は，血液培養陰性例も含めて，全例で心エコー図検査を行うべきである。

3 初期治療

IE 治療では，原因菌を死滅させ再発を防ぐために，殺菌的な抗菌薬が選択され，高用量で長期の抗菌薬治療が行われる。また，原因菌を判明させることが非常に重要である。治療成績には，診断までの期間や宿主の免疫

能，原因菌の病原性（菌種），病変の進展（弁輪部膿瘍や心内膿瘍形成など）や弁逆流の程度，心不全や腎障害などの臓器障害に加えて，外科治療がその実施タイミングを含めて大きく関わっている。宿主の病態に配慮した集約的治療を行うには，複数の領域が関わる必要があり，抗菌薬治療では，感染症医や薬剤師の果たす役割も大きい。

■ 詳細は以下のガイドラインを参照

感染性心内膜炎の予防と治療に関するガイドライン（2017年改訂版）[17]
Guidelines for Prevention and Treatment of Infective Endocarditis（JCS 2017）

■ 文献

1）日本循環器学会．急性冠症候群ガイドライン（2018年改訂版）．Available from: https://www.j-circ.or.jp/cms/wp-content/uploads/2018/11/JCS2018_kimura.pdf

2）Killip T 3rd, Kimball JT. Treatment of myocardial infarction in a coronary care unit. A two year experience with 250 patients. Am J Cardiol 1967;20:457-64.

3）MDCalc. TIMI Risk Score for UA/NSTEMI. Available from: https://www.mdcalc.com/calc/111/timi-risk-score-ua-nstemi

4）MDCalc. GRACE ACS Risk and Mortality Calculator. Available from: https://www.mdcalc.com/calc/1099/grace-acs-risk-mortality-calculator

5）日本循環器学会，日本心臓血管外科学会，日本胸部外科学会，日本血管外科学会．2020年改訂版 大動脈瘤・大動脈解離診療ガイドライン．Available from: https://www.j-circ.or.jp/cms/wp-content/uploads/2020/07/JCS2020_Ogino.pdf

6）日本循環器学会．2023年改訂版 心筋炎の診断・治療に関するガイドライン．Available from: https://www.j-circ.or.jp/cms/wp-content/uploads/2023/03/JCS2023_nagai.pdf

7）Caforio AL, Marcolongo R, Basso C, et al. Clinical presentation and diagnosis of myocarditis. Heart 2015;101:1332-44.

8）Caforio AL, Calabrese F, Angelini A, et al. A prospective study of biopsy-proven myocarditis: prognostic relevance of clinical and aetiopathogenetic features at diagnosis. Eur Heart J 2007;28:1326-33.

9）Hufnagel G, Pankuweit S, Richter A, et al. The European Study of Epidemiology and Treatment of Cardiac Inflammatory Diseases(ESETCID). First epidemiological results. Herz 2000;25:279-85.

10）日本循環器学会，日本不整脈心電学会．2020年改訂版 不整脈薬物治療ガイドライン．Available from: https://www.j-circ.or.jp/cms/wp-content/uploads/2020/01/JCS2020_Ono.pdf

11）日本循環器学会，日本不整脈心電学会，日本心臓病学会．2022年改訂版 不整脈の診断とリスク評価に関するガイドライン．Available from: https://www.j-circ.or.jp/cms/wp-content/uploads/2022/03/JCS2022_Takase.pdf

12）日本循環器学会，日本不整脈心電学会，日本胸部外科学会，他．不整脈非薬物治療ガイドライン（2018年改訂版）．Available from: https://www.j-circ.or.jp/cms/wp-content/uploads/2018/07/JCS2018_kurita_nogami.pdf

13）日本循環器学会，日本胸部外科学会，日本血管外科学会，他．2020年改訂版 弁膜症治療のガイドライン．Available from: https://www.j-circ.or.jp/cms/wp-content/uploads/2020/04/JCS2020_Izumi_Eishi.pdf

14）日本循環器学会，日本血管外科学会．2022年改訂版 末梢動脈疾患ガイドライン．Available from: https://www.j-circ.or.jp/cms/wp-content/uploads/2022/03/JCS2022_Azuma.pdf

15）Rutherford RB, Baker JD, Ernst C, et al. Recommended standards for reports dealing with lower extremity ischemia: Revised version. J Vasc Surg 1997;26:517-38.

16）TASC II Working Group，日本脈管学会 編訳．下肢閉塞性動脈硬化症の診断・治療指針II．メディカルトリビューン 2007.

17）日本循環器学会，日本心臓病学会，日本心エコー図学会，et al；合同研究班参加学会．感染性心内膜炎の予防と治療に関するガイドライン（2017年改訂版）．Available from: https://www.j-circ.or.jp/cms/wp-content/uploads/2017/07/JCS2017_nakatani_h.pdf

18）Li JS, Sexton DJ, Mick N, et al. Proposed modifications to the Duke criteria for the diagnosis of infective endocarditis. Clin Infect Dis 2000;30:633-8.

Ⅲ　循環

6　薬物管理

三角香世

> **目標**
> - 循環器集中治療領域で使用される薬剤とその作用機序を理解する
> - 病態に合わせて迅速かつ適切な薬剤選択ができるようになる
> - ICUでの適切な循環管理を遂行する

Key words 強心薬，血管拡張薬，血管収縮薬，抗凝固薬，抗不整脈薬，循環作動薬，心原性ショック，心不全，利尿薬

はじめに

　循環器集中治療領域において extracorporeal membrane oxygenation（ECMO），IMPELLA などの補助循環デバイスや多くの治療デバイスが登場している。しかし，循環器診療の基本は薬物治療である。ICU に入室する循環器疾患患者は重症かつ様々な臨床背景を抱えており，患者背景に合わせた適切な薬剤選択および，薬剤の用量調整を行う必要がある。本項では診療ガイドラインに即した薬剤の使用方法を解説する。

Ⅰ　急性心不全の薬物治療

　急性心不全を生じる原因疾患は様々であるが，病態は①急性心原性肺水腫，②全身的な体液貯留（溢水），③低心拍出による低灌流（心原性ショックを含む）の 3 つの病態に分類できる[1]。それぞれ，クリニカルシナリオ（clinical scinario, CS）分類の 1, 2, 3 の病態に相当する[2]。完全に 3 つには分類できず複合した病態も多いため，どの病態が主体であるかを評価し，循環維持に適切な薬剤を選択して投与する。

　急性心不全は，急速に心原性ショックや心肺停止に移行する可能性のある切迫した病態であり，早急に循環動態と呼吸状態の安定化を図る必要がある（図 1）[1]~[3]。病態の把握は，心不全の症状，体重変化，胸部 X 線や心エコー検査などから，CS 分類および Nohria-Stevenson 分類を用いて行う[3]。ただし，評価が不十分と判断した場合には肺動脈カテーテルを用いた血行動態把握（Forrester 分類）[4]を追加する。血圧低下をきたし

た循環不全やショック症例では，原因疾患の治療と並行して循環維持を図る目的で迅速に循環作動薬を投与する。

1　利尿薬

　利尿薬は心不全および ICU で体液過剰状態にある患者にとって重要かつ不可欠な薬剤である。利尿効果の即効性と確実性から静脈投与のループ利尿薬が治療の主体となるが，単独で十分な利尿が得られない場合には，異なる作用機序の利尿薬との併用が有用である。

1　ループ利尿薬

　ヘンレループ上行脚の $Na^+/K^+/2Cl^-$ 共輸送体に作用し，Na^+，K^+，Cl^- の再吸収を阻害して Na 利尿を生じる。ループ利尿薬は強力な利尿作用と効果の即効性から，心不全患者のうっ血に使用できる唯一のクラス I 治療薬である[1],[5],[6]。初回投与量はフロセミドを 20 ～ 40 mg で開始し，最大 240 mg まで増量が可能である。腎機能障害や低アルブミン血症，低 Cl 血症ではループ利尿薬の効果が減弱するため，用量調整が必要である。ループ利尿薬の投与用量（低用量 vs. 高用量）と投与方法（間欠 vs. 持続）の選択については，臨床症状と腎機能の悪化の両者で各群に有意差は認められておらず[7]，病態に合わせて投与量と投与方法を選択するのがよい。

2　アセタゾラミド

　近位尿細管での炭酸脱水酵素の働きを阻害して，Na^+ 再吸収と H^+ の排泄を抑制することで利尿効果を発揮する。アセタゾラミド単独での利尿効果は乏しいが，フロセミドと併用することで Na 利尿が得られる。急性心不全患者に対するアセタゾラミドとループ利尿薬投与の併

195

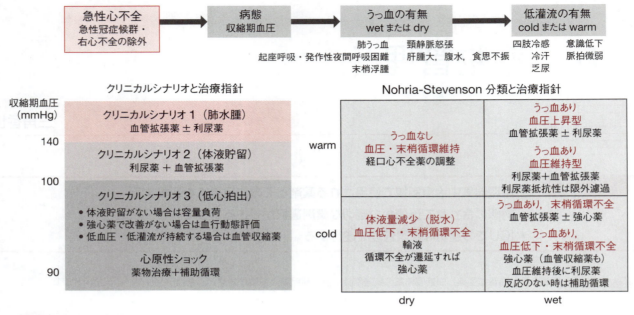

図1 急性心不全の初期対応から急性期病態に応じた治療の基本方針[1)〜3)]
(日本循環器学会/日本心不全学会．急性・慢性心不全診療ガイドライン(2017年改訂版)．https://www.j-circ.or.jp/cms/wp-content/uploads/2017/06/JCS2017_tsutsui_h.pdf．2024年10月閲覧より転載)

用が，高いNa利尿作用とうっ血除去効果を示すことが報告されている[8)]。

③ カリウム保持性利尿薬

カリウム保持性利尿薬であるアルドステロン拮抗薬は集合管にあるアルドステロン受容体への結合を阻害し，Na^+-K^+交換部位でのNa^+の再吸収と水の排泄を促進する。利尿効果は弱いが，左室駆出率が低下した慢性心不全患者の生命予後を改善するため使用される。

④ 水利尿薬（バソプレシンV_2受容体拮抗薬）

バソプレシン（抗利尿ホルモン）が集合管にあるバソプレシンV_2受容体を遮断することで，強力な水利尿作用を示す。内服と点滴から選択が可能である。血管内脱水をきたしにくく，腎機能を低下させずに血行動態を維持しながらうっ血の症状を緩和する[9)]。ただし，RCTで長期予後を改善したとの報告はない[10)]。副作用として血清Naの上昇がある。ICUでは口渇を訴えることができない患者が多いため，連日の血清Na値のモニターが必須である。

⑤ SGLT2阻害薬

利尿薬には分類されないが，近位尿細管に作用しグルコースとNaの再吸収を阻害して，尿糖排泄と同時に利尿効果を示す。慢性心不全での予後改善効果は多くの研究で明らかとなっているが，急性期からの投与で予後改善効果が示される試験も出てきており[11),12)]，今後は急性心不全に積極的に使用される可能性がある。

2 血管拡張薬

血管拡張薬（硝酸薬，カルペリチドなど）は末梢血管および肺動脈血管を拡張することで前負荷と後負荷を軽減し，急性心不全の速やかな症状緩和効果があり心不全の第一選択薬として使用される。使用する場面は主にCS1に相当する急性心原性肺水腫，すなわち血圧が保たれておりvolume central shiftによる前負荷増大と肺うっ血が主体の病態である。収縮期血圧90 mmHg未満の心原性ショック患者への使用は控えるべきである。

3 強心薬，昇圧薬

心原性ショックは低心拍出による臓器低灌流，すなわちCS3またはNohria-Stevenson分類でいうwet & coldの病態にある（図1）[1),3)]。循環動態は，平均動脈圧(mean atrial pressure, MAP) ＝心拍出量(cardiac output, CO) ×全身血管抵抗(systemic vascular resistance, SVR)，CO＝1回心拍出量(stroke volume, SV) ×心拍数(heart rate, HR)，1回心拍出量は前負荷，後負荷，心収縮力で規定される。循環維持を図るため，病態に合わせて適切な薬剤を選択し治療する。主に強心薬を使用するが，平均動脈圧を維持できず臓器虚血が進行するような場合には血管収縮薬を併用する。ADHERE試験やFIRST試験において，強心薬を投与した患者群で院内死亡率が高いことが報告されており[13),14)]，適切な薬剤を必要最少量かつ最短期間で使用するのが望ましい。

循環 **III**

表1 静注降圧薬の分類

薬剤名		投与量	適応疾患
血管拡張薬			
硝酸薬	ニトログリセリン	$0.5 \sim 10 \ \mu g/kg/hr$	心不全，狭心症，大動脈解離
	硝酸イソソルビド	$1 \sim 8 \ mg/hr$	心不全，狭心症，大動脈解離
ニコランジル		$0.05 \sim 0.2 \ mg/kg/hr$	心不全，狭心症
カルペリチド		$0.0125 \sim 0.05 \ \mu g/kg/min$ で開始 $0.02 \ \mu g/kg/min$ まで増量可能	心不全
ヒドララジン		$5 \sim 20 \ mg$ 静注	妊娠関連高血圧
Ca 拮抗薬	ニカルジピン	$0.5 \sim 6 \ \mu g/kg/min$	高血圧緊急症全般 急性冠症候群，心不全では注意
	ジルチアゼム	$5 \sim 15 \ \mu g/kg/min$	頻脈性不整脈 急性心不全を除く高血圧緊急症
交感神経抑制薬			
β 遮断薬	ランジオロール	$1 \sim 10 \ \mu g/kg/min$	大動脈解離，脳出血 非代償性心不全では注意
α 遮断薬	フェントラミン	$1 \sim 10 \ mg$ 静注 初回静注後 $0.5 \sim 2 \ mg/min$ で持続	褐色細胞腫 カテコラミン過剰

II 血管拡張薬，降圧薬

ICU では高血圧緊急症を含め緊急降圧が必要な病態が存在し，静注降圧薬が使用される。高血圧緊急症では直ちに降圧治療を開始し，臓器障害を最小限に抑える必要がある。ただし，もともと血圧が高い患者での緊急降圧は，臓器虚血を生じるため注意が必要である。ニトロプルシドは即効性と短い持続時間から調節性に優れており使用しやすい。しかし，本邦では経験的に心不全や狭心症には硝酸薬が，その他の疾患ではニカルジピンが使用されることが多い。静注降圧薬の種類と投与方法を表1に示す。

1 硝酸薬

一酸化窒素（NO）を放出し，血管平滑筋細胞内でグアニル酸シクラーゼを活性化することで血管を拡張させる。低用量では静脈血管を拡張させ全身の血液再分布により前負荷の軽減と心筋酸素消費を減少させる。高用量では動脈拡張により後負荷を軽減し，また冠動脈を拡張により心筋酸素消費を減少させる。ただし，右室梗塞を合併した下壁梗塞では前負荷が低下するため，投与を避ける。48 時間以上の持続投与では耐性発現により効果減弱をきたす。

2 ニコランジル

NO を産生し硝酸薬としての静脈系拡張作用と，ATP 感受性 K チャネル開口作用により末梢動脈拡張作用，冠動脈拡張および心筋微小循環改善作用を有する。硝酸薬と比較して過度な血圧低下は少なく，薬剤耐性を示さ

ない。そのため収縮期血圧が低い虚血性急性心不全に対してはニコランジルが選択される。

3 カルペリチド

血中ヒト心房性ナトリウム利尿ペプチド（human atrial natriuretic peptide, hANP）は，心不全早期から心房圧上昇に伴い心房筋から分泌されるホルモンである。カルペリチド（遺伝子組み換え hANP）は，①腎臓に働きナトリウム利尿作用，②血管平滑筋を弛緩させることによる動静脈血管拡張・降圧作用，③レニン - アンジオテンシン - アルドステロン（RAA）系の抑制と交感神経抑制による神経体液性因子抑制作用を有する。副作用として投与初期に血圧の低下を生じることがあるため，投与開始時には低用量から投与する。

4 Ca 拮抗薬

血管平滑筋細胞中への Ca^{2+} の取り込みを抑制することにより末梢動脈を拡張させる。主に動脈拡張作用で後負荷軽減，冠動脈拡張で心筋収縮力増大作用を有する。ただし，左室収縮障害を伴う急性心不全の治療において，Ca 拮抗薬の使用は推奨されない[1]。ニカルジピンは ICU で最も使用される降圧薬であり，主に術後高血圧，高血圧緊急症で使用される。

5 ランジオロール

短時間作用型 β_1 遮断薬であり，交感神経減弱により陰性変力作用と陰性変時作用を有する。プロプラノロールと比較して，陰性変力作用が少なく即効性かつ短時間作用型であり，調節性に優れている。頻脈を伴ううっ血

197

日本集中医療医学会専門医テキスト　第4版

表2　昇圧薬の分類 [15]

薬剤名	投与量	レセプター				循環動態の変化				副作用
		α_1	β_1	β_2	DA	HR	MAP	CO	SVR	
カテコラミン										
ドパミン	$1\sim5\ \mu$g/kg/min (DA $>\beta>\alpha$)	−	+	−	+++	→	→	→	→	頻脈 不整脈 心筋虚血 高血圧 臓器灌流低下
	$6\sim10\ \mu$g/kg/min ($\beta>$DA$>\alpha$)	+	+++	+	++	↑	↑	↑	↑	
	$11\sim20\ \mu$g/kg/min ($\alpha>\beta>$DA)	+++	++	−	++	↑↑	↑↑	↑	↑↑	
ドブタミン	$2\sim20\ \mu$g/kg/min	+	++++	++	−	↑	↑→↓	↑↑	→~↓	頻脈，不整脈， 心筋虚血，低血圧
ノルアドレナリン	$0.01\sim3\ \mu$g/kg/min	++++	++	+		→	↑↑	→~↓	↑↑	高血圧，徐脈 心拍出量低下 臓器灌流低下
アドレナリン	$0.01\sim0.5\ \mu$g/kg/min	++++	++++	+++		↑↑	↑↑	↑↑	→~↓	高血圧 頻脈 心筋虚血
イソプロテレノール	$2\sim10\ \mu$g/min	−	++++	+++		↑↑	↑↑	↑↑	↓↓	頻脈
フェニレフリン	$0.1\sim10\ \mu$g/kg/min	+++	−	−		→↓	↑	↓	↑↑	徐脈 心筋虚血
その他の昇圧薬										
ミルリノン	$0.05\sim0.25\ \mu$g/kg/min	PDEⅢ阻害				→↓	→↓	↑	↓	頻脈，血圧低下
バソプレシン	$0.01\sim1.8$ 単位/min	V_1 受容体				→↓	↑	→↓	↑↑	高血圧 臓器灌流低下

性心不全に使用可能であるが，心不全を増悪させる可能性があり，少量から慎重に使用する。

Ⅲ　強心薬，血管収縮薬

　昇圧薬を使用する場面では，血圧が低下している原因の鑑別と治療を同時に行う必要がある。治療のポイントは，適切な量の輸液と適切な種類の心血管作動薬を使用し，心拍出量を維持することである。昇圧薬の投与方法と薬理作用を表2に示す [15]。

1　ドパミン

　ノルアドレナリンの前駆体であり，ドパミン受容体をはじめ β_1，β_2 および α 受容体に作用する。低用量では血管平滑筋のドパミン受容体に直接働き，血管拡張を起こす。中用量では β_1 受容体を刺激し心収縮力，心拍出量を増加させる。高用量では血管の α_1 受容体を刺激し，血圧を上昇させる。ROSE試験で利尿作用と腎保護作用は否定されている [16]。一剤で強心作用と昇圧作用の両方を得ることができるが，ショックの際には心拍数増加と催不整脈作用が認められ，心原性ショックにおいてもノルアドレナリンの方が予後良好であることが示されており [17]，現在では使用する場面は減少している。

2　ドブタミン

　合成カテコラミン薬であり，β_1，β_2，α_1 受容体刺激作用を持つ。主に心筋の β_1 受容体に作用して心筋の心収縮力を上昇させる。低用量では β_2 受容体に作用して末梢血管抵抗拡張により後負荷軽減を生じ，心拍出量はさらに増加する。心拍数は増加する。昇圧効果はノルアドレナリンやドパミンより弱い。β_2 受容体刺激による肺血管抵抗の低下，肺うっ血の軽減にも有効であることが示されている点が他のカテコラミンと異なり，右心不全に対する強心薬としても選択される。血圧維持が不十分である場合にはノルアドレナリンとの併用が必要である。

3　ノルアドレナリン

　内因性カテコラミンであり，主に末梢の α_1 受容体に働き強力な末梢血管収縮作用を示す。β_1 受容体にも作用して心収縮は増強するが，心拍数は減少する。心拍出量は心収縮能改善と後負荷増加のバランスに影響を受ける。高用量では末梢血管抵抗の増大により平均動脈圧は上昇するが，後負荷増加や心筋酸素消費量の増加により各臓器血流量の減少から虚血・壊死を生じ得るため，強心薬としての使用は不適切である。敗血症をはじめとす

表3 Vaughan-William 分類[23]

分類	作用	代表薬	副作用
I群	Na$^+$チャネル遮断		
IA群	PR/QRS 幅中等度延長 APD 延長	キニジン，プロカインアミド，ジソピラミド，シベンゾリン，ピルメノール	陰性変力作用，QT 延長 心房粗動誘発（シベンゾリン，ジソピラミドなど）
IB群	IB群 PR/QRS 幅不変 APD 短縮	リドカイン，メキシレチン，アプリンジン	陰性変力作用
IC群	PR/QRS 幅高度延長 APD 不変	プロパフェノン，フレカイニド，ピルシカイニド	陰性変力作用 突然死の増加
II群	交感神経β受容体遮断	プロプラノロール，メトプロロール，ビソプロロール，カルベジロール，ナドロール，アテノロール，ランジオロール，エスモロールほか	陰性変力作用
III群	APD 延長 （K$^+$チャネル遮断）	アミオダロン，ソタロール，ニフェカラント	QT 延長（アミオダロンとソタロール） アミオダロンで甲状腺機能障害，肺合併症，肝機能障害
IV群	Ca^{2+}チャネル遮断	ベラパミル，ベプリジル，ジルチアゼム	陰性変力作用，QT 延長

るショック病態で第一選択薬として使用される。

4 アドレナリン

ノルアドレナリンと同様に内因性のカテコラミンであり，強いα受容体刺激と，β_1，β_2受容体刺激作用を持つ。α_1受容体刺激によって末梢血管を収縮させる。心臓のβ_1受容体に作用し，陽性変時作用により心拍数を増加させ，陽性変力作用により心筋の収縮力を増強する。冠動脈は拡張し，心拍出量，心筋酸素消費量，心仕事量は増大する。心停止では，心静止を洞調律に復することがある。β_2刺激作用により気管支拡張作用と肥満細胞の放出低下作用を有する。アドレナリン投与で乳酸値の上昇，腸管循環不全，催不整脈作用がある。アナフィラキシーショックでは第一選択薬となる。

5 ミルリノン

ホスホジエステラーゼ III（phosphodiesterase III，PDE III）を選択的に阻害し，心筋細胞と血管平滑筋細胞の細胞内 cAMP を増加させる。β_1受容体を介さず，心臓では細胞内 Ca 濃度を上昇させて強心作用を，血管では細胞内 Ca 濃度を低下させて血管拡張作用を示す。心拍数や心筋酸素消費量を増加させることなく心拍出を増大させ，肺動脈楔入圧と全末梢血管抵抗を低下させる。ドブタミンと比較して心筋酸素消費量が少なく，肺動脈拡張と末梢血管拡張作用が強い。プラセボ対照の前向き試験（OPTIME-CHF）試験では，ミルリノン投与で血圧低下と新規の心房性不整脈の副作用が多く認められたが[18]，後解析において，非虚血性心不全ではミルリノンは予後を悪化させなかった[19]。β遮断薬が投与されている患者では，ミルリノンはβ受容体を介さないためドブタミン投与と比較して優れた心拍出量増加と肺毛細血管圧低下作

用を発揮する[20]。腎機能低下症例では，他のカテコラミンと違い減量が必要である。

6 バソプレシン

発現分布・作用の異なる V$_1$，V$_2$，V$_3$ 受容体の 3 つが存在する。V$_1$ 受容体は心筋，血管平滑筋，腸管平滑筋などに分布し，末梢血管を収縮させて血圧を上昇させる。V$_2$ 受容体は腎臓にあり，遠位尿細管で水の再吸収が促進され尿量が減少する。低心機能で投与すると心拍出低下が生じる。また，冠血流低下や腸管血流低下を生じるため，心筋虚血や腸管虚血に注意が必要である。

7 ジゴキシン

強心配糖体でドブタミンや PDE III 阻害薬とは異なる機序で強心作用を示す。他の薬剤と比較して強心作用は劣るが，急性効果を検討した非対照試験では血行動態改善に有効であった[21]。血中濃度に注意すれば，生命予後改善効果は見込めないものの再入院率は減少する[22]。

IV 抗不整脈薬

ICU において不整脈は，心血管疾患患者だけでなく敗血症や非心臓手術後などの多くの患者に生じる。重症患者ほど頻度が高く，死亡率が高くなる。本項では Vaughan-William 分類（表3）[23]を基本に，抗不整脈薬に分類されていないジゴキシン，アデノシン三リン酸（adenosine triphosphate，ATP），アトロピンを含めて説明する[23]。血行動態が維持できていない不整脈では，薬物治療に先行または並行して電気的除細動を行う。

抗不整脈薬はその作用機序とともに，副作用（とくに催不整脈作用と陰性変力作用）について十分な知識を得

199

ておく必要がある。ICU の患者は臓器障害を合併していることが多いため，各薬剤の代謝経路を考慮して薬剤選択を行う。また，血中濃度の測定を行い，適切な投与量に調節する必要がある。心室性不整脈治療に I 群薬を用いると，心室頻拍が増加する。陳旧性心筋梗塞に Ic 群を使用すると突然死が増加することが報告されている[24]。また，I，II，IV 群薬は陰性変力作用があり，I，IV 群薬は心不全では使用を避ける。II 群のβ遮断薬は陰性変力作用があるが，低心機能で少量から導入する場面もあるため，その際は少量から開始し，血行動態を経時的に評価する。

1 心房細動

心房細動は ICU で最も頻度が高い不整脈である。ICU でみられる心房細動は早急な心拍数調整を必要することが多く，主に静注薬を用いる。リズムコントロールとレートコントロールのいずれが適切か，急性期の心拍数の目標値に明確な答えは出ていない。心臓外科術後の患者では両群で入院期間や合併症発症率に差は認められていないが[25]，治療が遅れると洞調律化が難しくなるとの報告もあり，早めの電気的・薬理的除細動は考慮される[26]。

1 β遮断薬

レートコントロール薬として用いられる。本邦では超短時間作用型 β_1 遮断薬であるランジオロールの使用率が高い。陰性変力作用があるため，少量から開始し，血行動態を確認しながら漸増する。

2 アミオダロン

レートコントロール，リズムコントロールの両方の目的で用いられる。アミオダロンはIII群抗不整脈薬に分類されるがマルチチャネルブロッカーであり，静脈投与での急性作用は Na^+ チャネル，Ca^{2+} チャネル，K^+ チャネルの遮断作用が主である。他の抗不整脈薬に比べて，催不整脈性が少なく陰性変力作用も小さいため，β遮断薬で効果不十分な場合，心機能低下例や，血行動態が不安定な除細動後の再発予防薬として用いられる。静注用アミオダロンは長期経口内服と比較して重篤な副作用は少ない。

3 Ca 受容体拮抗薬

非ジヒドロピリジン系 Ca 受容体拮抗薬のジルチアゼムとベラパミルが使用される。房室結節伝導時間を延長させることで心拍数調整を行う。心筋細胞内への Ca^{2+} 流入を抑制し陰性変力作用が強いため，心機能が低下した患者に対する投与は禁忌である[23]。

4 ジゴキシン

副交感神経活性作用から房室結節に作用し，心拍数調

整を行う。また，細胞内の Ca^{2+} 濃度を上昇させることで，心収縮力を増大させる。即効性はないが，多くの抗不整脈薬と異なり陰性変力作用がないため，有用な場面がある。敗血症のような交感神経活性が高い場面では効果が現れにくい。腎機能低下例では中毒を生じるため，頻繁に血中濃度の測定が必要である。

2 心房粗動，発作性上室性頻拍

上室性頻拍は 12 誘導心電図で判別がつかないことが多いため，ATP を用いて鑑別する。心房粗動の治療は心房細動と同様に Ca 拮抗薬，β遮断薬が使用される。発作性上室性頻拍では，ATP は診断のみではなく治療にも有効である。

3 心室頻拍

心室頻拍は器質的心疾患を基礎として生じるものと，明らかな心疾患を認めない特発性心室頻拍に分けられ，それぞれ治療が異なる。ここでは ICU で遭遇する頻度が高い器質的心疾患に合併した心室頻拍について記載する。器質的心疾患を伴う場合，不整脈が長時間持続または繰り返すことで循環動態が不安定になるため，速やかに心室頻拍を停止させる。図 2 に心室頻拍の薬物治療プロトコルを示す[23]。心室期外収縮のある陳旧性心筋梗塞例への Ic 群使用が生命予後を悪化させるとの CAST 試験の結果から[24]，現在は II，III 群が治療の中心である。

1 アミオダロン

薬理作用は心房細動の項に記したとおりである。1999 年の ARREST 試験で院外心停止例に対するアミオダロンの有効性が[27]，2002 年の ALIVE 試験ではリドカインよりも優れた結果が報告されており[28]，現在では最も標準的に用いられる。

2 ニフェカラント

本邦でのみ使用可能なIII群抗不整脈薬である。K^+ チャネルのみをブロックし，Na^+ チャネルを抑制しないため，陰性変力作用がなく心不全例や低心機能例でも使用しやすい。また，除細動閾値を低下させる，半減期が極めて短い（約 2 時間）などの利点があり，ICU で使用しやすい。

3 リドカイン

アミオダロンが登場するまでは第一選択薬であった。主に心室期外収縮を強力に抑制することによって心室頻拍・細動を抑制する。

4 β遮断薬

急性冠症候群亜急性期に，心室頻拍が繰り返し出現する場合はβ遮断薬の静脈内投与が有用な場合があり，使用を検討する。

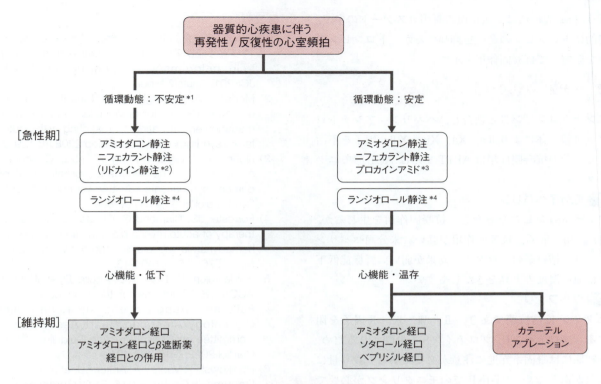

図2 器質的心疾患に合併する再発性/反復性の心室頻拍に対して使用される薬物の選択[23]

*1：血行動態が不安定の場合は，すみやかに電気的除細動を施行できる環境下で薬剤を使用
*2：他の抗不整脈薬が使用できない場合の代替薬
*3：持続性単形性心室頻拍の場合に限る
*4：少量から漸増して使用する

（日本循環器学会/日本不整脈心電学会．2020年改訂版不整脈薬物治療ガイドライン．https://www.j-circ.or.jp/cms/wp-content/uploads/2020/01/JCS2020_Ono.pdf．2025年1月閲覧より転載）

5 プロカインアミド

Na^+チャネル遮断作用とK^+チャネル遮断作用があり，上室性と心室性の頻脈性不整脈に適応がある。Ia群抗不整脈薬と比較すると，陰性変力作用が少ない。

4 徐脈性不整脈

徐脈性不整脈は洞結節の機能障害による洞不全症候群と，房室結節以下の刺激伝導系の障害による房室ブロックに大別される。循環が安定していない場合は，躊躇することなく一時的ペーシングを行う。一時的ペーシングの開始まで，または速やかに原因除去可能な一過性の徐脈に対して薬物治療を行うこともある。

1 アトロピン

抗コリン作用（抗ムスカリン作用）による副交感神経遮断薬である。洞結節や房室結節において迷走神経抑制作用が房室伝導を加速し，心拍数の増加をもたらす。そのため，ブロックが心房-ヒス束間あるいは房室結節内に伝導障害があれば効果が期待されるが，ヒス束下のブロックでは心房レートの上昇が房室伝導比の低下を生じ，さらに心拍数が低下することもある。

2 交換神経作動薬

イソプロテレノールは強力な非選択的β受容体作動薬であり，α受容体への結合は弱い。緊急時やペースメーカ植込みまでの一時治療としてイソプロテレノールの持続投与が用いられる。その他，アドレナリンやドパミンも使用する。

V 抗血栓薬

1 抗血小板薬

急性冠症候群，急性動脈硬化性疾患などでは血管内皮細胞と血小板の接着を阻害する抗血小板薬が投与される。抗血小板薬は一次止血の際の血小板による血管内皮障害部位への血小板凝集を阻害することで血栓形成阻害作用を生じ，動脈血栓を予防する。

2 抗凝固薬

ICUでは様々な状況で抗凝固薬が必要となる。心房細動，人工弁（機械弁），左室・左房内血栓，深部静脈血栓症・肺血栓塞栓症を有する患者に対しては抗凝固療法

を行う。抗凝固療法は二次止血の凝固カスケードの中で，最終的にトロンビンの産生を抑制するか，トロンビンの活性を阻害して抗凝固作用を示す。

3 未分画ヘパリン

アンチトロンビンⅢと結合し，ヘパリン-アンチトロンビンⅢ複合体によりⅡa，Xa，Xia，XⅡa因子を不活化する。その抗凝固作用はAPTTまたはACTでモニタリングする。

1 低分子ヘパリン

アンチトロンビンⅢを介して抗凝固作用を生じるが，抗Ⅱa作用が弱く，抗Xa作用が強い。未分画ヘパリンと異なり，拮抗薬のプロタミン効果が弱い。腎機能低下例では血中濃度の上昇をきたしやすい。

2 ワルファリン

ビタミンK拮抗薬であり，Ⅱ，Ⅶ，Ⅸ，Ⅹ因子を阻害する。プロテインC，プロテインSも抑制されるため，投与初期には凝固系亢進に注意が必要である。投与量に個人差があるため，PT-INRでのモニタリングが必要である。

4 直接経口抗凝固薬

直接的に特定の凝固因子を阻害し，抗凝固作用を示す。用量調節が必要なく使用しやすい薬剤であるが，臓器障害に伴う排泄障害と蓄積がある。拮抗薬が非常に高価であり，出血合併症や手術の可能性がある集中治療患者では特別な理由がない限り投与しない。

5 抗血栓薬の継続と中止

経皮的冠動脈形成術後にはステント血栓症の予防のためにアスピリンとチエノピリジン系抗血小板薬の併用投与(dual antiplatelet therapy, DAPT)が行われる。DAPTの投与により出血性合併症が，中止または減量によって血栓性イベントを増す危険性がある。抗凝固薬に加えてDAPTを投与する抗血栓薬3剤投与はさらに出血リスクが増加する。ICUでは出血合併症のため急性期に抗血小板薬継続の判断に迷う症例も多いが，これまでのエビデンスを元に個別に判断する。

まとめ

循環器集中治療領域で必要な代表的薬剤を解説した。それぞれの薬剤の特徴を理解し，病態に合わせて適切に使用することが重要である。

■ 文献

1) 日本循環器学会，日本心不全学会．急性・慢性心不全診療ガイドライン2017年改訂版. Available from: https://www.j-circ.or.jp/cms/wp-content/uploads/ 2017/06/JCS2017_tsutsui_h.pdf

2) Mebazaa A, Gheorghiade M, Piña IL, et al. Practical recommendations for prehospital and early in-hospital management of patients presenting with acute heart failure syndromes. Crit Care Med 2008;36:129-39.

3) Nohria A, Tsang SW, Fang JC, et al. Clinical assessment identifies hemodynamic profiles that predict outcomes in patients admitted with heart failure. J Am Coll Cardiol 2003;41:1797-804.

4) Forrester JS, Diamond G, Chatterjee K, et al. Medical therapy of acute myocardial infarction by application of hemodynamic subsets (second of two parts). N Engl J Med 1976;29525:1404-13.

5) Heidenreich PA, Bozkurt B, Aguilar D, et al. 2022 AHA/ACC/HFSA Guideline for the Management of Heart Failure: A Report of the American College of Cardiology/American Heart Association Joint Committee on Clinical Practice Guidelines. J Am Coll Cardiol 2022;7917:263-421.

6) Ponikowski P, Voors AA, Anker SD, et al; ESC Scientific Document Group. 2016 ESC Guidelines for the diagnosis and treatment of acute and chronic heart failure: The Task Force for the diagnosis and treatment of acute and chronic heart failure of the European Society of Cardiology (ESC) Developed with the special contribution of the Heart Failure Association (HFA) of the ESC. Eur Heart J 2016;37:2129-200.

7) Felker GM, Lee KL, Bull DA, et al. Diuretic strategies in patients with acute decompensated heart failure. N Engl J Med 2011;364:797-805.

8) Mullens W, Dauw J, Martens P, et al; ADVOR Study Group. Acetazolamide in Acute Decompensated Heart Failure with Volume Overload. N Engl J Med 2022;387:1185-95.

9) Gheorghiade M, Konstam M a, Burnett JC, et al. Short-term Clinical Effects of Tolvaptan, an Oral Vasopressin Antagonist, in Patients Hospitalized for Heart Failure. The EVEREST Clinical Status Trials. JAMA 2007;297:1332-43.

10) Konstam MA, Gheorghiade M, Burnett JC, et al. Effects of oral tolvaptan in patients hospitalized for worsening heart failure: the EVEREST Outcome Trial. J Am Med Assoc 2007;297:1319-31.

11) Bhatt DL, Szarek M, Steg PG, et al. Sotagliflozin in Patients with Diabetes and Recent Worsening Heart Failure. N Engl J Med 2021;384:117-28.

12) Voors AA, Angermann CE, Teerlink JR, et al. The SGLT2 inhibitor empagliflozin in patients hospitalized for acute heart failure: a multinational randomized trial. Nat Med 2022;28:568-74.

13) Abraham WT, Adams KF, Fonarow GC, et al; ADHERE Scientific Advisory Committee and Investigators; ADHERE Study Group. In-hospital mortality in patients with acute decompensated heart failure requiring intravenous vasoactive medications: an analysis from the Acute Decompensated Heart Failure National

Registry (ADHERE). J Am Coll Cardiol 2005;46:57-64.

14) O'Connor CM, Gattis WA, Uretsky BF, et al. Continuous intravenous dobutamine is associated with an increased risk of death in patients with advanced heart failure: insights from the Flolan International Randomized Survival Trial (FIRST). Am Heart J 1999;138:78-86.

15) Overgaard CB, Dzavík V. Inotropes and vasopressors: review of physiology and clinical use in cardiovascular disease. Circulation 2008;118:1047-56.

16) Chen HH, Anstrom KJ, Givertz MM, et al; NHLBI Heart Failure Clinical Research Network. Low-dose dopamine or low-dose nesiritide in acute heart failure with renal dysfunction: the ROSE acute heart failure randomized trial. JAMA 2013;310:2533-43.

17) Backer D, Biston P, Devriendt J, et al. Comparison of dopamine and norepinephrine in the treatment of shock. N Engl J Med 2010;362:779-89.

18) Costanzo MR, Johannes RS, Pine M, et al. The safety of intravenous diuretics alone versus diuretics plus parenteral vasoactive therapies in hospitalized patients with acutely decompensated heart failure: a propensity score and instrumental variable analysis using the Acutely Decompensated Heart Failure National Registry (ADHERE) database. Am Heart J 2007;154:267-77.

19) Felker GM, Benza RL, Chandler AB, et al. Heart failure etiology and response to milrinone in decompensated heart failure: results from the OPTIME-CHF study. J Am Coll Cardiol 2003;41:997-1003.

20) Lowes BD, Tsvetkova T, Eichhorn EJ, et al. Milrinone versus dobutamine in heart failure subjects treated chronically with carvedilol. Int J Cardiol 2001;81:141-9.

21) Ribner HS, Plucinski DA, Hsieh AM, et al. Acute effects of digoxin on total systemic vascular resistance in congestive heart failure due to dilated cardiomyopathy: a hemodynamic-hormonal study. Am J Cardiol 1985;56:896-904.

22) England TN. The Digitalis Investigation Group. The Effect of Digoxin on Mortality and Morbidity in Patients with Heart Failure. N Engl J Med 1997;336:525-33.

23) 日本循環器学会，日本不整脈心電学会，日本小児循環器学会，他. 2020年改訂版 不整脈薬物治療ガイドライン. Available from: https://www.j-circ.or.jp/cms/wp-content/uploads/2020/01/JCS2020_Ono.pdf

24) Echt DS, Liebson PR, Mitchell LB, et al. Mortality and morbidity in patients receiving encainide, flecainide, or placebo. The Cardiac Arrhythmia Suppression Trial. N Engl J Med 1991;324:781-88.

25) Gillinov AM, Bagiella E, Moskowitz AJ, et al. Rate Control versus Rhythm Control for Atrial Fibrillation after Cardiac Surgery. N Engl J Med 2016;374:1911-21.

26) Arrigo M, Jaeger N, Seifert B, et al. Disappointing Success of Electrical Cardioversion for New-Onset Atrial Fibrillation in Cardiosurgical ICU Patients. Crit Care Med 2015;43:2354-9.

27) Kudenchuk PJ, Cobb LA, Copass MK, et al. Amiodarone for resuscitation after out-of-hospital cardiac arrest due to ventricular fibrillation. N Engl J Med 1999;341:871-8.

28) Dorian P, Cass D, Schwartz B, et al. Amiodarone as compared with lidocaine for shock-resistant ventricular fibrillation. N Engl J Med 2002;346:884-90.

■重要論文■

◆ 日本，米国，欧州の各ガイドラインは，複数のエビデンスをもとに心不全，不整脈，虚血性心疾患に関する治療法を薬剤の適応を含め記載されており，必読である。(→文献 1, 5, 6, 23)

◆ 急性心不全における初期対応を記した論文である。血圧をもとに初期の病態把握を簡便かつ治療につながる方法で分類しており，広く活用されている。(→文献 2)

Ⅲ 循環

7 補助循環装置の適応と管理, 合併症

川上将司

目標
- 補助循環装置の特徴を理解できる
- 補助循環装置の適応・管理を理解できる
- 補助人工心臓や心臓移植の適応を理解できる

Key words ECMO, IABP, IMPELLA, PCPS, VAD

Ⅰ 補助循環装置と心原性ショック

　近年, 米国心血管インターベンション学会 (Society for Cardiovascular Angiography & Interventions, SCAI) は心原性ショックについてのコンセンサスを発表し, 心原性ショックの重症度分類を提示した (表1)[1]。この分類によって簡便かつ迅速に, 経時的に反復して心原性ショックの重症度を評価できるようになった。SCAI の分類はカテコラミン・補助循環装置の速やかな導入, 治療効果判定の判断や予後予測にも有用であると報告されている。補助循環装置は強力な循環補助を行うことができる一方で, 致死的な合併症も起こり得る。そのため, 適応を熟知し, 適切な管理を行い, 長期的な予後も見据えた上で治療選択を行うことが重要である。

Ⅱ 大動脈バルーンパンピング (IABP)

1 原理

　大動脈バルーンパンピング (intra-aortic balloon pumping, IABP) の原理は, 心拍動と同期し, 圧補助として血行動態を改善させる。IABP によって収縮期血圧は20%減少, 冠動脈灌流圧は30%増加, 心拍数は20%減少, 平均肺動脈楔入圧は20%減少, 心拍出量は20%増加するとされている[2]。経皮的経カテーテル的に挿入する場合は大腿動脈が第一選択である。

2 臨床試験

　PAMI Ⅱ試験[3]ではハイリスクの急性心筋梗塞患者に対する経皮的冠動脈インターベンション (percutaneous coronary intervention, PCI) 後のルーチンの IABP 使用の是非を検討したが, IABP 使用群と非使用群で予後に有意差を認めず, 脳卒中は IABP 使用群で有意に多くなった。

　IABP-SHOCK Ⅱ試験[4]は心原性ショック合併急性心筋梗塞患者に対する IABP の使用と非使用と比較した大規模無作為化試験である。IABP の使用の有無で30日後の全死亡は変わらず, 血圧低値 (< 80 mmHg), 前壁梗塞, ST 上昇などのサブグループにおいても有意差を認めなかった。

3 適応

　虚血性心疾患や急性心筋梗塞の機械的合併症, ハイリスクの PCI, また左心系に障害のある心原性ショックへの適応が検討されるが, これまでの臨床研究の結果を受けて, 日本循環器学会の『急性冠症候群のガイドライン』[5]では機械的合併症による心原性ショックに対する使用は Class Ⅰ, エビデンスレベル C と位置付けている。一方, 心原性ショック患者に対するルーチン使用は推奨していない (Class Ⅲ, No benefit, エビデンスレベル B)。

Ⅲ 経皮的心肺補助装置 (PCPS), 体外式膜型人工肺 (ECMO)

1 原理

　経皮的心肺補助装置 (percutaneous cardiopulmonary system, PCPS), 体外式膜型人工肺 (extracorporeal

循環 III

表1 SCAI の心原性ショックの重症度分類[1]

ステージ	臨床像	身体所見	検査所見	血行動態
A At risk	患者は現時点では心原性ショックの症状・徴候を示していないが今後心原性ショックへ移行するリスクが高い。	頸静脈圧：正常 呼吸音：清 末梢は温かい 脈触知可 意識清明	腎機能・乳酸値含めて正常範囲	正常血圧（SBP 100 または患者における正常域） 心係数 ≧ 2.5 中心静脈圧 < 10 SvO_2 ≧ 65
B Beginning CS	相対的な低血圧と頻拍を認めるが組織低灌流所見はない。	頸静脈圧：上昇 肺ラ音 末梢は温かい 脈触知可 意識清明	乳酸値正常 腎障害はごく軽度 BNP：上昇	SBP < 90 または MAP < 60 または > 30 の血圧低下 脈拍 100 心係数 ≧ 2.2 SvO_2 ≧ 65
C Classic CS	輸液負荷で改善せず，強心薬・血管収縮薬・補助循環など治療介入を要する（相対的に）低血圧となっている。	全身状態不良 不穏 顔色不良・網状皮斑・浅黒い 体液貯留 広範にラ音 Killip 分類 3～4 人工呼吸器を要する 四肢冷感・湿潤 意識レベルの急激な変化 尿量 < 30mL/hr	乳酸値 ≧ 2 Cre 値が 2 倍または GFR が > 50% 低下 肝酵素上昇 BNP：上昇	SBP < 90 または MAP < 60 または > 30 の血圧低下，かつ，これらの数値を達成するために薬剤・補助循環を要する 心係数 < 2.2 肺動脈楔入圧 > 15 右房圧 / 肺動脈楔入圧 ≧ 0.8 PAPI < 1.85 CPO ≦ 0.6
D Deteriorating/doom	ステージ C と同様の臨床像であるが，初期治療に反応せず増悪している。	ステージ C と同様	ステージ C と同様であるが増悪	ステージ C と同様 加えて複数の血管収縮薬や補助循環を要する
E Extremis	心停止となり心肺蘇生が継続または ECMO が必要。	脈はほぼ触知しない 循環虚脱 人工呼吸器を要する 除細動が必要	"Trying to die" 心肺蘇生 （A-modifier） pH ≦ 7.2 乳酸値 ≧ 5	蘇生がなければ SBP は維持できない PEA または VT/VF 最大限の治療にもかかわらず低い

（文献 1 より改変して転載）

membrane oxygenation, ECMO) は膜型人工肺によるガス交換と定常流遠心ポンプによる流量補助を行う装置である。ここでの ECMO は循環補助を目的とした VA-ECMO を指すこととし，以降 PCPS で統一する。一般的に脱血管は大腿静脈に挿入し右房脱血を行い，送血管は大腿動脈に挿入し胸部大動脈へ逆行性に送血するため，非生理的な循環補助となる。また PCPS は呼吸補助もできることが，他の機械的補助循環と異なる特徴である。自己心から拍出される血液の酸素化は自己肺が担うため，自己肺での酸素化が十分に達成できない場合，冠動脈と脳は低酸素状態に曝される（north-south syndrome）。

2 臨床試験

心停止患者において従来の心肺蘇生法で自己心拍再開が達成できない場合，PCPS を導入し蘇生することを extracorporeal cardiopulmonary resuscitation（ECPR）と呼ぶ。SAVE-J 研究[6]はわが国から報告された多施設前向き研究で，院外心停止患者に対する ECPR

の有用性を示した。この試験での ECPR の適応は，①初期波形がショック適応波形である，②病院到着時も心停止の状態が続いている，③心停止から病院到着までが 45 分以内である，④病院到着後 15 分間の心肺蘇生を行っても自己心拍再開がない，とした。1 か月後，6 か月後の神経学的転帰は，PCPS 使用群が PCPS 非使用群と比較して有意に良好であった。

ARREST 試験[7]は米国で行われた院外心停止患者に対する ECPR の有効性を検証した無作為化試験である。18～75 歳の院外心停止患者で，初期波形がショック適応，ショックを 3 回実施しても自己心拍再開が達成されない，機械的心肺蘇生（cardiopulmonary resuscitation, CPR）装置 LUCAS™ を使用し，搬送時間が 30 分未満と考えられる患者を ECPR を行う群と従来の CPR を行う群に分けた。ECPR 群は従来の CPR 群と比較して生存退院を有意に増加させた。

3 適応

日本循環器学会の急性冠症候群のガイドライン[5]では

205

薬剤不応性の心原性ショック患者に対して PCPS の適用を考慮する（Class Ⅱa，エビデンスレベル C），機械的合併症による進行性循環不全に対して，手術までの循環維持に PCPS の適用を考慮してもよい（Class Ⅱb，エビデンスレベル C），自己心拍再開後に重度の心機能低下がある患者に対して PCPS の適用を考慮してもよい（Class Ⅱb，エビデンスレベル C）としている。心停止や難治性心室不整脈の患者には IABP や IMPELLA のような左心系補助デバイスのみでは対応できないため，PCPS の適応となる。ECPR の適応は海外とわが国で救急体制や PCPS が導入できる施設の状況が異なり，海外の臨床試験の結果をそのまま適応できない面もあるが，前述の SAVE-J 試験や ARREST 試験の適応を参考にすることができる。

4 | central ECMO

central ECMO は開胸下に装着する ECMO であり，狭義では一般に右房脱血，上行大動脈送血による VA-ECMO を指す。実臨床では狭義の central ECMO に左心脱血を組み合わせた ECMO システム（広義の central ECMO，central ECMO with LV vent）として使用されることが多く，重度の左室機能障害のために肺うっ血が進行する場合や，大動脈弁が開放せず左室内に血栓形成が懸念される場合などに，左心脱血が組み合わされる。一般的な central ECMO の適応を表2に示す[12]。

Ⅳ 補助循環用ポンプカテーテル（IMPELLA）

1 | 原理

補助循環用ポンプカテーテル（IMPELLA）は左心室内に軸流ポンプカテーテルカテーテルを配置することで左室から直接脱血し，大動脈へ順行性に送血するデバイスである。生理的に左室の強力なアンローディングが可能となり，平均血圧が上昇し，左室拡張末期圧・容積が低下する。IMPELLA CP SmartAssist は経皮的に，IMPELLA 5.5 SmartAssist は外科的なカットダウンや人工血管が必要である。最大補助流量はそれぞれ 3.7，5.5 L/min である。

2 | 臨床試験

USpella レジストリからの報告[8]では，心原性ショック合併急性心筋梗塞患者において，IMPELLA 2.5（最大補助流量 2.5 L/min）の導入を先行させた群と PCI を先行させた群を比較した。door-to-balloon time は IMPELLA 先行群の方が有意に長くなっていたが，生存

表2　central ECMO の主な適応[12]

1. アクセス血管の問題で末梢 V-A ECMO の装着が困難である。
2. 末梢 V-A ECMO 管理において有効補助流量の不足により臓器障害が進行する。
3. 進行性の下肢循環不全がある。
4. 制御困難なカニューラ刺入部からの出血がある。
5. 治療の長期化が予想される。
6. VAD への移行が考慮される。
7. 何らかの理由により末梢デバイスでは管理困難である場合。

（日本循環器学会／日本心臓血管外科学会／日本心臓病学会／日本心血管インターベンション治療学会．2023 年 JCS/JSCVS/JCC/CVIT ガイドラインフォーカスアップデート版 PCPS/ECMO/循環補助用心内留置型ポンプカテーテルの適応・操作．https://www.j-circ.or.jp/cms/wp-content/uploads/2023/03/JCS2023_nishimura.pdf．2024 年10月閲覧より転載）

退院は IMPELLA 先行群で有意に高くなった。同様の結果は cVAD レジストリ[9]からも報告され，心原性ショック合併急性心筋梗塞患者において，冠動脈の再灌流より左室アンローディングを優先させることを支持するこれらの研究結果は非常にインパクトを与えた。

IMPRESS in Severe shock 試験[10]では心原性ショック合併急性心筋梗塞患者における IMPELLA CP と IABP の有効性を比較検証したところ，30 日後総死亡は両群間で有意差を認めなかった。同試験では両群ともカテコラミン，強心薬の使用率が高く，人工呼吸器装着率，無作為化前の心停止率，乳酸値などから重症度のより高いショック患者が登録されていること，PCI に先行して IMPELLA CP を導入した患者の割合も少ないことから，IMPELLA CP が十分に効果を発揮できなかった可能性も指摘されている。

3 | 適応

欧米ではハイリスク PCI に対する使用も認められているが，本邦では心原性ショックに対する適応のみ保険適用である。補助人工心臓治療関連学会のインペラ部会では IMPELLA 適正使用指針を示し，IMPELLA は心原性ショックなどの薬物療法抵抗性の急性心不全に対して使用されるとした。心原性ショックをあらゆる内科的治療抵抗性の急性左心不全を主体とする循環不全が遷延する症例と定義し，従来の IABP または PCPS による補助循環のみでは循環補助が不十分と想定される病態にあるものとした。一方で高額な医療機器でもあるため，適応には十分注意し，自己心拍再開を認めていない症例や，低酸素性脳症が強く疑われ予後が極めて不良と想定される症例などは，IMPELLA 使用の除外も考慮することと定めている。

循環 **Ⅲ**

表3 補助循環装置の比較			
	IABP	PCPS・ECMO	IMPELLA
挿入方法	経皮的	経皮的	CP：経皮的，5.5：外科的
挿入部位	大腿動脈	送血：大腿動脈 脱血：大腿静脈	CP：大腿動脈 5.5：鎖骨下動脈
カニューレサイズ	6～8Fr	送血：15～19Fr 脱血：21～25Fr	CP：14Fr 5.5：21Fr
特徴	心拍動と同期 圧補助 左心補助	非生理的循環 流量補助 左心・右心補助 呼吸補助も可能	流量補助 (CP：3.7L/min, 5.5：5.5L/min) 左心補助
血行動態の変化			

PVA は左室の酸素消費量と相関する。PVA の減少は IABP は軽度で，IMPELLA の方がより減少する。PCPS の場合，左室後負荷となり PVA，左室拡張末期圧も上昇する。
A：僧帽弁閉鎖，B：大動脈弁開，C：大動脈弁閉鎖，D：僧帽弁開放，PVA：圧容積面積（色塗りの面積）

Ⅴ 補助循環装置の管理

　IABP，IMPELLA のような左心補助デバイスでは，低灌流所見や左室拡張末期圧上昇の改善が得られていれば離脱が可能となる。その他，血行動態の評価として肺動脈カテーテルが挿入されていれば，

　　cardiac power output（CPO）
　　　＝心拍出量×平均血圧÷451
が左心系の，

　　pulmonary artery pulsatility index（PAPi）
　　　＝（収縮期肺動脈圧−拡張期肺動脈圧）÷右房圧
が右心系の指標として有用である。

　低灌流所見の改善については，乳酸値，尿量，ビリルビン値，肝機能，腎機能などをチェックする。これらの数値の改善が不十分な場合は状況に合わせて左心系デバイスのアップグレード，PCPS の追加を検討する。補助循環装置の比較を表3に示す。心室の圧容積曲線が示すように，PCPS は単独で用いた場合は左室の後負荷増加，左室拡張末期圧の上昇をきたす可能性があり，IABP，IMPELLA などで左室減圧を検討する必要がある。近年では心原性ショックのマネージメントをプロトコル化し，予後改善につなげている報告もある[11]。IABP，IMPELLA，PCPS いずれも抗凝固療法が必要であり，出血合併症には注意が必要である。また塞栓症，下肢虚血，コレステロール塞栓症，溶血，血小板減少，感染，神経障害などの合併症対策も重要である。

Ⅵ 補助人工心臓（VAD）

1 適応・種類

　IABP，PCPS，IMPELLA は長期的な管理には不向きである。重症ポンプ不全患者の中には一定の条件を満たせば，補助人工心臓（ventricular assist device, VAD）の適応がある患者もいる。重症心不全患者の状態を評価するための分類として Interagency Registry for Mechanically Assisted Circulatory Support（INTERMACS）profile があり，New York Heart Association（NYHA）分類Ⅳの患者をさらに細かく分類している（表4）[13]。INTERMACS level 3 は level 1 や level 2 と比較して VAD 装着後の１年生存率が良く，より血行動態が安定し臓器障害が少ない状態で VAD を装着することが重要である。

　VAD の適応を考える際に，血行動態安定化を目的に救命のために VAD 装着を行うことを bridge to decision（BTD），血行動態悪化によって腎機能や肝機能が悪化し移植適応判定を下せないが，VAD 治療によってこれらの臓器障害が改善し，移植登録が可能にあることが予測される場合を bridge to candidacy（BTC），心臓移植を前提にした場合を bridge to transplantation（BTT）と呼ぶ。またわが国でも，2021 年から移植への移行を前提としない destination therapy（DT）も VAD の保険適用となった。

207

日本集中治療医学会専門医テキスト　第4版

表4 INTERMACS/J-MACS 分類とデバイスの選択 [13]〜[15]

P*	INTERMACS / J-MACS	状態	デバイス選択
1	Critical cardiogenic shock "Crash and burn" / 重度の心原性ショック	静注強心薬の増量や機械的補助循環を行っても血行動態の破綻と末梢循環不全をきたしている状態	IABP，PCPS，循環補助用心内留置型ポンプカテーテル，体外循環用遠心ポンプ，体外設置型VAD
2	Progressive decline despite inotropic support "Sliding on inotropes" / 進行性の衰弱	静注強心薬の投与によっても腎機能や栄養状態，うっ血徴候が増悪しつつあり，強心薬の増量を余儀なくされる状態	IABP，PCPS，循環補助用心内留置型ポンプカテーテル，体外循環用遠心ポンプ，体外設置型VAD，植込型LVAD
3	Stable but inotrope-dependent "Dependent stability" / 安定した強心薬依存	比較的低用量の静注強心薬によって血行動態は維持されているものの，血圧低下，心不全症状の増悪，腎機能の増悪の懸念があり，静注強心薬を中止できない状態	植込型LVAD
4	Resting symptoms "Frequent flyer" / 安静時症状	一時的に静注強心薬から離脱可能であり退院できるものの，心不全の増悪によって容易に再入院を繰り返す状態	植込型LVADを検討（とくにmodifier A**の場合）
5	Exertion intolerant "House-bound" / 運動不耐容	身の回りのことは自ら可能であるものの，日常生活制限が高度で外出困難な状態	
6	Exertion limited "Walking wounded" / 軽労作可能状態	外出可能であるが，ごく軽い労作以上は困難で100m程度の歩行で症状が生じる状態	Modifier A**の場合は植込型LVADを検討
7	Advanced NYHA Ⅲ "Placeholder" / 安定状態	100m程度の歩行は倦怠感なく可能であり，また最近6か月以内に心不全入院がない状態	

*プロファイル
**致死性心室不整脈によりICDの適正作動を頻回に繰り返すこと.
（日本循環器学会/日本心不全学会. 2021年 JCS/JHFS ガイドラインフォーカスアップデート版急性・慢性心不全診療. https://www.j-circ.or.jp/cms/wp-content/uploads/2021/03/JCS2021_Tsutsui.pdf. 2024年10月閲覧より転載，文献14, 15より作表）

VADにはわが国では1980年代から臨床使用されてきた体外設置型VADと，2011年に保険償還された植込型VADがあり，両者は適応が異なる。植込型VADの保険適用はBTTのみであり，それ以外は体外設置型VADとなる。心臓移植へのブリッジにおける植込型VADの適応基準を表5[14]に，DT実施基準を表6[15]に示す。心臓移植適応患者（レシピエント）は日本臓器移植ネットワークへ登録される。

2 管理

一般的にleft VAD（LVAD）は左室から脱血し，ポンプから送血管を通して上行大動脈に送血する。LVAD単独では右心系の負荷軽減はできないため，高度の右室機能低下例では右心不全が進行する可能性がある。左室容量が減少すると左室内腔が虚脱し，サッキング現象を起こすことがあり，三尖弁逆流や右心不全を増悪させたり，心室とカテーテルの機械的接触によって心室不整脈を引き起こしたりする可能性がある。サッキング現象の原因として，循環血漿量の減少，右心不全，肺血管抵抗の上昇が挙げられる。

LVAD単独では右心不全が進行する場合はright VAD（RVAD）を装着する。RVADは多くの場合，脱血は右房，送血は肺動脈や右室流出路などが候補になる。RVADを要する症例はINTERMACS level 1〜2の重症例が多く，LVAD単独と比較して感染，出血，脳卒中，デバイストラブルが有意に多く，予後は不良である。

VADの慢性期合併症として，脳合併症（脳梗塞・脳出血），感染症（ドライブライン感染，ポケット感染，菌血症），消化管出血，右心不全，大動脈弁逆流，不整脈，ポンプ機能不全がある。VADの抗血栓療法は抗凝固薬と抗血小板薬が基本となるため，出血のハイリスクとなる。

■文献

1) Baran DA, Grines CL, Bailey S, et al. SCAI clinical expert consensus statement on the classification of cardiogenic shock: This document was endorsed by the American College of Cardiology (ACC), the American Heart Association (AHA), the Society of Critical Care Medicine (SCCM), and the Society of Thoracic Surgeons (STS) in April 2019. Catheter

循環 **Ⅲ**

表5 心臓移植へのブリッジ（BTT）における植込型補助人工心臓適応基準 [16]

適応基準		
選択基準	病態	心臓移植適応基準に準じた末期重症心不全であり，原則 NYHA 心機能分類Ⅳ度，ガイドラインで推奨された標準治療を十分施行しているにもかかわらず進行性の症状を認めるステージ D 心不全
	年齢	65 歳未満
	体表面積	デバイスごとに規定
	重症度	ドブタミン・ドパミン・ノルエピネフリン・PDEⅢ阻害薬などの強心薬依存状態（INTERMACS Profile 2 または 3），IABP，循環補助用ポンプカテーテル，体外設置型 LVAD 依存状態，modifier A（とくに INTERMACS Profile 4 の場合）
	社会的適応	本人と介護者が長期在宅療養という治療の特性を理解し，かつ社会復帰も期待できる
	薬物療法	ACE 阻害薬・ARB・β遮断薬・MRA・SGLT2 阻害薬・ARNI・イバブラジン・利尿薬などの最大限の薬物治療が試みられている
	非薬物療法	心臓再同期療法や僧帽弁閉鎖不全症への介入，虚血性心筋症への血行再建術などについて十分に検討されている
除外基準	全身疾患	悪性腫瘍や膠原病など治療困難で予後不良な全身性疾患
	臓器障害	不可逆的な肝腎機能障害，インスリン依存性重症糖尿病，重度の出血傾向，慢性腎不全による透析症例
	呼吸器疾患	重度の呼吸不全
		不可逆的な肺高血圧症（血管拡張薬を使用しても肺血管抵抗が 6 Wood 単位以上）
	循環器疾患	治療困難な大動脈瘤，中等度以上で治療できない大動脈弁閉鎖不全症，生体弁に置換困難な大動脈弁位機械弁，重度の末梢血管疾患
	神経障害	重度の中枢神経障害
		薬物またはアルコール依存症
		プロトコルの遵守または理解が不可能な状態にある精神神経障害
	感染症	活動性重症感染症
	妊娠	妊娠中または妊娠を予定
	その他	著しい肥満など施設内適応検討委員会が不適当と判断した症例

（日本循環器学会 / 日本心臓血管外科学会 / 日本胸部外科学会 / 日本血管外科学会．2021 年改訂版重症心不全に対する植込型補助人工心臓治療ガイドライン．https://www.j-circ.or.jp/cms/wp-content/uploads/2021/03/JCS2021_Ono_Yamaguchi.pdf．2024 年 10 月閲覧より転載）

Cardiovasc Interv 2019;94:29-37.

2) Scheidt S, Wilner G, Mueller H, et al. Intra-aortic balloon counterpulsation in cardiogenic shock. Report of a co-operative clinical trial. N Engl J Med 1973; 288:979-84.

3) Stone GW, Marsalese D, Brodie BR, et al. A prospective, randomized evaluation of prophylactic intra-aortic balloon counterpulsation in high risk patients with acute myocardial infarction treated with primary angioplasty. Second Primary Angioplasty in Myocardial Infarction (PAMI-II) Trial Investigators. J Am Coll Cardiol 1997;29:1459-67.

4) Thiele H, Zeymer U, Neumann FJ, et al. Intraaortic balloon support for myocardial infarction with cardiogenic shock. N Engl J Med 2012;367:1287-96.

5) Kimura K, Kimura T, Ishihara M, et al; Japanese Circulation Society Joint Working Group. JCS 2018 Guideline on Diagnosis and Treatment of Acute Coronary Syndrome. Circ J 2019;83:1085-196.

6) Sakamoto T, Morimura N, Nagao K, et al; SAVE-J Study Group. Extracorporeal cardiopulmonary resuscitation versus conventional cardiopulmonary resuscitation in adults with out-of-hospital cardiac arrest: a prospective observational study. Resuscitation 2014;85:762-8.

7) Yannopoulos D, Bartos J, Raveendran G, et al. Advanced reperfusion strategies for patients with out-of-hospital cardiac arrest and refractory ventricular fibrillation (ARREST): a phase 2, single centre, open-label, randomised controlled trial. Lancet 2020;396: 1807-16.

8) O'Neill WW, Schreiber T, Wohns DH, et al. The current use of Impella 2.5 in acute myocardial infarction complicated by cardiogenic shock: results from the USpella Registry. J Interv Cardiol 2014;27:1-11.

9) Joseph SM, Brisco MA, Colvin M, et al. Women With Cardiogenic Shock Derive Greater Benefit From Early Mechanical Circulatory Support: An Update From the cVAD Registry. J Interv Cardiol 2016;29:248-56.

10) Ouweneel DM, Eriksen E, Sjauw KD, et al. Percutaneous Mechanical Circulatory Support Versus Intra-Aortic Balloon Pump in Cardiogenic Shock After Acute Myocardial Infarction. J Am Coll Cardiol 2017; 69:278-87.

11) Basir MB, Kapur NK, Patel K, et al; National Cardiogenic Shock Initiative Investigators. Improved Outcomes Associated with the use of Shock Protocols: Updates from the National Cardiogenic Shock Initiative. Catheter Cardiovasc Interv 2019;93:1173-83.

12) 日本循環器学会，日本心臓血管外科学会，日本心臓病学会，日本心血管インターベンション治療学会．2023 年 JCS/JSCVS/JCC/CVIT ガイドライン　フォーカスアップデート版 PCPS/ECMO/ 循環補助用心内留置型 ポンプカテーテルの適応・操作．Available from: https://www.j-circ.or.jp/

日本集中医療医学会専門医テキスト　第 4 版

表6　「植込型補助人工心臓」DT 実施基準 [17]
（2021.3.19 策定，2022.4.18 改定，2023.8.7 改定）

\[1. 適応・除外基準\]（チェックリスト参照）		
対象	疾患・病態	重症心不全であるが，心臓移植の不適応となる条件がある患者　対象となる基礎疾患は，拡張型および拡張相肥大型心筋症，虚血性心疾患，弁膜症，先天性心疾患，薬剤性心筋症，心筋炎後，心サルコイドーシス，などが含まれる
選択基準	NYHA クラス	Ⅲ〜Ⅳ（原則としてⅣの既往あり）
	ステージ分類	D
	INTERMACS profile	2 〜 4（65 歳以上の場合，profile 2 は除外としているが，安定している IMPELLA や周術期により安全に施行するための IABP などの場合は，65 歳以上でもリスクスコアが low の場合は除外でなくて良い）
	薬物治療	利尿薬・ACE 阻害薬・ARB・ARNI・β遮断薬・MRA・SGLT2 阻害薬（必要に応じて HCN4 阻害薬）などの最大限の治療が試みられている
	静注強心薬・機械的補助循環への依存	ドブタミン・ドパミン・ノルエピネフリン・PDE Ⅲ阻害薬などに依存，または大動脈内バルンポンプ・循環補助用心内留置型ポンプカテーテル・体外設置型補助人工心臓などに依存
	J-HeartMate Risk Score（J-HMRS）	適応判断に際して参考とする
	年齢	65 歳以上は血行動態・他臓器機能・栄養状態・高次機能などをより慎重に考慮する
	体表面積	デバイスシステムにより個別に規定
	条件	他の治療では延命が望めず，また著しく QOL が障害された患者で，植込型補助人工心臓治療を受けることで高い QOL が得られ，長期在宅治療が行え，社会復帰が期待できる患者
	併存疾患	併存疾患によって規定される余命が 5 年以上あること
	介護サポート	初回退院後 6 か月程度の同居によるサポートが可能なケアギバーがいること（6 か月以降もケアギバーまたは公的サービスによる介護の継続が可能であることが望ましい）
	自己管理能力	65 歳以上の場合，術前に MMSE 24 点以上かつ TMT-B 300 秒以下であることを確認する（MMSE と TMT-B の質問紙は添付の通り）*
		65 歳未満の場合は術前に植込み施設で判断する。いずれの場合も，退院前に十分な自己管理能力が維持されているかどうかを再確認し，ケアギバーの介護レベルを計画する
	治療の理解	服薬アドヒアランスが得られ，禁酒禁煙が継続可能で，補助人工心臓の限界や併発症を理解し，患者の協力のもとに家族の理解と支援が得られる
	終末期医療に対する理解	患者と家族が DT の終末期医療について理解・承諾をしていること
除外基準	感染症	重症感染症
	呼吸器疾患	30 日以内に発症した肺動脈塞栓症
	循環器疾患	開心術後早期
		術後右心不全のために退院困難なことが予想される症例
		治療不可能な腹部動脈瘤や重度の末梢血管疾患
		胸部大動脈瘤・心室瘤・心室中隔穿孔
		修復不可能な中等度以上の大動脈弁閉鎖不全症
		生体弁に置換不可能な大動脈弁位機械弁
		胸部大動脈に重篤な石灰化
	精神神経障害	重度の中枢神経障害
		薬物中毒またはアルコール依存の既往
		デバイスの自己管理が困難なことが予想される脳障害，精神疾患，または神経筋疾患
	その他の臓器不全	維持透析中
		肝硬変
	妊娠	妊娠中
	その他	著しい肥満，低用量ステロイド以外の免疫抑制剤投与中*，抗がん剤投与中*，輸血拒否など施設内適応委員会が不適当と判断した症例

*は当面の間の暫定基準
（文献 17 より転載）

cms/wp-content/uploads/2023/03/JCS 2023_nishimura.pdf

13) 日本循環器学会，日本心不全学会. 2021 年 JCS/JHFS ガイドライン フォーカスアップデート版 急性・慢性心不全診療. Available from: https://www.j-circ.or.jp/cms/wp-content/uploads/2021/03/JCS 2021_Tsutsui.pdf

14) Stevenson LW, Pagani FD, Young JB, et al. INTERMACS profiles of advanced heart failure: the current picture. J Heart Lung Transplant 2009;28:535-41.

15) Kinugawa K, Nishimura T, Toda K, et al. J-MACS

investigators. The second official report from Japanese registry for mechanical assisted circulatory support (J-MACS): first results of bridge to bridge strategy. Gen Thorac Cardiovasc Surg 2020;68:102-11.

16）日本循環器学会，日本心臓血管外科学会，日本胸部外科学会，日本血管外科学会．2021 年改訂版 重症心不全に対する植込型補助人工心臓治療ガイドライン．Available from: https://www.j-circ.or.jp/cms/wp-content/uploads/2021/03/JCS2021_Ono_Yamaguchi.pdf

17）補助人工心臓治療関連学会協議会．植込型補助人工心臓 DT 実施基準．Available from: https://j-vad.jp/dt-lvad

■重要論文■

◆ 心原性ショック合併急性心筋梗塞患者における IABP の有効性を検証(IABP-SHOCK II 試験)。（→文献 4）

◆ 院外心停止患者に対する ECPR の有効性を検証（ARREST 試験）。（→文献 7）

◆ 早期左室アンローディングが早期再灌流より重要である可能性を示唆した。（→文献 8）

Ⅲ 循環

8 電気的治療

西原正章, 日浅謙一

目 標
- 心臓ペースメーカの管理を説明できる
- 心臓ペースメーカの適応を説明できる
- 電気的除細動 (DC) を適切に実施できる
- 植込み型除細動器 (ICD) の適応と管理を説明できる

Key words 一時的ペースメーカ, 植込み型除細動器 (ICD), 永久ペースメーカ, オートショックAED, 着用型自動除細動器 (WCD), 皮下植込み型除細動器 (S-ICD)

Ⅰ 心臓ペースメーカの管理

心臓ペースメーカは房室ブロック, 洞不全症候群, 徐脈性心房細動といった徐脈性不整脈による症状および循環不全を改善させるために, 人工的に心筋に電気刺激を与え心筋を収縮させ心拍数を維持する治療法である。

ペースメーカは電気刺激の発振器と電気刺激を与えるペーシングリードからなり, ペーシングリードを体外の電気刺激発振器と接続して治療を行う一時的ペースメーカと, ペーシングリードを電気刺激発振器であるジェネレーターとともに体内に植込む永久ペースメーカがある。

1 ペースメーカの使用に際し, 最低限知っておくべき事項

1 ペーシング刺激閾値

心筋を興奮させるのに必要な最小の刺激の強さをペーシング刺激閾値という。そのエネルギーは電圧, 電流, 刺激時間により決定されるが, 一般的には刺激時間を固定 (通常 0.5 msec 程度) し, 心筋を捕捉する最低の電圧ないしは電流値として測定する。ペーシング出力は刺激閾値の 2 倍以上の安全域を確保して設定する。

2 センシング閾値

ペースメーカが自己の心拍を認識する上で必要とされる最低の電位をセンシング閾値と言う。センシング閾値が高すぎると, 自己の心拍を認識できない (アンダーセンシング) 危険があり, 低すぎると筋電位, 雑音, T 波を自己心拍と誤認する (オーバーセンシング) 危険があ

る。センシング閾値は体位, 運動などにより変化するので, ペースメーカの感度は安全域を確保してセンシング閾値の 2 分の 1 以下に設定する。

3 ペーシングモード

自己の心拍と無関係にレート固定式にペーシングすると, 自己心拍と競合し, 場合によっては自己心拍の T 波上にペーシングスパイクが起こり (spike on T), 心室頻拍や心室細動を誘発する危険がある。自己心拍を優先し, 競合を防ぐ機能をデマンド機能という。デマンド機能には, 抑制型 (inhibition) と同期型 (trigger) がある。設定された一定期間内に心電位が検出された場合, 次の刺激を取り消すのが抑制型である。抑制型では, オーバーセンシングが起こった時に心停止が起こる危険がある。対して感知された自己心電位に対し, その時点で刺激を与えることにより無効刺激として, 結果的に競合を防ぐのが同期型である。オーバーセンシング時にもペーシングされるので心停止を防げるが, 自己心拍が続いてもペーシングが続くので電池が消耗される。

心房と心室の間で同期を行うのが tracking 機能である。心房ペーシングもしくは心房感知の後, 設定された atrioventricular (AV) delay の間を置いて心室ペーシングがされる。実際には抑制型と組み合わせて用いられ, AV delay の間に自己心室心拍が感知された場合, 心室ペーシングは抑制される。

ペースメーカの設定に関しては統一されたコード表示である Inter-Society Commission for Heart Disease Resource (ICHD) コードに沿って表記される。1 文字

目は刺激する部位（A：心房，V：心室，D：両方），2文字目は感知する部位（A：心房，V：心室，D：両方，O：なし），3文字目は応答様式（I：抑制，T：同期，D：抑制および同期，O：なし）を示す。一般的には，ペーシングリードを右心房ないし右心室のいずれかにのみ留置するシングルチャンバーペースメーカにおいては，AAIないしVVIが用いられる。ペーシングリードを右心房と右心室の両者に留置するデュアルチャンバーペースメーカでは，主にDDDが用いられるが，心房細動などtracking機能を必要としない場合にはDDIとすることもある。

2 一時的ペースメーカ

一時的ペースメーカはペーシングリードを体外の電気刺激発振器と接続してペーシングを行う方法で，血行動態の改善ないしは永久ペースメーカ治療への移行までの限定された期間のみ使用される。ペーシングリードとして体外に装着された皮膚電極を用いる経皮的ペースメーカと，中心静脈より右室に留置したペーシングカテーテルを用いた経静脈的ペースメーカがある。

一時的ペースメーカの適応は以下の通りである。

- 徐脈性不整脈を呈しており，ペースメーカの適応だが，他の病態によりすぐに永久ペースメーカの植込みができない場合，
- Adams-Stokes失神をきたした場合（生命予後の改善および失神による→転倒・外傷を防ぐため），
- 高度な徐脈により血行動態の増悪をきたしている，あるいは心不全を合併している場合（徐脈が心不全をさらに増悪する危険がある），
- 急性心筋梗塞に合併する房室ブロックの場合（一過性の場合が多いが，稀に永久ペースメーカが必要となる），
- QT延長に伴う心室頻拍または心室細動を繰り返す場合（心拍数を増加させるとQTが短縮する），
- ペースメーカ依存の患者におけるペースメーカ電池交換術の際。

1 経皮的ペースメーカ

徐脈性不整脈への薬物による効果が不十分か，効果発現まで待てないほど切迫している場合，さらには経静脈ペースメーカ挿入までの対応として行う。除細動器用電極がペーシング電極を担い，皮膚電極である前胸部用電極・背部用電極の2枚のパッドを心臓に挟み込むように装着することが望ましい。ペースメーカ機能を備えた電気的除細動器に接続し，除細動器付属の心電図を装着した上で一定の心拍数（通常60～80 /min）を設定し，最小出力から徐々に上げ，50～100 mA程度でペーシングを試みる。この方法は非常に簡便，かつ安価で緊急時にも速やかに施行することができるが，高度肥満や浮腫などで皮膚抵抗が極めて高い場合や，極めて重篤な状態（心停止から長時間経過など）では，ペーシングそのものに反応しない場合もある。最大出力でも心筋が捕捉されないことがあるので，注意が必要である。また，患者の苦痛を伴い，鎮静ないしは鎮痛が必要となることも多く，必要に応じ気管内挿管も選択する。頸動脈の評価に際して電気的刺激による筋収縮と頸動脈の拍動と区別できないことがあり，注意が必要である。

2 経静脈的ペースメーカ

経静脈的ペースメーカではペーシングに伴う患者の苦痛が比較的少なく，安定したペーシングが可能である。徐脈に対する緊急的な治療としてはペーシングリードを主に右心室へ留置し，VVIないしVOOが選択されることが多い。

挿入処置では出血，気胸，血管損傷，リード穿孔による心タンポナーデなどの合併症が出現する危険を伴うため，血管造影室において透視下で注意深い処置が望ましい。また，ペーシングリードからの全身感染症を発症する危険性やペーシングリードによる刺激部位の移動や脱落により必要なペーシングが行われなくなる危険性もある。経静脈的ペースメーカの使用に際しては，ペーシング閾値は心筋を捕捉できる最低の電圧値として設定する。その他に，センシング閾値を設定する必要があり，自己のQRSの波高値を測定する。波高値は自己のQRSを感知可能なセンシング閾値の上限を検討することで測定できる。

3 永久ペースメーカ

永久ペースメーカは症状を有する徐脈性不整脈が対象となる。徐脈性不整脈に伴う症状としては，Adams-Stokes発作による失神，眼前暗黒感，めまい，ふらつき，運動耐用能低下，心不全徴候などがあり，症状と徐脈の関連が確認された場合ないしは強く疑われる場合にその適応となる。内服や点滴薬による副作用として房室ブロックや洞不全症候群，2枝および3枝ブロック，徐脈性心房細動を起こしている場合もある。集中治療領域において遭遇し得る急性徐脈をきたす薬剤として，β遮断薬，非ジヒドロピリジン系Ca拮抗薬，ジゴキシン，アミオダロン，鎮静薬（プロポフォール，プレセデックス），オピオイド，フェニトイン，三環系抗うつ薬，リチウム，メチルドパ，シスプラチン，インターフェロン，リスペリドンなどがある[1]。可能であれば被疑薬を中止し，植込みの適応を検討すべきであるが，その薬物が患者の医療に必要不可欠と判断された場合は中止せずに植込みを

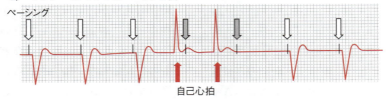
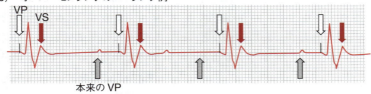

図1　ペースメーカのセンシング不全
a) アンダーセンシングのペーシング例：自己心拍のQRSを認識しないためペーシングに抑制がかからず，不必要なペーシング（⇩）が行われる。
b) オーバーセンシングのペーシング例：心室ペーシング（VP）後のT波をオーバーセンシング（VS）し，本来のVP（⇧）より遅くVP（⇩）され，心拍数が設定下限心拍数を下回る。

検討する。各徐脈性不整脈に対する永久ペースメーカの適応については，『不整脈非薬物治療ガイドライン（2018年改訂版）』[2]にまとまっており，参照されたい。

ペースメーカ植込み後の患者は，原則としてMRI検査は禁忌であったが，2012年よりMRI対応型のペースメーカの使用が開始され，現在1.5テスラおよび3.0テスラ対応の機種も登場している。現在のMRI対応ペースメーカはMRI検査時に一定の制約・条件が存在するため，検査が必要であれば，植込み施行施設へ問い合わせるべきである。

4　ペースメーカ管理で遭遇するトラブル

ペースメーカ治療において発生し得るトラブルは多岐にわたる。植え込み手技に伴って出現するトラブル（出血，血腫，気胸，静脈損傷，心タンポナーデ，感染，リード脱落など）や慢性期に出現するトラブル（創部感染症，デバイス感染症，ペーシングリード断線など）がある。ここでは集中治療において使用する頻度の高い一時的ペースメーカのうち，経静脈的ペースメーカを管理する際に起こり得るトラブルを解説する。

1　センシング不全

センシング不全には心内電位が感知以下のため，自己調律が出現したことを認識できないアンダーセンシングと，自己のQRS以外の波形を誤認してペーシングに抑制がかかり必要なペーシングが行われないオーバーセンシングがある。

図1Aはアンダーセンシングのペーシング例であり，自己のQRSを認識しないためペーシングに抑制がかからず，自己心拍の後に不必要なペーシングが行われている。この場合，センシング閾値を下げることで改善され得る。

図1Bはオーバーセンシングの例であり，設定心拍数を60/minとしていたが，心室ペーシング後のT波を感知した結果次のペーシングが抑制され，設定心拍数より低い心拍数でペーシングされている。この場合，センシング閾値を上げることで，設定心拍数でペーシングされるよう改善され得る。

2　ペーシング不全

ペーシング不全とはペーシングスパイクが認められるにもかかわらず，心房もしくは心室捕捉がなく，それに続くQRS波形が認められない場合を指す。設定出力を上げることで対応可能であるが，心室を捕捉しない場合は胸部X線でペーシングカテーテル先端の位置を確認する必要がある。また，右冠動脈閉塞に伴う心筋梗塞後や心筋炎などで右室が広く傷害されている場合などで，局所心筋の浮腫により徐々に閾値が上昇する可能性もある。

3　リード線のずれ

ペーシングリードの先端の位置ずれが生じた場合には，ペーシング不全・センシング不全のどちらも生じ得る。したがって，ペースメーカ動作に異常がある場合や予期しない不整脈の出現が見られる場合は，胸部X線でリードの先端位置が経時的に変化していないかの確認が必要となる。とくにペーシングカテーテル先端が右室心尖部側にずれている場合には，心室穿孔の可能性を疑い心エコー検査で心嚢液の有無を確認する。

循環 **III**

Ⅱ 電気的除細動器の適切使用

心筋に強い直流電流（direct current, DC）を短時間流すと，心筋全体が脱分極を起こし，心房や心室の頻拍の原因となっていた異常な興奮を停止させる結果，頻脈性不整脈を停止させ，自己の心拍再開を可能とすることができる。現在，心室細動や脈拍のない心室頻拍を停止させる第一選択の治療法となっている。その他，上室性の頻脈性不整脈（心房細動，心房粗動，上室性頻拍症など）も適応となり，脈の安定した心室頻拍停止にも利用し得る。一方，心静止例には当然ながら効果はない。

ここでは，医療従事者が使用する頻度の多い手動式除細動器を中心に述べ，最後に医療従事者以外でも使用する機会のある自動体外式除細動器（automated external defibrillator, AED）についても解説する。

1 手動体外式除細動器

1 単相性除細動器と二相性除細動器

直流除細動器には，従来の単相性波形の除細動器と，現在広く普及している二相性波形除細動器がある。二相性除細動器（最高出力 200 J）は単相性除細動器（最高出力 360 J）に比べて低い出力で除細動することが可能である。エネルギー出力の設定の目安については，二相性除細動器は単相性除細動器に比べて，約 2 分の 1 の出力で除細動が可能である。

2 電極パドルないしはパッドの使用時の注意点

電極パドルを用いてショックをかける時には，一方を胸壁前面やや左方，他方を左側面やや後方に密着させて通電する。パドルにて同期式除細動を行う際には，安定した心電図を記録するため，パドル誘導ではなく除細動器付属の心電図電極を用いることが望ましい。

電極パッドを用いる場合は，心臓を体表から挟むようにして 2 つのパッドを貼付する方が除細動閾値は低くなる。ペースメーカ植込み型除細動器が植込まれている場合には，ジェネレーターの近傍や直上は避けることが望ましい。電極パドルを用いた除細動を行う場合に，電極面に専用のゼリー（超音波用ゼリーは使用しない）やペーストを塗布して使用することも可能であるが，広範に塗布してしまうと体表面に電流が流れ，結果，心臓に有効な電流が流れないという事象が発生する危険性がある。そのため，除細動用のジェルパッドないしは使い捨て除細動パッドを用いることが望ましい。また，体が水で濡れている場合には，体表をショートすることによる無効通電や電気ショック施行者の感電を防止するため，水分を十分にふき取ってから除細動を行う。

3 cardioversion と defibrillation

通電の際に自己の R 波と同期する方法を cardioversion，自己の R 波と非同期で通電する方法を defibrillation という。defibrillation は心室細動や無脈性心室頻拍といった血行動態が破綻した不整脈を緊急で停止させる場合に用いられる。それに対して心房細動，心房粗動，脈を触知する心室頻拍に対しては，T 波上に通電した場合に発生し得る致死性不整脈の誘発の危険性を回避するため cardioversion が行われる。なお，cardioversion を行う場合には，血行動態が破綻しておらず，意識がある状況であることが多いため，患者の苦痛を軽減するため，施行前に十分な鎮静を行う必要がある。したがって，同期が可能な不整脈かどうかをモニター心電図や電極パッドを通じて除細動器に認識させ，確認することが重要である。

4 電気的除細動器使用の注意点

まず，適切に器具が接続されていることを確認する。除細動器に心電図が表示されており，誘導が選択されていることを確認する。

無脈性心室頻拍や心室細動の停止目的に defibrillation する場合，二相性波形の除細動器を用いる場合は，二相性直流波形や二相性切断指数波形など機器ごとに異なる波形を採用しており，それによって推奨のエネルギー量（150〜200 J）が設定され，マーカーにより表示されており，その値を用いて除細動を行う。以降のショックにも，同等のエネルギー量を使用する。高出力通電による心筋障害は心室頻拍や心室細動を遷延させる要因となるため，通電回数は少なければ少ないほどよい。高出力の通電でも除細動できなかった場合には，抗不整脈薬（アミオダロンまたはリドカインなど）を投与した後に再度電気的除細動を試みる方法もある[3]。

cardioversion を行う時には同期が選択され，心電図を認識していることを確認する。次に電流を流す際のエネルギーを選択するが，cardioversion の場合は不整脈のタイプに応じて可及的に低いエネルギーで開始し，効果不十分な場合には順次エネルギーを増加させる。心房細動の場合は同期下に 100 J 以上の電気エネルギーで直流除細動を試みるのが迅速であり，かつ有効性が高い。心房粗動や発作性上室性頻拍の場合はさらに低いエネルギーでも有効である（R 波同期 50〜100 J）[4]。

除細動にあたっては，周囲の安全に配慮し，感電や火災といった事故がないように注意する。前述のようにペースメーカなどの医療用デバイスが植込まれている場合，誤作動を防ぐために少し離した部位に電極を装着し，DC 施行後に必ずデバイスチェックを行う。経皮的薬剤パッチ貼付例でも電極を少し離すか，パッチを除去する。

215

2 自動体外式除細動器（AED）

2003年4月から一定条件下での救急隊員によるAEDの施行が可能となり，さらに2004年7月には一般市民（非医療従事者）にAEDの使用が認められた。心室細動および無脈性心室頻拍の診断を解析アルゴリズムにより自動で行うことで，非医療従事者であっても，心室細動および無脈性心室頻拍に対する除細動を行うことができる。総務省消防庁が発表した『令和3年度版 救急救助の現況』[5]では一般市民による早期の電気的除細動が院外心肺停止症例の社会復帰率への端的な効果が示された。AED付属の除細動パッドを体幹に装着し，次いでAED本体に接続するが，基本的にはAEDからの音声指示に従うことで除細動を行う。なお，日本のAEDは充電中に胸骨圧迫を行うと，リセットされる機種が残存しているため，充電中は胸骨圧迫を行わない方がよい。除細動パッドの装着位置などの注意点は，手動体外式除細動器と同様である。現時点で対象としているのは心停止状態にある患者に対してであり，頻拍であっても意識のある患者に対しては用いられない。

AEDの操作に際して，とくに一般市民にとって電気ショックボタンを押すことを躊躇う，電気ショック前にAEDを取り外す，電源オフボタンを押してしまう，などの人為的操作ミスも確認されている[6]。日本国内で2021年7月より販売承認されたオートショックAEDは，そのような操作ミスや傷病者への処置遅れリスクの低減が期待されている。オートショックAEDは除細動が必要と判断されたら，患者から離れるよう音声ガイドが流れ，カウントダウン（例：スリー，ツー，ワン）またはブザーの後に，除細動ショックが実施される。AEDを使用者にわたす際に，そのAEDがオートショックAEDであることを明確に伝える必要がある。救助者などが除細動ショックを行う際に患者から離れることが遅れた場合，当該救助者などが放電エネルギーにより感電するおそれがあるといった点に注意が必要である。

Ⅲ 植込み型除細動器の適応と管理

植込み型除細動器（implantable cardioverter defibrillator, ICD）は心内電位を解析し，心室細動や心室頻拍の出現があった場合には電気的除細動ないしは高頻拍ペーシングにより不整脈を停止させる。しかしながら，突然死予防に有効であるという複数の報告があるが，一方，ICDでは頻拍を停止させることができても，出現を予防できないという限界がある。除細動後も心室細動の再発を繰り返し，その結果DCショックを繰り返してしまう頻回作動の問題や，心房細動に対する誤作動が起こってしまうといった問題がある。

ICD管理について循環器内科以外の医師に緊急対応が要請されることもあり，どのような疾患の患者に植込みが行われ，緊急時にはどのような対応が必要であるかを理解しておくべきである。

1 ICDの適応

ICDは，突然死のリスクがあると判断される患者が対象となる。表に日本循環器学会/日本心不全学会合同ガイドラインである『急性・慢性心不全診療ガイドライン』[7]から，ICDによる突然死一次および二次予防の推奨とエビデンスレベルを示す。

2 ICDの管理

ICDの管理の要諦は，その作動の有無を確認することにある。ICDにはメモリー機能があり，一定期間での作動や不整脈の有無に関して確認することができる。しばしば頻脈性心房細動に対してICDが不適切作動することがあり，この場合には設定変更が必要となる。また，心室頻拍が繰り返し見られるようであれば，抗不整脈薬の調整が必要となる。ICDの作動や不整脈の状況を確認することは，その後の治療方針を検討する上で重要であることから，とくに患者がICDの作動を主訴に来院した場合には，早急に循環器内科と連絡を取るべきである。

ICDによる心室性不整脈の停止は可能であるが，再発予防はできない。心室性不整脈を十分に抑制できない場合に生じるICD頻回作動は，患者に大きな苦痛をも強いるため，このような場合には直ちに設定を変更し，その動作を停止させる必要がある。緊急時には磁石をジェネレータの上に置くことで作動を停止させることもできる。頻回作動を停止させた後には，鎮静薬や抗不整脈薬投与を行い，必要に応じて心肺蘇生術を行う。

ICD領域における近年の進歩として，皮下植込み型除細動器（subcutaneous ICD, S-ICD）および着用型自動除細動器（wearable cardioverter defibrillator, WCD）の普及がある[2]。S-ICDのリードは胸骨近傍の皮下に，本体を中腋窩線〜後腋窩線レベルの前鋸筋と広背筋の間に植込まれる（図2A）。これまでの経静脈ICDに伴う様々な合併症，リード損傷，デバイス関連菌血症などの問題を解決すべく普及している[8]。WCDは，着用型ベスト内に接触型心電図電極と除細動パッドを有し，有線で接続されたコントローラで致死的不整脈を感知して自動的に除細動を行う医療機器である（図2B）。すべての処置を体表面から行う簡単なシステムであるが，従来のICDに劣らぬ診断感度や特異度を持つことが示され[9]，

表 ICDによる突然死予防の推奨とエビデンスレベル[7]

a) ICDによる突然死一次予防

	推奨クラス	エビデンスレベル
ICDの使用 以下のすべてを満たす患者 ① 冠動脈疾患（心筋梗塞発症から40日以上経過）または非虚血性拡張型心筋症 ② 十分な薬物治療 ③ NYHA心機能分類Ⅱ度以上の心不全症状 ④ LVEF ≦ 35% ⑤ 非持続性心室頻拍	Ⅰ	A
ICDの使用 以下のすべてを満たす患者 ① 冠動脈疾患（心筋梗塞発症から40日以上経過）または非虚血性拡張型心筋症 ② 十分な薬物治療 ③ NYHA心機能分類Ⅱ度以上の心不全症状 ④ LVEF ≦ 35%	Ⅱa	B
ICDの使用 以下のすべてを満たす患者 ① 慢性疾患による身体機能制限 ② 余命が1年以上期待できない例	Ⅲ	C

b) ICDによる突然死二次予防

	推奨クラス	エビデンスレベル
以下の両方を満たす患者 ①器質的心疾患に伴う心不全患者 ②持続性心室頻拍，心室細動，心臓突然死からの蘇生例	Ⅰ	A
以下のいずれかを満たす患者 ①慢性疾患による身体機能制限 ②余命が1年以上期待できない例	Ⅲ	C

a) 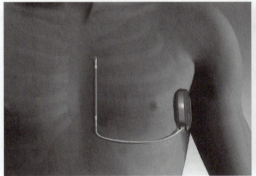 b)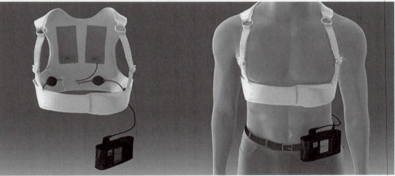

図2 経静脈ICDの問題を解決すべく普及している他の除細動器
a) 皮下植込み型除細動器（S-ICD）．（©2024 Boston Scientific Corporation. All rights reserved.）
b) 着用型自動除細動器（WCD）．（© 旭化成ゾールメディカル株式会社）

わが国でも2014年1月から保険適用され，使用経験が蓄積されている．急性心筋梗塞発症後や冠血行再建術後，非虚血性心筋症による急性心不全に対する薬物治療導入直後の高リスク例に対し，すぐにはICDの適応とはならない期間（急性心筋梗塞発症後40日未満；冠血行再建術後3か月未満；薬物治療導入後3か月未満）における適応判定・植込みまでの期間のブリッジ治療としての役割が期待されている[10]．

一方，終末期医療において終末期と判断される前から継続されていたICDの除細動機能を停止（deactivation）するか否かが問題となることがある．ICDによるショック作動は，患者へ苦痛を与えることになり，緩和ケアの目的に反する．終末期と判断されたICD植込み患者においては，緩和医療の視点からICDのdeactivationについて患者・家族と医療者が十分話し合い，方針を決定する必要がある[11]．

日本集中医療医学会専門医テキスト　第4版

■文　献

1) Kusumoto FM, Shoenfeld MH, Barrett C, et al: 2018 ACC/AHA/HRS Guideline on the Evaluation and Management of Patients With Bradycardia and Cardiac Conduction Delay: A Report of the American College of Cardiology/American Heart Association Task Force on Clinical Practice Guidelines and the Heart Rhythm Society. J Am Coll Cardiol 2019;74:51-156.

2) 日本循環器学会, 日本不整脈心電学会, 日本胸部外科学会, 他. 不整脈非薬物治療ガイドライン（2018 年改訂版）. 2019. Available from: https://www.j-circ.or.jp/cms/wp-content/uploads/2018/07/JCS2018_kurita_nogami.pdf

3) アメリカ心臓協会. AHA 心肺蘇生と救急心血管治療のためのガイドライン 2020（AHA ガイドライン 2020）. 東京：シナジー；2022.

4) 日本循環器学会, 日本不整脈心電学会, 日本小児循環器学会, 他. 2020 年改訂版 不整脈薬物治療ガイドライン. 2020. Available from: https://www.j-circ.or.jp/cms/wp-content/uploads/2020/01/JCS2020_Ono.pdf

5) 総務省消防庁. Ⅰ 救急編. 令和 3 年版 救急・救助の現況. 2021. Available from: https://www.fdma.go.jp/publication/rescue/items/kkkg_r03_01_kyukyu.pdf

6) Zijlstra JA, Bekkers LE, Hulleman M, et al: Automated external defibrillator and operator performance in out-of-hospital cardiac arrest. Resuscitation 2017;118:140-6.

7) 日本循環器学会, 日本心不全学会, 日本胸部外科学会, 他. 急性・慢性心不全診療ガイドライン（2017 年改訂版）. 2018. Available from: https://www.j-circ.or.jp/cms/wp-content/uploads/2017/06/JCS2017_tsutsui_h.pdf

8) Boersma L, Barr C, Knops R, et al; EFFORTLESS Investigator Group. Implant and Midterm Outcomes of the Subcutaneous Implantable Cardioverter-Defibrillator Registry: The EFFORTLESS Study. J Am Coll Cardiol 2017;70:830-41.

9) Piccini JP, Allen LA, Kudenchuk PJ, et al: Wearable Cardioverter-Defibrillator Therapy for the Prevention of Sudden Cardiac Death: A Science Advisory From the American Heart Association. Circulation 2016;133:1715-27.

10) 日本不整脈心電学会 WCD ワーキンググループ. 着用型自動除細動器（WCD）の臨床使用に関するステートメント（2018 年 2 月改訂）. 2018. Available from: https://new.jhrs.or.jp/pdf/guideline/statement20180215.pdf

11) 日本循環器学会, 日本不整脈心電学会, 日本胸部外科学会, 他. 2021 年 JCS/JHRS ガイドライン フォーカスアップデート版 不整脈非薬物治療. 2012. Available from: https://www.j-circ.or.jp/cms/wp-content/uploads/2021/03/JCS2021_Kurita_Nogami.pdf

■重要論文■

◆ 不整脈非薬物治療ガイドライン（2018 年改訂版）
新たなエビデンスやテクノロジーの進歩を反映し不整脈非薬物治療ガイドラインの大幅な改訂が行われ, 『不整脈非薬物治療ガイドライン（2018 年改訂版）』が 2019 年に発表された。植込み型心臓電気デバイスに関しては皮下植込み型除細動器, 着用型自動除細動器などについても新たに記載された。（→文献 2）

◆ 2021 年 JCS/ JHRS ガイドライン フォーカスアップデート版　不整脈非薬物治療
『不整脈非薬物治療ガイドライン（2018 年改訂版）』が発表された後も, 不整脈非薬物治療に関する数多くの重要なエビデンスが国内外で報告され, 推奨レベル記載が可能となり, 新たな治療概念も登場した。その流れを受け, 次回の改訂を待たずに進捗が顕著な領域に焦点をあてた当ガイドラインが発表された。終末期医療における ICD の除細動機能停止決定への話し合いのプロセスに関しても述べられている。（→文献 11）

Ⅲ 循環

9 心臓外科術後管理（成人）

塩塚潤二，讃井將満

目 標
- 正常な術後経過と時間経過ごとに起こりやすい合併症を把握する
- 循環動態の異常を来す開心術後特有の合併症を把握する
- 循環動態の異常以外の開心術後に起こりやすい合併症を把握する

Key words Enhanced Recovery After Surgery（ERAS），開心術後合併症，周術期内服薬，術後循環不全

Ⅰ 通常の術後経過

ICU 入室後からおよそ12〜24時間は循環不全をきたしやすい。これには，①手術の対象となる主病態とそれに伴う術前の慢性的な代償，②糖尿病，慢性腎傷害などの併存症，③緊急・待機的手術の別，④手術手技，⑤重要臓器血流不全を含む術中イベント，⑥心筋保護，⑦人工心肺時間，⑧術後出血など，多数の因子が関与する。また，術中低体温に対する復温の結果，血管床が拡大し，著しい低血圧となることがある。このような血行動態の変動は，手術侵襲や人工心肺により血管透過性が亢進した結果起こると考えられている。それに伴い血圧低下や尿量減少，血清乳酸値上昇などの徴候が出現する。とくに問題のない患者では，おおよそ帰室から18〜24時間後を境に亢進した血管透過性が正常化し始める。この状態は相対的な体血圧・肺動脈圧の上昇や，心拍数の減少・上昇，心房細動の出現，酸素必要量の増加などのトレンドの変化としてとらえられる。患者，疾患，手術に応じた通常の良好な術後経過を記憶しておき，通常の良好な経過からの逸脱に対する感度を維持しておく必要がある。具体的には，身体所見，各種血行動態モニター，心エコー図所見などから総合的に判断する。術後24時間以降，しばしば肺うっ血による低酸素血症が起こるため，対症的な酸素療法ならびに利尿薬投与が必要になることも多い。また，この時期から術後48〜72時間をピークに10％から65％に術後心房細動が発生する[1]。例えば，弁置換術や冠動脈バイパス手術であれば，術中大きな問題がなければ同日夕方までに ICU に入室し，翌朝

までには抜管が可能となり翌朝から内服薬も再開可能である。β遮断薬は通常，手術当日朝も内服し，翌朝から再開して中断がないように心がける。一方で，アンジオテンシン変換酵素（angiotensin converting enzyme, ACE）阻害薬，アンジオテンシン受容体拮抗薬（angiotensin II receptor blocker, ARB）などは，手術当日は内服せずに入室し，翌日以降，血圧や血清クレアチニン値の推移などを参考に再開を決定する（後述の「Ⅳ 周術期内服薬」参照）[2]。

Ⅱ 注意すべき合併症

1 術後出血・輸血管理

1 出血性合併症 [3]

止血が得られている患者の胸腔・縦隔ドレーン排液は ICU 入室直後からトータルで 100 mL/hr 以内で，その後も漸減してゆく。過剰な術後出血の定義は，最初の1時間で 250〜300 mL/hr を超える場合，再開胸を検討し同時に凝固障害の存在を検討するというものや[4]，200 mL/hr あるいは 1,500 mL/8hr 以上のドレーン出血とするもの，最初の1時間に 400 mL/hr 以上，引き続く2時間に 300 mL/2hr 以上あるいは連続3時間で 200 mL/hr 以上のドレーン出血など幅が広い[3]。なお，後述の Enhanced Recovery After Surgery（ERAS）ガイドラインにおいて，心嚢前縦隔・胸腔ドレーンのミルキングなどの操作はドレーンが留置された各部位に非常に強い陰圧をかけてしまうことや，メタ解析において効

果はないと報告されていることが紹介されている。実際にいきなりミルキングを禁止するのは難しいかもしれないが，ルーチンで行わないなど各チームで話し合う必要がある[5]。

出血が持続的に起こっている患者における輸血戦略は後述の輸血開始基準とは異なり，より早めのタイミングでより高めの閾値を用いた管理が求められる。輸血の目標は，止血が得られ血行動態が安定している場合よりも高めに設定し，フィブリノゲン値 200 mg/dL，ヘモグロビン値 9～10 g/dL，血小板 10 万/μL を目安とする。出血が落ち着かない場合は採血を 2 時間程度ごとに行うが，結果を参考にして輸血しても手遅れであり，あくまで採血は自身の輸血戦略が間違っていないことを確認する目的で行う。また，大量出血の際には，赤血球：新鮮凍結血漿：血小板の輸血量比を 1：1：1 まで上昇させることや，トラネキサム酸 1,000 mg を 10 分かけて投与し，その後に 1,000 mg を 8 時間かけて投与する，手に入る施設ならクリオプレシピテートを使用する，保険適用外であるが乾燥フィブリノゲン製剤を使用するなどの外傷患者の輸血・止血戦略を適用する場合がある。収縮期圧を低め（90～100 mmHg）に設定する，血液希釈を防ぐために晶質液の投与を減らす，ヘパリンリバウンドが疑われる場合にプロタミンを投与するなど，出血を減らす工夫も行う。その他，体温を 36℃ 以上に保つ，pH を適正にコントロールするなども重要である。ECMO/ Impella® などの機械的循環補助を行っている場合には後天性 von Willebrand病なども考える必要がある。ROTEM® や TEG® などの血液粘弾性検査にも慣れておくとよいが，詳細は他項に譲る。

＜術後出血まとめ＞
- 帰室後 1～2 時間以内に 200 mL/hr，以降も 100 mL/hr を超える出血が続く場合は，心臓外科医師に声をかける。
- 輸血は一歩先を見て行う。出血が続く時に，後から見て過剰出血になったとしても仕方ない。
- 持続する過剰出血の際は 2 時間ごとに血算・凝固を確認するが，結果を見て輸血するのでは遅すぎる。
- 出血を助長する因子（酸塩基平衡異常，低体温，血液希釈など）には積極的に介入する。

❷ 赤血球輸血

重症患者における赤血球輸血閾値に関する研究では，1999 年に発表された大規模 RCT（TRICC study）が有名で，この研究では輸血域値をヘモグロビン 7 g/dL に設定しても 10 g/dL に設定しても，30 日後の全死因死亡率に影響しないことが示された。しかし，この研究では心臓手術患者が除外されていた[6]。2010 年の待機的

成人心臓手術患者を対象とした大規模 RCT（TRACS study）では，ヘマトクリット値 24% を維持するグループと 30% を維持するグループで 30 日の全死因死亡率，心原性ショック，ARDS の発症率，在院中に腎代替療法を必要とする急性腎障害の発症率の複合アウトカムが比較されたが，両群間に差はなかった（2 群間差：1%，95% CI −6～4%，$P=0.85$）[7]。2015 年の待機的成人心臓手術患者を対象とした大規模 RCT（TITRe2 study）では，輸血域値をヘモグロビン値 9 g/dL と 7.5 g/dL に設定した 2 群間で，3 か月以内の重症感染症（創部感染，敗血症）と虚血イベント（脳梗塞，心筋梗塞，腸管虚血，急性腎症害）の複合アウトカムが比較されたが，両群間に差はなかった（OR：1.11，95% CI 0.91～1.34，$P=0.30$）。ただし，90 日の全死因死亡率は 9 g/dL を開始基準とした群で有意に低かった[8]。2017 年の TRICC Ⅲ study では対象をよりリスクの高い患者に限定した。待機的心臓手術を受ける成人患者で EuroSCORE Ⅰ が 6 点以上の患者を，術中および術後のヘモグロビン値 7.5 g/dL 以下で輸血する群と，術中および ICU で 9.5 g/dL 以下，一般病棟で 8.5g/dL 以下で輸血する群の 2 群にランダムに割り付けた。主要評価項目は入院中あるいは 28 日間に発生した全死因死亡，非致死的心筋梗塞，腎代替療法を必要とする新規発症の急性腎傷害の複合アウトカムとした。結果は，複合アウトカムも各構成要素にも有意差を認めなかった（OR：0.90，95% CI 0.76～1.07）[9]。これらの大規模 RCT を振り返ると，心臓手術後で進行性の出血がなければ 8 g/dL 程度を閾値とするプラクティスが一般的であろう。

＜赤血球輸血まとめ＞
- 過剰輸血は予後の悪化につながることを認識して，出血が続いている状況でない場合は Hb 8 g/dL あたりを輸血域値とする。

2 治療抵抗性の低血圧（vasoplegic syndrome）

標準的な定義は存在しないが，術直後から発生する低血圧（mean arterial pressure < 60 mmHg），高い心拍出量（CI > 3.5 L/min/m^2）が，適切な左室充満圧のもとで起こる状態とされる。人工心肺使用後の 5～25 % の症例で高度に全身血管抵抗が低い状態（vasoplegia）を認めることがあると報告されているが，頻度は低いものの，人工心肺を使用しない手術でも起こり得る。持続時間はせいぜい 72 時間程度とされている。過剰な全身炎症反応や，術前からの ACE 阻害薬や ARB の投与，長時間の人工心肺，術前の低左心機能，輸血，血管内皮の恒常性の破綻による一酸化窒素（NO）産生の産生異常などが関連していると報告されている。ノルア

ドレナリン，フェニレフリンは血管作動薬として第一選択になりやすいが，vasoplegic syndromeでは内因性のバソプレッシンの産生が低下すると報告されており，バソプレシンを血管作動薬の第一選択するのもよいかもしれない。治療抵抗性のvasoplegiaではメチレンブルーによるNO産生抑制作用を利用する方法が報告されている。2 mg/kg単回後に0.5 mg/kg/hrを6時間持続投与する方法が報告されているが，予後の悪化との関連も報告されており，日常的に用いるべきかどうかはさらなる検討を要する[3),10)]。

3 心タンポナーデ

心臓手術後の心タンポナーデは，心臓周囲の比較的少量の液体によって隣接する低圧系チャンバー（心房・右室）が圧排されることで起こる。術後早期には血液や凝血塊により引き起こされるが，手術から5〜7日後に炎症性心外膜液により引き起こされることがある（心膜切開後症候群）。中心静脈圧の上昇を伴う心拍出量低下や，ドレーン排液量の急激な減少時には心タンポナーデを鑑別に挙げる。しかし，奇脈をはじめとする典型的な心タンポナーデの所見を認めなかったり，経胸壁心エコー図では発見できないことも多い。これは術後，局所性に血液が貯留する場合があるからで，このような局所性の血液貯留を疑う時にはCTや経食道心エコー図が有用である（局在によっては経食道心エコー図でも気をつけないと見落とすことがある）（図1）。輸液反応性は乏しいが，一時的な状態改善を目的に心室内圧を上昇させるため，積極的な輸液を行う。一方で，奇脈とpulse pressure variationは同じ機序で起こることや，多かれ少なかれ輸液により血圧が上がるため，輸液不足と勘違いして漫然と輸液することがないように気をつける必要がある[3),10)]。

＜心タンポナーデまとめ＞
- 心タンポナーデは"ある・なし"ではなく，"ショック〜循環に影響を与える心嚢液貯留〜循環に影響を与えない心嚢液貯留"の間のグラデーションとなる。心エコー所見や血圧で安易に否定してはならない。
- 輸液にもある程度反応すること，輸液反応性がありそうなモニター所見を呈するので，漫然と輸液で対処してはならない。
- 術後の場合，局在性の心嚢液貯留により閉塞性ショックとなり得る。説明のつかない網状皮斑，乳酸値上昇などでは経食道心エコー図/CTなどを積極的に用いるようにする。

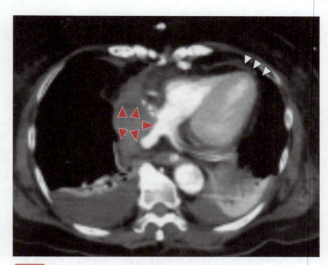

図1 心タンポナーデの胸壁心エコー図
右心房を圧排する局所的な血腫を認める（▲）。経胸壁心エコーで確認できる心尖部側の心嚢腔には，ほとんど心嚢液を認めない（△）。

4 右心不全

右心不全は人工心肺後の機能不全（stunning）や冠動脈血流不全，左心不全に伴って起こる。また，大動脈解離では冠動脈入口部の解離や大動脈基部置換では再建冠動脈の機械的な異常で右冠動脈の血流不全による右心不全を起こし得る（もちろんこのような場合は左心不全も起こし得る）。右心系は前負荷・後負荷の変化に敏感に反応し，右心不全は低心拍出につながる。低酸素血症，高二酸化炭素血症，アシドーシス，痛みなどの内因性のアドレナリン分泌などはすべて肺血管抵抗の上昇を引き起こし，右心不全へとつながる。術後は様々な生理学的変化や介入が右心負荷を起こす可能性がある。左室と異なり三角錐型の形状であること，長軸方向の収縮が重要であること，術後は心エコー図で全容を確認するのが困難な場合が多いことなどから診断は難しいが，多かれ少なかれ右心機能の低下はあると考えて対応するとよい。三尖弁輪収縮期移動距離（tricuspid annular plane systolic excursion, TAPSE），三尖弁輪移動速度（RVs'）などは三尖弁輪形成を行っている患者が多く，解釈に注意が必要だが，自分で測定できるようになっておいた方がよい。三尖弁逆流から推定する圧格差は逆流が高度になると相関しなくなることがあるため，注意が必要であるし，右心不全が高度になると逆流が生じにくくなることも注意が必要である。過剰な呼気終末陽圧（PEEP）は肺血管抵抗を上昇させるが，酸素化を改善し低酸素性肺血管攣縮を改善させるため，肺血管抵抗を下げる場合もある。NO, 硝酸薬，ドブタミン，フォスフォジエステラー

ゼ阻害薬なども肺血管抵抗を下げることにより右心不全を改善させる可能性があるが，肺血流の再分配により酸素化の悪化を起こすことがある。ドブタミンは肺血管抵抗を下げる目的であれば2〜5 μg/kg/min 程度までとする。それ以上投与しても，さらなる肺血管拡張作用は期待できず，催不整脈作用が懸念される。前述のように右心系の冠動脈灌流圧を維持するためには，収縮期血圧を上昇させる必要がある。このため，ノルアドレナリン，フェニレフリン，エピネフリンなども選択に入るが，バソプレシンは肺血管収縮作用がないため良い選択肢になり得る[3), 10), 11)]。

＜右心不全まとめ＞

- 右心機能低下は程度の差はあれ，しばしば起こる。循環に影響を与えるレベルになることは稀だが，常に疑ってかかる必要がある。
- 診断は困難なことが多い。右心負荷となる因子はできるだけ排除するように気をつけておく。

5 僧帽弁前尖収縮期前方運動

僧帽弁前尖の収縮期前方運動（systolic anterior movement, SAM）により，左室流出路からの血流が抑制され心拍出量の低下を起こすことがある。周術期に強心薬を増量した際に，心拍出量が減少することによって疑われる。僧帽弁形成術の2〜7％で発生すると報告されている。また，大動脈弁狭窄症の術後に増加した左室流出路血流により（とくに狭小化・肥大左室において），引き起こされることもある。狭小左室，僧帽弁腱索の異常，心室中隔の膨隆，乳頭筋の位置異常，僧帽弁前尖あるいは後尖の余剰などが関与すると考えられている。原因はわかっていないが，糖尿病患者でβ刺激薬投与を行っていると起こりやすいとする報告もある。血管内容量の減少，頻拍，後負荷の減少，左室の過収縮などは SAM を引き起こす要因となり得る。輸液負荷，陰性変時作用・陰性変力作用のある薬剤（β遮断薬，非ジヒドロピリジン系の Ca 拮抗薬など），後負荷を増加する薬剤（ノルアドレナリン，フェニレフリン，バソプレシンなど）の投与などで状況を改善するかもしれない。ただし，循環不全状態でのβ遮断薬投与になることや，ノルアドレナリン自体が強いβ刺激作用を持つことから，これらの対応は慎重に行う必要がある[10)]。

＜僧帽弁前尖収縮期前方運動まとめ＞

- 普段から心臓血管外科の術後管理に当たっていないと挙がりにくい鑑別のため，心エコー検査を行う際は意識して鑑別するように心がける必要がある。

6 対麻痺

遠位大動脈分枝の血流障害には，腸管虚血（後述），腎障害（腎虚血），下肢虚血，脊髄虚血などが含まれる。例えば，脊髄の灌流を担う主要な動脈は，鎖骨下動脈と頸部血管ネットワークから上部脊髄は血流支配を受け，肋間動脈の枝である Adamkiewicz 動脈（T8-T12 の分枝が多い），腰椎分節動脈〜中下部脊髄は血流支配される。術前のリスク評価や再建方法を含む手術手技について術者と情報共有が重要である。左鎖骨下動脈の再建なしのステントによるカバー，同時に行われる，あるいは以前に行われた腹部大動脈手術，3つ以上のステント使用など，高リスク要因が報告されている。高リスク症例では術前から脊髄液ドレナージチューブを留置することは米国のガイドライン（Class IB），欧州のガイドライン（Class ⅡB）とも記載されている[12),13)]。十分な脳脊髄灌流圧（cerebrospinal perfusion pressure：平均動脈圧−髄液圧），すなわち十分な平均動脈圧（ex: 85〜100 mmHg）と低い髄液圧を（ex: 10〜15 cmH$_2$O 程度）維持する（両者の単位の違いに注意）。ただし，過剰な排液（150 mL/day，25 mL/4hr あるいは 10 mL/1hr）による頭蓋内出血には注意する。平均動脈圧維持のために血管収縮薬が必要になることも多い。ナロキソン 1 μg/kg/hr の投与や，血液ヘモグロビン濃度を高く維持すること（10 g/dL），ステロイド投与（デキサメサゾン 10 mg，12 時間毎，48 時間まで），リドカイン投与（100 mg，単回投与），硫酸マグネシウム 4 g 投与などをアルゴリズムに入れているボリュームセンター（テキサス大学，ベイラー大学，ペンシルベニア大学など）もあるが，質の高い研究で検証されたプラクティスではない[14)〜17)]。

＜対麻痺まとめ＞

- 術前・術後からリスクについて心臓外科・麻酔科と共有しておき，高リスク症例では術前から脊髄ドレナージを留置する。
- もし起こってしまった場合は，脊髄灌流圧を適切に維持し，エキスパートオピニオンレベルだが，血圧の高め維持，Hb の高め維持，ステロイド投与などを心臓外科と相談する。

7 腸管虚血

腸管虚血は塞栓や血栓症による閉塞性の虚血と血管攣縮による非閉塞性腸管虚血（non-occlusive mesenteric infarction, NOMI）に分類される。腸管血流は腹腔動脈，上腸間膜動脈，下腸間膜動脈により供給され，これらの動脈間の相互交通や内腸骨動脈などからの側副血行路に

より，慢性の血流障害では単血管の血流障害が破滅的な事態につながらないような機構が維持されている。しかし，急性血流障害ではこのような側副血行路による代償が十分でなく，しばしば致命的となる。腸管虚血のリスク因子には，低心拍出量，透析患者，血管疾患の既往など，心臓血管外科患者特有のものが多いことも認識しておく必要がある。術後に，しばしば非特異的な高乳酸血症が起こる上に，鎮静・鎮痛を受ける患者も多く，早期発見が難しい。放射線診断的・治療的介入や手術に対する閾値を低くしておくことが救命の鍵となる[18]。

＜腸管虚血まとめ＞

- 自治医科大学附属さいたま医療センターのデータでは，周術期に乳酸値が 6 mmol/L を超える人は 1 割に満たないため，明らかに循環不全の徴候もなく，6 ～ 8 mmol/L を超える乳酸値上昇を認める場合には腸管虚血の要注意としている。

8 その他

術後に一過性の低左心機能となることがある（stunning）。長時間の人工心肺，大動脈のクランプ，冠動脈の血流不全，長期間の虚血が解除されることによる虚血再灌流障害，慢性弁機能不全による病態生理，前負荷・後負荷の変動などが関与する。手術自体に関連する血行動態の異常，すなわち冠動脈手術であればグラフトの異常，弁置換術であれば弁周囲逆流などは最初に疑わなければならない。その他，頻度が高い術後合併症として急性腎傷害（発症率：40％前後），せん妄（同：30％前後），術後心房細動（同：30％前後）などがある。詳細は他項に譲るが，いずれも感染症などの重大な術後合併症の一表現型である可能性を念頭に置くことが重要である。対症療法に終始して，根本原因の探索を忘れてしまうという事態があってはならない。なお，術後の循環不全に関するフローチャートを図2に示す[3]。

Ⅲ ERASガイドライン

Enhanced Recovery After Surgery（ERAS）ガイドラインは分野を超えた多様な周術期の患者ケアの新たな取り組みであり，患者の回復の改善を目指して作られた[5]。プログラムの成り立ちなどの詳細は省くが，そこに紹介されている心臓血管外科術後管理に関する推奨を簡単に紹介する。本ガイドラインは術前～術中も含んでいるため，チームとして全文に目を通すことを薦める。

1 血糖管理

血糖管理を術前から術後にかけて行うことは Class 1/level of evidence（LOE）B（ランダム化比較試験あり）で推奨されている。血糖管理の範囲としては 160 ～ 180 mg/dL 以下とし低血糖を起こし得る強化インスリン療法（80 ～ 110 mg/dL）は行うべきでないとしている。ただし，この結果は心臓血管外科手術に限定したデータではない〔Class IIa, LOE B（RCTではない）〕。

2 疼痛管理

オピオイドは術後疼痛管理の中心にあったが，様々な副作用にも関連することから，オピオイドの量を減量するべく各種方法が推奨されている。non-steroidal anti-inflammatory drugs（NSAIDs）は腎障害と関連し，COX-2 阻害薬も心臓血管外科術後においては血栓塞栓イベントとの関連が指摘されている。このため，非オピオイド系の鎮痛薬で最も安全なものとして，アセトアミノフェンが推奨されている。頸静脈投与の方が経口投与よりも優れている可能性も指摘されている。トラマドールはオピオイド系＋非オピオイド系の鎮痛作用を有し，モルヒネの使用量を減量した一方，せん妄のリスクを上昇させたと報告されている。プレガバリンを術前から投与してオピオイド使用量を減量したとする報告もある[5]。デクスメデトミジンはせん妄の発症を減らしたとする報告とともに，オピオイド使用量を減じたとする報告もある。ケタミンは血行動態に影響を与えずにせん妄を減少させ，オピオイドの必要量を減少させたとする報告がある。統一された投与順序や量に関するアルゴリズムは存在しないが，上記薬剤を組み合わせてオピオイドを減量しつつ疼痛管理を適切に行うことが推奨されている〔Class I, LOE B（RCTではない）〕。

3 goal directed fluid therapy について

目標を設定した輸液戦略が様々な予後の改善につながることは，多くの RCT やメタ解析で示されてきた。このため，goal directed fluid therapy を ERAS ガイドラインでも推奨しているが，その設定ゴールとして何が適切かはわかっていない。また近年，輸液過量の弊害が様々な研究で示される中で，心臓血管外科術後に関してもわずかに negative balance の方がよいと勧めている総説もある[19]。近年は手術実施時期が早くなり，心臓が慢性代償性変化を示す前に手術を受けている患者が多いことから，どのような輸液戦略をとっても大差はなく，negative balance の方が ICU 在室期間が短い結果になりやすいことは想像に難くない。しかし，時々見かける慢性代償性変化を強く受けた心臓では，生理学的背景を念頭に置いて，単一のターゲットで管理するのは避けた方がよいだろう。

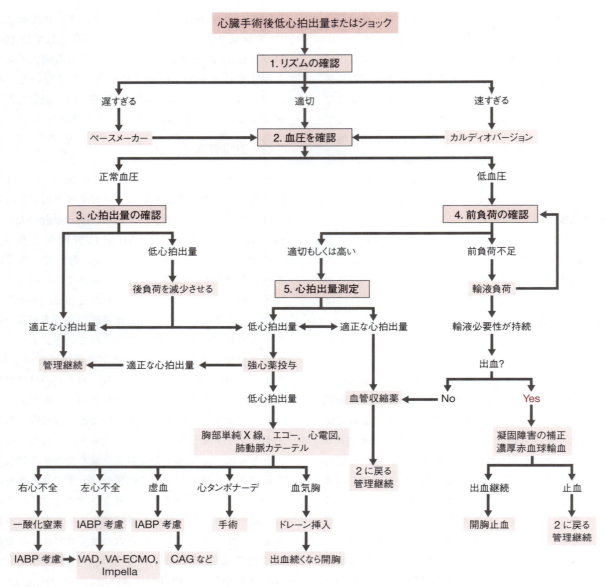

図2 術後循環不全対応のフローチャート[3]

CAG, coronary angiography（冠動脈造影検査）; ECMO, extracorporeal membrane oxygenation（体外式膜型人工肺）; IABP, intra-aortic balloon pumping（大動脈内バルーンパンピング）; VAD, ventricular assist device（補助人工心臓）.
（文献3より改変して転載）

IV 周術期内服薬

1 RAAS拮抗薬

レニン-アンジオテンシン-アルドステロン系（renin-angiotensin-aldosterone system, RAAS）拮抗薬は周術期の低血圧，昇圧薬の使用，合併症の発生，死亡リスクの上昇と関連するため，手術12～24時間前に中止することが推奨されている[2]。休薬したRAAS拮抗薬の再開時期に関しても推奨はないため，術後の血行動態が安定している場合は，早ければ翌朝から再開することが可能である。術後新たにRAAS拮抗薬を開始することに関して良質なエビデンスはなく，低左心機能の非手術患者において得られたデータをもとに勧告がされている。左室駆出率（left ventricular ejection fraction, LVEF）＜40％，eGFR＞30 mL/min/1.73m^{2}の患者では短時間作用型のACE阻害薬を心臓手術後48時間以内に開始することを考慮すべきであるとされている（Class Ⅱ，Level C）。また，同様の患者群において，心臓手術後に長時間作用型のACE阻害薬やARBを開始することが推奨されている（Class Ⅰ，Level A）。さらに，上記と同様の患者群で高カリウム血症を伴わない場合に，ACE阻害薬やβ遮断薬に加えてアルドステロン拮抗薬を追加することが推奨されている[2]。

2 β遮断薬

既に内服している β遮断薬に関しては，手術直前まで休薬しないことが勧められている（Class Ⅱa, Level B）。しかし，β遮断薬を内服していない患者に対して，心臓手術前に新たに導入することの生命予後に対する効果は明らかではない。多くの研究で β遮断薬の術後心房細動の予防効果が報告され，術前 2～3 日前からの内服が推奨されている（Class Ⅱa, Level B）[2]。しかし，周術期の昇圧薬への反応を減弱する可能性もあるので，適応を慎重に選ぶ必要がある。術後に関しても，術前から β遮断薬を内服している低左心機能の患者では，術後早期に β遮断薬を再開すると 30 日死亡を低下させることを示す研究がある。また，直近の急性心筋梗塞や低左心機能の非手術患者で β遮断薬投与により死亡率を下げたことから，術後の患者においても同様に直近の心筋梗塞や低左心機能（EF ＜ 35％）の患者には β遮断薬の投与を推奨している（Class Ⅰ, Level A）[2]。

3 スタチン

抗炎症作用を含めたスタチンの多面的作用に期待して，敗血症，心房細動，ARDS など様々な病態で投与する研究が行われたが，期待された結果は得られなかった。心臓手術も同様で，術前からスタチンを投与することにより死亡率が低下する可能性が小規模の RCT や観察研究で示されたが，大規模 RCT では心臓手術前（80％以上が冠動脈バイパス手術で残りが大動脈弁置換術）にロスバスタチンを投与しても周術期の心筋障害や術後心房細動の減少を認めないばかりか，急性腎障害の発生リスクが上昇した。したがって，術直前のスタチンの導入はすべきでないと推奨されている（Class Ⅲ, Level A）[2]。ただし，23 の RCT のメタアナリシスでは，冠動脈バイパス手術前のスタチン投与は，ICU 滞在期間の短縮（2.54 時間，95 ％ CI 0.36～4.72）や在院期間の短縮（0.41 日，95 ％ CI 0.08～0.73），術後心房細動発症の減少（OR：0.54，95 ％ CI 0.43～0.67）と関連し，急性腎障害発症との関連は認めなかったとする結果もあり，今後推奨が変わっていくかもしれない[20]。術直後からのスタチンの開始と，何らかの臨床的アウトカムの関連を検討した良質なエビデンスは存在しない。冠動脈バイパス手術を受けた患者に対して強力な脂質管理を行った研究では，LDL 130 mg/dL 以下の患者をアトロバスタチン 10 mg と 80 mg にランダムに割り付け，主要評価項目である冠動脈疾患死，非致死的非手術関連心筋梗塞，蘇生が必要な心肺停止，致死的・非致死的脳虚血の複合アウトカムが，アトロバスタチン 80 mg 群で

有意に減少した（HR：0.73，95 ％ CI 0.62～0.87）[21]。冠動脈バイパスでは，術後に強力な脂質低下療法を行って LDL ＜ 70 mg/dL か，ベースラインが 70～135 mg/dL の患者では 50％以上低下させることが推奨されている（Class Ⅰ, Level A）。

4 抗血小板薬・抗凝固薬

1 アセチルサリチル酸（アスピリン）

冠動脈バイパス手術後にアスピリンを開始するのはいわば常識とはいえ，簡潔な記載に留める。冠動脈バイパス手術後 48 時間以内にアスピリンを再開した患者群の死亡率は 1.3％であったのに対して，この期間にアスピリンの投与を受けなかった患者の死亡率は 4.0％であった。冠動脈バイパス手術後のアスピリンの投与は心筋梗塞の発症を 48％，脳虚血発作を 50％，腎不全を 74％，腸管虚血を 62％減少させたとも報告している[22]。

2 dual antiplatelet therapy（DAPT）

血行再建術によらず，急性冠症候群の患者には DAPT が推奨されている。また，冠動脈バイパス手術後の患者に対する DAPT は全死因死亡率を減少させ，グラフトの開存率を改善させる。ただし，術後出血も増加するため，その有用性は相殺されてしまう。1 か月以内の急性冠症候群でステントを留置された患者では P2Y$_{12}$ 阻害薬（クロピドグレル，プラスグレルなど）を術後 48 時間以内の可及的速やかに再開し，DAPT を推奨期間終了まで投与する（Class Ⅰ, Level C）。DAPT 開始後 1 か月以上経過した患者や，ACS だがステント留置を受けなかった患者で心臓手術を受ける場合，96 時間以内の可及的早期に P2Y$_{12}$ 阻害薬を再開し，推奨期間終了まで DAPT を継続する（Class Ⅰ, Level C）。一部の冠動脈バイパス手術後の患者（内膜剥離術を受けた患者，オフポンプ手術）では DAPT を考慮してもよいかもしれない（Class Ⅱb, Level C）。術前に DAPT を受けていなかった患者に関してルーチンで DAPT を開始することを支持する強いエビデンスはない[2]。

3 抗凝固療法

人工弁に対する抗凝固療法については図 3[23]のように行われる。術後 12～24 時間で出血が落ち着いていれば未分画ヘパリンを開始する。術後 1 日目にはワルファリンを開始し，術後 4 日目前後でヘパリンからワルファリンに完全に移行することが多い[2]。

＜薬剤まとめ＞

- ACE 阻害薬 /ARB：術中・術後の低血圧リスクあり，術前に中止した方がよい。
- β遮断薬：内服している場合は原則的に中止しない。
- スタチン：冠動脈バイパス術（coronary artery bypass

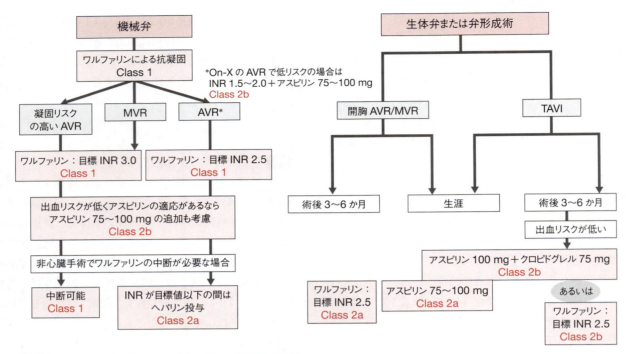

図3 人工弁置換術または弁形成術に対する抗凝固療法[23]
AVR, 大動脈弁置換術；MVR, 僧帽弁置換術；TAVI, 経カテーテル的大動脈置換術.

grafting, CABG) 後ではできるだけ早く投与を行う。
- アスピリン：CABG後ではできるだけ早めに開始する。
- DAPT：循環器内科，心臓血管外科と必要性を相談して投与する。

おわりに

　心臓血管外科手術は低侵襲手術の登場や人工心肺技術の向上で近年安全性が増した一方で，高齢患者や血液透析を含む多くの慢性疾患が併存している患者，ステロイドをはじめとした多種類の薬剤を必要とする患者が増えてきている。このような患者は手術が問題なく終了し，通常通りの術後経過をたどれば，大きなトラブルなく退院する。しかし，このような患者の中には，予備能が小さく，ひとたび通常の経過から逸脱すると，回復に時間を要する患者も多い。心臓血管外科の術後管理は，生理・薬理・臨床データに基づく血行動態管理，呼吸管理，出血コントロール，抗凝固，感染管理など，集中治療の基本知識と技術を総動員する必要がある。本項では，人工心肺の影響，技術的な手術合併症，血管作動薬，術後心房細動，EcPellaを中心とする機械的心筋補助，thrombo-elastogramなどの凝固系の point-of-care，術後感染予防など，解説できなかった部分がある。推奨文献や引用文献から関連文献を一読していただければ幸いである。

文献

1) Filardo G, Damiano RJ, Ailawadi G, et al. Epidemiology of new-onset atrial fibrillation following coronary artery bypass graft surgery. Heart 2018;104:985-92.
2) Sousa-Uva M, Head SJ, Milojevic M, et al. 2017 EACTS Guidelines on perioperative medication in adult cardiac surgery. Eur J Cardiothorac Surg 2018;53:5-33.
3) Stephens RS, Whitman GJR. Postoperative Critical Care of the Adult Cardiac Surgical Patient: Part II: Procedure-Specific Considerations, Management of Complications, and Quality Improvement. Crit Care Med 2015;43:1995-2014.
4) Lighthall GK, Olejniczak M. Routine postoperative care of patients undergoing coronary artery bypass grafting on cardiopulmonary bypass. Semin Cardiothorac Vasc Anesth 2015;19:78-86.
5) Engelman DT, Ben Ali W, Williams JB, et al. Guidelines for Perioperative Care in Cardiac Surgery: Enhanced Recovery After Surgery Society Recommendations. JAMA Surg 2019;154:755-66.
6) Hébert PC, Wells G, Blajchman MA, et al. A multi-center, randomized, controlled clinical trial of transfusion requirements in critical care. Transfusion Requirements in Critical Care Investigators, Canadian Critical Care Trials Group. N Engl J Med 1999;340:409-17.
7) Hajjar LA, Vincent J-L, Galas FRBG, et al. Transfusion requirements after cardiac surgery: the TRACS randomized controlled trial. JAMA 2010;304:1559-67.
8) Murphy GJ, Pike K, Rogers CA, et al; TITRe2 Investigators. Liberal or restrictive transfusion after cardiac surgery. N Engl J Med 2015;372:997-1008.
9) Mazer CD, Whitlock RP, Fergusson DA, et al; TRICS

Investigators and Perioperative Anesthesia Clinical Trials Group. Restrictive or Liberal Red-Cell Transfusion for Cardiac Surgery. N Engl J Med 2017;377:2133-44.

10) Nearman H, Klick JC, Eisenberg P, et al. Perioperative complications of cardiac surgery and postoperative care. Crit Care Clin 2014;30:527-55.

11) Haddad F, Couture P, Tousignant C, et al. The right ventricle in cardiac surgery, a perioperative perspective: II. Pathophysiology, clinical importance, and management. Anesth Analg 2009;108:422-33.

12) Hiratzka LF, Bakris GL, Beckman JA, et al; American College of Cardiology Foundation; American Heart Association Task Force on Practice Guidelines; American Association for Thoracic Surgery; American College of Radiology; American Stroke Association; Society of Cardiovascular Anesthesiologists; Society for Cardiovascular Angiography and Interventions; Society of Interventional Radiology; Society of Thoracic Surgeons; Society for Vascular Medicine. 2010 ACCF/AHA/AATS/ACR/ASA/SCA/SCAI/SIR/STS/SVM guidelines for the diagnosis and management of patients with thoracic aortic disease: executive summary. A report of the American College of Cardiology Foundation/American Heart Association Task Force on Practice Guidelines, American Association for Thoracic Surgery, American College of Radiology, American Stroke Association, Society of Cardiovascular Anesthesiologists, Society for Cardiovascular Angiography and Interventions, Society of Interventional Radiology, Society of Thoracic Surgeons, and Society for Vascular Medicine. Catheter Cardiovasc Interv 2010;76:E43-86.

13) Erbel R, Aboyans V, Boileau C, et al; ESC Committee for Practice Guidelines. 2014 ESC Guidelines on the diagnosis and treatment of aortic diseases: Document covering acute and chronic aortic diseases of the thoracic and abdominal aorta of the adult. The Task Force for the Diagnosis and Treatment of Aortic Diseases of the European Society of Cardiology (ESC).

Eur Heart J 2014;35:2873-926.

14) Chatterjee S, Preventza O, Orozco-Sevilla V, et al. Critical care management after open thoracoabdominal aortic aneurysm repair. J Cardiovasc Surg 2021;62: 220-29.

15) Estrera AL, Sheinbaum R, Miller CC, et al. Cerebrospinal fluid drainage during thoracic aortic repair: safety and current management. Ann Thorac Surg 2009;88:9-15; discussion 15.

16) Cheung AT, Weiss SJ, McGarvey ML, et al. Interventions for reversing delayed-onset postoperative paraplegia after thoracic aortic reconstruction. Ann Thorac Surg 2002;74:413-9.

17) Tanaka A, Safi HJ, Estrera AL. Current strategies of spinal cord protection during thoracoabdominal aortic surgery. Gen Thorac Cardiovasc Surg 2018;66:307-14.

18) Clair DG, Beach JM. Mesenteric Ischemia. N Engl J Med 2016;374:959-68.

19) Bignami E, Guarnieri M, Gemma M. Fluid management in cardiac surgery patients: pitfalls, challenges and solutions. Minerva Anestesiol 2017;83:638-51.

20) Kuhn EW, Slottosch I, Wahlers T, et al. Preoperative statin therapy for patients undergoing cardiac surgery. Cochrane Database Syst Rev 2015;8:CD008493.

21) Shah SJ, Waters DD, Barter P, et al. Intensive lipid-lowering with atorvastatin for secondary prevention in patients after coronary artery bypass surgery. J Am Coll Cardiol 2008;51:1938-43.

22) Mangano DT; Multicenter Study of Perioperative Ischemia Research Group. Aspirin and mortality from coronary bypass surgery. N Engl J Med 2002;347: 1309-17.

23) Otto CM, Nishimura RA, Bonow RO, et al. 2020 ACC/AHA Guideline for the Management of Patients With Valvular Heart Disease: A Report of the American College of Cardiology/American Heart Association Joint Committee on Clinical Practice Guidelines. J Am Coll Cardiol 2021;77:25-197.

IV 中枢神経

1 総論

木下浩作

目　標	・神経集中治療を実践するための基本的な脳の病態生理とモニタリング法を理解する ・脳の病態生理について説明できる ・二次性脳障害の防止について説明できる ・脳指向型モニタリング法を説明できる

Key words 神経集中治療，二次性脳障害，脳指向型管理

I 神経集中治療とは

重症患者に対する集中治療の最終目標は社会復帰や日常生活への復帰であり，それらに応じた神経学的転帰良好を目指す必要がある。どのような疾患であっても，原疾患や全身状態が脳に及ぼす影響，つまり二次性脳障害の防止を理解した上で治療を計画することが重要であり，神経学的転帰改善を目指した脳指向型の集中治療を考えなければならない。そのような意味から，神経集中治療とは，「重症の脳・神経疾患に加えて，疾患の種類にかかわらず二次性脳障害を起こし得る病態に対して脳指向型管理を実践し，神経学的転帰改善を目指した集中治療」と定義することができる[1]。

II 脳虚血の早期検出

二次性脳損傷の原因となる脳虚血病態は，神経学的転帰と相関することが知られている。重症頭部外傷後の脳虚血（内頸静脈酸素飽和度＜50％で10分以上と定義）の原因となり得る病態は，全身性の要因（46.8％），頭蓋内の要因（45.5％），またはその両方（7.8％）であった[2]。興味深いのは，その原因として頭蓋内圧亢進などの頭蓋内側の要因と，低血圧や低酸素状態などの全身性の要因がほぼ同数であることである。

脳灌流圧は，体血圧と頭蓋内圧の差で示される。脳には脳灌流圧の変化に対して脳血流を一定に保つ働きがあり，これを脳血流の autoregulation（自動調節能）という。脳血管の自動調節能が機能している状態では，血圧（厳密には脳灌流圧＝平均血圧－頭蓋内圧）が一定の範

囲内（約60〜160 mmHg）では，脳血管は血圧の変動に対して収縮や拡張し，脳血流は一定に保たれている（図1）。高血圧患者や重症脳損傷患者では，血圧と脳血流との脳自動調節能の関係を示したカーブは右側にシフトしていることがあり，軽度の血圧低下でも脳血流の低下（脳虚血）につながる場合がある。一方，脳自動調節能が障害されていると，血圧依存性に脳血流が増加，もしくは減少し，その後の頭蓋内圧亢進の原因となる。

1 頭蓋内圧測定の意義

臨床的に頭蓋内圧測定で重要なのは，頭蓋内の空隙（くも膜下腔や脳溝）に髄液が移動することで圧が緩衝される（空隙代償期）が，その空隙がどの程度残存しているかを把握することである。頭蓋内圧が一時的に上昇する原因〔例えば，咳嗽反射（図2）〕があっても，最初は脳の空隙に髄液が排除されるため，頭蓋内圧はほとんど変化ない。本症例では，咳嗽反射に伴い，血圧や頭蓋内圧の変化が認められるが，約1分程度で前値に復帰している（図2a）。一方，咳嗽反射（図2b①）による気道内圧・胸腔内圧の上昇に伴い頭蓋内圧が亢進し，4分後でも前値に戻っていない。体位交換（図2b②）で，頭蓋内圧は再上昇し，前値に戻るのに約10分かかった。このような病態は，少ない容積変化でも圧の緩衝作用が消失すると頭蓋内圧は急激に上昇し，不可逆的変化をきたす可能性を示唆する所見である（図3a）。一次的な頭蓋内圧上昇があっても，脳の弾力性が保たれている状態では，頭蓋内圧は直ちに前値に復帰する。しかし，脳の弾力性が障害されると，頭蓋内圧亢進のきっかけとなる病態（怒責や嘔吐，不適切な刺激，例えば体位交換や気

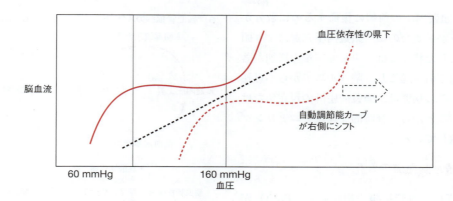

図1　脳血管の自動調節能
体血圧が一定の範囲では，脳血流の変化はない（——）。高血圧患者などは，このカーブが右側にシフトしていることがあるため（‥‥），症例ごとに評価する必要がある（より高い血圧でないと，脳血流が減少する）。
重症頭部外傷患者などの重症脳損傷患者で自動調節能が障害されると，血圧依存性に脳血流が増加もしくは減少し，その後の頭蓋内圧亢進の原因になる。

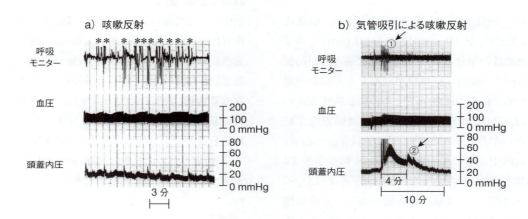

図2　体位交換・気管吸引による頭蓋内圧の変化
a) 咳嗽反射（＊）による気道内圧・胸腔内圧の上昇に伴い，一次的な頭蓋内圧の変動を認める。約1分程度で前値に復帰している。
b) 咳嗽反射（①）による気道内圧・胸腔内圧の上昇に伴い，頭蓋内圧が亢進する。4分後でも前値に戻っていない。体位交換（②）で，頭蓋内圧は再上昇し，前値に戻るのに約10分かかった。⇒脳の弾力性が失われていると判断できる。

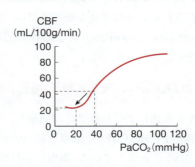

図3　頭蓋内圧に影響を及ぼす因子
a) 少ない容積変化での頭蓋内圧変化はほとんどない（a点：空隙による代償）。しかし，空隙による圧の緩衝作用が消失すると，同じ容積の変化でも頭蓋内圧は急激に上昇する（bおよびc点）。
b) $PaCO_2$ は血管拡張作用が強く，$PaCO_2$ が上昇して呼吸性アシドーシスに傾くと脳血管は拡張して脳血流は増加する。逆に $PaCO_2$ が低下すると脳血流は低下する。$PaCO_2$ が 40 mmHg から 20 mmHg 以下になると脳血流は半分になり，脳虚血が助長される。

管吸引など）で，頭蓋内圧の前値に復帰するのに数分かかる。とくに注意が必要なのは，頭蓋内圧亢進により頭蓋内の空隙が消失した状態では，少しの容量の増加が著しい頭蓋内圧亢進を引き起こし，脳ヘルニアから不可逆的変化をきたす。この病態は，頭蓋内圧計の現在値だけでは検出できないことから，経時的な連続モニタリングが必要なことを示している。

2 $PaCO_2$ 値と脳血流の変化

血中二酸化炭素は，血管拡張作用が強く，$PaCO_2$ が上昇して呼吸性アシドーシスに傾くと脳血管は拡張して脳血流は増加する。この時，脳血液量も増加する。この反応は極めて早く，$PaCO_2$ の増加は，脳血液量の増加による急性頭蓋内圧上昇をきたし，臨床的にも重症脳損傷患者（例えば，急性硬膜下血腫）などでは致死的になる。

一方，$PaCO_2$ が低下すると脳血管は収縮し，脳血流は低下する。$PaCO_2$ が 40 mmHg から 20 mmHg 以下になると脳血流は約半分になり，結果的に脳虚血が助長される（図3b）。一般的に脳血管が収縮すると脳血液量が減少するため，頭蓋内圧が低下する。頭蓋内圧亢進のない状態では，$PaCO_2$ が低下しても直ちに頭蓋内圧に影響を与えないが，長期の過呼吸療法は脳虚血を招き，その後の頭蓋内圧亢進の原因となる。とくに受傷後 24 時間以内に頭蓋内圧モニターなしに過換気（$PaCO_2 <$ 35 mmHg）を行うことは避ける必要がある。過換気療法中は動脈血ガス分析の測定は必須であるが，$PaCO_2$ の低下により脳血流が低下するため，脳静脈酸素飽和度をモニターすることで脳虚血の発生を早期に検出することが可能となるとしている。

$PaCO_2$ が上昇すると脳血管が拡張し，脳血液量が増加（脳充血）して頭蓋内圧は上昇する。脳血液量の増加は脳血管収縮のトリガーとなるため，結果的に脳充血は改善される場合がある。脳血管の拡張後に適切な脳血管収縮の反応が障害されるような重症の脳障害では，悪性脳腫脹（malignant brain swelling）による致死的な頭蓋内圧亢進をきたす。

3 脳血管の自動調節能の破綻と頭蓋内圧亢進

脳血管は，様々な要因により拡張または収縮し，脳血流量（cerebral blood flow, CBF）や脳血液量（cerebral blood volume, CBV）が変化している。脳血管が拡張（脳血管床の拡張）すると相対的に脳血液量が増加（脳充血，brain hyperemia）する。多くの場合，脳灌流圧の変化が脳血管拡張または収縮作用のトリガーとなる。この脳血管拡張と収縮は血圧の変化や輸液，血液の粘稠度など

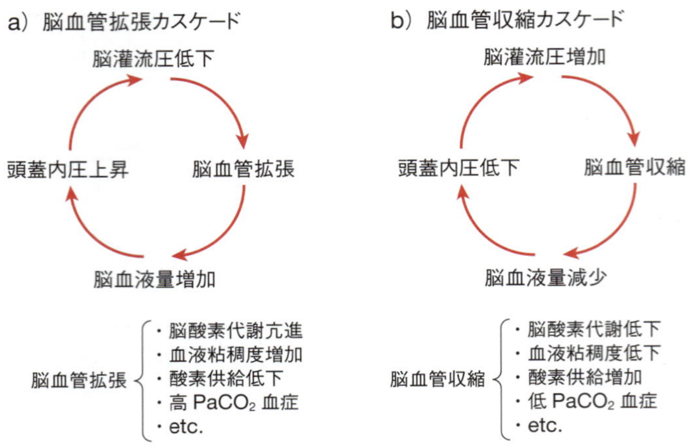

図4 脳血管拡張（a）・収縮（b）のカスケード

の影響も受ける（図4）。

脳血管拡張：脳灌流圧の低下がきっかけになり脳血管が拡張することで脳血流量が増加し，頭蓋内圧が上昇する。脳血管拡張には，脳酸素代謝の亢進，血液粘稠度の増加や酸素供給量の低下や血中二酸化炭素分圧の増加も関係する。

脳灌流圧低下：血圧の低下に起因することが多い。

脳血管収縮：脳酸素代謝の低下，血液粘稠度の低下，酸素供給量の増加，血中二酸化炭素分圧の減少が関係するが，輸液負荷やマンニトール投与，昇圧薬投与などによっても脳灌流圧が上昇すると，脳血管収縮による脳血液量の減少から頭蓋内圧低下をきたす。

III 神経集中治療と脳モニタリング

1 近赤外線分光法（NIRS），局所脳酸素飽和度（rSO_2）

二次性脳損傷を防止するには，十分な脳組織の酸素化が必要であり，脳組織の酸素需要に見合った酸素供給がされているかを評価する。酸素の需要と供給のバランスを評価する静脈血酸素飽和度を連続的にモニタリングする方法として，最近では侵襲の少ない近赤外線分光法（near infrared spectroscopy, NIRS）を用いた局所脳酸素飽和度（rSO_2）が利用されている。これらの指標により，脳の酸素供給（運搬量）と需要量（消費量）のバランスが保たれているか否かを評価できる。脳の酸素需要量に見合った酸素供給がなされていない場合を脳虚血（brain ischemia），酸素需要量より過剰な酸素が供給されている場合をぜいたく灌流（luxury perfusion）という。

rSO_2 測定上の問題点は，プローブの装着部位の限られた範囲でしか血流変化を測定できない[3]ことや，前大脳動脈と中大脳動脈領域の血流変化が影響する[4]こと，頭蓋外組織の血流や脳代謝，動脈血の酸素飽和度や血液粘

稠度（Ht値）が影響する[5]ことである。rSO$_2$測定の注意点として，正常値が定まっていないこと，極端に脳の酸素代謝が抑制されている場合は血圧依存性に変化することなどが挙げられる。そのため，経時的変化や左右差を観察しながら評価することが大切である。頭皮，頭蓋骨，髄液や頭蓋外血流の血流も影響を受けることが知られ，とくに頭皮の影響が示されている[6]。

1 心停止蘇生中のrSO$_2$モニタリング

心停止蘇生中のrSO$_2$の増加は自己心拍再開（return of spontaneous circulation, ROSC）と関連し，蘇生の質と神経学的転帰予測のために脳酸素飽和度を使用することの有用性が報告されている[7]。院内心停止患者の観察研究[8]でも，より高いrSO$_2$がROSCに独立して関連していた。神経学的転帰との関連でも，神経学的転帰良好例は有意に脳酸素飽和度が高値であった。ROSCを予測するための診断精度は，rSO$_2$値で25％以上はROSCに対して感度100％（95％ CI 94～100％）であり，rSO$_2 \geq$ 65％はROSCに対して特異度99％であった（95％ CI 95～100％）。機械を用いた胸骨圧迫は，通常の胸骨圧迫と比べrSO$_2$の有意な増加をもたらすことが示され，rSO$_2$は胸骨圧迫の質を評価できる可能性がある[7]。近年の心肺蘇生中のrSO$_2$に関連したメタ解析[9]でも，ROSCと測定開始時のrSO$_2$には関連があり，平均rSO$_2$が30％未満の症例はROSCしない傾向にあった。

2 心停止後症候群（PCAS）のrSO$_2$モニタリング

心停止後症候群（post cardiac arrest syndrome, PCAS）における神経学的転帰良好症例の特徴は，不良例と比較して有意にrSO$_2$が高値（68％ vs. 58％；$P <$ 0.01）であることが知られている。ICUに入院したPCASでの検討では，生存例はrSO$_2$が平均68.2％に対して死亡例は平均62.9％であった[10]。これらの研究において，生存例では正常なrSO$_2$範囲の70％に近い値を示しており，バランスのとれた酸素受給を反映し，死亡例のrSO$_2$は正常範囲以下の虚血状態にあると考察されている。しかし，PCAS患者のrSO$_2$は動脈血酸素飽和度，ヘモグロビン値，脳酸素代謝率，脳血流（脳血管抵抗，血圧，頭蓋内圧，血液粘度）が関連することが報告されている[11]。とくにROSC直後で脳代謝は極端に抑制されている場合[12]は，rSO$_2$が一見適正値を示していても脳波が平坦であることや，血圧依存性に脳血流が変化するなど，rSO$_2$の絶対値のみで神経学的転帰は評価できない[13]。

3 頭部外傷患者のrSO$_2$モニタリング

重症頭部外傷患者に対して頭蓋内圧測定を行い，脳還流圧を指標とした管理が行われている。rSO$_2$は頭蓋内圧の変動に対して鋭敏に反応する。脳灌流圧とrSO$_2$との間にはrSO$_2$が75％以上は脳灌流圧＞70 mmHgと良好に相関し，rSO$_2$が55％未満は脳灌流圧＜70 mmHgと関連するとして，rSO$_2$が55％未満は頭蓋内圧モニタリングを行うことを推奨している[14]。しかし，頭蓋内圧上昇と治療介入が必要となるrSO$_2$の閾値は示されておらず，心停止蘇生後患者と同様にrSO$_2$の絶対値だけでは，治療介入に役立てることはできない。

2 持続脳波モニタリング

ICU患者において長時間脳波モニタリングを施行することで，てんかん波の検出率は上昇する。持続脳波を開始してから最初の発作波が確認されるまでの時間を計測すると，1時間以内に56％，24時間以内で88％，1週間以内で98％であった[15]。一般的な20～30分の通常脳波だけでは，てんかん波を見逃す可能性がある。そのため，ICUでは簡略化された持続脳波モニターとしてamplitude integrated electroencephalography（aEEG）が用いられるようになった。

臨床上，痙攣していないが，脳波上てんかん波を認める非痙攣性のてんかんnon convulsive status epilepticus（NCSE）を認めることもある。診断には脳波モニタリングを施行して，てんかん波を検出する。臨床上痙攣の有無にかかわらず，脳波上てんかん重積と診断できるものをelectrographic status epilepticus（ESE）と呼ぶ。

PCASにおける脳波による評価は，心停止後脳傷害を評価する上で有用な方法である。RundgrenらはPCASでのaEEG波形を4パターンに分類した[16]。それらは，continuous pattern, suppression burst pattern, flat pattern, ESE patternである。burst suppressionなどのように，脳波が不連続になる波形をdiscontinuous，脳波が連続的に見られるものをcontinuousと呼ぶ。どのような周波数であっても脳波がcontinuousにみられ，刺激に対する背景活動の反応性がある症例が転帰良好と関連がある。aEEG開始時，もしくはその後の変化でcontinuous patternをとる症例は神経学的転帰良好と強く関連することを示している。suppression burst patternは，転帰不良と強い関連があった。

心停止患者でROSC直後のaEEGでのflat paternは転帰との関連が乏しく，転帰予測の判断は難しい。これは，flat patternは時間経過でcontinuousに変化し，転帰良好な経過をとる症例があるため，ROSC後早期のaEEGだけでは転帰予測の判断が困難であることを示している。心停止すると脳波は平坦化する。その後ROSCすると，脳傷害の程度によっては脳波が回復する。脳波が見られるようになるまでの時間は症例によって様々である[12]。

■ 文献

1）日本集中治療医学会. 神経集中治療とは ～新たなステージの始まり～. [cited 2024 Jun 10]. Available from: https://www.jsicm.org/provider/nic.html

2）Gopinath SP, Robertson CS, Contant CF, et al. Jugular venous desaturation and outcome after head injury. J Neurol Neurosurg Psychiatry 1994;57:717-23.

3）Matsumoto S, Nakahara I, Higashi T, et al. Near-infrared spectroscopy in carotid artery stenting predicts cerebral hyperperfusion syndrome. Neurology 2009; 28:1512-8.

4）van der Zwan A, Hillen B, Tulleken CA, et al. Variability of the territories of the major cerebral arteries. J Neurosurg 1992;77:927-40.

5）Kurth CD, Uher B. Cerebral hemoglobin and optical pathlength influence near-infrared spectroscopy measurement of cerebral oxygen saturation. Anesth Analg 1997;84:1297-305.

6）Davie SN, Grocott HP. Impact of extracranial contamination on regional cerebral oxygen saturation: a comparison of three cerebral oximetry technologies. Anesthesiology 2012;116:834-40.

7）Parnia S, Nasir A, Ahn A, et al. A feasibility study of cerebral oximetry during in-hospital mechanical and manual cardiopulmonary resuscitation*. Crit Care Med 2014;42:930-3.

8）Parnia S, Yang J, Nguyen R, et al. Cerebral Oximetry During Cardiac Arrest: A Multicenter Study of Neurologic Outcomes and Survival. Crit Care Med 2016;44:1663-74.

9）Cournoyer A, Iseppon M, Chauny JM, et al. Near-infrared Spectroscopy Monitoring During Cardiac Arrest: A Systematic Review and Meta-analysis. Acad Emerg Med 2016;23:851-62.

10）Ahn A, Yang J, Inigo-Santiago L, et al. A feasibility study of cerebral oximetry monitoring during the post-resuscitation period in comatose patients following cardiac arrest. Resuscitation 2014;85:522-6.

11）Sakurai A, Ihara S, Tagami R, et al. Parameters Influencing Brain Oxygen Measurement by Regional Oxygen Saturation in Postcardiac Arrest Patients with Targeted Temperature Management. Ther Hypothermia Temp Manag 2020;10:71-5.

12）Kinoshita K, Sakurai A, Ihara S. The pitfalls of bedside regional cerebral oxygen saturation in the early stage of post cardiac arrest. Scand J Trauma Resusc Emerg Med 2015;23:95.

13）Ihara S, Sakurai A, Kinoshita K, et al. Amplitude-Integrated Electroencephalography and Brain Oxygenation for Postcardiac Arrest Patients with Targeted Temperature Management. Ther Hypothermia Temp Manag 2019;9:209-15.

14）Dunham CM, Sosnowski C, Porter JM, et al. Correlation of noninvasive cerebral oximetry with cerebral perfusion in the severe head injured patient: a pilot study. J Trauma 2002;52:40-6.

15）Claassen J, Mayer SA, Kowalski RG, et al. Detection of electrographic seizures with continuous EEG monitoring in critically ill patients. Neurology 2004;62:1743-8.

16）Rundgren M, Rosén I, Friberg H. Amplitude-integrated EEG (aEEG) predicts outcome after cardiac arrest and induced hypothermia. Intensive Care Med 2006;32:836-42.

■重要文献■

◆ 神経集中治療とは ～新たなステージの始まり～ 日本集中治療医学会ホームページ（2024 年 4 月 16 日引用 https://www.jsicm.org/provider/nic.html）（→文献 1）

IV　中枢神経

2　神経筋疾患と神経所見

星山栄成

> **目　標**
> - ICU で経験する代表的な神経筋疾患について理解する
> - 意識障害を理解し，意識レベルを評価できる
> - 集中治療医が習得すべき神経所見を理解する

Key words　FOUR Score，MRC sum score，ギラン・バレー症候群，腱反射

I　集中治療における神経所見の重要性

　ICU において，神経系合併症をきたす患者は多く，ICU 入室患者の 12% に何らかの神経系合併症を認めるという報告がある[1]。1990 年代以降，米国では neuro critical care が確立し，日本においても emergency neurological life support（ENLS），神経集中治療ハンズオンセミナーなどを通じ，神経集中治療という概念が広がっている。一方，ICU で遭遇する神経症候・病態には，意識障害，痙攣重積状態，脳血管障害，頭部外傷，急性脳症，中枢神経感染症などが挙げられる。近年，これらの病態に対しての治療法は目覚ましく進歩し，適切な管理を行うことで神経学的予後に期待が持てるようになった。また，治療法の進歩のみならず急性期のモニタリングができるようになったことから，ダイナミックな神経学を象徴する critical care neurology（CCN）として脚光を浴びることとなった。このように，CCN の本質は，重症神経疾患の急性期管理と早期鑑別，生命の危機から離脱させ神経学的転帰良好を目指すことにある。また，神経学的障害部位を特定することで，予後やリハビリテーションの必要性，種類を決定することもできる。集中治療に従事する医師は，①神経障害の性質と重症度を判断し，②神経学的鑑別診断を確立し，③神経学的検査と治療の計画を決定する知識と技術を必要とする。現在，重症患者の神経診察（neurological examination，NE）に関する推奨事項はない。しかしながら，欧州集中治療医学会の神経集中治療部会は，集中治療専門医，神経集中治療専門医，麻酔科専門医，神経科専門医からなる専門家パネルを招集し，重篤な成人患者の NE に関する実際的な枠組みを確立した（表 1）[2]。ここでは，集中治療における意識障害の評価，代表的な神経筋疾患を通じて神経診察について述べる。

II　意識障害の評価

　ICU 入室中に様々な原因によって遭遇する意識障害は，呼吸や循環のように生理学的機能を数値化したモニ

表 1　意識障害患者の神経診察 [2]

最良の眼の反応	GCS/FOUR Score
最良の運動反応	GCS/Four Score − 巣症状 − ・非対称性の運動反応 ・非対称性の四肢筋緊張 ・非対称性の腱反射 ・足底反射
最良の言語反応	GCS
脳幹反射	眼球反応 ・瞳孔径 ・対光反射 ・眼球運動 ・眼位 ・眼振 他の反応 ・角膜反射 ・不快な表情，顔の歪み ・咳嗽反射 ・眼球前庭反射 呼吸パターン
ミオクローヌス / 異常運動	

日本集中医療医学会専門医テキスト　第4版

	eye response（E）	
4	開眼，指示により追視，瞬目	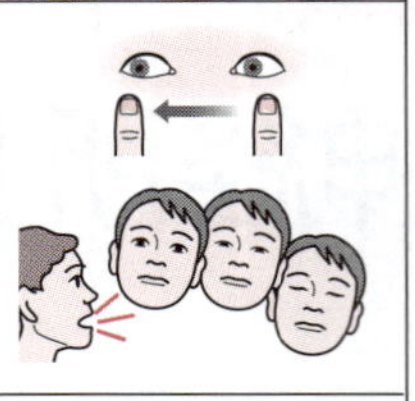
3	開眼しているが追視なし	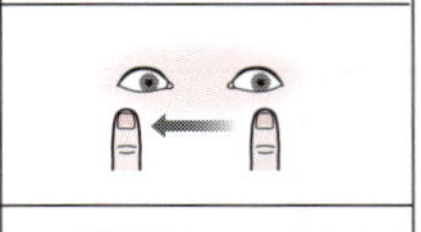
2	閉眼，大きい声により開眼するが，追視なし	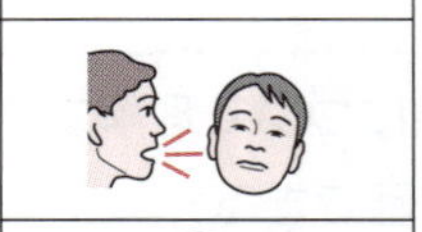
1	閉眼，疼痛刺激により開眼するが，追視なし	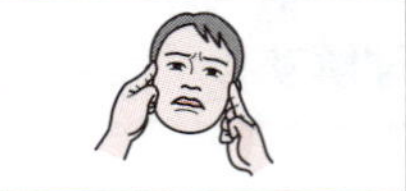
0	疼痛刺激によっても閉眼のまま	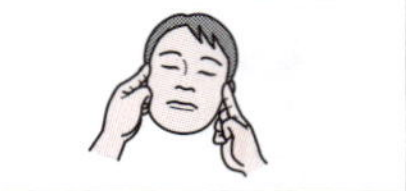

	brainstem reflexes（B）	
4	対光反射，角膜反射あり	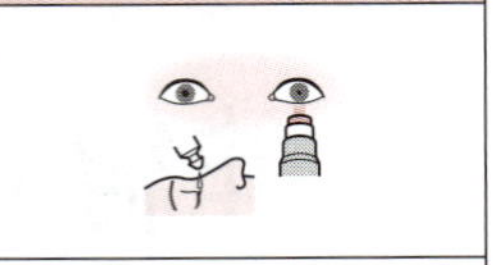
3	一側瞳孔散大・反応なし	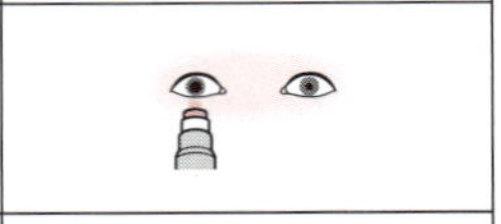
2	対光反射または角膜反射消失	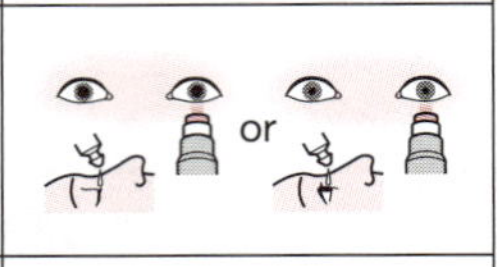
1	対光反射および角膜反射消失	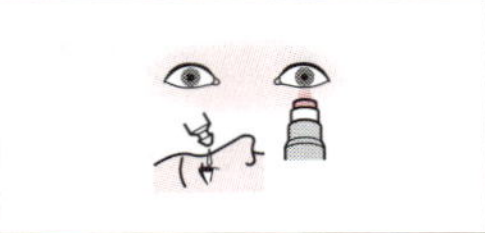
0	対光反射，角膜反射，咳嗽反射消失	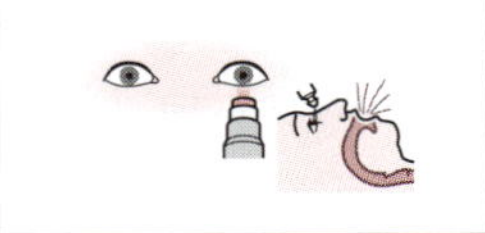

	motor response（M）	
4	指示により母指伸展，あるいは，こぶし，ピースサインができる	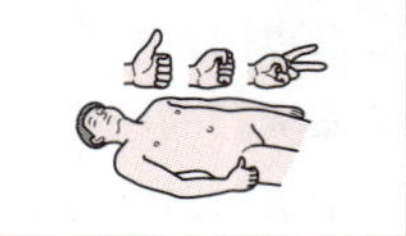
3	疼痛部位がわかる	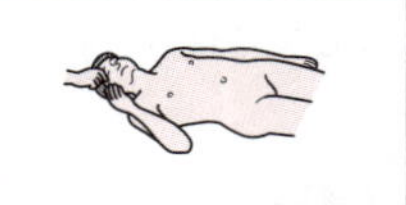
2	疼痛に対して屈曲反応	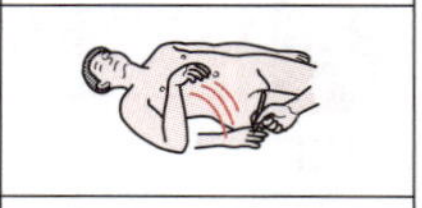
1	伸展姿位	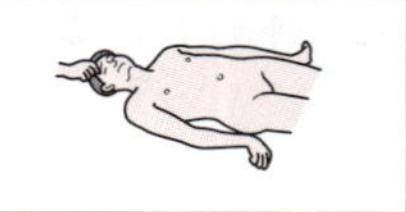
0	疼痛に反応なし，またはびまん性ミオクローヌスてんかん重積状態	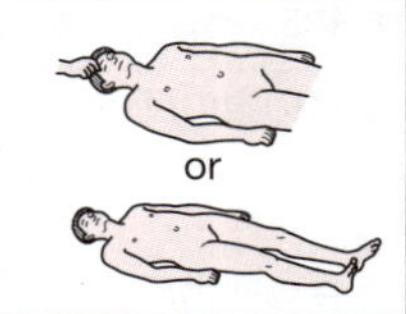

	respiration（R）	
4	非気管挿管，正常呼吸パターン	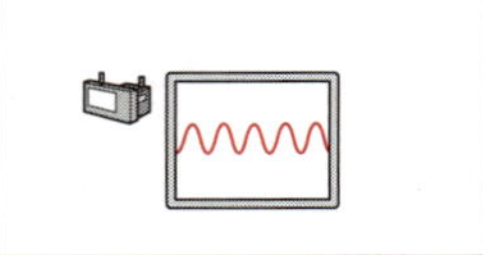
3	気管挿管，Cheyne-Stokes呼吸	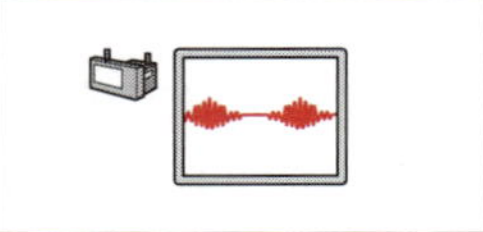
2	非気管挿管，不規則な呼吸	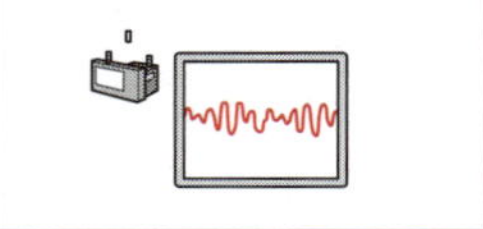
1	レスピレーター設定呼吸回数以上の呼吸	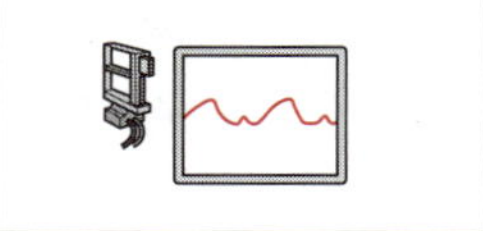
0	レスピレーター設定どおりの呼吸または無呼吸	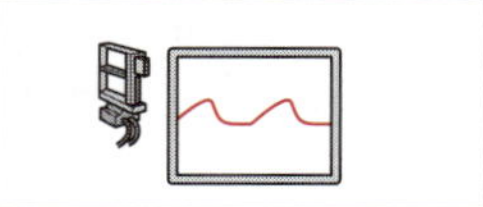

図1　FOUR (full outlines of unresponsiveness) score[3]

ターで観察することはできないため，経時的に観察結果を数値化して評価するスケールを用いる。意識障害を評価するポイントは，患者に呼びかけや刺激を与えて，最も覚醒度が高い状態で観察・評価することである。また，診察時点での評価のみならず，経過中適宜評価することが重要である。意識障害の重症度評価スケールとして，JCS，GCS，emergency coma scale（ECS）とfull outline of unresponsiveness（FOUR）score（図1）[3]がある。JCS は1974年に，太田らが国内における超急性期破裂動脈瘤の手術に関する共同研究のために作成

し，病院前救急現場や若手医師，看護師らに広く用いられてきた。覚醒軸に基づく単尺度のため直感的に評価するのに適している。しかし，予後に直結しないことや国際比較ができない欠点がある。一方，GCS は頭部外傷の予後判定のために作成され，JCS と同年の1974年に発表され，現在も世界中に普及している。開眼，言語反応，最良の運動反応の項目を個々に評価し，種々の病態のモニタリングや重症度評価や予後予測に有用である。しかし，脳幹の評価が不十分であることや気管挿管患者では，言語の評価ができないことがある。また，たと

a）瞳孔の診かた b）角膜反射 c）人形の目試験

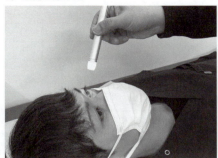
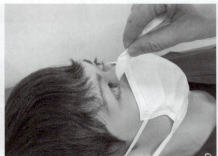
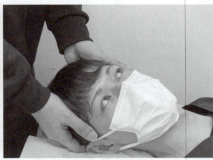

図2　意識障害者の診察

え救急医による評価でも、開眼・言語・最良の運動反応のすべてが一致するのは32%であり、6～17%では2点以上の開きがあると報告されている[4]。2005年に、WijdicksらによってFOURスコアが提唱された[3]。これは、eye response（眼の反応）、motor response（運動反応）、brainstem reflexes（脳幹反射）、respiration（呼吸様式）の4つの項目をそれぞれ0～4点とし、合計0～16点で評価する。救急診療において、GCSよりFOURスコアの方が検者間での一致率が高かったという報告がある[5]。気管挿管患者や意識障害患者ではFOURスコアで評価することにより、脳幹反射や呼吸を確認することができ、有用と考える。実際の診察では、脳幹反射において、瞳孔の観察にはあまり明るすぎる部屋や暗い部屋は不適切である。瞳孔の大きさ（縮瞳、散瞳、瞳孔不同の有無）、形（正円、不正）を視診する。対光反射は、光量の十分なペンライトを用い、患者の視線の外側から瞳孔に光をあてる（図2a）。1回目は光をあてた側の瞳孔の収縮を観察する（直接対光反射）。2回目に反対側の瞳孔の収縮を観察し（間接対光反射）、速、鈍、消失のいずれかを判定する（swinging flashlight test）。必ず両眼を検査しなければならない。しかしながら、瞳孔の正確な評価は困難な場合もある。近年、近赤外光を利用した定量的瞳孔記録計が導入され、客観的指標を用いることで、正確な評価が可能となった[6]。角膜反射は、三叉神経第一枝が入力系となり、顔面神経が出力系となり、その支配下の眼輪筋が収縮して瞬目する反射である。通常は、刺激としてティッシュペーパーの先をこより状にしたものを使用する。角膜辺縁結膜に触れ、左右で閉眼に差がないかを診る。この時、患者には対側を向いてもらい、反対側から触れることがポイントである（図2b）。また、ICUにおいて指示に従えない昏睡患者に対して、眼位変換眼球反射を利用して行うのがいわゆる人形の目試験である（図2c）。開眼を保持し頭部を素早く左右に回転させた際、回転方向と対側に偏視すれば脳幹機能は保たれているが、偏視がみられず眼位が固定している場合には脳幹機能障害をきたしていると考えられる。

Ⅲ　ICUで遭遇する代表的神経筋疾患

1　ギラン・バレー症候群

1　病態生理

ギラン・バレー症候群（Guillain-Barré syndrome, GBS）は自己免疫性の末梢神経疾患である[7]。電気診断などの所見から、脱髄型と軸索障害型に大別され、前者はacute inflammatory demyelinating polyneuropathy（AIDP）、後者をacute motor axonal neuropathy（AMAN）と呼ぶ。およそ60～70%で、発症前の4週以内に先行感染を認める。病原体を同定できたもののうち、*Campylobacter jejuni*（*C. jejuni*）による腸炎が32%と最も多い。また、GBSの約60%に抗糖脂質抗体が検出されるが、IgG抗GM1抗体、抗GD1a抗体などによって引き起こされる免疫応答がAMANの神経障害の原因と考えられている。一方、AIDPでは、抗糖脂質抗体が検出されるのは稀である。

2　診断の要点

GBSの診断は、病歴・臨床症候に基づいて診断する。2023年に作成されたEuropean Academy of Neurology/Peripheral Nerve Society（EAN/PNS）ガイドラインの診断基準がある（表2）[8]。これらの診断基準では、古典的GBS（運動・感覚型GBS、あるいは運動型GBS）の必須所見の筋力低下を、2肢以上から上下肢とし、判明している場合は進行期は4週以内となった。この診断基準では、診断に疑問を持たせる所見が挙げられており、これが複数ある場合は、診断を再考する価値がある。この診断基準に記載はないが、先行感染の有無を問診する。腹痛、下痢などの腸炎を疑わせる症状は、*C. jejuni*を考える。*C. jejuni*はニワトリの腸管常在菌であり、加熱処理不十分な鶏肉の摂取により腸炎を発症する。腸炎発症後、約10日程度で進行性の四肢筋力低下

日本集中治療医学会専門医テキスト　第4版

表2　GBS の診断基準 [8]

必須所見

- A. 上肢と下肢の進行性の筋力低下 [a]
- B. 罹患肢では腱反射が消失または減弱している
- C. 進行期は 4 週以内 [b]

診断を支持する臨床所見

1. 相対的な対称性
2. 感覚症状や徴候が比較的軽度あるいは全くない
3. 脳神経障害（とくに両側性顔面神経麻痺）
4. 自律神経障害
5. 呼吸不全（呼吸筋力低下による）
6. 痛み（背部または四肢の筋または神経根痛）
7. （6 週以内の [*]）先行感染歴（おそらく手術も）

診断に疑問を持たせる所見

1. 顕著でかつ持続的な非対称性の筋力低下
2. 発症時に重度の呼吸機能障害がある一方，四肢の筋力低下は軽度
3. 発症時に感覚症状が主で（しばしば異常感覚），筋力低下は軽度
4. 発症時の発熱
5. 感覚レベルの存在，または足底反射伸展反応
6. 腱反射亢進（病初期の反射亢進は GBS を除外しない）
7. 膀胱直腸障害（GBS を除外するものではない）
8. 腹痛または嘔吐
9. 眼振
10. 意識の変容（ビッカースタッフ脳幹脳炎を除く）
11. ルーティン血液検査で異常 [c]
12. 脳脊髄液検査で ＞50 /μL の単核細胞または多形核白血球の増多
13. 24 時間以内の症状完成
14. 比較的ゆっくりと（2〜4 週間）増悪する，軽度の筋力低下
15. 4 週間を超えて悪化が続く，または治療関連変動が 3 回以上（A-CIDP を考慮）

a：筋力低下は下肢（または GBS の regional variants では他の場所）から始まる可能性がある
b：進行期間がわかっている場合にのみ適用される（CIDP から分離するため）
c：一部の GBS 患者では低ナトリウム血症が発生する可能性がある
注：「6 週以内の感染」は先行感染を否定するものではないが，通常先行感染は 4 週以内である

表3　Erasmus GBS Respiratory Insufficiency Score（EGRIS）[9]

Measure	Categories	Score
Days between onset of weakness and hospital admission	＞7days	0
	4〜7days	1
	≦3days	2
Facia and/or bulbar weakness at hospital admission	Absent	0
	Present	1
MRC sum score at hospital admission	60〜51	0
	50〜41	1
	40〜31	2
	30〜21	3
	≦20	4
EGRIS	NA	0〜7

0〜2：low risk（4%が人工呼吸）
3〜4：intermediate risk（24%が人工呼吸）
≧5：high risk（65%が人工呼吸）
（文献 9 より改変して転載）

に神経電動検査が変化することを確認する。

③ 神経診察のポイント

ICU で遭遇する重症 GBS 患者では，まずバイタルサインの把握をすることから始める。重症 GBS 患者では，しばしば自律神経障害による血圧や心拍数の変動がみられ，口咽頭麻痺や誤嚥性肺炎，高度の呼吸筋麻痺をきたし，SpO_2 は低下していることがある。そのため，ICU に入室させる理由としては次のようなものが挙げられる。切迫した呼吸不全を伴う進行性呼吸窮迫，重度の自律神経系心血管系機能障害（例えば，不整脈または血圧の著しい変動），重度の嚥下機能障害または咳嗽反射の低下，および急速に進行する脱力などがある。GBS 患者は入院後 1 週間以内に人工呼吸器管理となることがあるため，呼吸不全のリスクをできるだけ早く特定しなければならない。この目的のために開発されたのが erasmus GBS respiratory insufficiency score（EGRIS）という予後予測ツールであり，患者が評価後 1 週間以内に人工呼吸を必要とする確率を表している（表3）[9]。

神経診察においては，眼瞼下垂，表情筋の運動麻痺，口角からの流涎，四肢・体幹の筋萎縮および線維束性収縮の有無について観察する。次に頭部の前屈後屈を評価する。これは，筋疾患あるいは球麻痺を疑う場合には必須の検査である。集中治療医が診るべき GBS の筋力は，EGRIS の評価として用いられる medical research council（MRC）sum score の対象となっている 6 つの筋にポイントを絞って評価する[10]。MRC sum score は，左右 6 筋ごとの筋力をそれぞれ 0〜5 点で評価する。筋力低下がなければ 60 点となる一方で，20 点以下は重度の四肢麻痺を認める状態である。実際に評価する筋

を認めた場合，GBS を疑う。筋力低下は遠位筋から進行するのが一般的であるが，近位筋から及ぶこともある。腱反射は，病初期に低下・消失していることが多いが，10% の患者では正常あるいは亢進している場合がある。検査所見として，髄液検査と電気診断が挙げられる。髄液検査を評価するポイントは，髄液タンパクの上昇，すなわちタンパク細胞解離を確認することであるが，タンパク細胞解離は発症 1 週以降に見られることが多いため注意が必要である。また，電気診断では，遠位潜時の延長，振幅の低下，伝導速度の低下，伝導ブロック，F 波の消失，H 波の消失などを認めるが，軽症例の病初期には異常を認めないこともあるため，臨床経過とともに

a）肩関節外転
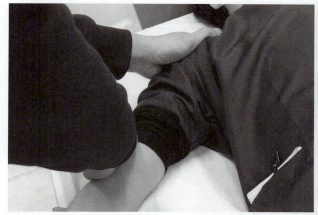

b）肘関節屈曲
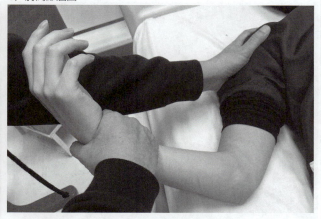

c）手関節屈曲
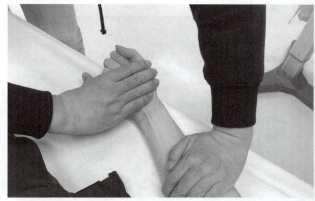

d）股関節屈曲
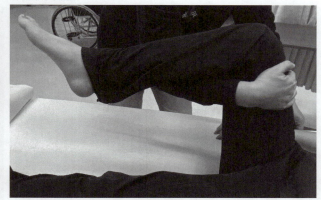

e）膝関節伸展
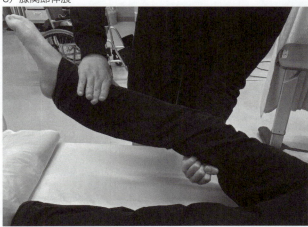

f）足関節伸展
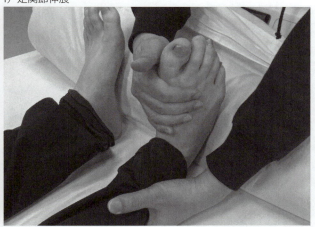

図3　神経診察時に評価する筋

は，肩関節外転（図3a），肘関節屈曲（図3b），手関節屈曲（図3c），股関節屈曲（図3d），膝関節伸展（図3e），足関節伸展（図3f）の6筋である。

　GBSなど末梢神経障害では腱反射が低下することが多く，病的反射はみられない。一方，ALSや脊髄障害など錐体路が侵される疾患では腱反射の亢進やBabinski徴候などの病的反射を認めるため，腱反射は末梢神経障害や筋疾患との鑑別に有用である。ICUでは，意識障害のために前述のような筋力評価ができない場合でも，客観的な指標として腱反射は重要である。腱反射とは，反射弓の入力系に関わる感覚神経（脊髄後角〜末梢神経）の障害の有無を評価できる。また，出力系に関わる上位運動ニューロン（皮質脊髄路）や下位運動ニューロン（脊髄前角〜末梢神経）も評価可能である。したがって，GBSのような末梢神経障害のみならず，脊髄障害や運動ニューロン疾患などにおいて重要な診察の一つである。

　反射のみかたについて，まず打鍵器の使い方からトレーニングする。打鍵器は母指と示指で柄を挟み込むよ

a) 上腕二頭筋反射

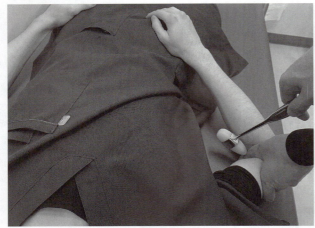

b) 腕橈骨筋反射

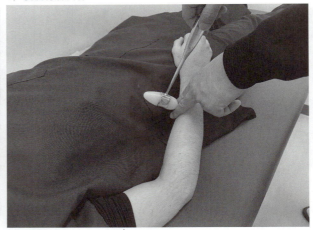

c) 上腕三頭筋反射

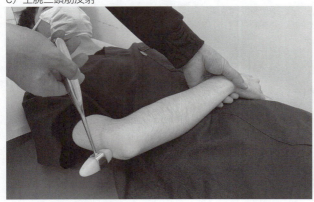

d) 膝蓋腱反射

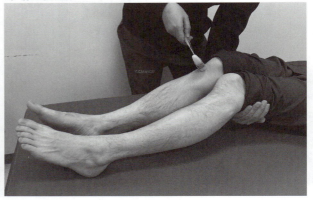

e アキレス腱反射

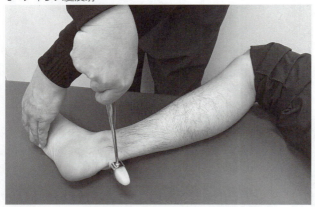

図4 ICUで診るべきGBS患者の腱反射

うに掴み，手首のスナップを効かせて加速度的に腱を叩打する．次に，患者の姿勢・姿位が重要である．意識のある患者ならばリラックスさせるような姿位にさせ，叩打する腱と収縮する筋が見えるようにしなければならない．また，顔面から下肢まで左右交互に叩打しながら評価することも重要である．ICUで診るべきGBS患者の腱反射は，いわゆる5大反射といわれる，上腕二頭筋反射（反射弓C5），腕橈骨筋反射（反射弓C6），上腕三頭筋反射（反射弓C7），膝蓋腱反射（反射弓L2〜4），アキレス腱反射（S1, 2）が基本的な腱反射である．上腕二頭筋反射は，患者の肘関節を屈曲位とし前腕をやや回旋位とする．母指で腱を触れその上からハンマーで叩打する（図4a）．腕橈骨筋反射は，患者の肘関節をやや屈曲位とし，前腕を中間位とする（図4b）．上腕三頭筋反射は，患者の手首を持ち，肘関節を他動的に屈曲位とする（図4c）．膝蓋腱反射は，膝関節を持ち上げやや屈曲位とする（図4d）．意識のある患者では，大腿四頭筋はリラックスさせることが難しい場合があるため，Jendrassikという増

強法を行う。アキレス腱反射は，患者の股関節を外旋位，膝関節を屈曲位，足関節を背屈位とする（図 4e）。

4 治療

治療は，急性期の全身管理と経静脈的免疫グロブリン療法（intravenous immunoglobulin, IVIg）や血漿浄化療法，および急性期のリハビリテーションが重要である。免疫治療には IVIg と血液浄化療法があり，発症 4 週以内の GBS で歩行不能な患者，歩行可能だが急速に進行している患者，高度の嚥下障害や呼吸不全，自律神経障害をきたしている患者で免疫治療を行う。とくに ICU 管理が必要な重症例の急性期では，呼吸不全，不整脈，肺炎，肺血栓塞栓症，自律神経障害などの生命予後に関わる重篤な合併症に対する十分な管理が必要である。

IVIg では，1 日当たり 0.4 g/kg のヒト免疫グロブリン製剤を 5 日間経静脈的に投与し，血漿浄化療法（plasmapheresis, PP）では，単純血漿交換（plasma exchange, PE）または免疫吸着法（immunoabsorption plasmapheresis, IAPP）が選択されることが多い。両者の有効性は同等であるが，患者の身体的負担が少ないことや治療の簡便さから IVIg が用いられることが多い。IVIg の絶対禁忌はヒト免疫グロブリン製剤への過敏症の既往で，IgA 欠損症，重篤な肝・腎機能障害，血栓塞栓症の既往やリスクが高い例では慎重に投与する必要がある。一方，PP の禁忌は，循環不全，活動性の感染症，出血傾向であり，高度の自律神経障害を伴う重症 GBS 例では PP の実施は困難である。

ICU で管理が必要な重症 GBS 患者では，可能な限り早期リハビリテーションを開始する。GBS 患者におけるリハビリテーションは筋力の改善を目的とする理学療法だけでなく，作業療法，心理的支持療法，言語・嚥下訓練など，個々の患者の状態に応じた多面的なケアが重要である[11]。一方，GBS による疼痛はリハビリテーションを阻害する。そのため，疼痛が強い場合は，積極的に疼痛管理を行う。ガバペンチンやカルバマゼピン，オピオイドなどを使用する。

おわりに

本項では，ICU における意識障害の評価と ICU で遭遇する神経筋疾患および神経診察について概説した。とくに重症 GBS 患者では，自律神経障害や人工呼吸器管理が必要になるため，日々の神経診察や全身管理が重要である。

■ 文献

1) Bleck TP, Smith MC, Pierre-Louis SJ, et al. Neurologic complications of critical medical illnesses. Crit Care Med 1993;21:98-103.
2) Sharshar T, Citerio G, Andrews PJ, et al. Neurological examination of critically ill patients: a pragmatic approach. Report of an ESICM expert panel. Intensive Care Med 2014;40:484-95.
3) Wijdicks EF, Bamlet WR, Maramattom BV, et al. Validation of a new coma scale: The FOUR score. Ann Neurol 2005;58:585-93.
4) Gill MR, Reiley DG, Green SM. Interrater reliability of Glasgow Coma Scale scores in the emergency department. Ann Emerg Med 2004;43:215-23.
5) Kevric J, Jelinek GA, Knott J, et al. Validation of the Full Outline of Unresponsiveness(FOUR) Scale for conscious state in the emergency department: comparison against the Glasgow Coma Scale. Emerg Med J 2011;28:486-90.
6) Chen JW, Gombart ZJ, Rogers S, et al. Pupillary reactivity as an early indicator of increased intracranial pressure: The introduction of the Neurological Pupil index. Surg Neurol Int 2011;2:82.
7) Yuki N, and Hartung HP. Guillain–Barré Syndrome. N Engl J Med 2012;366:2294-304..
8) Van van Doorn PA, Van den Bergh PYK, Hadden RDM, et al. European Academy of Neurology/Peripheral Nerve Society Guideline on diagnosis and treatment of Guillain-Barré syndrome. Eur J Neurol 2023;30:3646-74.
9) Walgaard C, Lingsma HF, Ruts L, et al. Prediction of respiratory insufficiency in Guillain-Barré syndrome. Ann Neurol 2010 ;67:781-7.
10) Kleyweg RP, van der Meche FG, Schmitz PI. Interobserver agreement in the assessment of muscle strength and functional abilities in guillain barre syndrome. Muscle Nerve 1991;14:1103-9.
11) Demir SO, Köseoğlu F. Factors associated with health-related quality of life in patients with severe Guillain-Barré syndrome. Disabil Rehabil 2008;30:593-9.

■重要論文■

◆ 2005 年に Mayo Clinic の Widicks らによって考案された意識障害の評価ツール

他のツールと比べ，脳幹反射や呼吸評価を行うため，神経学的な予後推定に有用な可能性がある。また，評価者一致率も GCS に比べ高い。

実際の臨床では，集中治療室で人工呼吸器管理している意識障害患者の評価に優れていると考える。（→文献 3）

◆ GBS の診断と治療のための科学的根拠に基づいたガイドライン

欧州神経学会と末梢神経学会により，Grading of Recommendations, Assessment, Development and Evaluation の等級付け手法(GRADE)を用いて，推奨事項と臨床実践のためのコンセンサスに基づくグッドプラクティスポイントを策定している。また，本項に掲載していないが，2024 年に日本神経学会からギランバレー・フィッシャー症候群ガイドラインが出版されたため，神経集中治療を行う医師らは知っておくべきである。（→文献 8）

IV 中枢神経

3 てんかん重積状態と脳波モニタリング

中川　俊，江川悟史

目　標
- 脳波モニタリングの適応について説明できる
- てんかん重積状態がもたらす脳損傷について説明できる
- 脳波モニタリングを用いたてんかん重積状態の診断と治療法について説明できる

Key words ESz / ECSz，IIC，NCSz / NCSE，脳波モニタリング（EEG monitoring）

はじめに

　発作（seizure）とは，脳内の突然の制御不能な電気的活動の上昇のことであり，慢性疾患であるてんかんをはじめ，急性期脳損傷を含む様々な急性期の病態で起こることがわかっている。前者をてんかん発作，後者を急性症候性発作（acute symptomatic seizure）という。近年，これらの発作の中に顕著な痙攣を伴わない非痙攣性発作（non-convulsive seizure, NCSz）が明らかになり，さらに NCSz であっても発作が持続する場合には脳損傷を起こすことがわかってきた。集中治療領域の脳波モニタリングの目的は，既知のてんかん患者のてんかん重積状態の管理だけではなく，重症患者においてこれらの発作を見つけ，適切な治療によって脳損傷を防ぐことである。

I 発作の分類（てんかん発作と急性症候性発作）

1 てんかん発作

　てんかん（epilepsy）とは，発作を引き起こす持続性素因を特徴とする慢性的な脳疾患であり，24 時間以上の間隔で生じた 2 回以上の非誘発性発作（unprovoked seizure）によって診断される[1]*。非誘発性発作とは明らかな誘因のない発作のことである。てんかん患者に起こるてんかん発作は，同じ発作様式が繰り返し起こることが特徴である。

　＊その他，1 回の非誘発性（または反射性）発作が生じ，その後 10 年間にわたる発作再発率が 2 回の非誘発性発作後の一般的な再発リスク（60％以上）と同程度である場合

や（例：脳卒中後てんかん），てんかん症候群と診断されている場合もてんかんに含まれる[1]。

2 急性症候性発作

　急性症候性発作とは，急性全身性疾患，急性代謝性疾患，急性中毒性疾患，急性中枢神経疾患（感染症，脳卒中，頭部外傷，急性アルコール中毒，急性アルコール離脱など）と時間的に密接に関連して起こる誘発性発作（provoked seizure）のことであり，てんかんの「非誘発性発作」とは明確に区別される[2]。まず，急性症候性発作は初回の非誘発性発作に比べ 30 日死亡率が高いことが報告されており，てんかん発作より予後不良な病態であることが重要である[3]。また，急性症候性発作は必ずしも再発を特徴としない。急性症候性発作に対する抗発作薬の治療は急性病態が改善すれば不要となることが多く，発作を引き起こす持続性素因を獲得するかどうかは，病態，脳損傷の程度，発作の持続時間などによるとされている。急性症候性発作が原疾患と密接に関連する時間について，表 1 に示す[2),4)]。この期間後に起こる非誘発性発作は，発作を引き起こす持続性素因を獲得した病態，すなわち，症候性てんかんとして継続的な抗てんかん薬治療が必要となることが多い。

II てんかん重積状態（SE）

1 SE の定義

　従来，てんかん重積状態（status epilepticus, SE）は「発作がある程度の長さ以上に続くか，または，短い発

表1 急性症候性発作とされる期間[2),4)]

病態	急性症候性発作とされる期間
脳卒中	脳卒中発症から7日以内の発作
外傷性脳損傷	外傷性脳損傷発症から7日以内の発作
頭蓋内手術	頭蓋内脳外科手術の直後に起こる発作
硬膜下血腫	硬膜下血腫が存在する期間の発作
中枢神経系感染症	感染が活動期にある期間の発作
蘇生後脳症(低酸素性脳症)	蘇生後から7日以内の発作
代謝性疾患	それぞれの病態がある期間の発作
脱髄性疾患	急性散在性脳脊髄炎,多発性硬化症の急性期に起こる発作
中毒	曝露されている期間の発作
離脱	アルコールや薬剤(バルビツレート,ベンゾジアゼピンなど)の依存があり,中止後1〜3日以内に起こる発作

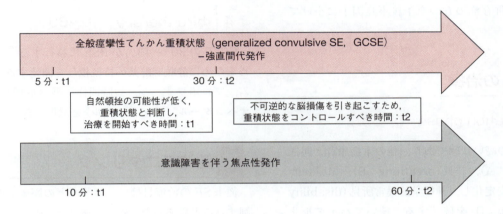

図1 てんかん重積状態(SE)の病型とt1,t2[6)]

作でも反復し,その間の意識の回復がないもの」と定義されてきた。国際抗てんかん連盟(International League Against Epilepsy, ILAE)による2015年の新定義ではさらに詳しく言及され,SEとは「発作停止機構の破綻,あるいは異常に遷延する発作を引き起こす機構が惹起された状態」とされた。t1の根拠は発作が自然頓挫しない可能性が高くなる時間であり,t1を超えて発作が持続することをSEと定義した。また,SEがこれ以上持続すれば脳に不可逆的な障害が生じる時間をt2とし,脳に後遺症を残す時間と定義された。治療目標は,t1で介入を開始し,t2までにSEをコントロールすることと定められている。

さらに,初期治療と第2治療でt2までに発作をコントロールできず,第3治療の適応となる場合を難治てんかん重積状態(refractory SE, RSE),RSEが24時間以上持続する場合を超難治てんかん重積状態(super RSE)と定義する[5)]。

2 SEの分類

ILAEはSEを症候,病因,脳波,年齢の4つの軸で分類している[6)]。最も重要な分類は症候であり,運動徴候と意識障害という2つの分類基準によって分けられる。まず,すべての痙攣型を含む顕著な運動症状を伴うてんかん重積状態と,顕著な運動症状を伴わない非痙攣型てんかん重積状態(non-convulsive status epilepticus, NCSE)に大別される。

前者は強直間代性,ミオクローヌス,焦点性運動起始,強直性,過運動性のSEに分類される。後者はさらに臨床的に重要な意識障害の程度により,昏睡状態のNCSEと,昏睡を伴わないNCSEに分類される。昏睡状態のNCSEは生命を脅かす危険な状態として認識されている。

SEは症候型によってt1,t2が異なると考えられており,すべての症候型についてのエビデンスはそろっていないが,その一部が示されている(図1)[6)]。現時点では,全般痙攣性てんかん重積状態(generalized convulsive SE, GCSE)ではt1が5分,t2が30分,また意識障害を伴う焦点性発作のSEではt1が10分,t2が60分を超えるとされているが,NCSEなどについてはエビデンスに乏しい状況である。

3 | SE の予後評価

SE の短期的死亡率は 7～39％と報告されている非常に予後の悪い疾患である。また，GCSE と NCSE の院内死亡率を比較すると，GCSE の 16～21％に対して NCSE が 18～52％と高い。SE の予後不良予測スコアとして，Status Epilepticus Severity Score（STESS）と Epidemiology-Based Mortality Score in Status Epilepticus（EMSE）がある[7), 8)]。STESS では年齢（65 歳以上），発作の既往がないこと，意識レベルが昏迷昏睡，発作のタイプ（NCSE with coma ＞ GCSE ＞その他）の 4 つを予後不良に挙げている。EMSE では年齢，原疾患，意識レベル（昏睡＞昏迷＞傾眠＞清明），発作の持続時間，脳波所見，併存症の 6 つを予後不良因子に挙げている。

Ⅲ GCSE の治療

1 | stabilization phase（0～5 分）

痙攣は緊急性の高い状態であり，他の重症患者と同様に気道（air way：A），呼吸（breathing：B），循環（circulation：C）を安定化し，神経学的異常所見（disability neurologic exam：D）を確認する。続いてバイタルサインのモニタリング，静脈路の確保，血糖値の測定を行い，血糖が 60 mg/dL 以下の場合はビタミン B_1 とブドウ糖液を補充する。

2 | initial therapy（5～20 分）

静脈路が確保され，5 分以上痙攣が自然頓挫しない場合，SE として initial therapy を開始し，20 分以内の治療を目標とする。十分量のジアゼパムの静注，ロラゼパムの静注が推奨されており（図 2）[9)~11)]，静脈路確保が困難な場合はミダゾラムの筋注が推奨されている。これらが使用できない場合は，フェノバルビタールやジアゼパム注腸，ミダゾラム鼻腔内投与が使用されることもある。発作が持続する際は，second therapy に移行する。

3 | second therapy（20～40 分）

SE が頓挫した場合は，重症低血糖など速やかに誘因が解除される場合を除き，再発予防の治療を検討する[10)]。SE が継続している場合は，second therapy に移行し，40 分以内に頓挫させることを目標とする。efficacy of levetiracetam, fosphenytoin, and valproate for established status epilepticus by age group（ESETT）

では，60 分間の発作のコントロールは，フェニトイン 20 mg/kg，レベチラセタム 60 mg/kg，バルプロ酸 40 mg/kg の静注によって同等の効果が得られるとされている[11)]。本邦ではバルプロ酸の静注がないため，ホスフェニトインとレベチラセタムが選択される。ホスフェニトインは Na チャネルブロッカーであり，副作用として QT 延長による不整脈，血圧低下に注意を要する。本邦での最大使用量は 22.5 mg/kg であり，フェニトイン換算では 15 mg/kg となっている。レベチラセタムは呼吸循環への副作用は少ないが，SE の保険適応外や 1 日最大量 3,000 mg であることが問題となる。長時間作用型バルビタール系で呼吸抑制の少ないフェノバルビタールの静注も second therapy の候補となる。

4 | third therapy（40～60 分）

GCSE の 30～43％が RSE に移行する[10)]。痙攣を止めるために静脈麻酔薬の持続投与を開始する。ミダゾラム，プロポフォール，短時間作用型バルビタール系（チオペンタール，チアミラール）を選択できる。

Ⅳ 脳波モニタリング

従来 SE の治療目標は，痙攣などの臨床上の発作を抑制することにあった。近年，脳波モニタリングによって NCSE の存在が明らかになり，SE の治療戦略は脳波上の発作を抑制することへと変わってきた。NCSE は 2 つの状況で想定しなければならない。1 つ目に GCSE 後に意識障害が遷延している時，または RSE にまで至った時は，脳波モニタリングにより SE が NCSE として持続していないか確認する必要がある[9)]。2 つ目に，重症疾患における意識障害患者では明らかな痙攣を経ずに NCSE が起こる場合があり，脳波による診断が不可欠である。

また，脳波モニタリングは NCSz および NCSE の検出以外にも様々な有用性が示されてきた。ここからは脳波モニタリングの基礎，持続脳波モニタリングの適応，適切なモニタリング期間を述べる。

1 | 脳波モニタリングの基礎

脳波電極の基本配置は，国際 10-20 法に準ずる。頭皮上に 19 個の電極と両側耳朶に 2 個，計 21 個の電極を装着して測定する（図 3a）。装着は，①ペーストを皿電極に塗布し頭皮に固定する方法と，②特殊な電極にコロジオンを塗布しガーゼを用い電極を固定し，最後に専用のペーストを注入する方法がある。固定性が保たれるため，長時間の脳波モニタリングには後者が用いられる

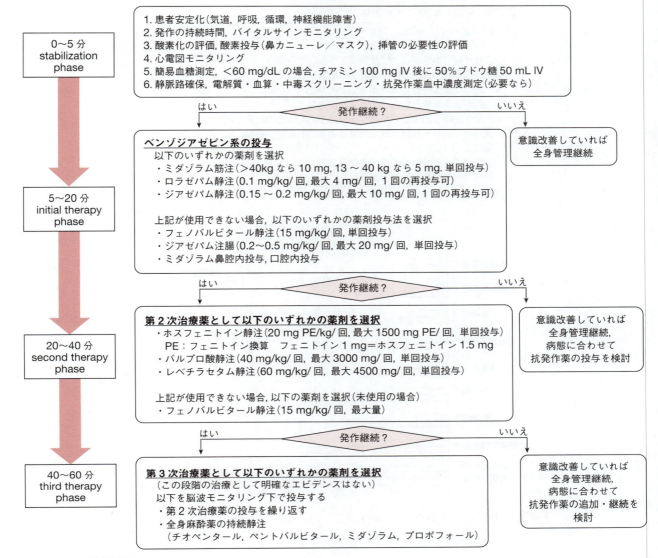

図2 痙攣性てんかん重積状態に対する治療アルゴリズム[9], [10]
（文献9より改変して転載）

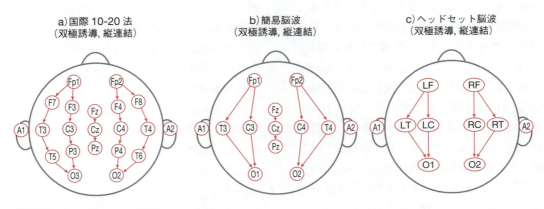

図3 集中治療における脳波モンタージュ

表2 脳波モニタリングの適応[13]

A	NCSz および NCSE の検出
	1. GCSE 後に意識障害が遷延する場合
	2. 急性脳損傷の経過中に意識障害が遷延する場合
	3. 原因不明の意識障害が遷延する場合
	4. 短時間脳波検査で RPPs を認めた場合
	5. 筋弛緩薬を使う場合（体温管理療法など）
	6. 発作を疑う臨床所見があり，脳波上の発作との関連を調べる場合
B	発作とてんかん重積状態に対する治療の有効性の評価
C	脳虚血病変の検出
D	麻酔薬による鎮静療法中の鎮静深度モニタリング
E	神経学的重症度評価と予後予測

RPPs, rhythmic and periodic patterns.

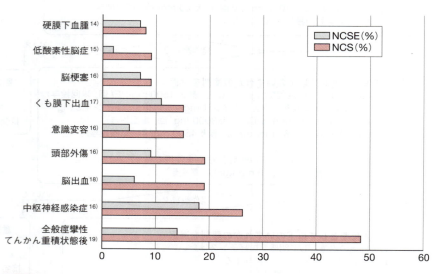

図4 疾患ごとの NCSz/NCSE の頻度[14)〜19]

ことが多い。

　電極装着時に頭皮の角質や脂質成分を除去し，抵抗は10 kΩ以下になるように調整する。導出は，①電気的に不活性の耳朶電極と頭皮上の活性電極との電位差を記録する基準電極導出法と，②頭皮上の2つの活性電極の電位差を記録する双極電極導出法がある。現在はデジタル脳波計が主流であり，記録後に導出法を変更できるため，それぞれの特性を活かして脳波判読に用いる。

　ICU では様々なアーチファクト（脳波ではない電位）が混入するため，アーチファクトの影響の少ない双極電極導出法が有効である。また，病変と発作起始の関係を指摘しやすい縦連結が主流になっている。国際 10-20 法の測定は臨床検査技師の存在が必要であり，すぐにアクセスできない問題がある。そこで，検査感度は下がるが電極数を減らした簡易脳波や，本邦で開発されたヘッドセット脳波[12]など，非専門スタッフで行える検査でスクリーニングをすることも有効である（図 3b, c）。

2 脳波モニタリングの適応

　脳波モニタリングの適応について表2に示す[13]。NCSz および NCSE の検出と，その後の治療の有効性の評価が最大の適応である。疾患ごとの NCSz および NCSE の頻度は図4[14)〜19]のようになっており，GCSE 後，あるいは急性脳損傷後は頻度が高いため，意識障害が改善しない場合は脳波モニタリングを検討する。心肺蘇生後の体温管理療法などで筋弛緩薬の管理をする際などは，身体所見が取れないため，脳波モニタリングによる管理が望ましい。

　その他の適応として，虚血病変の検出（くも膜下出血における遅発性脳虚血の検出など），麻酔薬による鎮静療法の適正深度のモニタリング，神経学的重症度と予後予測などがある。

3 適切な脳波モニタリングの時間[20]

　従来の 30〜60 分の脳波測定は，最終的に記録され

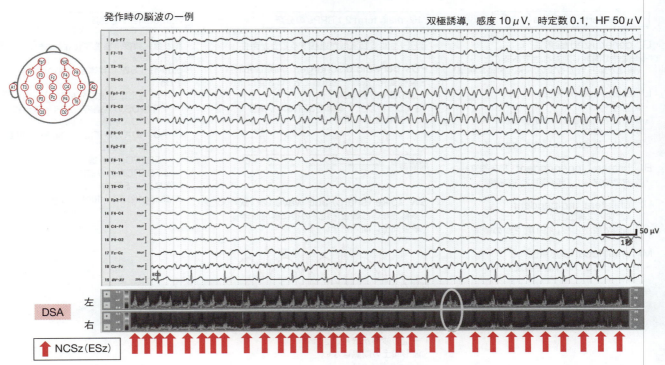

図5 DSAによるNCSz(ESz)の検出

るNCSzおよびNCSEのうち約半数しか検出できないが，24～48時間の測定では90％程度が検出できると報告されている。また，測定初期30～120分の脳波所見に異常脳波所見（てんかん様放電など）がない場合，その後のNCSzおよびNCSEのリスクは5～8％にまで低下する。以上より，適切なモニタリング時間は最低30分，可能ならば2時間の脳波測定を行い，そこで脳波異常があれば24～48時間モニタリングを継続するのが望ましい。

4 定量脳波(qEEG)

脳波モニタリングは脳波に習熟した医師により頻回にモニタリングされるのが望ましいが，大量のデータを判読するためには労力と時間がかかる。定量脳波(quantitative electroencephalography, qEEG)は，脳波の特徴を統計学的に解析し，時間を圧縮して表示する方法である[19]。qEEGはより効率的に発作の即時検出を可能にし，非脳波専門医に脳波データを簡略化された要約として提供できるため，注目されている。発作検出のため，ICUで用いやすいqEEGがdensity spectral array(DSA)である。横軸が時間，縦軸が周波数，色は各周波数のパワー(振幅の大きさ)であり，どの時間にどの周波数の波形がメインになっているかの全体像を把握できる。またパワーが大きく上昇しているところは発作を疑う所見として，スクリーニングに有用である。図5は脳波の下に左右のDSAが示されている。図5の赤の矢印(NCSz)は周囲に比べてパワーが上昇している。

V 脳波判読[21]

集中治療領域で必要な脳波判読の知識は，American Clinical Neurophysiology Society (ACNS)の2021年版Standardized Critical Care EEG Terminologyにまとめられている(表3)。ここではNCSz/NCSEという用語は用いられず，代わりに脳波だけで発作/てんかん重積状態と診断するelectrographic seizure (ESz)/electrographic status epilepticus (ESE)，脳波と臨床所見を併せて発作/てんかん重積状態と診断するelectroclinical seizure (ECSz)/electroclinical status epilepticus (ECSE)という用語が用いられている。

集中治療医にとって不可欠な知識として，発作との関連性の高い律動性および周期性パターン(rhythmic and periodic patterns, RPPs)の所見のつけ方から始め，EszとECSz，ESEとECSEの定義を述べる。

1 律動性および周期的パターン(RPPs)

RPPsは発作に関連するパターンとして，脳波判読の基本となる。RPPsは該当する異常波形が6回連続で繰り返すことが前提となっている。

この分類では，①main term 1で波形の分布と，②main term 2で異常波形の分類を決める。

最も多いRPPsは周期性発射(periodic discharges,

① main term 1：RPPs の分布	② main term 2：RPPs の分類	③ modifier：修飾因子

① main term 1：RPPs の分布

G：generalized（全般性）
・両側性で同期し，対称性であること
　（領域が限られてもよい．例：前頭葉領域）

L：lateralized（片側性）
・片側性
・両側性で同期しているがどちらかが明らかに優位
・局所性，領域性，半球性も含まれる

BI：bilateral Independent（左右独立）
・左右で独立した（非同期）2つの領域

UI：unilateral Indipendent
　　（片側内2種独立）
・片側内で独立した（非同期）2つの領域

Mf：multifocal（多焦点性）
・少なくとも3つの片側性領域

② main term 2：RPPs の分類

※RPPs は6回波形が連続することが条件

PDs：periodic discharges（周期性発射）
・極性変化（基線を超えること）は3回以下
・波形は 0.5 秒未満
（注：0.5 秒以上で基線を3回超える極性変化をした場合 = burst）

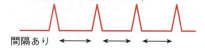
間隔あり

SW：spike（sharp）and wave〔棘（鋭）徐波〕
・多棘波ないし棘波・鋭波の後に徐波が伴う
・棘波同士に間隔がない

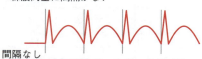
間隔なし

RDA：rhythmic delta activity
・一定の波形が繰り返される
・波形同士の間隔はない
・4 Hz 未満である

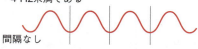
間隔なし

③ modifier：修飾因子

・周波数，頻度，極性変化（phase），
　鋭さ，振幅
・plus（注：SW には適応しない）
　PDs
　　＋F（波形に速成分が入る）
　　＋R（PDS のみ適応し，PDs 波形に RDA を伴っている）
　　＋S（RDA のみ適応し，spike や鋭波を伴っている）
　　＋FR（PDs のみ適応）
　　＋FS（RDA のみ適応）
・刺激に対する反応
・evolving（図7），fluctuating

図6 律動性および周期性パターン（RPPs）の分類

表3 ACNS による診断基準[21]

electrographic seizure (ESz)	electrochlinical seizure (ECSz)
次のいずれか ① てんかん性放電[*1]（epileptiform discharge）が平均 2.5 Hz 以上で 10 秒以上持続する ② evolving の定義にあてはまり，10 秒以上持続する（頻度，分布，形態のうちどのパターンでもよい）	次のいずれか ① 脳波パターン[*2]（持続時間は問わない）にタイミングが一致して，明確な臨床症状の関連[*3] が認められる ② 抗発作薬により，脳波パターンと臨床所見がともに改善する
electrographic status epilepticus (ESE)	**electroclinicalstatus epilepticus (ECSE)**
次のいずれか ① ESz が 10 分以上持続する ② ESz が 60 分間のうち全部合わせて 20％以上を占める	次のいずれか ① ECSz が 10 分以上持続する ② ECSz が 60 分間のうち全部合わせて 20％以上を占める ③ もし臨床症状が痙攣性[*5]であれば，5 分以上持続する
ictal-interictal continuum (IIC)	
① PDs または SW が平均で 1.0〜2.5 Hz で 10 秒以上継続する（PDs または SW が 10 秒間に 10 個を超過し，25 個以下） ② PDs または SW が平均で 0.5〜1.0 Hz で 10 秒以上継続する（PDs または SW が 10 秒間に 5 個以上，10 個以下）かつ，修飾因子（plus modifier）か fluctuation がある ③ LRDA[*4] が平均で 1.0 Hz 以上で 10 秒以上継続する（RDA が 10 秒間で少なくとも 10 波），かつ，修飾因子か fluctuation がある ④ ESz や ESE と診断できない	

*1：てんかん性放電に 200 ms 以上の鋭波様放電（sharply contoured discharges）は含めることになっている．
*2：脳波パターンは平均 2.5Hz かつ 10 秒以上を満たさなくてもよい．
*3：臨床症状とは，全般性強直間代発作以外の痙攣と顔面の痙攣，偏視，眼振などの微細な症状を指す．
*4：GRDA は IIC の対象にしない．
*5：両側の強直間代性の運動など．

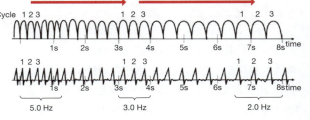
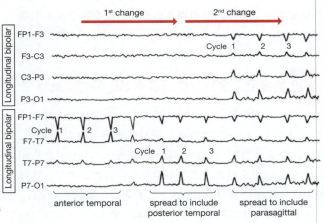
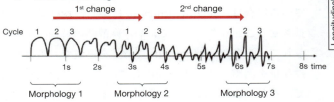

図7 Evolvingの分類[21]
（文献21より転載）

PDs）であり，異常波形同士の間に基線に戻る（間隔がある）ことが定義である。

spike-wave/sharp-wave（SW）はspike（棘波）またはsharp（鋭波）に徐波が伴い，それぞれの波形に間隔がないことが定義である。

rhythmic delta activity（RDA）は一定の波形が繰り返され，それぞれの波形に間隔がないことが定義である。

また，③modifier（修飾因子）として出現割合，周波数，極性変化（phase），持続時間，発射波形の鋭さ，振幅，刺激での変化，evolution（波形パターンの進展），plus（＋）（波形パターンの追加の特徴）などが細かく決められている。発作そのものに関わるのがevolutionの分類であり，発作らしさを高めるplus（＋）の分類がある（図6，7）[21]。

1 evolution（波形パターンの進展）

周波数，形態，分布における波形パターンの変化をevolving, fluctuating, staticsの3つで定義する。

2 evolving

周波数，形態，分布のいずれかが，明確かつ連続して3段階以上変化すること（周波数における例：3 Hz→2 Hz→1.5 Hzまたは1 Hz→2 Hz→2.5 Hz）。evolvingはESzの定義そのものに入るため重要である。

3 fluctuating

周波数，形態，分布のいずれかが，明確かつ連続して2段階を交互に変化すること（周波数における例：1.5 Hz→2 Hz→1.5 Hz）。

4 statics

evolvingとfluctuatingにあてはまらないもの。

5 plus（＋）（波形パターンの追加の特徴）

これらの特徴があれば，RPPsがより発作の傾向を増す。＋F（波形に速波成分が入る），＋R（PDsのみ，RDAを伴う），＋S（RDAのみ，spikeやsharpを伴う）などがある。

2 ESzとECSz

ESzは平均2.5 Hz以上のepileptiform dischargesが10秒以上持続する場合，またはevolvingが10秒以上持続する場合に診断となる。ECSzは微細な発作徴候としての臨床所見と脳波の組み合わせで診断する。波形と臨床所見が同じタイミングで起こっている場合（例：spike波形と顔の筋収縮のタイミングが一致），または抗発作薬の投与により脳波パターンと臨床所見がともに改善する場合に診断となる。

3 ESEとECSE

ESE，ECSEの定義は，ESz，ECSzが"10分以上持続"または"60分のうち20％以上を占める"となっている。ECSzの臨床症状には明らかな痙攣は含めず，臨床症状が明らかな痙攣である場合は，GCSEと同様に定義は5分以上となる。

4 IIC

RPPsの中で条件を満たすものをictal-interictal continuum（IIC）と呼び，これはESzまたはECSzと発作間欠期の境界を指す言葉であり，"possible ESz"や"possible ESE"の同義であり，発作に関連している可能性や，覚

醒障害の原因となっている可能性などが示唆されている。現時点では，IIC については経過観察が妥当な判読所見であり，非専門医の判断のみで治療を強化する対象ではない。

VI 脳波モニタリングによる SE の治療戦略[10]

現時点で NCSE に対する治療を示した明確なガイドラインはなく，GCSE の治療に準じて行うとされている。SE が RSE へ移行している場合，脳波モニタリングを用いながら治療を進めることが望ましい。ここでは，各種文献と経験則に基づく治療法としてその一例を解説する。

また，外傷性脳損傷，頭蓋内出血，敗血症，心停止後，中枢神経系感染症などの疾患で昏睡がある場合，高い割合で NCSz/NCSE が見られる。

本項では昏睡状態の NCSE に対する脳波モニタリングを用いた治療について述べる。なお，昏睡状態ではない NCSE の治療は，静注麻酔薬の持続投与や挿管人工呼吸器管理を必ずしも要さないため，このテキストでは省略する。

1 RSE の治療（一例）

third therapy として静注麻酔薬の持続投与はミダゾラム，プロポフォール，短時間作用型バルビタール系（チオペンタール，チアミラール）が選択されるが，静注麻酔薬の選択による転帰に差はない。脳波での鎮静深度についても，背景脳波まで消失させる burst-suppression がよいのか，ESz/ESCz だけを抑制するのがよいのか明らかではない[22]。

脳波モニタリングの目標は，24〜48 時間以上 "seizure free（発作消失）" 期間を作ることである。third therapy の経過中に ESz/ECSz が見られる場合，"breakthrough seizure" として治療を強化する。この時，ESE/ECSE であればすでに治療が失敗しているため，静注麻酔薬の増量，2 剤目の静注麻酔薬の導入を迅速に行う。ESE/ECSE でない場合，治療強化は静注麻酔薬の増量，または second therapy の 2 剤目の追加から選択する。

脳波での積極的な治療対象は ESz/ECSz であり，IIC ではないことを再度述べておく。IIC や RPPs を認めても，これらを積極的に抑制することを目的とした治療強化は行わない。24〜48 時間の "seizure free" 期間の達成後は，12〜24 時間をかけて静注麻酔薬を漸減していく。漸減の期間に ESz/ECSz が見られる場合，"withdrawal seizure" として再度治療を検討する。この時の治療の選択は，静注麻酔薬を元の量に戻すこと，または second therapy の 2 剤目の追加，またはその両方から

選択する。24 時間以上の third therapy でコントロールできない SE を super refractory SE と呼ぶ。

2 脳波モニタリングで判明した NCSE の治療

外傷性脳損傷，頭蓋内出血，敗血症，心停止後，中枢神経系感染症などの疾患で NCSE が判明した場合の治療も，現時点では GCSE の治療に準じて行うことが多い。ESz/ECSz の診断になれば，まず initial therapy を開始する。ここまでにすでに予防的に抗発作薬が投与されている場合は，second therapy に準じた投与量まで増量させることもある。すでに静注麻酔薬の持続投与がなされている場合は，"seizure free" を達成できるように投与量を調整する。その後の管理は RSE の管理と同様であるが，これらの疾患が背景にある場合，原疾患のコントロールがつくかどうかが SE のコントロールにも密接に関わってくるため，原疾患の治療が重要である。

まとめ

てんかん重積状態をもとに，その基礎と脳波モニタリングの活用方法を解説した。エビデンスに乏しい項目も存在するが，各種病態の定義を理解し，脳波診断に応用することで，論理的妥当性をもった治療が可能と考える。

■ 文献

1) Fisher RS, Acevedo C, Arzimanoglou A, et al. ILAE official report: a practical clinical definition of epilepsy. Epilepsia 2014;55:475-82.

2) Beghi E, Carpio A, Forsgren L, et al. Recommendation for a definition of acute symptomatic seizure. Epilepsia 2010;51:671-5.

3) Hesdorffer DC, Benn EK, Cascino GD, et al. Is a first acute symptomatic seizure epilepsy? Mortality and risk for recurrent seizure. Epilepsia 2009;50:1102-8.

4) 一般社団法人日本神経学会．「てんかん診療ガイドライン」作成委員会．てんかん診療ガイドライン．2018. [cited 2024 Jun 21]. Available from: https://www.neurology-jp.org/guidelinem/tenkan_2018.html

5) Shorvon S, Ferlisi M. The treatment of super-refractory status epilepticus: a critical review of available therapies and a clinical treatment protocol. Brain 2011; 134(Pt 10):2802-18.

6) Trinka E, Cock H, Hesdorffer D, et al. A definition and classification of status epilepticus--Report of the ILAE Task Force on Classification of Status Epilepticus. Epilepsia 2015;56:1515-23.

7) Rossetti AO, Logroscino G, Milligan TA, et al. Status Epilepticus Severity Score (STESS): a tool to orient early treatmentstrategy. J Neurol 2008;255:1561-6.

8) Leitinger M, Höller Y, Kalss G, et al. Epidemiology-based mortality score in status epilepticus (EMSE). Neurocrit Care 2015;22:273-82.

9) Glauser T, Shinnar S, Gloss D, et al. Evidence-Based Guideline: Treatment of Convulsive Status Epilepticus in Children and Adults: Report of the Guideline

Committee of the American Epilepsy Society. Epilepsy Curr 2016;16:48-61.

10) Brophy GM, Bell R, Claassen J, et al. Guidelines for the evaluation and management of status epilepticus. Neurocrit Care 2012;17:3-23.

11) Chamberlain JM, Kapur J, Shinnar S, et al. Efficacy of levetiracetam, fosphenytoin, and valproate for established status epilepticus by age group (ESETT): a double-blind, responsive-adaptive, randomised controlled trial. Lancet 2020;395:1217-24.

12) Egawa S, Hifumi T, Nakamoto H, wt al. Diagnostic Reliability of Headset-Type Continuous Video EEG Monitoring for Detection of ICU Patterns and NCSE in Patients with Altered Mental Status with Unknown Etiology. Neurocrit Care 2020;32:217-25.

13) Herman ST, Abend NS, Bleck TP, et al. Consensus statement on continuous EEG in critically ill adults and children, part I: indications. J Clin Neurophysiol 2015;32:87-95.

14) Pollandt S, Ouyang B, Bleck TP, et al. Seizures and Epileptiform Discharges in Patients With Acute Subdural Hematoma. J Clin Neurophysiol 2017;34:55-60.

15) Crepeau AZ, Fugate JE, Mandrekar J, et al. Value analysis of continuous EEG in patients during therapeutic hypothermia after cardiac arrest. Resuscitation 2014;85:785-9.

16) Claassen J, Mayer SA, Kowalski RG, et al. Detection of electrographic seizures with continuous EEG monitoring in critically ill patients. Neurology 2004;62:1743-8.

17) Claassen J, Mayer SA, Hirsch LJ. Continuous EEG monitoring in patients with subarachnoid hemorrhage. J Clin Neurophysiol 2005;22:92-8.

18) Claassen J, Jetté N, Chum F, et al. Electrographic seizures and periodic discharges after intracerebral hemorrhage. Neurology 2007;69:1356-65.

19) DeLorenzo RJ, Waterhouse EJ, Towne AR, et al. Persistent nonconvulsive status epilepticus after the control of convulsive status epilepticus. Epilepsia 1998;39:833-40.

20) Kennedy JD, Gerard EE. Continuous EEG monitoring in the intensive care unit. Curr Neurol Neurosci Rep 2012;12:419-28.

21) Hirsch LJ, Fong MWK, Leitinger M, et al. American Clinical Neurophysiology Society's Standardized Critical Care EEG Terminology: 2021 Version. J Clin Neurophysiol 2021;38:1-29.

22) Claassen J, Hirsch LJ, Emerson RG, et al. Treatment of refractory status epilepticus with pentobarbital, propofol, or midazolam: a systematic review. Epilepsia 2002;43:146-53.

■重要論文■

◆ SE の治療のフローを理解する。(→文献 9)

◆ 脳波の用語を整理して,脳波上の発作の定義を理解する。(→文献 21)

IV 中枢神経

4 くも膜下出血と遅発性脳虚血の予防と治療

藤本佳久，則末泰博

目 標
- くも膜下出血の急性期に生じ得る病態を理解する
- 遅発性脳虚血を疑うことができるようになる
- 遅発性脳虚血の予防と治療について説明できる

Key words DCI，SAH，vasospasm

はじめに

本邦におけるくも膜下出血（subarachnoid hemorrhage, SAH）の年間発症率は10万人あたりおおよそ20～30名，全脳卒中のうち6.5％を占める。他の脳卒中と比較すると頻度は多くないものの，発症前の日常生活動作（activities of daily living, ADL）自立〔modified Rankin Scale（mRS）0～1〕が92.2％なのに対し，急性期病院の退院時には42.8％まで低下する。発症した多くの患者が何らかの脳神経障害を後遺症として残し，死亡率は22.0％で，脳卒中のうち一番死亡率の高い疾患である。退院時の神経学的予後の詳細な内訳は，ADL自立（mRS 0～1）が42.8％，軽度障害（mRS 2～3）が14.9％，重度障害～寝たきり（mRS 4～5）が20.3％，死亡（mRS 6）が22.0％であり，自宅退院率は52.4％と報告されている（図1）[1]。SAHは脳卒中の中でも死亡率や罹患率の高い疾患であり，とくに急性期には脳神経損傷に起因する他臓器の病態が同時に複数生じるため，全身管理が可能なチームによる急性期の適切な救急集中治療が神経学的予後を改善させる上で欠かせない。実際に，脳神経疾患の管理に熟練した集中治療医がSAH患者を治療することで神経学的予後が改善したと報告されており[2), 3)]，集中治療医が脳神経疾患の管理に精通していることはガイドライン上でも推奨されている。

本項では，SAHの急性期における病態とマネジメントなどについて，ガイドラインや最新の知見を交えて解説する。

I 疫学と重症度分類

SAHの発症率や予後については，前述の通りである。発症リスク因子のうち是正可能なものには高血圧，喫煙歴，アルコール依存，交感神経作動薬の乱用が，是正が難しいものでは女性，動脈瘤性くも膜下出血（aneurysmal SAH, aSAH）の既往や家族歴，多発性囊胞腎やEhlers-Danlosなどの先天性疾患が報告されている[4)]。発症した際の症状は激しい頭痛，嘔気嘔吐，意識障害が代表的であるが，いずれも非特異的である。頭部単純CTの診断精度は発症6時間以内であれば感度98.7％であり，陰性であればほぼ否定できるが，判定が難しい場合や，発症から時間が経過しておりCTの精度が下がっていると考えられる場合には，MRI（FLAIR像やT2*強調像など）や腰椎穿刺を適宜併せて評価する[5)]。SAHの疑いや診断に至った場合には，CT血管造影法（CT angiography, CTA）や血管造影（digital subtraction angiography, DSA）で脳動脈瘤を同定する。動脈瘤の好発部位は前交通動脈，後交通動脈，後下小脳動脈，中大脳動脈，脳底動脈などである。また，来院時の症状や神経所見，GCSから重症度分類を行う。Hunt and Hess（H&H）分類，World Federation of Neurological Societies（WFNS）分類は，急性期における医療者間の認識共有ツールとなるだけでなく，神経学的予後との相関も報告されている（表1）[6), 7)]。

II 脳動脈瘤に対する治療と，治療までの管理

脳動脈瘤に対しての治療が行われるまでは，再出血を

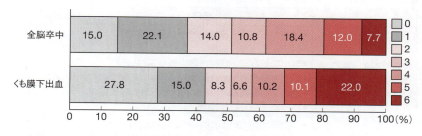

図1 SAH退院時の神経学的予後（mRS）[1]
mRS, modified Rankin Scale.
0：全く症候がない，1：症候はあっても明らかな障害はない，2：軽度の障害，
3：中等度の障害，4：中等度〜重度の障害，5：重度の障害，6：死亡
（文献1より改変して転載）

表1 くも膜下出血の重症度分類

Hunt and Hess 分類

Grade	基準
I	無症状か，最小限の頭痛および軽度の項部硬直をみる
II	中等度〜強度の頭痛，項部硬直をみるが，脳神経麻痺以外の神経脱落症状なし
III	傾眠，錯乱，もしくは軽度の巣症状を呈する
IV	昏迷，中等度〜重度の片麻痺を呈する。早期除脳硬直や自律神経症状を伴うこともある
V	深昏睡，除脳硬直，瀕死の様相を呈する

WFNS 分類

Grade	GCS score	主要な局所神経症状（失語あるいは片麻痺）
I	15	なし
II	13〜14	なし
III	13〜14	あり
IV	7〜12	有無は不問
V	3〜6	有無は不問

予防するため安静を保ち，十分な鎮痛と鎮静を行う。再出血のリスクとして，H&H 分類Ⅲ，Ⅳ，椎骨脳底動脈系の瘤，瘤径10 mm 以上，来院時収縮期血圧 160 mmHg 以上，脳内/脳室内出血合併が挙げられている。降圧目標は160 mmHg以下とされることが多いが最終的には症例や施設ごとに決められる。トラネキサム酸の再出血予防効果に関するコクランレビューでは再出血は減少させるが〔relative risk（RR）0.65, 95％ CI 0.44〜0.97〕，脳梗塞は増加し（RR 1.41, 95％ CI 1.04〜1.91），死亡率や神経学的予後への有効性は示されなかった（RR 1.02, 95％ CI 0.91〜1.15）。研究間の異質性も高く，ルーチンでは使用せず，使用する場合でも短期間にとどめることが推奨される[8]。破裂脳動脈瘤に対する治療として開頭クリッピング術とコイル塞栓術がある。4つのRCTのメタ解析では，コイル塞栓術の方が再出血率は高かったが，1年後の神経学的予後が良好であった〔odds ratio（OR）1.48, 95％ CI 1.24〜1.76〕[9]。また本邦の治療別の脳血管攣縮の頻度も開頭クリッピング術が41.0％，コイル塞栓術が31.3％であった[1]。実臨床では，このような比較試験の結果を参考にしつつ，患者の臨床所見（年齢，重症度，合併症など）や脳動脈瘤の所見（部位，大きさ，形状など）も併せて総合的に治療方針を立てる。急性閉塞性水頭症や脳内血腫などを合併している場合には，積極的に開頭クリッピング術が選択される場合もある。またH&H分類Ⅳ，Ⅴなどの重症例で，侵襲的な治療を行っても神経学的予後の改善が期待できない症例では手術適応とならないこともある。

Ⅲ くも膜下出血の病態生理とタイムコース

SAHによる脳損傷は時間軸と病態生理によって，early brain injury（EBI）と遅発性脳虚血（delayed cerebral ischemia, DCI）の2つに分けられる（表2）。SAHでは脳動脈瘤が破裂して頭蓋内圧が上昇するため，脳灌流が低下して脳虚血が生じる。それによりメディエーターが放出され，脳血液関門や脳血管自動調節能の破綻，脳浮腫，微小血管収縮や微小血栓が生じ，脳組織の恒常性が崩れることとなる。これら一連の病態によって生じる早期の脳損傷がEBIである[10]。EBIに対する治療の可能性として，炎症カスケードやメディエーターの抑制，アポトーシスを惹起する反応の抑制，抗酸化作用の賦活化，ミトコンドリア機能障害の抑制などが基礎研究で探られているが，臨床応用までには至っていない。

SAH 後の DCI は，発症3〜14日後の間に好発する脳虚血のことであり，診断と治療が遅れることによって

日本集中医療医学会専門医テキスト　第4版

表2　SAH による脳損傷の時間軸と病態生理

	機序	好発時期
early brain injury (EBI)	・頭蓋内圧亢進・脳灌流低下（全脳虚血） ・メディエーター放出 ・微小血管収縮／血栓・電解質恒常性破綻 ・脳血液関門（brain blood barrier）の破綻 ・脳血管自動調節能（autoregulation）の破綻 ・脳浮腫・脳神経細胞死	発症〜72時間以内
delayed cerebral ischemia（DCI）	・脳血管攣縮（angiographic vasospasm） ・微小血管収縮（microvasoconstriction） ・微小血栓形成（microthrombosis） ・CSD（cortical spreading depression） ・EBI（early brain injury）	発症4日目〜14日

表3　DCI の発症予測ツール

Fisher 分類

Grade	CT 所見	vasospasm 発生率
Ⅰ	くも膜下腔への出血なし	21%
Ⅱ	くも膜下腔の薄い出血（＜1mm）を認める	25%
Ⅲ	くも膜下腔に限局性あるいは厚い出血（＞1mm）を認める	37%
Ⅳ	くも膜下腔への出血がないか少量，脳内出血あるいは脳室内出血を認める	31%

Modified Fisher 分類

Grade	CT 所見	vasospasm 発生率
Ⅰ	くも膜下腔への出血は薄く，脳室穿破なし	24%
Ⅱ	くも膜下腔への出血は薄く，脳室穿破あり	33%
Ⅲ	くも膜下腔への出血は厚く，脳室穿破なし	33%
Ⅳ	くも膜下腔への出血は厚く，脳室穿破あり	40%

脳梗塞を呈し，神経学的予後が悪化するリスクとなる。DCI の原因は歴史的に，脳動脈瘤破裂後に生じ得ると報告されていた脳血管攣縮（vasospasm）であると考えられてきた。血管攣縮が生じることで脳灌流（cerebral blood flow, CBF）が低下して脳梗塞となり，神経学的予後を悪化させ得るということである。しかし，発症頻度は画像的に確認できる脳血管攣縮の頻度がおよそ70％であるのに対して DCI や脳梗塞は 20〜30％程度であることや[11]，血管攣縮を薬理的に軽減させても死亡率や神経学的予後への有効性が示されなかったこと，また脳血管造影検査で血管攣縮が確認できない患者でも DCI の報告もあることから，現状では DCI や脳梗塞は脳血管攣縮だけではなく様々な要因が合わさって起こると考えられている。脳虚血が生じるその他の機序として EBI，脳血管造影検査で評価できない微小血管の収縮や血栓形成，皮質広汎性脱分極（cortical spreading depression, CSD）などが考えられている。DCI の発症頻度は入院時 CT の出血量や血腫の広がりから予測でき，Fisher 分類や Modified Fisher 分類が参考となる（表3）[12]。CSD は，頭蓋内出血や頭部外傷など，様々な脳傷害において認められ，神経細胞の脱分極が 2〜5 mm/min の速度でゆっくりと伝播して広がり，持続する現象である。脳虚血や神経学的予後不良との関連が認められており，予後予測や治療などへの臨床応用が期待されている。

Ⅳ　DCI の診断

DCI の診断は，脳虚血による臨床所見，つまり意識レベル（GCS）低下や National Institutes of Health Stroke Scale（NIHSS）の 2 スコア以上の増悪，新たな神経異常所見の出現（1 時間以上続く）といった脳神経所見で行われる[13]。当然ながら他病態との鑑別は必要であり，脳神経病態では再出血，急性水頭症，脳浮腫，非痙攣性てんかん重積状態（non-convulsive status epilepticus,

252

表4　DCI 臨床診断のための鑑別と検査

病態	検査
再出血，急性水頭症，脳浮腫	頭部画像（CT，MRI）
脳出血，脳梗塞	
てんかん重積状態	脳波
発熱，低酸素血症	バイタル安定化
感染症，代謝異常，せん妄	臨床経過
鎮静・鎮痛薬などの薬剤の影響	薬歴

NCSE），全身状態では発熱，低酸素血症，代謝異常，せん妄，感染症，薬剤の影響も考える。DCI は脳血管攣縮を指摘するという画像診断ではなく，頭部 CT や全身状態への介入により他病態の除外を行った上で，あくまでも新たな脳神経所見の悪化による臨床診断となる（表4）。定期的かつ詳細な脳神経所見のモニタリングが重要となるため，多職種で協力し合い，深鎮静が治療として必要な病態である頭蓋内圧（intracranial pressure, ICP）上昇やてんかん重積状態などがなければ，可能な限り鎮静・鎮痛薬を中断し，神経所見を確認するようにする。

V　DCI のモニタリング

　DCI のモニタリングには GCS，NIHSS，スコアで評価しきれない高次脳機能，瞳孔，対光反射，瞳孔指数（NPi），腱反射，徒手筋力テストなどが基本である。しかし，重症度によってはもともとの意識レベルが低いため，脳神経所見を十分に評価できない場合がある。その場合には他のモニタリング指標を検討すべきであり，以下に記載する。なお，DCI の主な原因の一つである脳血管攣縮を同定するゴールドスタンダードは DSA であり，他の検査精度の評価基準に用いられている。

　経頭蓋超音波カラードプラ（transcranial color flow imaging, TC-CFI）は，通常の超音波断層像およびドプラ法によって脳実質や脳灌流を評価する技術である。エコー技術が発達する以前はパルスドプラ信号のみで脳血流を評価しており，transcranial doppler（TCD）という。TC-CFI は心エコーと同じ一般的なエコー機器とプローブを用いて評価を行うことができる。頭蓋骨に超音波を透過させるために 2 ～ 3 MHz の低周波数に設定を変更する必要があるが，ほとんどのエコー機器に頭蓋内エコーの設定が登録されているはずである。中大脳動脈（middle cerebral artery, MCA）の平均血流速度（mean flow velocity, MFV）が 120 cm/sec 以上かつ MCA と内頸動脈（internal carotid artery, ICA）の平均血流速度比〔lindegaard ratio（LR）＝ MCA-MFV / ICA-MFV）〕が 3 以上の場合，もしくは 24 時間以内に MCA-MFV が 50 cm/sec 以上に増加した場合には，頭蓋内血管に狭窄が生じることによって脳血管の血流速度が加速している可能性を考えて脳血管攣縮を疑う[13]。

　CTA も高い精度で非侵襲的に評価することができる。DSA に対する CTA の精度は陽性的中率 87 ～ 90.7 %，陰性的中率 95 ～ 99.5 % と報告されている[14]。CT 灌流画像法（CT perfusion, CTP）は CT 断面上での造影剤による吸収値の変化を解析することで脳灌流を評価する検査法である。CBF が 25 mL/100g/min 以下に減少した場合や，平均通過時間（mean transit times, MTTs）が 6.5 sec 以上に延長した場合に DCI を疑うことができる[13]。

　持続脳波モニタリング（continuous electroencephalography monitoring, cEEG）を SAH の患者に行う主な目的は 2 つあり，NCSE を含む急性症候性発作の診断と治療，そして DCI のモニタリングである。SAH では NCSE が 3 ～ 13 % で生じていると報告されており[15]，明らかな痙攣を呈した場合だけでなく，脳損傷に比して神経所見が悪い場合や意識変動を伴う場合，共同偏視，顔面や口角などの律動的な動きが生じた際には NCSE を疑って cEEG を検討する。DCI 発症を予測し得る脳波所見として，α 帯域 power の変動性（relative alpha variability）の低下，α 帯域と δ 帯域の比率（alpha/delta-ratio）の低下，発作性異常パターンが報告されている。

　本邦で一般的には使用できないものとして，脳組織酸素分圧（brain tissue partial pressure of oxygen, $PbtO_2$）や脳内微小透析法（cerebral microdialysis, CMD）のモニタリングがある。これらは ICP のように脳内にセンサーを留置することで，局所の脳組織の状態を知ることができる。$PbtO_2$ は文字通り脳組織の酸素分圧をモニタリングする。$PbtO_2$ の正常値は 20 ～ 35 mmHg であり，20 mmHg 以下では脳虚血の可能性があるため，DCI を疑う。CMD はプローブの先端が透析膜となっており，透析液を灌流させることで脳細胞外液の物質濃度を定量することができる。脳灌流が低下すると嫌気性代謝となるため乳酸の産生が亢進して，乳酸とピルビン酸の比率（lactic / pyruvic acid ratio, LPR）が上昇するため，DCI を疑うことが可能である。

VI　DCI の予防と全身管理

1　薬物的治療

　薬理学的介入で DCI 予防と神経学的予後の改善が確立している唯一の薬剤は，本邦では未承認のニモジピンの

253

みである。複数の RCT とメタアナリシスで死亡率の低下と (OR 0.73, 95% CI 0.53～1.00)，神経学的予後の改善が示されている (OR 1.46, 95% CI 1.07～1.99)[16]。DCI 予防に有効である一方で画像的な脳血管攣縮の発症頻度がプラセボと同等であったとする報告もあり，明確な作用機序はわかっていない。SAH 後の転帰改善が期待されている他の薬剤として，ファスジルやオザグレル，シロスタゾールなどがある。これらの薬剤は，DCI や脳血管攣縮は抑制し得るが神経学的予後の改善は示されておらず，さらなる RCT が必要であると結論づけられているものがほとんどである。ガイドライン間でもコンセンサスは得られていない。また，本邦ではクラゾセンタンが近年になり保険収載された。国内 57 施設 220 症例で行われた RCT において複合アウトカム（血管攣縮関連の脳梗塞や神経脱落所見，死亡のうち 1 つでも呈した割合）の改善が報告されたことが根拠となっている。一方，海外で追って行われた REACT 試験では有効性は示されなかった。使用する際は，肺水腫などの体液貯留合併症の頻度が高いこと，試験プロトコルの輸液管理目標が 1 日の In-Out バランス + 500 mL 以下となっており，従来の SAH 輸液管理と全く異なることに注意する。本邦の実臨床では，これらの薬剤を症例や施設ごとに選択して使用しているのが実際である。

2　ドレーンによる血腫除去

くも膜下腔の血腫除去によって DCI 予防ができるかが検討されている。SAH の血腫量や分布が脳血管攣縮のリスク因子となることや，動物モデルで血腫のヘモグロビンが酸化する際に放出されるメディエーターも脳血管攣縮の一因となり得るとの報告もあり，期待されている。開頭クリッピング術後の髄腔内への血栓溶解薬投与や脳槽ドレナージ，コイル塞栓術後の腰椎ドレナージなど，様々な方法が検討されてきた。いくつかの研究で神経学的予後を改善し得る可能性が示唆されたものの，limitation やバイアスリスクが多く，研究間で治療法や結果が一致しておらず，さらなる研究が必要である。近年，腰椎ドレナージを施行することで神経学的予後の改善を示した研究が新たに発表されている。

3　発熱予防

発熱は SAH 患者の半数以上で認め，非感染性の発熱も多い[17]。後向きの観察研究で発熱は神経学的予後不良と関連することが示されている一方，体温管理によって神経学的予後が改善するかを調べた前向き大規模 RCT は存在しない。クーリングや薬理学的コントロールは比較的侵襲度も低いため積極的に検討すべきである

が，体温コントロールデバイスを用いた管理は侵襲性も高く，シバリングなどの有害事象も生じ得るため，症例ごとに検討する。

4　循環血液量の管理

SAH の volume status も，他疾患と同様に最適な循環血液量 (euvolemia) を維持する。かつては輸液過多 (hypervolemia) を含む triple-H (hypervolemia, hypertension, hemodilution) が生理学的に有効かもしれないと期待されたが，脳灌流増加や DCI 発生率，神経学的予後への効果は示されず，むしろ肺水腫などの有害事象が報告されており，輸液過多は避けることが推奨されている[18]。とはいえ，SAH では後述する複数の病態が関与することによって volume status の最適化に難渋する頻度は高い。日々の In-Out バランス，尿量，体重変化，身体所見，電解質を含む血液検査，ベッドサイド心エコーなどで総合的に volume status を評価する。CVP のみで循環血液量を評価すべきではない。

腎クリアランス亢進症 (augmented renal clearance, ARC) は，何らかの侵襲で生じるサイトカインやメディエーターストームによって腎灌流増大や腎機能活性化が生じる病態であり，SAH でも生じる頻度は高い。特異的な治療はなく，全身状態の安定化と対症療法的に hypovolemia とならないような輸液戦略で euvolemia を保つ。

中枢性塩類喪失症候群 (central salt wasting syndrome, CSWS) は，中枢からのナトリウム利尿ペプチドの過剰産生によって Na と体内水分の排泄亢進をきたす病態とされる。発症頻度は診断の難しさから明確にはわかっていない。輸液で euvolemia を維持し，高張食塩液などで低 Na 血症を補正する。フルドロコルチゾンを併用することで euvolemia と Na 維持が容易になるとされるが，DCI や神経学的予後への有効性までは示されていない[19]。

尿崩症 (diabetes insipidus, DI) は，視床下部～下垂体後葉までのどこかが SAH によって機能不全をきたし，バソプレシンの合成ないし分泌が障害されることで多尿を生じる病態であり，SAH 後でも一定の頻度で生じる。腎臓での自由水の再吸収不全が生じるため，hypovolemia と高 Na 血症が生じる。バソプレシンの点鼻，経口，静注によって対応できるが，本邦での保険適用は限られており，過剰な補正は自由水貯留から脳浮腫の原因にもなり得るため，使用する場合は volume status や血中 Na 濃度などを慎重にモニターする必要がある。マンニトールなどの浸透圧療法を ICP 亢進に対して行っていた場合には，浸透圧利尿によって hypovolemia となり得る。

中枢神経 **Ⅳ**

表5 集中治療医が管理できることが望まれるくも膜下出血後の病態

by system	病態
脳・神経	再出血，水頭症，頭蓋内圧亢進，てんかん重積状態，DCI
心血管系	stress cardiomyopathy，不整脈，volume status，左室流出路狭窄
呼吸器系	胸水，肺水腫，ARDS
消化管系	胃十二指腸潰瘍，消化管出血，胃腸管蠕動低下
腎電解質	電解質異常，ARC，SIADH，CSWS，尿崩症
代謝内分泌	耐糖能異常
血液凝固	貧血，凝固能障害，VTE，抗血栓薬
感染・炎症	誤嚥性肺炎，HAP/VAP，CRBSI，UTI，SSI，髄膜炎
その他	発熱，褥瘡，ICU-AW，PICS

ARC, augmented renal clearance; ARDS, acute respiratory distress syndrome; CRBSI, catheter related blood stream infection; CSWS : central salt wasting syndrome; DCI, delayed cerebral ischemia; HAP, hospital-acquired pneumonia; ICU-AW, ICU-acquired weakness; PICS, post intensive care syndrome; SIADH, syndrome of inappropriate antidiuretic hormone secretion; SSI, surgical site infection; UTI, urinary tract infection; VAP, ventilator-associated pneumonia; VTE, venous thromboemlism.

抗利尿ホルモン不適合分泌症候群（syndrome of inappropriate antidiuretic hormone secretion, SIADH）は低Na血症の原因になり得るが，hypovolemia を避ける必要があるため，原則として水制限は行うべきではない。

SAH に合併するたこつぼ心筋症を含むストレス心筋症（stress cardiomyopathy）は，心拍出量および脳血流量の低下により二次性脳障害を引き起こす可能性がある。心拍出量を増加させるための介入が可能であり，見逃さないように注意する必要がある。

神経原性肺水腫やクラゾセンタンなどによる非心原性肺水腫では，低酸素血症による二次性脳障害が生じ得るため，注意する。

Ⅶ DCI が生じた場合の治療介入

これまで様々な介入が DCI に対して検討されてきたが，現状では DCI が生じた際の治療戦略には確立したものがない。前述した通り，DCI を引き起こす様々な病態はいずれも最終的に脳虚血を引き起こすため，酸素需給バランスと治療侵襲を考慮した段階的な治療戦略を行うことが妥当である[20]。体液過剰の所見がなければ，まず輸液負荷を行って hypovolemia になっていないか，脳灌流が増加して脳神経所見が改善するかを評価する。輸液過多の hypervolemia で管理しても脳灌流は増加せず，DCI への有効性が示されていないばかりか肺水腫のリスクが増大するため，DCI 予防・治療ともに最適な循環血液量（euvolemia）が推奨されている。volume status を適正化した後は，血管収縮薬で意図的に昇圧（induced hypertension）して脳灌流を増やすことを試みる。induced hypertension の有効性を評価した RCT

では中間解析で結果が出せずに途中で終了しているが，昇圧開始前の平均動脈圧（mean arterial pressure, MAP）の平均値が両群ともに 99 mmHg であり，昇圧による効果を得られない患者が多く含まれていた可能性がある[21]。また stress cardiomyopathy などで心拍出量が低下している場合には，ドブタミンなどの強心薬を検討する。脳血管内治療で血管拡張薬の動注もしくは選択的脳血管内拡張治療も検討する。血管内治療についての観察研究では脳神経所見の改善を 82％で認める一方，再発が 19％に生じたと報告されている[22]。血管内動注薬はニカルジピンやニモジピン，ファスジル，パパベリンなどの報告が多いが，いずれも半減期は短いため効果が一過性となり得ることに留意する。

おわりに

本項では SAH 診療のタイムコースと，集中治療医が習得しておくべき急性期病態のマネジメントについてまとめた。過去の報告と比較すると，SAH 後の DCI 発症率や神経学的予後は改善してきており，確立されている単一の予防ないし治療法は少ないものの，本項で紹介した SAH 急性期に全身で生じるすべての病態のマネジメントを集中治療医が徹底することで，SAH 患者の神経学的予後を改善できるものと考える（表5）。

■ 文献

1) 国循脳卒中データバンク 2021 編集委員会，脳卒中データバンク 2021．東京：中山書店；2021.

2) Knopf L, Staff I, Gomes J, et al. Impact of a neurointensivist on outcomes in critically ill stroke patients. Neurocrit Care 2012;16:63-71.

3) Samuels O, Webb A, Culler S, et al. Impact of a dedicated neurocritical care team in treating patients with aneurysmal subarachnoid hemorrhage. Neurocrit Care 2011;14:334-40.

4) Connolly ES Jr, Rabinstein AA, Carhuapoma JR, et al. Guidelines for the management of aneurysmal subarachnoid hemorrhage: a guideline for healthcare professionals from the American Heart Association/american Stroke Association. Stroke 2012;43:1711-37.

5) Kopel D, Peeler C, Zhu S. Headache Emergencies. Neurol Clin 2021;39:355-72.

6) Hunt WE, Hess RM. Surgical risk as related to time of intervention in the repair of intracranial aneurysms. J Neurosurg 968;28:14-20.

7) Sano H, Satoh A, Murayama Y, et al. Modified World Federation of Neurosurgical Societies subarachnoid hemorrhage grading system. World Neurosurg 2015;83:801-7.

8) Diringer MN, Bleck TP, Claude Hemphill J 3rd, et al. Critical care management of patients following aneurysmal subarachnoid hemorrhage: recommendations from the Neurocritical Care Society's Multidisciplinary Consensus Conference. Neurocrit Care 2011;15:211-40.

9) Li H, Pan R, Wang H, et al. Clipping versus coiling for ruptured intracranial aneurysms: a systematic review and meta-analysis. Stroke 2013;44:29-37.

10) Kusaka G, Ishikawa M, Nanda A, et al. Signaling pathways for early brain injury after subarachnoid hemorrhage. J Cereb Blood Flow Metab 2004;24:916-25.

11) Dehdashti AR, Mermillod B, Rufenacht DA, et al. Does treatment modality of intracranial ruptured aneurysms influence the incidence of cerebral vasospasm and clinical outcome? Cerebrovasc Dis 2004;17:53-60.

12) Frontera JA, Claassen J, Schmidt JM, et al. Prediction of symptomatic vasospasm after subarachnoid hemorrhage: the modified fisher scale. Neurosurgery 2006;59:21-7.

13) de Oliveira Manoel AL, Goffi A, Marotta TR, et al. The critical care management of poor-grade subarachnoid haemorrhage. Crit Care 2016;20:21.

14) Yoon DY, Choi CS, Kim KH, et al. Multidetector-row CT angiography of cerebral vasospasm after aneurysmal subarachnoid hemorrhage: comparison of volume-rendered images and digital subtraction angiography. AJNR Am J Neuroradiol 2006;27:370-7.

15) Kondziella D, Friberg CK, Wellwood I, et al. Continuous EEG monitoring in aneurysmal subarachnoid hemorrhage: a systematic review. Neurocrit Care 2015;22:450-61.

16) Dorhout Mees SM, Rinkel GJ, Feigin VL, et al. Calcium antagonists for aneurysmal subarachnoid haemorrhage. Cochrane Database Syst Rev 2007;2007:CD000277.

17) Rabinstein AA, Sandhu K. Non-infectious fever in the neurological intensive care unit: incidence, causes and predictors. J Neurol Neurosurg Psychiatry 2007;78:1278-80.

18) Dankbaar JW, Slooter AJ, Rinkel GJ, et al. Effect of different components of triple-H therapy on cerebral perfusion in patients with aneurysmal subarachnoid haemorrhage: a systematic review. Crit Care 2010;14:R23.

19) Mori T, Katayama Y, Kawamata T, et al. Improved efficiency of hypervolemic therapy with inhibition of natriuresis by fludrocortisone in patients with aneurysmal subarachnoid hemorrhage. J Neurosurg 1999;91:947-52.

20) Francoeur CL, Mayer SA. Management of delayed cerebral ischemia after subarachnoid hemorrhage. Crit Care 2016;20:277.

21) Gathier CS, van den Bergh WM, van der Jagt M, et al. Induced Hypertension for Delayed Cerebral Ischemia After Aneurysmal Subarachnoid Hemorrhage: A Randomized Clinical Trial. Stroke 2018;49:76-83.

22) Chalouhi N, Tjoumakaris S, Thakkar V, et al. Endovascular management of cerebral vasospasm following aneurysm rupture: outcomes and predictors in 116 patients. Clin Neurol Neurosurg 2014;118:26-31.

■重要論文■

◆ AHA/ASA の aSAH ガイドライン
aSAH の急性期管理の基本推奨を通して身につける。(→文献 4)

◆ NCS の aSAH ガイドライン
急性期管理に関しての補強。(→文献 8)

◆ aSAH の Review
aSAH 診療に沿って書かれてあり理解しやすい。(→文献 13)

◆ DCI のマネジメント
DCI の予防・モニタリング・診断・治療がまとまっている。(→文献 20)

IV 中枢神経

5 心停止後症候群と体温管理療法

鈴木秀鷹，井上明彦

目標

- 心停止後症候群の病態や合併症を理解する
- 心停止後症候群の管理上の注意点，ポイントを理解する
- 体温管理療法の適応や実施時の注意点を理解する
- 心停止後症候群の脳波モニタリングについて理解する
- 心停止後症候群の予後予測について理解する

Key words シバリング，心停止後症候群，体温管理療法（TC），てんかん重積状態，律動的周期的波形

はじめに

心停止後症候群（post cardiac arrest syndrome, PCAS）は，極めて重篤な病態である。主に4つの病態，①心停止後脳障害，②心停止後心筋障害，③全身の虚血・再灌流反応，④残存する心停止の原疾患に分けられている。これらに対する病態理解を深め，PCAS管理のポイントを概説する。

I 心停止後症候群の病態

1 心停止後脳損傷

心停止後の死亡率上昇に最も大きな影響を与える要因である。心停止後脳障害の病態は，全脳虚血自体で起こる直接的な細胞障害の一次性脳損傷とその後に起こる細胞興奮性やカルシウムの恒常性の破綻，フリーラジカル産生などによる二次性脳損傷に分けられる。一次性脳損傷は早期循環再開が最も重要とされ，二次性脳損傷は自己心拍再開後，数時間以内～数日間は持続し，組織酸素需要と供給のアンバランスによって，惹起されることから，全身管理をしなければならない。

2 心停止後心筋不全

虚血性心疾患や循環停止・再灌流による心筋壊死と心筋気絶によって左室機能低下が認められる状態である。さらに，return of spontaneous circulation（ROSC）

後のサイトカインストームや活性酸素，カテコラミンによる心筋障害（たこつぼ心筋症を含む）などが複合的に起こっている病態である。

3 全身臓器の虚血・再灌流障害

虚血によるホメオスタシスの破綻で細胞死が惹起され，高サイトカイン血症が続発する。このサイトカインによって，凝固異常や活性酸素の産生によって敗血症に類似した病態に陥り，循環不全につながる。

4 残存する心停止の原疾患

ROSCが得られたとしても，多くの患者は心停止の原疾患が残存している。acute coronary syndrome（ACS）や肺疾患，出血，敗血症，中毒などPCASの経過に大きな影響を与える。心停止を起こした原因に対する治療はICU内でも蘇生とともに継続されなければならない。

II 自己心拍再開後の集中治療

ROSC後においては，呼吸や循環，体温管理といった全身管理を行うことで，二次性損傷をいかに防ぐかが重要である。

1 呼吸管理

PCASに至った原因疾患や循環不全に対する大量輸液によって，呼吸不全を合併し得る。低酸素血症や$PaCO_2$は全身諸臓器への影響を与え得ることを留意し

日本集中治療医学会専門医テキスト　第4版

表1　心停止後症候群の循環不全の原因

ショックの分類	想定疾患
循環血液量減少性	• 凝固異常や心停止時の外傷による出血（消化管，実質臓器，デバイス挿入部） • 補助循環による溶血 • 寒冷利尿 • 原疾患
心原性	• 心停止後心筋障害 • たこつぼ心筋症 • 心筋梗塞後の機械的合併症（心破裂，弁膜症） • 心室性不整脈
血液分布異常性	• 再灌流障害 • 敗血症 • アナフィラキシーショック • 原疾患
閉塞性	• 緊張性気胸 • 心タンポナーデ

て管理しなければならない。

1 酸素化

PCASにおいては，虚血にさらされた脳細胞はROSCが得られても健常の状態の70%程度のadenosine triphosphate（ATP）しか産生できない[1]ことから，この状況での組織酸素供給低下を起こす低酸素血症は致命的となる。一方で，高酸素血症はフリーラジカルの発生を助長し，脳血管攣縮や組織障害，さらには心筋障害への関連が指摘されているが，研究ごとに高酸素血症の定義が異なっていることから，低酸素血症や過大な高酸素血症を回避する。

2 換気

一般にPaCO$_2$は，濃度上昇に伴い脳血管拡張を起こすことが知られている。心停止後脳症の影響で脳浮腫がある場合，PaCO$_2$上昇は脳圧上昇に影響を与える可能性がある。一方で，低二酸化炭素血症では，血管攣縮によって脳血流を低下させる懸念があるため，正常PaCO$_2$で管理する。体温管理中（とくに低体温となっている場合）は，患者体温（37℃未満場合）によって2mmHg/℃ずつ減少することに留意しなければならない。ただし，PaCO$_2$を体温補正すべきかについて，いまだ結論は出ていない。

2 循環管理

1 PCASにおける循環動態

心停止となった原因疾患の影響も受けるが，PCASでは，循環不全をしばしば経験する。通常診療と同様に循環不全を判断した場合は，原因精査をしながら，蘇生を行う必要がある。表1にPCASで想定される循環不全の原因を示した。心停止時に外傷を合併していることもあるので，留意しなければならない。

2 目標値

目標値に関するエビデンスは示されていないが，一定の目標値を決めて管理することが望ましい。一般に平均動脈血圧65mmHgが用いられることが多いが，頭蓋内圧亢進がある場合は，脳血流を維持するためにはより高い値が必要になる可能性がある。動脈血圧だけでなく，その他の指標と併せて管理する。

3 血糖管理

ROSC後においては，一般的な重症患者に対する血糖コントロール（140〜180mg/dL）を目標とする。厳格な血糖管理（80〜110mg/dL）に関しては明確なエビデンスがなく，とくに低血糖は避ける。

4 体温管理療法

体温管理療法（temperature control, TC）は，低酸素や外傷などで重篤な損傷を受けた脳に対して，一定の体温で一定期間維持することで，脳保護や頭蓋内圧低下作用，脳代謝の低下などで，低酸素性虚血性脳損傷の発生率を低下させることが期待されている[2]。本邦の蘇生ガイドラインにおいては，32〜36℃の間で目標対応を設定し，その温度を一定に管理するtargeted temperature management（TTM）が推奨されている[3]。近年のRCT（TTM trial[4]，TTM-2 trial[5]）の結果を受けて36℃前後で管理することが増えている。この体温での管理は目標順守率が低いことが指摘されており[6]，鎮静薬や筋弛緩薬などを用いた適切なシバリングマネジメントが必要である。欧州蘇生協議会のガイドライン[7]では，TTMという表記ではなく，37.7℃以下の積極的発熱予防（actively preventing fever, APF）が提案されているが，推奨度は低いことや，提案決定に際しても多

258

中枢神経 Ⅳ

くの議論が重ねられたと記載されている。目標体温に関しては，RCTで組み入られている患者が比較的軽症が多い可能性もあり，外的妥当性の検証が必要になる。本項においては，現状で推奨されているTCの注意点，使用デバイスなどに関して記載する。

1 適応

ROSC後，反応のないすべての院外・院内心停止患者において実施を検討する。複数の無作為化試験が実施されているが，組み入れ基準が様々であり，一概にROSC後のGCSや初期波形のショック適否，心停止時間だけでは適応は判断できないことに注意する。

2 禁忌

感染症，不整脈，発作，出血のリスク増加などの潜在的な有害事象とも関連する可能性が指摘されていたことから，重度循環障害やコントロールのついていない出血を有する場合は，低体温療法の相対的な禁忌となる。2021年に実施されたメタ解析[2]では，出血や発作，敗血症にTCは影響を与えなかった。不整脈に関しては，正常体温に比べて，発生率が33〜34℃でオッズ比1.45，95％CI：1.08〜1.94，31〜32℃でオッズ比3.58，95％CI：1.77〜7.26と有意に高い結果であったが，いずれの項目に関してもエビデンスの確実性は低い。また，病前の日常活動レベルが低いことや他の疾患で終末期にあたる場合なども適応となりにくい。

3 TC導入・維持方法

(a) TCの4つの時相

TCは4つの時相：導入期，維持期，復温期，平温期に分けられる。とくに低体温を実施する際には，この4つの時相を意識する必要がある。目標体温が正常体温であってもシバリング対策や合併症対策などは同様に考えてよい。

導入期においては，気道，呼吸，循環を保ちながら，速やかに目標体温を達成することが重要であるが，病院前冷却輸液は心停止〔relative risk（RR）1.22，95％CI：1.01〜1.46〕，肺水腫（RR 1.34，95％CI：1.15〜1.57）のリスクを増加させるため推奨されていない[8]。体温測定方法は深部体温を測定する。

冷却方法としては，室温調整，胃管や膀胱留置カテーテルから冷却水を還流するなどの方法や，患者の体温変化のトレンドから冷却強度を自動で調整する冷却装置（ArcticSun™やサーモガードシステム®）がある。導入期，維持期ともに後述するシバリングに対する対応を行うことで，迅速に目標温度を達成することが重要である。

維持期では，体温を低く管理する結果として，尿量が増加し低カリウム血症や低マグネシウム血症，低リン血症を合併する。加えて，PCASの高サイトカイン血症に伴う血管分布異常に伴う循環不全や心停止となった原疾患の合併症によって循環不全をきたすことがある。また，シバリングに対して筋弛緩薬を使用している場合は，喀痰クリアランスの減少に注意が必要である。本邦の2020年蘇生ガイドラインでは，体温管理療法の維持期間は少なくとも24時間実施が推奨されている[3]。

復温期では少なくとも24時間目標体温を維持したのちに，復温を行う。復温速度は，0.25〜0.5℃/hr以下の速度での復温が推奨されることが多い。復温中は高カリウム血症や血糖変動，血圧低下に注意する。

復温後は正常体温維持期となる。この期間はいつまで行うべきか，どこまでシバリング対策すべきか明確なエビデンスはない。欧州蘇生協議会では，72時間を提案している[7]。重篤な脳損傷後は発作性交感神経過活動（paroxysmal sympathetic hyperactivity, PSH）[9]の合併のため発熱管理に難渋し，腎機能障害を合併するため体液管理に留意する。

(b) シバリング対策

体温管理において，シバリング対策は重要である。シバリングは，侵襲に対する生体反応であり，PCASによる高サイトカイン血症によっても起こり，TCによっても誘発され得る。シバリングによって，酸素消費やエネルギー消費が数倍に増加する[10]ため，二次性脳損傷を防ぐことや全身の酸素需給バランスの安定化のためにも対応が重要である。医療従事者間でシバリングに共通認識を持つために，ベッドサイドシバリングスケールを用いて対応する。図1のようにシバリングの程度に応じて，薬剤をステップアップして使用する[11]ことで，二次性脳損傷の抑制や体温管理の順守率を高める。使用できるデバイスや薬剤が異なるため，施設ごとのプロトコル作成が望ましい。また，鎮静薬やとくに筋弛緩薬を使用する際は，持続脳波モニタリングが必要である。

(c) 脳波モニタリング

PCASでは維持期に発作を起こすことが知られており[12]，それの検出やTC後の予後判定においても脳波モニタリングは推奨されている[13]。ICUは吸引や口腔ケア，体位変換，人工呼吸器管理など多くの手技，処置が実施されるため，チャンネル数が少ない場合や同時記録カメラがない場合，アーチファクトとの区別が難しく，加えててんかん性放電と類似した波形を呈することがある（図2）。また，シバリングによって前頭部や側頭部領域では筋電図が混入するため判読困難であることを経験する。このことから脳波判読には，一定の訓練を受けた医師とともに実施する。また，振幅統合脳波（amplitude integrated electroencephalogram, aEEG），bispectral index（BIS）といった周波数や振幅を圧縮して表示する

259

スコア	所見
0	咀嚼筋，頸部，胸壁を触診してもシバリングなし 心電図上のシバリングを示す基線の揺れなし
1	身体所見上のシバリングはないが，心電図の基線の揺れあり
2	頸部，胸部のみのシバリングを認める
3	上肢の明確なシバリングを認める
4	体幹部，上下肢の明確なシバリングも認める

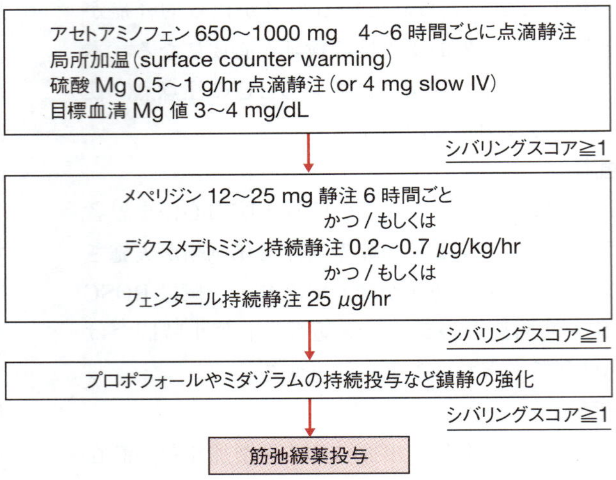

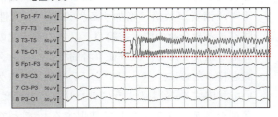

図1 ベッドサイドシバリング評価スケールとシバリング対応プロトコルの一例[11]

図2 脳波のアーチファクト（自験例）

a) 双極誘導，感度 10 μV，時定数 0.1 sec。点線枠内に律動的な波形を認めるが，隣接する電極には全く波及しておらず，電極不良（T5）である。
b) 双極誘導，感度 15 μV，時定数 0.1 sec。棘徐波複合のように見えるが，同時記録映像を確認すると tapping に合わせて出現している。

quantitative EEG が発作検出への有用性[14]が指摘されている（図3）。

5 発作予防と治療

米国臨床神経生理学会が示している Critical Care EEG の診断基準[15]によると，臨床所見で明らかな痙攣（convulsion）を起こしている場合は clinical seizure（臨床的発作）と定義する。脳波では発作を示す所見がある一方で臨床症状に乏しい，もしくは筋弛緩薬を投与しているため症状がわからない場合は，electrographic seizures（脳波上発作）とされる。また，脳波所見と臨床症状が一致する場合を electroclinical seizure（脳波臨床上発作）と定義する。なお，発作の定義は，①てんかん性発射が平均 2.5Hz より速い周波数で 10 秒以上継続する，②どの波形であっても明確な evolution を伴い 10 秒以上持続する，のいずれかである。

PCAS においては clinical seizure（臨床的発作）が 20％程度に起こり[16]，その多くはミオクローヌスであったとされる[17]。メタ解析においても，脳波上発作が 22.6％認めることが指摘されている[16]。発作が持続するてんかん重積状態は脳損傷をきたすことが指摘されており，発作の早期発見，早期発作停止は重要である。てんかん重積状態の治療は別項に準ずる。2022 年に発表された TELSTAR 試験[18]では，心停止後昏睡状態が続

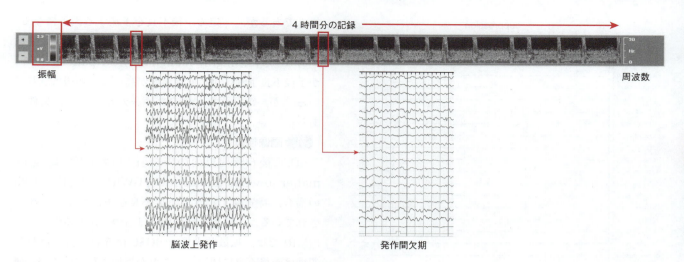

図3 quantitive EEG (density modulated spectral array, DSA)
自験例．双極誘導，感度10 μV，時定数0.1 sec．色調で振幅，プロット位置で周波数を示している．周期的な変化があり，発作が頻発していることがわかる．

いている成人患者を対象に24時間以内に持続脳波モニタリングを開始し，律動的周期的波形 (rhythmics periodic patterns, RPPs) を呈した患者でRPPsを完全に抑制することを目標に治療する群と標準治療群に分けて無作為化している．プライマリーアウトカムとして，3か月の脳機能カテゴリー (cerebral performance category, CPC) を比較しているが，予後不良 (CPC≧3) が治療群 vs. 標準治療群で90% vs. 92% (P = 0.68, risk difference, 95% CI −7〜−11%) であり，明らかな差は認められなかった．対象が異なるため，発作が生じた患者には適応できないことは注意が必要である．今後も質の高い研究が必要な分野である．

一方で，発作予防としての抗発作薬 (anti-seizure medication, ASM) の投与に関しては，本邦の蘇生ガイドラインを含めた複数のガイドラインにおいて，推奨されていない．

6 神経学的な予後判定

TCが一定期間終了すると，今後の治療方針を決定する上で予後判定が必要になる．予後判定では原則単一の評価指標のみで実施しない．いずれの評価指標も適した時期や時期によって感度，特異度が変化することから，特性を理解した上で判断する．

1 神経学的所見

瞳孔反射や角膜反射といった神経所見では，ROSC後72時間以降がいずれも特異度が高い (90〜100%前後) ことが示されている[3]．近年は定量的瞳孔測定器を用いることで，より早期もしくは確実に予後判定ができる可能性がある．

ミオクローヌスに関しては，複数の観察研究でその予後との関連が調べられており，ROSC 96時間以内のミオクローヌスは予後不良に対して特異度が77.8〜100%であると報告されている[3]．しかし，先に述べたように，脳波異常の有無やLance-Adams症候群と呼ばれるような予後良好な症例も含まれることから，複数のサブタイプが存在することが示唆され，予後判定指標として注意が必要である．

2 血液検査

神経細胞特異性エノラーゼ (neuron specific enolase, NSE) やS-100B，グリア線維性酸性タンパク (glial fibrillary acidic protein, GFAP) や血清タウタンパク，ニューロフィラメント軽鎖 (neurofilament light chain, NFL) が知られている．多くの血液バイオマーカーは広く臨床使用できる環境にはないが，NSEに関しては，ROSC後72時間以内でカットオフ値33〜120 μg/Lとすると，予後不良に対して特異度が75〜100%であったと示されている[3]．

3 神経生理学的検査

代表的な検査として，短潜時体性感覚誘発電位 (short latency somatosensory evoked potentials, SSEP) と脳波が挙げられる．SSEPは正中神経などの上肢感覚神経を刺激し，感覚野に電位を誘発させる検査手法で，とくに潜時が20 msにピーク (N20) があるかを確認している．ROSC後に両側のN20が認められない場合は，6か月後の神経学的予後不良に関して特異度100%であった．鎮静薬の影響を受けにくいとされる．

脳波検査においては，脳波活動の低下や律動的または周期的放電，バーストサプレッションが感度，特異度は

様々であるが，一定の予後不良を予測する因子になる。研究間の波形定義にばらつきがあるなど，信頼性に問題がある。また，highly malignant EEG pattern（図4）が予後不良予測に対して特異度が高いことが報告されている[19]が，鎮静薬などの交絡因子がないことが条件である。

4 画像検査

ROSC後6時間以内の灰白質-白質CT値比（gray matter to white matter ratio, GWR）の平均値≦1.23の場合，特異度100%で予後不良を予測することが示されているが，感度は研究間でばらつきがある[3]。

MRIでは，拡散強調像でROSC後5日以内に高信号領域は予後不良に関連することが指摘されているが，研究ごとに感度，特異度のばらつきが大きい。

いずれの画像検査で予後不良所見があっても，単独所見だけで予後判定を確定させることは推奨されない。

上記の通り，単独で判断するのではなく，複数の指標で慎重に予後評価する。欧州蘇生協議会のガイドラインでは，ROSC後72時間以降で，すべての交絡因子（鎮静薬や筋弛緩薬の影響，循環動態不全や電解質異常）がないときに，GCS M≦3の場合に，

①対光反射（自動瞳孔計使用可）および角膜反射消失（≧72 hr），
②体性感覚誘発電位SSEP：N20両側消失（≧24 hr），
③脳波：highly malignant EEG，
④NSE：> 60 μg/L（48 hr and/or 72 hr），
⑤ミオクローヌス重積状態（全身性かつ30分以上持続）（≦72 hr），
⑥頭部CT/MRI：びまん性低酸素性障害所見，

のうち，少なくとも2つを満たした場合のみ，予後不良と判定するとしている[19]。

■ 文献

1) Reis C, Akyol O, Araujo C, et al. Pathophysiology and the Monitoring Methods for Cardiac Arrest Associated Brain Injury. Int J Mol Sci 2017;18:129.
2) Drury PP, Gunn ER, Bennet L, et al. Mechanisms of hypothermic neuroprotection. Clin Perinatol 2014;41:161-75.
3) 日本蘇生協議会．JRC蘇生ガイドライン2020．東京：医学書院：2020．
4) Nielsen N, Wetterslev J, Cronberg T, et al. Targeted temperature management at 33℃ versus 36℃ after cardiac arrest. N Engl J Med 2013;369:2197-206.
5) Dankiewicz J, Cronberg T, Lilja G, et al. Hypothermia versus Normothermia after Out-of-Hospital Cardiac Arrest. N Engl J Med 2021;384:2283-94.
6) Bray JE, Stub D, Bloom JE, et al. Changing target temperature from 33℃ to 36℃ in the ICU management of out-of-hospital cardiac arrest: A before and after

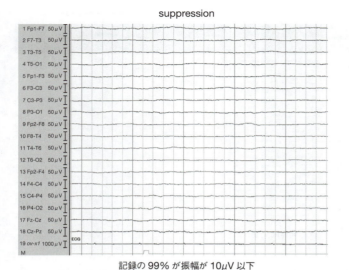

suppression
記録の99%が振幅が10μV以下

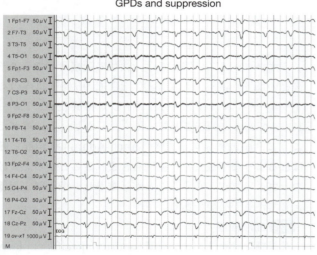

GPDs and suppression
同期した周期性発射
インターバルの背景活動がsuppression

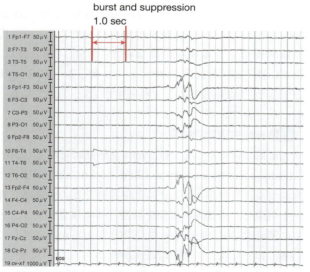

burst and suppression
1.0 sec
burst：0.5秒以上ですくなくともベースラインを3回以上交差する
burst部分以外はsuppression

図4 highly malignant EEG[15), 19)]
自験例。双極誘導，感度10 μV，時定数0.1 sec。
GPDs, generalized periodic discharges.

study. Resuscitation 2017;113:39-43.

7) Sandroni C, Nolan JP, Andersen LW, et al. ERC-ESICM guidelines on temperature control after cardiac arrest in adults. Intensive Care Med 2022;48:261-9.

8) Kim F, Nichol G, Maynard C, et al. Effect of prehospital induction of mild hypothermia on survival and neurological status among adults with cardiac arrest: a randomized clinical trial. JAMA 2014;311:45-52.

9) 黒田泰弘. 神経集中治療における targeted temperature management の落とし穴：paroxysmal sympathetic hyperactivity. 日集中医誌 2014;21:230-33.

10) Badjatia N, Strongilis E, Gordon E, et al. Metabolic impact of shivering during therapeutic temperature modulation: the Bedside Shivering Assessment Scale. Stroke 2008;39:3242-7

11) Kuroda Y. Neurocritical care update. J Intensive Care 2016;4:36.

12) Scirica BM. Therapeutic hypothermia after cardiac arrest. Circulation 2013;127:244-50.

13) Claassen J, Taccone FS, Horn P, et al. Recommendations on the use of EEG monitoring in critically ill patients: consensus statement from the neurointensive care section of the ESICM. Intensive Care Med 2013;39:1337-51.

14) Kaleem S, Swisher CB. Utility of Quantitative EEG for Seizure Detection in Adults. J Clin Neurophysiol 2022; 39:184-94.

15) Hirsch LJ, Fong MWK, Leitinger M, et al. American Clinical Neurophysiology Society's Standardized Critical Care EEG Terminology: 2021 Version. J Clin Neurophysiol 2021;38:1-29.

16) Limotai C, Ingsathit A, Thadanipon K, et al. How and Whom to Monitor for Seizures in an ICU: A Systematic Review and Meta-Analysis. Crit Care Med 2019;47: e366-73.

17) Lybeck A, Friberg H, Aneman A, et al. Prognostic significance of clinical seizures after cardiac arrest and target temperature management. Resuscitation 2017; 114:146-51.

18) Ruijter BJ, Keijzer HM, Tjepkema-Cloostermans MC, et al. Treating Rhythmic and Periodic EEG Patterns in Comatose Survivors of Cardiac Arrest. N Engl J Med 2022;386:724-34.

19) Nolan JP, Sandroni C, Böttiger BW, et al. European Resuscitation Council and European Society of Intensive Care Medicine guidelines 2021: post-resuscitation care. Intensive Care Med 2021;47:369-421.

■ 重要論文 ■

◆ 院外心停止患者における低体温と正常体温療法の比較
TTM2 trial であり，大規模な体温管理の RCT である。低体温群の有効性は示されていないが，正常体温群であっても体温管理には様々な介入が必要であり，加えて，解釈時には，比較的軽症群が多いことに注意が必要である。（→文献 5）

◆ 欧州蘇生協議会，欧州集中治療学会 成人心停止患者における体温管理に関するガイドライン
多くの内容がまとめられている。72 時間時点の予後不良判定のフローチャートは参考になる。（→文献 7）

◆ 心停止後昏睡患者における律動的周期性波形治療の効果検証
急性脳障害患者で生じるてんかん性放電を治療有効性を比較した RCT で治療の有効性は示されなかったが，対象群が一般的に予後不良と判断されている症例が多く含まれていることに留意しなければならない。（→文献 18）

IV 中枢神経

6 敗血症に関連する脳障害（バイオマーカー）

岡﨑智哉，黒田泰弘

> **目 標**
> - 敗血症に関連する脳障害の分類と，そのための鑑別疾患を意識する
> - 敗血症に関連する脳障害がアウトカムに与える影響を認識する
> - 現時点で敗血症に関連する脳障害の診断や重症度の指標となるバイオマーカーはないことを認識する

Key words sepsis-associated brain dysfunction，バイオマーカー，S100B，neuron-specific enolase

はじめに

中枢神経系への感染を伴わない敗血症患者において意識の変容やせん妄症状，昏睡，痙攣などを呈することは古くから認識されており[1]，敗血症性脳症（septic encephalopathy）[2] として扱われてきた。他にもsepsis-associated delirium[3]，sepsis-associated encephalopathy[4]，sepsis-induced encephalopathy[5] などとも呼ばれることもあり，近年では敗血症性関連脳障害（sepsis-associated brain dysfunction）[6,7] と称されることも多くなってきている。日本版敗血症ガイドラインは，2020年版において敗血症に関連する脳障害について言及している[8]。本項ではまず敗血症に関連する脳障害の概要を押さえ，その後バイオマーカーについて言及する。

I 敗血症に関連する脳障害とその分類

『日本版敗血症ガイドライン2020』では敗血症に関連する脳障害を狭義の敗血症関連脳障害，広義の敗血症関連脳障害，敗血症に合併した脳神経疾患の3つに分類している（表1）[8]。

1 狭義の敗血症関連脳障害

敗血症によって引き起こされた炎症性メディエーターによる脳への直接的影響による脳障害である。血液脳関門の障害や脳の微小循環の異常，神経伝達物質の異常，脳代謝の変化などの複数の因子が関連し，びまん性の脳障害を引き起こすとされているが，完全な解明には至っておらず，現在進行形で研究が進んでいる分野である。

せん妄や意識障害，昏睡といった様々な臨床症状を呈することが知られており，後述の広義の敗血症関連脳障害，敗血症に合併した脳神経疾患を除外することが必要である。非鎮静患者においては意識の変容やミオクローヌスなどの異常運動を認める場合，鎮静患者においては覚醒遅延を認める場合などに脳波検査が適応となる[9]。脳波検査では，periodic discharge などの発作または発作リスクの高い波形を呈することもあれば，背景活動に異常を認めることがある[9]。画像所見としてびまん性の虚血や白質脳症像[10]，脳萎縮[11,12] を認めることがあり，炎症に対する感受性の高さから海馬に局所特異的所見を認めることもあるとされている[13]。

2 広義の敗血症関連脳障害

敗血症による脳以外の臓器障害や薬剤などにより間接的に引き起こされる脳障害を指し，例として低血圧，低酸素，腎機能障害による尿毒症，電解質異常などが挙げられる。

3 敗血症に合併した脳神経疾患

敗血症に合併した新たな中枢神経疾患であり，感染性心内膜炎に合併した髄膜炎，脳灌流低下に起因する脳梗塞などが該当する。

この分類において重要なことは，広義の敗血症性脳障害と敗血症に合併した脳神経疾患の場合には根本の敗血症への治療に加えて特異的な治療や対処を要することが多いため，注意が必要である[14-16]。表2に鑑別とそのために確認すべき所見や検査について示す。患者に中枢神経症状を認めた場合，常に中枢神経系への感染の波及，

中枢神経 IV

表1 敗血症に関連する脳障害の分類

分類	概要
狭義の敗血症関連脳障害	炎症性メディエーターによる脳への直接的影響によって引き起こされる脳障害。血液脳関門の障害や脳の微小循環の異常，神経伝達物質の異常，脳代謝の変化などの複数の因子が関連しびまん性の脳障害が引き起こされている。
広義の敗血症関連脳障害	敗血症による脳以外の臓器障害や薬剤などにより間接的に引き起こされる脳障害。
敗血症に合併した脳神経疾患	敗血症に合併した新たな中枢神経疾患。

表2 敗血症に関連する脳障害の鑑別疾患の一例と鑑別のための所見・検査

鑑別疾患	参考になる所見や検査
感染・非感染性の脳炎などの中枢神経疾患	病歴，神経診察，髄液検査，画像評価
肝性脳症や尿毒症	病歴，神経診察，既往歴，血液検査
アルコール離脱せん妄，Wernicke脳症	神経診察，飲酒歴や栄養状態などの生活背景
薬剤（オピオイドやベンゾジアゼピン系，抗菌薬）	病歴，神経診察，薬剤の使用歴など

表3 敗血症に関連する脳障害のアウトカムへの影響

文献	デザイン	敗血症の定義	敗血症性脳症の定義と発生率	敗血症性脳症と転帰との関連
Sonneville R, et al. Intensive Care Med 2017;43:1075-84.[19]	フランスの12 ICUのデータベース（OUTCOMEREA）の二次解析	Sepsis-2を参考に独自に規定	ICU入室時のGCS ≤ 14またはせん妄 53.4%（1,341/2,513）	30日死亡：増加（36.9% vs. 17.9%）敗血症性脳症なしを対象とした際のaHR（95% CI）GCS 15，せん妄あり：1.06（0.80, 1.41）GCS 13〜14　：1.38（1.09, 1.76）GCS 9〜12　：1.80（1.41, 2.29）GCS 3〜8　　：3.37（2.82, 4.03）
Yang Y, et al. J Intensive Care 2020;8:45.[20]	米国のICUデータベース（MIMIC III）を用いた二次解析	Sepsis-3	ICU入室初日のGCS ≤ 14またはせん妄 49.7%（2,474/4,987）	30日死亡：増加（21.3% vs. 17.9%）aOR 1.26, 95% CI 1.07〜1.49

aHR, adjusted hazard ratio; aOR, adjusted odds ratio.

非感染性の脳症や脳炎の合併は鑑別に挙げるべきであり，ベッドサイドの神経診察に加え，画像検査や髄液検査が考慮される。基礎疾患のある患者では，とくに敗血症が肝性脳症や尿毒症の誘発・増悪因子になり得ることを認識する必要がある。アルコールやビタミン欠乏による意識障害やせん妄，神経症状も起こり得るため患者の生活背景を確認することも重要である。オピオイドや鎮静薬が意識レベルに影響を与えることはいうまでもないが，敗血症治療のための薬剤（例えばセフェピムやメトロニダゾール，アシクロビルなどの抗菌薬）が脳症を起こし得る。敗血症ガイドラインには身体所見に基づいた鑑別の進め方についても紹介されており，そちらも参照いただきたい。

II 敗血症に関連する脳障害のアウトカムへの影響

敗血症性関連脳障害の臨床研究は多くが小規模の単施設研究であるが[17),18)]，Sonnevilleらのフランス12施設のデータベースを用いた二次解析[19)]，Yangらの米国の大規模データベースMIMIC IIIを用いた二次解析[20)]が報告されている。これらの概要を表3に示す。それぞれICU入室時またはICU入室初日と若干の時間の違いはあるが，いずれの研究でもGCS < 15またはせん妄を敗血症関連脳障害として扱っている。これらの研究での敗血症関連脳障害の発生率は約50%となっており，敗血症関連脳障害患者は非敗血症関連脳障害患者に比べて30日死亡率が高かった。Sonnevilleらの報告では，敗血症関連脳障害患者を過去の報告に基づいて，GCS 15だがせん妄あり，GCS 13〜14，GCS 9〜12，GCS 3〜8の4群に細分化し[21)]，アウトカムとの関連についても検討している。GCS 15点でせん妄も認めない群と比較し，GCS 15点でせん妄のみを認める群では調整ハザード比の有意な上昇は認めなかったが，GCSがわずかでも低下していれば調整ハザード比は有意に上昇し，

265

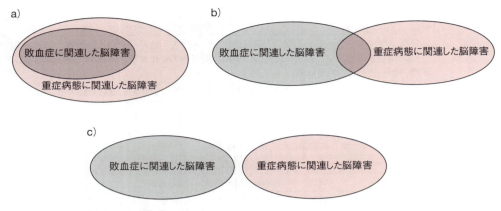

図1 "重症病態に関連する脳障害"と"敗血症に関連する脳障害"の想定される関係性
a) 敗血症に関連した脳障害が重症病態に関連した脳障害に包括される関係
b) 敗血症に関連する脳障害と重症病態に関連した脳障害が一部重なり合う関係
c) 敗血症に関連売る脳障害と重症病態に関連した脳障害が全く異なる関係

さらにGCSが低くなるにつれて上昇していた。これらの研究は大規模なデータを扱っているが，あくまで二次解析結果であり，因果関係は不明であることなど解釈上の注意は必要である。今後の質の高い臨床研究が望まれる。

敗血症サバイバーにおいて認知機能や機能予後が悪いことはよく知られているが[22]，敗血症関連脳障害における長期アウトカムはどうなっているだろうか。Itoらの総説[13]やSonnevilleらの総説[9]において，脳萎縮の進行や認知機能の低下，てんかん発症率が上昇することなどが取り上げられており，生死と同等またはそれ以上に長期の生存者の生活の質（QOL）についても重要であることがわかる。注意点としては取り上げられている研究は必ずしも敗血症性関連脳障害に重きを置いておらず，対象患者が敗血症を含む重症患者全般に及んでいたり，敗血症関連脳障害を伴う敗血症患者と伴わない敗血症患者の比較ではなく，非敗血症重症患者と敗血症患者の比較であるものも含まれているので，詳細は各論文で取り上げられている患者群について確認することが重要である。

III 敗血症に関連する脳障害のバイオマーカー

敗血症性に関連する脳障害において，ニューロフィラメントなどいくつかのバイオマーカーについての報告があるが[23]，血液脳関門の破壊やグリア細胞の破壊，および活性化を反映する血清S100Bと，神経細胞や神経内分泌細胞に存在し脳障害時に血液や髄液に放出されるneuron-specific enolase（NSE）がよく研究されている。2013年のシステマティックレビュー[24]では，S100BまたはNSEの上昇は敗血症関連脳障害の発生や死亡率上昇と関連しているとする研究が複数あることが確認できるが，同時に全く関連を認めなかったとする研究についても言及されている。この正反対の結果は，研究間での敗血症関連脳症の定義（臨床的か脳波所見か，臨床的に定義するならどのように定義するか），対象年齢，バイオマーカーの採取のタイミングなどが異なることに起因している可能性がある。いずれにせよ，現時点では日常診療においてS100BやNSE，その他のバイオマーカーを，敗血症に関連する脳障害を検出する目的，または重症度を推定する目的で測定することは推奨できない。しかし，バイオマーカー研究が発展することで，患者の予後予測の精度が増すだけでなく，敗血症に関連する脳障害のメカニズムがより詳細になることも期待されており，今後の動向を注視する必要がある[25]。

おわりに

敗血症に関連する脳障害は，その定義や診断基準などの世界的コンセンサスが存在せず，まだまだ未成熟な領域である。そのため研究ごとに組み入れ基準やアウトカム評価基準が異なり，その解釈を困難にしている。逆に考えると，これらが決まると飛躍的に開拓される可能性を秘めた分野である。またその他の疑問点として，敗血症に限らずICUに入室する非神経系の重症患者が何らかの脳障害を呈することも知られており[26]，このいうなれば"重症病態に関連する脳障害"と"敗血症に関連する脳障害"がどのような関係にあるかは明確になっていない。想定される関係性を図1に示すが，これら以外の可能性もある。今後も敗血症の関連する脳障害の知見が蓄積されることを期待する。

中枢神経 **Ⅳ**

■文献

1) Sprung CL, Peduzzi PN, Shatney CH, et al. Impact of encephalopathy on mortality in the sepsis syndrome. The Veterans Administration Systemic Sepsis Cooperative Study Group. Crit Care Med 1990; 18:801-6.

2) Papadopoulos MC, Davies DC, Moss RF, et al. Pathophysiology of septic encephalopathy: a review. Crit Care Med 2000;28:3019-24.

3) Ebersoldt M, Sharshar T, Annane D, et al. Sepsis-associated delirium. Intensive Care Med 2007; 33:941-50.

4) Gofton TE, Young GB. Sepsis-associated encephalopathy. Nat Rev Neurol 2012;8:557-66.

5) Golzari SE, Mahmoodpoor A. Sepsis-associated encephalopathy versus sepsis-induced encephalopathy. Lancet Neurol 2014;13:967-8.

6) Hosokawa K, Gaspard N, Su F, et al. Clinical neurophysiological assessment of sepsis-associated brain dysfunction: a systematic review. Crit Care 2014;18:674.

7) Kuroda Y. Neurocritical care update. J Intensive Care 2016;4:36.

8) Egi M, Ogura H, Yatabe T, et al. The Japanese Clinical Practice Guidelines for Management of Sepsis and Septic Shock 2020 (J-SSCG 2020). J Intensive Care 2021;9:53.

9) Sonneville R, Benghanem S, Jeantin L, et al. The spectrum of sepsis-associated encephalopathy: a clinical perspective. Crit Care 2023;27:386.

10) Polito A, Eischwald F, Maho AL, et al. Pattern of brain injury in the acute setting of human septic shock. Crit Care 2013;17:R204.

11) Orhun G, Tüzün E, Bilgiç B, et al. Brain Volume Changes in Patients with Acute Brain Dysfunction Due to Sepsis. Neurocrit Care 2020;32:459-68.

12) Nakae R, Sekine T, Tagami T, et al. Rapidly progressive brain atrophy in septic ICU patients: a retrospective descriptive study using semiautomatic CT volumetry. Crit Care 2021;25:411.

13) Ito H, Hosomi S, Koyama Y, et al. Sepsis-Associated Encephalopathy: A Mini-Review of Inflammation in the Brain and Body. Front Aging Neurosci 2022;14: 912866.

14) Sonneville R, Verdonk F, Rauturier C, et al. Understanding brain dysfunction in sepsis. Ann Intensive Care 2013;3:15.

15) Iacobone E, Bailly-Salin J, Polito A, et al. Sepsis-associated encephalopathy and its differential diagnosis. Crit Care Med 2009;37:S331-6.

16) Oddo M, Taccone FS. How to monitor the brain in septic patients? Minerva Anestesiol 2015;81:776-88.

17) Zhang LN, Wang XT, Ai YH, et al. Epidemiological features and risk factors of sepsis-associated encephalopathy in intensive care unit patients: 2008-2011. Chin Med J (Engl) 2012;125:828-31.

18) Chen J, Shi X, Diao M, et al. A retrospective study of sepsis-associated encephalopathy: epidemiology, clinical features and adverse outcomes. BMC Emerg Med 2020;20:77.

19) Sonneville R, de Montmollin E, Poujade J, et al. Potentially modifiable factors contributing to sepsis-associated encephalopathy. Intensive Care Med 2017; 43:1075-84.

20) Yang Y, Liang S, Geng J, et al. Development of a nomogram to predict 30-day mortality of patients with sepsis-associated encephalopathy: a retrospective cohort study. J Intensive Care 2020;8:45.

21) Eidelman LA, Putterman D, Putterman C, et al. The spectrum of septic encephalopathy. Definitions, etiologies, and mortalities. JAMA 1996;275:470-3.

22) Iwashyna TJ, Ely EW, Smith DM, et al. Long-term cognitive impairment and functional disability among survivors of severe sepsis. JAMA 2010;304:1787-94.

23) Barichello T, Generoso JS, Singer M, et al. Biomarkers for sepsis: more than just fever and leukocytosis-a narrative review. Crit Care 2022;26:14.

24) Zenaide PV, Gusmao-Flores D. Biomarkers in septic encephalopathy: a systematic review of clinical studies. Rev Bras Ter Intensiva 2013;25:56-62.

25) University of Florida. Serum Biomarkers in Sepsis Associated Encephalopathy (SAE). clinicaltrials.gov, 2022. [cited 2022 Sept22]. Available from: https://clinicaltrials.gov/ct2/show/NCT03133208

26) Crippa IA, Taccone FS, Wittebole X, et al. The Prognostic Value of Brain Dysfunction in Critically Ill Patients with and without Sepsis: A Post Hoc Analysis of the ICON Audit. Brain Sci 2021;11:530.

■**重要論文**■

◆敗血症関連脳症についての総説。脳での部位特異的炎症の病態生理や臨床的特徴，今後の展望がまとめられている。（→文献 13）

IV 中枢神経

7 せん妄

堀江勝博

| 目 標 | • 重症患者のせん妄管理の重要性を説明できる
• 適切な鎮痛・鎮静管理に基づいた重症患者のせん妄のモニタリングができる
• せん妄の病態について説明できる
• ICU せん妄に対する対応策を説明できる |

Key words ABCDE (FGH) バンドル，CAM-ICU，DSM-5，ICD-10，ICDSC，過活動型せん妄，急性脳機能障害，心的外傷後ストレス障害，せん妄，早期リハビリテーション，低活動型せん妄，認知機能障害

I せん妄とは

せん妄とは，diagnostic and statistical manual of mental disorders, fifth edition (DSM-5) の診断基準によると，数時間〜数日にわたり，認知障害，注意障害，意識障害を起こし，1 日の経過で症状の程度が変化するもので，一般的には可逆性である。患者の要因，身体的な原因，薬剤的な原因，環境など様々な影響により引き起こされる。

せん妄の種類としては大きく 3 つに分類され，①過活動型せん妄，②低活動型せん妄，③混合型せん妄に分けられる。過活動型せん妄は，落ち着かない状態でいわゆる不穏状態のことであり，一般的に認識しやすい。一方，低活動性せん妄は，逆に静かで無関心，傾眠傾向になってしまう状態である。混合型は過活動型と低活動型の両方の症状を持つ状態である（表 1）。

ICU におけるせん妄は重症患者に発生する多臓器障害のうちの中枢神経系に発生する急性脳機能障害であり，中枢神経系は重症患者に発生する機能障害臓器として，呼吸器系や循環器系と並んで頻度の高い標的臓器であるという考えが広く受け入れられている[1]。

II せん妄の疫学

せん妄の有病率や発症率に関しては患者の背景や調査のセッティング，診断基準などにより変化する。せん妄の有病率は 10 〜 30 ％と報告されており[2]，術後せん妄は対象患者の年齢や手術侵襲にもよるが，10 〜 51 ％と

いわれている[3]。一方，ICU のせん妄の頻度は多く，50 〜 80 ％と報告されている[1, 4, 5]。ICU での型別の発症率は過活動型せん妄 0 〜 1 ％，低活動型せん妄 60 〜 64 ％，混合型せん妄 6 〜 9 ％で，低活動型せん妄が，ICU せん妄の半分以上を占める[6]。

III せん妄の診断

せん妄は，注意力障害，認知機能障害，見当識障害をなど多彩な症状をきたす。せん妄の症状の頻度に関しては Gupta らが表 2 のように示した[7]。

診断には，専門知識を有する精神科医師による DSM-5（表 3）[8]や international statistical classification of diseases and related health problems, tenth revision (ICD-10) などに基づいた診断が必要だが，すべての患者において精神科医師の診断を期待するのは困難である。さらに ICU 患者では，原疾患により意識障害を伴っている場合や鎮静薬の投与，また人工呼吸器管理を受けている患者では言語によるコミュニケーションが困難な場合もあることから，診断はさらに難しい。そこで開発されたのが，患者の発語が不要で，繁忙な臨床現場にも容易にベッドサイドで適用でき，一般医療従事者でも診断可能なせん妄評価ツールである confusion assessment method for the intensive care unit (CAM-ICU) や intensive care delirium screening checklist (ICDSC) が推奨されている。

CAM-ICU は，「RASS を用いた不穏の評価」と「せん妄評価」の 2 つの評価を行う。RASS でスコア−3〜+4 の

中枢神経 Ⅳ

表1　せん妄のサブタイプ

過活動型せん妄	24時間以内に以下のうち2項目以上の症状（せん妄発症前より認める症状でない）が認められた場合 ・運動活動性の量的増加 ・過活動性の制御喪失 ・不穏 ・徘徊
低活動型せん妄	24時間以内に以下のうち2項目以上の症状（せん妄発症前より認める症状でない）が認められた場合（活動量の低下または行動速度の低下は必須） ・活動量の低下 ・行動速度の低下 ・状況認識の低下 ・会話料の低下 ・会話速度の低下 ・無気力 ・覚醒の低下/引きこもり
混合型せん妄	24時間以内に過活動型ならびに低活動型両方の症状が認められた場合

表2　せん妄における症状の頻度[7]

診断の核となる症状	
注意力障害	97～100%
思考障害	54～79%
その他の核となる症状	
失見当識	78～96%
記憶欠損	88～96%
睡眠・覚醒サイクルの障害	92～97%
運動行動の変化	24～97%
言語障害	57～67%
核とはならない症状	
知覚障害	50～63%
妄想	21～31%
情動変化	43～86%

（文献7より改変して転載）

表3　DSM-5によるせん妄の診断基準[8]

A	注意の障害（すなわち，注意の方向づけ，集中，維持，転換する能力の低下）および意識の障害（環境に対する見当識の低下）。
B	その障害は短期間のうちに出現し（通常数時間～数日），もととなる注意および意識水準からの変化を示し，さらに1日の経過中で重症度が変動する傾向がある。
C	さらに認知の障害を伴う（例：記憶欠損，失見当識，言語，視空間認知，知覚）。
D	基準AおよびCに示す障害は，他の既存の，確定した，または進行中の神経認知障害ではうまく説明されないし，昏睡のような覚醒水準の著しい低下という状況下で起こるものではない。
E	病歴，身体診察，臨床検査所見から，その障害が他の医学的疾患，物質中毒または離脱（すなわち，乱用薬物や医療品によるもの），または毒物への曝露，または複数の病院による直接的な生理学的結果により引き起こされたという証拠がある。

上記A～Eのすべてを満たす場合にせん妄と診断する。
（文献8より転載）

場合，せん妄評価に進む。せん妄評価は，①精神状態変化の急性発症または変動性の経過，②注意力欠如，③無秩序な思考，④意識レベルの変化の評価を行う。なお，スコア−4または−5である場合は鎮静レベルが深すぎるため，せん妄の評価ができない（表4）[9), 10]。

ICDSCは8項目（意識レベルの変化，注意力欠如，失見当識，幻覚・妄想，精神運動的な興奮あるいは遅滞，不適切な会話あるいは情緒，睡眠・覚醒のサイクルの障害，症状の変動）のうち，4項目以上が陽性の場合をせん妄と診断する。原文の英語では，1～3点をsubsyndromal delirium（亜症候性せん妄）を追加で評価を行っている（表5）[9), 11]。

これらのツールの感度，特異度はCAM-ICU：感度80％；特異度96％，ICDSC：感度74％；特異度82％と報告しており[12]，どちらのツールを使用しても，一定の割合で見落としが生じる可能性があることを認識し，予防や治療を適宜行う必要がある。

Ⅳ　せん妄のアウトカム

せん妄発症は，死亡率，ICU滞在期間，入院期間，認

知機能低下，心的外傷後ストレス障害（post traumatic stress disorder, PTSD）の増加，人工呼吸器装着期間，そして医療経済など様々な影響を与えるといわれている。Zhangら[13]は，重症患者の臨床転帰に対するせん妄の影響についてのメタアナリシスで，重症患者におけるせん妄は高い死亡率，多くの合併症，人工呼吸器装着期間の延長，ICUおよび病院での滞在期間の延長と関連していると報告している。さらにSalluhら[14]は重症患者におけるせん妄の転帰についてのメタアナリシスで，ICUに入院した患者の約3分の1がせん妄を発症し，入院中の死亡，入院期間の延長，退院後の認知機能障害と関連していると報告している。また，せん妄の分類別の死亡率としては，低活動型せん妄や混合型せん妄は早期に認識できないため，過活動型せん妄と比較すると死亡率が高い[15]という報告がある。

またせん妄は，急性脳障害と考えられており，長期的な認知機能障害などの脳機能予後に関係する可能性があると考えられている。Pandharipandeらは，ICU患者でのせん妄スクリーニング陽性は，ICU退室3か月後および12か月後における認知機能障害に強く関連していると報告している[16), 17]。また，Sakuramotoらは[17]，

269

日本集中医療医学会専門医テキスト　第 4 版

表4　confusion assessment method for the intensive care unit (CAM-ICU)[9), 10)]

1．急性発症または変動性の経過	ある	なし
A．基準線からの精神状態の急性変化の根拠があるか？ または B．（異常な）行動が過去 24 時間の間に変動したか？　すなわち，移り変わる傾向があるか，あるいは鎮静スケール（例えば RASS）， 　　GCS または以前のせん妄評価の変動によって証明されるように，重症度が増減するか？		

2．注意力欠如	ある	なし
注意力スクリーニングテスト（ASE）の聴覚か視覚のパートでスコア 8 点未満により示されるように，患者は注意力を集中させるのが困難だったか？		

3．無秩序な思考	ある	なし
4 つの質問のうちの 2 つ以上の誤った答えおよび / または指示に従うことができないことによって証明されるように無秩序あるいは首尾一貫しない思考の証拠があるか？		

質問（交互のセット A とセット B）

セット A	セット B
1．石は水に浮くか？	1．葉っぱは水に浮くか？
2．魚は海にいるか？	2．ゾウは海にいるか？
3．1 グラムは，2 グラムより重いか？	3．2 グラムは，1 グラムより重いか？
4．釘を打つのにハンマーを使用してもよいか？	4．木を切るのにハンマーを使用してもいいか？

指示
1．評価者は，患者の前で評価者自身の 2 本の指を上げて見せ，同じことをするよう指示する。
2．今度は評価者自身の 2 本の指を下げた後，患者にもう片方の手で同じこと（2 本の指を上げること）をするよう指示する。

4．意識レベルの変化	ある	なし
現在の意識レベルは清明以外の何か，例えば，用心深い，嗜眠性の，または昏迷であるか？（例えば評価時に RASS の 0 以外である） 意識明瞭：自発的に十分に周囲を認識し，また，適切に対話する。 用心深い / 緊張状態：過度の警戒。 嗜眠性の：傾眠傾向であるが，容易に目覚めることができる，周囲のある要素には気付かない，あるいは自発的に適切に聞き手と対話しない。または，軽く刺激すると十分に認識し，適切に対話する。 昏迷：強く刺激した時に不完全に目覚める。または，力強く，繰り返し刺激した時のみ目覚め，刺激が中断するや否や昏迷患者は無反応の状態に戻る。		

全体評価（所見 1 と所見 2 かつ所見 3 か所見 4 のいずれか）	はい	いいえ
CAM-ICU は，所見 1 ＋所見 2 ＋所見 3 または所見 4 を満たす場合にせん妄陽性と全体評価される。所見 2：注意力欠如は，2 種類の注意力スクリーニングテスト（ASE）のいずれか一方で評価される。 ＜聴覚 ASE の具体的評価方法＞ 患者に「今から私があなたに 10 の一連の数字を読んで聞かせます。あなたが数字 1 を聞いた時は常に，私の手を握りしめることで示して下さい。」と説明し，たとえば「2・3・1・4・5・7・1・9・3・1」と，10 の数字を通常の声のトーンと大きさ（ICU の雑音の中でも十分に聞こえる大きさ）で，1 数字 1 秒の速度で読み上げ，スコア 8 点未満の場合（1 のときに手を握ると 1 点，1 以外で握らない場合も 1 点）は所見 2 陽性（注意力欠如がある）となる。 ＜視覚 ASE の具体的評価方法＞ 視覚 ASE に使用する絵は，Web 上（http://www.icudelirium.org/delirium/monitoring.html）から無料でダウンロード可能である。Packet A と Packet B は，それぞれがひとくくりの組であり，いずれか一方を用いて評価する。 ステップ 1：5 枚の絵を見せる。 　指示：次のことを患者に説明する。「_____ さん，今から私があなたのよく知っているものの絵を見せます。何の絵を見たか尋ねるので，注意深く見て，各々の絵を記憶して下さい。」そして Packet A または Packet B（繰り返し検査する場合は日替わりにする）のステップ 1 を見せる。ステップ 1 の Packet A または B のどちらか 5 つの絵をそれぞれ 3 秒間見せる。 ステップ 2：10 枚の絵を見せる。 　指示：次のことを患者に説明する。「今から私がいくつかの絵を見せます。そのいくつかは既にあなたが見たもので，いくつかは新しいものです。前に見た絵であるかどうか，「はい」の場合には首をたてに振って（実際に示す），「いいえ」の場合には首を横に振って（実際に示す）教えて下さい。」そこで，どちらか（Packet A または B の先のステップ 1 で使った方のステップ 2）の 10 の絵（5 つは新しく，5 つは繰り返し）をそれぞれ 3 秒間見せる。 スコア：このテストは，ステップ 2 における正しい「はい」または「いいえ」の答えの数をスコアとする。高齢患者への見え方を改善するために，絵を 15 cm × 25 cm の大きさにカラー印刷し，ラミネート加工する。眼鏡をかける患者の場合，視覚 ASE を試みる時，彼／彼女が眼鏡を掛けていることを確認しなさい。		

（文献 9 より転載，文献 10 を参考に作成）

中枢神経 **IV**

表5 intensive care delirium screening checklist（ICDSC）[9), 11)]

1. 意識レベルの変化：	
（A）反応がないか，（B）何らかの反応を得るために強い刺激を必要とする場合は評価を妨げる重篤な意識障害を示す。もしほとんどの時間（A）昏睡あるいは（B）昏迷状態である場合，ダッシュ（-）を入力し，それ以上評価は行わない。 （C）傾眠あるいは，反応までに軽度ないし中等度の刺激が必要な場合は意識レベルの変化を意味し，1点である。（D）覚醒，あるいは容易に覚醒する睡眠状態は正常を意味し，0点である。 （E）過覚醒は意識レベルの異常と捉え，1点である。	0, 1
2. 注意力欠如：	
会話の理解や指示に従うことが困難。外からの刺激で容易に注意がそらされる。話題を変えることが困難。これらのいずれかがあれば1点。	0, 1
3. 失見当識：	
時間，場所，人物の明らかな誤認，これらのうちいずれかがあれば1点。	0, 1
4. 幻覚，妄想，精神障害：	
臨床症状として，幻覚あるいは幻覚から引き起こされていると思われる行動（例えば，空を掴むような動作）が明らかにある，現実検討能力の総合的な悪化，これらのうちいずれかがあれば1点。	0, 1
5. 精神運動的な興奮あるいは遅滞：	
患者自身あるいはスタッフへの危険を予測するために追加の鎮静薬あるいは身体抑制が必要となるような過活動（例えば，静脈ラインを抜く，スタッフをたたく），活動の低下，あるいは臨床上明らかな精神運動遅滞（遅くなる），これらのうちいずれかがあれば1点。	0, 1
6. 不適切な会話あるいは情緒：	
不適切な，整理されていない，あるいは一貫性のない会話，出来事や状況にそぐわない感情の表出。これらのうちいずれかがあれば1点。	0, 1
7. 睡眠・覚醒サイクルの障害：	
4時間以下の睡眠。あるいは頻回な夜間覚醒（医療スタッフや大きな音で起きた場合の覚醒を含まない），ほとんど一日中眠っている，これらのうちいずれかがあれば1点。	0, 1
8. 症状の変動：	
上記の徴候あるいは症状が24時間のなかで変化する（例えば，その勤務帯から別の勤務帯で異なる）場合は1点。	0, 1
合計点が4点以上であればせん妄と評価する。	

（文献9より転載，文献11を参考に作成）

ICU滞在中のせん妄の重症度が高いほど，ICU生存者の退院時の認知障害と関連している可能性があることを報告している。せん妄が長期的な認知機能低下の危険因子として関連するかについてのメタアナリシスでも，せん妄は手術患者と非手術患者ともに，長期的な認知機能低下と有意に関連していたと報告している[18)]。

V 予防

昨今では，せん妄に対しては治療よりも予防が重要とされており，せん妄の予防には薬剤と非薬剤的アプローチがある。重症成人患者におけるせん妄発生予防のための薬理学的および非薬理学的介入の効果に関するメタアナリシスでは，プラセボやベンゾジアゼピンと比較して，

デクスメデトミジンは重症成人のせん妄の発生を減少させる可能性が高く，ベンゾジアゼピンと比較して，鎮静最小化戦略もせん妄の発生を減らす可能性があるがエビデンス不足と報告している[19)]。

1 非薬理的アプローチ

せん妄の発生要因として，Lipowskiはせん妄発症に関わる因子を，準備因子（高齢，脳血管障害や認知症など慢性の脳Francis疾患），直接因子（せん妄を惹起する一般身体疾患・新たな脳疾患や薬剤の曝露・離脱など），促進因子（せん妄発症の直接のきっかけやせん妄の遷延に関わる因子）の3つに分類している（**図1**）[20)]。したがって，せん妄は単純ではなく，多数の要因が複雑

271

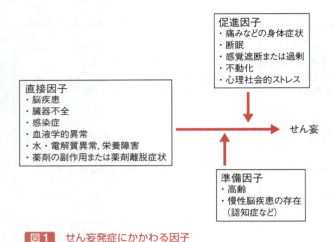

図1 せん妄発症にかかわる因子

表6 ABCDE (FGH) バンドル[27), 30), 31)]

A：Awaken the patient daily: sedation cessation（毎日の覚醒トライアル） 毎日，鎮静薬を中止し意識レベルを確認する。	
B：Breathing: daily interruptions of mechanical ventilation（毎日の呼吸器離脱トライアル） 毎日，人工呼吸器が離脱できるかどうか確認する。	
C：Coordination: daily awakening and daily breathing（A＋Bの毎日の実践），Choice of sedation or analgesic exposure（鎮静・鎮痛薬の選択） 毎日A＋Bを実践することで，人工呼吸期間やICU滞在日数の短縮，死亡率の減少が報告されている。 慎重に鎮静薬や鎮痛薬を選択し，投与量を最適化して中止するタイミングを考えることが重要。	
D：Delirium monitoring and management（せん妄のモニタリングとマネジメント） せん妄は認知機能障害の独立した危険因子であり，薬理学的介入のみならず，非薬理学的介入（光・騒音対策，音楽療法など）を行いせん妄を予防することが重要。	
E：Early mobility and exercise（早期離床） 早期リハビリテーションを行うことで，PICSを予防できたとする報告があり期待されている。 ABCDEバンドルでは，鎮静，せん妄，不動化がPICSのリスクであることを強調しており，それらのリスクを減らすためにABCDEバンドルが導入され実践されている。 このABCDEバンドルに加え，さらにPICS，PICS-Fを予防するために「FGH」が追加された概念がABCDEFGHバンドルである。	
F：family involvement（家族を含めた対応），follow-up referrals（転院先への紹介状），functional reconciliation（機能的回復） 家族の希望・疑問を治療計画に組み込んだり，ICUラウンドに家族が立ち会ったりすることで家族の不安が軽減するという報告がある。紹介状にPICSやPICS-Fに関わる情報を記載することで，転院先でも同様の活動度を保つことが可能となる。また，患者の機能的回復には医師・看護師と理学療法士との連携が重要であることが強調されている。	
G：Good handoff communication（良好な申し送り伝達） 申し送り事項にPICSやPICS-Fの情報を盛り込むことで，スムーズな治療の継続性を担保しPICS予防にもつながるとされている。	
H：Handout materials on PICS and PICS-F（PICSやPICS-Fについての書面での情報提供） PICSやPICS-Fに関するパンフレットの活用やICU日記がここに含まれる。 ICU日記は集中治療によって歪んでしまった記憶を正し，心理的回復を促すツールとして今日注目されている。	

（文献27より改変して転載，文献30，31を参考に作成）

に混じった病態であることが知られており，PADISガイドライン[21)]では，多角的な非薬理学的介入法を用いることを推奨している。多角的バンドルの多くがせん妄の減少[22)〜25)]，せん妄の罹患期間[25), 26)]，ICU入室期間[26)]，院内死亡率[23)]を減少させている。

2021年に発表された非ICU入院患者におけるせん妄予防のための非薬理学的介入におけるコクランレビュー[27)]の結果では，入院中の成人におけるせん妄の予防に対する多角的な非薬理学的介入法は通常のケアと比較して発生率を43％減少させると報告している。また，これらの介入によりせん妄の重症度に対する効果はまだわかっていないが，せん妄の期間が短縮される傾向にあり，入院期間を短縮する可能性があると報告している[28)]。

多角的介入法の一つである，ABCDE（FGH）バンドルが有用である（表6）[29)〜31)]。ABCDE（FGH）バンドルのバンドル遵守率が高いほど，死亡率低下，ICUにおける昏睡・せん妄のない期間の増加と有意に関連していたことが示されている[32)]。またICUにおけるせん妄に対してのバンドル介入の影響を評価したメタアナリシスでは，バンドル介入によりICUせん妄の有病率と期間の短縮に有効であることを示されなかったが，バンドル介入が昏睡患者の期間，入院期間，28日死亡率の短縮に有効であると報告している[33)]。その他に，音楽や時計などを使用した認知機能障害の予防，鎮静薬の減量や音・光の調整による鎮静・睡眠の最適化，早期リハビリテーションによる身体の不動化の予防，補聴器などを使った聴力および視力障害の改善が焦点に当てられている。

2 薬理学的アプローチ

せん妄予防に対しての薬剤的介入に関しては，様々な薬剤が研究されてきたが，現在エビデンスが確立した薬剤はなく，PADISガイドラインによると，「ハロペリドールや非定型抗精神病薬，デクスメデトミジンなどの薬剤をすべての成人重症患者におけるせん妄予防に使用しないことを提案する」と記載されている[21)]。

ハロペリドールに関しては，Pageら[34)]は，ICU入室後72時間以内の18歳以上の人工呼吸患者を，無作為

にハロペリドール 2.5 mg を 8 時間ごとに静注する群とプラセボ群に分けて検討したが，せん妄・昏睡がない期間とも両群に有意差を認めず，ハロペリドールによるせん妄予防効果はないと報告している。

ミダゾラムと，デクスメデトミジンの比較では，せん妄の発症率がデクスメデトミジンで 54 ％，ミダゾラムで 77 ％とデクスメデトミジンで有意に少なかった[33]という報告や，プロポフォールとデクスメデトミジンで有意にせん妄の発症が減少した[34]という報告がある。Skrobikら[37]は，多施設二重盲検プラセボ対照試験で，せん妄のない重症患者 100 人を無作為にデクスメデトミジン投与群とプラセボ群に分けて，デクスメデトミジン投与群の患者は，ICU 滞在中にせん妄のない状態を維持した割合が高かったとの報告をしている。また，重症患者におけるせん妄発生に対する予防するための薬理学的および非薬理学的介入の効果についてのメタアナリシスでは，プラセボ群やベンゾジアゼピン群と比較して，デクスメデトミジンはせん妄の発生を予防する可能性が高いと報告している[35]。15 以上の論文から，デクスメデトミジンがせん妄予防の可能性が示唆される。

メラトニン受容体作動薬であるラメルテオン（ロゼレム®）の投与[38]や，オレキシン受容体拮抗薬であるスボレキサント（ベルソムラ®）がせん妄を予防した[39),40]と報告されており，とくにラメルテオン（ロゼレム®）は ICU 関連のせん妄を予防し，ICU 在室期間を短縮させると報告[38]とされており，今後の研究に期待される。

Ⅵ せん妄の治療

日本の保険診療では，抗精神病薬であるチアプリドが脳梗塞後遺症に伴うせん妄に適応があるが，他の薬剤は適応外である。しかし，平成 23（2011）年 9 月，厚生労働省保険局医療課長通知により，一部の抗精神病薬（クエチアピン，ハロペリドール，ペロスピロン，リスペリドン）のせん妄に対する適応外使用を，診療報酬明細書の医薬品の審査上認めることになった。

従来のせん妄の治療薬としてハロペリドールの静注が使用されてきた。ハロペリドールの有効性を示す根拠は乏しく，Girardら[41]は，人工呼吸患者を無作為にハロペリドール群，非定型抗精神病薬であるジプラシドン群，プラセボ群に分け，それぞれの薬剤を 6 時間ごと 14 日間投与し，昏睡・せん妄のない期間，人工呼吸期間，入院期間，死亡率などのいずれにも 3 群間に有意差を認めず，せん妄に対する効果は証明できなかったとしている。

クエチアピンやリスペリドン，オランザピンなどの非定型抗精神病薬はセロトニン・ドーパミン遮断薬（serotonin dopamine antagonist, SDA）や多元受容体作用抗精神病薬（multi-acting receptor targeted antipsychotics, MARTA）と呼ばれており，ドパミン受容体，セロトニン受容体，ヒスタミン受容体，アドレナリン受容体など様々な受容体に作用する。副作用がハロペリドールよりも少なく，せん妄の治療薬としては，ハロペリドールと比較して同等な効果があったとする報告が複数存在する[42)～45]。Devlinら[45]は，せん妄のためハロペリドールで治療されている ICU 患者 36 例を，クエチアピン（セロクエル®）を追加する群（n＝18）とプラセボを追加する群（n＝18）に分けて比較試験を行い，クエチアピンによりせん妄の期間が短縮し，興奮の期間が短縮すると報告している。また，Strobikら[46]は ICU で発症したせん妄患者を対象にオランザピンとハロペリドールとの有用性を検討し，両薬剤とも有意にせん妄を改善させ，臨床効果に差を認めなかったが，副作用の観点からオランザピンの方がメリットを有しているという可能性を示唆した。ICU 患者を対象としてクエチアピンが低活動性せん妄の持続期間を短縮させたとの報告もある[47]。せん妄に対して，前述したように，有用な報告はあるものの，PADIS ガイドラインではせん妄治療にハロペリドール，非定型抗精神病薬を日常的に用いないことを提案している。せん妄の副次的症状としての不穏，恐怖，幻覚，妄想などで重大な苦痛を感じている患者，もしくは不穏のため自傷他害の恐れがある者では，これらの苦痛の症状が改善するまでの短期間，ハロペリドールや非定型抗精神病薬を使用することが有益である可能性があるとしている。ICU でせん妄に対して抗精神病薬が開始された患者は，退院後も不必要にこのような薬物を投与され続けることが多いため，使用した際には気をつける必要がある。

■ 文献

1) Ely EW, Inouye SK, Bernard GR, et al. Delirium in mechanically ventilated patients: validity and reliability of the confusion assessment method for the intensive care unit (CAM-ICU). JAMA 2001;286:2703-10.

2) Siddiqi N, House AO, Holmes JD. Occurrence and outcome of delirium in medical in-patients: a systematic literature review. Age Ageing 2006;35:350-64.

3) Wise MG, Rundell JR. The American Psychiatric Publishing textbook of consultation-liaison psychiatry: psychiatry in the medically ill. 2nd edition, Washington, DC: American Psychiatric Publishing; 2002.

4) Francis J. Delirium in older patients. J Am Geriatr Soc 1992;40:829-38.

5) Inouye SK, Rushing JT, Foreman MD, et al. Does delirium contribute to poor hospital outcomes? A three-site epidemiologic study. J Gen Intern Med 1998;13:234-42.

6) Peterson JF, Pun BT, Dittus RS, et al. Delirium and its motoric subtypes: a study of 614 critically ill patients. J Am Geriatr Soc 2006;54:479-84.

7) Gupta N, de Jonghe J, Schieveld J, et al. Delirium phenomenology: What can we learn from the symptoms of delirium? J Psychosom Res 2008;65:215-22.

8) 日本精神神経学会 日本語版用語 監修. 髙橋三郎, 大野 裕 監訳. DSM-5-TR 精神疾患の診断・統計マニュアル. 東京：医学書院；p.653-8, 2023.

9) 日本集中治療医学会 J-PAD ガイドライン作成委員会. 日本版・集中治療室における成人重症患者に対する痛み・不穏・せん妄管理のための臨床ガイドライン. 日集中医誌 2014;21:539-579.

10) Tsuruta R, Fujimoto K, Shintani A, et al. ICU のためのせん妄評価法（CAM-ICU）トレーニング・マニュアル. 2002. Available from: http://www.icudelirium.org/docs/CAM_ICU_training_Japanese.pdf

11) 卯野木健, 剱持雄二. ICDSC を使用したせん妄の評価. 看技 2011;57:45-9.

12) Gusmao-Flores D, Salluh JI, Chalhub RÁ, et al. The confusion assessment method for the intensive care unit (CAM-ICU) and intensive care delirium screening checklist (ICDSC) for the diagnosis of delirium: a systematic review and meta-analysis of clinical studies. Crit Care 2012;16:R115.

13) Zhang Z, Pan L, Ni H. Impact of delirium on clinical outcome in critically ill patients: a meta-analysis. Gen Hosp Psychiatry 2013;35:105-11.

14) Salluh JI, Wang H, Schneider EB, et al. Outcome of delirium in critically ill patients: systematic review and meta-analysis. BMJ 2015;350:h2538.

15) Meagher DJ, Trzepacz PT. Motoric subtypes of delirium. Semin Clin Neuropsychiatry 2000;5:75-85.

16) Diverse sources of C. difficile infection. N Engl J Med. 2014;370:182-4.

17) Sakuramoto H, Subrina J, Unoki T, et al. Severity of delirium in the ICU is associated with short term cognitive impairment. A prospective cohort study. Intensive Crit Care Nurs 2015;31:250-7.

18) Goldberg TE, Chen C, Wang Y, Association of Delirium With Long-term Cognitive Decline: A Meta-analysis. JAMA Neurol 2020;77:1373-81.

19) Burry LD, Cheng W, Williamson DR, et al. Pharmacological and non-pharmacological interventions to prevent delirium in critically ill patients: a systematic review and network meta-analysis. Intensive Care Med 2021;47:943-60.

20) Lipowski ZJ. Delirium (acute confusional states). JAMA 1987;258:1789-92.

21) Devlin JW, Skrobik Y, Gelinas C, et al. Pharmacologic treatment of delirium symptoms: A systematic review. General hospital psychiatry. 2022;9;60-75.

22) Foster J, Kelly M. A pilot study to test the feasibility of a nonpharmacologic intervention for the prevention of delirium in the medical intensive care unit. Clin Nurse Spec 2013;27:231-8.

23) Moon KJ, Lee SM. The effects of a tailored intensive care unit delirium prevention protocol: A randomized controlled trial. Int J Nurs Stud 2015;52:1423-32.

24) Colombo R, Corona A, Praga F, et al. A reorientation strategy for reducing delirium in the critically ill. Results of an interventional study. Minerva Anestesiol 2012;78:1026-33.

25) Hanison J, Conway D. A multifaceted approach to prevention of delirium on intensive care. BMJ Qual Improv Rep 2015;4:u209656.w4000.

26) Ono H, Taguchi T, Kido Y, et al. The usefulness of bright light therapy for patients after oesophagectomy. Intensive Crit Care Nurs 2011;27:158-66.

27) Sadlonova M, Duque L, Smith D, et al. Pharmacologic treatment of delirium symptoms: A systematic review. General hospital psychiatry. 2022; 79: 60-75.

28) Burton JK, Craig LE, Yong SQ, Siddiqi N, et al. Non-pharmacological interventions for preventing delirium in hospitalised non-ICU patients. Cochrane Database Syst Rev 2021;7:CD013307.

29) 日本集中治療医学会. PICS 集中治療後症候群. ABCDEFGH バンドルとは. Available from: https://www.jsicm.org/provider/pics/pics06.html

30) Harvey MA, Davidson JE. Postintensive Care Syndrome: Right Care, Right Now…and Later. Crit Care Med 2016;44:381-5.

31) Vasilevskis EE, Ely EW, Speroff T, et al. Reducing iatrogenic risks: ICU-acquired delirium and weakness--crossing the quality chasm. Chest 2010;138:1224-33.

32) Barnes-Daly MA, Phillips G, Ely EW. Improving Hospital Survival and Reducing Brain Dysfunction at Seven California Community Hospitals: Implementing PAD Guidelines Via the ABCDEF Bundle in 6,064 Patients. Crit Care Med 2017;45:171-8.

33) Zhang S, Han Y, Xiao Q, Li H, et al. Effectiveness of Bundle Interventions on ICU Delirium: A Meta-Analysis. Crit Care Med 2021;49:335-46.

34) Page VJ, Ely EW, Gates S, et al. Effect of intravenous haloperidol on the duration of delirium and coma in critically ill patients (Hope-ICU): a randomised, double-blind, placebo-controlled trial. Lancet Respir Med 2013;1:515-23.

35) Riker RR, Shehabi Y, Bokesch PM, et al. Dexmedetomidine vs midazolam for sedation of critically ill patients: a randomized trial. JAMA 2009;301:489-99.

36) Jakob SM, Ruokonen E, Grounds RM, et al. Dexmedetomidine vs midazolam or propofol for sedation during prolonged mechanical ventilation: two randomized controlled trials. JAMA 2012;307:1151-60.

37) Skrobik Y, Duprey MS, Hill NS, et al. Low-Dose Nocturnal Dexmedetomidine Prevents ICU Delirium. A Randomized, Placebo-controlled Trial. Am J Respir Crit Care Med 2018;197:1147-56.

38) Hatta K, Kishi Y, Wada K, et al. Preventive effects of ramelteon on delirium: a randomized placebo-controlled trial. JAMA Psychiatry 2014;71:397-403.

39) Hatta K, Kishi Y, Wada K, et al. Preventive Effects of Suvorexant on Delirium: A Randomized Placebo-Controlled Trial. J Clin Psychiatry 2017;78:e970-e79.

40) Nishikimi M, Numaguchi A, Takahashi K, et al. Effect of Administration of Ramelteon, a Melatonin Receptor Agonist, on the Duration of Stay in the ICU: A Single-Center Randomized Placebo-Controlled Trial. Crit Care Med 2018;46:1099-1105.

41) Meltzer HY, Bernard GR, Dittus RS, et al. Feasibility,

efficacy, and safety of antipsychotics for intensive care unit delirium: the MIND randomized, placebo-controlled trial. Crit Care Med 2010;38:428-37.

42) Lonergan E, Britton AM, Luxenberg J, et al. Antipsychotics for delirium. Cochrane Database Syst Rev 2007;CD005594.

43) Grover S, Kumar V, Chakrabarti S. Comparative efficacy study of haloperidol, olanzapine and risperidone in delirium. J Psychosom Res 2011; 71:277-81.

44) Boettger S, Friedlander M, Breitbart W, et al. Aripiprazole and haloperidol in the treatment of delirium. Aust N Z J Psychiatry 2011;45:477-82.

45) Devlin JW, Roberts RJ, Fong JJ, et al. Efficacy and safety of quetiapine in critically ill patients with delirium: a prospective, multicenter, randomized, double-blind, placebo-controlled pilot study. Crit Care Med 2010; 38:419-27.

46) Skrobik YK, Bergeron N, Dumont M, et al. Olanzapine vs haloperidol: treating delirium in a critical care setting. Intensive Care Med 2004;30:444-9

47) Michaud CJ, Bullard HM, Harris SA, et al. Impact of Quetiapine Treatment on Duration of Hypoactive Delirium in Critically Ill Adults: A Retrospective Analysis. Pharmacotherapy 2015;35:731-9.

■重要論文■

◆PADIS ガイドライン（2018）は ICU 患者における疼痛，鎮静，せん妄，不動，睡眠障害の予防と管理を包括的に網羅したエビデンスベースの指針のため，一度目を通していただきたい。（→文献 21）

IV 中枢神経

8 鎮痛・鎮静

須賀将文，井上明彦

目 標	

- すべての ICU 患者において痛みをルーチンにモニターする重要性を理解する
- 患者が自己申告可能かどうかによる痛みの評価スケールの使い分けを理解し，代表的な評価スケールを使用できるようになる
- 鎮静薬を考慮する前に痛みの治療を積極的に行うことを理解する
- 大多数の患者において，浅い鎮静深度で維持できるよう努めるべきであることを理解する
- 人工呼吸中の成人患者の主観的鎮静スケールである RASS または SAS を理解し，使用できるようになる
- 人工呼吸管理において，毎日の鎮静中断(DSI)プロトコルと，看護師主導型のプロトコル化された NP 鎮静法は浅い鎮静深度を達成し維持する方法として有効であることを理解する

Key words BPS，CPOT，NRS，RASS，SAS，VAS

I 鎮痛

痛みは，「実際的あるいは潜在的な組織の損傷，あるいはそれらに類似する損傷に関連する不快な感覚的・感情的な経験」と定義される。患者に痛みの訴えがあれば「すべて」痛みが存在すると考えなければならない。ICU においても成人重症患者は，安静時でもケアの処置中でも，中等度～重度の痛みを自覚している。

近年 ICU において，鎮痛の重要性に対する認識が広まっている。2013 年の米国集中治療医学会(Society of Critical Care Medicine, SCCM)の pain, agitation, and delirium(PAD)ガイドライン[1]，2014 年の本学会の『日本版・集中治療室における成人重症患者に対する痛み・不穏・せん妄管理のための臨床ガイドライン』[2]において，人工呼吸中の成人患者において「催眠重視の鎮静法」より「鎮痛を優先に行う鎮静法(analgesia-first sedation)」が提唱され，その認識はよりいっそう普及することになった。2018 年に改訂された SCCM の pain, agitation/sedation, delirium, immobility(rehabilitation/mobilization), and sleep(disruption)(PADIS)ガイドラ

イン[3]においても同様に，処置時・安静時によらない積極的な痛み緩和が推奨されている。その一方，多くの患者は意識障害，人工呼吸器での管理，高用量の鎮静薬や筋弛緩薬の使用により，痛みの程度を自己申告できない。そのため ICU においては，ルーチンでの疼痛評価を行うことが重要である。そして，ルーチンの疼痛評価のもとに，鎮静を考慮する以前に鎮痛が積極的に行われるべきである(analgosedation)。

1 鎮痛評価スケール

患者が痛みの程度を自己申告できる場合の疼痛評価スケールとして，数値評価スケール(Numeric Rating Scale, NRS)，視覚アナログ尺度(Visual Analogue Scale, VAS)がある。NRS は 0 を「まったく痛みがない状態」，10 を「想像できる最大の痛み」として，11 段階で患者自身が痛みを口頭ないしは目盛りの入った線で指し示してもらって判定する。VAS は 10 cm の直線で，左端を「痛みがない状態」，右端を「想像できる最大の痛み」として，自身の痛みがどこに位置するかを患者に指でさしてもらい，左端からの距離で痛みを判定する。

中枢神経 **Ⅳ**

表1 Behavioral Pain Scale (BPS) [2]

項目	説明	スコア
表情	穏やかな	1
	一部硬い（たとえば，眉が下がっている）	2
	全く硬い（たとえば，まぶたを閉じている）	3
	しかめ面	4
上肢	全く動かない	1
	一部曲げている	2
	指を曲げて完全に曲げている	3
	ずっと引っ込めている	4
人工呼吸器との同調性	同調している	1
	時に咳嗽，大部分は呼吸器に同調している	2
	呼吸器とファイティング	3
	呼吸器との調整がきかない	4

（文献2より転載）

表2 Critical-Care Pain Observation Tool (CPOT) [2]

指標	状態	説明	点
表情	緊張なし	リラックス	0
	しかめる，睫毛を下げる，こわばる，筋肉の緊張	緊張	1
	上記に加えて強く閉眼	しかめる	2
体の動き	痛みなく，動かない	動きなし	0
	ゆっくり慎重な動き，痛いところを触ったり，さすったりする動作	抵抗	1
	チューブを引き抜く，突然立ち上がる，体を動かす命令に応じず，攻撃的，ベッドから降りようとする	落ち着きなし	2
人工呼吸器の同調性（挿管患者）または 発声（挿管していない患者）	アラームなく，容易に換気	容認	0
	アラームがあるが，止んだりもする	咳嗽あるが容認	1
	非同調，換気がうまくできない，アラーム頻回	ファイティング	2
	通常のトーンで会話	通常の会話	0
	ため息，うめき声	ため息，うめき声	1
	泣きわめく，すすり泣く	泣きわめく，すすり泣く	2
筋緊張	他動運動に抵抗なし	リラックス	0
	他動運動に抵抗あり	緊張，硬直	1
	他動運動に強い抵抗，屈曲・伸展できない	強い緊張，硬直	2

NRS＞3 cm，VAS＞3 cm を鎮痛の基準としている[2]。

ICU の重症患者，とくに人工呼吸患者では，患者が痛みの程度を自己申告できないため疼痛評価は困難である。体動，表情，姿勢などの患者の行動と，心拍数，血圧，呼吸数などの生理学的パラメータを通して疼痛レベルを評価してきたが，これをスケール化したのがBehavioral Pain Scale（BPS，**表1**）[2]である。しかめ面などの表情，上肢の屈曲状態，人工呼吸器との同調性をスコア化し，点数は3〜12の範囲で，点数が大きいほど痛みが大きいことになる。BPS＞5を鎮痛の基準にしている[2]。BPS は15歳以上の人工呼吸患者に対し，妥当性と信頼性が検証されたスケールである。

また，せん妄発症のため痛みを自己申告できない気管挿管中の ICU 患者のため，BPS を改変して「呼吸器との同調性」の領域を「発語」に置換したのが，BPS-非挿管（BPS-nonintubation, BPS-NI）スケールである。

PADIS ガイドライン[3]で推奨しているもう1つの疼痛評価ツールが，Critical-Care Pain Observation Tool（CPOT）である。抜管後も使用可能であり，BPS のしかめ面などの表情，四肢の動き，呼吸器との同調性の3項目に加え，筋肉の緊張状態の計4項目を評価する。さらに，抜管後または気管挿管していない患者に使用する場合，「人工呼吸器の同調性」の代わりに「発声」を評価することができる。それぞれ0，1，2点にスコア化したもので，点数は0〜8の範囲で，点数が大きいほど疼痛が大きいことになる（**表2**）[2]。

自己申告可能な場合と同様に，BPS＞5，CPOT＞2では鎮痛介入が必要とされるが，スコアが基準に満たな

日本集中医療医学会専門医テキスト　第4版

表3　本邦の ICU または手術室で使用されるオピオイド鎮痛薬の薬理学的比較[2]

		フェンタニル	モルヒネ	レミフェンタニル
等価鎮痛必要量（mg）	静注	0.1	10	適用不可
	経口	N/A	30	適用不可
効果発現時間（iv）		1〜2分	5〜10分	1〜3分
排泄相半減期		2〜4時間	3〜4時間	3〜10分
Context-sensitive half-life		•200分（6時間持続静注後） •300分（12時間持続静注後）	適用不可	3〜4分
代謝経路		CYP3A4/5 による N-脱アルキル化	グルクロン酸抱合	血漿中エステラーゼによる加水分解
活性代謝産物		なし	6-,3-グルクロン酸抱合物	なし
間欠的静注投与量		0.5〜1時間毎 0.35〜0.5 μg/kg	1〜2時間毎 0.2〜0.6mg	適用不可
持続静注投与量		0.7〜10 μg/kg/hr	2〜30 mg/hr	初期負荷量：1.5 μg/kg 維持投与量：0.5〜15 μg/kg/hr
副作用など		•モルヒネより血圧降下作用が少ない •肝不全で蓄積する	•肝/腎不全で蓄積する •ヒスタミン遊離作用	•肝/腎不全で蓄積しない •投与量計算で体重が理想体重の130%を超える時には理想体重を用いる •適用は全身麻酔時の鎮痛のみ

（文献2より改変して転載）

表4　本邦の ICU で使用される非オピオイド鎮痛薬の薬理学的比較[2]

	イブプロフェン（経口）	アセトアミノフェン（パラセタモール）	
		カロナール® など（経口）	アセリオ® 静注 1,000mg
効果発現時間	25分	30〜60分	15分
排泄相半減期	1.8〜2.5時間	2〜4時間	
代謝経路	酸化	グルクロン酸抱合/スルフォン化	
活性代謝産物	なし	なし	
投与量	400 mg，4時間ごと，最大 2.4 g/day	325〜1,000 mg，4〜6時間ごと，最大 4 g/day 以下	
副作用など		顕著な肝不全患者には禁忌	1日総量 1,500mg を超す高用量で長期投与する場合には慎重投与

（文献2より改変して転載）

い場合でも痛みの存在を完全に否定することなく，注意深い観察と評価が必要である[2]。

2 ICU でのプロトコルに基づいた疼痛評価と管理

　評価に基づいた標準的な疼痛管理プロトコルはオピオイド投与量の減少，人工呼吸期間の短縮，ICU 滞在期間，30日死亡危険率などの臨床転帰を改善した[4]。成人ICU においては，疼痛評価と管理に対する一貫したアプローチの重要性が認識されている[3]。

3 鎮痛薬の種類

　ほとんどの ICU において，強力な鎮痛作用を有するオピオイドは疼痛管理の主力であり続けている。フェンタニルには即効性があり，ICU での鎮痛に最適である。鎮痛効果はモルヒネの100倍で，持続時間が短いため持続静脈内投与を行う（1〜2 μg/kg/hr，表3）[2]。心筋収縮力抑制作用や血管拡張作用が少ないため循環動態が不安定な場合にはモルヒネよりフェンタニルが推奨され

る。レミフェンタニルは超短時間作用性麻薬で，早期抜管への有用性が示唆される[5]が，その根拠は限定的である。オピオイドは鎮痛に有効であるとされている一方で，最適な使用法や，フェンタニルと他のオピオイドの優劣などについては十分なデータがないのが実情である。

　麻薬拮抗性鎮痛薬のブプレノルフィン，ペンタゾシンは，長時間の麻薬投与において麻薬離脱症状を起こしやすいこと，麻薬投与が行いにくくなることなどの問題があり，本邦のガイドラインにおいても使用してもよいという記載にとどまっている[2]。

　本邦の ICU で使用される非オピオイド鎮痛薬を示す（表4）[2]。オピオイドの鎮静作用，せん妄，呼吸抑制，イレウス，免疫抑制などの副作用によって ICU 入室期間が長くなり，ICU 退室後の臨床転帰が悪化する可能性がある。非オピオイド性鎮痛薬や硬膜外鎮痛や神経ブロックなどの区域麻酔などを併用することで，オピオイドの使用を節減し，術後の鎮痛とリハビリテーションを最適化するための"多角的鎮痛"アプローチが，成人重

症患者で評価されている[1], [3]。疼痛の強い術後や外傷の患者では，積極的に考慮する。アセトアミノフェンおよび / またはネホパム（日本未承認の静注薬）は，疼痛の減弱，オピオイド消費の減少を目的としたオピオイド補助薬としての使用が推奨される[3]。

II 鎮静

鎮静は，重症患者における不安の解消，人工呼吸管理中のストレスの軽減，不穏に伴う有害事象の予防を目的としてしばしば行われる。鎮静は，主に鎮静薬の投与と同義であり，薬物療法がその主体となっている。しかし，鎮静薬は患者の合併症罹患率を増加させる可能性があるため，医療者は鎮静薬の使用について明確な適応を定めなければならない[3]。

1980 年代以降，人工呼吸管理を行う患者には，ルーチンに鎮静を行うことが主流となった。鎮静薬の持続投与が可能となったことで，鎮静深度は徐々に深くなり，筋委縮・筋力低下，肺炎，人工呼吸器依存，血栓・塞栓，神経圧迫，褥瘡，せん妄などの深鎮静の弊害が報告されるようになった。目に見える短期的な問題点は生じなくとも，人工呼吸管理の遅延は ICU 入室期間や入院日数の延長，医療費の増大とともに臨床的アウトカムの悪化につながる。

2000 年代に入り，必要以上の鎮静を避けて合併症を起こさない鎮静管理の重要性に対する認識が広がり始め，2013 年それまでの知見の集大成である PAD ガイドラインを契機に，鎮痛・浅鎮静が主流となった[1]。2014 年には，本邦の現状も踏まえた本学会のガイドラインが提唱され，PAD に基づいた ICU における鎮静管理の標準化が本邦においても進められることとなった[2]。PADIS ガイドライン[3]においても，上記の流れを踏襲し，気管挿管中の成人重症患者において「臨床的に深い鎮静が適応となる場合を除き，原則として深い鎮静より浅い鎮静」を提案している。浅い鎮静深度はアウトカムの改善と関連しており，医療者は大多数の患者において，浅い鎮静深度で維持できるよう努めるべきである。

1 鎮静評価スケール

鎮静薬が必要な場合には，患者の現在の鎮静深度を評価する必要があり，さらに妥当性と信頼性のあるスケールで頻回に再評価すべきである。そこで Sedation-Agitation Scale（SAS）（表5）[2], [6]，Richmond Agitation-Sedation Scale（RASS）（表6）[2], [7] が開発された。RASS はより有用性の検証が進んでおり，せん妄評価にも利用でき，本邦の ICU で最も普及している。

PAD ガイドライン[1]では浅い鎮静：RASS＝－1 ～－2 もしくは SAS＝3，深い鎮静：RASS＝－3 ～－5 もしくは SAS＝1 ～ 2，覚醒して落ち着いている：RASS＝0，SAS＝4 と記載されており，目標鎮静深度を RASS＝－2 ～ 0，SAS＝3 ～ 4 としている。浅い鎮静に明確な定義は存在しないが，RASS を用いた研究では，RASS＝－2 ～ ＋1（または，他のスケールを使用した場合は同等のスコア）を浅い鎮静と定義している。

2 目標鎮静深度と鎮静薬方法

各々の ICU においては目標鎮静深度と鎮静薬の種類・量に関するプロトコルを作成し，それに従い鎮静薬投与を行うことが推奨されている[3]。気管挿管中の成人重症患者において，浅い鎮静深度を達成し維持する方法として，毎日の鎮静中断（daily sedative interruption, DSI）プロトコルと，看護師主導型のプロトコル化された nursing-protocolized（NP）鎮静法が挙げられる。

NP 鎮静法とは，看護師がベッドサイドで鎮静薬を選択し，あらかじめ指定された目標鎮静スコアに達するため鎮静薬の用量調整を行うことができるよう確立された鎮静プロトコルである。NP 鎮静法による利点として，人工呼吸日数の短縮[8]，VAP の発生率の低下[9]，また，労働負担の軽減，看護師の教育などが挙げられている。

DSI あるいは spontaneous awakening trial（SAT）とは，毎日一定時間鎮静薬を中断することによって，患者が覚醒している，かつ / または注意力が戻ることを確認するプロトコルであり，人工呼吸日数が短縮されたとの報告がある[10]。また，DSI と自発呼吸法（spontaneous breathing trial, SBT）の併用は，人工呼吸期間や在院日数の短縮，VAP の減少などを示した[11]。その一方で，鎮静プロトコルに DSI のアドオン効果があるかどうかを確かめた無作為化比較試験（SLEAP study）[12]では，人工呼吸日数に違いはなく，鎮静プロトコル単独よりもベンゾジアゼピン系鎮静薬とオピオイドの使用量，看護師の労働負荷が増えた。

DSI プロトコルを実施する上では，鎮静中断以外の時間での不要な深鎮静は避けるよう注意が必要である。

3 バンドル戦略

「ABCDE バンドル」とは，臨床的アウトカムを改善する介入を組み合わせた根拠に基づく多角的介入法であり，ICU における人工呼吸管理の指針となっている。ABCDE バンドルの実践により，人工呼吸器の早期離脱，ICU 滞在の短縮，死亡率の減少などが期待される。これはさらに拡大し，家族関与に焦点を置いた項目を含み post intensive care syndrome（PICS）あるいは PICS-

日本集中医療医学会専門医テキスト　第4版

表5　Sadation Agitation Scale (SAS)[2), 6)]

スコア	用語	説明
7	危険なほど興奮	気管チューブやカテーテルを引っ張る。 ベッド柵を越える。医療者に暴力的。 ベッドの端から端まで転げ回る。
6	非常に興奮	頻回の注意にもかかわらず静まらない。 身体抑制が必要。気管チューブを噛む。
5	興奮している	不安または軽度興奮。 起き上がろうとするが，注意すれば落ち着く。
4	平静で協力的	平静で覚醒しており，または容易に覚醒し，指示に従う。
3	鎮静状態	覚醒が難しい，声をかけるか軽く揺さぶると反応するが，放置すれば再び眠る。 簡単な指示に従う。
2	非常に鎮静している	意思疎通はなく，指示に従わない。 自発的動きが認められることがある。目覚めていないが，移動してもよい。
1	覚醒不能	強い刺激にわずかに反応する，もしくは反応がない。 意思疎通はなく，指示に従わない。

（文献2より転載）

表6　Richmond Agitation-Sedation Scale (RASS)[2), 7)]

スコア	用語	説明	
+4	好戦的な	明らかに好戦的な，暴力的な，スタッフに対する差し迫った危険	
+3	非常に興奮した	チューブ類またはカテーテル類を自己抜去；攻撃的な	
+2	興奮した	頻繁な非意図的な運動，人工呼吸器ファイティング	
+1	落ち着きのない	不安で絶えずそわそわしている，しかし動きは攻撃的でも活発でもない	
0	意識清明な 落ち着いている		
−1	傾眠状態	完全に清明ではないが，呼びかけに10秒以上の開眼およびアイ・コンタクトで応答する	呼びかけ刺激
−2	軽い鎮静状態	呼びかけに10秒未満のアイ・コンタクトで応答	呼びかけ刺激
−3	中等度鎮静	状態呼びかけに動きまたは開眼で応答するがアイ・コンタクトなし	呼びかけ刺激
−4	深い鎮静状態	呼びかけに無反応，しかし，身体刺激で動きまたは開眼	身体刺激
−5	昏睡	呼びかけにも身体刺激にも無反応	身体刺激

（文献2より転載）

Familyを減少させるために「FGH」が加えられた概念である「ABCDEFGHバンドル」（IV章-7「せん妄」表6参照）[13)]として今日に至っている。

4 重症患者の不穏

不穏は過剰な精神運動興奮によって惹き起こされる非合理的な動作のことをいい，不穏とせん妄は異なる。不穏の原因として痛み，せん妄，低酸素血症，低血糖，低血圧，アルコールとその他の薬物からの離脱などが挙げられる。不穏の原因を速やかに検出し対処することが重要である。また，不穏に対して鎮静薬を投与する前に，患者の快適さを維持する，十分な鎮痛薬を投与する，頻繁に見当識を回復させる，環境を最適化する，という不安および不穏を減らす努力をすべきである。

5 鎮静薬の種類

本邦では持続使用可能な鎮静薬としてミダゾラム，プロポフォール，デクスメデトミジンが頻用される（表7）[2)]。浅い鎮静，頻回の神経学的評価を要する場合，プロポフォールまたはデクスメデトミジン，または両者の併用が適している。

プロポフォールは循環抑制が強いため，低血圧患者や心機能の悪い患者では注意が必要である。また長期使用により，プロポフォールインフュージョン症候群（propofol infusion syndrome, PRIS）と呼ばれる，稀だが重篤な状態に陥ることがある。心不全，不整脈，横紋筋融解，代謝性アシドーシス，高トリグリセリド血症，腎不全，高カリウム血症，カテコラミン抵抗性の低血圧が特徴である。プロポフォールを高用量，長期間使用する場合には，多剤併用や他剤への変更を検討する。また，PRIS

280

中枢神経 **Ⅳ**

表7 本邦の ICU で使用される鎮静薬一覧 [2]

薬剤名	初回投与後の発現	活性化代謝産物	初回投与量	維持用量	肝機能障害患者への対応	腎機能障害患者への対応	副作用
ミダゾラム	2〜5分	あり[a]	0.01〜0.06mg/kg を 1 分以上かけて静注し，必要に応じて，0.03 mg/kg を少なくとも 5 分以上の間隔を空けて追加投与。初回および追加投与の総量は 0.3 mg/kg まで	0.02〜0.18 mg/kg/hr[b]	肝硬変患者ではクリアランスの低下による消失半減期延長のため 50%減量	Ccr < 10 mL/min, または透析患者：活性代謝物の蓄積により鎮静作用が増強することがあるため常用量の 50%に減量	呼吸抑制，低血圧
プロポフォール	1〜2分	なし	0.3 mg/kg/ 時[c] を 5 分間	0.3〜3 mg/kg/hr（全身状態を観察しながら適宜増減）	肝機能正常者と同じ	腎機能正常者と同じ	注射時疼痛[d]，低血圧，呼吸抑制，高トリグリセリド血症，膵炎，アレルギー反応，プロポフォールインフュージョン症候群，プロポフォールによる深い鎮静では，浅い鎮静の場合に比べて覚醒が著明に遅延する
デクスメデトミジン	5〜10分	なし	初期負荷投与により血圧上昇または低血圧，徐脈をきたすことがあるため，初期負荷投与を行わず維持量の範囲で開始することが望ましい	0.2〜0.7 μg/kg/hr[e]	肝機能障害の程度が重度になるに従って消失半減期が延長するため，投与速度の減速を考慮。重度の肝機能障害患者に対しては，患者の全身状態を慎重に観察しながら投与速度を調節	鎮静作用の増強や副作用が生じやすくなるおそれがあるので，投与速度の減速を考慮し，患者の全身状態を観察しながら慎重に投与	徐脈，低血圧，初回投与量による高血圧，気道反射消失

a)：とくに腎不全患者では，活性代謝物により鎮静作用が延長する。
b)：可能な限り少ない維持用量で浅い鎮静を行う。
c)：プロポフォールの静脈内投与は，低血圧が発生する可能性が低い患者で行うことが望ましい。
d)：注射部位の疼痛は，一般的にプロポフォールを末梢静脈投与した場合に生じる。
e)：海外文献では，1.5 μg/kg/hr まで増量されている場合があるが，徐脈などの副作用に注意する。
（文献 2 より改変して転載）

を疑う場合，直ちにプロポフォールを中止する。

　デクスメデトミジンはより生理的な睡眠を誘導し，呼吸抑制が少なく，抗コリン活性がなく，せん妄の出現しにくい鎮静薬であるが，血圧低下，徐脈の出現に注意が必要である。

　プロポフォールは，複数の無作為化試験において，ベンゾジアゼピンと比較して，浅い鎮静に至るまでの時間，抜管までの時間の短縮を示した[14), 15)]。

　ミダゾラムとデクスメデトミジンを比較した研究（SEDCOM 研究）[16)] では，目標 RASS の達成に違いはなかったが，抜管までの日数，せん妄発症においてデクスメデトミジンが有用であった。また，デクスメデトミジンはミダゾラムと比較して人工呼吸日数を短縮させた他，痛みの自己申告がより可能であった（MIDEX トライアル）[17)]。その反面，デクスメデトミジン群で徐脈を認めたが，治療介入は要しなかった。

　人工呼吸中の成人患者に鎮静薬を投与する場合には，プロポフォールやデクスメデトミジンのような非ベンゾジアゼピン系鎮静薬を第一選択とする。ミダゾラムのようなベンゾジアゼピン系鎮静薬を第一選択とすることは避け，投与する場合も可能な限り投与量を減らす必要があると考えられる。

　プロポフォールとデクスメデトミジンの比較に関しては，これまでの研究でアウトカムについて重要な差異は認められていない。二重盲検無作為化の多施設研究PRODEX トライアル[18)] では，デクスメデトミジン群で鎮静終了後 48 時間時点のせん妄発生率が減少し，患者はより効果的なコミュニケーションが可能であった。抜管までの時間，徐脈と低血圧に関しては，プロポフォールとデクスメデトミジンで差は示されなかった[18)]。

■文献

1) Barr J, Fraser GL, Puntillo K, et al. Clinical practice guidelines for the management of pain, agitation, and delirium in adult patients in the intensive care unit. Crit Care Med 2013;41:263-306.

2) 日本集中治療医学会 J-PAD ガイドライン作成委員会. 日本版・集中治療室における成人重症患者に対する痛み・不穏・せん妄管理のための臨床ガイドライン. 日集中医誌 2014;21:539-79.

3) Devlin JW, Skrobik Y, Gélinas C, et al. Clinical Practice Guidelines for the Prevention and Management of Pain, Agitation/Sedation, Delirium, Immobility, and Sleep Disruption in Adult Patients in the ICU. Crit Care Med 2018;46:e825-73.

4) Payen JF, Bosson JL, Chanques G, et al. Pain assessment is associated with decreased duration of mechanical ventilation in the intensive care unit: a post Hoc analysis of the DOLOREA study. Anesthesiology 2009;111:1308-16.

5) Zhu Y, Wang Y, Du B, et al. Could remifentanil reduce duration of mechanical ventilation in comparison with other opioids for mechanically ventilated patients? A systematic review and meta-analysis. Crit Care 2017; 21:206.

6) Riker RR, Picard JT, Fraser Gr. Prospective evaluation of the sedation-Agitation scale for adult critically ill patients. Crit Care Med 1999;27:1325-9.

7) 日本呼吸療法医学会, 人工呼吸中の鎮静ガイドライン作成委員会, 妙中信之, 他. 人工呼吸中の鎮静のためのガイドライン. 人工呼吸 2007;24:146-67.

8) Brook AD, Ahrens TS, Schaiff R, et al. Effect of a nursing-implemented sedation protocol on the duration of mechanical ventilation. Crit Care Med 1999;27:2609-15.

9) Quenot JP, Ladoire S, Devoucoux F, et al. Effect of a nurse-implemented sedation protocol on the incidence of ventilator-associated pneumonia. Crit Care Med 2007;35:2031-6.

10) Kress JP, Pohlman AS, O'Connor MF, et al. Daily interruption of sedative infusions in critically ill patients undergoing mechanical ventilation. N Engl J Med 2000;342:1471-7.

11) Girard TD, Kress JP, Fuchs BD, et al. Efficacy and safety of a paired sedation and ventilator weaning protocol for mechanically ventilated patients in intensive care (Awakening and Breathing Controlled trial): a randomised controlled trial. Lancet 2008;371:126-34.

12) Mehta S, Burry L, Cook D, et al. Daily sedation interruption in mechanically ventilated critically ill patients cared for with a sedation protocol: a randomized controlled trial. JAMA 2012;308:1985-92.

13) Harvey MA, Davidson JE. Postintensive Care Syndrome: Right Care, Right Now…and Later. Crit Care Med 2016;44:381-5.

14) Chamorro C, de Latorre FJ, Montero A, et al. Comparative study of propofol versus midazolam in the sedation of critically ill patients: results of a prospective, randomized, multicenter trial. Crit Care Med 1996; 24:932-9.

15) Weinbroum AA, Halpern P, Rudick V, et al. Midazolam versus propofol for long-term sedation in the ICU: a randomized prospective comparison. Intensive Care Med 1997;23:1258-63.

16) Riker RR, Shehabi Y, Bokesch PM, et al. Dexmedetomidine vs midazolam for sedation of critically ill patients: a randomized trial. JAMA 2009; 301:489-99.

17) Jakob SM, Ruokonen E, Grounds RM, et al. Dexmedetomidine vs midazolam or propofol for sedation during prolonged mechanical ventilation: two randomized controlled trials. JAMA. 2012;307:1151-60.

18) Nouwen MJ, Klijn FA, van den Broek BT, et al. Emotional consequences of intensive care unit delirium and delusional memories after intensive care unit admission: a systematic review. J Crit Care 2012; 27:199-211.

■重要論文■

◆米国集中治療医学会の痛み，不穏およびせん妄の管理に関するガイドライン

2002 年より 11 年ぶりに改訂された，それまでの知見の集大成となるガイドライン。浅い鎮静をはじめとした患者中心の管理を提唱した。鎮痛，鎮静，せん妄対策の 3 つを戦略的に遂行する PAD ケアバンドルを呈示し，患者の臨床的アウトカムを改善させることに重きを置いている。(→文献 1)

◆日本版・集中治療室における成人重症患者に対する痛み・不穏・せん妄管理のための臨床ガイドライン

本学会の委員会(医師，看護師，薬剤師，理学療法士からなる)で作成されたガイドライン。PAD ガイドラインに準じているが，それ以降の文献の検討をも加えたばかりでなく，人工呼吸中以外の患者に対する対応や身体抑制の問題なども含み，さらに，重症患者に対するリハビリテーションに関する内容を独立させて詳述するなど，わが国独自のものも含んでいる。(→文献 2)

◆ICU における成人患者の痛み，不穏／鎮静，せん妄，不動，睡眠障害の予防および管理のための臨床ガイドライン

PAD ガイドライン以降，5 年間に蓄積されたエビデンスを盛り込み，早期離床と睡眠障害への対応を含めて 2018 年に改訂された。PAD ガイドラインの流れを踏襲するが，推奨レベルが下がる CQ が多く，各施設での工夫が求められる内容となった。(→文献 3)

IV 中枢神経

9 重症頭部外傷と頭蓋内圧亢進対策

宍戸　肇，河北賢哉，黒田泰弘

目　標	・頭部外傷の重症度分類ができる
	・頭蓋内圧と脳潅流圧の考え方を理解する
	・ICP モニタリングについて理解する
	・重症頭部外傷の管理方法を習得する

Key words 頭蓋内圧（ICP），脳潅流圧（CPP），脳血管自動調節（CA）

はじめに

外傷診療の標準化が浸透してきた現在において，重症頭部外傷の病態を理解することは，脳神経外科医だけでなく救急・集中治療医にも求められる。また 2019 年，『頭部外傷治療・管理のガイドライン第 4 版』[1] が出版され，エビデンスに基づいた知見をアップデートする必要がある。

重症頭部外傷をはじめとする各種重症脳障害に対する神経集中治療の現場では，意識障害あるいは鎮静下の患者の頭蓋内の病態をリアルタイムで評価することが重要である。頭蓋内環境を正確に評価するために multi-modality monitoring を行うことで，我々は脳の状態を把握するが，本項ではそのアプローチの一つである頭蓋内圧モニタリングを用いた頭蓋内圧および脳潅流圧に重点を置き，重症頭部外傷の管理について解説する。

I 頭部外傷の重症度分類

頭部外傷の重症度分類は来院時の意識障害の程度を GCS で分類する。軽症は GCS：13 点以上，中等症は GCS：9〜12 点，重症は GCS：8 点以下と定義する。脳損傷は一次性脳損傷と二次性脳損傷に分類する。一次性脳損傷とは，頭部および脳に直接外力が生じた状態であり，二次性脳損傷とは一次性脳損傷の結果生じた血腫や挫傷・浮腫性変化により脳循環障害が起きたことで生じる脳損傷の状態である。二次性脳損傷が治療の対象であり，治療の目的は二次性脳損傷をできるだけ抑制することである。

II 頭蓋内圧と脳潅流圧

1 頭蓋内圧（intra cranial pressure, ICP）

ヒトの頭蓋内は 3 つのコンポーネント：脳実質（頭蓋内容積の約 80％），脳脊髄液（cerebrospinal fluid, CSF，約 10％）および脳血液（約 10％）で構成され，これらの容積の和は一定であり，相互作用により一定の ICP を保っている。ICP の正常値は 5〜15 mmHg である。頭部外傷による頭蓋内血腫や脳浮腫があってもその程度が軽度であれば代償され，ICP は保たれるが，コンプライアンスを超えた既存構成成分容積の増加あるいは別の占拠性病変が出現すると，一気に ICP 上昇をきたす（Monro-Kellie 仮説，図 1）[2),3)]。

2 頭蓋内圧と脳潅流圧

ICP 上昇による脳血流量（cerebral blood flow, CBF）の減弱は，脳潅流低下による二次的脳虚血障害が惹起される。脳潅流圧（cerebral perfusion pressure, CPP）は平均動脈圧（mean arterial pressure, MAP）− ICP で算出される。CPP と CBF は脳血管抵抗で規定される。脳血管抵抗は脳血管径（の 4 乗の逆数），脳血管長，血液粘度で決定される。

$$CBF = K \times (CPP \times \gamma 4/L \times \mu)$$

K：係数，γ：脳血管径，L：脳血管長，μ：血液粘度

脳潅流状態が正常の場合，血圧変化時に脳血管径を変化させることで一定の CBF を維持している。これを脳血管自動調節（cerebral autoregulation, CA）という。

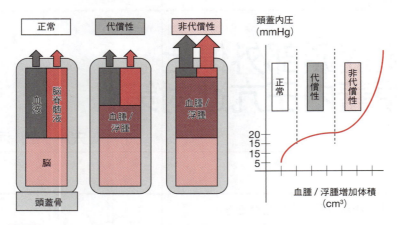

図1 Monro-Kellie の法則（頭蓋内圧－容量曲線）[3]

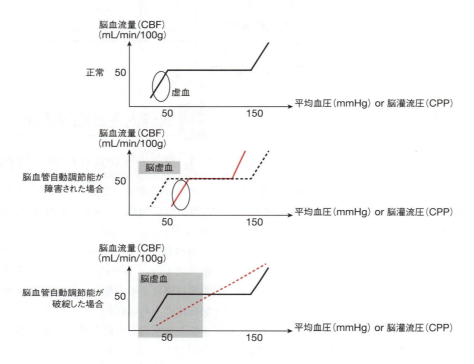

図2 脳血管自動調節能とその障害[5]

頭部外傷を含む脳障害急性期に CA が障害された場合，CBF と CPP の関係がより直線的になる（図2）[4), 5]。つまり，血圧変動が CPP に直接影響し，容易に脳虚血・脳充血に至る。

III ICP モニタリング

1 意義

重症頭部外傷患者に対する ICP 管理の目的は，損傷脳および損傷脳の影響で脳虚血を起こしているが細胞死に至っていないペナンブラ領域に適切な脳循環を確保することである。重症頭部外傷急性期に頭蓋内圧亢進状態を正確に評価するためには ICP を直接測定することが理想的である。

2 適応

ICP モニタリングは侵襲的であり，ある一定頻度の合併症（出血，感染）を伴うため，ICP モニタリングを開始する前に，ICP モニタリングの適応を把握しておく必要がある。下記に『頭部外傷治療・管理のガイドライン第4版』に示す適応を記載する（表1）[1]。侵襲的モニタリングである ICP 留置自体が予後を改善させるのではなく，そこから得られる情報を元に適切な ICP/CPP 管理を行うことが重要であることに留意すべきである。

表1 頭部外傷におけるICPモニタリングの適応[1]

- □ GCSスコア≦8かつ頭部CT検査で異常所見を認める場合ICP測定を行うよう勧められる（グレードA）
- □ GCSスコア≦8かつ頭部CT検査で異常所見はないが，以下のいずれかが認められる場合ICP測定を行うよう勧められる（グレードA）
    - ✓ 除皮質または除脳硬直
    - ✓ 収縮期血圧＜90 mmHg
- □ バルビツレート療法や低体温療法を行う場合ICP測定を行うよう勧められる（グレードA）
- □ CT室移動困難症例や沈静化で意識レベルの確認が困難な場合ICP測定を考慮してもよい（グレードB）
- □ ICP測定には脳室カテーテルからの測定，あるいはICPセンサーを脳実質内や硬膜下腔などに留置する方法が勧められる（グレードA）

他
- □ GCSスコア9〜15だが，以下の場合はICP測定を考慮してもよい
    - ✓ 頭蓋内占拠性病変
        - ■ 1 cm以上の硬膜外・硬膜下血腫
        - ■ 3 cm以上の側頭葉脳挫傷，頭蓋内血腫・脳内血腫
    - ✓ 5 mm以上の正中偏位や脳槽の消失
    - ✓ 開頭術後

（文献1より改変して転載）

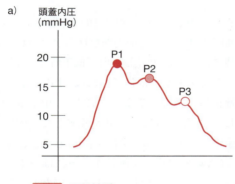 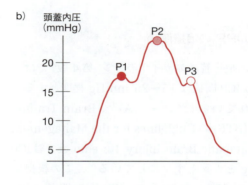

図3 ICP波形
a) 正常時のICP波形
b) ICP亢進時のICP波形
P1：percussion wave，P2：tidal wave，P3：dicrotic wave

3 ICPモニタリングの方法

ICPモニタリングにはいくつかの方法がある。

一つ目は，脳室ドレナージによってICPを測定する方法である。これは頭蓋骨を穿頭し，脳室内にカテーテルを留置し，外耳孔の高さで設定した脳室ドレーンチャンバーにより頭蓋内圧を測定する方法である。CSFの排出する高さを測定することでICPを評価する。注意点として，測定された圧単位はcmH₂Oであり，mmHgに変換する必要がある（1 cmH₂O = 0.74 mmHg）。脳室内にカテーテルを留置することでICPモニタリングだけではなく，CSFを排出することでICP亢進に対する治療介入も可能である。ただし，過度なCSF排出は外水頭症やupward herniationの可能性があるため注意が必要である。また合併症として中枢神経感染症があり，10日間のカテーテル留置で10〜15％の発生頻度と報告されている[6]。

二つ目は，穿頭孔を通して脳実質にICPセンサーを挿入しICPを測定する方法である。本邦では2種類のICPセンサーが使用可能であり，それぞれの特徴を熟知して使用する必要がある。

4 頭蓋内コンプライアンスとICP波形（図3）

頭蓋内コンプライアンスは，ICPの変化に対する頭蓋内容積の変化として定義される。頭蓋内コンプライアンスが低下するとICP波形が変化する。ICP波形の変化は頭蓋内コンプライアンス低下に気づくきっかけとなる。ICP波形は3つの振幅で構成される（P1：percussion wave，P2：tidal wave，P3：dicrotic wave；図3a）。P1は収縮期動脈血流に反応した波形，P2は動脈血流に対するCAによって変化した静脈血流に反応した波形，つまり頭蓋内コンプライアンスであり，P3は拡張期動脈血流に応じた波形を示す。頭蓋内圧が正常の時，P1波形が最も高くなり，P2，P3で徐々に低下する。頭蓋内出血あるいは脳浮腫による頭蓋内容積の増大によりICPが上昇すると，頭蓋内コンプライアンスが低下し，P2波がP1波より高くなる（図3b）[7]。

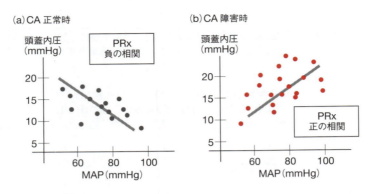

図4 脳血管自動調節能の状態別の頭蓋内圧と血圧の関係
CA, 脳血管自動調節能; ICP, 頭蓋内圧; MAP, 平均動脈圧; PRx, pressure reactivity index.

5 ICP/CPP の治療閾値

『頭部外傷治療・管理のガイドライン 第4版』では治療を開始する ICP 閾値は 15～25 mmHg 程度とするように勧められている(グレードA)[1]。Brain Trauma Foundation (BTF) の Guidelines for the Management of Severe Traumatic Brain Injury 4th edition では ICP 値 22 mmHg をカットオフにしている[8]。この根拠は重症頭部外傷 459 人の解析で，ICP 治療閾値 > 22 mmHg, CPP 維持目標 > 60 mmHg が死亡率減少と関連した報告による[9]。

CPP 閾値について，『頭部外傷治療・管理のガイドライン 第4版』では 50～70 mmHg を目安に管理することが推奨されている(グレードA)。ただし，CA 障害の有無によって個々の症例で適正な CPP 値が異なることに注意すべきである[1]。CPP 低下により脳虚血をきたすと，反射性血管拡張作用を誘発し，ICP 悪化の助長につながる。一方で，CPP 高値(> 110 mmHg)は時に脳浮腫をきたし，さらなる ICP 上昇をきたす可能性がある。

6 CA を考慮した ICP/CPP の治療方針

ICP が高値の時，ICP 管理，CPP 管理のどちらを優先するかは CA 障害の有無によって異なる。CA は血圧変動に応じて脳血管径を調整し，CBF を一定に維持する生理的機能である。そのため脳循環は，血圧上昇時には血管収縮による脳血管床減少の方向に作用し，脳血管床の減少のため ICP は低下する。一方，血圧低下時には血管拡張による脳血管床の増大の方向に作用し，脳血管床の増大のため ICP は上昇する。このように CA が正常である場合，ICP と血圧の変動には負の相関が認められる。しかしながら，重症頭部外傷により CA が破綻し，血圧変動に応じた能動的な反応が失われると，血圧上昇時には ICP が上昇し，血圧低下時には ICP が低下する。そのため CA が正常であれば CPP を優先して，CPP を適正値に維持するように管理 (CPP-oriented therapy) し，CA 障害時には ICP を優先して，ICP を管理目標閾値以下に維持する (ICP-oriented therapy)[10]。

CA の障害程度を評価する方法はいくつか報告されている。一つは MAP チャレンジである。これは意図的に昇圧薬による一時的な血圧上昇を起こすことで，ICP の推移を見る手法である。CA が正常であれば，血圧上昇に応じて ICP が低下し，CA 障害があれば，血圧上昇に応じて ICP も上昇する。Seattle International Severe Traumatic Brain Injury Consensus Conference (SIBICC) による重症頭部外傷管理アルゴリズムでは，MAP チャレンジの結果に応じて，ICP，CPP 管理目標値を検討している[11]。

また近年，CA の間接的な評価として，pressure reactivity index (PRx) が注目されている。PRx はこの ICP と血圧 (MAP) の相関係数を算出したもの (-1.0 ～ $+1.0$ で変動) であり，CA が正常であれば PRx < 0，異常であれば PRx > 0 を示す(図4)。近年の報告では，PRx と転帰の関連を検討した報告がなされている[9]。また，持続的に PRx を計測し，PRx が最も低くなる CPP を算出する。算出された CPP を目標として管理する群と従来通りに管理する群を比較した RCT も検討されている (COGiTATE study)[12]。つまり，ICP の数値そのものが頭蓋内の状態や脳損傷の重症度を反映する絶対的な指標ではないことに留意すべきであり，CA 障害の有無を含めた臨床所見や頭蓋内画像所見およびその他のモニタリングを組み合わせて総合的に判断する必要がある。

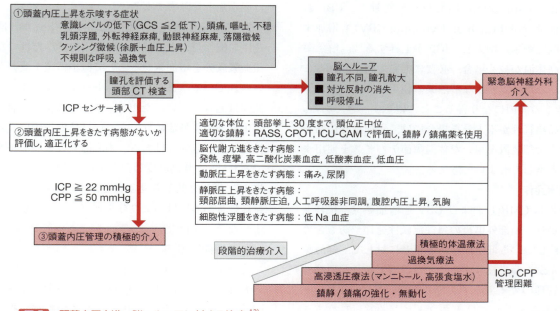

図5 頭蓋内圧亢進，脳ヘルニアに対する治療[13]

IV 重症頭部外傷のICP管理方法（図5）[13]

重症頭部外傷の管理の目的は二次性脳損傷を最小限に抑えることであり，そのためには脳酸素代謝の需要と供給のバランスを管理することが重要である．ICP管理方法に関して，①頭蓋内圧亢進状態であることを認識する，②基本的なICP管理，③ICP亢進に対する段階的治療に分けて説明する．

1 頭蓋内圧亢進状態であることを認識する

頭蓋内圧亢進状態時には様々な臨床症状，GCSあるいはfull outline of unresponsiveness（FOUR）scoreで2点以上の意識レベルの低下，頭痛，嘔吐，不穏，瞳孔反応異常，痙攣発作，不規則な呼吸，Cushing徴候（徐脈＋血圧上昇）が出現する．頭蓋内圧亢進が極期に達すると脳ヘルニアに至り，致死的となるため，まずは脳ヘルニアの状態かどうかを認識することが重要である．最も重要かつ迅速な評価方法は対光反射の有無と瞳孔不同の有無であり，脳ヘルニアを強く疑えば，頭部CT検査などで確定診断を行い，必要なら緊急で脳神経外科介入を行う．

2 基本的なICP管理

頭蓋内圧亢進が疑われれば，ICPセンサーを留置する．必要に応じて気管挿管・鎮静鎮痛管理を行う．脳代謝亢進をきたす病態，動脈圧上昇をきたす病態，静脈圧上昇をきたす病態，細胞性浮腫をきたす病態などはいずれも頭蓋内圧亢進につながるので，各因子を是正する．以下に具体的な対応を述べる．

1 頭部挙上・頭位正中

ICP高値である患者に対して15〜30度の頭部挙上が推奨される．30度を超える頭部挙上はCPP低下を招く恐れがあり，勧めない．腹囲が大きい患者では，過度な頭部挙上が腹部へのストレスになる恐れがあり，腹圧の増加と疼痛の増強はICP上昇を助長させる可能性があるため，注意が必要である．頭部が前後あるいは左右に屈曲していると内頸静脈が圧迫され，脳灌流障害をきたし，ICP上昇を招くため，頭位正中が望ましい．看護師のケアによる体位変換時に頭位正中がなされているか確認していくことが重要である．

2 鎮静・鎮痛

不穏状態は過緊張によるICP上昇や脳代謝上昇を引き起こす可能性があるため避けるべきである．頭蓋内圧亢進時，ICP管理するために鎮静は十分に行う必要がある．介入方法として鎮痛目的にフェンタニル（1〜3 μg/kg/hr）やレミフェンタニル（0.03〜0.25 μg/kg/hr）といった短時間作用型オピオイドの使用を勧める．プロポフォール（0.3〜3 mg/kg/hr）は，ICP低下作用のある静脈麻酔である[14]が，低血圧合併症によるCPP低下には注意が必要である．鎮静剤使用による著しい血圧低下は，とくに高齢者に対して高容量投与時に起こり得る．低血圧の初期対応として十分量の輸液療法に加え，ノルエピネフリンを使用することもある．

3 発熱管理

発熱は虚血性脳損傷を助長し，ICP上昇を引き起こす．脳温の上昇は脳酸素消費量（cerebral metabolic rate of oxygen consumption, CMRO$_2$）が亢進し，CBF および脳血液量（celebral blood volume, CBV）も増加する結果，脳血管床が増大し，ICP が上昇する[15]。解熱薬は長期間高体温が続く場合，必要に応じて使用されることが多い。ただし，安易な解熱薬の使用による血圧低下は CPP 低下の誘因になり得ることに留意すべきである。従来法で発熱管理が不十分な場合には，表面冷却法あるいは血管内冷却装置を用いた体温調節デバイスを使用することを考慮してもよいと考える。

4 痙攣発作

痙攣発作は CMRO$_2$ および CBV を増加させ，ICP 上昇につながる。頭部外傷後の急性症候性発作予防も含め ICP が上昇してくる可能性がある患者に対して，経静脈的に抗てんかん薬を投与することは妥当であり，頭部外傷治療・管理のガイドラインでも推奨している（グレード A）。選択薬剤としてはホスフェニトイン，レベチラセタムが勧められているが，晩期てんかんの予防目的としての抗てんかん薬投与は勧められない。

5 呼吸管理

必要に応じて気管挿管を施行し，動脈血二酸化炭素分圧（PaCO$_2$）を経時的に測定する。一般的に，PaCO$_2$ は 35～45 mmHg で管理するが，ICP 上昇時には 30～35 mmHg で管理することが勧められている。ただし，動脈血あるいは呼気終末二酸化炭素ガス分圧（EtCO$_2$）モニタを必須とする。過度な PaCO$_2$ 低下（<30 mmHg）は脳虚血を引き起こし，結果的に脳循環に悪影響を及ぼす。

6 循環・体液管理

ICP 高値の患者は，等張食塩水を用いて循環動態を維持するべきである。低張液は損傷脳に対して浸透圧勾配による脳腫脹を悪化させる可能性があるため，控えるべきである。血圧管理において低血圧状態の下限閾値と死亡率との相関について調査した後ろ向きコホート研究では，患者年齢が 50～69 歳で収縮期血圧 100 mmHg 以下，15～49 歳および 70 歳以上の患者では収縮期血圧 110 mmHg 以下になると死亡率が有意に上昇することが示された[16]。

3 ICP 亢進に対する段階的治療

1 高浸透圧薬

適切な ICP 管理をしているにもかかわらず，ICP 高値が継続する場合，高浸透圧薬による治療を開始すべきである。20％マンニトールの作用は，血液脳関門を介して濃度勾配を作り出し，脳組織から自由水を引く浸透圧利尿効果と血漿増量剤としての CPP 上昇作用，脳血管収縮促進・血液粘度の減少による脳血管床低下による ICP 低下作用がある[17]。マンニトール使用による合併症は脱水症と腎障害である。

2～3％高張食塩水の使用はマンニトールと同様，浸透圧勾配作用による抗脳浮腫作用を持つだけでなく，循環血漿成分を増加させることで微小循環を改善させるといわれている。また，マンニトールのようなリバウンド減少は起きにくい。ただし，急激な血清 Na 値上昇による中枢性橋脱髄症候群，あるいは体液過剰によるうっ血性心不全の危険性はある。中心静脈カテーテル挿入患者であれば，より高濃度の食塩水投与（23.4％高張食塩水）により ICP を低下させることができる。現在のところ，持続投与あるいは間欠投与を推奨するのに妥当性のある十分なデータはない。

2 過換気療法

過換気療法は ICP 管理において以前から使用されてきた手法である。PaCO$_2$ の低下は脳血管収縮を促し，CBV を減じることで ICP を低下させるが，その効果は短期的かつ一時的なものである。そのため脳ヘルニア徴候のある ICP 上昇時において，短期間の過換気療法（15～30 分）を考慮してもよいが，予防的・盲目的な過換気療法をすべきではない。

3 積極的体温管理療法
(targeted temperature management, TTM)

過換気療法や高浸透圧薬でも ICP 管理ができない場合，血管内冷却デバイスを用いた体温療法が治療抵抗性 ICP に効果的な場合がある。積極的体温療法は CMRO$_2$ 必要量と CBV を減らすことで ICP を低下させる。とくに若年者の evacuated mass lesion に対しては考慮してもよい。積極的体温療法の一般的な合併症として低血圧，不整脈，凝固異常，シバリング，低カリウム血症などがある。復温は十分な管理下でゆっくり行う方がよいとされている（0.1～0.3 ℃ /hr）。現在，重症頭部外傷患者に対する積極的体温療法の有用性は限定的である。

4 減圧開頭術

頭部 CT 検査で占拠性病変の容積増加や CSF の増加を認めた場合には脳室ドレナージ，開頭血腫除去術，内外減圧術などの外科的介入を考慮する。片側減圧開頭術は脳ヘルニア状態を解除させ，ICP 亢進に対しては効果的である。ただし，現時点では減圧開頭術は生命予後の向上には寄与するが，機能予後の改善には寄与しないことが示されており，個々の症例ごとに手術適応を判断する必要がある。

■ 文献

1）日本脳神経外科学会，日本脳神経外傷学会．頭部外傷治療・管理のガイドライン第4版．東京：医学書院；2019. p.47-9
2）Rudick RA. Cerebrospinal Fluid in Diseases of the Nervous System. Arch Neurol 1994;51:10.

3) Reilly P, Bullock R. The intensive care management of head injury, In: Head Injury: Pathophysiology and management, 2nd ed. London: CRC Press; 2005. p.294-312.

4) Strandgaard S, Paulson OB. Cerebral autoregulation. Stroke 1984;15:413-6.

5) Edvinsson L, MacKenzie ET, McCulloch J. 4.3 Autoregulation. Arterial and intracranial pressure. In: Cerebral blood flow and metabolism. New York: Raven Press; p.553-80, 1993.

6) Brain Trauma Foundation; American Association of Neurological Surgeons; Congress of Neurological Surgeons. Guidelines for the management of severe traumatic brain injury. J Neurotrauma 2007;24:S1-106.

7) Frigieri G, Hayashi CY, Rabelo NN, et al. Intracranial Pressure Waveform: History, Fundamentals and Applications in Brain Injuries. IntechOpen; 2021. doi: 10.5772/intechopen.94077

8) Carney N, Totten AM, O'Reilly C, et al. Guidelines for the Management of Severe Traumatic Brain Injury, Fourth Edition. Neurosurgery 2017;80:6-15.

9) Sorrentino E, Diedler J, Kasprowicz M, et al. Critical thresholds for cerebrovascular reactivity after traumatic brain injury. Neurocrit Care 2012;16:258-66.

10) Howells T, Elf K, Jones PA, et al. Pressure reactivity as a guide in the treatment of cerebral perfusion pressure in patients with brain trauma. J Neurosurg 2005; 102:311-7.

11) Hawryluk GWJ, Aguilera S, Buki A, et al. A management algorithm for patients with intracranial pressure monitoring: the Seattle International Severe Traumatic Brain Injury Consensus Conference (SIBICC). Intensive Care Med 2019;45:1783-94.

12) Tas J, Beqiri E, van Kaam RC, et al. Targeting Autoregulation-Guided Cerebral Perfusion Pressure after Traumatic Brain Injury (COGiTATE): A Feasibility Randomized Controlled Clinical Trial. J Neurotrauma 2021;38:2790-800.

13) Stocchetti N, Maas AI. Traumatic intracranial hypertension. N Engl J Med 2014;370:2121-30.

14) Albanèse J, Viviand X, Potie F, et al. Sufentanil, fentanyl, and alfentanil in head trauma patients: a study on cerebral hemodynamics. Crit Care Med 1999; 27:407-11.

15) Rossi S, Zanier ER, Mauri I, et al. Brain temperature, body core temperature, and intracranial pressure in acute cerebral damage. J Neurol Neurosurg Psychiatry 2001;71:448-54.

16) Hesdorffer DC, Ghajar J. Marked improvement in adherence to traumatic brain injury guidelines in United States trauma centers. J Trauma 2007;63:841-7; discussion847-8.

17) Muizelaar JP, Wei EP, Kontos HA, et al. Mannitol causes compensatory cerebral vasoconstriction and vasodilation in response to blood viscosity changes. J Neurosurg 1983;59:822-8.

■重要論文■

◆重症頭部外傷に対する米国のガイドラインである。頭蓋内圧が亢進している状態について，その原因を考慮した管理方法を記している。（→文献 6）

◆頭蓋内圧を指標とした治療アルゴリズムが示されており，脳血管自動調節能を考慮した頭蓋内圧管理の具体的な対応が記されている。（→文献 11）

V 腎

1 基礎　解剖・生理

成宮博理

> **目標**
> - 腎臓の解剖と機能を説明できる
> - 糸球体濾過量が影響を受ける要因と機序を説明できる
> - ネフロンの各部位での機能，酸塩基平衡および電解質調節を説明できる

Key words　再吸収，糸球体濾過量（GFR），電解質，内分泌，尿細管

I 腎臓の構造と基本的な機能

1 腎臓の構造

　腎臓は約 10×5 cm，幅は $4 \sim 5$ cm，重さ $120 \sim 150$ g のソラマメ形の臓器で，後腹膜腔に左右 1 対で存在する。ネフロンは腎の尿生成の最小機能単位であり，各々の腎臓に約 100 万個存在する。ネフロンの主要な構成成分は，糸球体・ボウマン嚢からなる腎小体と尿細管，集合管である。糸球体は血管内皮細胞，基底膜，上皮細胞（足細胞），メサンギウム細胞で三次元の毛細血管網を構成している。尿細管はその形態と機能により，近位尿細管，ヘンレ下行脚，細いヘンレ上行脚，太いヘンレ上行脚（medullary thick ascending limb, mTAL），遠位曲尿細管（一部は緻密斑），接合尿細管に分類される。それぞれのネフロンで生成された尿は集合管に集められ，乳頭管に集約され腎杯に開口し，腎盂，尿管を経て膀胱に貯留される。

　腎動脈から分岐した太い弓状動脈は皮質と髄質の間に存在し，そこから直角に細い小葉間動脈，輸入細動脈へと分岐していく。腎臓は最も血流の多い臓器の一つであるが，腎血流の約 90% が皮質に分布し，髄質の血流はわずかである。この結果，皮質部の酸素分圧は $50 \sim 100$ mmHg であるが，深部に至るに従って低下し，髄質部分では $10 \sim 20$ mmHg と低い（図 1）[1), 2)]。

2 基本的な機能と生理

　腎臓の機能を理解するうえで重要な概念は，平衡と恒常性の維持である。摂取される物質の量と内因性に生成される量の和に等しい量の排泄を保つことで平衡が維持される。この平衡を維持するための濾過は糸球体で，再吸収は尿細管で行われ，調整された尿が排泄される。その他に挙げられる腎臓の機能は，腎臓および全身の血行動態を調節するホルモン〔レニン，アンジオテンシン II（angiotensin II，AT II），プロスタグランジン〕やエリスロポエチンの産生，ビタミン D の活性化などの内分泌機能や，ペプチドホルモンの異化，糖新生などがある。

　糸球体で濾過された原尿の 99% が尿細管で再吸収される。このうち約 7 割が近位尿細管で再吸収され，この部分での再吸収量は糸球体濾過値の増減に比例する。尿細管の物質輸送については後述するが，髄質内層の細いヘンレ係蹄では物質の能動輸送が行われないため，酸素消費量は少ない。一方で，髄質外層に存在する太いヘンレ係蹄（mTAL）では Na^+/K^+-ATPase の活動が高く，酸素消費量が多い。これにより，虚血性腎障害の最早期の病変は髄質外層に認められる。心不全患者などに対してループ利尿薬を投与すると，全般に腎血流量は低下するが，なかでも髄質血流の低下が著しい。しかし，ループ利尿薬は mTAL のナトリウムイオン（Na^+）の再吸収を抑制するため，酸素消費量は低下し，局所酸素はむしろ上昇する。ループ利尿薬の効果が消失すると，リバウンドにより mTAL における Na^+ の再吸収が亢進し，さらに活性化されたレニン - アンジオテンシン - アルドステロン（renin-angiotensin-aldosterone, RAA）系の効果が加わって，髄質外層は再び虚血にさらされる[1), 2)]。

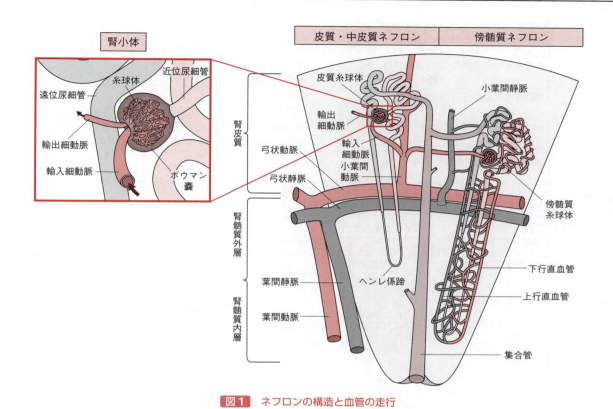

図1　ネフロンの構造と血管の走行

II 糸球体濾過量（GFR）

1 GFRの規定因子

糸球体での体液の移動はStarlingの法則によって規定され，毛細血管壁の透過性と静水圧・膠質浸透圧勾配によって決まる．Kfを毛細血管壁の透過性（限外濾過係数），PgcとPbsはそれぞれ糸球体毛細血管とボウマン嚢内の静水圧，πpとπbsはそれぞれ血漿膠質浸透圧，ボウマン嚢内の膠質浸透圧とすると，

$$GFR = Kf \times (\Delta 静水圧 - \Delta 膠質浸透圧)$$
$$= Kf \times \{(Pgc - Pbs) - (\pi p - \pi bs)\}$$

濾過液は原則としてタンパクを含まないとすれば，ボウマン嚢内の膠質浸透圧πbsは0であるため，

$$GFR = Kf \times (Pgc - Pbs - \pi p)$$

で表される．

GFR（glomerular filtration rate）に影響を与える機序と原因を表1に示す．さらにPgcは，腎臓を灌流する動脈圧（体循環の血圧），輸入細動脈，輸出細動脈の抵抗によって規定される．動脈圧が低下しても輸入細動脈の拡張と輸出細動脈の収縮によってPgcは維持される．

高血圧や糖尿病などの動脈硬化性疾患では，傍髄質糸球体輸入細動脈が最初に障害される．これはこの血管が，太い血管から直接細動脈に分岐すること，拍動性の高い内圧を受けること，血管の緊張度が高いという特徴を有しているためであり，この血管の特徴は脳の穿通枝や冠動脈と共通している．表2に示すような基礎疾患や病態が存在する場合，糸球体の自動調節能が失われることで，体血圧が大きく低下していなくてもGFRが低下する正常血圧虚血性急性腎不全（normotensive ischemic acute renal failure）を発症する．また，この虚血性変化によって最も強く障害されるのが，もともと酸素分圧が低下している近位尿細管S3セグメントとmTALである．尿細管は虚血から回復すれば再生するため腎障害は可逆的であるが，虚血が遷延し糸球体まで障害されれば不可逆性の腎障害となる．

2 血清クレアチニン濃度とGFR

GFRの評価は腎障害の重症度や予後を評価するために用いられるが，臨床上ほとんどの場合，GFRを正確に知ることは必要とされない．クレアチニン値が最も簡便で迅速に腎機能を評価する指標である．クレアチニンはクレアチンの代謝によって規定されるが，クレアチニン産生量は筋肉量に最も依存するため，患者の年齢や体重，筋肉量を考慮して解釈する必要がある[3]．

さらに，クレアチニン値から算出される推定GFR（estimated GFR, eGFR）は慢性腎臓病患者に対して適応される数式であり，救急・集中治療領域における急性

日本集中医療医学会専門医テキスト　第4版

表1　GFR が減少する機序と原因

機序	原因
毛細血管壁の透過性（限外濾過係数：Kf）	腎硬化症，糸球体数の減少 糸球体係蹄内の細胞増殖：急性糸球体腎炎など
糸球体毛細血管圧（Pgc）の低下	体循環の血圧の低下 輸出細動脈の拡張
ボウマン嚢内の静水圧（Pbc）の上昇	腎臓間質の浮腫 尿管・尿路の閉塞
血漿膠質浸透圧（πp）の上昇	脱水 腎血流量の減少

表2　腎血流自動調節機構が破綻する要因

機序	病態	原因
輸入細動脈血管抵抗の上昇	解剖学的要因	年齢 動脈硬化 高血圧，悪性高血圧 慢性腎臓病
	プロスタグランジンの減少	NSAIDs 投与
	輸入細動脈血管収縮	敗血症 肝腎症候群 造影剤 高カルシウム血症 ノルアドレナリン シクロスポリン，タクロリムス
輸出細動脈血管抵抗の低下	AT Ⅱの減弱	ACE 阻害薬，ARB 投与

ACE, angiotensin-converting enzyme; ARB, angiotensin receptor blocker; AT, angiotensin; NSAIDs, non-steroidal anti-inframmatory agent.

腎障害患者においては，正確に GFR を反映することにならない。eGFR の計算式はあくまで血清クレアチニン濃度が週〜月単位で安定している慢性腎臓病患者のデータをもとに構築したものであり，クレアチニン値が日々変動して安定しない急性腎障害（acute kidney injury, AKI）患者ではそもそも計算式が成立しない。こうしたことから，クレアチニン値が上昇していなくても有意な病態の進行があり得ることは認識しておく必要がる[4]。

Ⅲ　尿細管・間質の機能

尿細管および間質の機能は多岐にわたり，物質の再吸収や分泌を行うことで酸塩基平衡と電解質バランスの維持，腎髄質における対向流系による尿の濃縮と希釈，血圧の調整，ホルモンの分泌などが行われる。間質への障害は，単一ネフロンの障害にとどまらず広範囲に尿細管障害をもたらし，結果的に糸球体を障害することで GFR の著しい低下をもたらすとともに，生体の恒常性維持が困難になる。

1 　尿細管（図2）

❶ 近位尿細管

近位尿細管は最初の曲がっている部分（曲尿細管：S1 および S2 セグメント）と直線部分（直尿細管：S3 セグメント）に分類される。Na^+ と水の 50 〜 55％が再吸収される。さらに，グルコースやアミノ酸などの有機物質も再吸収可能な物質はほぼすべて再吸収される。浸透圧物質も水も同様に再吸収されることから，尿細管液の浸透圧は血漿・糸球体濾過液，皮質間質とほぼ同じ 300 mOsm/kg 程度であり，濃縮はされていない。

❷ ヘンレ係蹄

濾過された Na^+，クロール（Cl^-）の 35 〜 40％が再吸収される。尿細管管腔内は，下行脚では水の再吸収により 1,200 mOsm/kg まで濃縮されるが，上行脚では Na^+ の再吸収により管腔内は希釈され，浸透圧は 200 mOsm/kg 程度になる。

❸ 遠位尿細管

濾過された Na^+ の 5 〜 8％が再吸収される。水の再吸収は行われないため，管腔内は希釈される。遠位尿細管の一部がマクラデンサ（緻密班）とよばれる細胞群を

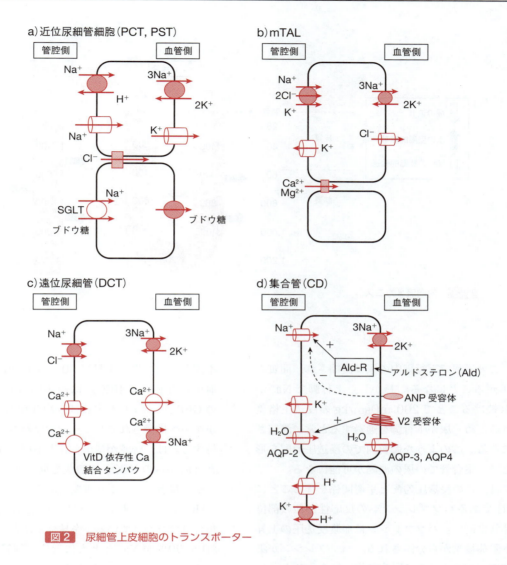

図2 尿細管上皮細胞のトランスポーター

作る。ここでは尿細管管腔内のCl⁻を感知している。GFRが低下し，遠位尿細管管腔内のCl⁻が減少すると，アデノシンや一酸化窒素の局所での酸性を促し，輸入細動脈の拡張とPgcの上昇をきたし，GFRを増加させる（tubuloglomerular feedback）。さらに，輸入細動脈近傍に存在するレニン産生顆粒細胞でレニン分泌が促進され，輸出細動脈が収縮することでGFRが増加し，アルドステロンが分泌され体液量が増加する。

❹ 集合管

Na⁺の2〜3％が再吸収され，対向流メカニズムおよび抗利尿ホルモン（anti-diuretic hormone, ADH）の作用により尿の最終的な調整が行われる。アルドステロン作用によりNa⁺の再吸収を促進し，Kチャネルを介してKの排泄を増加させる。

2 対向流メカニズム（図3）

糸球体濾過液の浸透圧は血漿と同じであるが，水の摂取量は変化するため，原尿は常に希釈もしくは濃縮されて体外へ排泄される。この調整を行うのが間質の対向流メカニズムである。このメカニズムに関わるのは，ヘンレ係蹄のヘアピン状のループとそれに並行した直血管，皮質・髄質集合管である。ヘンレ係蹄の下行脚では水の透過性は高いが，イオン透過性はない。一方で，上行脚では逆に水の透過性はなく，イオン透過性が高い。さらにヘンレ係蹄の上行脚では，Na-K-2Cl共輸送体によりNa⁺の能動的な再吸収が行われる。これにより管腔内は希釈され，間質と管腔内との間に約200 mOsm/kgのNa⁺濃度勾配を維持することができる。この間質が高浸透圧となる濃度勾配により，下行脚管腔内から水の拡散

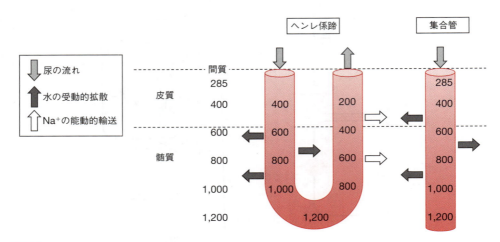

図3 対向流メカニズム

が起こる．この過程で下行脚内の尿は濃縮され，間質の浸透圧は下がることになる．しかし，上行脚でNa^+が再吸収され続けることで200 mOsm/kgの浸透圧格差が維持されるため，尿が下行脚を通過すると常に濃縮されることになる．このような髄質内での浸透圧勾配を形成することで，集合管での尿の濃縮が可能になる．

集合管では，この浸透圧勾配と平衡関係を作ることになり，ADHであるバソプレシンへの反応性が他の部位に比べて非常に高い．バソプレシンは血漿浸透圧の上昇によって下垂体後葉から分泌される．バソプレシンが集合管血管側のバソプレシンV_2受容体に結合すると，自由水だけを通過させる水チャネルであるアクアポリン2（aquaporin 2, AQP2）が尿細管管腔へ出現することで水が再吸収され，集合管内の尿はヘンレ係蹄のヘアピン周囲の間質の濃度に至る程度まで濃縮される．一方で，バソプレシンが存在しない状況では水の再吸収は行われず，希釈尿が排泄される．

3 酸塩基平衡の維持（図4）

体内に存在する電解質と同様に，水素イオン（H^+）濃度は狭い範囲で維持されている．Na^+やKの濃度がmmol/L単位であるのに対し，正常の細胞外液水素濃度は40 nmol/Lであり，およそ100万分の1であることから，その調節は極めて鋭敏に行われている．生命活動によって1日当たりおよそ15,000～20,000 mmolのH^+が発生するとされている．このうち揮発性酸である重炭酸（H_2CO_3）は肺から呼吸によって速やかに排泄される．一方で，タンパク代謝などで生じるリン酸などの不揮発性酸は腎臓を経由して尿中に排泄されるが，この不揮発酸の産生は1日に50～100 mmol程度である．血中に存在するHCO_3^-は約24 mmol/Lであり，1日のGFRが150 Lとすれば，約3,600 mmolのHCO_3^-が尿中へ排泄されてしまう．すなわち，酸塩基平衡を維持するには，腎臓が産生された不揮発性酸を排泄することと尿からのHCO_3^-の喪失を防止することが必要であるが，後者の方がより重要である．

HCO_3^-の再吸収およびH^+の分泌は近位尿細管および集合管で行われている．糸球体で濾過されたHCO_3^-は，80～90％がNa^+とともに近位尿細管で再吸収されている．図4に示すように尿細管管腔側の刷子縁に存在する炭酸脱水素酵素によりHCO_3^-はH^+と結合してH_2CO_3を生成し，CO_2とH_2Oに分解する．H_2Oは管腔側表面の水チャネルを介して再吸収され，CO_2は拡散により細胞内へ再吸収される．細胞内の炭酸脱水素酵素はCO_2とH_2OからH^+とHCO_3^-に分解し，HCO_3^-は尿細管から再吸収されたNa^+とともに毛細血管側へ共輸送体を介して細胞外へ排出される．

以上のような機序を考えると，有効循環血液量が減少した際には，近位尿細管においてNa^+とともにHCO_3^-がより再吸収されやすくなる．これに伴って血漿HCO_3^-濃度が上昇し，代謝性アルカローシスをきたす．この現象はcontraction alkalosis[5]とよばれ，集中治療室などで血管内脱水をきたした患者においてしばしば経験される．

4 Na調節

糸球体で濾過されたNa^+は，尿細管細胞の細胞膜輸送体やNa^+選択性チャネルを通じて細胞内に再吸収さ

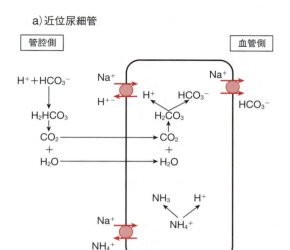

図4 尿細管における酸塩基平衡

れる。その機序は尿細管の部位によって少しずつ異なっており，利尿薬の効果や電解質・酸塩基平衡への影響について臨床的な重要性もこれと関連する。

Na$^+$調節に関与する重要なメカニズムの一つはRAA系である。AT IIは細動脈を収縮させることで全身の血圧を上昇させるが，AT IIが直接，近位尿細管におけるNa$^+$再吸収を増加させるという機序とアルドステロンの分泌を誘導し集合管でのNa$^+$再吸収を増加させるという機序により細胞外液量を増加させる。ただし，血漿Na$^+$濃度はADHにより調整されているため，RAA系の亢進ではNa$^+$濃度は変化しない。

RAA系とともに心房性ナトリウム利尿ペプチド (atrial natriuretic peptide, ANP) もNa調節に重要な役割をもつ。ANPの直接的な血管拡張作用で全身の血圧が低下するが，そのほかに尿中へのNa$^+$や水の排泄を増加させる作用がある。このNa$^+$利尿効果は輸入細動脈の拡張と輸出細動脈の収縮によるGFRの増加，髄質内層の集合管におけるNa$^+$再吸収抑制などが最もよく知られている機序である。しかし，ANPが体液の変化によって適切に分泌されるにもかかわらず，ANPのナトリウム利尿ペプチドとしての生理的な役割は不明確な部分もある。うっ血性心不全などでANPが高い状態でも血圧の低下や腎灌流圧の低下が起こり，集合管内のANP感受性部分に到達するNa$^+$量が低下することで，結果的にNa$^+$排泄が起こらず体液貯留傾向になることはよく経験される。

5 カリウム調節

生体のカリウムはほとんどが細胞内に存在している。細胞外液が12〜14 L，血清カリウム濃度が4〜5 mmol/Lであるので，細胞外のカリウム量はおよそ50〜70 mmolである。1日の平均カリウム摂取量は50〜100 mmol程度とされ，このうち約90%が尿中に排泄される。腎臓においてK$^+$排泄を調整する主な因子はアルドステロンと到達するNa$^+$量である。

アルドステロンは，尿細管管腔側に存在するナトリウムチャネルを増加させることでナトリウムの再吸収が促進される。これにより尿細管管腔内がCl$^-$によって負の電荷が大きくなる。この負の電荷に対応して，尿細管細胞内から尿細管管腔側へカリウム分泌される。このように遠位ネフロンに到達するナトリウムが再吸収されることで，間接的にカリウムの分泌が亢進する。大量の細胞外液による輸液蘇生やループ利尿剤により皮質集合管へのナトリウムが増加した場合，血清カリウム値とは関係なくカリウム分泌が亢進することで低カリウム血症が生じることになる。

6 利尿薬の作用機序

1 近位尿細管に作用する利尿薬

浸透圧利尿薬のマンニトール，炭酸脱水素酵素阻害薬のアセタゾラミドなどが挙げられる。とくに浸透圧利尿薬は脳圧低下などの目的で使用されるが，腎障害，うっ血性心不全がある場合には慎重になるべきである。近位尿細管でナトリウムの再吸収を抑制しても，より遠位ネフロンで再吸収が増加するため，効果は限定的になる。

利尿薬とは異なるが，経口糖尿病薬のナトリウム-グルコース共輸送体2 (sodium glucose cotransporter 2, SGLT2) 阻害薬は近位尿細管S1セグメントに存在する

SGLT2 を阻害することでグルコースとナトリウムの再吸収を抑制し，血糖上昇抑制効果を発現する。加えて，心不全に対する効果のみならず腎障害の進行も抑制するなど様々な効果が知られている。

2 ループ利尿薬

ヘンレ係蹄の太い上行脚（mTAL）の管腔側にあるNa-K-2Cl 共輸送体の Cl 結合部に競合的に結合し，これらの電解質の再吸収が抑制される。この NaCl の再吸収には水の再吸収を伴わないので，髄質の浸透圧勾配が抑制され（髄質浸透圧が低下し），集合管におけるaquaporin 2（AQP2）を介した水の再吸収を減少させることで効果を発揮する。遠位ネフロンへの Na^+ 負荷により，遠位曲尿細管の上皮 Na^+ チャネルからのナトリウム再吸収が増加する。これによりカリウムや水素イオンの分泌が増大し，低カリウム血症，低マグネシウム血症，低 Cl 性代謝性アルカローシスが生じる。

3 遠位尿細管利尿薬

サイアザイド系利尿薬が遠位尿細管での Na-K-2Cl 共輸送体に作用し，NaCl の再吸収を抑制し利尿効果を示す。この NaCl 再吸収量は，上流のネフロンから流入する NaCl 量によって規定される。このため，腎機能が低下し Na^+ 排泄が減少した状態では，本薬剤に有効な利尿作用は期待できない。

4 集合管利尿薬

カリウム保持性利尿薬としてアルドステロン拮抗薬が挙げられる。遠位尿細管から集合管のミネラルコルチコイド受容体へのアルドステロンの結合を阻害し，尿中 Na^+ 排泄を促進すると同時にカリウム排泄を抑制する。単独での利尿効果は弱いが，ループ利尿薬との併用，あるいは二次性にアルドステロン作用が亢進した状態の患者には有用である。また，心血管保護作用，心不全治療効果も示されている。

5 バソプレシン V_2 受容体拮抗薬

バソプレシンは腎集合管に存在する V_2 受容体に結合し，AQP2 を介して水の再吸収を促進し，抗利尿効果を発揮する。V_2 受容体拮抗薬であるトルバプタンは，集合管に存在する V_2 受容体を選択的に阻害し，水利尿を発揮する。心不全時の水利尿不全による低ナトリウム血症ではよい適応となるが，心不全に合併した心拍出量の減少による腎血流の低下や腎うっ血においても有効である。

7 腎における内分泌機能

腎臓は様々なホルモンの標的臓器である一方で，内分泌臓器としての重要な機能を有し，多くの内分泌機能調節を行っている。

1 レニン

腎臓の輸入細動脈を構成している細胞の一部が顆粒細胞（傍糸球体細胞）となってレニンを産生する。レニンの産生と分泌は輸入細動脈灌流圧の低下，緻密斑から再吸収される Cl^- 濃度の低下，あるいは輸入細動脈への交感神経 $\beta 1$ 刺激によって亢進する。レニン分泌が亢進することによりアルドステロンの分泌・作用が亢進する病態を，続発性アルドステロン症とよぶ。続発性アルドステロン症は RAA 系の亢進と低カリウム血症を特徴とするが，フィードバック機序が破綻した高血圧と尿細管異常などに起因する低血圧の 2 つの病態に分類される。高血圧には腎血管性高血圧，悪性腎硬化症，レニン産生腫瘍があり，とくに腎血管性高血圧は頻度が最も多く，とくに若年者に多い繊維筋性異形成による場合では，経皮的腎動脈形成術による狭窄の解除が有効である。低血圧の病態では Bartter 症候群や Gitelman 症候群など稀な先天性疾患のほかに，有効循環血液量の減少に対する代償機転がある。

2 エリスロポエチン

エリスロポエチンは腎臓の間質細胞で産生・分泌される造血刺激因子である。貧血および低酸素刺激によりエリスロポエチンの産生は亢進するが，慢性的な腎障害では産生が低下し腎性貧血となる。

3 ビタミン D

コレステロールから皮膚で合成されるビタミン D_3 は，肝臓と腎臓を経て活性型ビタミン D となり，生理的な活性を発揮する。ビタミン D は腸管と腎尿細管での Ca 吸収を促進させると同時に，骨への Ca 沈着を促進させる。

■ 文献

1) Hall JE（著）．石川義弘，岡村康司，尾仲達史，他（訳）．ガイトン生理学 原著第 13 版．東京：エルゼビア・ジャパン；2018.
2) Schrier RW（著）．南学正臣，奥田俊洋（監訳）．シュライアー腎臓病と病態生理．東京：メディカル・サイエンス・インターナショナル；2011.
3) 柴垣有吾．急性腎障害（AKI：acute kidney injury）の温故知新．日内会誌 2015;104:561-6.
4) 土井研人．急性腎障害の新たな診断と治療．日内会誌 2018;107:1944-9.
5) Park M, Sidebotham D. Metabolic alkalosis and mixed acid-base disturbance in anaesthesia and critical care. BJA Educ 2023;23:128-35.

V 腎

2 急性腎障害（AKI）

垣内大樹，本間康一郎

目標	● AKIを診断し，原因を鑑別することができる
	● AKIの予防・治療として，体液・循環管理や可逆的要因への対応ができる
	● AKIにおける腎代替療法の開始時期や施行方法を理解する

Key words 急性腎障害（AKI），バイオマーカー，輸液，腎代替療法（RRT），acute kidney disease（AKD）

はじめに

急性腎障害（acute kidney injury, AKI）は様々な病態を背景として発症する疾患スペクトラムの広い症候群であり，集中治療を要する重症患者の30〜60%に生じ，腎代替療法（renal replacement therapy, RRT）を要する場合の死亡率は40〜60%に及ぶ。AKIの診断・治療に必要な項目をここにまとめる。

I AKIの診断

1 診断基準

2004年のRIFLE基準と2007年のAcute Kidney Injury Network（AKIN）基準を統合する形で2012年にKidney Disease Improving Global Outcomes（KDIGO）基準が作成され，現在のスタンダードとなっている（表1）[1]。KDIGO基準ではAKIの定義にRIFLE基準の"血清クレアチニン値（SCr）1.5倍以上（7日以内）"とAKIN基準の"ΔSCr≧0.3 mg/dLの増加（48時間以内）"を引き継ぐことで，AKIの診断感度を高めた。KDIGO基準は院内死亡やRRTの予測に有用であり，AKIの診断にKDIGO基準を用いることが「AKI診療ガイドライン2016」で提案されている[2]。

2 バイオマーカー

KDIGO基準の限界として，SCrや尿量に異常が生じる前の腎障害（subclinical AKI）を検出できないことがあり，早期診断の目的で好中球ゼラチナーゼ結合性リポカリン（neutrophil gelatinase-associated lipocalin, NGAL）や肝臓型脂肪酸結合タンパク（liver-type fatty acid binding protein, L-FABP）といった尿細管障害を反映するバイオマーカーが検討されてきた。

日本では，尿中NGAL，尿中L-FABPが保険適用され，AKIの早期診断目的での使用が提案されている[2]。とくに尿中NGALは心臓外科術後や重症患者のAKIで早期に上昇し，AKI Stage 2〜3の予測能はAUC 0.75，感度95%のcutoff値は12 ng/mL，特異度95%のcutoff値は580 ng/mLと算出された[3]。

II AKIの原因

AKIを診断した後は，原因の鑑別と可逆的要因への対応が求められる。原因の鑑別は腎前性・腎性・腎後性に大別した後，各カテゴリー内で更に精査を進める（表2）。重症患者では複数の原因が重なることも多く，臨床経過や各検査を総合的に解釈する必要がある。ICUでは腎前性と腎性が多くみられ，具体的な原因は敗血症40.7%，体液量減少34.1%，薬剤性14.4%，心原性ショック13.2%，肝腎症候群3.2%，尿路閉塞1.4%と報告されている[4]。

1 腎前性AKI

腎前性AKIは腎灌流低下に起因し，原則的には腎実質の障害を伴わない。尿細管でナトリウムの再吸収が行われるため，ナトリウム排泄分画（fractional excretion

日本集中医療医学会専門医テキスト　第4版

表1　AKI の診断基準と病期分類[1]

指標	血清クレアチニン値 (SCr) や GFR			尿量
基準名	RIFLE（2004 年）	AKIN（2007 年）	KDIGO（2012 年）	RIFLE，AKIN，KDIGO で共通
定義	SCr ≧ 1.5 倍 or GFR 低下 > 25% （7 日以内）	SCr ≧ 1.5 倍 or △SCr ≧ 0.3 mg/dL の増加 （48 時間以内）	SCr ≧ 1.5 倍（7 日以内）or △SCr ≧ 0.3 mg/dL の増加 （48 時間以内）	0.5 mL/kg/hr 未満 （6 時間以上）
病期分類	◆ Risk SCr ≧ 1.5 倍 or GFR 低下 > 25%	◆ Stage 1 SCr 1.5 ～ 2 倍 or △ SCr ≧ 0.3mg/dL の増加	◆ Stage 1 SCr 1.5 ～ 1.9 倍 or △ SCr ≧ 0.3 mg/dL の増加	0.5 mL/kg/hr 未満 （6 時間以上）
	◆ Injury SCr ≧ 2 倍 or GFR 低下 > 50%	◆ Stage 2 SCr > 2 倍，≦ 3 倍	◆ Stage 2 SCr 2.0 ～ 2.9 倍	0.5 mL/kg/hr 未満 （12 時間以上）
	◆ Failure SCr ≧ 3 倍 or SCr ≧ 4mg/dL（0.5 mg/dL 以上の急性上 昇を伴う）or GFR 低下 > 75%	◆ Stage 3 SCr > 3 倍 or SCr ≧ 4 mg/dL（0.5 mg/dL 以上の急性上昇を伴う）or RRT 開始	◆ Stage 3 SCr ≧ 3.0 倍 or SCr ≧ 4 mg/dL or RRT 開始 or 18 歳未満：eGFR < 35 mL/min	0.3 mL/kg/hr 未満 （24 時間以上） or 無尿（12 時間以上）
	◆ Loss 持続する腎不全，RRT （> 4 週間）	◆ AKIN や KDIGO では ・Loss や ESKD は臨床的転帰であり，病期分類から除外された ・SCr と GFR の関係が一致せず，GFR が指標から除外された ・RRT が開始された場合には，Stage 3 に分類する		尿量のみで診断する場合，体液量が適切に是正され，尿路閉塞が除外される必要がある
	◆ ESKD 末期腎不全，RRT （> 3 か月）			

AKIN, Acute Kidney Injury Network; ESKD, end stage kidney disease; GFR, glomerular filtration rate; KDIGO, Kidney Disease Improveing Global Outcomes; RIFLE, risk, iinjury, failure, loss, end stage renal disease; RRT, renal replacement thearpy; SCr, serum creatinene.

of sodium, FENa）1%未満が診断の参考となる。ナトリウム排泄が増加するループ利尿薬使用下では，尿素窒素排泄分画（fractional excretion of urea nitrogen, FEUN）35%未満も参考となる。原因としては血管内容量減少，心拍出量低下，全身性血管拡張，腎灌流圧低下が挙げられる。心不全による腎灌流低下には心拍出量低下だけでなく，うっ血（静脈圧上昇）による動静脈圧較差の減少も関与している。早期治療により速やかに改善する（2 ～ 3 日以内）が，腎灌流低下が続くと急性尿細管壊死へ進行するため注意する。

2 腎性 AKI

　腎性 AKI は尿細管や間質，糸球体，血管の障害で生じ，急性尿細管壊死（acute tubular necrosis, ATN），急性間質性腎炎（acute interstitial nephritis, AIN），糸球体腎炎（glomerulonephritis, GN），血管障害が主な病態である。ATN は AKI の 45 ～ 50%を占める代表的な病態である。AIN や GN，血管障害は AKI の 1 ～ 4%と比較的稀であるが，いずれも疑わなければ診断が困難であり治療も異なるため，重要な鑑別疾患である。
　腎性 AKI の診断に尿検査が有用であり，尿定性・沈渣における特徴的所見，尿細管障害（ナトリウム再吸収障害）による FENa 1 % 以上，尿中 N-acetyl-β-D-glucosaminidase（NAG）や尿中 β_2 ミクログロブリン上昇が参考となる。尿中 NGAL も尿細管障害を反映し，腎前性 AKI で軽度上昇（中央値 31.3 μg/L），腎性 AKI で高度上昇（中央値 255.6 μg/L）するため鑑別に有用であるが[5]，エビデンスはまだ限定的である。

1 急性尿細管壊死（ATN）

　ATN は虚血や炎症，腎毒性物質により尿細管上皮細胞の壊死が生じる病態であり，尿細管上皮の脱落および尿細管内腔の閉塞により糸球体濾過量（glomerular filtration rate, GFR）が低下する。尿沈渣では尿細管上皮細胞と顆粒円柱（muddy brown cast）を認め，尿濃縮能低下で尿浸透圧 < 300 mOsm/kg となる。原因としては，敗血症，虚血・ショック，薬剤（造影剤，アミノグリコシド，白金製剤），横紋筋融解症，腫瘍崩壊症候群が挙げられる。

2 急性間質性腎炎（AIN）

　AIN では，間質や尿細管への炎症細胞浸潤により腎障害が生じる。古典的三徴（発熱，皮疹，好酸球増多症）は 10 ～ 30%にしか認めない。原因の 70%は抗菌薬等の薬剤性であり，薬剤投与から数日～数週間後に AKI

表2 AKIの病因分類と原因

病因分類	原因	疾患
腎前性	血管内容量減少	出血，外傷，熱傷，脱水，嘔吐，下痢，利尿過多（利尿薬，DKA/HHS）
	心拍出量低下	心不全，急性心筋梗塞，心タンポナーデ，重症肺血栓塞栓症
	全身性血管拡張	敗血症，アナフィラキシー，肝硬変
	腎灌流圧低下	うっ血性心不全，腹部コンパートメント症候群
		【薬剤性】 輸入細動脈の収縮：NSAIDs，COX-2阻害薬，カルシニューリン阻害薬（シクロスポリン，タクロリムス） 輸出細動脈の拡張：ACE阻害薬，ARB
腎性	急性尿細管壊死	虚血・ショック（腎前性AKIの遷延，膵炎，産科危機的出血），横紋筋融解症，腫瘍崩壊症候群
		薬剤性：抗菌薬（とくにアミノグリコシド，バンコマイシン，コリスチン），アムホテリシンB，造影剤，白金製剤，麻酔薬，重金属
	尿細管閉塞	横紋筋融解，ヘモグロビン尿，腫瘍崩壊症候群，多発性骨髄腫，エチレングリコール，薬剤性（ST合剤，メトトレキサート）
	急性間質性腎炎	薬剤性：抗菌薬（とくにβラクタム系，ST合剤，キノロン，バンコマイシン，リファンピシン），PPI，NSAIDs，利尿薬，免疫チェックポイント阻害薬
		自己免疫疾患（サルコイドーシス，シェーグレン症候群，IgG4関連疾患），感染症（レジオネラ，結核，CMV，EBV，レプトスピラ）
	糸球体腎炎	感染関連糸球体腎炎（連鎖球菌，ブドウ球菌），急速進行性糸球体腎炎（ANCA関連血管炎，SLE，Goodpasture症候群），感染性心内膜炎，IgA腎症
	血管障害	小血管障害：TMA（TTP，HUS，HELLP症候群，膠原病），コレステロール塞栓症 大血管障害：腎梗塞，腹部大動脈瘤，大動脈解離
腎後性	上部尿路閉塞	腎乳頭壊死，腎/尿管結石，後腹膜線維症（IgG4関連疾患，放射線治療，悪性腫瘍），尿管癌
	下部尿路閉塞	前立腺肥大/前立腺癌，子宮頸癌/子宮脱，膀胱癌/神経因性膀胱，薬剤性（抗コリン薬，抗ヒスタミン薬，オピオイド）

ACE, angiotensin-converting enzyme; AKI, acute kidney injury, ANCA, anti-neutrophil cytoplasmic antibody; ARB, angiotensin receptor blocker; CMV, cytomegalovirus; COX-2, cyclooxygenase-2, DKA, diabetic ketoacidosis; HELLP, hemolysis,elevated liver enzymes, and low platelet count; HHS, hyperglycemic hyperosmolar state; HUS, hemolytic uremic syndrome; IgA, Immunoglobulin A; IgG4, immunoglobulin G4; NSAIDs, non-steroidal anti-inflammatory drugs; PPI, proton pump inhibitor; SLE, systemic lupus erythematosus; ST, trimethoprim-sulfamethoxazole; TMA thrombotic microangiopathy; TTP, thrombotic thrombocytopenic purpura.

が生じ，尿中白血球陽性やタンパク尿を認めるが，細菌尿はない場合にAINを疑う。尿中好酸球は感度31%特異度68%であり，偽陰性に注意する。薬剤性の場合，原因薬剤中止により改善するが，回復まで数週間〜数か月かかることもあり，ステロイド投与が選択肢となる。

③ 糸球体腎炎（GN）

GNでは糸球体に炎症が生じ，基底膜，メサンギウム，毛細血管内皮が障害される。尿定性でタンパク尿および血尿，尿沈渣で変形赤血球や赤血球円柱を認める。急性糸球体腎炎（acute glomerulonephritis, AGN）は連鎖球菌やブドウ球菌の感染後に日〜週単位で増悪する。急速進行性糸球体腎炎（rapidly progressive glomerulonephritis, RPGN）は週〜月単位で進行し，抗好中球細胞質抗体（anti-neutrophil cytoplasmic antibody, ANCA）関連血管炎，全身性エリテマトーデス（systemic lupus erythematosus, SLE），Goodpasture症候群に合併する。どちらも血液検査と腎生検で確定診断し，AGNは対症療法が基本だが，RPGNはステロイドやシクロホスファミド，血漿交換での治療を要する。

④ 血管障害

微小血管障害（thrombotic microangiopathy, TMA）や大血管障害（腎梗塞，腹部大動脈瘤，大動脈解離）により腎障害が生じる。微小血管障害では溶血性貧血（破砕赤血球）や血小板減少が特徴的である。コレステロール塞栓症もAKIの原因となり，血管内治療/血管手術後にAKIおよび皮膚症状（網状皮斑，blue toe syndrome，四肢末梢の壊死）を認める。TMAやコレステロール塞栓症は腎生検で確定診断し，大血管障害の診断にはCT検査を要する。

⑤ 尿細管閉塞

尿細管内腔にタンパク質や結晶が沈殿し閉塞が生じる。原因としてはATNと重複するものが多く，横紋筋融解症（ミオグロビン尿），ヘモグロビン尿，腫瘍崩壊症候群（尿酸，リン酸カルシウム），多発性骨髄腫（モノクロナール軽鎖），エチレングリコール（シュウ酸カルシウム），薬剤性があり，原因除去および十分な輸液が重要となる。

3 腎後性 AKI

腎後性 AKI では，腎盂～外尿道口における閉塞により尿細管管腔内圧が上昇し，GFR が低下する。上部尿路閉塞（腎盂～尿管）と下部尿路閉塞（膀胱～外尿道口）に分け，腎臓～膀胱の超音波検査や CT/MRI で診断する。下部尿路閉塞は尿道カテーテルや膀胱瘻で通常解除できるが（留置中のカテーテル閉塞に注意），上部尿路閉塞は尿管ステントや腎瘻を要する。

Ⅲ AKI の予防・治療

AKI の予防・治療の基本は体液および循環管理，腎毒性物質の回避・中止，血糖管理であり，原因疾患の治療と共に行う。ここでは，栄養，代謝性アシドーシスに対する重炭酸投与，病態別の治療に関しても取り上げる。

1 体液・循環管理

① 輸液

輸液により適切な体液量を維持し，体液量の減少および過剰を回避する（XX 章 -1「輸液」参照）。

(a) 体液量減少

血圧低下や乳酸値上昇などの組織低灌流所見がある場合は迅速に十分な輸液を行う。敗血症では 30 mL/kg の晶質液を 3 時間以内に投与することが望ましい。この他，体液喪失量を検討し，維持輸液（25 ～ 30 mL/kg/day）に加えて投与する。

(b) 体液過剰

体液過剰は静脈圧を上昇させ腎灌流圧低下をきたし，AKI を増悪させるため，十分に蘇生された患者では輸液を制限し，体液バランスを調整する。AKI が生じた体液量減少のない重症患者を対象とした pilot RCT では，制限輸液は通常輸液と比べ，介入 72 時間後の累積バランスが有意に低下し，RRT 施行率も低下した[6]。この他，挿管患者を対象とした RCT では制限輸液は通常輸液に比して死亡率を低下させる傾向があったものの，有意差はなく，さらなる研究を要する結果となった[7]。

(c) 過不足のない輸液

制限輸液の検討は行われているが，輸液が必要な時期に不十分な輸液となることは避けるべきであり，例えば腹部手術周術期で麻酔導入から制限輸液を行うと AKI リスクが上昇する[8]。

そこで，病態のフェーズに合わせて過不足なく輸液を行うことが重要となる。近年は ROSE と略される rescue，optimization，stabilization，evacuation の 4 段階が提示され，rescue 期では迅速な大量輸液，optimization 期では組織灌流の最適化に必要な量の輸液，病態が安定する stabilization 期では輸液を最小限とし，evacuation 期では必要に応じて利尿・除水を行う。

(d) 輸液の指標

血圧や脈拍数，尿量に加え，乳酸値や動的指標〔一回拍出量変化（storoke volume variation，SVV），脈圧変動（pulse pressure variation，PPV），受動的下肢挙上テスト（passive leg raising，PLR）〕を組み合わせて輸液を行う。体液過剰の把握には体液バランスや胸部 X線（心胸郭比），BNP が有用である。尿量では AKI の定義である 0.5 mL/kg/h が参考となるが，この値は経験的に算出されており検証が乏しく，今後の研究が求められる。このほか，輸液反応性がない場合や輸液反応性があっても輸液の必要性が乏しい場合は必ずしも輸液するべきではない点に注意する。

(e) 輸液の種類

初期蘇生に用いる輸液には，出血性ショック以外では膠質液ではなく晶質液を用いる。その晶質液のうち，生理食塩水（以下，生食）と，乳酸リンゲル液などの調整晶質液（balanced crystalloids）のどちらを用いるべきかに関し議論が続いている。生食に多く含まれる Cl は輸入細動脈を収縮し GFR を低下させる懸念があり，生食と調整晶質液を比較した RCT が複数実施された。メタアナリシスの結果，調整晶質液は生食に比べ死亡率や AKI 発症率を低下させる傾向があった[9]。ただし，頭部外傷のサブグループでは調整晶質液により死亡率が上昇する傾向があり，今後の研究が必要である。

膠質液に関しては，ヒドロキシエチルスターチ（HES）は重症患者において死亡率，AKI 発症率，RRT 施行率を増加させるため使用しないことが推奨されている。アルブミンは死亡率，AKI 発症率，RRT 施行率を改善させないが，輸液量減少の効果はあるため，敗血症で大量輸液を要する患者では使用が検討される。

② 循環作動薬

十分な輸液を行った後も心拍出量や血圧が保たれない場合，循環作動薬を投与し腎灌流圧を保つ。

心拍出量に関しては心係数（cardiac index，CI）≤ 2.5 L/min/m^2 の場合に強心薬（ドブタミン，アドレナリン）が考慮される。心臓外科術後で AKI リスクのある患者が CI ≤ 2.5 L/min/m^2 の場合に強心薬を使用したところ，AKI 発症率が低下した報告がある（PrevAKI-mc trial）。

血液分布異常に伴う血圧低下に対しては昇圧薬（ノルアドレナリン，バソプレシン）を投与する。敗血症性ショックでは MAP 65 mmHg が初期目標であるが，高血圧の既往がある場合，MAP を上昇させると AKI 発症

率が低下する可能性があり，今後は目標血圧の個別化に関する研究が求められる。また，バソプレシンは輸出細動脈を収縮し GFR を上昇させる作用があり，敗血症性ショックでは RRT 施行率低下，心臓外科術後では AKI 発症率低下の効果が報告されている。

なお，ドパミンは低用量で腎血流量増加・腎保護作用が期待されたが，複数の臨床試験で AKI 発症率や RRT 施行率の低下を認めず，不整脈や心筋虚血といった有害性が指摘され，現在は AKI の予防および治療目的での使用はしないことが推奨されている。

❸ 利尿薬

利尿薬は AKI において RRT 施行率や死亡率を改善しないが，体液過剰の患者ではうっ血の改善，人工呼吸器離脱といった効果がある。そこで，利尿薬に反応する患者において体液過剰の管理・回避目的での利尿薬使用が提案されている[10]。

（a）ループ利尿薬

集中治療では主にループ利尿薬が頻用されるが，フロセミドの投与方法には議論が残る。ボーラス投与は血中濃度を早期に高める一方，持続投与の方が尿量は多く，耐性や耳毒性は少ない傾向にある。そのため，まず 20 ～ 40 mg（腎機能や体重に応じ 100 mg まで可）を静注し，2 時間で反応尿（100 ～ 150 mL/hr）がある場合，持続静注（2 ～ 40 mg/hr）を行う方法がある。240 mg/hr を超える速度や 1 日 1,000 mg を超える高用量投与は耳毒性につながるため行わない。

また，AKI の重症化を予測する方法として，フロセミド負荷試験（furosemide stress test, FST）が有用である。AKI Stage 1 ～ 2 の患者に対し，ループ利尿薬未使用の場合 1 mg/kg，7 日以内にループ利尿薬使用がある場合 1.5 mg/kg のフロセミドを単回投与し，尿量が 2 時間で 200 mL 未満の場合，AKI Stage 3 への進行を予測できた（感度 87.1%，特異度 84.1%）[11]。FST は複数の検証が行われ，有用性が認められている。

フロセミドはアルブミンと結合して運搬され効果を発揮するため，アルブミンとフロセミドの併用療法が検討され，メタアナリシスでは尿量増加効果が報告されている。とくに低アルブミン血症（< 2.5g /dL）やアルブミン投与量が十分に行われた際（> 30 g）に有用である。

（b）その他の利尿薬

サイアザイド系利尿薬，カリウム保持性利尿薬，バソプレシン受容体拮抗薬，炭酸脱水酵素阻害薬，SGLT2 阻害薬があるが，集中治療領域でのエビデンスは不十分であり，電解質，酸塩基平衡，併存疾患を考慮し，必要に応じて使用を検討する。

心房性利尿ペプチド（atrial natriuretic peptide, ANP）は輸入細動脈拡張，輸出細動脈収縮による GFR 増加，ナトリウム利尿効果がある一方，血管拡張による血圧低下のリスクがあり，AKI に対しては低用量（≦ 0.05 μg/kg/min）での使用が検討された。心臓外科術後では AKI 発症率，RRT 施行率の低下を認めたが，RCT の質や症例数の観点から，現時点では明確な推奨はなく，今後の研究が求められる。

2 腎毒性物質の回避 / 中止，薬剤調整

腎前性，腎性に関与する薬剤（表2）は注意が必要であり，AKI の原因である場合は可能な限り速やかに中止する。バンコマイシンやアミノグリコシドは治療薬物モニタリング（therapeutic drug monitoring, TDM）でトラフ値が安全域を超えないよう管理すると腎毒性リスクは低減する。抗菌薬などの薬剤は腎機能に応じて用量調整する。

造影剤腎症は重症患者において 2 ～ 18% に発症するとされていたが，近年は造影剤で AKI 発症率が上昇しない可能性も指摘され議論が残る。造影剤腎症のリスク因子は CKD，糖尿病，高齢，腎毒性物質，イオン性高浸透圧性造影剤，血管内脱水，心不全であり，とくに eGFR ≦ 45 mL/min/1.73m^2 の患者では RRT 施行率が上昇する（6.7% vs. 2.5%）という報告もある。造影剤投与が必要な場合，輸液による血管内容量の是正や腎毒性物質の中止をした上で，非イオン性低浸透圧 / 等浸透圧性造影剤を可能な限り減量して使用する。

3 血糖管理・栄養

高血糖は AKI 発症のリスクとなるため，KDIGO ガイドラインでは目標血糖値 110 ～ 149 mg/dL が提案されたが[1]，Surviving Sepsis Campaign Guidelines 2021 では低血糖リスクも鑑みて目標血糖値 144 ～ 180 mg/dL の管理が推奨されている。

栄養に関しては，エネルギー摂取量は 20 ～ 30 kcal/kg/day，タンパク質は RRT なしの場合 0.8 ～ 1.0 g/kg/day，RRT を要する場合 1.0 ～ 1.5 g/kg/day，CRRT の場合最大 1.7 g/kg/day を投与することが KDIGO ガイドラインで提案されている[1]。基本的にはタンパク制限はせず，RRT ではアミノ酸喪失も考慮して投与する。

4 代謝性アシドーシス・重炭酸投与

代謝性アシドーシスは循環動態の不安定や細胞障害につながるため，重炭酸投与を行うかに関して議論が続いている。代謝性アシドーシス（pH ≦ 7.2）を伴う重症患者を対象とした RCT では，重炭酸ナトリウム投与（目標 pH ≧ 7.3）は死亡率や臓器不全を有意には改善しな

かったが，AKI Stage 2 〜 3 のサブグループで死亡率や RRT 施行率が低下した[12]。そこで，AKI Stage 2 〜 3 を対象とした RCT（BICARICU-2 trial）が進行中であり，結果が待たれる。

5 病態別の治療

1 心腎症候群

ICU では急性心不全により AKI が生じる type 1，AKI により心機能障害が生じる type 3，敗血症などの全身疾患により AKI および心機能障害が生じる type 5 を認める。type 1 は循環管理，type 3 は AKI 治療が主となるが，どちらも利尿薬や RRT を考慮する。

2 肝腎症候群

肝硬変に伴う末梢血管拡張と RAA 系亢進による腎血管収縮が腎前性 AKI を引き起こす。増悪時には細菌性腹膜炎や消化管出血の関与に注意する。治療は体液量是正，アルブミン補充，昇圧薬があるが，重症の場合は経頸静脈的肝内門脈大循環短絡術，RRT，肝移植を要する。

3 横紋筋融解

外傷，虚血・再灌流，薬剤などで生じ，CK > 5,000 U/L や McMahon スコア ≧ 6 点では死亡や RRT のリスクが高く，晶質液 400 mL/hr の大量輸液を行い 1 〜 3 mL/kg/hr の尿量を得ることでミオグロビンなどの排泄を促す。尿アルカリ化は選択肢となるが，有用性を示すエビデンスが乏しく議論が残る。体液や電解質の管理が困難な場合，利尿薬や RRT を考慮する。

4 腫瘍崩壊症候群

腫瘍細胞の崩壊に伴い細胞内容物が流出し，尿酸やリン酸カルシウムによる尿細管障害，高カリウム血症，全身炎症が生じる。晶質液 2,000 〜 3,000 mL/m^2/day の大量輸液で 80 〜 100 mL/m^2/hr の尿量を得て尿酸やリン酸カルシウムを排泄し，ラスブリカーゼやフェブキソスタットで尿酸を降下させる。体液や電解質の管理が困難な場合，RRT を考慮する。

Ⅳ 腎代替療法（RRT）

AKI が重症化すると体液過剰となり，カリウムや不揮発酸，尿素窒素などの排泄ができず，生体の恒常性を保つことが困難となる。その支持療法として RRT があり，ここでは RRT の開始時期，方法，血液浄化量に関して取り上げる。（Ⅴ章 -5 「急性血液浄化法」参照）

1 開始時期

AKI における RRT の適応（表 3）[13] としては，難治性の高カリウム血症，代謝性アシドーシス，肺水腫，尿毒

表3 AKI に対する RRT の適応[13]

絶対適応	高カリウム血症（≧ 5.5 〜 6.5 mEq/L）[*1] 代謝性アシドーシス（pH ≦ 7.15 〜 7.2）[*1] 肺水腫，溢水[*1] 尿毒症（心膜炎，出血，脳症）
その他の適応	KDIGO Stage 3 かつ BUN > 112 mg/dL or 72 時間以上の乏尿[*2]

[*1]：標準治療に奏功しない難治性の状態
[*2]：尿量 < 0.3 mL/kg/hr or < 500 mL/day

症といった絶対適応に加え，AKIKI-2 trial で提示された KDIGO Stage 3 かつ，BUN > 112 mg/dL または 72 時間以上の乏尿といった基準[14] も考慮する。難治性とは原因疾患の治療や標準的な内科治療でも改善しない状態を指す。実臨床で RRT を検討する際には検査値に加え臨床経過や病態，心電図所見などを踏まえて総合的に判断する。

この絶対適応よりも早期の RRT について，近年，複数の RCT が行われた（表 4）。まず，単施設の RCT である ELAIN trial では主に術後患者を対象として，KDIGO Stage 2 を早期 RRT 開始基準とした場合，KDIGO Stage 3 の開始基準と比して，有意に死亡率が低下した[15]。一方，KDIGO Stage 2 〜 3 を早期 RRT 開始基準とした STARRT-AKI では内科・外科患者ともに対象とし，症例数は最多であったが，死亡率の低下は認めなかった[16]。さらに，早期 RRT 開始基準に KDIGO Stage 3 を用いた AKIKI[17]，RIFLE Failure を用いた IDEAL-ICU[18] では，主に敗血症患者を対象としたが，死亡率の低下は認められなかった。

このように，ELAIN 以外では早期 RRT の有効性を示せず，基本的に絶対適応より早期の RRT を推奨する根拠は乏しい。絶対適応を用いると，早期 RRT と比較して 40 ％近くの患者が RRT を回避でき，長期的な腎機能改善や RRT 離脱率上昇の効果も指摘されている。

ELAIN に関しては，主に術後患者（心臓外科術後が 47 ％）において NGAL を用いて患者選択をしており，結果の一般化は難しい。しかし，早期 RRT により人工呼吸器離脱が早まり，interleukin（IL）-6 や IL-8 が低下したという結果が報告されており[15]，今後のさらなる研究が期待される。

この他，AKIKI-2 では "KDIGO Stage 3 かつ，BUN > 112 mg/dL または 72 時間以上の乏尿" という RRT 開始基準と，さらに遅らせた "BUN > 140 mg/dL または絶対適応" という基準を比べたところ，後者は前者と比して死亡率が上昇することが示された[14]。そのため，KDIGO Stage 3 かつ，BUN > 112 mg/dL または 72 時間以上の乏尿という基準も RRT の適応として考慮される。

腎 Ⅴ

表4 AKI の RRT 開始基準に関する RCT

	ELAIN (2016)[15]	STARRT-AKI (2020)[16]	AKIKI (2016)[17]	IDEAL-ICU (2018)[18]	AKIKI-2 (2021)[14]
研究デザイン 症例数 患者背景	単施設 RCT 231 外科系 94% 敗血症 32%	多施設 RCT 2927 敗血症 58% 内科系 67% 外科系 33%	多施設 RCT 620 敗血症 80% 外科系 20%	多施設 RCT 488 敗血症 100%	多施設 RCT 278 敗血症性ショック 58% ARDS 37%
介入群の RRT 基準	KDIGO Stage 2 かつ 血清 NGAL > 150 ng/dL	KDIGO Stage 2 or 3	KDIGO Stage 3	RIFLE Failure	KDIGO Stage 3 かつ BUN > 112 mg/dL or 乏尿 72 時間以上
対照群の RRT 基準	KDIGO Stage 3 or 絶対適応	絶対適応 or 72 時間 AKI 持続	絶対適応 or BUN > 112 mg/dL or 乏尿 72 時間以上	絶対適応 or 48 時間で改善なし	絶対適応 or BUN > 140 mg/dL
RRT 施行率	介入 100%, 対照 91%	介入 97%, 対照 62%	介入 98%, 対照 51%	介入 97%, 対照 62%	介入 98%, 対照 79%
死亡率	介入 39% vs. 対照 55% (90 日死亡率, p = 0.03)	介入 44% vs. 対照 44% (90 日死亡率, p = 0.92)	介入 49% vs. 対照 50% (60 日死亡率, p = 0.79)	介入 58% vs. 対照 54% (90 日死亡率, p = 0.38)	介入 44% vs. 対照 55% (60 日死亡率, p = 0.071 *)

＊：多変量解析では 60 日死亡率の HR 1.65（95% CI 1.09 ～ 2.50），p = 0.018 であり，対照群で有意に死亡率が上昇すると結論づけた。

表5 RRT の方法

	IHD	SLED	CRRT
施行時間（/ 日）	3 ～ 6 時間	6 ～ 16 時間	24 時間
溶質除去	拡散*	拡散*	拡散 and/or 濾過
血液流量（mL/min）	200 ～ 500	200 ～ 400	100 ～ 300
透析液流量（mL/min）	300 ～ 800	100 ～ 300	10 ～ 14（海外 17 ～ 100）
補液流量（mL/min）	—	—	

＊：主に拡散であるが，濾過を加えた HDF や SLED-f も使用できる。

2 RRT の方法（表 5）

間欠的血液透析（intermittent hemodialysis, IHD）は高い血液流量と透析液流量により短時間で急速に血液を浄化できるが，循環変動や透析後のリバウンド現象，不均衡症候群による脳浮腫リスクという欠点もある。

持続的腎代替療法（continuous renal replacement therapy, CRRT）は血液浄化量（透析液流量＋補液流量）が血液流量より少なく，クリアランスは血液浄化量に規定され，溶質除去の速度は遅いが，循環変動は小さく，脳浮腫リスクも低い。

長時間の拘束や抗凝固薬曝露という観点では，IHD より CRRT の方が負担となるため，緩徐低効率血液透析（sustained low efficiency dialysis, SLED）という IHD と CRRT の中間となる方法があり，CRRT より 10 倍以上も血液浄化量が多く，循環動態への影響は IHD より抑えられるという特徴がある。

どの透析方法でも AKI 患者の予後に有意差はなく，循環動態の安定した症例では IHD，SLED，CRRT のいずれを選択してもよいが，循環動態が不安定な症例や脳圧亢進・脳浮腫を伴う場合は CRRT が望ましいと考えられる。

3 血液浄化量

CRRT の血液浄化量に関する RCT として ATN trial（20 mL/kg/hr vs. 35 mL/kg/hr）と RENAL trial（25 mL/kg/hr vs. 40mL/kg/hr）があるが[19), 20)]，どちらも死亡率に有意差はなく，KDIGO ガイドラインでの血液浄化量の推奨は 20 ～ 25 mL/kg/hr となっている。日本の保険診療で認められる血液浄化量は 10 ～ 15 mL/kg/hr（15 ～ 20 L/day）と少ないが，観察研究ではこの浄化量でも死亡率の有意な増加は認めず，今後の研究が必要である。なお，高カリウム血症や代謝性アシドーシスなどで血液浄化量を多くする必要がある症例もあり，全身状態を鑑みて RRT の方法や浄化量を判断する。

IHD では Kt/V 3.9/week が推奨されている。Kt/V は透析前後での BUN，透析時間，除水量，透析後体重を基に計算でき，主に慢性維持透析患者において使用されている。

303

日本集中医療医学会専門医テキスト　第4版

Ⅴ 長期予後，フォローアップ

　AKI は治療が奏功すると数日〜数か月かけて回復することが多く，RRT を要した患者でも生存退院時には86％が RRT を離脱する。しかし，AKI は CKD や末期腎不全，死亡といった長期予後において独立したリスク因子であり[21]，AKI 患者の長期的なフォローアップが注目されている。近年では AKI と CKD の間を補完する形で，90 日未満続く腎障害を acute kidney disease（AKD）と定義し，AKI・AKD → CKD と一貫して診療することで長期予後を改善する試みが行われている。今後は集中治療医と腎臓内科医との連携が一層重要となり，急性期だけでなく慢性期に向けての治療方針に関して議論を重ねる必要がある。

■文献

1) Kidney Disease: Improving Global Outcomes (KDIGO) Acute Kidney Injury Work Group. KDIGO Clinical Practice Guideline for Acute Kidney Injury. Kidney Int 2012:2(Suppl);1–138.
2) AKI（急性腎障害）診療ガイドライン作成委員会（編）．AKI（急性腎障害）診療ガイドライン 2016．日腎会誌 2017;59: 419-533.
3) Albert C, Zapf A, Haase M, et al. Neutrophil Gelatinase-Associated Lipocalin Measured on Clinical Laboratory Platforms for the Prediction of Acute Kidney Injury and the Associated Need for Dialysis Therapy: A Systematic Review and Meta-analysis. Am J Kidney Dis 2020; 76:826-41.e1.
4) Hoste EA, Bagshaw SM, Bellomo R, et al. Epidemiology of acute kidney injury in critically ill patients: the multinational AKI-EPI study. Intensive Care Med 2015;41:1411-23.
5) Singer E, Elger A, Elitok S, et al. Urinary neutrophil gelatinase-associated lipocalin distinguishes pre-renal from intrinsic renal failure and predicts outcomes. Kidney Int 2011;80:405-14.
6) Vaara ST, Ostermann M, Bitker L, et al; REVERSE-AKI study team. Restrictive fluid management versus usual care in acute kidney injury (REVERSE-AKI): a pilot randomized controlled feasibility trial. Intensive Care Med 2021;47:665-73.
7) Bollaert PE, Monnier A, Schneider F, et al. Fluid balance control in critically ill patients: results from POINCARE-2 stepped wedge cluster-randomized trial. Crit Care. 2023;27:66.
8) Myles PS, Bellomo R, Corcoran T, et al; Australian and New Zealand College of Anaesthetists Clinical Trials Network and the Australian and New Zealand Intensive Care Society Clinical Trials Group. Restrictive versus Liberal Fluid Therapy for Major Abdominal Surgery. N Engl J Med 2018;378:2263-74.
9) Hammond NE, Zampieri FG, Di Tanna GL, et al. Balanced Crystalloids versus Saline in Critically Ill Adults - A Systematic Review with Meta-Analysis.

NEJM Evid 2022;1:EVIDoa2100010.
10) Joannidis M, Druml W, Forni LG, et al. Prevention of acute kidney injury and protection of renal function in the intensive care unit: update 2017 : Expert opinion of the Working Group on Prevention, AKI section, European Society of Intensive Care Medicine. Intensive Care Med 2017;43:730-49.
11) Chawla LS, Davison DL, Brasha-Mitchell E, et al. Development and standardization of a furosemide stress test to predict the severity of acute kidney injury. Crit Care 2013;17:R207.
12) Jaber S, Paugam C, Futier E, et al; BICAR-ICU Study Group. Sodium bicarbonate therapy for patients with severe metabolic acidaemia in the intensive care unit (BICAR-ICU): a multicentre, open-label, randomised controlled, phase 3 trial. Lancet 2018;392:31-40.
13) Gaudry S, Palevsky PM, Dreyfuss D. Extracorporeal Kidney-Replacement Therapy for Acute Kidney Injury. N Engl J Med 2022;386:964-75.
14) Gaudry S, Hajage D, Martin-Lefevre L, et al. Comparison of two delayed strategies for renal replacement therapy initiation for severe acute kidney injury (AKIKI 2): a multicentre, open-label, randomised, controlled trial. Lancet 2021;397:1293-300.
15) Zarbock A, Kellum JA, Schmidt C, et al. Effect of Early vs Delayed Initiation of Renal Replacement Therapy on Mortality in Critically Ill Patients With Acute Kidney Injury: The ELAIN Randomized Clinical Trial. JAMA 2016;315:2190-9.
16) Bagshaw SM, Wald R, Adhikari NKJ, et al; STARRT-AKI Investigators; Canadian Critical Care Trials Group; Australian and New Zealand Intensive Care Society Clinical Trials Group; United Kingdom Critical Care Research Group; Canadian Nephrology Trials Network; Irish Critical Care Trials Group. Timing of Initiation of Renal-Replacement Therapy in Acute Kidney Injury. N Engl J Med 2020;383:240-51.
17) Gaudry S, Hajage D, Schortgen F, et al; AKIKI Study Group. Initiation Strategies for Renal-Replacement Therapy in the Intensive Care Unit. N Engl J Med 2016;375:122-33.
18) Barbar SD, Clere-Jehl R, Bourredjem A, et al; IDEAL-ICU Trial Investigators and the CRICS TRIGGERSEP Network. Timing of Renal-Replacement Therapy in Patients with Acute Kidney Injury and Sepsis. N Engl J Med 2018;379:1431-42.
19) Palevsky PM, Zhang JH, O'Connor TZ, et al; VA/NIH Acute Renal Failure Trial Network. Intensity of renal support in critically ill patients with acute kidney injury. N Engl J Med 2008;359:7-20.
20) Bellomo R, Cass A, Cole L, et al; RENAL Replacement Therapy Study Investigators. Intensity of continuous renal-replacement therapy in critically ill patients. N Engl J Med 2009;361:1627-38.
21) Coca SG, Singanamala S, Parikh CR. Chronic kidney disease after acute kidney injury: a systematic review and meta-analysis. Kidney Int 2012;81:442-8.

■重要論文■

◆代謝性アシドーシスに対する重炭酸ナトリウム投与（BICAR-ICU）：全患者での死亡率改善は認めなかったが，AKI Stage 2 ～ 3 で死亡率，RRT 施行率が改善した。BICARICU-2 の結果が待たれる。（→文献 12）

◆腎代替療法の遅延戦略（delayed vs. more-delayed strategy）（AKIKI 2）：AKI Stage 3 の患者において，more-delayed（BUN > 140 mg/dL or 絶対適応）は delayed（BUN > 112 mg/dL or 72 時間以上の乏尿）と比し死亡率が上昇した。（→文献 14）

◆術後患者に対する早期腎代替療法の有用性（ELAIN）：主に術後に KDIGO Stage 2 かつ血清 NGAL > 150 ng/dL の患者で，8 時間以内の RRT（早期群）は Stage 3 または絶対適応での RRT（遅延群）と比し死亡率が低下した。（→文献 15）

V 腎

3 慢性腎臓病（CKD）

是枝大輔

目　標

- 慢性腎臓病（CKD）の定義と分類に関して簡単に説明できる
- CKD に並存する各種の病態を挙げることができる
- CKD に併存する病態の増悪を予防する管理ができる
- CKD 患者の急性腎障害（AKI）発症リスク因子を認識し適切な予防的・治療的介入を行うことができる

Key words 急性腎障害, 臓器灌流量・灌流圧, 臓器連関, 慢性腎臓病

はじめに

腎臓は体液, 電解質, 酸塩基平衡, 内分泌, 骨代謝などの調節に極めて重要な役割を果たしており, 慢性腎臓病（chronic kidney disease, CKD）, および末期腎不全（end-stage kidney disease, ESKD）では, それらの機能低下に関連する様々な異常が生じる。

CKD および ESKD 患者はその特性により心血管系をはじめとする慢性・急性の多臓器障害を合併するリスクを持ち, ICU 入室や死亡のリスクが高い[1]～[3]。本項では, ICU に入室する CKD/ESKD 患者の管理上の注意点について, CKD の疫学的情報, 定義, 重症度分類, ICU 管理上での重要な併存疾患病態, CKD と急性腎障害（acute kidney injury, AKI）の関連についてまとめ, 最後に ICU に入室した CKD 患者の管理上の要点について述べる。

I CKD の疫学

わが国では新規透析導入患者数は 2008 年まで毎年増加していたが, 2009 年以後は増減を繰り返しており, 全体としての維持透析患者数はまだ増加傾向にあるものの, 2021 年をピークに患者数が減少すると予測されている[4]。最新の維持透析患者数は 2020 年末には 33.6 万人となり, 人口 100 万人当たりの患者数は 2,754 例と非常に高く, 台湾に次いで世界 2 位となっている。血液透析の導入となる患者の原疾患としては, 2020 年では糖尿病性腎症 39.5％, 慢性糸球体腎炎 25.3％, 腎硬化症 12.1％となっており, 依然として糖尿病や高血圧といった慢性疾患の関与が強く認められている[5]。

とくに高齢の ESKD 患者は, 糖尿病や心血管病等を抱えることが多いため, 重篤な合併症を発症し集中治療の対象となることが少なくない。その頻度は一般人より高く, 報告により差があるものの, ICU に入室する患者のなかで ESKD 患者は約 1.3 ～ 8.6％とかなりの割合を占めるといわれている[6]～[8]。CKD 患者の ICU 入室の理由として, 心筋梗塞, 心停止後症候群, うっ血性心不全, 脳卒中などの心血管イベント, 敗血症, 消化管出血などを挙げることができ, 中でも死亡率が高いのは心血管イベントと敗血症である[3]。これは, ESKD 患者では高齢, 糖尿病・高血圧合併等の動脈硬化などによる心血管イベントのリスクが高くなる点や, それらに加えて免疫力の低下が指摘され, 一般人より敗血症による死亡のリスクが著しく高いためともいわれている。また ESKD は ICU 退室後の死亡, 新たな心血管イベント, 栄養不良, 再入院のリスクにもなっている[2],[3]。

II CKD の定義・分類

日本腎臓学会の作成した「エビデンスに基づく CKD 診療ガイドライン 2018」に記載された CKD の定義および分類が広く用いられており, それらを表 1 に示す[9]。これは腎障害と機能低下を尿タンパク量および糸球体濾過量（glomerular filtration rate, GFR）により層別化

表1 CKD の分類[9]

原疾患	蛋白尿区分		A1	A2	A3
糖尿病関連腎臓病	尿アルブミン定量 (mg/日) 尿アルブミン /Cr 比 (mg/gCr)		正常	微量アルブミン尿	顕性アルブミン尿
			30 未満	30 ～ 299	300 以上
高血圧性腎硬化症 腎炎 多発性嚢胞腎 移植腎 不明 その他	尿蛋白定量 (g/日) 尿蛋白 /Cr 比 (g/gCr)		正常	軽度蛋白尿	高度蛋白尿
			0.15 未満	0.15 ～ 049	0.50 以上
GFR 区分 (mL/分/1.73m²)	G1	正常または高値 ≧ 90			
	G2	正常または軽度低下 60 ～ 89			
	G3a	軽度～中等度低下 45 ～ 59			
	G3b	中等度～高度低下 30 ～ 44			
	G4	高度低下 15 ～ 29			
	G5	高度低下～末期腎不全 < 15			

重症度は原疾患・GFR 区分・尿蛋白区分を合わせたステージにより評価する．CKD の重症度は死亡，末期腎不全，心血管死亡発症のリスクを ▨ のステージを基準に，▨，▨，▨ の順にステージが上昇するほどリスクは上昇する．
注：我が国の保険診療では，アルブミン尿の定量測定は，糖尿病または糖尿病性早期腎症であって微量アルブミン尿を疑う患者に対し，3 か月に 1 回に限り認められている．糖尿病において，尿定性で 1 ＋以上の明らかな尿蛋白を認める場合は尿アルブミン測定は保険で認められていないため，治療効果を評価するために定量検査を行う場合は尿蛋白定量を検討する．
(KDIGO CKD guideline 2012 を日本人用に改変)(文献 9 より転載)

したもので，国際ガイドラインである Kidney Disease, Improving Global Outcomes(KDIGO) 2012 Clinical Practice Guideline for the Evaluation and Management of Chronic Kidney Disease に若干の修正を加えたものとなっている．CKD の重症度分類は，GFR と ACR（アルブミン / クレアチニン比）で分類され，それぞれのマトリックスを CKD ステージ G3bA2 などと表現する．また CKD の原因疾患をできるだけ記載するようにする．例えば，糖尿病性腎症 G2A3，慢性腎炎 G3bA1，原因不明の CKDG4A2 などのように表記する．これを CGA 分類（C：cause，G：GFR，A：ACR）という．この重症度分類は CKD の進行，ESKD への進展，心血管死亡および全死亡と有意に相関し，最終的には CKD 患者の予後を反映すると考えられている[10]．

III CKD/ESKD の特徴と併存する特殊病態

CKD/ESKD 患者では前述の正常腎で行われている体液恒常性の維持や各種ホルモン調節などの機能が障害され，心不全を含む体液分布異常，電解質異常，高血圧，(腎性)貧血，二次性副甲状腺機能亢進症，腎性骨症など，さまざまな臓器障害を合併する（表 2）[11]．そのそれぞ

れについて特異的な治療が存在しており，ICU での治療時には使用中断による影響の有無について常に検討が必要となる．とくに血管石灰化に伴う高度の動脈硬化により起こり得る急性冠症候群に関しては相対的心筋虚血の結果としてのいわゆる Type 2 の梗塞像を呈し，評価に難渋する場合がある．また，腎臓自体が臓器連関の中心臓器ととらえられており，心腎症候群(cardiorenal syndrome, CRS)，肝腎症候群(hepatoreanal syndrome, HRS)など，腎障害を契機とする重要臓器への障害の発生の可能性についても注意が必要となる（図 1）[11]~[13]．

IV CKD と AKI の関連

CKD と AKI には密接な関連がある．AKI は何らかの要因で急激に腎機能が低下する病態で，適切な治療により腎機能の回復が期待できる場合もあるが，回復が不十分で CKD へ移行する症例や，ほとんど回復することなく ESKD に陥り，永続的な腎代替療法の実施が必要となる症例もある．カナダにおける大規模後向き研究では，3,769 例の透析を必要とした AKI 症例（退院後少なくとも 30 日間は透析を施行していなかった）は AKI を発症しなかった症例に比し，退院後 ESKD へ進展するリス

日本集中医療医学会専門医テキスト　第4版

表2　CKD/ESKD 患者の特徴と症候[11]

1	高齢者の割合が高い		
2	原疾患の特異性がある		糖尿病・高血圧・脂質異常症などの心血管リスクを有する頻度が高い
3	特有の病態・症候がある	神経系	意識・精神障害，末梢神経障害，脳卒中，restless leg 症候群，自律神経障害，視力障害
		呼吸器系	肺うっ血
		心血管系	高血圧，心肥大，心嚢液貯留，不整脈，左室機能障害，虚血性障害，末梢血管障害，異所性石灰化
		消化器・栄養	食指不振，嘔気・嘔吐，消化管運動低下，消化管出血，下痢，各種吸収障害
		電解質・酸塩基平衡・体液系	代謝性アシドーシス，高リン血症，低カルシウム血症，高尿酸血症，高カリウム血症，体液貯留
		内分泌・代謝系	二次性副甲状腺機能亢進症，インスリン抵抗性，ビタミン D 活性化障害，脂質異常症
		血液系	(腎性) 貧血，骨髄抑制，出血傾向
		筋・骨格系	腎性骨症，病的骨折，筋力低下
		その他	透析アクセス血管障害
4	長期透析合併症のリスクがある		透析アミロイドーシス，慢性炎症，出血傾向，栄養障害，二次性副甲状腺機能亢進症

Type 1	Type 2	Type 3	Type 4	Type 5
急性心不全症候群 AKIにつながる急性心不全	慢性心腎症候群 進行性または永続性のCKDにつながる心不全	急性腎心症候群 急性心不全をきたすAKI	慢性腎心症候群 慢性心不全や進行性のCKDにつながるCKD	二次性心腎症候群
				全身性の反応 (敗血症や敗血症性ショックなど)
変化した心・腎のいずれかまたは両者の血行動態変化が重要な要素となり得る	腎細胞のアポトーシスと線維化の促進が重要な要素となり得る	水分・塩分バランス，尿毒素の影響，神経性ホルモン調整異常がkeyとなる	CKDによるミオパチーがkeyとなる	免疫変化やサイトカイン放出の変化とその他の影響がkeyとなる

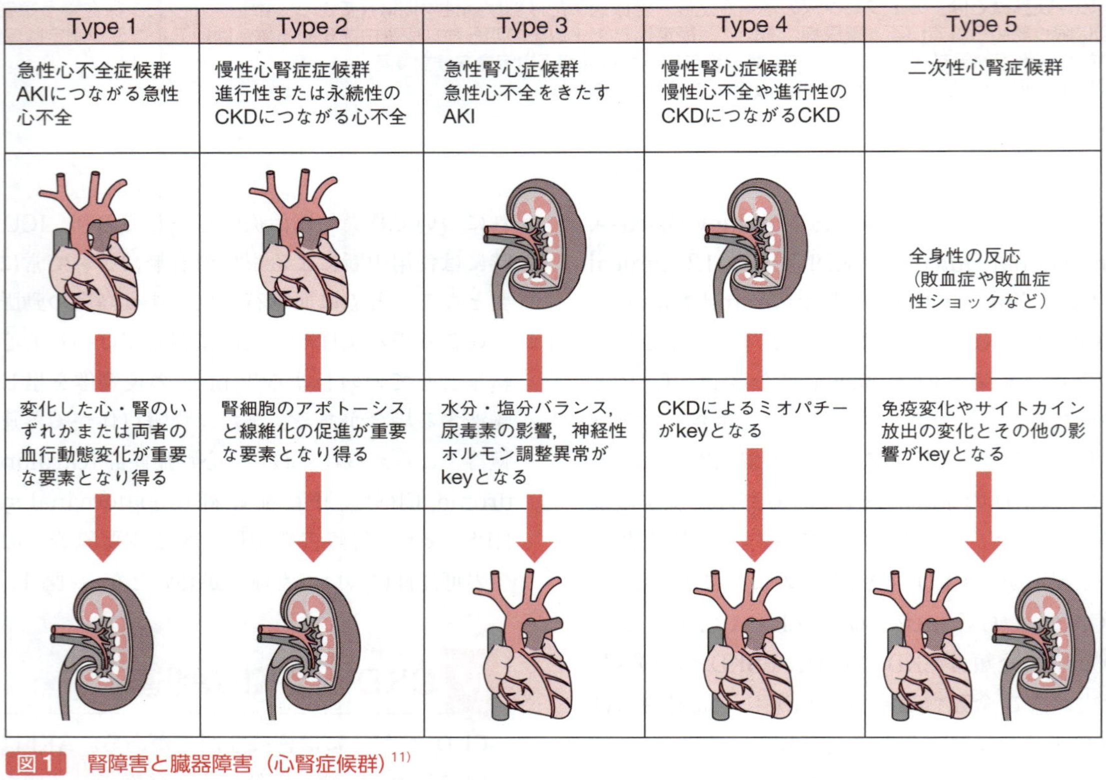

図1　腎障害と臓器障害 (心腎症候群)[11]

クが 3.23 倍であったと報告している[14]。CKD 患者は AKI を発症するリスクが高いということも指摘されており，Hsu らは，透析を要した AKI 患者 1,764 例を入院前の腎機能 (推定糸球体濾過量：eGFR) 別に検討したところ，74%が eGFR < 60 mL/min/1.73m^2 であり，

eGFR の低い群で AKI 発症率が高かった[15]。具体的にはコントロールとした eGFR ≧ 60 mL/min/1.73 m^2 群 (CKD ステージ G1・2) と比較して，eGFR が 45 〜 59 (ステージ G3a)，30 〜 44 (ステージ G3b)，15 〜 29 (ステージ G4)，< 15 mL/min/1.73m^2 (ステージ

腎 Ⅴ

表3 AKIの発症リスク[11]

曝露因子	背景因子
・敗血症	・脱水，血管内低容量
・重症病態	・高齢
・ショック	・性別（女性）
・熱傷	・人種
・外傷	・CKD
・心臓術後（人工心肺使用など）	・慢性疾患
・大手術	・糖尿病
・腎毒性物質	・悪性腫瘍
・造影剤	・貧血
・毒性植物	
・動物毒	

G5）群では，それぞれAKI発症のリスクが約2倍，6倍，30倍，40倍と腎機能に依存して急激に高くなったと報告している[15]。これらのことから，CKDとAKIは密接な関連にあり，AKIはESKD進展への重大なリスクファクターとなり，AKI発症のリスクはCKDステージに依存するとまとめることができる。表3にAKI発症のリスクを挙げる。基本的にこれらの評価については，腎臓の機能または構造の変容に基づき判断されていたが，実臨床の中ではCKD，AKIいずれの定義も満たさない病態が存在することが知られており，この二つの疾患概念をつなぐ病態の一部としてacute kidney diseases and disorders（AKD）という概念を提唱している[16]。正常腎機能またはCKDからAKD（AKI）を経て最終的にESKDに至るこの過程は，腎機能そのもののみではなく，それぞれの段階で起こり得る個々の合併症が予後不良な経過につながり得るため，定期的な評価と治療の調整が必要となる。

Ⅴ ICUでのCKD管理上の注意点

CKD患者がICUに入室した場合の管理については，ICUに入室が必要になった主病態の管理を優先した上で，以下の特異的な3つの目標を立てて管理すべきである。

1. AKD・AKIの合併予防および腎代替療法の必要性の検討
2. CKDに併存する病態の増悪予防
3. ESKDへの進行のリスクを考慮の上での患者の治療選択に関する確認・調整

1 AKD・AKIの合併予防および腎代替療法の必要性検討

循環管理において，とくに急性期では腎灌流量や灌流圧が低下している場合が多く，腎前性および長期間の虚血に至り最終的に腎性腎障害をきたし得る。それらを避けるために一定以上の腎灌流量・圧を維持する必要があり，適正な心拍出量と灌流圧が得られるような血行動態管理が求められる。ただし，腎障害症例での輸液負荷に関しては，溢水のリスクが常に付随することとなる。近年の観察研究では過剰輸液とAKIの予後悪化との関連が示唆されており[17]，実際に容量過負荷が原因で透析を開始した患者は，腎機能低下や尿毒症などで透析を開始した患者と比較して死亡リスクが増加したとの報告もある[18]。そのため各種の血行動態パラメータを参考に過不足のない輸液管理を目指す必要がある。容量調整をする際の輸液内容に関しても，血液製剤も含め様々な見解があるが，現在のところ明確な有効性を示す根拠に乏しく，状況に応じた選択が必要となる。また，腎毒性のある薬剤や造影剤を避けることおよび腎排泄型の薬剤の常用量・常回数使用に伴う中毒症状の出現に注意をするように心がけることも重要となる。代表的なものとして非ステロイド性抗炎症薬（NSAIDs），アンジオテンシン転換酵素阻害薬，アミノグリコシド，アンホテリシンB，HES製剤，ヨード系造影剤などが挙げられる。

それらの対策の実施にもかかわらず腎障害の進行による諸症状の出現を認める際には腎代替療法の実施が必要となるが，その導入時期や透析量を含めた設定条件や施行期間に関しては未だ明確な結論が出ていない。腎代替療法実施の際には血行動態状況により，持続または間欠腎代替療法を選択することとなる。

2 CKDに併存する病態の増悪予防

これまで述べたようにCKD患者は多臓器にわたる障害を合併する。とくに心血管イベント発症のリスク評価は欠くことができない。平時に服用されている薬剤の継続については，各々の服薬中止によるリスクと継続による血行動態への影響をそれぞれ比較し検討するべきである。貧血に関しても腎性貧血の要素が強く存在する場合には，鉄動態を確認の上で少量の鉄補充やエリスロポエチン製剤の使用等の補助療法の追加が必要となる。近年では通常のエリスロポエチン製剤以外にも内服での調整が可能な低酸素誘導因子プロリン水酸化酵素阻害薬の使用も普及している。また，高度に進展したCKDやESKD患者では透析アクセス作成の必要性が生じるまたは既に作成されている。それらの血管の状態（シャント血流量，感染の有無，周囲皮膚の状況など）の把握や，今後のアクセス作成の可能性も含め，可能な範囲で前腕部の動静脈の頻回利用は避けるなどの注意が必要となる。また，抗生剤を含む薬剤の使用量・投与回数につ

309

日本集中医療医学会専門医テキスト　第4版

表4 ICU における CKD/ESKD 管理の注意点[11]

原疾患コントロール	ICU 入室の原因となった主病態の評価と管理
治療方針の調整	ESKD への進行および維持透析継続の必要性を検討した上で，医学的背景のみならず，社会面・生活面も含めた患者自身の意向の確認
CKD/ESKD の評価	罹病期間，原疾患，透析導入後であれば透析年数，透析スケジュール，平素の透析時の問題点
透析用アクセスの評価	定期的な透析アクセスの観察（血流・感染の有無・皮膚障害の有無など），腹膜透析実施時のアクセス挿入部の観察
血管アクセス部位の検討	透析用前腕アクセスがある場合に，可能な限り同側の血管確保や鎖骨下静脈を含む中心静脈確保を避ける
体液バランス評価	残腎機能に応じた体液バランスの評価が必要で，経時的なインアウトバランスの評価が重要となる。同様に血管内容量評価のために各種血行動態パラメータを使用する
検査	通常項目に加えカルシウム，マグネシウム，リン，鉄動態の評価および自尿が持続している際には尿中電解質推移を評価する
腎代替療法条件評価	導入の際のバイタル，除去必要物質に応じた条件（持続または間欠，透析およびろ過の組み合わせ，使用膜の種類など）の選択
（透析実施時）効率評価	実施中の腎代替療法の条件で適切に溶質除去ができているかの評価
薬剤使用量調節	残腎機能や腎代替療法実施時の実施条件に応じた薬剤使用量・投与回数の調節
栄養	残腎機能や腎代替療法実施時の実施条件および消費量に応じたカロリーおよびタンパク投与量の決定

ても残腎機能や，腎代替療法実施時には実施条件に合わせた調節が必要となる。表4 に CKD/ESKD 患者に関する ICU での管理の注意点についてまとめる。

3 ESKD への進行リスクを考慮の上での患者の治療選択に関する確認・調整

前述のように AKD・AKI を合併した CKD 患者は一定の確率で腎機能のさらなる低下が残存し，ESKD に至るような場合もある。死亡が回避できたとしても，最終的に維持透析が必須となることを含めて患者自身の予期せぬ結果を招くリスクは常に存在しており，治療選択に関して患者本人の意志または御本人であればどのように選択するであろうかの推定意志も含め確認する必要がある。このような場合，医学的情報のみならず，価値観，生活観，社会的背景などについて患者自身と医療者が共有した上で最終決定を患者側がしっかりと行うという shared decision making の方法は平時においてすら必ず実施されているわけではない状況であるが，より切迫した対応を求められ得る ICU においても，この手法や考え方は非常に重要であると考えられる。

おわりに

前述のとおり，CKD および ESKD 患者はその特性により慢性・急性の多臓器障害合併リスクを有し，それ故に ICU 入室や一定上の死亡リスクとなる。ICU 退室後の臓器予後，生命予後にも影響しうるため，腎臓という臓器の特性を考慮しつつ，残腎機能に配慮した治療を継続することが望まれる。

■ 文献

1) Chan M, Ostermann M. Outcomes of chronic hemodialysis patients in the intensive care unit. Crit Care Res Pract 2013;2013:715807.
2) Rimes-Stigare C, Frumento P, Bottai M, et al. Long-term mortality and risk factors for development of end-stage renal disease in critically ill patients with and without chronic kidney disease. Crit Care 2015; 19:383.
3) National Institutes of Health, National Institutes of Diabetes and Digestive and Kidney Diseases. 2017, United States Renal Data System Annual data report. Available from: https://www.niddk.nih.gov/about-niddk
4) 中井 滋，若井建志，山縣邦弘，他．わが国の慢性維持透析人口将来推計の試み．透析会誌 2012;45:599-613.
5) 日本透析医学会編．わが国の慢性透析療法の現況（2020年12月31日現在）．透析会誌 2021;54:611-57.
6) Strijack B, Mojica J, Sood M, et al. Outcomes of chronic dialysis patients admitted to the intensive care unit. J Am Soc Nephrol 2009;20:2441-7.
7) Hutchison CA, Crowe AV, Stevens PE, et al. Case mix, outcome and activity for patients admitted to intensive care units requiring chronic renal dialysis: a secondary analysis of the ICNARC Case Mix Programme Database. Crit Care 2007;11:R50.
8) Uchino S, Morimatsu H, Bellomo R, et al. End-stage renal failure patients requiring renal replacement therapy in the intensive care unit: incidence, clinical features, and outcome. Blood Purif 2003;21:170-5.
9) 日本腎臓学会編．CKD 診療ガイド 2024．東京医学社；2024: p.1-4.
10) Thomas R, Kanso A, Sedor JR. Chronic kidney disease and its complications. Prim Care 2008;35:329-44,vii.
11) 日本集中治療医学会教育委員会．Ⅵ 腎 3．慢性腎臓病．日本集中治療医学会専門医テキスト第3版．真興交易; 2019: p.450-6.
12) Schefold JC, Filippatos G, Hasenfuss G, et al. Heart failure and kidney dysfunction: epidemiology, mechanisms and management. Nat Rev Nephrol

2016;12:610-23.

13) Fagundes C, Ginès P. Hepatorenal syndrome: a severe, but treatable, cause of kidney failure in cirrhosis. Am J Kidney Dis 2012;59:874-85.

14) Wald R, Quinn RR, Luo J, et al. University of Toronto Acute Kidney Injury Research Group. Chronic dialysis and death among survivors of acute kidney injury requiring dialysis. JAMA 2009;302:1179-85.

15) Hsu CY, Ordoñez JD, Chertow GM, et al. The risk of acute renal failure in patients with chronic kidney disease. Kidney Int 2008;74:101-7.

16) Lameire NH, Levin A, Kellum JA, et al. Conference Participants. Harmonizing acute and chronic kidney disease definition and classification: report of a Kidney Disease: Improving Global Outcomes (KDIGO) Consensus Conference. Kidney Int 2021;100:516-26.

17) Bellomo R, Cass A, Cole L, et al. RENAL Replacement Therapy Study Investigators. An observational study fluid balance and patient outcomes in the Randomized Evaluation of Normal vs. Augmented Level of Replacement Therapy trial. Crit Care Med 2012; 40:1753-60.

18) Rivara MB, Chen CH, Nair A, et al. Indication for Dialysis Initiation and Mortality in Patients With Chronic Kidney Failure: A Retrospective Cohort Study. Am J Kidney Dis 2017;69:41-50.

■重要論文■

◆ 通常置換と大量置換群間における水分バランスと患者アウトカムに関する観察研究

Bellomo R (Australia) らの報告では，通常置換と大量置換群間における水分バランスと患者アウトカムに関する観察研究において，血液透析導入時の導入理由において volume overload が最も予後が悪く，CKD においても過剰輸液は有害となり得る可能性について言及している。（→文献 17）

◆ KRT を実施している重症患者の除水

Murugan R らはとくに急性期の KRT 実施時においては，1.01 ～ 1.75 mL/kg/hr 程度の除水量が至適除水量とされる報告もあり，除水不足はもちろん，除水過多にも十分な注意が必要となると言及している。（→ Ultrafiltration in critically ill patients treated with kidney replacement therapy. Nature Reviews Nephrology 2021;17:262–76）

◆ 非透析導入の進行 CKD 高齢者とそのケアパートナーにおけるアドバンスケアプランニング

Oskoui T らは，患者およびその家族と医療者との終末期医療の選択に関する意識の乖離が生じ得る可能性について指摘しており，平素からの ACP コミュニケーションを改善することで，患者の目標に沿った終末期医療が実現できるかもしれない点について言及している。（→ Advance Care Planning Among Older Adults With Advanced Non–Dialysis-Dependent CKD and Their Care Partners: Perceptions Versus Reality? Kidney Med 2020;2:116-24）

Ⅴ 腎

4-1 尿路感染症

土井研人

目 標	● 尿道カテーテルの必要性，尿路感染の経路となり得ること，早期抜去について理解する
	● カテーテル関連尿路感染症（CAUTI）の診断と治療について理解する
	● カテーテル関連無症候性細菌尿（CAASB）を理解する

Key words カテーテル関連尿路感染症（CAUTI），カテーテル関連無症候性細菌尿（CAASB），尿路感染症（UTI）

Ⅰ 定義

尿路感染症（urinary tract infection, UTI）は，尿道から上行性（逆行性）に病原体が尿路に侵入することで発症する。単純性 UTI とは，解剖学的異常または尿路に異物のない状況で生じるものであり，臨床的には急性膀胱炎または急性腎盂腎炎が多い。一方，尿路基礎疾患（尿路先天性異常，神経因性膀胱，前立腺肥大症，尿道狭窄，尿路結石，尿路カテーテル留置など）あるいは全身性基礎疾患（糖尿病，抗がん剤や免疫抑制剤による免疫不全など）に起因する尿路感染症を複雑性 UTI と呼ぶ。ICU における UTI のほとんどは複雑性 UTI である。

Ⅱ 診断

UTI の確定診断には尿検査により細菌尿および膿尿を確認することが必要である。厚生労働省院内感染対策サーベイランス事業（JANIS）[1] では UTI を表1のように定義している。

Ⅲ 疫学

JANIS ICU 部門の報告によると，2019 ～ 2021 年の ICU 部門における UTI の発生は，0.5 ～ 0.7 件 /1,000 患者 / 日であった。2019 年からの 3 年間において，原因菌として報告された分離菌は大腸菌（*Escherichia coli*）が最も多く，次いで緑膿菌（*Pseudomonas aeruginosa*）であった（表2）。

表1 JANIS ICU 部門感染症判定基準における尿路感染症の診断

以下の 2 つの条件をすべて満たすもの。

基準1	他の感染症では説明できない 38℃ を超える発熱が認められる。	
基準2	以下の条件を 1 つ以上満たす。	
	条件1	尿定量培養で $10^5/cm^3$ 以上の細菌が検出される。
	条件2	膿尿（尿沈渣で 1 視野に 10 個以上の白血球）が認められる。
	条件3	非遠沈尿のグラム染色で細菌が認められる。
	条件4	尿検査用の試験紙で，白血球エステラーゼもしくは亜硝酸塩が陽性となる。

Ⅳ カテーテル関連尿路感染症

1 尿道カテーテル留置

尿道カテーテル留置 30 日後にはほぼ全例に細菌尿を認めるとされており[2]，安易な使用は避けるべきである。やむを得ず尿道カテーテルを使用する場合，留置期間を必要最小限に留めることが重要である。日本泌尿器科学会が発表した尿路管理を含む泌尿器科領域における感染制御ガイドライン[3] では，尿道カテーテル留置の適切な患者を表3のように提示している。ICU では，周術期のみならず心不全症例などにおいて，正確な尿量モニタリングのために尿道カテーテル留置が行われることが多い。

312

表2 JANIS ICU 部門における UTI の原因菌として報告された分離菌

	2019 年	2020 年	2021 年
1	*Escherichia coli* 79 (40.3%)	*Escherichia coli* 68 (33.5%)	*Escherichia coli* 63 (36.6%)
2	*Pseudomonas aeruginosa* 26 (13.3%)	*Pseudomonas aeruginosa* 24 (11.8%)	*Pseudomonas aeruginosa* 19 (11.0%)
3	*Enterococcus faecalis* 16 (8.2%)	*Enterococcus faecalis* 23 (11.3%)	*Klebsiella pneumoniae* 16 (9.3%)
4	*Klebsiella pneumoniae* 14 (7.1%)	*Candida albicans* 13 (6.4%)	*Enterococcus faecalis* 15 (8.7%)
5	*Candida albicans* 7 (3.6%)	*Klebsiella pneumoniae* 12 (5.9%)	*Candida albicans* 11 (6.4%)
その他の分離菌	48 (24.5%)	57 (28.1%)	44 (25.6%)
菌分離なし	6 (3.1%)	6 (3.0%)	4 (2.3%)
合計	196 (100.0%)	203 (100.0%)	172 (100.0%)
培養検査なし	4	6	3

表3 尿道カテーテル留置が適切な患者

急性尿閉や膀胱出口部閉塞がある患者
尿道カテーテル留置以外の間欠導尿や体外式カテーテル留置が困難である患者
尿失禁患者の仙骨や会陰部にある開放創の治癒促進目的
重篤な患者で正確な尿量測定が必要である患者
以下のような外科手技のための周術期使用 ・尿生殖路の泌尿器科手術を受ける患者 ・長時間の手術が予想される患者 ・術中の正確な尿量モニタリングが必要な患者

2 CAUTI と CAASB

CAUTI は，3 日以上の尿道カテーテル留置患者のカテーテル尿またはカテーテル抜去後 48 時間以内の尿培養で 10^3 CFU/mL 以上の菌を認め，症状がある状態と定義される[4]。カテーテル関連尿路感染症（catheter associated urinary tract infection, CAUTI）は前立腺炎，精巣上体炎，精巣炎，膀胱炎，腎盂腎炎等の尿路性器感染症を含んだ疾患概念であり，菌血症，心内膜炎，椎体炎，関節炎，眼内炎や髄膜炎を呈することもある。一方，カテーテル関連無症候性細菌尿（catheter associated asymptomatic bacteriuria, CAASB）は，症候性と定義されている CAUTI とは区別して取り扱われ，膿尿の所見のみでは CAUTI と CAASB を区別できない。長期に尿道カテーテル留置を行うと膿尿が必発であるため，CAASB は従来慢性期 CAUTI と分類されていた経緯がある。CAUTI における膿尿の感度と特異度は，37% と90% との報告があり，膿尿が認められないことを根拠として CAUTI を除外できるが，膿尿の存在によって必ずしも CAUTI とは診断できない[5]。治療においても，CAASB と CAUTI では対応が異なる。CAASB では尿道カテーテルの交換のみで良いが，CAUTI には尿道カテーテル交換と同時に抗菌薬投与を行う[6]。一方，尿道カテーテル長期間留置患者に対して抗菌薬の予防投与は推奨されない。

3 CAUTI のリスク因子

質の高いエビデンスにて CAUTI のリスク因子とされているのは，長期尿道カテーテル留置である[7]。したがって，CAUTI の予防には，尿道カテーテルを留置しない，もしくは早期に抜去することが最も重要である。次いで，女性，高齢者，糖尿病，尿培養陽性，および不潔なカテーテル操作や不十分な閉鎖式システム等の不適切なカテーテル管理がリスク因子として報告されている。

4 CAUTI の治療

CAUTI の治療は尿道カテーテルの交換，尿と血液の培養検査，抗菌薬投与が基本である。抗菌薬は，複雑性 UTI に準じたエンピリック治療を速やかに開始するとともに，たとえ細菌尿が持続していても発熱などの症状が改善したら治療を終了する。CAUTI の原因菌は，先に述べた JANIS にあるように大腸菌，クレブシエラなどの腸内細菌と，緑膿菌等のグラム陰性桿菌が多く，グラム陽性球菌ではエンテロコッカスが多い。カンジダは尿培養から検出されやすいが，CAUTI よりも定着が多い。エンピリック治療としては，キノロン耐性大腸菌や ESBL（extended spectrum β-lactamases）産生菌，緑膿菌をカバーする抗菌薬として，ペニシリン系または第二世代セフェム系抗菌薬とアミノグリコシド系抗菌薬の併用，あるいは第三世代セフェム系抗菌薬を投与し，とくに重症患者やハイリスク患者ではタゾバクタム / ピペラシリン，セフタジジム，セフェピム，メロペネムを

選択する。グラム陰性桿菌の感受性パターンは施設ごとに異なるので，どの薬剤を選択するかは各施設のモニタリングによる感受性パターンを参考にすることが推奨されている。また，グラム染色は原因菌の推定に役立つ。尿検体採取においては，長期留置された尿道カテーテルからはカテーテルの定着菌が培養され，真の原因菌を反映しないことがあるため，尿道カテーテル交換後に採尿ポートから採取する。

■ 文献

1) 厚生労働省 院内感染対策サーベイランス事業. Available from: https://janis.mhlw.go.jp/index.asp
2) Warren JW. Catheter-associated urinary tract infections. Int J Antimicrob Agents 2001;17:299-303.
3) Takahashi S, Arakawa S, Ishikawa K, et al. Guidelines for Infection Control in the Urological Field, including Urinary Tract Management (revised second edition). Int J Urol 2021;28:1198-211.
4) Hooton TM, Bradley SF, Cardenas DD, et al; Infectious Diseases Society of America. Diagnosis, prevention, and treatment of catheter-associated urinary tract infection in adults: 2009 International Clinical Practice Guidelines from the Infectious Diseases Society of America. Clin Infect Dis 2010;50:625-63.
5) Tambyah PA, Maki DG. The relationship between pyuria and infection in patients with indwelling urinary catheters: a prospective study of 761 patients. Arch Intern Med 2000;160:673-7.
6) 山本新吾，石川清仁，速見浩士，他；JAID/JSC 感染症治療ガイド・ガイドライン作成委員会. JAID/JSC 感染症治療ガイドライン 2015—尿路感染症・男性性器感染症—. 日化療会誌 2016;64:1-30.
7) Lo E, Nicolle LE, Coffin SE, et al. Strategies to prevent catheter-associated urinary tract infections in acute care hospitals: 2014 update. Infect Control Hosp Epidemiol 2014;35:464-79.

V 腎

4-2 溶血性尿毒症症候群

土井研人

目標

- 溶血性尿毒症症候群（HUS）と血栓性微小血管症（TMA）の疾患概念を理解する
- 小児と成人で病態が異なることを理解する
- 血漿交換療法の適応となる病態を理解する

Key words ADAMTS-13，血栓性血小板減少性紫斑病（TTP），血栓性微小血管症（TMA），志賀毒素産生病原性大腸菌（STEC），溶血性尿毒症症候群（HUS），

I 疾患概念

溶血性尿毒症症候群（hemolytic uremic syndrome, HUS）とは，消費性の血小板減少症，微小血管での溶血性貧血，急性腎障害の3徴を呈する疾患であり，臨床的症候に基づいて診断される。似たような病態として，血栓性血小板減少性紫斑病（thrombotic thrombocytopenic purpura, TTP）があり，以前は血小板減少症，溶血性貧血，急性腎障害の3徴を呈するHUS，発熱，動揺性精神神経障害を加えた5徴を示すTTP，両者をあわせてHUS/TTPと呼ばれることもあった。これらを統合するものとして血栓性微小血管症（thrombotic microangiopathy, TMA）という疾患概念がある。臓器の微小血管における血栓形成と血管内皮障害を呈する病態に対する病理学的診断であり，臨床像としてはHUSとTTPを包括するものである。

HUSの90％は志賀毒素産生病原性大腸菌（Shiga toxin-producing *Escherichia coli*, STEC）感染によるものであり，10％は血性下痢を伴わず志賀毒素も検出されないD（diarrhea）(-) HUSである。これらのSTEC感染を伴わないHUSや家族性HUSは補体制御タンパクの異常が原因であり，非典型溶血性尿毒症症候群（atypical HUS, aHUS）として区別されている。

a disintegrin-like and metalloproteinase with thrombospondin type 1 motifs 13（ADAMTS-13）酵素活性が10％未満に著減するものは，TTPと診断される。正常状態では血管内皮細胞は超高分子量VWF重合体を血中に放出しているが，メタロプロテアーゼ

ADAMTS-13により特異的に切断されるため血栓形成には至らない。しかし，ADAMTS-13酵素活性が低下すると血小板凝集が亢進し，最終的には微小循環障害からTTPの病態を生じるとされている。TMAに含まれる疾患の分類に関していまだに国際的統一分類がないが，2015年に発表された非典型溶血性尿毒症症候群（aHUS）診療ガイド[1]では図1のような分類が提唱されている。

II 疫学

小児HUSの90％はSTEC感染によるものであり下痢症に続発するものが多く，残り10％はaHUSである。一方，成人ではSTEC感染によるものは10～20％と頻度が低く，TTPと区別が難しい症例が多い。とくに血便がない場合には他の要因を必ず検索する必要がある（表1）。

III 治療

小児HUSは，急性期に高血圧緊急症や脳症（脳浮腫や痙攣発作）を呈することが多いが，これらに対しては支持療法が原則である。高率に合併するSTEC感染に対する抗菌薬の使用とHUSの発症に関しては一定の結論には至っておらず，急性腎障害を呈した場合の血液透析は施行すべきであるが，HUSにおける急性腎障害増悪を抑制する目的での血漿交換療法の有効性は認められていない。脳症に対してはステロイドパルス療法と血漿交換療法の有効性を示すエビデンスはないが，安全性を

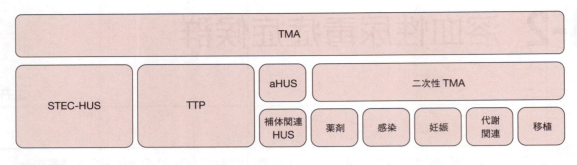

図1 TMAの分類[1]
〔非典型溶血性尿毒症症候群（aHUS）診療ガイド2015より一部改変〕

表1 TMAの原因

HUS	STEC感染
	肺炎球菌感染
TTP（ADAMTS-13活性欠乏によるもの）	先天性
	後天性
aHUS（補体関連異常）	先天性（補体調節タンパクの遺伝子変異）
	後天性（自己抗体産生）
二次性TMA	薬剤（マイトマイシンC, シクロスポリン, タクロリムス, キニーネ, チクロピジン）
	感染症（HIV, 百日咳, インフルエンザ）
	自己免疫疾患・膠原病, 悪性高血圧, 悪性腫瘍, 膵炎
	妊娠
	代謝（コバラミン代謝異常症）
	移植

ADAMTS-13, a disintegrin-like and metalloproteinase with thrombospondin type 1 motifs 13; aHUS, atypical hemolytic uremic syndrome; HUS, hemolytic uremic syndrome; STEC, Shiga toxin-producting *Escherichia coli*; TMA, thrombotic microangiopathy; TTP, throbotic thrombocytopenic purpura.

確認のうえ施行を検討しても良いとされている[2]。

成人HUSの治療は，基本的には小児と同様に支持療法と全身管理であるが，重症の成人HUSでは原因が特定できなくとも早期からの血漿交換療法が推奨されている[2]。TTPは緊急血漿交換の適応となる数少ない病態の一つであり，血漿交換が導入される以前は死亡率90％程度の予後不良の疾患であったが，その後の報告では死亡率が20％以下まで低下しており，血漿交換療法により著明な治療効果が得られていると考えられている。血漿交換の作用機序は，ADAMTS-13酵素活性に対するインヒビターと酵素活性低下により蓄積してしまった超高分子量VWF重合体の血中からの除去に加えて，ADAMTS-13酵素および正常VWFの補充と想定されている。

文献

1) 非典型溶血性尿毒症症候群診断基準改訂委員会. 非典型溶血性尿毒症症候群（aHUS）診療ガイド2015. 日腎会誌 2016;58:62-75.
2) 溶血性尿毒症症候群の診断・治療ガイドライン作成班. 溶血性尿毒症症候群の診断・治療ガイドライン. 東京：東京医学社；2014.

V 腎

4-3 腎移植

土井研人

目標
- 日本における腎移植の現状について知る
- 生体腎移植と献腎移植の違いについて理解する
- 腎移植術後の乏尿の鑑別診断について理解する

Key words delayed graft function（DGF），献腎移植，生体腎移植

I 腎移植の歴史

腎移植は 1954 年にボストンの Josef Murray らにより初めて施行された。当時は有効な免疫抑制薬が存在していなかったため，一卵性双生児をドナーとレシピエントとして腎移植が行われたが，その後，HLAタイピング，クロスマッチ，免疫抑制薬の進歩により，腎移植の成績（グラフト生着と生存率）は飛躍的に向上している。

II 日本における腎移植の現状

日本移植学会から発行されている 2022 臓器移植ファクトブック[1]によると，2021 年の腎移植実施症例数は表 1 に示す通りであり，2006 年には年間 1,000 例を超え 2019 年に初めて 2,000 例を超えているが，その後 2,000 例以下となっている。移植数の増加の要因は生体腎移植数の増加であり，献腎移植が少ない状況が続いている。

一方，日本には末期腎不全で透析を受けている患者が約 35 万人存在し，2021 年末の時点で献腎移植の希望登録者は 1.3 万人であった。，2021 年は待機者 13,738人に対して 125 例の献腎移植が施行されたのみであり，また待機日数の長い高齢者の割合が多くなってきている。日本臓器移植ネットワークによると，2002 年 1 月～ 2020 年 12 月までに献腎移植を受けた患者の平均待機日数は 5,382.0 日（14 年 9 か月）であった。

表 2 に日本における腎移植の治療成績を示す。移植手術の向上，免疫抑制薬の開発により年代ごとに生存率

表1 2021 年の腎移植実施症例数[1]

	腎移植件数
生体腎	1,648 （92.9%）
献腎（心停止下）	19 （1.1%）
献腎（脳死下）	106 （6.0%）
計	1,773

と生着率の成績が改善されていることがわかる。生体腎移植に比べて献腎移植の成績が劣っているものの，近年脳死下での腎提供の割合が増加しており改善傾向にある。また，移植腎が生着せず廃絶に至る理由としては，慢性拒絶反応による移植腎廃絶が最多であるものの，その割合は 1983 ～ 2000 年で 61.6 %，2001 ～ 2009年で 27.4%，2010 ～ 2018 年 19.6%と減少傾向にある。急性拒絶反応による廃絶は，いずれの時期でも 5 ～ 7 %程度と少なく，免疫抑制薬の発達と急性拒絶反応に対する治療法が確立していることが理由と考えられる。

III 腎移植の周術期管理

1 ABO 不適合移植

ドナーとレシピエントの血液型が，A 型→ B 型，AB型→ A 型，A 型→ O 型である場合，レシピエントが抗ドナー血液型抗体を保持しているため，レシピエントの有する抗ドナー血液型抗体が移植片に対して超急性拒絶反応をきたし得る。このため移植前に血漿交換療法などでレシピエント血清中の抗ドナー血液型抗体の除去を

日本集中医療医学会専門医テキスト　第 4 版

表2 日本における腎移植の治療成績[1]

	生体腎			献腎		
	症例数	5 年生存率	10 年生存率	症例数	5 年生存率	10 年生存率
1983 〜 2000 年	7,542	93.6%	88.9%	2,831	86.0%	79.0%
2001 〜 2009 年	7,005	96.0%	91.9%	1,346	89.3%	81.0%
2010 〜 2020 年	12,183	96.7%	90.7%	1,483	92.8%	83.5%
	症例数	5 年生着率	10 年生着率	症例数	5 年生着率	10 年生着率
1983 〜 2000 年	5,598	81.9%	69.0%	2,289	64.8%	51.9%
2001 〜 2009 年	6,378	93.2%	83.7%	1,206	83.2%	69.8%
2010 〜 2018 年	11,507	93.1%	81.1%	1,406	87.8%	74.2%

行ったり，抗体の新規産生を防ぐ目的で抗 CD20 抗体（リツキシマブ）を投与あるいは脾臓摘出を行ったりする必要がある。

2 術前における血液透析

慢性維持透析患者に対する腎移植においては，術前に血液透析を施行する。とくに生体腎移植では術中に移植腎からの尿流出が確認できることが多く，術中の輸液負荷や浸透圧利尿，利尿剤などの影響により帰室後は多尿となる。献腎移植でも脳死ドナー腎を用いた場合は 70 〜 80％が術直後から利尿がみられるとされる。したがって，術前の血液透析においてはドライウェイトから 3 〜 5％残した除水設定を行うことで，術直後の血管内容量減少を回避する必要がある。

3 周術期輸液

移植腎の灌流のためには，十分な血管内容量が必要とされる。移植直後，とくに再灌流直後は阻血に伴う近位尿細管障害によるナトリウムおよび水分再吸収低下により多尿状態となるため，注意が必要である。細胞外液を尿量に応じて盗用するのみならず，アルブミン製剤や血液製剤を使用する。加えて，移植腎は除神経されているため，本来生体に備わっているべき腎血流の自動調節能が機能せず，体血圧と腎血流量が直接的に相関する。したがって，ある程度の低血圧は腎血流低下をきたし，虚血性の急性尿細管壊死（acute tubular necrosis, ATN）の原因となり得る。

4 術後乏尿の鑑別

とくに心停止下献腎移植においては，虚血再灌流障害による ATN が生じる確率が高く，移植腎機能発現遅延（delayed graft function, DGF）と呼ばれる病態を呈する。DGF は腎機能の改善が移植後数日から数週間後に遅延する状態を指し，移植後 1 週間以内に血液透析が

表3 移植後尿量減少の原因

循環血漿量減少
凝血塊などによる尿道留置カテーテルや尿管の閉塞
カルシニューリン阻害薬の腎毒性［動脈攣縮］
動脈閉塞・静脈血栓症
急性尿細管壊死（ATN）［虚血再灌流障害］
急性拒絶反応
血栓性微小血管症（TMA）

必要になることが 1 つの目安である。生体腎移植ではまれだが，献腎移植のなかでも心停止下献腎移植では比較的多くみられる。また，先に述べたように生体腎移植では乏尿は極めて稀であり，その原因を直ちに同定して対応する必要がある（表3）。急性尿細管壊死，急性拒絶反応，血栓性微小血管症（thrombotic microangiopathy, TMA）の診断には移植腎生検を行う。

5 術後超音波検査

尿路閉塞やドップラーによる血管吻合部狭窄や静脈血栓症が検出できる。膀胱尿管吻合部狭窄や尿管狭窄・閉塞，膀胱尿管逆流症などが術後に生じ得るが，超音波検査による水腎症・水尿管の有無の検索，残尿測定で診断する。尿道カテーテル抜去後に尿閉・尿漏などのトラブルに伴い腎機能増悪をきたし得る。とくに尿道カテーテル抜去後にドレーン量増加などあれば膀胱尿管吻合部離開や尿漏を疑い，ドレーン排液の電解質や Cre 濃度を測定する。排液の性状が尿成分であれば，尿道カテーテル再挿入や吻合手術の追加が必要となる。血栓性閉塞や吻合部屈曲による完全途絶では移植腎虚血や壊死を生じ，移植腎機能喪失に至る可能性がある。とくに高度な動脈石灰化症例では，移植腎動脈吻合不全や血管内膜離開による腎動脈血流低下をきたす可能性がある。

318

腎 Ⅴ

Ⅳ 腎移植既往の患者のICU管理(輸血)

輸血に関して，前述のようにABO不適合移植症例の場合，例えば，新鮮凍結血漿(fresh frozen plasma, FFP)に関して，レシピエント血液型輸血の場合に，抗ドナー血液型抗体を含むため，拒絶反応が惹起されることとなるため注意する。このため，抗ドナー血液型抗体を含まない輸血製剤(AB型製剤など)を行う必要がある。これは単純血漿交換法(plasma exchange)などFFPを用いた治療に関しても同様である。対して，赤血球濃厚液(red cell concentrate, RCC)輸血はレシピエント血液型でよいと考えられる。本邦はとくに，血液型不適合症例が多いため，移植後長期経過した場合も移植プロファイルを把握しておく必要がある。

■ 文献

1) 日本移植学会. ファクトブック 2022. Available from: https://www.asas.or.jp/jst/pdf/factbook/factbook2022.pdf

V 腎

5 急性血液浄化法

山田博之

目 標
- 急性血液浄化療法を行うにあたって必須であるバスキュラーアクセス，抗凝固療法，また合併症を理解する
- 腎代替療法の導入基準，各モダリティの特徴を理解する
- エンドトキシン吸着療法，血漿交換療法の原理，適応疾患，副作用を理解する

Key words KRT，PE，PMX-DHP，血漿交換，腎代替療法

はじめに

　急性血液浄化療法とは，主に ICU で施行される血液浄化療法の総称である。つまり，急性血液浄化療法では，血液浄化膜（ダイアライザ）や血液吸着器を用いて，生体にとって過剰なあるいは有害な物質を除去することと必要な物質を補充することによって，重症疾患の病態改善および治癒を図ることを目的としている。そのため，対象疾患としては，尿毒素の蓄積や電解質異常をもたらす急性腎障害（acute kidney injury，AKI）が主なものとして挙げられるが，その他にも敗血症や急性肝不全，膠原病に対しても本療法は行われることがある。

　本項では，急性血液浄化療法の全体に関連する総論的な内容と，血液浄化療法の中でもとくに ICU で行われることが多い治療法を各論的な内容に分けて解説する。

I 急性血液浄化：総論

1 バスキュラーアクセス

　血液浄化療法を行うにあたっては，持続的かつ一定量の脱血を可能にするバスキュラーアクセスの確保が必要である。一般的なバスキュラーアクセスとしては，末梢静脈または動脈への直接穿刺，慢性維持透析で主に使用されている内シャントおよびカテーテル留置が挙げられる。ICU で行われる血液浄化療法では，循環動態が不安定な場合が多く，バスキュラーアクセスの閉塞や血流量の不安定などが起こりやすい状況である。加えて，意識

障害や適切な鎮静が得られず患者自身の自発的体動が生じたり，あるいは看護上必要な定期的な体位変換などによって，穿刺針周囲の関節屈曲による血流低下や穿刺針の事故抜去などのリスクが高いため，一般的にはカテーテル留置によってバスキュラーアクセスの確保が行われる。カテーテル留置の手技は，一般的な中心静脈カテーテルの留置と同様であり，安全性および確実性の点から超音波ガイド下での挿入が望まれる。

　バスキュラーアクセスのカテーテル挿入部位としては，継続的な脱血という観点から，右内頸静脈または大腿静脈がまず推奨され，次に左内頸静脈を選択する[1]。

　鎖骨下静脈の使用は，前述の静脈が選択できない場合でのみ使用を提案する。確かに感染症の予防という観点では，鎖骨下静脈には利点があるものの，上大静脈狭窄の合併率が高いことが複数の観察研究で示されている[2]。AKI によって腎代替療法（renal replacement therapy，RRT）が導入されたものの，腎機能が回復せずに末期腎不全へと至った場合，上大静脈の狭窄または閉塞が合併すると，上肢での動静脈シャントの維持および造設が困難になり，慢性維持透析への移行にあたり大きな問題となり得る。加えて，右内頸静脈からカテーテルを挿入した場合，カテーテルは上大静脈に対して平行に進入するが，一方で鎖骨下静脈の場合は上大静脈に対してやや垂直に進入するので，先端が静脈壁に接触しやすく，脱血送血のトラブルとなることが少なくない。そのため，鎖骨下静脈へのバスキュラーアクセス用のカテーテル留置は原則として避けるべきである。

320

腎 **V**

表1 抗凝固薬の比較

	半減期	開始時投与量の目安	持続投与量の目安	指標	投与調整とその他
未分画ヘパリン	60～90分	1,000～3,000 U	500～1,500 U/hr	ACT, APTT	・回路内の ACT および APTT が基準値の 1.5～2 倍 ・HIT には禁忌 ・AT 欠乏症では効果減弱
低分子ヘパリン	120～180分	10～20 IU/kg	7.5～10 IU/kg/hr	抗Xa 活性(日本では一般的ではない)	・ACT, APTT は指標として使用できない ・HIT には禁忌 ・AT 欠乏症では効果減弱
ナファモスタットメシル酸塩	5～8分	なし	20～50 mg/hr	ACT, APTT	・半減期が短く, 凝固時間のモニタリングをしない場合も少なくない ・活性炭, 陰性荷電膜への吸着 ・アレルギー, 高カリウム血症に注意
アルガトロバン	30～50分	10 mg	5～40 mg/hr	ACT, APTT	・HIT における体外循環で保険適用 ・出血傾向を助長する可能性 ・肝機能障害時は減量が必要

HIT, heparin-induced thrombocytopenia.

2 抗凝固薬

血液が体外循環回路やダイアライザに接触すれば, 血小板および内因系・外因系凝固系が活性化されるため, 血液浄化療法を継続的に行うためには, 抗凝固薬の投与が原則的には必要である。現在, 日本で血液浄化療法に対する抗凝固薬として保険適用が認められているのは, 未分画ヘパリン, 低分子ヘパリン, メシル酸ナファモスタット, アルガトロバンの4種類である(表1)。とくに重症疾患では, 何らかの出血性合併症や凝固・線溶系の異常を併発していることは少なくなく, 病態に応じた適切な抗凝固薬を選択することが望まれる。

1 未分画ヘパリン

持続的腎代替療法(continuous renal replacement therapy, CRRT)に対する抗凝固薬として, 海外では最も広く使用されている。血漿中のアンチトロンビンⅢ(AT–Ⅲ)と結合することにより, 強力な抗トロンビン作用を発揮することで抗凝固作用をもたらす。半減期は, 60～90分程度である[3]。AT-Ⅲ欠乏症では, 抗凝固作用は不十分となり, また, ヘパリン起因性血小板減少症(heparin-induced thrombocytopenia, HIT)と思われる血小板減少や血液凝固がみられる際には, 速やかに投与の中止が必要である。

2 低分子ヘパリン

未分画ヘパリンを分画して得られた分子量4,000～6,000の製剤であり, 未分画ヘパリンと比較してトロンビンの活性抑制が少なく, 主に Xa 活性の抑制が作用発現機序である。そのため, 抗トロンビン作用は弱く, 出血性合併症のリスクは低いとされている。半減期は, 2～3時間程度であり, 未分画ヘパリンと同様に HIT 患者に対する使用は禁忌である。

3 ナファモスタットメシル酸塩

血液浄化療法の抗凝固薬として海外では使用されることは多くないが, 日本では CRRT の抗凝固薬として広く使用されており, 日本の AKI 診療ガイドラインでも使用が提案されている[4]。その特徴として, 半減期が5～8分と短く, 抗凝固作用の調節性が良いため, 潜在的な出血合併症に対して他の抗凝固薬と比較して使いやすいことが挙げられる。副作用としては, 高カリウム血症, アナフィラキシー反応, 顆粒球減少症などがある。

4 アルガトロバン

同薬は, トロンビンに対して選択的に結合して作用を阻害することで抗凝固作用を発揮する。半減期は, 30～50分と短くはなく, 抗トロンビン作用も強いため, 出血傾向の強い病変を伴う症例には適さない。日本では, AT–Ⅲ低下状態における血液体外循環, HIT Ⅱ型における血液体外循環に対して保険適用が認められている。

3 合併症

1 血圧低下

血液浄化療法のほぼ全例に生じ得る合併症として, 血圧低下が挙げられる。とくに重症疾患では, 血液浄化療法の開始直後に, 脱血による血管内容量の低下によって血圧が下がることは少なくない。血液浄化の開始前から, 超音波検査などを用いて血管内容量や心機能を評価することや, 輸液負荷や昇圧薬の投与などの対応策を前もって検討することが望まれる。

その他の血液浄化に関連した血圧低下として, 後述の出血以外にアナフィラキシーが挙げられる。とくに, 抗凝固薬やダイアライザー, 血漿交換の際の新鮮凍結血漿(fresh frozen plasma, FFP)などが誘因となることがあり, 血圧低下が生じた際には鑑別疾患の一つとして考

321

日本集中医療医学会専門医テキスト　第 4 版

表2 IRRT，CRRT，SLED の比較 [4]

	利点	欠点
IRRT	• 急速に体液量および電解質異常の補正が可能 • 患者の拘束時間が短い • 抗凝固薬の暴露が少ない • コストが安い	• 循環動態に対する影響が大きい • 薬物動態への影響が大きい
CRRT	• 循環動態が安定 • 薬物動態への影響が相対的に少ない	• 体液量および電解質異常の是正が遅い • 持続的に抗凝固薬の投与が必要 • 長時間患者を拘束する • コストが高い • 24 時間監視可能な医療体制が必要
SLED	• 循環動態への影響は IKRT ほど大きくない • CRRT よりも高い透析効率がある	• 薬物動態への影響は不明な点がある

IRRT, intermittent renal replacement therapy; CRRT, continuous renal replacement therapy; SLED, slow low efficiency dialysis.

えることが必要である。

❷ 出血

血液浄化療法中に出血性合併症が生じた場合には，体外循環に伴う出血のリスクと，血液浄化療法によるメリットを慎重に評価する必要がある。CRRT は継続的に抗凝固薬が投与されるので，間欠的腎代替療法（intermittent renal replacement therapy, IRRT）への切り替えや，抗血栓性に優れたダイアライザへの変更が検討されるべきであり，抗凝固薬なしで血液浄化を行うことも検討される [4]。

❸ 電解質異常

高カリウム血症や酸塩基平衡などの補正目的に RRT が導入されるが，一方で，長期間にわたる RRT そのものが電解質異常をもたらす。代表的なものとしては，低カリウム血症，低リン血症が挙げられ，とくに前者については不整脈の原因となることがあり，適宜補正が望まれる。また，血漿交換の際には，FFP 中のクエン酸によって低カルシウム血症，高ナトリウム血症，代謝性アルカローシスが合併することがあり，血液透析の併用を検討されることもある。

Ⅱ 腎代替療法（RRT）

1 総論

AKI が進行し，高カリウム血症や肺水腫などが生じた場合には，生命維持のために RRT の導入が必要となる。とくに日本では，超高齢化社会の進行に伴って，ICU 入室患者の高齢化も進んでおり，AKI の発症頻度は決して低くない [5]。そのため，RRT の選択にあたっては，個々の症例の背景疾患や重症度，また施設や医療体制に応じた適切な選択が望まれる。

ここでは，KRT の中でも ICU で行われることが多い IRRT，CRRT，slow low-efficiency dialysis（SLED）

表3 腎代替療法の導入基準 [4]

• 利尿薬抵抗性の体液量過剰
• 高カリウム血症あるいは急速な血清カリウム値の上昇
• 尿毒症症状（心膜炎，原因不明の意識障害など）
• 重度代謝性アシドーシス

を取り上げる（表2）[4]。

なお，いずれの RRT のモダリティにも共通することであるが，RRT の導入基準としては，表3のような基準が挙げられる [4]。近年，AKI に対して RRT をより早期に導入することが有用かを検討するために，様々な RCT が行われたが，現在のところは早期の RRT 導入は各種ガイドラインでは推奨されておらず，AKI の重症度，電解質異常や体液過剰などの合併症に応じて導入することが望まれる [4),6),7)]。

また，前述の 3 つのモダリティにおいて，いずれかのモダリティの優位性が多くの RCT で立証されているとはいえず，理論的には急速な電解質補正や体液量調整が必要な場合は IRRT が望ましく，循環動態が不安定な場合には CRRT または SLED が望まれる [6),8)]。

2 各論：各モダリティについて

❶ 間欠的腎代替療法（IRRT）

(a) 原理

IKRT としては，血液透析（hemodialysis, HD）および血液濾過透析（hemodiafiltration, HDF）などがあり，3〜4 時間程度で行うことが一般的である。HD は透析膜を通じて血液と透析液を間接的に接触させて，拡散の原理で血液中から透析液へ溶質を移動させ，主に尿素窒素やカリウムなどの小分子量物質（分子量 500 Da 以下）の除去を目的とした治療法である（図1）。HDF は，拡散による除去である HD に加えて，ダイアライザー

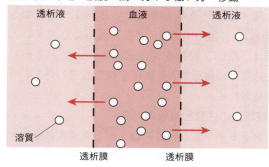
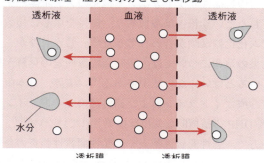

図1　RRTにおける拡散と濾過の原理[11]

内で膜を介した圧力差で水分とその水分に含まれる物質を濾過の原理で除去する治療法である（図1）。HDに比べて，HDFではより大きな中分子量物質（500～5,000 Da）の除去を行うことができる。

(b) 適応疾患

HDおよびHDFともに末期腎不全の慢性維持透析患者に使用されているが，血行動態が安定しているAKIであれば適応可能である。最近では，連続的に多量の補充液の投与を可能とするオンラインHDFが肝不全に伴う肝性昏睡に対する治療法として行われることがある。

(c) 使用方法

慢性維持透析の場合はHDおよびHDFの血流量（quantity of blood flow, Qb）は，150～250 mL/min程度が一般的である。一方でAKIのみに限定すると必ずしも同等のQbが必要ではなく，加えて不均衡症候群の懸念もあり，Qb 100～150 mL/min程度で行われることが多い。HDおよびHDFでの透析液流量は，個々の症例に応じた設定が容易ではない場合もあるが，一般的にはQbの2倍程度以上あれば透析効率には影響はないとされている。

(d) 使用上の注意と治療の実際

間欠的に行うIKRTでは，患者に対する身体的拘束は少なくなり，加えて抗凝固薬投与も施行時間に限定できる。またカリウムなどの小分子物質の除去や体液量の補正を急速に行うことができ，循環動態が安定していれば早急な治療を可能にする。

3 持続的腎代替療法（CRRT）

(a) 原理

CRRTは，前項で述べたHDおよびHDFなどの血液浄化療法をより少ない血液浄化量で24時間持続的に緩徐に行う治療法である。行う治療モードによって，持続的血液透析（continuous hemodialysis, CHD），持続的血液濾過透析（continuous hemodiafiltration, CHDF），持続的血液濾過（continuous hemodiafiltration, CHF）の3種類がある。日本では，上記3つの中でも主にCHDFが使用されている[9),10)]。

(b) 適応疾患

CRRTではIRRTよりも少ない血液浄化量であるものの緩徐にかつ持続的に行うため，血行動態に与える影響は少なく，昇圧薬投与下のショック症例や重症症例のAKIおよび慢性腎不全症例にも適応が可能である。

(c) 使用方法

CRRTの血液浄化量（透析液流量＋濾過液流量）については，世界的には20～25 mL/kg/hr程度で行われているが，本邦では保険適用の関係から10～15 mL/kg/hr程度で行われていることが多く，本邦のCRRTでの血液浄化量は世界標準と比べて少ないことが指摘されている。しかしながら，本邦のCRRTを受けた症例の予後は諸外国と比較してもほぼ同等であることが報告されている[4),11)]。また，AKIに対してCRRTの血液浄化量を多くすることが必ずしも予後の改善につながらないことが様々なRCTで示されており，各国のガイドラインでも血液浄化量を20～25 mL/kg/hr以上に多くすることは推奨されていない[4),6),7)]。

Qbは80～120 mL/min程度で行われることが多いが，IRRTの場合と違い透析液流量と濾過液流量が少ないため，Qbの多寡は治療効率に影響しない。

透析液流量と濾過液流量の設定については，それぞれ少分子量物質および中分子量物質の除去を考慮して決定する。なお，過度の濾過液流量は，後希釈においては血液濃縮を来たし，回路凝固のリスクが高くなる。一般的には，血漿流量の25％以下の濾過が望ましく，簡易な計算式としてQbの5分の1程度までが濾過液流量の上限の目安となる。

(d) 使用上の注意と治療の実際

CRRTは，IRRTと比べて循環動態の影響が軽微であるだけでなく，抗菌薬などの他の薬物動態の予測も行いやすい。一方で，継続的な抗凝固薬の投与も必要になり，出血のリスクが上がる点は注意が必要である。

CRRTのダイアライザについては，我が国ではポリメ

チルメタクリレート（polymethylmethacrylate, PMMA）膜あるいは AN69ST 膜でサイトカイン除去能が高いことが報告されているが，生命予後を改善するというエビデンスは乏しく，さらなる研究が期待される。

③ slow low-efficiency dialysis (SLED)

(a) 原理

IRRT と CRRT には，治療時間や透析効率に大きな違いがあり，両者の利点を活かした中間的な治療法として SLED が開発された。

(b) 適応疾患

SLED では血液浄化量は CRRT と比較して多いものの，循環動態に与える影響は CRRT とほぼ同等であると報告されており，重症患者の AKI および慢性腎不全に対して適応される[12]。

(c) 使用方法

SLED では，治療時間を 6 ～ 12 時間程度として毎日施行される。Qb 100 ～ 200 mL/min，透析液流量 300 mL/min として設定されることが多く，場合によっては濾過を追加することもある。

(d) 使用上の注意と治療の実際

CRRT と比較して治療時間が短いため，抗凝固薬の投与も少なく，医療従事者の負担も少ないため，医療体制的に CRRT を行うことが難しい施設でも重症患者に対する RRT として行われることが多い。

Ⅲ エンドトキシン吸着療法（PMX-DHP）

(a) 原理

エンドトキシンとは，グラム陰性桿菌の細胞壁の構成成分であるリポ多糖類であり，体内に侵入すると様々な炎症性サイトカインやメディエーター産生を誘導することが知られている[13]。わが国では，このエンドトキシンの吸着を目的として，エンドトキシン吸着療法（direct hemoperfusion with polymyxin B immobilized fiber column, PMX-DHP）が開発された[14]。

PMX-DHP で使用される吸着カラムには，抗菌薬の一つであるポリミキシン B が固定化されたポリスチレン誘導体繊維が充填されている。ポリミキシン B はエンドトキシンと高い親和性を有することが知られており，この吸着カラムに血液を通すと血中のエンドトキシンが吸着され，敗血症の病態の改善が期待される。

(b) 適応疾患

エンドトキシン血症および昇圧薬などを要する重症敗血症が適応疾患であるが，本邦の保険適用もこれまで改訂を繰り返されており，使用にあたっては最新の保険適用条件を参考されたい。

(c) 使用方法

本邦では，一連の治療として 2 回まで施行でき，血流量 80 ～ 120 mL/min で行われることが多い。施行時間は，原則 2 時間が保険適用となっているが，さらに長時間での施行がより臨床症状を改善したという報告も散見される。

(d) 使用上の注意と治療の実際

エンドトキシンと同様に血小板もカラムに吸着することが知られており，適宜，血小板数をモニターする必要がある。また，エンドトキシン吸着療法によって，敗血症患者の炎症性サイトカインや種々のメディエーターが低下したという報告は多数あり，海外を中心に複数のランダム化比較試験が行われてきた[15]。しかしながら，その効果の是非については，現時点では一定の見解が得られているとはいえない状況である[16]。実際，日本版の敗血症診療ガイドラインおよび諸外国のガイドラインでも PMX-DHP の積極的な使用は推奨されていない[6,7]。

一方で，急性間質性肺炎や特発性間質性肺炎の急性増悪に対する PMX-DHP の有用性が近年複数報告されており，さらなる研究が期待されている[17]。

Ⅳ 血漿交換療法

1 総論

血漿交換療法とは，体外に取り出した血液を血漿分離器で血液成分と血漿成分に分離させ，病因物質を除去するとともに必要な物質を加えて体内に戻す治療法である。現在のところ，血漿交換療法に分類される治療法には，単純血漿交換（plasma exchange, PE），選択的血漿交換（selective plasma exchange, SePE），二重膜濾過血漿交換（double filtration plasmapheresis, DFPP），血漿吸着（plasma adsorption, PA）の 4 種類がある。

これら 4 種類については，PA → SePE または DFPP → PE の順で除去する物質の特異性は低くなり，血漿中の様々な分子量の物質を除去することが可能になる。とくに重症疾患では，より広範囲の分子量域が治療対象となり，なおかつ血液凝固能異常の合併も少ないため，ICU においては PE が行われることが多く，本項では PE について中心的に述べる。SePE については，近年の血漿分離膜の開発によって確立された血漿交換療法であり，IgM や免疫複合体などの大分子領域は除去できないものの，効率的に IgG の除去が可能である。加えて，凝固因子の低下やアレルギーなどの副作用の頻度も少なく，今後 ICU においても使用頻度が増える可能性はある。SePE，DFPP，PA の詳細については他の教科書を

腎 **V**

表4 血漿交換療法の適応疾患

適応疾患	凝固因子の補充の必要性
多発性骨髄腫，マクログロブリン血症	－
劇症肝炎，急性肝不全	○
術後肝不全	○
薬物中毒	－
重症筋無力症	－
悪性関節リウマチ	－
全身性エリテマトーデス	－
血栓性血小板減少性紫斑病	○
重度血液型不適合妊娠	－
多発性硬化症，慢性炎症性脱髄性多発神経炎	－
ギラン・バレー症候群	－
天疱瘡，類天疱瘡	－
巣状糸球体硬化症，膜性腎症，微小変化群ネフローゼ症候群	－
抗 GBM 抗体型急速進行性糸球体腎炎	－
ANCA 型急速進行性糸球体腎炎	－
溶血性尿毒症症候群	△
家族性高コレステロール血症	－
難治性高コレステロール血症に伴う重度タンパク尿を呈する糖尿病性腎症	－
閉塞性動脈硬化症	－
中毒性表皮壊死症，スティーブンス・ジョンソン症候群	－
川崎病	－
インヒビターを有する血友病	－
ABO 血液型不適合または抗リンパ球抗体陽性の同種腎移植および肝移植	－
移植後抗体関連型拒絶反応	－
慢性 C 型肝炎ウイルス	－
抗 MDA5 (melanoma differentiation-associated gene 5) 抗体陽性皮膚筋炎に伴う急速進行性間質性肺炎	－

参考にされたい。

2 単純血漿交換（PE）

(a) 原理

単純血漿交換 (plasma exchange, PE) は，血漿分離器を通過したすべての血漿を破棄することで病因物質を除去し，その失った血漿成分量に対して血液製剤などで補充液として置換する治療法である。

(b) 適応疾患

令和6年度時点で単純血漿交換が保険適用となっている疾患を表4に示す。施行回数については，各疾患によって定められており，施行にあたっては最新の診療報酬点数表を確認されたい。

(c) 使用方法

置換液としては，FFPとアルブミン製剤の2種類があり，凝固因子の補充が必要となる症例では，FFPを置換投与する。とくに，劇症肝炎や血栓性血小板減少性紫斑病などの出血のリスクが高い疾患では，FFPでの血漿交換が原則選択される。一方で，薬物中毒や全身性エリテマトーデスなどの膠原病では，薬剤や自己抗体などの病因物質の除去が目的であり，アルブミン製剤での置換が検討されるが，出血のリスクが高ければ症例に応じてFFPで置換されることが望ましい。

置換量については，循環血漿量〔循環血漿量＝体重 [kg]/13×(1-Hct/100)〕の1～1.5倍が目安であり，3,000～5,000 mL程度となることが多い。

血液流量としては，80～120 mL/min程度，血漿分離速度は血流量の30%以下とするのが一般的である。

(d) 使用上の注意と治療の実際

FFPを置換液として選択した場合には，アレルギー反応が見られることがある。多くはⅠ型アレルギーであり，抗原曝露10分程度で症状が出現し，軽度の場合には原因となったロットのFFPを中止して，他のロットのFFPで代用することで対応することが可能である。しかしながら，重度の場合には血漿交換療法の継続そのものが困難になる場合もあり，アルブミン置換，DFPP

や SePE などへの切り替えを検討せざるを得ない。

FFP の副作用として，含有されているクエン酸ナトリウムによる電解質異常であり，低 Ca 血症，Na 負荷などがある。低 Ca 血症に対しては，FFP 1 単位あたりカルチコール 1 mL 程度を目安に投与し，血液ガス検査などを行いながらカルチコールの投与量を適宜増減している。また，腎不全を合併している場合には，さらなる電解質異常の進行予防や Na 負荷による肺水腫の予防目的に，血漿交換の回路に血液透析を組み合わせることも検討する。

一方で，置換液としてアルブミン製剤を投与した場合には，フィブリノゲンなどの凝固因子が補充されないため，施行後には凝固能のチェックが必要である。

V その他の血液浄化法

1 活性炭吸着療法

血液を活性炭カラムに直接灌流させ，炭素原子とのファン・デル・ワールス力によって病因関連物質を炭素に吸着させて除去する治療法である。分子量 100 〜5,000 Da 程度の物質に対して吸着力が高く，治療適応としては薬物中毒や肝性昏睡が挙げられるが，肝性昏睡に対しては近年様々な血液浄化療法が開発されたこともあり，使用されるケースは少ない。注意点としては，ブドウ糖やメシル酸ナファモスタットなども吸着されるため，適宜ブドウ糖の補充やその他の抗凝固薬が必要である。

2 plasma diafiltration

plasma diafiltration（PDF）は，アルブミンのふるい係数が約 0.3 である選択的膜型血漿分離器（エバキューアー EC-2A）を用いて単純血漿交換を行いながら，同時に中空糸の外側に灌流液を循環させる治療法である。特徴としては，凝固因子を温存しながら，ビリルビンなどのアルブミン結合物質を除去できる点にあり，主に肝不全に対する血液浄化療法として適用される[18]。

文献

1) [No authors listed]. Summary of Recommendation Statements. Kidney Int Suppl (2011) 2012;2:8-12.
2) Schetz M. Vascular access for HD and CRRT. Contrib Nephrol 2007;156:275-86.
3) Uchino S, Bellomo R, Morimatsu H, et al. Continuous renal replacement therapy: a worldwide practice survey. The beginning and ending supportive therapy for the kidney (B.E.S.T. kidney) investigators. Intensive Care Med 2007;33:1563-70.
4) AKI（急性腎障害）診療ガイドライン作成委員会．AKI（急性腎障害）診療ガイドライン 2016．日腎会誌 2017;59:419-533.
5) Yamada H, Yanagita M. Global Perspectives in Acute Kidney Injury: Japan. Kidney360 2022;3:1099-104.
6) Egi M, Ogura H, Yatabe T, et al. The Japanese Clinical Practice Guidelines for Management of Sepsis and Septic Shock 2020 (J-SSCG 2020). Acute Med Surg 2021;8:e659.
7) Evans L, Rhodes A, Alhazzani W, et al. Surviving sepsis campaign: international guidelines for management of sepsis and septic shock 2021. Intensive Care Med 2021;47:1181-247.
8) Nash DM, Przech S, Wald R, et al. Systematic review and meta-analysis of renal replacement therapy modalities for acute kidney injury in the intensive care unit. J Crit Care 2017;41:138-44.
9) Fujii T, Uchino S, Doi K, et al; JAKID study group. Diagnosis, management, and prognosis of patients with acute kidney injury in Japanese intensive care units: The JAKID study. J Crit Care 2018;47:185-91.
10) Yasuda H, Kato A, Fujigaki Y, et al; Shizuoka Kidney Disease Study Group. Incidence and clinical outcomes of acute kidney injury requiring renal replacement therapy in Japan. Ther Apher Dial 2010;14:541-6.
11) Uchino S, Toki N, Takeda K, et al; Japanese Society for Physicians and Trainees in Intensive Care (JSEPTIC) Clinical Trial Group. Validity of low-intensity continuous renal replacement therapy*. Crit Care Med 2013; 41:2584-91.
12) Berbece AN, Richardson RM. Sustained low-efficiency dialysis in the ICU: cost, anticoagulation, and solute removal. Kidney Int. 2006;70:963-8.
13) Rittirsch D, Flierl MA, Ward PA. Harmful molecular mechanisms in sepsis. Nat Rev Immunol 2008;8:776-87.
14) Hanasawa K, Tani T, Oka T, et al. Selective removal of endotoxin from the blood by extracorporeal hemoperfusion with polymyxin B immobilized fiber. Prog Clin Biol Res 1988;264:337-41.
15) Li X, Liu C, Mao Z, et al. Effectiveness of polymyxin B-immobilized hemoperfusion against sepsis and septic shock: A systematic review and meta-analysis. J Crit Care 2021;63:187-95.
16) Yamashita C, Moriyama K, Hasegawa D, et al. Evidence and Perspectives on the Use of Polymyxin B-Immobilized Fiber Column Hemoperfusion among Critically Ill Patients. Contrib Nephrol 2018;196:215-22.
17) Abe S, Azuma A, Mukae H, et al. Polymyxin B-immobilized fiber column (PMX) treatment for idiopathic pulmonary fibrosis with acute exacerbation: a multicenter retrospective analysis. Intern Med 2012;51:1487-91.
18) Nakae H, Eguchi Y, Saotome T, et al. Multicenter study of plasma diafiltration in patients with acute liver failure. Ther Apher Dial 2010;14:444-50.

Ⅴ 腎

6 腎機能低下時の薬剤投与

柴田啓智

目 標

- 薬物動態パラメータから腎排泄型薬剤の判断ができる
- 患者における腎クリアランスの低下に伴う腎排泄型薬剤の投与設計ができる
- 腎代替療法による薬剤のクリアランスが評価できる
- 薬剤特性を考慮し患者へ望ましい投与量を決定できる

Key words クリアランス，消失速度定数，尿中排泄率，分布容積

はじめに

　腎機能低下時の薬剤投与は，医原病と呼ばれる過量投与から引き起こされる薬剤有害反応を回避するために極めて重要である。過量投与による副反応は，時として集中治療を実施している予備能の少ない患者で重篤な転機をたどる場合がある。しかし一般病棟と比較して，集中治療において患者の腎機能に応じた薬剤投与設計を実施することは容易ではない。ここでは薬物動態の理論を用いて，集中治療における腎機能低下時の薬剤投与の実際について解説する。

Ⅰ 薬物動態の理解

　腎機能低下時の薬剤投与設計を行う場合，薬物動態の理解が必要となる。生体内での薬剤の動きを考えた場合，薬剤は血流によって体内を移動する。そして主に肝臓での代謝，あるいは腎臓からの排泄を受けるとともに，標的臓器へ分布し薬効を発揮する。このような生体の実態に即した理論は，生理学的薬物速度論と呼ばれ，血流速度やクリアランス（clearance, CL）というパラメータを用いて薬物動態が表現されている。

1 クリアランス（CL）

　バンコマイシンなどの治療薬物モニタリング（therapeutic drug monitoring, TDM）で経験するように，薬物動態では物質量よりも濃度が注目され，血中濃度[mg/L]推移が測定されている。一方で，mg などで表現されるような物質量は，反応速度[mg/hr]という単位時間当たりの変化量で表される。CL[L/hr]は，血中濃度と反応速度を用いて次式で表される。

$$CL = 反応速度 / 血中濃度$$

　このように，CL の単位は容積 / 時間となり，単位時間当たりに処理できる血液や組織などの薬剤が存在する溶液量で表される。つまり，CL とは薬剤の濃度に依存しない定数であるといえる。

2 血中濃度曲線下面積（AUC）

　CL と投与量の関係を考えた場合，縦軸に薬剤の血中濃度，横軸に時間を用いてグラフ化した場合，時間0～無限大時間まで積分した値が，投与量を CL で除した値であることが確認された。この値は血中濃度曲線下面積（area under the blood concentration-time curve, AUC）[hr・mg/L]と呼ばれ，生理学的薬物速度論の必要性から導かれた概念であったが，薬効の指標として有用であることが判明し，薬剤における生体曝露の指標として利用され，AUC と薬効が相関すると考えることができる。

$$投与量/CL = \int_0^\infty C(t)\,dt = AUC$$

3 分布容積（Vd）

　分布容積（volume of distribution, Vd）は，生体内の薬剤が血中濃度と等しい濃度で分布すると仮定した場合の体積である。意味あいとしては薬剤の血中濃度と物質

量を関連づけるためのパラメータであり，必ずしも実容積を表すわけではなく，理論上では上限値が存在しない。具体的には，血液は体重の13分の1といわれており，薬剤が血液中のみに分布し組織移行がない場合，薬剤のVdは理論上，$1/13 = 0.077$［L/kg］以下の値をとる。実際，ヘパリンは血中のみに分布する薬剤の代表であるが，そのVdは0.058［L/kg］である。一方，アミオダロンのVdはインタビューフォームにおいて106［L/kg］であり，ヒトの体積を大きく上回る。このことは，薬剤の組織濃度が血中濃度と比較して非常に高いことを示しており，薬剤の特性を知る上で重要なパラメータとなる。

4 消失速度定数（ke）

消失速度定数（独 konstant, 英 constant of elimination rate, ke）［/hr］はCLとVdの比で決定される定数であり，次式で表される。

$$ke = CL/Vd$$

さらに，$\ln2/ke$，すなわち$0.693/ke$で生物学的半減期（$t_{1/2}$）を導くことができる。

5 尿中排泄率（Ae）

尿中排泄率（cumulative amount of drug excreted in urine, Ae）は，薬剤が活性体として製剤化されている場合，投与された薬剤の量のうち，肝臓で代謝されず未変化体として腎臓で排泄された薬剤量の比率である。薬剤は概ね肝臓で代謝されるか，腎臓で尿中排泄される経路が主な排泄経路であり，Aeは全身CLのうち腎臓が担う比率，すなわち腎CLの比率を示す。例えばAe $= 0.7$ならば，全身CL＝腎CL（70％）＋肝CL（30％）と解釈する。

6 血中タンパク非結合型分率（fu）

血液中の薬剤は，タンパク質に結合している薬剤と遊離している薬剤が存在する。一般に，酸性の薬剤はアルブミンと，塩基性の薬剤はα酸性糖タンパクと結合することが多い。薬剤が薬効を発揮できるのは遊離している薬剤のみであり，その割合を血中タンパク非結合型分率（fraction unbound in blood, fu）と定義している。

Ⅱ 腎機能低下時の薬剤投与設計の実際

腎機能低下患者では，全身CLに対する腎CLの寄与率が大きい薬剤は減量を考慮する必要がある。投与量を調節する手法としては，Giusti-Hayton法が知られている[1]。

Giusti-Hayton法は，薬剤の腎CLが糸球体濾過量（glomerular filtration rate, GFR）あるいはクレアチニンクリアランス（creatinine clearance, CCr）に比例すること，腎機能低下患者では腎CLのみが変化するという前提で成立しており，次式で表される。

$$G = 1 - Ae \times \left(1 - \frac{患者のGFRもしくはCCr}{正常値のGFRもしくはCCr} \right)$$

G：通常量からの減量率

実際の投与量調節は，1回量をG倍に減量する，あるいは投与間隔を1/G倍に延長するとAUCが一定に保たれる。つまり，薬物動態パラメータとしてAeが入手できれば，いかに正確にGFRやCCrが算出できるかという点が重要となる。

Ⅲ 集中治療におけるGFRやCCr算出の実際

臨床において，最も正確にGFRを評価できる手法はイヌリンクリアランスの測定である。ネフロンでの薬剤の移動は，糸球体濾過・尿細管分泌・尿細管再吸収の過程があるが，イヌリンは糸球体濾過のみでその他の影響を受けない。しかし，イヌリンクリアランスの測定は測定に2時間程度を要し，その煩雑さから集中治療のみならず，一般病棟や外来においても測定される機会は少ない。

次いで正確とされる評価は実測CCrである。血清クレアチニン値（serum creatinine, SCr）はイヌリンと異なり尿細管分泌があるため，GFRより約30％高い値となる。

実測CCrでの評価も難しい場合，推算式による評価が用いられる。GFRの推算には日本人向けGFR推算式が用いられる。体表面積で補正されているため，患者の薬物投与設計に用いるには，原則補正を外して患者自身の体表面積で評価する必要がある。

$$eGFR[mL/min/1.73m^2]$$
$$= 194 \times [SCr[mg/dL]]^{-1.094} \times 年齢^{-0.287}$$

e：estimated（推定），女性では0.739を乗じる

一方，CCrの推算にはCockcroft-Gault（CG）式も用いられてきた。上記の推定式と異なり，体重の情報が必要である。

$$eCCr[mL/min] = [(140 - 年齢) \times 体重[kg]] / [72 \times SCr[mg/dL]]$$

e：estimated（推定），女性では0.85を乗じる

eGFRやeCCrの正確性は，この段階でイヌリンクリアランスや実測CCrに劣ることが知られているが，さらに集中治療においてはSCrの不正確性について指摘されている。

SCrは緩慢なマーカーであることが知られており，術後や敗血症，心筋梗塞後において急性腎障害（acute kidney injury, AKI）を引き起こした場合，GFRの低下よりかなり遅れてSCrが上昇してくることが知られている（図1）[2]。また，若年者の術後など，ARC（augmented renal clearance）と呼ばれる正常値であるeGFR＝100 mL/minを超えたCLが観察される場合もある[3]。

このタイムリーさに欠けるSCrの問題点に対して考案されたのがkinetic eGFRの概念であり，次式で表される[4]。

$$kinetic\ eGFR = \frac{baseline\ SCr \times eGFR}{[SCr(H1)+SCr(H2)]/2} \times \left(1-\frac{24\times[SCr(H2)-SCr(H1)]}{(H2-H1)\times max\ \Delta SCr/day}\right)$$

H1：1点目の採血ポイント，
H2：2点目の採血ポイント

$$max\ \Delta SCr/day = \frac{baseline\ SCr \times eGFR \times 1.44}{0.6 \times 体重}$$

kinetic GFRは2点の採血ポイントとベースラインのSCrが必要となる。SCrの分布容積は0.6×体重で近似される。kinetic GFRを用いた腎排泄型薬剤の投与設計を実施したエビデンスは少なく，今後の研究に期待が寄せられている。

また別の問題として，Crは筋由来のバイオマーカーであるため筋組織に大きく依存する。重症患者では，侵襲時のエネルギーとしての利用やタンパク源として筋組織が利用されるため，早期から筋組織が喪失すると考えられている。重症病態に伴う身体障害のメカニズムとして，多発神経障害（critical illness polyneuropathy, CIP）や骨格筋障害（critical illness myopathy, CIM）が報告されており，これらが引き起こす身体機能の低下を総称してICU-AW（ICU-acquired weakness）と呼ばれている[5]。ICU-AWによって集中治療下の患者は筋肉量が低下していることが考えられ，腎機能と独立した因子によってSCrは低下し，腎CLの過大評価につながる可能性がある。

その他に，集中治療において使用される輸液によってSCrは希釈されていることが報告されており[6]，急性期における輸液のボーラス投与からde-escalationまで，

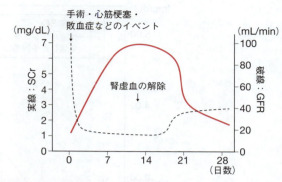

図1 AKIにおけるSCrの経時的変化[2]

患者の体液量や体重の増減が大きい集中治療において，SCrは医原的に変動することを考慮する必要がある（図2）[6]。

SCrの代替としてシスタチンC（Cys）を用いた腎CLの評価が可能であり，以下の式にて算出される。

男性：eGFRcys[mL/min/1.73m^2]
　　　＝$(104 \times Cys\text{-}C^{-1.019} \times 0.996^{年齢})-8$

女性：eGFRcys[mL/min/1.73m^2]
　　　＝$(104 \times Cys\text{-}C^{-1.019} \times 0.996^{年齢} \times 0.929)-8$

eGFRcysについてもSCrを用いたeGFR同様に体表面積で補正されているため，薬剤の投与設定に用いる場合は原則患者の体表面積に置き換える必要がある。推算式中の－8 mL/min/1.73m^{2}は腎外での代謝・排泄を想定した定数である。Cysに基づくGFR推算式の正確度はSCrに基づく推算式と同程度である。Cysは筋肉量や食事，運動の影響を受けにくいため，SCrによるGFR推算式では評価が困難な場合に有用と思われる。Cysを用いる注意点として，妊娠，HIV感染，甲状腺機能障害などで影響されることが知られている。またシクロスポリンやステロイドなどの薬剤による影響などが懸念されている。加えて，Cysは腎外での代謝・排泄が推測され，末期腎不全であってもCysの増加が5〜6 mg/Lで頭打ちとなるため，注意が必要である。

IV 腎代替療法におけるCLの評価

薬剤が肝臓での代謝と腎臓からの排泄で消失すると仮定した場合，全身CLは以下の式で表すことができる。

　　全身CL＝肝CL＋腎CL

腎代替療法（renal replacement therapy, RRT）は腎

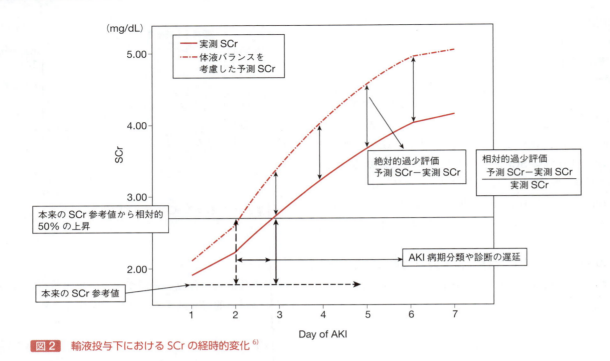

図2 輸液投与下における SCr の経時的変化[6]

クリアランスを補う治療ととらえることができるため，適用された場合，以下の式のように表現できる。

全身CL = 肝CL ＋ 腎CL ＋ CL_{RRT}

ここでのRRTは，集中治療で実施されることが多い血液透析（hemodialysis, HD）と持続血液濾過透析（continuous hemodiafiltration, CHDF）を中心に解説する。

RRTは，拡散と限外濾過の原理によってCLが表されることが多い。

CHDFでは血液量（Q_B）：80〜120 mL/min，透析液流量（Q_D）：約10 mL/min，濾過流量（Q_F）：約5 mL/min 程度で施行される場合が多い。この場合，Q_B は（$Q_D + Q_F$）よりも十分に大きいため，（$Q_D + Q_F$）が律速となり，CHDFによるCLは次式に近似される。ダイアライザにおける血液と透析液の薬剤移行が平衡状態であることが前提である。

$CL_{CHDF} ≒ fu × (Q_D + Q_F)$

一方HDは，Q_B：200 mL/min，Q_D：500 mL/min 程度であり Q_B が律速となるが，Q_B と Q_D の差が十分に大きくないため，薬剤の濃度は回路内で平衡状態とならない。HDによるCLは以下の式で表現される。

$CL_{HD} ≒ [(C_{Bin} － C_{Bout})/C_{Bin}] × Q_B$
　C_{Bin}：ダイアライザ入口における薬剤濃度
　C_{Bout}：ダイアライザ出口における薬剤濃度

HDの特徴として，低分子のCLは大きく，高分子のCLは低いことが知られている。バンコマイシンの分子量は1485.71であり，論文によって低分子とも中分子ともいわれているが，集中治療で汎用される薬剤の多くはバンコマイシンよりも分子量は小さく，主に低分子が対象となると考えて差し支えない。また，時間の概念が重要で，腎臓が24時間機能していることに対し，通常のHDであれば週3回，1回4時間で実施される場合が多い。CLは時間当たりの評価となるため，これらの分子量や施行時間を考慮すると，おおよその目安としてCL_{CHDF} は15〜25 mL/min，CL_{HD} は10〜15 mL/min ととらえることができる。

RRTのCLに影響する薬物動態パラメータは，Vdとfuである。RRTがターゲットにできる薬剤は，組織移行せず血管内でアルブミンなどとタンパク結合していない薬剤に限定される。そのため，Vdが大きいほど，またfuが小さいほどRRTで除去される割合は少なくなる。

また，とくにCHDFにおいて患者状態に応じて Q_D や Q_F が変更される場合があるが，厳密にはその度に薬剤投与量設定を考慮する必要がある。また，脱血不良や血液回路凝固，膜の劣化によりCHDFが中断されるとその時点でCL_{CHDF}は0となるため，回路トラブルにも十分気をつける必要がある。

ここで，頻度としては少ないが，緩徐低効率透析（sustained low efficiency dialysis, SLED）と血漿交換（plasma exchange, PE）について述べる。

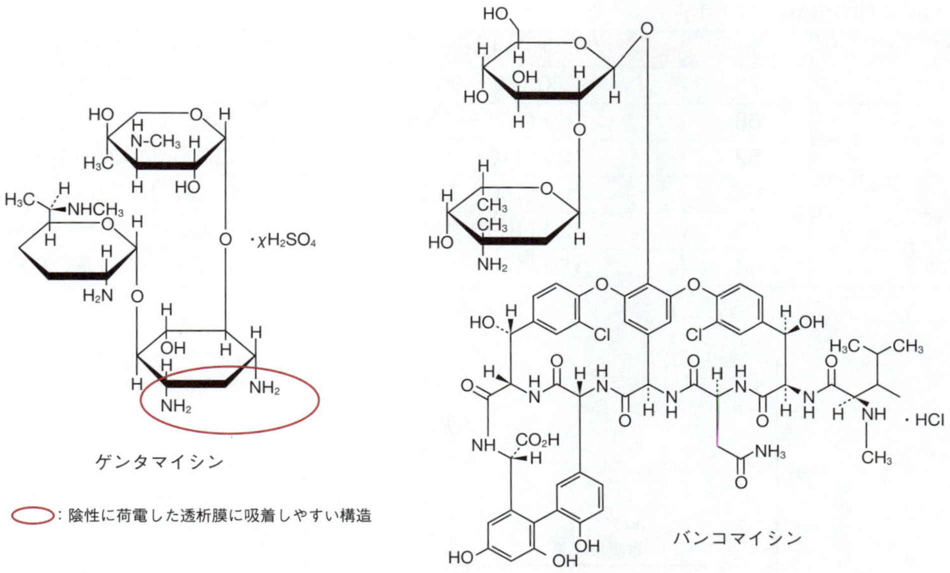

図3 ゲンタマイシンとバンコマイシンの化学構造式

SLED は，CHDF と比較して Q_B が大きく，透析時間が短い特徴がある。CL で考えると CHDF と同等であり，CHDF に準じた投与設計が可能と考える。しかし，SLED 施行中の CL は CL_{CHDF} と比較して 3 倍程度と高く，Vd が小さい，あるいは fu が大きい薬剤を投与する際は，可能であれば SLED 後の投与を検討するなど，投与するタイミングを考慮する必要があると思われる。

PE の場合，血漿中に含まれる薬剤はタンパク結合率にかかわらず CL が生じることが考えられる。しかし，1 回の PE において交換される血漿は約 0.05 L/kg 程度であり，一般に Vd が 0.3 L/kg と小さいアミノグリコシド系抗菌薬であっても，1 回の PE で 20% 弱が除去される計算となり，Vd が大きい薬剤であればその影響はさらに小さい。したがって，PE 施行時に薬剤の投与設計を考える必要性は低いと思われる。

PE のみならず HD でも観察されるが，血液中の薬剤が短時間で除去された場合，Vd が十分大きく組織に移行する薬剤であれば，組織から血液中への再分布が観察される。このことはリバウンド減少と呼ばれ，ke を算出するにあたり過大評価につながる場合があるため，HD の後に血中濃度を測定する場合，終了から再分布の時間を考慮した上で採血を実施することが必要となる。

RRT における CL の評価の最後に，吸着の概念について解説する。前述した RRT における CL の評価には，吸着の概念が含まれていない。臨床的には，ポリメチルメタクリレート（polymethyl methacrylate, PMMA）膜やアクリロニトリルメタリルスルホン酸ナトリウム（AN69）膜による吸着が報告されているが，その多くはインターロイキンなどの炎症性サイトカインのタンパク質や血球などの吸着に関する報告である[7]。薬剤についても AN69 膜にアミノグリコシド系抗菌薬が吸着されることが報告されている[8]。吸着の原理は，薬剤の化学構造式に依存する。吸着の報告があるアミノグリコシド系抗菌薬であるゲンタマイシンと，吸着の報告が少ないバンコマイシンの構造式を示す（図 3）。PMMA 膜や AN69 膜は陰性に荷電しており陽イオンを吸着することができる。ゲンタマイシンは赤枠で囲んだ部分に距離的に近い 2 つのアミノ基が存在し，NH_3^+ となり陽性に荷電しやすく，構造的にも外部に存在し反応を起こしやすい。一方バンコマイシンは，カルボキシル基やアミノ基などを有するが，官能基が比較的分子の内側に位置していることから反応しにくいことが考えられる。このように，吸着に関しては現象としては理解されているものの，臨床での RRT の CL としてどのような位置づけとなるかは明らかではない。今後さらなる検討が必要である。

Ⅴ 薬剤特性を考慮した投与量を決定

ここまでで薬物動態の考え方と，患者の腎 CL ならびに RRT による CL の算出について解説したが，集中治療において患者の現時点での正確な腎 CL を算出することには数々の困難があることを示した。しかし，実際には患者に薬剤を投与する必要があり，曖昧な評価を含みながら投与量を決定する必要がある。

一つの解決策として，薬剤の血中濃度が測定できるものは TDM を実施することが非常に有用である。例えばバンコマイシンで TDM を実施した場合，測定されたバンコマイシンの血中濃度から患者の腎 CL，CHDF が施

表1 各国における透析条件の比較[9]

	N	Q_B [mL/min]	Q_D+Q_B [mL/hr]
日本	75	80 (80〜90)	900 (800〜1,300)
米国	68	150 (130〜150)	1,500 (1,350〜2,000)
カナダ	52	125 (110〜125)	2,200 (2,000〜3000)
オーストラリア	195	200 (150〜200)	2,000 (1,800〜2,000)
イタリア	58	120 (100〜150)	2,000 (1,500〜3,000)
中国	44	150 (120〜200)	2,000 (1,490〜2,000)

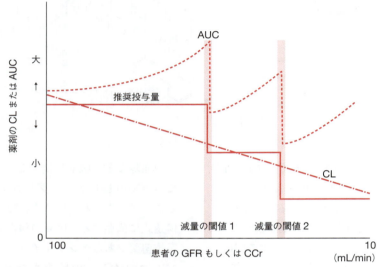

図4 閾値による段階的な減量とAUCの変化

行されていた場合は（腎CL + CL_{CHDF}）を推算することが可能である。

しかし，すべての薬剤でTDMを行うことはできないため，次いで必要な評価は薬力学（pharmacody-namics, PD）の評価である。例えば，ヘパリンのAPTTやインスリンの血糖値，カテコラミンのバイタルサイン，輸液の動的指標など，薬剤の効果をモニタリングできるものは過量投与を避けられる可能性がある。薬剤の効果や副作用としてモニタリングできるパラメータがあれば活用すべきである。

TDMできず，PDの評価も難しい場合は，薬剤の必要性と薬剤が持つ安全性に注目し，投与量を決定する必要がある。

例えばサンフォードガイドを参考に抗菌薬の投与量を確認した場合，国内の添付文書よりも投与量が多く記載されている場合が多い。表1に示すように，国内における（$Q_D + Q_F$）は海外と比較して小さいことが知られており[9), 10)]，単純にサンフォードガイドの投与量を鵜呑みにしてしまうと過量投与となる可能性があるが，初回量は腎CLにかかわらず投与可能であり，その点に差があるということは，安全域が高い薬剤と考えることもできる。重症な患者に対して抗菌薬が過少投与となることは，治療失敗につながることがあるため，高用量が選択される場面は多い。その場合は治療効果と合わせて，例えばセフェピムが必要であれば神経毒性[11)]，セフトリアキソンが必要であれば胆泥の確認など[12)]，薬剤に応じたモニタリングポイントを理解することが必要である。

おわりに

本項では，腎機能低下時の薬剤投与について解説した。集中治療において患者の腎CLを正確に評価することは難しく，RRT施行中であればそのCLを加味し，薬剤に必要の有効性と注意すべき副反応を総合的に評価し，投与量を決定する必要がある。多くの添付文書やガイドラインでは，あるGFRやCCrを閾値として，段階的に推奨投与が記載されている。しかし，腎機能に応じてAUCは段階的に増加するわけではないため，閾値による減量で薬剤のAUCは大きく減少することになる（図4）。閾値付近で過量投与や過小投与が引き起こされやすいことも考慮しながら，集中治療における患者の薬剤投与設計に挑んでいただきたい。

■文献

1) Giusti DL, Hayton WL. Dosage regimen adjustments in renal impairment. Drug Intel Clin Phar 1973;7:382-7.

2) Star RA. Treatment of acute renal failure. Kidney Int 1998;54:1817-31.

3) Udy AA, Putt MT, Boots RJ, et al. ARC--augmented renal clearance. Curr Pharm Biotechnol 2011;12:2020-9.

4) Bairy M. Using Kinetic eGFR for Drug Dosing in AKI: Concordance between Kinetic eGFR, Cockroft-Gault Estimated Creatinine Clearance, and MDRD eGFR for Drug Dosing Categories in a Pilot Study Cohort. Nephron 2020;144:299-303.

5) Stevens RD, Marshall SA, Cornblath DR, et al. A framework for diagnosing and classifying intensive care unit-acquired weakness. Crit Care Med 2009;37 (Suppl):S299-308.

6) Macedo E, Bouchard J, Soroko SH, et al; Program to Improve Care in Acute Renal Disease Study. Fluid accumulation, recognition and staging of acute kidney injury in critically-ill patients. Crit Care 2010;14:R82.

7) Michikoshi J, Matsumoto S, Miyawaki H, et al. Evaluation of Proteins and Cells that Adsorb to Dialysis Membranes Used in Continuous Hemodiafiltration: Comparison of AN69ST, Polymethylmethacrylate, and Polysulfone Membranes. Blood Purif 2019;48:358-67.

8) Urata M, Narita Y, Kadowaki D, et al. Interaction of arbekacin with dialysis membranes. Ren Replace Ther 2016;2:35.

9) Uchino S, Bellomo R, Morimatsu H, et al. Continuous renal replacement therapy: a worldwide practice survey. The beginning and ending supportive therapy for the kidney (B.E.S.T. kidney) investigators. Intensive Care Med 2007;33:1563-70.

10) 中　敏夫. CRRT における濾過・透析液量（浄化量）のポイントを理解する. INTENSIVIST 2010;2:275-85.

11) Lau C, Marriott D, Gould M, et al. A retrospective study to determine the cefepime-induced neurotoxicity threshold in hospitalized patients. J Antimicrob Chemother 2020;75:718-25.

12) Wrenn K. Ceftriaxone versus cefuroxime for meningitis in children. N Engl J Med 1990;322:1821.

■重要論文■

◆ 薬物動態を学ぶ上で重要な world wide を含む参考書は以下である。

- Rowland M, Tozer TN. Clinical Pharmacokinetics. Lippincott Williams & Wilkins; English Edition: 1981.
- Blunton LL, Knollmann BC. Goodman and Gilman's: The Pharmacolcgical Basis of Therapeutics, 14th Ed. MCGRAW-HILL EDUCATION; 2023.
- Beringer PM. Winter's Basic Clinical Pharmacokinetics, 6th Ed. Wolters Kluwer Health; 2018.
- 社団法人日本腎臓学会. CKD 診療ガイド 2012. 東京医学社；2012.

VI 肝胆膵

1 基礎　解剖・生理

森口武史，後藤順子

目　標	• 肝臓，胆嚢，膵臓の正常機能を知る • 肝臓の代謝，解毒作用を理解する

Key words　アンモニア，グルコース，消化，腸管循環，代謝

はじめに

肝臓の機能不全は，肝実質細胞および非実質細胞の免疫および代謝機能の異常からくる多臓器不全症候群を反映していることが多く，その程度や治療を理解するには正常機能を知ることが必要である[1]。消化器系は飲食物を口腔から取り入れ，咀嚼し，飲み込み，各種消化液で分解して栄養を吸収し，一部老廃物を排泄する機能を持った臓器の集合であるが，肝胆膵は胃，小腸大腸などの食物の通り道としての管腔臓器以外の付属器として分類されている[2,3]。機能的には肝臓・膵臓は消化管の外分泌腺であり，胆汁酸は脂肪の乳化に，膵液はタンパク分解にそれぞれ役立っている[1,4]。また胆汁は胆汁酸と胆汁色素は上述の消化吸収機能以外にもタンパク質の合成，有害物質の貪食，分解，電解質の調整など多彩な機能を持ち，まさに「肝心かなめ」の役割を担っている[4~6]。ここでは肝胆膵の基礎として，解剖と生理，代謝について解説する。詳細については成書を参考にされたい。

Ⅰ 肝臓

肝臓は多彩な機能を持つ人体最大の実質臓器である。腹腔の右上部から心窩部を超え左下肋部に位置し，左葉と右葉の二葉に分かれ，重量は男性で 1,500 g，女性で 1,350 g に達し，加齢と共に減少して 70 歳時には 1,000 g ほどに収縮する。

1 肝臓の面

肝臓は横隔膜に接するアーチ状の横隔面と，後下方に向かう胃や食道などの臓器に接する臓側面を持つ。横隔面はさらに上部，前部，右部，後部に分けられ，ほとんどの部分が腹膜で覆われている。この腹膜に覆われている部分は腹腔から観察すると腹腔内の他の臓器などから遊離しており，赤褐色の実質臓器としてほぼ全貌を観察可能としている。肝の横隔面は，横隔膜から立ち上がる肝鎌状間膜により解剖学的に右葉と左葉に分断されている。

2 肝臓の脈管

肝臓に血液を供給する血管は固有肝動脈と門脈であり，いずれも肝臓の臓側面の右葉と左様の接合部分に位置する肝門から肝臓内に入る。肝臓に入る血流のうち，固有肝動脈由来の酸素に富む血流が 20 ～ 30％，残りの 70 ～ 80％は門脈由来である。肝臓内を灌流し，血流は肝静脈に集合して肝臓を出て下大静脈に流入する。

固有肝動脈は腹大動脈〜腹腔動脈を経て膵臓の上で総肝動脈から分枝し，小網の肝十二指腸管膜の中を右上方に走行して肝門に到達する。固有肝動脈は門脈の前方かつ総胆管の左側を走行する。そのため，肝門では後方から前方に向かって門脈，固有肝動脈，肝管の順番に並ぶ。

門脈は肝動脈に比べて供給する血流が多いため太い。脾静脈，上腸管膜静脈，下腸管膜静脈が脾臓の後方で合流し，肝十二指腸管膜の中を走行して肝門に入る。腸管で吸収した物質はまず肝臓に届けられ，ここで一度肝臓を通過してから全身の血流に乗ることになる。

肝静脈は肝臓から出る唯一の脈管であり，固有肝動脈と門脈の血液も肝臓を通った後はこの静脈に集合する。肝静脈はほとんど肝臓内にあり，直ちに下大静脈に注ぐ。

門脈と大静脈系には肝臓をバイパスする側副血行路がある。これは門脈血流に通過障害が起きる肝硬変の際な

どには流量を増し，肝臓を経ず代謝を受けない血液が直接大循環に入ることになると同時に，側副血行路の圧力が高くなり静脈瘤を形成するなど病的意義を持つことになる。

3 肝臓の区域

解剖学的には肝鎌状間膜を境にして左右に分けられ，さらに右葉は方形葉と尾状葉に分けることができる。しかしこのような外形的な分類は血管支配や肝静脈の構成などに配慮されておらず，機能的な配慮が要求される臨床の現場にそのまま適応することは難しいため，臨床的には門脈による血流分布と胆管の走行に基づいた区域分類が重要である。臨床で用いられる区域分類を図1に示す。Healeyの分類は管内の門脈分布によって区分される。まず左右をCantlie線（肝上面で胆嚢と下大静脈を結ぶ線）で左葉と右葉の二葉に分ける。これらはさらに右葉が横隔膜面にあたる前区域と右横隔膜面の後部と臓側面にあたる後区域に，左葉が管鎌状管膜の線で外側区域と内側区域に分類される。臨床的に用いられるCouinaud分類ではさらに肝内グリソンの枝分かれに従ってそれぞれを2つに分類している。

4 肝臓の微細構造

正常肝臓の断面を肉眼で見ると，約 $1\ mm^3$ の肝小葉と呼ばれる微細構造物が判別される。このユニットは肝臓全体に約50万個存在するとされ，肝臓の機能を実現する1単位と考えられている。構造は六角柱となっているため断面は正六角形構造をとっており，その各々の頂点は門脈域（グリソン），中心には（肝）中心静脈が走っている。肝小葉内は肝実質細胞が整然と並んでいる。門脈域には門脈，肝動脈が並走している。門脈と肝動脈からの血液は肝実質細胞の間に存在する類洞（シヌソイド）と呼ばれる脈管構造を通り，中心静脈へと注ぎ，これは合流して肝静脈に帰結する。そして下大静脈から右房に戻ることになる。肝臓全体に注ぐ血液は1分間当たり1Lに及ぶが，その8割は門脈，2割は肝動脈由来である。一方，肝実質細胞で産生される胆汁は肝実質細胞に挟まれた微小胆管に分泌され，血液の流れとは逆に小葉内胆管，小葉間胆管と注ぎ，最終的には総胆管を経て胆嚢内に貯留される。

5 肝臓の機能

肝臓は多彩な機能を担っている（表1）。そのうち主だったものについて解説する。

1 糖質代謝

肝臓では，糖新生とグリコーゲン分解によりブドウ糖

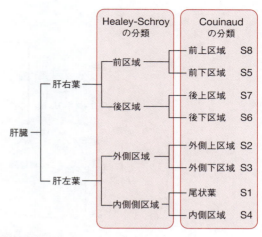

図1 肝臓の区域分類

表1 肝臓の機能

- 代謝機能
  - 糖質代謝
  - 脂質代謝
  - アミノ酸代謝：タンパク代謝
  - 微量元素代謝：ビタミン，ホルモン代謝
  - ビリルビン代謝
- 解毒機能
  - 各種薬剤代謝（P450）
  - アルコール代謝
  - アンモニアの解毒
- 循環調節作用

（グルコース）を全身に供給している（図2）。グルコースは食事により小腸にて吸収され，門脈を経て肝中心静脈から肝静脈経由で全身に運ばれるが，この門脈経由のグルコースが少ない場合には肝臓が糖新生とグリコーゲン分解によりグルコースを供給し，十分にグルコースが血中にある場合には肝臓は供給を停止したり，余剰のグルコースをグリコーゲンに変換して貯蔵し，血糖を一定に保つ働きがある。

グルコースは，炭水化物を分解吸収して得られ，細胞に取り込まれ重要なエネルギー源となる。脂質などと並び，食事で得られる最も基本的なエネルギー源である。小腸から吸収されたグルコースは，門脈系により肝臓を通過し全身に運ばれ，解糖系でピルビン酸に分解されると同時にATPを合成する。ピルビン酸は酸素がある条件ではミトコンドリア内でアセチルCoAを経てクエン酸回路に入り，NADH2，FADH2，CO_2 を生成する。嫌気的条件では乳酸となり，肝臓に運ばれ再度ピルビン酸に変換され糖新生でグルコースに再生産される。そのNADH2とFADH2はミトコンドリア膜内にある電子伝

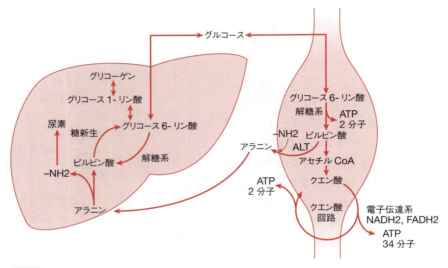

図2　糖質代謝

達系で酸化的リン酸化過程を経て，ATPを産生する。筋肉内のピルビン酸はアラニンアミノトランスフェラーゼ (alanine aminotransferase, ALT) によりアラニンに変換され，肝臓に運ばれる。アラニンは肝臓でALTにより再びピルビン酸へと変換され，グルコースとなりエネルギー源として利用される。

　これは絶食時などにアミノ酸などからグルコースを作り出す肝臓の糖新生機能の一部である。糖新生の90%はアミノ酸が，10%は脂肪組織でトリグリセリドを分解して得られるグリセロール，乳酸，筋肉内でピルビン酸からアラニンに変換され肝臓に運ばれたアラニンの炭素骨格が利用される。この糖新生に必要なエネルギーは主に脂肪酸をβ酸化する後述の脂質代謝で得られる。生体内では脂肪酸からグルコースを直接生成することはできないが，肝臓の糖新生機能により，脂肪酸によって得られるエネルギーをグルコースに変換し利用することができる。

　正常人では，肝臓における糖新生はインスリンで抑制される。高血糖時には肝臓からの新たなグルコース供給を減らし血糖を下げる働きがあるが，糖尿病患者ではインスリンが不足するため，高血糖にもかかわらず肝臓での糖新生が抑制されず，グリコーゲンへの変換も行われにくくなる。

2 グリコーゲン代謝

　食事により血液に吸収されたグルコースの濃度が高くなると，肝臓は余剰なグルコースを安定した分子構造のグリコーゲンに変換し貯蔵する。このグリコーゲンは必要時にはすぐにグルコースに分解することが可能である。食事によるグルコースの供給が止まる夜間には，生体の代謝に必要なグルコースは主に肝臓から血液中に放出されることで供給される。このグルコースのうち3/4は貯蔵したグリコーゲンの分解によるものであり，残りの1/4は糖新生によって供給されている。血中のグルコースは解糖系と同じくまずグルコキナーゼの働きでグルコース6-リン酸へと変換され，グルコース1-リン酸を経てウリジン2-リン酸グルコース (UDP-グルコース) となる。UDP-グルコースはグリコーゲン合成酵素などの働きにより，既存のグリコーゲンにα-1,4グリコシド結合で重合し，その直鎖構造を伸長させる。

　一方グルコースが不足した際には，グルコース1-リン酸はグリコーゲンホスホリラーゼによってグリコーゲンから切り出される。グリコーゲンホスホリラーゼはグルカゴンやアドレナリンなどにより活性化（リン酸化）してこの反応を促進する。グリコーゲンから切り出されたグルコース1-リン酸は，肝臓においてはホスホグルコムターゼの働きによりグルコース6-リン酸に変換された後，グルコース6-ホスファターゼにより脱リン酸化されてグルコースを生成する。筋肉では，グルコース6-ホスファターゼが存在しないためグルコース6-リン酸をグルコースに変換できず，グルコース6-リン酸はそのまま解糖系で分解され，エネルギー源として利用される。

3 脂質，ビリルビン，胆汁酸，コレステロール代謝

　肝臓は，脂質の消化吸収に必要な胆汁を生成する。胆汁は体内コレステロールの最終代謝産物である胆汁酸とコレステロール，胆汁色素（ビリルビン）を含み，肝臓で分泌された後総胆管を経て胆嚢に蓄積される。

　脂質は疎水性であり，食事で摂取してもそのままでは

吸収できないため，十二指腸において胆汁中の胆汁酸とエマルジョンを形成し乳化する．次に膵臓からの消化酵素であるリパーゼにより，モノグリセリドと脂肪酸，グリセロールに分解され，親水性の高いグリセロールはそのまま小腸上皮細胞から吸収され肝臓に運ばれる．モノグリセリドと脂肪酸は，胆汁酸によりさらに親水性の高い小さな粒子（ミセル）の形で同様に小腸上皮細胞から吸収され肝臓に運ばれる．グリセロールと脂肪酸の一部はリポタンパクであるカイロミクロンに取り込まれ，リンパ管，胸管を経て全身の循環と合流し，最終的には肝臓に輸送される．食事で供給される脂質（外因性脂質）は95%がトリグリセリド，残りがリン脂質，遊離脂肪酸，コレステロール，脂溶性ビタミンである．また肝臓はトリグリセリドやコレステロールを生成し，これらはリポタンパクの形で末梢へと輸送される．リポタンパクは含有するトリグリセリドが末梢組織に取り込まれるか，あるいは再びこのリポタンパク自体が肝臓に吸収されるまで持続的に血中を循環する．

　胆汁酸は，肝臓で合成されるものと，胆汁として小腸に分泌された後に再吸収されるものとの合計量が分泌される．1日当たりの排出量は20〜30 gである一方，1日当たりの合成量は200〜500 mgであり，分泌された胆汁酸の95%以上が小腸で再吸収され，再び分泌されるというサイクル（腸肝循環）が確立している．体内の胆汁酸の総量は3〜5 gであり，1日当たりの排出量に比較して非常に少ない．この少量の胆汁酸が1日6〜10回程度分泌から再吸収のサイクルに乗っている．肝臓から分泌される胆汁酸は多くの哺乳動物と同じくコール酸とケノデオキシコール酸であり，これらは肝臓で最初に生成される胆汁酸という意味で一次胆汁酸と呼ばれる．この一次胆汁酸は腸管循環の間に腸内細菌により種々の修飾を受け，デオキシコール酸やリトコール酸などといった毒性のある二次胆汁酸に変換される．一次胆汁酸が肝臓から分泌される際にはタウリンもしくはグリシン抱合を受け，抱合型胆汁酸として分泌されている．

4　アミノ酸代謝，アンモニアの解毒，尿素生成

　身体を構成するタンパク質はおよそ総重量の20%前後であるが，これは90〜100 g前後ある体内のアミノ酸プールから合成されている．アミノ酸は体タンパク質の分解，食事で供給されるタンパク質の分解，非必須アミノ酸の分解によって供給されている．これらアミノ酸は，前述の体タンパク質合成，生理活性物質（神経伝達物質やホルモンなど）の合成，糖代謝経路に入りエネルギー源として利用されるなどして消費される．アミノ酸のもつアミノ基に対して得意的な酵素が存在しこれによって特定のアミノ酸が代謝されるが，例えば肝臓に多

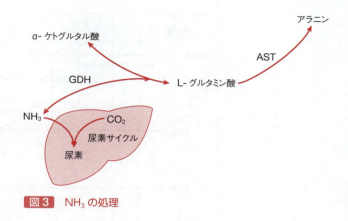

図3　NH_3の処理

く分布するALTは，アラニンのアミノ基を処理してピルビン酸にする過程でαケトグルタル酸からグルタミン酸を生成し，ASTはアスパラギン酸のアミノ基を処理してオキサロ酢酸を生成する過程でグルタミン酸を生成する．生成されたグルタミン酸は肝臓のグルタミン酸デヒドロゲナーゼ（glutamate dehydrogenase, GDH）の作用によってアミノ基が外れαケトグルタル酸に戻り，外れたアミノ基の窒素がアンモニアとなる（図3）．このように必要以上のアミノ酸は分解され排出されるが，この過程で発生するアンモニアは神経毒性があるため，この処理が問題となる．体内のアンモニアは主に肝臓の尿素回路にて無害な尿素に変換される．血液中のアンモニアを処理する能力はこの肝臓における尿素回路が最も高いが，一部のアミノ酸は脳や骨格筋などでグルタミン合成酵素などにより処理され，グルタミンやアラニンとなり血中に放出されている．アンモニアの発生源は，肝臓においてALTとGDHによってアミノ酸から，また腎臓においてグルタミナーゼとGDHによってグルタミンから，また腸内細菌の作用にて食物中のタンパク質から，などである．

　アンモニアはそのまま血中に流れ肝臓で捕捉され処理されるものもあるが，組織にてグルタミン合成酵素によりグルタミン酸と結合し無害なグルタミンとして血中に放出され肝臓に運ばれる場合がある．また筋は代謝によって大量のアンモニアを生成するが，これはGDHによりαケトグルタル酸と結合しグルタミン酸にして処理する．そのうえでALTによってグルタミン酸のアミノ基をピルビン酸に転移させアラニンを生じさせ，アラニンの形で血中へと血中へと放出され，肝臓で糖新生の原料として利用される過程でアンモニアを放出する（図3）．

　前述のように，このアンモニアは最終的に肝臓の尿素回路にて無害な尿素に変換される．グルタミンの形で肝

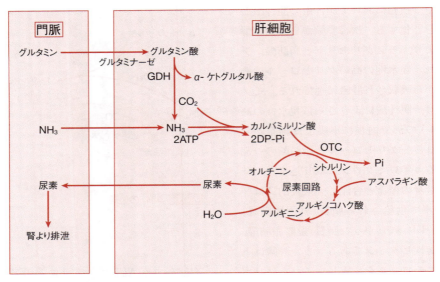

図4 尿素サイクルなど

臓に運ばれたアミノ基は，肝細胞内のミトコンドリア内でグルタミナーゼの働きでグルタミン酸とアンモニアに分解され，このアンモニアは血中を流れてくるアンモニアとともにカルバミルリン酸合成酵素Ⅰの働きでCO_2と結合しカルバミルリン酸となり，オルニチントランスカルバミラーゼ（OTC）の働きでオルニチンと結合しシトルリンとなり尿素回路に入る。また，アラニンの形で肝臓に運ばれたアミノ基は，肝細胞内でピルビン酸へと変換され，ミトコンドリア内でアスパラギン酸へと変換され細胞質内でシトルリンと結合しアルギノコハク酸となり尿素回路に入る。

尿素回路はオルニチン，シトルリン，アルギノコハク酸，アルギニンの4つのアミノ酸から構成されており，アンモニア，グルタミン，アラニンの形で肝臓に運ばれたアミノ基は，それぞれいくつかの反応を経てこの4つのアミノ酸に変換されて尿素回路に入り，アルギニンからアルギナーゼの働きで尿素とオルニチンとなり，水溶性の尿素は細胞質内から血中に放出され，腎臓から体外に放出される（図4）。

これらアンモニアの処理が何らかの理由で滞ると，高アンモニア血症となる。正常では血中アンモニア濃度は5〜10μmol/Lと極めて低濃度に保たれているが，肝不全ではアンモニア処理能力が低下し高アンモニア血症をきたす。高アンモニア血症はそれ単独で意識障害の原因となり，重篤な場合には死に至る。後天的なものとしては急性ウイルス性肝炎，慢性のものとしては慢性肝炎など，先天性のものとしてはOTC欠損症などが挙げられる。

Ⅲ 胆路系

肝臓内で産生された胆汁は毛細胆管から次第に太くなる胆管を経て，右肝管と左肝管に集められ，肝門から出ると総肝管となる。総肝管は胆嚢からの胆嚢管と合流し総胆管となり十二指腸に注ぐ。

1 胆嚢

胆嚢は肝臓の臓側面の胆嚢窩に収まる嚢状の器官である。上面は肝臓に密着しており，下面は腹膜で覆われ遊離面となっている。全体にナスのような形をしており，ヘタの部分が頸部とされ，頸部につながる胆嚢管が胆汁の出入り口となっている。頸部から順に体部，底部の3部分に全体が分けられる。体部は胆嚢の中央を占める部分であり，底部は丸く盲端になっている。

2 胆嚢管

胆嚢の頸部から左上方に向かって走り，総肝管に合流する。長さは3cm，太さは約3mmである。

3 総胆管

総胆管は，総肝管と胆嚢管が合流してできる5〜8mmの太さを持つ胆汁と膵液を十二指腸に注ぐ管である。総胆管の下端で膵管と合流し胆膵管膨大部を形成し十二指腸に開くが，総胆管の末端部と膵管の末端部，さらにこの膨大部はそれぞれ輪状の平滑筋を有しており，分泌を調節している。胆膵管膨大部の輪状の平滑筋は膨大部括約筋（oddi括約筋）と呼ばれる。

肝胆膵 **VI**

4 胆路系の脈管

　胆嚢を栄養しているのは固有肝動脈の右枝から分枝する胆嚢動脈である。胆嚢の静脈血は一部直接門脈に流入する。

IV 膵臓

　膵臓は舌状の長細い臓器であり，第 1-2 腰椎の高さで後腹壁に埋まっており，前面のみが腹膜で覆われ腹腔内から観察可能である。

1 膵臓の区分

　膵臓は左から膵頭部，膵体部，膵尾部に分類される。膵頭部は湾曲する十二指腸に囲まれており，一部総胆管を含む構造となっている。膵頭部から一部は左下方向に突起があるが，これは鈎状突起と呼ばれる。膵尾部のみが全体が腹膜で覆われている。

2 膵臓の脈管

　膵臓は上下膵十二指腸動脈，脾動脈から栄養を受ける。腹腔動脈，総肝動脈，胃十二指腸動脈，上膵十二指腸動脈とつながる上膵十二指腸動脈と，上腸管脈動脈からつながる下膵十二指腸動脈は，膵頭部と十二指腸との間に上下で弓状に吻合し動脈弓を形成しており，その動脈弓からの枝が十二指腸と膵臓を栄養している。腹腔動脈からつながる脾動脈は膵臓の上縁を左に走行しながら脾臓に到達するが，その道中で膵臓に膵枝を分岐させ膵臓を栄養している。

3 膵臓の機能

　膵臓は外分泌腺と内分泌腺の機能を併せ持っている。消化酵素を十二指腸へ膵液として分泌する外分泌と，グルカゴン，インスリン，ソマトスタチンを分泌する内分泌を担っている。

V 胆汁の分泌調節

　肝臓からは 1 日およそ 600 mL の胆汁が分泌されて

いる。そのうち 450 mL は肝細胞から毛細胆管内に分泌される毛細胆管胆汁であり，残りの 150 mL は胆管上皮細胞から分泌される胆細管胆汁である。毛細胆管胆汁の約 50％は腸管循環を経て肝臓に戻ってくる胆汁酸の量によって増減される。

　空腹時には肝臓から分泌される胆汁は総肝管を経て胆嚢に流入する。空腹時には oddi 括約筋が十二指腸開口部を閉じているため胆汁が十二指腸へ流出することはない。胆嚢は 20 〜 50 mL の胆汁を内圧の上昇なしに保持することができる。胆嚢内に流入する胆汁の量はその容積の数倍に達するが，胆嚢はその流入した胆汁の水分電解質を吸収するため，胆汁酸，リン脂質，コレステロール，胆汁色素は濃縮される。この吸収は胆嚢粘膜の上皮細胞膜の Na^+-K^+ポンプと CL^--HCO_3^-ポンプによって能動的になされる。

　食事を摂ると胆嚢は収縮し，胆管内圧を高める。それと同時に十二指腸内の食物に含まれる脂肪酸がコレシストキニンの放出を促し，胆嚢を収縮させると同時にoddi 括約筋を弛緩させ，十二指腸内へ胆汁を分泌させる。

■ 文献

1) Perez Ruiz de Garibay A, Kortgen A, Leonhardt J, et al. Critical care hepatology: definitions, incidence, prognosis and role of liver failure in critically ill patients. Crit Care 2022;26:289.
2) 坂井建雄，大谷 修 監訳．プロメテウス解剖学アトラス胸部／腹部・骨盤部第 3 版．東京：医学書院；2020．
3) 伊藤　隆，高野廣子．解剖学講義．東京：南山堂；2012．
4) Murry RK, Mayes PA, Granner DK, et al. 上代淑人 監訳．ハーパー・生化学 原書 25 版．東京：丸善出版；2001．
5) Wojciecb Pawlina 著，内山安男，相澤貞和 監訳．ROSS 組織学原著 7 版．東京：南山堂；2019．
6) 本間研一．標準生理学 第 9 版．東京：医学書院；2019．

■ 重要論文 ■

◆ トランスアミナーゼやビリルビンなどのような従来の検査指標だけで代謝・免疫が複雑に関与する肝機能障害を理解するのは困難であるが，この review ではその他基礎的な知識を臨床に適応するための整理を包括的に行っている。（→文献 1）

VI 肝胆膵

2 肝不全

後藤順子，森口武史

目標
- 肝不全の病態を理解する
- 肝不全の診断基準について説明できる
- 慢性肝不全の治療法が説明できる

Key words 肝硬変，肝性脳症，肝予備能

はじめに

肝臓は，代謝，合成，貯蔵，異化，排泄を司っている。これらの機能が高度に障害されると肝不全に至り，生命の維持が困難になる。集中治療医は敗血症性ショックや急性薬物中毒などによる急性肝不全症例や、慢性肝炎の急性増悪症例にしばしば遭遇するため，日頃から肝不全の病態と治療に精通する必要がある。急性肝不全については別項があるため，本項では主に慢性期の肝障害について焦点を絞り，集中治療医が身につけておくべき肝不全の疫学，病態，および治療について解説する。

I 肝不全とは

肝不全は，肝細胞の数の減少ないし機能低下によって生体の恒常性が破綻し，肝性脳症や消化管出血など重篤な症候をきたす症候群で，発症から肝不全に至る期間で急性，遅発性，慢性に分類される。肝障害の発生から症状出現までの期間が 8 週以内の症例を急性肝不全（acute liver failure, ALF）と呼ぶ（表1）[1]。急性肝不全の代表疾患は劇症肝炎であり，わが国では肝炎ウイルス感染に起因する症例が多い[2]。肝不全の症候発症から 8 週間以降〜24 週までを遅発性肝不全（late-onset hepatic failure, LOHF），24 週以降を慢性肝不全と呼ぶ。慢性肝不全は慢性肝障害の終末像であり，非代償性肝硬変など肝不全症候を呈するものである。病因は慢性ウイルス性肝炎，アルコール性肝疾患，自己免疫性肝炎などが代表的疾患である。一般に Child-Pugh B 以上（Child-Pugh 分類 7 点以上）（表2）[3]または過去に非代

表1 急性肝不全の診断基準 [1]

正常肝ないし肝予備能が正常と考えられる肝に肝障害が生じ，初発症状出現から 8 週以内に，高度の肝機能障害に基づいてプロトロンビン時間が 40%以下ないしは INR 値 1.5 以上を示すものを「急性肝不全」と診断する。急性肝不全は肝性脳症が認められない，ないしは昏睡度が I 度までの「非昏睡型」と，昏睡 II 度以上の肝性脳症を呈する「昏睡型」に分類する。また，「昏睡型急性肝不全」は初発症状出現から昏睡 II 度以上の肝性脳症が出現するまでの期間が 10 日以内の「急性型」と 11 日以降 56 日以内の「亜急性型」に分類する。

（注1）B 型肝炎ウイルスの無症候性キャリアからの急性増悪例は「急性肝不全」に含める。また，自己免疫性で先行する慢性肝疾患の有無が不明の症例は，肝機能障害を発症する前の肝機能に明らかな低下が認められない場合は，「急性肝不全」に含めて扱う。

（注2）アルコール性肝炎は原則的に慢性肝疾患を基盤として発症する病態であり，「急性肝不全」から除外する。但し，先行する慢性肝疾患が肥満ないしアルコールによる脂肪肝の症例は，肝機能障害の原因がアルコール摂取ではなく，その発症前の肝予備能に明らかな低下が認められない場合は「急性肝不全」として扱う。

（注3）薬物中毒，循環不全，妊娠脂肪肝，代謝異常など肝臓に炎症を伴う肝不全は「劇症肝炎」として扱う。

（注4）プロトロンビン時間が 40%ないしは INR 値 1.5 以上で，初発症状出現から 8 週以降 24 週以内に昏睡 II 度以上の脳症を発言する症例は「遅発性肝不全」と診断し，「急性肝不全」の類縁疾患として扱う。

償性肝硬変の既往や治療歴がある場合に非代償性肝硬変としている。その経過は徐々に肝予備能が低下する chronic decompensation と，消化管出血，感染症，アルコール多飲など急性増悪要因を契機に多臓器不全を併発する acute-on-chronic liver failure（ACLF）に分類される（表3，表4）[1, 4]。

表2　Child-Pugh 分類 [3)]

評点	1点	2点	3点
肝性脳症	なし	軽度（Ⅰ・Ⅱ）	昏睡（Ⅲ以上）
腹水	なし	軽度	中等量以上
血清ビリルビン値（mg/mL）	2.0 未満	2.0 〜 3.0	3.0 超
血清アルブミン値（g/dL）	3.5 超	2.8 〜 3.5	2.8 未満
プロトロンビン時間活性値（%）	7.0 超	40 〜 70	40 未満
国際標準比（INR）	1.7 未満	1.7 〜 2.3	2.3 超

INR, international normalized ratio.

各項目のポイントを加算し，その合計点で分類する

	Class A	Class B	Class C
合計点	5〜6点	7〜9点	10〜15点

表3　わが国における acute-on chronic liver failure（ACLF）の診断基準 [4)]

Child-Pugh スコアが 5 〜 9 点の代償性ないし非代償性肝硬変に，アルコール多飲，感染症，消化管出血，原疾患増悪などの増悪要因が加わって，28 日以内に高度の肝機能異常に基づいて，プロトロンビン時間 INR が 1.5 以上ないし同活性が 40% 以下で，血清総ビリルビン値が 5.0 mg/dL 以上を示す障害を ACLF とする。なお，その重症度に関しては，肝，腎，中枢神経，血液凝固，循環器，呼吸器の臓器機能障害の程度に応じて 4 段階に分類する。

Ⅱ　肝不全の病態

　肝は生化学反応の中心的な臓器であり，合成，代謝，解毒，排泄など多彩な機能を持つ。そのため肝不全を呈すると，様々な障害を生じ生命を維持することが困難になる。肝不全をきたす病態には壊死型とシャント型と呼ばれる 2 つのパターンがある。壊死型の典型例は劇症肝炎に代表される急性肝不全の病態で，肝細胞自身が広範な壊死によって失われ，肝臓も萎縮し，肝予備能が著減して発症する肝不全である。シャント型の典型例は特発性門脈圧亢進症で，門脈血流が門脈大循環シャントのため肝臓をバイパスすることにより肝臓が機能を果たせなくなることにより発症する肝不全である [5)]。慢性肝不全の代表例である肝硬変は，壊死型とシャント型が様々な割合で混ざり，かつ原因疾患や治療への反応性など病態が多岐にわたるため，ここでは慢性肝不全に共通する病態について述べる。

1　代謝機能の異常

① 糖代謝の異常

　慢性肝疾患，とくに肝硬変患者では肝萎縮による肝臓内グリコーゲン貯蔵量の低下に加え，インスリン抵抗性とグルカゴン，カテコラミン，コルチゾールなどの血中濃度が増加しているため，生理的なエネルギー基質としての糖質の利用効率が低下している。

② タンパク，アミノ酸，アンモニア代謝の異常

　芳香族アミノ酸は肝臓で代謝されるため，肝機能の低下に伴い血中濃度が上昇している。一方分岐鎖アミノ酸は，筋肉や脳におけるアンモニア処理の際に代謝されるが，肝硬変では肝臓でのアンモニア処理能が低下しているため，それを補う形で骨格筋でのアンモニア処理が増えており，分岐鎖アミノ酸消費が増えて，血中濃度は低下している。この結果フィッシャー比（分岐鎖アミノ酸/芳香族アミノ酸）が低下する。また，分子鎖アミノ酸と芳香族アミノ酸は脳内移行に際し競合する。肝硬変では分子鎖アミノ酸の低下，芳香族アミノ酸の相対的増加が脳内への芳香族アミノ酸の取り込みを促進し，セロトニンなど抑制性代謝産物の産生が増加する。そのため高次機能が抑制され脳症に至ると考えられている [6)]。

③ 脂肪代謝の異常

　体内でエネルギー源として炭水化物が不足すると，代償的に貯蔵脂肪の燃焼が亢進する。このエネルギー代謝パターンは「非タンパク呼吸商の低下」と呼ばれるが，このような代謝の変動はエネルギー飢餓を示すものであり，肝硬変の重症度に並行して進み生命予後と相関する [7)]。

2　合成機能の異常

　肝不全では肝細胞の数の減少ないし機能低下が進行するため，肝細胞によって合成される血清アルブミン，コリンエステラーゼ，総コレステロールの血清濃度が低下する。またそのほかの凝固因子の合成も低下し，プロトロンビン時間（PT）が延長し，ヘパプラスチンテストが低下する [8)]。血清アルブミン値の半減期は 14 〜 20 日と長いためリアルタイムに肝のタンパク合成能の評価を

日本集中医療医学会専門医テキスト　第4版

表4　わが国における acute-on chronic liver failure (ACLF) の重症度分類[4]

a) 臓器不全の基準

臓器機能	基準
肝臓	血清ビリルビン値 ≧ 12 mg/dL
腎臓	血清クレアチニン値 ≧ 2 mg/dL ないし血液透析の実施
中枢神経	昏睡Ⅲ度以上の肝性脳症（犬山分類）
血液凝固	プロトロンビン時間 INR > 2.5 ないし末梢血血小板数 ≦ 20,000 μL
循環器	ドパミンないしドブタミンの投与
呼吸器	動脈酸素分圧 (PaO_2) / 吸入酸素分圧 (F_IO_2) ≦ 200 ないし 経皮的動脈酸素飽和度 (SpO_2) / F_IO_2 ≦ 200

b) 重症度の基準

Grade	基準
0	①臓器機能不全なし ②腎臓以外の単一臓器機能不全で，血清クレアチニン値が 1.5 mg/dL 未満かつ肝性脳症なし ③中枢神経の単一臓器機能不全で，血清クレアチニン値が 1.5 mg/dL 未満
1	①腎臓機能不全のみ ②肝臓，血液凝固，循環器ないし呼吸器いずれか単一臓器機能不全で，血清クレアチニン値が 1.5 mg/dL 以上 2 mg/dL 未満ないし昏睡Ⅰ，Ⅱ度の肝性脳症 ③中枢神経の単一臓器機能不全で，血清クレアチニン値が 1.5 mg/dL 以上 2 mg/dL 未満
2	①2 臓器以上の機能不全
3	①3 臓器以上の機能不全

することはできないが，慢性肝不全の評価や経過観察に有用である。これに対し，PT に影響を及ぼす凝固因子は半減期が 4 〜 6 時間と短いため，肝でのタンパク合成能をより鋭敏に評価することが可能であり，急性肝不全の評価に適している[9]。ただし PT はビタミン K の不足により延長するので注意する。

3 排泄機能の異常

　血清ビリルビン値は肝排泄能を反映する代表的な生化学検査項目である。肝細胞の数の減少ないし門脈大循環シャントによる肝障害をきたすと，肝細胞内の能動輸送やグルクロン酸抱合などの生化学反応が傷害される。その結果血清ビリルビン値の濃度が上昇し，黄疸として認識される。血清総ビリルビン値が上昇を認めた場合は直接型と間接型のどちらのビリルビン値の上昇が優位かを判定する。直接型ビリルビンの上昇は肝予備能の低下を鋭敏に示す一方，間接型ビリルビンの上昇は肝予備能の高度な傷害の指標となる[10]。血清胆汁酸値の上昇は肝細胞に特異的な機能であり，肝胆道疾患の障害の程度を反映して上昇する。アンモニアは尿素サイクルで代謝され尿素となり腎から排出される。血清アンモニア値は重症の肝細胞障害，先天性代謝異常による尿素サイクル障害や肝内外の門脈大静脈短絡がある場合などに上昇し，肝性脳症を惹起する原因物質の一つである。高度の肝障害では尿素サイクルが機能しなくなるため，劇症肝炎では血清尿素窒素値が低値となる。

4 免疫機能の異常

　肝細胞は，細菌が侵入すると炎症性サイトカインによって活性化されオプソニンを合成するなど，固有の免疫プロセスにおいて，極めて重要な役割を担っている[11]。肝不全により肝細胞の数の減少あるいは機能低下をきたすと，これらの働きが傷害される。また，肝細胞はヘプシジンやトランスフェリンなど鉄のホメオスタシスの調節を行っており細菌の増殖を防ぐのに有益である[11],[12]が，肝不全をきたすとこれらの機能も傷害される。肝マクロファージであるクッパー細胞は肝不全によりエンドサイトーシスなどの免疫学的機能が傷害される。

Ⅲ 肝不全の原因

　肝不全の原因は，劇症肝炎（ウイルス性肝炎，薬物性肝炎や自己免疫性肝炎），薬物中毒性（アセトアミノフェン大量投与など），うっ血など循環障害によるものや代謝性，腫瘍性など多岐にわたる。わが国では急性肝不全の原因はウイルス性によるものが多く，慢性肝不全急性増悪ではウイルス感染，薬物性肝障害，飲酒，感染症などが原因で肝不全が進行するものが多い[2]。C 型肝炎ウイルスは肝硬変の原因疾患の半数以上を占めていたが，2011 年では 60.2 ％であったのに対し，2018 年では 49.2 ％と，その割合が減少している。これは C 型肝炎に対する薬物療法が発達したことが要因と考えられてい

342

る。一方，アルコールによる肝硬変患者数は 2011 年では 14.8％であったのに対し 2018 年では 19.4％と増加している[3]。

Ⅳ 肝不全の主な徴候

肝不全の主要徴候は肝性脳症，腹水，浮腫，黄疸である。病型との関連では，腹水，下腿浮腫は急性型に比して亜急性型と LOHF で高率に観察されるのに対して，全身倦怠感や食思不振，悪心，嘔吐などの消化器症状，および発熱，頻脈など全身性炎症反応症候群（systemic inflammatory response syndrome, SIRS）に関連する症候は急性型における頻度が高い。肝性脳症をきたすと意識障害などの精神症状，羽ばたき振戦，肝性口臭などが認められるが，肝の機能低下および門脈大循環の側副血行路のため，血中に蓄積した物質が脳代謝障害を起こすと考えられる。検査所見では，血中アンモニア値の上昇，フィッシャー比の低下，血中ビリルビン値の上昇，プロトロンビン時間の延長を認める。

Ⅴ 肝不全の診断基準の変遷

肝不全の診断基準は様々に変化してきた。わが国では 1981 年に犬山シンポジウムで劇症肝炎の診断基準が定められたが，劇症肝炎は急性肝不全のうちウイルス性肝炎，薬剤アレルギー性肝炎，自己免疫性肝炎を原因とするものに限定されていたため，欧米の肝不全の診断基準との相違が課題であった。それらを解決するため，厚生労働省研究班は 2011 年に「わが国における急性肝不全の診断基準」を作成し[1]，急性肝不全に肝炎以外の症例も含めることとした。PT で INR（international normalized ratio）が 1.5 以上を肝不全と定義しており，肝性脳症の有無を問わないことによりこれまでの定義における劇症肝炎より軽症例も含まれることになった。そこで急性肝不全を「非昏睡型」と「昏睡型」に分類し，さらに「昏睡型」を「急性型」と「亜急性型」に分類した。したがって，現基準では劇症肝炎は急性肝不全の昏睡型に含まれる疾患群とみなされる[13]。

Ⅵ 肝性脳症

肝性脳症（表5）[3]は肝硬変の経過中におよそ 30 〜 45％の患者に見られる重篤な合併症の一つである[14]。肝性脳症の改善とその再発を予防することは，肝硬変の管理を行う上で重要である。肝性脳症は臨床経過や脳症の発症様式などにより急性型，慢性型，および特殊型の

表5 肝性脳症の昏睡度分類[3]

昏睡度	主な精神症状・神経症状
Minimal	・心理もしくは神経生理学的試験で異常を示す ・臨床的には神経精神症状なし
Grade Ⅰ	・わずかな注意欠如 ・多幸感もしくは不安 ・注意力の持続短縮 ・足し算あるいは引き算が不良 ・睡眠リズムの変化
Grade Ⅱ	・無気力・無関心 ・時間の認識障害 ・顕著な性格変化 ・不適切な振る舞い ・失調症 ・固定姿勢保持困難（羽ばたき振戦）
Grade Ⅲ	・傾眠〜半昏睡 ・刺激に反応あり ・錯乱 ・全体的な見当識障害 ・奇妙な行動
Grade Ⅳ	・深昏睡 ・痛み刺激にもまったく反応しない

3 つに分類される。急性型は劇症肝炎をはじめとする急性肝不全，慢性型は側副血行路が発達した肝硬変が主である。特殊型は先天性尿素異常症などである。肝硬変患者の約 30％が肝性脳症を合併し，6 か月以内に 20％の患者が Grade Ⅱ に進むと報告されている[15]。ここでのポイントは，脳梗塞，脳出血，外傷，あるいは低血糖や尿毒症等の代謝性疾患など意識障害をきたす他の疾患を見逃さないことである[16]。

Ⅶ 肝不全の管理

肝不全の原因は様々であり，ウイルス性肝炎や薬剤性肝炎，自己免疫性肝炎など疾患に応じた治療が可能な場合は原疾患に応じた治療が必要である。しかし，肝性脳症，感染症，腎不全，播種性血管内凝固，消化管出血，脳浮腫，心不全など肝不全の合併症による病態が生死を決定するため，まずは肝不全によって引き起こされる病態そのものに対する管理が非常に重要である。肝不全の管理は急性期と慢性期に分類される。前者では肝合成能の低下を FFP 投与などで補い，余剰タンパクを血漿交換で除去し，小分子量物質の解毒の代替を CHDF や on-line HDF などの血液浄化で行う。これらを組み合わせた人工肝補助療法が主体となる急性期管理の詳細は他項に譲るため，本項では慢性期の代表である肝硬変の患者に対する管理について述べる。

1 肝性脳症

肝性脳症を認める場合は，まず誘因（タンパク質の過剰摂取，便秘，消化管出血，感染症，脱水など）の除去を行い，羽ばたき振戦や意識障害を伴う肝性脳症に対しては肝不全用アミノ酸製剤を点滴静注する。肝性脳症に対する分子鎖アミノ酸製剤の効果は，血清ならびに脳内のアミノ酸インバランスを是正し，脳内での抑制性神経伝達物質産生を低下させることによるものと考えられている。また，血中アンモニア濃度の低下を目的に，合成二糖類や難吸収性抗菌薬を投与する。亜鉛欠乏症やカルニチン欠乏症を認める場合はそれらを補充する。

2 栄養

肝硬変患者は肝萎縮による肝臓内グリコーゲン貯蔵量の減少と全身のインスリン抵抗性があいまって炭水化物燃焼が低下し脂肪燃焼が亢進しているため，エネルギー飢餓をきたしやすい。エネルギー摂取量は，耐糖能異常がない場合は 25 〜 35 kcal/kg（標準体重）/ d a y，タンパク質必要量は，タンパク不耐症がない場合 1.0 〜 1.5g/kg/day を基本とし，飢餓状態を短くするために約200kcal 程度の就寝前軽食を含めた 1 日 4 〜 6 回の分割食が推奨されている。

3 肝庇護療法

血清トランスアミナーゼが高値を示す例にはウルソデオキシコール酸とグリチルリチン製剤を投与する。

4 腹水

塩分制限，トルバプタン内服，アルブミン製剤や利尿薬投与など内科的治療を行い，抵抗性の場合は腹水穿刺，腹水濾過濃縮静注法（cell-free and concentrated ascites reinfusion therapy, CART），または腹腔・静脈シャントなどを考慮する。

5 肝移植

代償性肝硬変の平均生存期間はこれまで 7 〜 10 年とされてきたが，近年，肝硬変患者の生存期間は延長している[17]。B 型肝炎や C 型肝炎に対する薬物療法が発達したことや，肝移植治療成績の向上が大きな要因と考えられている。アルコール性の非代償性肝硬変に対しても肝移植の適応があることに留意する。本邦における肝移植報告によると，脳死 / 生体肝移植後の 5 年生存率は，ウイルス性肝硬変である HBV が 88.7 ％ /79.6 ％，HCV が 88.1 ％ /70.8 ％であるのに対し，アルコール性肝硬変は 70.5 ％ /78.4 ％と同等の治療成績であった。

ただし本邦のアルコール性肝硬変の肝移植後調査では移植後 22.9 ％に再飲酒を認め，移植前禁酒期間が 18 か月未満であることが再飲酒のリスク因子であった[18]。そのため，18 か月以上の禁酒を医療機関が確認していることが必要である。

■ 文献

1) 持田 智，滝川康裕，中山伸朗，他．我が国における「急性肝不全」の概念，診断基準の確立：厚生労働省科学研究費補助金（難治性疾患克服研究事業）「完治性の肝・胆道疾患に関する調査研究」班，ワーキンググループ -1，研究報告．肝臓 2011;52:393-8.
2) 持田 智．我が国における急性肝不全の実態．日内会誌 2016;105:1463-71.
3) 日本消化器病学会，日本肝臓学会．肝硬変診療ガイドライン 2020 改訂第 3 版．東京：南江堂；2020.
4) 持田 智，中山伸朗，井戸章雄，他．我が国における Acute-On-Chronic Liver Failure（ACLF）の診断基準（案）．肝臓 2018:59;155-61.
5) 森脇久隆．肝性脳症の治療体系．日消誌 2007;104:352-6.
6) 片山和宏．肝硬変の窒素代謝異常と亜鉛．亜鉛栄養治療 2010;1:26-34.
7) Tajika M, Kato M, Mohri H, et al. Prognostic value of energy metabolism in patients with viral liver cirrhosis. Nutrition 2002;18:229-34.
8) Gondal B, Aronsohn A. A Systematic V. Approach to Patients with Jaundice. Semin Intervent Radiol. 2016;33:253-8.
9) Giannini EG, Testa R, Savarino Liver enzyme alteration: a guide for clinicians. CMAJ 2005;172:367-79.
10) 与芝 真．Ⅱ．1．急性肝炎・劇症肝炎と黄疸．日内会誌 1997;86:544-50.
11) Zhou Z, Ming-Jiang X, Bin G. Hepatocytes: a key cell type for innate immunity. Cell Mol Immuncl 2016; 13:301-15.
12) Liu Q, Wu J, Zhang X, et al. Iron homeostasis and disorders revisited in the sepsis. Free Radic Biol Med 2021;165:1-13.
13) 持田 智．急性肝不全の分類，診断基準，我が国における実態．ICU と CCU 2017;41:595-601.
14) 柴崎充彦，畑中 健，嶋田 靖，他．日本人肝硬変患者における肝性脳症へのリファキシミンの有効性と安全性の検討．肝臓 2020;61:1-10.
15) Vilstrup H, Amodio P, Bajaj J, et al. Hepatic encephalopathy in chronic liver disease: 2014 Practice Guideline by the American Association for the Study of Liver Diseases and the European Association for the Study of the Liver. Hepatology 2014;60:715-35.
16) 森脇久隆．慢性肝不全 病像と治療の現状．東京：中外医学社；2014. p.23-7.
17) Talwalkar JA, Kamath PS. Influence of recent acvances in medical management on clinical outcomes of cirrhosis. Mayo Clin Proc 2005;80:1501-8.
18) Egawa H, Ueda Y, Kawagishi N, et al. Significance of pretransplant abstinence on harmful alcohol relapse after liver transplantation for alcoholic cirrhosis in Japan. Hepatol Res 2014;44:E428-36.

VI 肝胆膵

3 肝硬変

亀崎秀宏，渡邉栄三

目 標

- 肝硬変の診断の根拠となる項目を説明できる
- ウイルス性肝硬変に対する治療の進歩を説明できる
- 肝硬変の合併症（静脈瘤出血，腹水，肝腎症候群，肝性脳症，門脈血栓症，サルコペニア）に対する治療を説明できる
- 肝硬変の予後予測因子としてのChild-Pugh score，MELD scoreについて説明できる

Key words Child-Pugh score，FIB-4 index，MELD score，核酸アナログ，直接作用型抗ウイルス薬，特発性細菌性腹膜炎

I 疫学および病態

肝硬変は，肝臓に再生結節が形成され，線維性隔壁により取り囲まれた状態と定義される。慢性の肝障害が進行し肝硬変に至ることが多いが，劇症肝炎などで急性に肝細胞の壊死が生じ発症することもある。病初期には肝予備能が保たれ自覚症状に乏しく（代償性肝硬変），一方で進行すると，浮腫，腹水，黄疸，肝性脳症，食道静脈瘤などの自他覚症状が出現する（非代償性肝硬変）。以前に Child-Pugh B 以上（Child-Pugh score 7 点以上）を経験した症例を非代償性肝硬変と認識することが多いが，その鑑別に主観が含まれることが珍しくない。

2014 〜 2017 年の日本における肝硬変成因別調査では，C 型肝炎 40.2％，アルコール性 24.9％，非アルコール性脂肪肝炎（nonalcoholic steatohepatitis, NASH）9.1％，B 型肝炎 9.0％，胆汁うっ滞型 4.4％，自己免疫性肝炎（autoimmune hepatitis, AIH）3.2％の順に多くなっている[1]。以前に比べウイルス性肝炎の比率は減少し，アルコール性，NASH の比率が増加している。後述するように，C 型肝炎に対する抗ウイルス治療に 2014 年からはインターフェロン（interferon, IFN）フリー治療（直接作用型抗ウイルス薬）が保険収載されたことにより，ウイルス性肝炎による肝硬変はさらに減少傾向にある。

肝硬変では，門脈圧亢進により側副血行路が生じる。肝で代謝されないアンモニアなどの毒性物質は，血液脳関門を突破し肝性脳症を引き起こす。食道など消化管に

生じた静脈瘤は出血のリスクがある。また，門脈圧亢進は脾腫を引き起こし，汎血球減少症をきたす。門脈圧亢進や血清アルブミン低下などにより腹水が生じ，有効循環血漿量低下を招き腎血流が低下する。これによりレニン・アンジオテンシン系の亢進などを介して，血清ナトリウム低下など体液・電解質異常を引き起こす。肝の細網内皮系の機能低下や腸内細菌叢の変化とも関連し，易感染性となり，特発性細菌性腹膜炎（spontaneous bacterial peritonitis, SBP）などを発症しやすくなる。また，肝硬変が進行すると，一酸化窒素（nitric oxide, NO）の産生が亢進し末梢血管は拡張する一方で，その他の血管収縮因子の産生も亢進し腎血流は低下する。こうして発症する腎機能障害を肝腎症候群と呼ぶ。また，NO産生亢進などにより肺血流は増加し，換気血流不均衡が生じる。こうして発症する低酸素血症を肝肺症候群と呼ぶ。また，NO産生亢進などにより循環亢進状態（hyperdynamic state）が惹起され，心拍出量の増加，心臓への負荷につながると考えられている。

さらに，肝硬変では，肝細胞癌の発生率も高い。

II 診断

肝線維化の評価において，肝生検がゴールドスタンダードである。しかし，侵襲的であること，病理診断に主観的な側面が含まれること，sampling error が起こり得ることが問題として挙げられる。非侵襲的な評価方

法に，血液検査所見を組み合わせたスコアリングシステムが多数提唱されている。簡便性，普遍性の点で FIB-4 index が最もバランスが取れているといえる。超音波elastography，MR elastography などの画像診断も存在しているが，コストや利便性の点より，その実施は一部の医療機関に限られている。

肝硬変の診断は，患者背景，身体所見，血液検査所見，画像診断所見，前述の肝生検，スコアリングシステム，elastography などの結果を基に総合的に判断して行うことになる（表1）。

Ⅲ 病因別の治療

1 B 型肝硬変

B 型肝炎の治療の目標は，B 型肝炎ウイルス（HBV）の完全排除が困難な現時点では，ウイルス量を一定以下に持続的に抑制させることにより，肝炎を寛解状態に導き，肝硬変・肝不全への進展を抑制し，また肝癌の発生を抑制し，良好な QOL のもとでの生存期間を延長させることである。B 型代償性肝硬変に対する核酸アナログ投与の観察研究のメタアナリシスでは，肝発癌を有意に抑制し（リスク比 0.6），非代償化を有意に抑制し（リスク比 0.5），全死亡を有意に抑制すること（リスク比 0.5）が報告された[2]。B 型非代償性肝硬変に対する核酸アナログ投与の観察研究では，非投与例と比較し 5 年生存率は上昇し（46.0％ vs. 59.7％），肝予備能の改善する症例も多いこと（33.9％が移植リストから脱却）が報告された[3]。B 型肝硬変では，HBV DNA が陽性であれば，HBe 抗原，ALT 値，HBV DNA 量にかかわらず治療対象とすることが推奨されている。核酸アナログ製剤としては，2000 年にラミブジン（lamivudine, LAM）が保険収載され，2004 年にエンテカビル（entecavir, ETV），2014 年にテノホビル・ジソプロキシルフマル酸塩（tenofovir disoproxil fumarate, TDF），2017 年にテノホビル・アラフェナミド（tenofovir alafenamide, TAF）も使用可能となった。2022 年 6 月現在，ETV，TDF，TAF のいずれかが推奨されている。なお，わが国における B 型代償性肝硬変に対する IFN 治療の効果と安全性に関する十分なエビデンスはなく，核酸アナログ治療が推奨される。また，B 型非代償性肝硬変に対する IFN 治療は禁忌である。

2 C 型肝硬変

C 型肝炎の治療の目標は，C 型肝炎ウイルス（hepatitis C virus, HCV）の完全排除である。これにより肝炎を寛

表1 肝硬変診断の根拠となる項目

患者背景
B 型肝炎
C 型肝炎
飲酒
肥満
糖尿病
肝機能障害
身体所見
酒皶
手掌紅斑
クモ状血管腫
女性化乳房
黄疸
腹水
腹壁静脈怒張
下腿浮腫
瘙痒
血液検査所見
血小板
ヒアルロン酸
Ⅳ型コラーゲン 7s
M2BPGi（Mac-2 結合タンパク糖鎖修飾異性体）
画像診断所見
肝右葉萎縮，肝左葉腫大
肝辺縁鈍化
肝表面凹凸
脾腫
腹水
肝生検
スコアリングシステム
FIB-4 index $= \dfrac{\text{年齢} \times \text{AST (IU/L)}}{\text{血小板}(10^9/\text{dL}) \times \sqrt{\text{ALT (IU/L)}}}$
elastography

解状態に導き，肝硬変・肝不全への進展を抑制し，また肝癌の発生を抑制し，良好な QOL のもとでの生存期間を延長させることである。炎症や線維化のない正常肝からの発癌例もゼロではないことから，ALT 値，血小板数にかかわらず，すべての C 型肝炎症例に対して抗ウイルス治療を検討することが推奨される。高齢，肝線維化，男性が発癌の独立したリスク因子であることが明らかになっている。高齢者であっても，予後規定因子のない患者にはとくに積極的に治療導入を考慮すべきである。また，かつての IFN 治療に代わって 2014 年からは IFN フリー治療〔直接作用型抗ウイルス薬（direct acting antivirals, DAA）〕が保険収載され，効果も高く 100％に近い患者でウイルス駆逐が可能となった。2022 年 5 月現在，Child-Pugh A の症例にはソホスブビル／レジパスビル（sofosbuvir, SOF/ledipasvir, LDV）12 週，あるいはグレカプレビル／ピブレンタスビル（glecaprevir, GLE/pibrentasvir, PIB）12 週の治療が，Child-Pugh B/C の症例には SOF／ベルパタスビル

346

（velpatasvir, VEL）12 週の治療が推奨されている。ただし，Child-Pugh score 13 ～ 15 点の症例は SOF/VEL の国内臨床試験に組み込まれておらず，安全性は担保されていない。また，重度腎障害症例においては SOF ベースの治療は適応外である。

以上のように，ウイルス性肝硬変の線維化抑制の主体は抗ウイルス治療である。その他の薬剤については，ウルソデオキシコール酸やグリチルリチン・グリシン・システイン配合剤も含め，肝硬変に至った症例に対する線維化抑制の有効性が確認されている治療法はない。

3 アルコール性肝硬変

アルコール性肝硬変において，禁酒は予後を有意に改善するが，その効果の発現には少なくとも 1.5 年程度の禁酒継続が必要であるとの報告がある[4]。

4 非アルコール性脂肪肝炎（NASH）

NASH による肝線維化の改善効果を検証した RCT はこれまで主に慢性肝炎患者を対象に施行されており，現時点では NASH による肝硬変の線維化を改善する薬物療法はない。

5 自己免疫性肝炎（AIH）

AIH による肝硬変の線維化や予後の改善の有無を明らかにした RCT はないが，ヨーロッパ肝臓学会（EASL）のガイドラインでは，活動性であれば肝硬変症例もステロイド治療をすべきとしている[5]。一方，アメリカ肝臓学会（AASLD）のガイドラインでは，活動性に乏しい肝硬変症例では，副作用のリスクを考慮して，ステロイドの適応はないとしている[6]。

6 原発性胆汁性胆管炎（PBC）

PBC は，旧称，原発性胆汁性肝硬変（primary biliary cirrhosis）とされたが，2016 年に原発性胆汁性胆管炎（primary biliary cholangitis）と世界共通に変更された。PBC による肝硬変について，2 年以上ウルソデオキシコール酸を投与した 100 例以上の報告でのメタアナリシスでは，移植数，死亡率は有意に改善されており，PBC による肝硬変にはウルソデオキシコール酸の投与が提案される[7]。

Ⅳ 合併症別の治療

1 静脈瘤出血

食道静脈瘤出血例については，全身管理下における緊急内視鏡が有用である。出血源の確認ならびに内視鏡的静脈瘤結紮術（endoscopic variceal ligation, EVL）による一時止血を行う。再出血予防には EVL と内視鏡的硬化療法（endoscopic injection sclerotherapy, EIS）いずれの治療も提案されるが，EIS では効果は高い一方で潰瘍形成，狭窄などの偶発症の管理に注意が必要である。胃穹隆部静脈瘤に対する緊急止血時は，シアノアクリレート製剤を用いた EIS を行う。再出血予防には追加 EIS に比べ，バルーン閉塞下逆行性静脈塞栓術（balloon occluded retrograde transvenous obliteration, BRTO）が優れていると報告されている[8]。食道静脈瘤治療後の潰瘍からの再出血予防に，酸分泌抑制薬の投与が有用である。一方で酸分泌抑制薬を年単位で長期間使用することは，特発性細菌性腹膜炎の発生率を増加させること，肝性脳症を悪化させること，慢性腎臓病を悪化させることなども報告されており，注意が必要である。

2 腹水

❶ 利尿薬

肝硬変ではレニン・アンジオテンシン系が活性化されており，腹水に対する利尿薬の第一選択として抗アルドステロン薬であるスピロノラクトンが推奨される。スピロノラクトンの単剤投与は高カリウム血症のリスクがあり，スピロノラクトン 50 mg に対してループ利尿薬であるフロセミド 20 mg を併用することで高カリウム血症を予防できる[9]。高用量のループ利尿薬は腎障害の発症要因になること，肝硬変患者における腎障害の合併は予後の悪化と有意に関連していることより，スピロノラクトン 50 mg/day，フロセミド 20 ～ 40 mg/day より増量せずにバゾプレシン V2 受容体拮抗薬であるトルバプタン（3.75 ～ 7.5 mg/day）を導入することが推奨される[10]。トルバプタンは入院の上で開始することが推奨される。また，利尿薬投与にアルブミン投与を併用することは，利尿薬の効果を高め，また，腹水再発を抑制するだけではなく，SBP やその他の細菌感染症，重度の肝性脳症，肝腎症候群，電解質異常の発現が抑制され，全生存率も有意に改善することが示されている[11]。アルブミンの生理作用としては，多くの有害物質のリガンドとしての作用，抗酸化作用，フリーラジカルやエンドトキシンのスカベンジャーとしての作用，抗炎症作用など様々な点が考えられている。

❷ 大量腹水穿刺排液

大量腹水穿刺排液は，利尿薬治療に抵抗する大量腹水にまず考慮すべき治療である。しかし，穿刺排液後の循環不全を合併し，予後を短縮する可能性には注意を要する。5 L 以上の腹水穿刺排液ではアルブミン投与の併用

日本集中医療医学会専門医テキスト　第4版

が推奨される[12]。

③ 特発性細菌性腹膜炎 (SBP) に対する治療

肝硬変患者では，肝の細網内皮系の機能低下や腸内細菌叢の変化とも関連し，易感染性となり，敗血症をきたして肝不全に陥ることもある。SBP は明らかな感染focus がない肝硬変患者にしばしばみられる腹水の感染であり，外来で腹水穿刺を行った肝硬変患者の 3.5% に認められたとする報告もあるが，日常診療においては見過ごされていることも少なくはない[13]。SBP は診断が遅れると致死的な経過をとる。肝性腹水の診断に際しては症状の有無にかかわらず SBP を疑い腹水中の好中球数を算定することが推奨される。腹水中の好中球数が250 /mm^3 以上あれば SBP と診断して早期に抗菌薬治療を開始することが推奨されている[14]。また，アルブミン静注を併用すると肝腎症候群の発症および死亡率を抑制できることが示されている[15]。

④ 腹水濾過濃縮再静注法 (CART)

腹水濾過濃縮再静注法 (cell-free and concentrated ascites reinfusion therapy, CART) は，穿刺腹水を回収し，濾過器を通して除菌，除細胞を行い，濃縮器を通して除水を行い，濃縮したタンパク質を再静注する治療法である。効果は大量腹水穿刺排液にアルブミン投与を併用するのと同等とされ，アルブミン製剤を節減できるという大きな利点がある。一方で，医療機器や人件費などのコストの問題や，また，血小板減少，フィブリノーゲン減少，発熱などの副反応の問題がある。腹水エンドトキシンが濃縮されることにも留意すべきである。

⑤ 腹腔 - 静脈シャント (P-V シャント)

腹腔 - 静脈シャント (P-V シャント) は逆流防止弁を用いて自動的に腹水を静脈に灌流するものである。腹水の軽減とともに，腎血流量，尿量の増加，レニン・アンジオテンシン・アルドステロン系の抑制，利尿薬に対する反応性の改善が認められる。経頸静脈肝内門脈大循環短絡術 (transjugular intrahepatic portosystemic shunt, TIPS) より早く腹水をコントロールできるともされる。しかし，播種性血管内凝固症候群 (disseminated intra-vascular coagulation, DIC)，腹膜炎，敗血症，心不全などの致死的な合併症が高頻度に発現し，シャント閉塞も起こりやすい。生存期間は大量腹水穿刺排液と変わらず，長期予後を改善させるものではない。そのため，適応については，上述の利尿薬，大量腹水穿刺排液，CART などでも改善しない，いわば他に適当な治療手段がない例に限るとされている。

⑥ 経頸静脈肝内門脈大循環短絡術 (TIPS)

TIPS は，門脈と肝静脈の間にシャントを形成し門脈圧を下げる方法で，腹水は消失または軽快する。TIPS

施行後，尿中ナトリウム排泄量は増加するが，難治性腹水例で顕著である。大量腹水穿刺排液と TIPS を比較した検討では，総じて TIPS 群では腹水再発の少ない一方で肝性脳症をきたしやすいとされる。欧米では，TIPS は肝移植までの暫定処置として発展し，積極的に行われている一方で，本邦では TIPS の保険適用はなく，また，2016 年 4 月からは先進医療からも外れたことにより施行が困難である。また，先進医療の承認されていた当時でも実施医療機関は全国 6 施設に留まった。TIPS は技術的にも熟練が必要であり，臨床的にも十分検討の上で施行する必要がある。

3 | 肝腎症候群

Model for End-Stage Liver Disease (MELD) score の計算に血清クレアチニン値を使用していることからもわかるように。肝硬変患者において，腎機能が重要な予後予測因子である。肝硬変が進行すると，NO の産生が亢進し末梢血管は拡張する一方で，その他の血管収縮因子の産生も亢進し腎血流は低下する。こうして発症する腎機能障害を肝腎症候群と呼ぶ。この腎機能障害は，感染，エンドトキシン血症の出現でさらに進行する。肝腎症候群は，急性腎障害 (acute kidney injury, AKI) の診断基準に合致する 1 型肝腎症候群と AKI の定義には合致しない 2 型肝腎症候群とに分類される。肝移植は肝腎症候群の根本的治療である。内科的治療の基本は，循環血漿量確保のためアルブミンを補充し，血管収縮薬を投与することである。ノルアドレナリンは，腎血流を低下させないことがわかっており，また，安価で使用経験も多く，本邦における保険収載を考慮しても，ノルアドレナリンとアルブミン併用投与を行うことが推奨される。また，AKI に対する血液浄化療法は，血液透析 (hemodialysis, HD) を中心とした間欠腎代替療法と，持続血液濾過透析 (continuous hemodiafiltration, CHDF) を中心とした持続的腎代替療法に分けられる。循環動態の不安定な症例に対しては持続的腎代替療法が望ましいとされる。わが国では，サイトカイン除去効果が高いとされる PMMA 膜などを用いた CHDF が盛んに行われている[16]。

4 | 肝性脳症

肝性脳症の発症機序には，腸管からの毒性物質や偽性神経伝達物質による神経伝達障害などが想定されているが，単一の機序では説明困難である。肝性脳症のパラメータとしてよく用いられているアンモニアは腸管由来の代表的な神経毒性物質である。しかし，その値と神経機能障害が乖離する例もある。いずれにせよ腸内細菌叢

348

の異常や，便秘はアンモニアの産生を促進すると考えられている。ラクツロースをはじめとする非吸収性合成二糖類は，肝性脳症患者に対する治療法として頻用されており，また，各種ガイドラインでも第一選択薬として推奨されている[17]。また，非吸収性の抗菌薬リファキシミンは，非吸収性合成二糖類と同等の効果と安全性を持つことが報告されている。しかしながら，非吸収性抗菌薬の単剤使用を支持する十分なデータは存在しない[17]。

5 門脈血栓症

肝硬変ではアンチトロンビンⅢ（ATⅢ）などの抗凝固因子の低下，第Ⅷ因子などの凝固因子の増加が見られるため，血栓形成しやすい状態にある。門脈血栓症は肝硬変患者の10〜25％に見られ，腹水や静脈瘤出血の誘因となり得る[18]。門脈血栓合併例では肝移植後の経過が不良であることが報告されており，肝移植待機症例における急性門脈血栓は治療適応と判断される。また，症状を伴う急性門脈血栓，進行性の門脈血栓，上腸間膜静脈にまで血栓が及ぶ症例，凝固亢進状態が特定された症例については抗凝固治療の対象と考える。しかし，門脈血栓自体がその後の肝予備能低下に有意な影響を及ぼさなかったとする前向き観察研究があり，すべての症例が治療対象となるわけではない[19]。治療薬としては経験的にワルファリン，低分子ヘパリン（ダナパロイド），エドキサバンが用いられることが多いが，推奨できる最適の治療法，治療期間は定まっていない。最近では，ATⅢ製剤の効果が二重盲検RCTで示されている[20]。ATⅢ低値の患者ではヘパリン，低分子ヘパリンは無効であり，ATⅢ 70％以下の患者にはATⅢ製剤の先行使用が考慮される。また，トロンボモジュリンは血管内皮細胞表面に発現している抗凝固因子であるが，遺伝子組み換え（リコンビナント）トロンボモジュリン製剤は比較的新しいDIC治療薬であり，線溶抑制型のDICに有用であるとされる。DICを合併した門脈血栓症に投与が考慮されるが，血小板数5万/μL以下の患者では出血有害事象の発現率が高いとされ，肝硬変に合併した門脈血栓症に対して推奨ができるかどうかは不明である。

6 サルコペニア

肝硬変患者では高度の栄養障害，タンパク低栄養，微量元素の欠乏が認められる。代償性肝硬変の20％，非代償性肝硬変の60％以上にタンパク・エネルギー低栄養を認める[21]。エネルギー必要量は25〜35kcal/kg（標準体重）/dayとされている。タンパク質必要量は1.0〜1.5 g/kg/dayとされている[22]。

肝硬変患者のエネルギー代謝は異化亢進状態であり，

早朝空腹時において同患者は，一般健常人が2〜3日間絶食した場合と同程度の飢餓状態に陥っている。就寝前エネルギー投与（late evening snack）は，1日の総摂取カロリーより約200 kcalを分割し，夜間の飢餓状態改善を目的に就寝前に摂取する栄養療法である。分岐鎖アミノ酸（BCAA）を含んだ就寝前エネルギー投与は，肝硬変の病態を改善すると考えられている。

一方，肥満およびNASHを背景とする慢性肝疾患の増加に伴い，過栄養にも注意を払う必要がある。

さて，サルコペニアとは，ギリシア語で筋肉を意味する「サルクス」と喪失を意味する「ペニア」を合わせた造語であり，全身の筋肉量と筋力が低下し，身体能力が低下した状態と定義されている。骨格筋量の減少は50歳以上で年率1％程度，高齢者ではさらに高率となる。BCAAは必須アミノ酸の中でもタンパク同化作用を強く有する。肝硬変患者において血液中のBCAA濃度が低下した状態では，筋肉量が年齢によらず減少しやすいことが示されている。肝硬変患者においては，平均的日本人高齢者の約2倍骨格筋量減少率が高いことが示されている。肝疾患におけるサルコペニアと予後との関連を検討したものの大半で，サルコペニアは予後不良因子であると考えられている。日本肝臓学会が提唱するサルコペニアの判定基準では，握力が男性では28 kg未満，女性では18 kg未満，かつ，CTにおいて第3腰椎（L3）レベルでの骨格筋量が男性では42cm²/m²未満，女性では38 cm²/m²未満の場合にサルコペニアと診断される。治療介入には運動療法と栄養療法が提案されるが，エビデンスの高い治療法は示されていない。

V 予後予測

1 Child-Pugh score

Child-Pugh scoreは，肝硬変の重症度および予後を予測する指標である。MELD scoreが代償期での予後予測での有用性が低いのに対し，Child-Pugh scoreは代償期でも非代償期でも高い精度で予後を予測できるとされる。問題点としては，その評価に主観が含まれることが珍しくないこと，因子の重み付けが同列であること，各因子に関連し合う部分のあることなどが挙げられる。

2 MELD score

MELD scoreは，TIPSを受けた肝硬変患者の短期予後を評価する目的で考案されたもので，クレアチニン，ビリルビン，プロトロンビン時間（INR）に基づくscoreであるが，非代償期の肝硬変において高い予後予測能を

有し，肝移植待機患者の3か月間の予後予測に用いられるようになった。また，肝移植待機患者における低ナトリウム血症は死亡リスクの増加と関連することが報告され，MELD score に血清ナトリウム値を組み込んだ MELD-Na score も活用されている。

■文献

1) Enomoto H, Ueno Y, Hiasa Y, et al. Japan Etiology of Liver Cirrhosis Study Group in the 54th Annual Meeting of JSH. Transition in the etiology of liver cirrhosis in Japan: a nationwide survey. J Gastroenterol 2020;55:353-62.

2) Lok AS, McMahon BJ, Brown RS Jr, et al. Antiviral therapy for chronic hepatitis B viral infection in adults: A systematic review and meta-analysis. Hepatology 2016;63:284-306.

3) Jang JW, Choi JY, Kim YS, et al. Long-term effect of antiviral therapy on disease course after decompensation in patients with hepatitis B virus-related cirrhosis. Hepatology 2015;61:1809-20.

4) Xie YD, Feng B, Gao Y, et al. Effect of abstinence from alcohol on survival of patients with alcoholic cirrhosis: A systematic review and meta-analysis. Hepatol Res 2014;44:436-49.

5) European Association for the Study of the Liver. EASL Clinical Practice Guidelines: Autoimmune hepatitis. J Hepatol 2015;63:971-1004.

6) Manns MP, Czaja AJ, Gorham JD, et al, American Association for the Study of Liver Diseases. Diagnosis and management of autoimmune hepatitis. Hepatology 2010;51:2193-213.

7) Shi J, Wu C, Lin Y, et al. Long-term effects of mid-dose ursodeoxycholic acid in primary biliary cirrhosis: a meta-analysis of randomized controlled trials. Am J Gastroenterol 2006;101:1529-38.

8) Osman KT, Nayfeh T, Abdelfattah AM, et al. Secondary Prophylaxis of Gastric Variceal Bleeding: A Systematic Review and Network Meta-Analysis. Liver Transpl 2022;28:945-58.

9) Runyon BA, AASLD. Introduction to the revised American Association for the Study of Liver Diseases Practice Guideline management of adult patients with ascites due to cirrhosis 2012. Hepatology 2013; 57:1651-3.

10) Sakaida I, Terai S, Kurosaki M, et al. Effectiveness and safety of tolvaptan in liver cirrhosis patients with edema: Interim results of post-marketing surveillance of tolvaptan in liver cirrhosis (START study). Hepatol Res 2017;47:1137-46.

11) Caraceni P, Riggio O, Angeli P, et al, ANSWER Study Investigators. Long-term albumin administration in decompensated cirrhosis (ANSWER): an open-label randomised trial. Lancet 2018;391:2417-29.

12) European Association for the Study of the Liver. EASL Clinical Practice Guidelines for the management of patients with decompensated cirrhosis. J Hepatol 2018;69:406-60.

13) Evans LT, Kim WR, Poterucha JJ, et al. Spontaneous bacterial peritonitis in asymptomatic outpatients with cirrhotic ascites. Hepatology 2003;37:897-901.

14) Rimola A, García-Tsao G, Navasa M, et al. Diagnosis, treatment and prophylaxis of spontaneous bacterial peritonitis: a consensus document. International Ascites Club. J Hepatol 2000;32:142-53.

15) Sort P, Navasa M, Arroyo V, et al. Effect of intravenous albumin on renal impairment and mortality in patients with cirrhosis and spontaneous bacterial peritonitis. N Engl J Med 1999;341:403-9.

16) Hirasawa H, Oda S, Nakamura M, et al. Continuous hemodiafiltration with a cytokine-adsorbing hemofilter for sepsis. Blood Purif 2012;34:164-70.

17) Vilstrup H, Amodio P, Bajaj J, et al. Hepatic encephalopathy in chronic liver disease: 2014 Practice Guideline by the American Association for the Study of Liver Diseases and the European Association for the Study of the Liver. Hepatology 2014;60:715-35.

18) Tsochatzis EA, Senzolo M, Germani G, et al. Systematic review: portal vein thrombosis in cirrhosis. Aliment Pharmacol Ther 2010;31:366-74.

19) Nery F, Chevret S, Condat B, et al, Groupe d'Etude et de Traitement du Carcinome Hépatocellulaire. Causes and consequences of portal vein thrombosis in 1,243 patients with cirrhosis: results of a longitudinal study. Hepatology 2015;61:660-7.

20) Hidaka H, Kokubu S, Sato T, et al, NPB-06 study group. Antithrombin III for portal vein thrombosis in patients with liver disease: A randomized, double-blind, controlled trial. Hepatol Res 2018;48:E107-16.

21) Plauth M, Bernal W, Dasarathy S, et al. ESPEN guideline on clinical nutrition in liver disease. Clin Nutr 2019;38:485-521.

22) Suzuki K, Endo R, Kohgo Y, et al, Japanese Nutritional Study Group for Liver Cirrhosis 2008. Guidelines on nutritional management in Japanese patients with liver cirrhosis from the perspective of preventing hepatocellular carcinoma. Hepatol Res 2012;42:621-6.

■重要論文■

◆成人のB型慢性肝炎に対する抗ウイルス治療（→文献2）

◆直接作用型抗ウイルス薬治療後のC型慢性肝炎患者の臨床転帰
Carrat F, Fontaine H, Dorival C, et al. Clinical outcomes in patients with chronic hepatitis C after direct-acting antiviral treatment: a prospective cohort study. Lancet 2019;393:1453-1456

VI 肝胆膵

4 急性肝不全

安部隆三

目標

- 急性肝不全の診断基準と病型分類がいえる
- 内科的治療の概略を説明できる
- 血液浄化を用いた人工肝補助療法について説明できる
- 予後不良因子を列挙でき，肝移植の適応と禁忌がいえる

Key words ALF, ALS, fFH, LOHF, 核酸アナログ, 肝移植, 肝性昏睡, 肝性脳症, 臓器移植法

はじめに

肝臓は，タンパク質の合成，栄養素の分解・合成・代謝，グリコーゲンの貯蔵，解毒・分解，胆汁の合成・分泌をはじめとして，多岐にわたる機能を有する。急性肝不全（acute liver failure, ALF）は，肝疾患の病歴がない患者の肝臓が，様々な原因によって機能を果たせなくなった状態であり，高度の肝機能障害による肝不全症状を呈する。極めて予後不良の病態であり，集中治療の対象となる。

本項では，ALF の定義，病態，疫学，そして治療法について概説する。

I ALF の定義

従来本邦においては，劇症肝炎（fulminant hepatitis, FH）の診断が広く用いられてきたが，これは病理組織学的にリンパ球浸潤などの肝炎像を呈する症例に限定されており，薬物中毒や循環障害，術後肝不全など肝炎像を呈さない ALF は，FH から除外される。一方欧米では，肝炎像の有無によって診断を分けることは一般的でなく，合わせて ALF と診断されてきた。また，本邦における FH の診断基準では，プロトロンビン時間（PT）が 40％以下であることが評価項目となるが，欧米では INR（international normalized ratio）での表記が一般的であるため，比較が困難という問題があった。そこ

で 2011 年，厚生労働省「難治性の肝・胆道疾患に関する調査研究」班から本邦における ALF の診断基準が発表され，肝炎像を呈さない症例も含めて ALF と診断することとなった[1]。

この診断基準において ALF は，「正常肝ないし肝予備能が正常と考えられる肝に肝障害が生じ，初発症状から 8 週以内に，高度の肝機能障害に基づいて PT が 40％以下ないしは INR 値 1.5 以上を示すもの」と定義される（VI章-2「肝不全」表 1 参照）。ALF は，昏睡度 II 度以上の肝性脳症を呈する「昏睡型」と，肝性脳症を認めないもしくは肝性脳症 I 度までの「非昏睡型」に分類され，さらに「昏睡型 ALF」は初発症状出現から肝性脳症 II 度に陥るまでが 10 日以内の「急性型」と，11 日以降 56 日（8 週）以内の「亜急性型」に分類される。成人の肝性昏睡度分類を表 1 に，小児の昏睡度分類を表 2 に示す。

この診断基準の特徴として，PT-INR 値が記載されたこと，肝炎像を呈さない症例も ALF に含まれたことの他に，肝性脳症を伴わない症例も非昏睡型として ALF に含まれたことが挙げられる。なお，肝予備能の低下を伴わない脂肪肝などが背景にある症例に新たに発症した肝障害は ALF に該当するが，アルコール性肝炎など先行する慢性肝疾患が存在する症例は ALF から除外される。

また，PT が 40％以下ないしは INR 値 1.5 以上で，初発症状出現から 8 週以降 24 週以内に昏睡 II 度以上の脳症を発現する症例は「遅発性肝不全」（late-onset

日本集中医療医学会専門医テキスト　第4版

表1　肝性脳症の昏睡度分類

昏睡度	精神症状	参考事項
I	睡眠・覚醒リズムの逆転 多幸気分，ときに抑うつ状態 だらしなく，気にとめない状態	retrospective にしか判定できない場合も多い
II	指南力（とき・場所）障害。物をとり違える（confusion） 異状行動（例：お金をまく，化粧品をゴミ箱にすてるなど） 時に傾眠傾向（普通の呼びかけで開眼し，会話ができる） 無礼な言動があったりするが，医師の指示には従う態度をみせる	興奮状態がない 尿，便失禁がない 羽ばたき振戦あり
III	しばしば興奮状態。せん妄状態を伴い，反抗的態度をみせる 嗜眠傾向（ほとんど眠っている） 外的刺激で開眼しうるが，医師の指示には従わない，または 従えない（簡単な指示には応じる）	羽ばたき振戦あり 指南力障害は高度
IV	昏睡（完全な意識の消失） 痛み刺激には反応する	刺激に対して，払いのける 動作，顔をしかめる
V	深昏睡 痛み刺激に反応しない	

（犬山シンポジウム，1972年）

表2　小児肝性昏睡度分類

昏睡度	年長児	乳児
I	いつもより元気がない	声を出して笑わない
II	傾眠傾向でおとなしい 見当識障害がある	あやしても笑わない 母親と視線が合わない （生後3か月以降）
III	大きな声で呼ぶとかろうじて開眼する	
IV	痛み刺激でも覚醒しないが，顔をしかめたり，払いのけようとしたりする	
V	痛み刺激に全く反応しない	

（第5回小児肝臓ワークショップ，1988年）

hepatic failure, LOHF）と診断し，ALF の類縁疾患として扱う[1]。集中治療を要する病態である点は，ALF と共通である。

II　ALF の病態

ALF の病態においては，その成因によらず，免疫反応の調節不全が大きな役割を果たしていることが指摘されており，肝細胞壊死による damage associated molecular pattern（DAMPs）の増加と，それによって引き起こされる肝内および全身性の炎症反応が，肝不全および遠隔臓器の障害を引き起こすと考えられている[2]。

肝臓が障害されて肝不全の病態に至ると，タンパク合成能の障害により，凝固系や免疫系に関与するタンパクが枯渇し，出血傾向や易感染性をきたす。また解毒能の障害により肝性脳症をきたし（表1，表2），脳浮腫などの合併症の原因となる。さらには急性腎障害や急性呼吸不全などを合併して多臓器不全に陥り，治療が奏功しなければ死に至る。他覚的臨床症状としては，早期から黄疸，褐色尿，灰白色便，眼球結膜黄染，肝腫大などを認め，自覚症状としては全身倦怠感，食思不振，悪心，嘔吐，腹痛などを訴える。病態が進行すると，進行性に黄疸が悪化するとともに肝は萎縮し，他に羽ばたき振戦，肝性口臭，腹水，消化管出血，などが見られる。

ALF の成因は多岐にわたる。成因分類を表3に示す。厚生労働省「難治性の肝・胆道疾患調査研究」班が毎年行っている ALF および LOHF の実態に関する全国調査によれば，わが国の ALF の成因はウイルス性が21.6%と最多であり，次いで自己免疫性（17.7%），薬物性（15.1%）の順となっている[3]。原因が特定できないことも多く，18.5%では原因不明または評価不能となっている。肝炎以外の肝不全の原因としては循環不全が最多であった（15.0%）。

352

肝胆膵 **VI**

表3 急性肝不全の成因分類

Ⅰ. ウイルス性：以下のウイルス検査等の基準を満たし，臨床経過から当該ウイルスが肝障害の原因と考えられる症例

Ⅰ-① A 型：IgM-HAV 抗体陽性
Ⅰ-② B 型：HBs 抗原または IgM-HBc 抗体が陽性，HBV-DNA のみが陽性の場合もある*
Ⅰ-②-1. 急性感染例：以下の 3 項目のうち，いずれかに該当する症例
・発症前に HBs 抗原が陰性で 1 年以内に免疫抑制・化学療法の未実施例
・IgM-HBc 抗体が高力価の症例
・HBc 抗体が低力価の症例
Ⅰ-②-2. キャリア例：以下の 4 項目のうち，いずれかに該当する症例
・発症前に HBs 抗原が陽性の症例（**A**）
・IgM-HBc 抗体が低力価の症例（**B**）
・HBc 抗体が高力価の症例（**C**）
・発症前に HBs 抗原陰性，HBc 抗体ないし HBs 抗体が陽性（**D**）
Ⅰ-②-2-Ⅰ. HBs 抗原陽性の無症候性キャリア（誘因なし）
上記 A，B，C のいずれかに該当し，1 年以内に免疫抑制・化学療法が未実施の症例
Ⅰ-②-2-Ⅱ. HBs 抗原陽性の無症候性キャリア（誘因あり：再活性化例）
上記 A，B，C のいずれかに該当し，1 年以内に免疫抑制・化学療法を実施した症例
Ⅰ-②-2-Ⅲ. HBs 抗原陰性の既往感染例（誘因なし）
上記 D に該当し，1 年以内に免疫抑制・化学療法が未実施の症例
Ⅰ-②-2-Ⅳ. HBs 抗原陰性の既往感染例（誘因あり：再活性化例，de novo B 型肝炎）
上記 D に該当し，1 年以内に免疫抑制・化学療法を実施した症例

Ⅰ-②-3. 分類不能例：上記のいずれにも該当しない症例
Ⅰ-③ C 型：HCV 抗体ないし HCV-RNA が陽性の症例
Ⅰ-④ E 型：IgA-HEV 抗体ないし HEV-RNA が陽性の症例
Ⅰ-⑤ その他のウイルス：EBV，CMV などの急性感染，再活性化を抗体ないし遺伝子検査で証明した症例

Ⅱ. 自己免疫性：国際診断基準を満たす症例，または抗核抗体陽性ないし血清 IgG 濃度が正常上限の 1.1 倍以上の症例**

Ⅲ. 薬物性：臨床経過から内服している薬物が肝障害の原因と考えられる症例
Ⅲ-① アレルギー性（肝炎症例）***
Ⅲ-② 中毒性（肝炎以外の症例）***

Ⅳ. その他の肝炎以外の症例：臨床経過に基づいて以下の成因に分類する
Ⅳ-① 循環障害****
Ⅳ-② 代謝性：Wilson 病，神経性食欲不振症，急性妊娠脂肪肝，Reye 症候群など
Ⅳ-③ 悪性腫瘍の肝浸潤
Ⅳ-④ 肝切除後ないし肝移植後肝不全
Ⅳ-⑤ その他

Ⅴ. 成因不明：十分な検査を実施したにもかかわらず，上記のいずれにも分類されない症例

Ⅵ. 評価不能：十分な検査を実施されていないため，上記のいずれにも分類されない症例

*肝炎発症時には原則的に HBV-DNA 量が高値であることを考慮して診断する
**上記基準を満たさない成因不明例ないし薬物性症例にも自己免疫性肝炎が含まれている可能性を念頭において治療を開始する
***アレルギー性と中毒性は，肝生検未施行例では薬物の種類，量および臨床経過によって分類する
****肝切除後ないし肝移植後以外の術後肝不全，感染症ないし DIC に伴う肝不全，熱中症などは循環障害の病態を呈する場合が多いことを考慮して分類する

（厚生労働省「難治性の肝・胆道疾患に関する調査研究」班：2015 年改訂版）

Ⅲ ALF の疫学

　厚生労働省研究班の全国調査によると，本邦における ALF 症例数は年間約 250 例である[3]。2019 年の調査結果によると，ALF227 例のうち非昏睡型が 133 例（58.6%），昏睡型は 94 例（41.4%）で，昏睡型のうち 54 例が急性型，40 例が亜急性型であった。LOHF は 5 例が登録されていた。肝炎症例が 189 例（81.5%），肝炎以外の症例が 43 例（18.5%）であり，2009 年の調査結果と成因を比較すると，各病型でウイルス性の比率が低下し，薬物性，自己免疫性および成因不明の症例が増加していた。肝炎以外の症例の成因は，循環不全が 48.8% と最も多く，次いで薬物・中毒 17.1%，代謝性 17.1%，肝切除後肝不全 7.3% と続いていた[3]。また，患者の高齢化，基礎疾患を有する症例の増加の傾向が続いている。

　肝炎症例における内科的治療による救命率は，非昏睡型が 84.7%，昏睡型のうち急性型が 34.5%，亜急性型が 18.5%，LOHF は 0% であった。肝炎以外の症例では，非昏睡型が 73.7%，昏睡型のうち急性型が 29.4%，亜急性型と LOHF は 0% と報告されている[3]。

Ⅳ ALF の治療～内科的治療

　ALF に対する内科的治療としては，成因に対する特異的治療，肝障害の進行を防止するための非特異的治療，および障害をきたした臓器機能を補助する治療など，多角的な集中治療が必要となる。肝不全に陥った肝臓を積極的に再生させる手段は現時点で存在しないため，ALF 治療の基本戦略は，原因病態に対する治療を行うとともに肝障害の進行を抑制し，機能不全に陥った各臓器のサポートを行いつつ，肝機能の自然回復を待ち，肝再生が得られない場合には肝移植を行うことになる。

353

日本集中医療医学会専門医テキスト　第4版

表4　急性肝不全に対する成因特異的治療法[7]

成因	治療法
B型肝炎ウイルス	核酸アナログ（Entecavir, Tenofovir など）
自己免疫性肝炎	プレドニゾロン（0.6 mg/kg/day 以上） メチルプレドニゾロン（1 g/day・3日間）
アセトアミノフェン中毒	N-アセチルシステイン（初回投与 140 mg/kg，以後 4 時間毎 70 mg/kg・17 回）
Wilson 病	血液浄化（血漿交換，血液濾過透析）
急性妊娠脂肪肝	胎児娩出
循環不全（ショック肝）	輸液，昇圧薬，酸素投与，循環不全の原因に対する治療
Budd-Chiari 症候群	抗凝固療法，肝内門脈静脈短絡術（transjugular intrahepatic portosystemic shunt, TIPS）
悪性腫瘍肝浸潤	原因となる悪性腫瘍に対する治療

1 成因特異的治療（表4）

1 ウイルス性肝炎

A型，B型，E型がALFの原因となり得る主な肝炎ウイルスであるが，A型，E型肝炎ウイルスに対する特異的な治療法は存在しない。B型肝炎ウイルス（hepatitis B virus, HBV）急性感染やキャリアの急性増悪によるALFに対しては，核酸アナログ投与を考慮するが[4]，ALFの転帰の改善に関する明確なエビデンスは確立されていない。

2 自己免疫性肝炎

通常は慢性の経過をとるが，一部の症例で急性肝炎またはALFとして発症する。自己免疫性肝炎の治療として，副腎皮質ステロイドの有効性は確立されており，プレドニゾロン 0.6 mg/kg/day 以上，中等症以上では 0.8 mg/kg/day 以上での開始が推奨されている[5]。最重症であるALFの場合の適切な投与量は明確でないが，ステロイドパルス療法（例：メチルプレドニゾロン 1 g/day，3日間）が効果を示す場合があり，全国調査では自己免疫性肝炎によるALFのうち 80.5％でステロイドパルス療法が行われていた[3]。

3 アセトアミノフェン(acetaminophen, APAP)中毒

APAPは中毒性肝障害の原因として頻度が高い。APAP代謝産物を肝内でグルタチオン抱合して排泄する過程において，中毒量摂取によってグルタチオンが枯渇することから肝障害をきたすため，グルタチオンの前駆物質である N-アセチルシステイン投与が治療効果を持つ。ALF発症後であっても，APAP摂取後 72 時間以内であれば有効性が期待できる[6]。

4 その他

その他の成因特異的治療について，表4[7]に示す。

2 肝障害進行防止を目的とした非特異的治療

ALFの病態悪化には，急激な肝細胞壊死とそれに続発する過剰な免疫応答・炎症反応が関与していると考えられることから，免疫抑制目的のステロイドを用いた治療が行われている。高用量の副腎皮質ステロイドパルス療法（メチルプレドニゾロン 1g/day，3 日間）の有効性を示した報告はあるが[8]，有効性や投与量はまだ確立されていない。ただしステロイドの目的は肝細胞の破壊を抑制することであるから，効果が期待できるのは肝逸脱酵素が高値でプロトロンビン活性が低下し始めた病早期に限られる[9]。すでに肝逸脱酵素が低下している症例では効果が期待できないばかりか免疫抑制による感染症リスクが効果を上回るため，ステロイドの使用は推奨できない。

3 臓器障害を補助する治療

ALF患者の肝障害を補助または代行する補助療法については，次項で詳述する。一方，ALFでは肝の解毒能，合成能が破綻した結果として生体環境が破綻し，しばしば肝以外の臓器障害を合併して多臓器不全に陥る。具体的には，中枢神経では肝性昏睡物質の増加に伴い脳浮腫をきたし肝性脳症を呈する。肺では血管透過性の亢進をきたして ARDS に至る。循環では末梢血管抵抗の低下と心機能低下をきたして容易に循環不全を呈する。腎に関しては，肝腎症候群の病態からしばしば急性腎障害を合併し，腎代替療法を要する。凝固障害からの出血傾向は多くの症例で見られ，新鮮凍結血漿（fresh frozen plasma, FFP）の補充を要する。これらの病態に対して，循環管理，呼吸管理，腎代替療法を含めた強力な集中治療が必要となる。

4 栄養管理

通常，腸管から吸収された栄養は門脈血流にて肝に到達し，代謝されるが，肝機能が破綻した ALF 患者においては，栄養の投与自体が肝に大きな負担となる可能性がある[10]。

354

1 糖質代謝

ALF 患者ではエネルギー消費量は増大していると考えられる一方で，糖質の利用効率は極端に悪くなっている。肝での糖新生が障害された結果，低血糖となる場合もあれば，逆にインスリン抵抗性を示して高血糖となる場合もある。

2 アミノ酸代謝

タンパク異化亢進・同化障害の結果として高アミノ酸血症をきたす。とくに芳香族アミノ酸濃度が上昇し，分枝鎖アミノ酸濃度が低下してアミノ酸のアンバランスをきたし，Fischer 比が低下することが知られている。しかし重症例では，肝でのアミノ酸代謝自体が著しく低下し，ほぼすべての血中アミノ酸が著増しているため，アミノ酸アンバランスの是正を企図して分子鎖アミノ酸製剤を投与しても，高アミノ酸血症を助長する結果となり，高アンモニア血症を増悪させることがあるため，慎重な判断を要する。

3 脂質代謝

脂肪合成能の低下を反映して，血中リン脂質濃度やコレステロール値が低下するが，重症例において外因性に投与された脂質はあまり利用されない。

V ALF の治療〜急性血液浄化法を用いた人工肝補助療法

1 ALS の意義

ALF の診療において，原疾患の診断を確定させて治療を開始し，治療効果を得るまでには，ある程度の時間を要する。また内科的治療にて肝再生が得られない場合には，救命のために肝移植が必要となるが，急性期に移植適応を確実に判定するのは困難であり，また依然として脳死ドナーは不足しており，相当の待機時間が必要である。また，生体肝移植の場合も，倫理的・社会的な問題もあるため，やはりある程度の時間を要する。

しかし昏睡型 ALF では，診断や臓器提供を待つ間に，脳浮腫の進行や感染の合併，致死的な出血をきたして死亡してしまうことも少なくない。そのため，原因疾患にかかわらず，肝性脳症から覚醒させ，頭蓋内圧をコントロールして脳浮腫による死亡を回避し，出血や感染性合併症による死亡リスクを軽減することが，救命のために重要である。つまり，この目的で施行する人工肝補助療法（artificial liver support, ALS）が，昏睡型 ALF 治療の中心的位置を占めている。

2 ALS の基本的考え方

ALS は肝臓の機能を代行する治療であるが，現在のところ，肝臓の多彩な機能すべてを代行することは不可能であり，ALF において臨床的にとくに問題となる 2 つの点，すなわち凝固因子合成能低下による出血傾向と，解毒能低下による肝性脳症を解決することを主な目的としている。具体的には，合成能低下によって不足する有用物質を補充するとともに，蓄積した肝性昏睡物質や肝で代謝排泄されるべき不要物質を除去する。さらに，厳密な水分・電解質管理，栄養管理を実現することで，多臓器不全の進行や脳浮腫の悪化を防ぐことも，重要な目的である。

3 ALS の施行方法

ALF に対する有効な ALS を求めて，これまで様々な方法が試みられてきた。歴史的には全血交換，活性炭吸着などの報告もあるが，これらの有効性は現在では否定されている。現在行われている ALS には様々な方法があるが，大別すると以下の 2 つである[11]。

1 血漿交換 (plasma exchange, PE)

FFP を置換液とした PE は，ALS として現在も広く行われており，2012 年に報告された全国の急性肝不全診療医療機関 125 施設に対するアンケート調査において，98％の施設は何らかの形で PE を施行していた[12]。PE の長所は，小分子量物質から大分子量物質までを幅広く除去し，同時に凝固因子をはじめとする有用物質を補充できる点である。しかし短所として，大量の FFP を必要とすること，短時間で施行する PE では体内に広く分布した肝性昏睡物質や不要物質の除去効率が悪いこと，などの問題がある。さらに，PE を単独かつ短時間で行った場合には，FFP を大量に使用することに起因する，高ナトリウム血症，代謝性アルカローシス，血漿膠質浸透圧の急速な低下などの副作用が出現する。そのため，これらの副作用の回避と血管外プールの大きい物質の除去効率を上げる目的で，約 8 時間かけて緩徐に施行する緩徐血漿交換（slow plasma exchange, SPE）も行われている[13]。

2 血液濾過透析 (hemodiafiltration, HDF)

本邦ではかねてより，肝性昏睡物質の除去を企図して HDF が行われてきた。しかし，保険で認められている範囲の置換液を用いた持続的 HDF（continuous HDF, CHDF）では，肝性昏睡物質の除去が不十分で肝性脳症からの意識覚醒効果は十分とはいえないため，個人用透析器で作成した大量の透析液を用いた high flow dialysate CHDF（HFCHDF）や，さらに水質管理基準

355

日本集中医療医学会専門医テキスト　第4版

や対応機器を有する一部の施設では，逆浸透（RO）水作成装置で作成した透析液を補充液（置換液）として患者の体内に直接投与する On-Line HDF（OLHDF）が施行されており，肝性昏睡からの非常に良好な意識覚醒が得られている[11), 14)]。これらの結果を踏まえ，厚生労働省の研究班から，血液浄化量を増加させた HDF を第一選択の ALS として施行することが提言されている[15), 16)]。

海外においても，2017 年に報告された大規模な後方視的研究によって，持続的腎代替療法（continuous renal replacement therapy，CRRT）が ALF 患者の予後改善に寄与する可能性が示され，HDF の有効性が認識されるようになっている[17)]。

❸ その他の ALS

欧米では，アルブミン結合毒素の除去を企図して，透析液にアルブミンを用いたり，血漿タンパク成分を分離したりして吸着と組み合わせる方法などが行われている（Molecular Adsorbents Recirculating System，MARS®，Fractionated plasma separation and adsorption，FPSA，Prometheus®)[18)]。

4 ALS の課題

上述の通り，ALS の役割は有用物質の補充と不要物質の除去である。PE の主目的は有用物質の補充であり，肝性昏睡物質の除去を目的としてむやみに PE を行うことには意味がない。肝性昏睡物質を含む不要物質の除去を目的とする場合は，血液浄化量を増加させた HDF が合理的であり，少なくとも意識覚醒効果の面では優れていると考えられる[14), 15)]。しかしながら，強力な血液浄化能を有するが故の問題として，低カリウム血症や低リン血症などの電解質異常をきたしやすい点，薬剤や栄養素などの有用物質までもが大量に除去されてしまう点，またとくに腎不全合併例では不均衡症候群の危険性が高い点などがあり，安全管理上，熟練した施設で細心の注意の下で施行する必要である[11)]。

また，現時点の ALS は，肝再生までの，または肝移植までの時間を創出することはできるが，あくまでも移植の選択肢を念頭に置きながら一定期間補助する手段であるため，救命率の向上のためには，機を逸することなく移植を行う必要がある。

今後，長期間にわたって安全に施行可能な ALS の開発が期待される。とくに現状では，有用物質の補充をFFP 投与に頼っており，合成能を有する ALS の実現が待たれる。

Ⅵ ALF の治療〜肝移植

ALF に対する内科的治療，集中治療は進歩してきているものの，生命転帰に対する有効性が確立されている治療法は肝移植のみであり，内科的治療にて肝再生が得られない場合には肝移植が必要となる。

1 ALF に対する肝移植の現状

本邦では 1997 年に臓器移植法が成立したが，脳死肝移植数は年間 10 例以下であった。2010 年に改正臓器移植法が施行され，臓器移植件数は増加傾向にあるが，依然として脳死ドナーは不足しており，肝移植の大部分を生体肝移植が占めている。ALF に対する肝移植症例数は年間約 40 例である[19)]。脳死移植のレシピエント選定においては，昏睡型 ALF や LOHF の患者は，Status I として最優先されるが，ALF に対する肝移植のうち脳死移植の割合は約 30％で横ばいである。

本邦で ALF に対して脳死肝移植を受けた症例の累積生存率は，1 年 90％，5 年 84％，10 年 84％であり，脳死肝移植を受けた症例全体の累積生存率と同等である[19)]。生体肝移植後の累積生存率は，1 年 77％，5 年 72％，10 年 69％ で，脳死肝移植症例の方がやや良好である。2019 年全国調査における昏睡型 ALF の内科的治療での救命率は，急性型 32.6％，亜急性型 17.9％，LOHF 0％であり[3)]，肝移植によって高い救命率が期待できることから，内科的治療で予後不良と考えられた症例に対しては肝移植の適応を迅速かつ的確に評価する必要がある。

2 ALF に対する肝移植適応基準

肝移植を必要とする ALF 患者を早期に的確に見極めることは，ALF 診療における最重要課題であり，肝移植を行うことなく死亡することも，移植を行わずとも回復する症例に移植を行うことも，回避しなければならない。

欧米では King's College Criteria に基づいた移植適応基準や MELD スコアが，ALF 症例の移植適応判断に用いられている。しかし本邦と欧米では ALF の成因が大きく異なり，また移植待機期間も異なっていることから，移植適応も異なる基準を用いる必要がある。

2008 年に厚生労働省「難治性の肝・胆道疾患調査研究」班によって提唱された肝移植適応基準スコアリングが，現在広く用いられている[20)]（表 5）。発症から脳症発現までの日数，PT，血清総ビリルビン濃度，直接 /総ビリルビン濃度比，血小板数，肝萎縮の有無の 6 項目で構成され，合計スコアが 5 点以上を死亡 / 移植適

356

表5 劇症肝炎・LOHF の移植適応ガイドライン[22]

スコア	0	1	2
発症 - 昏睡（day）	0〜5	6〜10	11＜
PT（%）	20＜	5〜20	5＞
T-Bil（mg/dL）	10＞	10〜15	15＜
D/T 比	0.7 ≦	0.5〜0.7	0.5＞
血小板数	10万＜	5〜10万	5万＞
萎縮	なし	あり	

合計点が 5 点以上の場合，移植適応ありと判定する。

応ありと判定する。

3 ALF に対する生体肝移植の問題点

本邦では，1989 年以来，生体肝移植を中心として肝移植が行われてきた。生体肝移植は待機手術が可能で，ドナー肝の質が担保できると考えられる一方，成人間の移植では small-for-size graft，すなわち十分なサイズのグラフトを確保できないと予後が不良となるという問題がある。ALF の場合には，突然である上に時間的猶予がないため，ドナーの意思表示に関して倫理的に極めて慎重な対応が必要であるとともに，ドナーの身体的，精神的負担にも十分な配慮が必要となる[21]。

4 集中治療医の役割

ALF 患者の診療においては，内科的治療・集中治療を開始するのと併行して，患者発生時点ですぐに移植外科に連絡を行う。転院が必要であれば移送の手段やタイミングを考慮する必要がある。つまり，最初の段階から肝移植を想定して準備を進めておかないと，急激な状態の悪化や感染の合併などによって移植の機会を逸して死亡する可能性があり，楽観視して先送りすることは許されない。連日肝移植適応を評価し，適応があると判断すればすぐに脳死移植登録を行うとともに，生体肝移植の準備を整えつつ，ドナーの出現を待つことになる。

集中治療医は，ALS によって肝性脳症から覚醒させて全身状態を良好に保ち，感染の合併を回避しながら肝再生を待つ保存的治療を担当するとともに，肝臓内科医，移植外科医と緊密に連携して移植に向けた準備を整え，救命の可能性を追求する役割を担う。

おわりに

ALF に対しては，ALS を中心とした集中治療により全身状態の改善を図りながら，肝再生を待ち，肝移植の適応を見極めて，必要であれば機を逸することなく移植を行う。救命率改善のためには，移植適応基準や ALS の至適施行方法に関して，さらなる研究が必要である。同時に，肝再生を目指す治療法の確立や，移植ドナーの増加などの取り組みも求められる。

■ 文献

1) 持田 智，滝川康裕，中山伸朗，他．我が国における「急性肝不全」の概念，診断基準の確立：厚生労働省科学研究費補助金（難治性疾患克服研究事業）「難治性の肝・胆道疾患に関する調査研究」班，ワーキンググループ -1，研究報告．肝臓 2011;52:393-8.

2) Bernal W, McPhail MJ. Acute liver failure. J Hepatol 2021;74:1489-90.

3) 持田 智，中山伸朗．我が国における急性肝不全および遅発性肝不全（LOHF）の実態（2019 年）－令和 2 年度全国調査－．厚生労働科学研究費補助金 難治性疾患克服研究事業 難治性の肝・胆道疾患に関する調査研究　分担研究報告書. 2020.

4) Fujiwara K, Yasui S, Haga Y, et al. Early Combination Therapy with Corticosteroid and Nucleoside Analogue Induces Rapid Resolution of Inflammation in Acute Liver Failure due to Transient Hepatitis B Virus Infection. Intern Med 2018;57:1543-52.

5) 田中 篤：自己免疫性肝炎（AIH）診療ガイドライン（2021年）．厚生労働省科学研究費補助金（難治性疾患克服研究事業）「難治性の肝・胆道疾患に関する調査研究」班．2022.

6) Harrison PM, Keays R, Bray GP, et al. Improved outcome of paracetamol-induced fulminant hepatic failure by late administration of acetylcysteine. Lancet 1990;335:1572-3.

7) 玄田拓哉．急性肝不全の内科的集中治療．日消誌．2020;117:763-71.

8) Kakisaka K, Kataoka K, Suzuki Y, et al. Appropriate timing to start and optimal response evaluation of high-dose corticosteroid therapy for patients with acute liver failure. J Gastroenterol 2017;52:977-85.

9) Fujiwara K, Yasui S, Yonemitsu Y, et al. Efficacy of high-dose corticosteroid in the early stage of viral acute liver failure. Hepatol Res 2014;44:491-501.

10) 仲村将高，織田成人，貞広智仁，他．急性肝不全・肝硬変急性増悪．クリティカルケアにおける栄養管理．平澤博之編．東京：克誠堂出版；2009, p.196-207.

11) 安部隆三，服部憲幸，織田成人．昏睡型急性肝不全に対するアフェレシス．日本アフェレシス学会雑誌　2018;37:126-129.

12) 藤原慶一，横須賀收，織田成人，他．「難治性の肝・胆道疾患に関する調査研究班」劇症肝炎分科会　血液浄化法の有効

性評価を目的としたワーキンググループ．急性肝不全に対する血液浄化療法の有効性評価：急性肝不全に対する人工肝補助療法の現状に関するアンケート調査報告．肝臓 2012;53:530-3.

13) Sadahiro T, Hirasawa H, Oda S, et al. Usefulness of plasma exchange plus continuous hemodiafiltration to reduce adverse effects associated with plasma exchange in patients with acute liver failure. Crit Care Med 2001;29:1386-92.

14) Fujiwara K, Abe R, Yasui S, et al. High recovery rate of consciousness by high-volume filtrate hemodiafiltration for fulminant hepatitis. Hepatol Res 2019;49:224-31.

15) 藤原慶一，織田成人，井上和明，他．急性肝不全に対する人工肝補助療法についての提言：high-flow CHDF，on-line HDF による覚醒率向上の認識とその全国標準化の必要性．肝臓 2014;55:79-81.

16) 井上和明，織田成人，安部隆三，他．On-line HDF を急性肝不全の患者に施行する際の診療ガイド．肝臓 2020;61:47-60.

17) Cardoso FS, Gottfried M, Tujios S, et al, US Acute Liver Failure Study Group. Continuous renal replacement therapy is associated with reduced serum ammonia levels and mortality in acute liver failure. Hepatology 2018;67:711-20.

18) García Martínez JJ, Bendjelid K. Artificial liver support systems: what is new over the last decade? Ann Intensive Care 2018;8:109.

19) 後藤邦仁，小林省吾，江口英利．急性肝不全に対する肝移植医療の現状と課題．日消誌 2020;117:772-8.

20) Naiki T, Nakayama N, Mochida S, et al, Intractable Hepato-Biliary Disease Study Group supported by the Ministry of Health, Labor and Welfare of Japan. Novel scoring system as a useful model to predict the outcome of patients with acute liver failure: Application to indication criteria for liver transplantation. Hepatol Res 2012;42:68-75.

21) 安部隆三，平澤博之，織田成人，他．劇症肝炎（FH）に対する生体肝移植の適応に関する検討．日救急医会誌 2004;15:25-34.

22) 持田智．肝移植適応ガイドラインの改訂．厚生労働科学研究費補助金　難治性疾患克服研究事業 難治性の肝・胆道疾患に関する調査研究　分担研究報告書 WGI 報告．2009.

■重要論文■

◆ 急性肝不全の病態に関する最近の知見がまとめられている。（→文献 2）

◆ 現在行われている人工肝補助療法の根拠となる血液濾過透析の施行方法と治療成績が示されている。（→文献 14）

◆ 米国の大規模患者データベースにおいて血液濾過透析の有用性を示した。（→文献 17）

VI 肝胆膵

5 重症急性膵炎

森　由華，安部隆三

目　標

- 重症急性膵炎の病態を説明できる
- 急性膵炎の診断ができる
- 急性膵炎の重症度を判定できる
- 重症急性膵炎の診療を Pancreatitis bundles に沿って行うことができる
- 経腸栄養を発症早期に開始する重要性について理解する

Key words Pancreatitis bundles，急性膵炎，重症急性膵炎，重症度判定基準，診断

I 重症急性膵炎の病態生理

　重症急性膵炎発症の主病態は，消化酵素の全身に及ぶ放出と炎症反応の爆発的な活性化である。白血球増加，DIC，ARDS，びまん性脂肪壊死を呈する。また，全身性炎症反応の結果として微小血管の透過性亢進と循環血液量の減少，末梢血管抵抗の低下によってショックに陥ったり，急性腎障害（acute kidney injury, AKI）を合併したりする。エンドトキシン血症を合併することもある[1]。

II Pancreatitis Bundles

　Pancreatitis Bundles は急性膵炎診療ガイドライン2010年度版（第3版）で提唱された，急性膵炎診療における臨床指針であり（表1，図1），診断から治療までを含む治療戦略の中で有効性が明らかとなっている診療行為を，時系列に沿って示している[2]。2011年全国調査において，8項目以上実施できた症例の死亡率は7.6％と，7項目以下の場合の13.7％よりも有意に低かったことが報告されており[3]，Pancreatitis Bundles の遵守は，死亡率低下に寄与すると考えられる。

III 重症急性膵炎の診断

　重症急性膵炎の診断は，まず急性膵炎と診断した上で，重症度を評価することでなされる。

1 症状

　急性膵炎患者の90％以上が急性発症の腹痛と圧痛を訴える。腹痛部位は上腹部，次いで腹部全体が多く，圧痛部位は腹部全体が，次いで上腹部，右上腹部が多いと報告されている。腹痛の他には，嘔気・嘔吐，背部への放散痛，食欲不振，発熱。腸雑音の減弱などが頻度の高い症状，徴候である[2]。しかし，いずれも急性膵炎に特異的なものではないため，急性腹症をきたす他の疾患との鑑別を要する。

2 診断，成因診断

　急性膵炎の診断には，厚生労働省難治性膵疾患に関する調査研究班から2008年に発表された診断基準が用いられている（表2）。上腹部痛・圧痛，血中または尿中の膵酵素上昇，および画像上の異常所見の3項目のうち2項目を満たし，他の膵疾患・急性腹症を除外したものを急性膵炎と診断する。

　血液検査ではリパーゼが感度，特異度ともに優れており，これが測定できない場合には血中アミラーゼを測定する。また，尿中トリプシノーゲン2簡易試験紙検査も迅速にその場で急性膵炎の診断が可能であり，感度，特異度ともに血中アミラーゼ，リパーゼとほぼ同等の診断能であったことが示されている[4]。しかし，血中リパーゼ，アミラーゼの測定に比べてコストが高いという問題がある。

　画像検査においては，超音波検査やCTなどで急性膵

表1　Pancreatitis Bundles 2021[2]

急性膵炎では特殊な状況以外では原則的に以下のすべての項目が実施されることが望ましく，実施の有無を診療録に記載する。

1. 急性膵炎診断時，診断から24時間以内，および，24～48時間の各々の時間帯で，厚生労働省重症度判定基準の予後因子スコアを用いて重症度を繰り返し評価する。
2. 重症急性膵炎では，診断後3時間以内に，適切な施設への転送を検討する。
3. 急性膵炎では，診断後3時間以内に，病歴，血液検査，画像検査などにより，膵炎の成因を鑑別する。
4. 胆石性膵炎のうち，胆管炎合併例，黄疸の出現または増悪などの胆道通過障害の遷延を疑う症例には，早期のERCP＋ESTの施行を検討する。
5. 重症急性膵炎の治療を行う施設では，造影可能な重症急性膵炎症例では，初療後3時間以内に，造影CTを行い，膵造影不良域や病変の拡がりなどを検討し，CT Gradeによる重症度判定を行う。
6. 急性膵炎では，発症後48時間以内はモニタリングを行い，初期には積極的な輸液療法を実施する。
7. 急性膵炎では，疼痛のコントロールを行う。
8. 軽症急性膵炎では，予防的抗菌薬は使用しない。
9. 重症急性膵炎では，禁忌がない場合には診断後48時間以内に経腸栄養（経胃でも可）を少量から開始する。
10. 感染性膵壊死の介入を行う場合には，ステップアップ・アプローチを行う。
11. 胆石性膵炎で胆嚢結石を有する場合には，膵炎沈静化後※，胆嚢摘出術を行う。

※同一入院期間中か再入院かは問わない。
（文献2より転載）

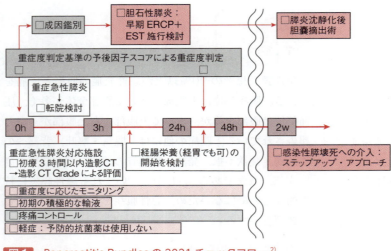

図1 Pancreatitis Bundlesの2021チェックフロー[2]
（文献2より転載）

表2　急性膵炎の診断基準

1. 上腹部に急性腹痛発作と圧痛がある。
2. 血中または尿中に膵酵素の上昇がある。
3. 超音波，CTまたはMRIで膵に急性膵炎に伴う異常所見がある。

上記3項目中2項目以上満たし，他の膵疾患および急性腹症を除外したものを急性膵炎と診断する。ただし，慢性膵炎の急性増悪は急性膵炎に含める。
注：膵酵素は膵特異性の高いもの（膵アミラーゼ，リパーゼなど）を測定することが望ましい。
〔武田和憲，他．急性膵炎の診断基準・重症度判定基準の改訂と検証．厚生労働科学研究費補助金難治性疾患克服研究事業　難治性膵疾患に関する調査研究．大槻　眞．平成18年度総括・分担研究報告書（厚生労働省科学研究成果データベース）https://mhlw-grants.niph.go.jp/system/files/2006/063141/200633037A/200633037A0002.pdf（2024年10月閲覧）より改変して転載〕

炎に特徴的な所見の有無や，他疾患の除外を行う[3]。

急性膵炎と診断した場合には，速やかに成因診断，すなわち原因病態の検索を行い，治療方針を決定する必要がある（図2）。とくに，胆石性膵炎か否かの診断は，治療方針に大きく影響するため，重要度が高い（図3）。

3　重症度判定

続いて，重症度を評価し，重症急性膵炎の診断を確定する。本邦では厚労省難治性膵疾患の調査研究班が発表した重症度判定基準（表3）が用いられており，予後因子と造影CT Gradeからなっており，予後因子3点以上，またはCT Grade2以上で重症と判定する。2016年に診断された急性膵炎の全国集計調査では，予後因子スコアでのみ重症と診断された症例の死亡率は9.0％，造影CT Gradeのみでは2.1％であったが，ともに重症と診断された症例では19.1％と高い死亡率を示していた[5]。

重症度判定は，入院時（入院中の場合は診断時），24時間以内，24～48時間に，繰り返し行うことが推奨されている。自施設で重症例に対応できない場合や，経過中の重症化や感染合併などにより自施設で対応困難な状況になった場合には，対応可能な施設へ搬送することが必要である。

一方，国際的に用いられる重症度分類にアトランタ分類（Atlanta classification of acute pancreatitis）があ

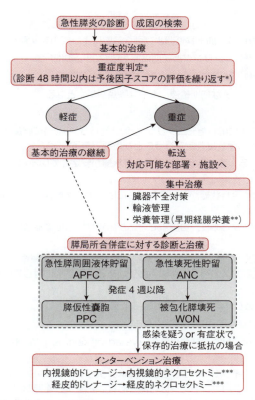

図2 急性膵炎の基本的診療方針[2]

*診断時，診断後，24時間以内，24〜48時間以内に判定を繰り返す．
**診断後48時間以内に開始する．
***ネクロセクトミーは，できれば発症4週間以降まで待機し，壊死巣が十分に被包化されたWONの時期に行うことが望ましい．（ただし，ドレナージは必要な際には発症4週間待つ必要はない）

APFC; acute peripancreatic fluid collection, ANC; acute necrotic collection, PPC; pancreatic pseudocyst, WON; walled-off necrosis, ACS; abdominal compartment syndrome.
（文献2より転載）

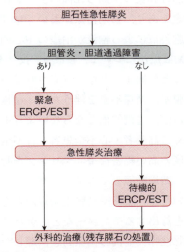

図3 胆石性膵炎の基本的診療方針[2]

軽症では早期に，重症でも膵炎沈静化後の速やかな胆道検索と胆嚢摘出術が望ましい．膵周囲の液体貯留が持続する場合は発症から4〜6週以降の待機的手術が安全である．
ERCP/EST; endoscopic retrograde cholangiopancreatography with or without endoscopic sphincterotomy.
注）胆石性膵炎症例にERCP/ESTを行う際には，膵管造影を可能な限り回避することが望ましい．
（文献2より転載）

表3 急性膵炎の重症度判定基準

A. 予後因子（予後因子は各1点とする）	
1	Base Excess ≦ －3 mEq/L，または ショック（収縮期血圧 ≦ 80 mmHg）
2	PaO_2 ≦ 60 mmHg（room air），または 呼吸不全（人工呼吸管理が必要）
3	BUN ≧ 40 mg/dL（or Cr ≧ 2 mg/dL），または 乏尿（輸液後も1日尿量が400 mL以下）
4	LDH ≧ 基準値上限の2倍
5	血小板数 ≦ 10万/mm³
6	総Ca ≦ 7.5 mg/dL
7	CRP ≧ 15 mg/dL
8	SIRS診断基準における陽性項目数 ≧ 3 （1）体温 ＞ 38℃ または ＜ 36℃ （2）脈拍 ＞ 90回/分 （3）呼吸数 ＞ 20回/分 または $PaCO_2$ ＜ 32 torr （4）白血球数 ＞ 12,000/mm³ か ＜ 4,000 mm³ または 10%幼若球出現
9	年齢 ≧ 70歳

B 造影CT Grade

①炎症の膵外進展度

前腎傍腔	0点
結腸間膜根部	1点
腎下極以遠	2点

②膵の造影不良域

各区域に限局している，または膵の周辺のみの場合	0点
2つの区域にかかる場合	1点
2つの区域全体を占める，またはそれ以上の場合	2点

膵を便宜的に3つの区域（膵頭部，膵体部，膵尾部）に分け判定する．

①＋②合計スコア

1点以下	Grade 1
2点	Grade 2
3点以上	Grade 3

重症度判定
1) 予後因子が3点以上
   または
2) 造影CT Grade2以上

〔武田和憲，他．急性膵炎の診断基準・重症度判定基準の改訂と検証．厚生労働科学研究費補助金難治性疾患克服研究事業 難治性膵疾患に関する調査研究．大槻 眞．平成18年度総括・分担研究報告書（厚生労働省科学研究成果データベース）https://mhlw-grants.niph.go.jp/system/files/2006/063141/200633037A/200633037A0002.pdf（2024年10月閲覧）より改変して転載〕

日本集中医療医学会専門医テキスト　第4版

表4　基本的治療方針[2]

1) 急性膵炎を疑った場合には，診断基準に基づいて診断を行うとともに，病歴聴取，血液検査および画像診断により成因を検索する。

2) 急性膵炎と診断した場合は入院治療を行うが，入室（転送）前から呼吸・循環モニタリングと初期治療を速やかに開始する。

　＊この場合のモニタリングとは意識状態・体温・脈拍数・血圧・尿量・呼吸数・酸素飽和度などのモニタリングである。

　＊急性膵炎に対する初期治療は，絶食による膵の安静（膵外分泌刺激の回避），十分な初期輸液，十分な除痛が基本となる。

　＊胆石性膵炎では指針に従い，診療を進める。

3) 予後因子スコアおよびCT（可能であれば造影）により重症度判定を行い，重症度に応じたモニタリング，治療を行う。初診時に軽症であっても後に重症化することがあり，経時的に予後因子スコアを計算して繰り返し重症度判定を行うことが重要である。

　＊予後因子スコア2点以下では，上記モニタリングを行い慎重に経過観察する。臨床症状が軽度で全身状態が安定している場合には，一般病棟での管理が可能であり，末梢静脈路を確保し十分に輸液を行う。

　　しかし，予後因子スコア2点以下であっても臨床症状が強く持続する場合や全身状態が不安定な場合には，より厳重な呼吸・循環管理が可能な病棟で，十分な輸液を行いながら注意深く経過観察する必要がある。

　＊重症例では，造影CTによる重症度評価とともに厳重な呼吸・循環管理が必要であり，自施設で対応が困難な場合は重症急性膵炎患者に対応可能な施設への転送を考慮しなければならない。

　　静脈路を確保し十分に輸液を行うとともに，意識状態・体温・脈拍数・血圧・尿量・呼吸数・酸素飽和度・循環血液量・酸塩基平衡・電解質などをモニタリングし，呼吸・循環の維持，酸塩基平衡・電解質バランスの補正に努める必要がある。重症例に対しては診断後48時間以内に経腸栄養を開始する。

　　なお，予後因子スコア，造影CT Gradeともに重症例は致命率19.8％であり，集学的な治療が必要である。

4) 急性膵炎の病態は病期により異なり，急性期を過ぎた後であっても感染合併症への注意が必要である。

　＊造影CTによる膵局所合併症（急性壊死性貯留：acute necrotic collection; ANC や被包化壊死：walled-off necrosis; WON など）の評価を行う。

　＊局所合併症への感染を疑う場合には，インターベンション治療を考慮する。インターベンション治療はステップアップ・アプローチで行い，ドレナージは必要であれば発症から4週以内でも可能であるが，ネクロセクトミーは可能であれば発症から4週間以上経過し，壊死が完全に被包化されWONとなってから行うことが望ましい。全身状態が安定している場合には，保存的治療を継続することもできる。

（文献2より転載）

る。2012年に改訂され，①軽症，②中等症，③重症と3区分に分類され，重症膵炎は，「48時間以上続く臓器不全を伴ったもの」という定義に変更されたが[6]，48時間以上経過してからでないと判定できないため，初期治療の指標とはならない。

　急性膵炎の早期に重症度を反映するバイオマーカーとしてIL-6血中濃度が有用であると報告されている[7]。しかし予後因子スコアや造影CT Gradeとの診断精度の比較は報告されていないため，今後比較研究が行われることが期待される。

　なお，診断に有用な血中リパーゼやアミラーゼの値や推移は，重症度や経過を反映しない。

Ⅳ　重症急性膵炎の治療

1　基本的治療方針

　急性膵炎の治療方針を図2，図3，表4に示す[2]。重症急性膵炎では，厳密な呼吸・循環管理が必要であり，静脈路を確保するとともに，意識状態，体温，脈拍数，血圧，尿量，呼吸数，酸素飽和度，循環血液量，酸塩基平衡，電解質などをモニタリングし，呼吸・循環の維持，酸塩基平衡・電解質バランスの補正に努める必要がある。

2　輸液

　現在のところ急性膵炎を特異的に改善させるような薬剤はない。急性膵炎の早期の死因の多くが循環不全に基づく臓器不全であり，初期治療においては乳酸リンゲル液などの細胞外液による輸液が治療の中心的役割を担っているが，輸液療法について，輸液量，投与タイミング，輸液の種類などに関する基準は確立されていない。急性膵炎初期は脱水，循環不全を伴うため，積極的輸液療法が必要であるが，過剰輸液とならないようモニタリングを行い，とくに高齢者・心不全患者・腎不全患者では通常以上に精度の高い綿密なモニタリングを行うことが重要である[3]。循環動態のモニタリングとしては近年，熱希釈法を用いたモニターや動脈圧測定から心拍出量や胸腔内血液量を算出するモニターなどのデバイスが使用されており，急性膵炎症例の循環動態に即した輸液速度の調整に，これらの評価指標が有用な可能性がある[8]。

　さらに近年，来院後4時間以内に1L以上積極的初期輸液を行うと，以降の集中治療介入の必要性が低くなる一方，24時間以上（4.3L以上）積極的初期輸液を行うと，局所合併症のリスクが高くなるとの報告に基づき[9]，

来院後超早期の初期輸液がより重要であるとする意見がある。今後さらなる検討が望まれる。

3 鎮痛薬

急性膵炎の疼痛に対する鎮痛薬の選択に関して多くの研究がされているが，いずれも明確な推奨を示唆する結果は得られていない。しかし，急性膵炎初診時には急性腹症としての対応が必要である。急性腹症では原因にかかわらず早期の鎮痛薬が推奨され，非経口投与可能で効果発現の早いアセトアミノフェン，また高度の疼痛があればオピオイドも併用することが推奨されている[10]。急性膵炎においても迅速な鎮痛薬の使用が必要であり，アセトアミノフェン，NSAIDs，ペンタゾシンなどの非オピオイドの投与を行い，その後疼痛の程度に応じてオピオイドの併用や変更を考慮するのが妥当と考えられる[2]。

4 予防的抗菌薬投与

急性膵炎は，膵酵素の活性化，膵の自己消化から炎症をきたす病態で，発症時は無菌であることから，理論上予防的抗菌薬は不要である。かつては，重症急性膵炎では腸内細菌が腸管外へ移行する bacterial translocation が膵および膵周囲感染の原因となり，予後を悪化させると考えられたため，予防的抗菌薬が行われてきた。

しかし現在は，軽症の急性膵炎に対する予防的抗菌薬投与は行わないことが推奨されており，重症急性膵炎または壊死性膵炎においても，生命予後や感染性膵合併症発生に対する改善効果は証明されていない[2]。重症例，壊死性膵炎例に関しては，来院後48時間後または発症後72時間以内に限定した7編のRCT[11]~[17]を用いたメタ解析が行われているが，致命率，感染性合併症発生率ともに予防的抗菌薬投与による有意な改善効果は認めない結果であった。重症急性膵炎における予防的抗菌薬については，さらなる検討が望まれる。

5 栄養療法

重症急性膵炎症例には，早期から経腸栄養を行う。完全静脈栄養と経腸栄養を比較したメタ解析でも，経腸栄養例は完全静脈栄養例より致命率，膵感染と関連した合併症発生率，多臓器不全を低下させることが明らかになっている[2]。

経腸栄養は発症早期に開始すれば，合併症発生率を低下させ生存率の向上に寄与するので，入院後48時間以内に少量からでも開始する（強い推奨，エビデンスの確実性：高）[2]。高度の腸閉塞や腸管虚血，腸管壊死などの経腸栄養の禁忌条件に注意しながら施行すれば，重症

例に早期からの経腸栄養が可能である。また近年，腹痛，血清膵酵素の上昇，軽度の腸管麻痺や胃液の逆流があっても，さらに蠕動音が聴取できない場合でも，経腸栄養は安全に施行可能であることが明らかになってきた。

経腸栄養の経路としては，空腸に限らず十二指腸や胃に栄養剤を投与してもよい。ただし，胃からの栄養には胃食道逆流による誤嚥などの合併症の可能性があり，少量から慎重に開始することが必要である。

一方，軽症膵炎では腸蠕動が回復すれば経口摂取を再開することができ，腸蠕動が回復すれば直ちに1,700 kcal/day の食事を再開しても有害事象はなく，在院日数短縮の効果もあると報告されている[18]。

6 タンパク分解酵素阻害薬

タンパク分解酵素阻害薬は，急性膵炎の発症・進展に関与する膵酵素の活性化を抑制することから，経静脈投与が広く行われて来たが，急性膵炎の予後改善に有効であるかは不明である。日本の Diagnosis Procedure Combination（DPC）データベースを用い，急性膵炎患者の傾向スコアを用いた解析でガベキサートメシル酸塩使用群と非使用群で検討した結果，在院致命率，在院日数に差を認めず，重症膵炎のみの検討でも在院致命率，在院日数に差を認めなかったと報告されている[19]。すなわち，ガベキサートメシル酸塩を含めたタンパク分解酵素阻害薬の有用性は示されていない。

7 特殊治療

① タンパク分解酵素阻害薬・抗菌薬膵局所動注療法

タンパク分解酵素阻害薬・抗菌薬膵局所動注療法は，急性膵炎発症初期に膵虚血を呈する重症例を対象として行われる補助療法である。しかし近年その効果を否定する研究結果が相次いで報告されており[20]~[22]，比較的合併症も多いため[23]，ガイドラインにおいては「急性壊死性膵炎に対し，動注療法を実施することによる有用性は証明されていない。保険収載されてないため通常の診療として実施する適応はない。行う場合は臨床研究として実施する。（推奨なし，エビデンスの確実性：低）」とされている[2]。

② 持続的血液浄化法

後述の通り，重症急性膵炎では，循環動態が安定せず，利尿の得られない症例に対して大量輸液を続けると，体液過剰をきたし，腹腔内圧の上昇が致命的な腹部コンパートメント症候群（abdominal compartment syndrome, ACS）の要因となる。対策として厳密な体液管理が必要であり，その一環として持続的血液浄化法が有効である可能性がある。また，ACS の病態には炎症性メディエー

ターが関与していることが報告されており，高サイトカイン血症をコントロールすることの意義が示唆されているが[24]，持続的血液浄化法の有効性を検証したRCTの報告はない。ガイドラインでは「十分な初期輸液にもかかわらず，循環動態が安定せず，利尿の得られない重症例やACS合併例に対する厳密な体液管理のために持続的血液浄化法を施行することを提案する。（弱い推奨，エビデンスの確実性：低）」とされている[2]。

8 特定の病態に対する治療

1 胆石性膵炎

胆石性膵炎は，胆管結石や胆泥が乳頭部共通管部に嵌頓し，膵管閉塞や乳頭浮腫によって惹起された膵炎である。臨床的あるいは実験的検討で，膵炎の重症度は，膵管閉塞の時間に依存することが示されている[25], [26]。ガイドラインでは，「胆石性膵炎のうち，胆管炎合併もしくは胆汁うっ滞所見（黄疸や胆管拡張）を認め，画像検査で総胆管内に胆石・胆泥を認める症例には，早期にendoscopic retrograde cholangiopancreatography (ERCP)/endoscopic sphincterotomy(EST)を施行することを推奨する。（強い推奨，エビデンスの確実性：高）」とされている[2]。

2 腹部コンパートメント症候群（ACS）

急性膵炎では，血管透過性亢進による血漿成分の血管外漏出や麻痺性腸閉塞，浮腫による腹壁コンプライアンスの低下によって後腹膜と腹腔内の容量が増加し，腹腔内圧 (intra-abdominal pressure, IAP)亢進による合併症を引き起こすことがある。IAPを測定することで転帰の改善を示す直接的な報告はないが，ACS合併例は予後不良であり，その診断方法としてIAP測定が必要である。ガイドラインでは「大量輸液，高い重症度，腎障害や呼吸障害の合併，CTで複数部位の液体貯留，高乳酸血症を認めた症例は，intra-abdominal hypertension (IAH)/ACSを発症すると致命率が高くなることが報告されており，経時的なIAPの測定が必要である（弱い推奨，エビデンスの確実性：低）」とされている[2]。

IAP測定は膀胱内圧測定で代用し，IAP ≧ 12 mmHgが持続する場合は，適正な水分管理，消化管内の減圧，十分な鎮痛や鎮静，経皮的ドレナージ術などの内科的治療を行い，IAP ≦ 15 mmHgを管理目標とする（弱い推奨，エビデンス確実性：低）[2]。内科的治療が無効で，IAP > 20 mmHgかつ新規臓器障害を合併した患者に対しては，外科的減圧術を考慮する（弱い推奨，エビデンスの確実性：低）[2]。

3 膵局所合併症

2012年の改訂アトランタ分類[6]では，1992年のアトランタ分類で定義された膵膿瘍に代わり，新たに被包化壊死 (walled-off necrosis, WON)が定義された。改定アトランタ分類では膵あるいは膵周囲の貯留を，液体成分のみから構成される「液体貯留」と，壊死物質や液体が混じった固体成分から構成される「壊死性貯留」に区別し，さらに間質性浮腫性膵炎後に発生してくる液体貯留や，壊死性膵炎後に発生してくる壊死性貯留を，発症後4週までと4週以降で分類している（表5）。急性壊死性貯留 (acute necrotic collection, ANC)とWONは壊死性膵炎に分類され，ANCあるいはWONに細菌・真菌の感染が加わったものを感染性膵壊死という。

感染性膵壊死に対しては，保存的治療で全身状態が保たれていれば，被包化が起こる時期（通常発症4週以降）に内視鏡的もしくは経皮的ドレナージを行う。（弱い推奨，エビデンスの確実性：低）[2]。ただし，保存的治療にもかかわらず，臓器不全や敗血症が持続するなど臨床的な改善が乏しい場合は，ステップアップ・アプローチ（開腹手術などで壊死物質切除をいきなり行わず，低侵襲なドレナージに引き続き段階的にネクロセクトミーへ移行する治療法）に従い，4週未満でもドレナージを実施する[2]。

■ 文献

1) ビナイ・クマール，アブル・K・アッバース，豊國伸哉，他. ロビンス基礎病理学原書10版. 東京：丸善出版；2018.
2) 高田忠敬編. 急性膵炎診療ガイドライン2021（第5版）. 東京：金原出版；2021.
3) Hirota M, Mayumi T, Shimosegawa T. Acute pancreatitis bundles: 10 clinical regulations for the early management of patients with severe acute pancreatitis in Japan. J Hepatobiliary Pancreat Sci 2014;21:829-30.
4) Rompianesi G, Hann A, Komolafe O, et al. Serum amylase and lipase and urinary trypsinogen and amylase for diagnosis of acute pancreatitis. Cochrane Database Syst Rev 2017;4:CD012010.
5) Masamune A, Kikuta K, Hamada S, et al; Japan Pancreas Society. Clinical practice of acute pancreatitis in Japan: An analysis of nationwide epidemiological survey in 2016. Pancreatology 2020;20:629-36.
6) Banks PA, Bollen TL, Dervenis C, et al, Acute Pancreatitis Classification Working Group. Classification of acute pancreatitis--2012: revision of the Atlanta classification and definitions by international consensus. Gut 2013;62:102-11.
7) van den Berg FF, de Bruijn AC, van Santvoort HC, et al. Early laboratory biomarkers for severity in acute pancreatitis; A systematic review and meta-analysis. Pancreatology 2020;20:1302-11.
8) Haydock MD, Mittal A, Wilms HR, et al. Fluid therapy in acute pancreatitis: anybody's guess. Ann Surg 2013;257:182-8.
9) Singh VK, Gardner TB, Papachristou GI, et al. An international multicenter study of early intravenous fluid

表5 急性膵炎の形態分類と膵炎発症後の経過からみた膵・膵周囲貯留の定義と造影 CT 診断：2012 年の改訂アトランタ分類[2]

急性膵炎の種類と定義 Types of acute pancreatitis	発症後の経過と膵・膵周囲貯留（Pancreatic and peripancreatic collections）	
	発症後 4 週まで	発症 4 週以降
間質性浮腫性膵炎 Interstitial edematous pancreatitis 定義：膵・膵周囲組織の急性炎症で，組織壊死はない。 造影 CT 診断：膵実質が造影される。膵周囲組織の壊死所見なし。 壊死性膵炎 Necrotizing pancreatitis 定義：膵実質および / あるいは膵周囲組織壊死を伴った炎症。 造影 CT 診断：膵実質の造影効果なし。膵周囲組織壊死の所見あり。	急性膵周囲液体貯留 Acute peripancreatic fluid collection（APFC） 定義：間質性浮腫性膵炎に関連した膵周囲液貯留で，膵周囲組織壊死を伴わないもの。発症後 4 週以内にみられる膵周囲液貯留に限定したもので，仮性嚢胞の特徴はない。 造影 CT 診断：間質性浮腫性膵炎に伴う。均一な液体密度を示す。正常な膵周囲筋膜層に限局。液周囲の明確な被膜がない。膵に近接（膵内には進展しない）。 急性壊死性貯留 Acute necrotic collection（ANC） 定義：液体と壊死物質が様々な割合で混在した貯留で，壊死性膵炎を伴うもの。壊死は膵実質および / あるいは膵周囲組織に及ぶ。 造影 CT 診断：壊死性膵炎に限定したもの。異なった部位に不均一で様々な程度の非液体密度を示す貯留（早期には均一を呈することもある）。明確な被膜はない。膵内および / あるいは膵外に存在する。	膵仮性嚢胞 Pancreatic pseudocyst（PPC） 定義：境界明瞭な炎症性被膜を有する液貯留で，通常膵外に存在し，壊死を伴わないか，あってもごく少量。通常，間質性浮腫性膵炎発症後 4 週以降にみられる。 造影 CT 診断：周囲との境界が明瞭で，通常は円形か卵形。均一な液体密度を示す。非液状成分を含まない。成熟するのには発症後 4 週以上が必要。 被包化壊死 Walled-off necrosis（WON） 定義：成熟した被膜を有する膵内および / あるいは膵外の壊死性貯留で，境界明瞭な炎症性被膜を有するもの。通常，壊死性膵炎発症後 4 週以降にみられる。 造影 CT 診断：液体および非液体密度を示す不均一な貯留で，様々な程度の多房性を示す。境界明瞭な壁をもち，完全に被包化されている。膵内および / あるいは膵外に存在する。通常，成熟には 4 週間を要する。

（文献 2 より転載）

administration and outcome in acute pancreatitis. United European Gastroenterol J 2017;5:491-8.

10) 急性腹症ガイドライン出版委員会．急性腹症診療ガイドライン 2015．東京：医学書院：2015.

11) Pederzoli P, Bassi C, Vesentini S, et al. A randomized multicenter clinical trial of antibiotic prophylaxis of septic complications in acute necrotizing pancreatitis with imipenem. Surg Gynecol Obstet 1993;176:480-3.

12) Sainio V, Kemppainen E, Puolakkainen P, et al. Early antibiotic treatment in acute necrotising pancreatitis. Lancet 1995;346:663-7.

13) Nordback I, Sand J, Saaristo R, et al. Early treatment with antibiotics reduces the need for surgery in acute necrotizing pancreatitis--a single-center randomized study. J Gastrointest Surg 2001;5:113-8;discussion 118-20.

14) Isenmann R, Rünzi M, Kron M, et al, German Antibiotics in Severe Acute Pancreatitis Study Group. Prophylactic antibiotic treatment in patients with predicted severe acute pancreatitis: a placebo-controlled, double-blind trial. Gastroenterology 2004;126:997-1004.

15) Røkke O, Harbitz TB, Liljedal J, et al. Early treatment of severe pancreatitis with imipenem: a prospective randomized clinical trial. Scand J Gastroenterol 2007;42:771-6.

16) Xue P, Deng LH, Zhang ZD, et al. Effect of antibiotic prophylaxis on acute necrotizing pancreatitis: results of a randomized controlled trial. J Gastroenterol Hepatol 2009;24:736-42.

17) Poropat G, Radovan A, Peric M, et al. Prevention of Infectious Complications in Acute Pancreatitis: Results of a Single-Center, Randomized, Controlled Trial. Pancreas 2019;48:1056-60.

18) Teich N, Aghdassi A, Fischer J, et al. Optimal timing of oral refeeding in mild acute pancreatitis: results of an open randomized multicenter trial. Pancreas 2010;39:1088-92.

19) Yasunaga H, Horiguchi H, Hashimoto H, et al. Effect and cost of treatment for acute pancreatitis with or without gabexate mesylate: a propensity score analysis using a nationwide administrative database. Pancreas 2013;42:260-4.

20) Piaścik M, Rydzewska G, Milewski J, et al. The results of severe acute pancreatitis treatment with continuous regional arterial infusion of protease inhibitor and antibiotic: a randomized controlled study. Pancreas 2010;39:863-7.

21) Hirota M, Shimosegawa T, Kitamura K, et al. Continuous regional arterial infusion versus intravenous administration of the protease inhibitor nafamostat mesilate for predicted severe acute pancreatitis: a multicenter, randomized, open-label, phase 2 trial. J Gastroenterol 2020;55:342-52.

22) Hamada T, Yasunaga H, Nakai Y, et al. Continuous regional arterial infusion for acute pancreatitis: a propensity score analysis using a nationwide administrative database. Crit Care 2013;17:R214.

23) Horibe M, Sasaki M, Sanui M, et al. Continuous Regional Arterial Infusion of Protease Inhibitors Has No Efficacy in the Treatment of Severe Acute Pancreatitis: A Retrospective Multicenter Cohort Study. Pancreas 2017;46:510-7.

24) Oda S, Hirasawa H, Shiga H, et al. Management of intra-abdominal hypertension in patients with severe acute pancreatitis with continuous hemodiafiltration

using a polymethyl methacrylate membrane hemofilter. Ther Apher Dial 2005;9:355-61.

25) Senninger N, Moody FG, Coelho JC, et al. The role of biliary obstruction in the pathogenesis of acute pancreatitis in the opossum. Surgery 1986;99:688-93.

26) Acosta JM, Rubio Galli OM, Rossi R, et al. Effect of duration of ampullary gallstone obstruction on severity of lesions of acute pancreatitis. J Am Coll Surg 1997;184:499-505.

■ **重要論文** ■

◆ 日本腹部救急医学会，日本肝胆膵外科学会，日本膵臓学会，日本医学放射線学会から派遣された委員会により編纂されたガイドライン。（→文献2）

◆ 急性膵炎の初期治療戦略を明示している。（→文献3）

◆ 急性膵炎に対する予防的抗菌薬の効果を検討したRCT。（→文献17）

VII 消化管

1 基礎

大島 拓

目標
- 消化管の構造および機能を理解する
- 腸管の免疫機能を理解する
- 重症病態下における腸管を介した免疫応答を理解する

Key words bacterial translocation，DAMPs，PAMPs，吸収，消化，腸管関連リンパ組織，免疫応答

はじめに

消化管は，感染や穿孔などの重症病態の原因となる場合のみならず，栄養の消化吸収の場であり，免疫応答の場所としても重要な役割を持つことから，重症患者管理における重要なポイントの一つと考えられている。解剖や通常の生理的機能を十分に把握し，最近のトピックスである腸内細菌叢を中心とした腸内環境の制御についても理解を深めることが望ましい。

I 解剖

消化管は口腔に始まり，食道，胃，十二指腸，小腸（空腸，回腸），大腸（盲腸，上行結腸，横行結腸，下行結腸，S状結腸），直腸，肛門の順につながる。消化管における消化の補助となる唾液を分泌する唾液腺，胆汁を生成する肝臓や貯蔵する胆嚢，膵液を分泌する膵臓などの付属器官と連携して食物の消化吸収を行う。消化管組織は管腔側より粘膜，粘膜下層，固有筋層，漿膜で構成されている。粘膜は粘膜上皮，粘膜固有層，粘膜筋板からなり，粘膜固有層には血管やリンパ管が分布している。平滑筋層からなる固有筋層は蠕動運動を生み出し，腸内容の運搬を担っている。

食道は，入口部より胸骨上縁までが頸部食道，胸骨上縁から食道裂孔上縁までが胸部食道，食道裂孔上縁から食道胃接合部までが腹部食道に区分される。胸部上部食道は鎖骨下動脈より分枝する下甲状腺動脈，気管分岐部付近は気管支動脈，その下方は大動脈からの直接枝である固有食道動脈，下部食道は左胃動脈ならびに左下横隔動脈により供給される。静脈系は，胸部食道では大半が奇静脈系に流入し，下部では主に左胃静脈と下横隔静脈に流入するが，左胃静脈と門脈系に交通があるため，門脈圧亢進に伴い静脈瘤が形成される。食道上皮は非角化重層扁平上皮で，最も表層にある有棘細胞の細胞質にはグリコーゲンが多量に存在するため，内視鏡検査によるヨード染色で褐色に染色される。食道上皮は漿膜を持たないといった特徴がある。

胃は長軸方向に噴門部，穹窿部，胃体部，胃角部，前庭部，幽門前部，幽門輪に区分され，周在方向では小彎，前壁，大彎，後壁に区分される。胃小彎側の血流は腹腔動脈から分枝した左胃動脈と右胃大網動脈により，大彎側は右胃動脈と左胃大網動脈により供給される。リンパ系は主要動脈系別に左胃動脈リンパ領域，脾動脈リンパ領域，肝動脈リンパ領域により構成される。円柱上皮からなる粘膜は存在する固有腺により，穹窿部から胃体部は胃底腺，胃角部から前庭部および幽門前部は幽門腺，噴門部は噴門腺の領域となる。胃底腺は主細胞，壁細胞，副細胞，内分泌細胞から構成され，幽門腺と噴門腺は粘液細胞と内分泌細胞から構成される。また，固有筋層は通常の内輪・外縦構造に加え内斜筋を有することで複雑な運動を可能にしている。

小腸は，十二指腸，空腸および回腸の3つの部位に区分される。十二指腸は胃の幽門からTreitz靭帯で固定された部位を指し，後腹壁に固定されている。下行部の後内側壁に総胆管と膵管が開口する十二指腸乳頭がある。

空腸と回腸は腸間膜によって後腹壁に連結されており，胃十二指腸動脈と上腸間膜動脈から血流を受ける。解剖学的境界はなく，左上腹部に位置する口側の5分の2を

空腸，右下腹部を占める肛門側の5分の3を回腸としている。小腸粘膜には内腔側に突出する腸絨毛と，絨毛基部から管状に陥入する腸陰窩があり，それぞれで上皮を構成する細胞の種類が異なる。腸絨毛の上皮は，多数の吸収上皮細胞と呼ばれる刷子縁を持つ円柱上皮細胞と少数の杯細胞（goblet cell）という粘液分泌細胞から構成され，腸陰窩の上皮は，Paneth細胞，基底顆粒細胞（basal granular cell），杯細胞，未分化上皮細胞（undifferentiated cell）または陰窩細胞（crypt cell）で構成される。

大腸は盲腸，結腸，直腸S状部，直腸に区分され，結腸はさらに上行結腸，横行結腸，下行結腸，S状結腸に，直腸は上部直腸と下部直腸に分けられる。盲腸から上行結腸，横行結腸までは上腸間膜動脈から，下行結腸からS状結腸，上部直腸までは過腸間膜動脈から血流を受け，下部直腸は上直腸動脈と内腸骨動脈から分岐する中・下直腸動脈より血流を受ける。

肛門の外観は外口と肛門縁から構成され，肛門縁より1.5～2.0 cmほど奥に歯状線がある。直腸指診では括約筋にて締められる狭い管腔が肛門管であり，その先で広くなっている部位が直腸である。

腸粘膜上皮は大部分が吸収上皮細胞で構成され，管腔側の栄養素と血流から栄養の供給を受ける。重症患者を絶食にすると腸粘膜が萎縮するのは，管腔側からの栄養素としてのグルタミンが不足するためだと考えられている。

II 消化管の機能

1 消化吸収

消化器の重要な役割は，食物に由来する栄養素の消化吸収であり，同時に水・電解質の調節も担う。消化・吸収の各段階について順を追って解説する。

食物の消化過程は口腔内における咀嚼と唾液の分泌に始まり，その先の胃で分泌される胃液と混ざることで本格的な分解が始まる。胃底腺に存在する主細胞はペプシノーゲンを産生し，主細胞よりも管腔側に存在する壁細胞から分泌される胃酸によりペプシンへと活性化される。ペプシンはタンパク質のペプチド結合を切断する。胃酸の分泌は，脳相，胃相，腸相の3つの時相により調節されている。脳相とは，味覚，嗅覚，視覚，思考などの中枢神経の興奮が遠心性の迷走神経を介して胃酸分泌を促進する過程のことである。胃相における分泌促進は，食物が胃に入ることにより，胃前庭部が拡張することにより，前庭部の幽門腺領域にあるガストリン産生細胞からガストリンが分泌される。壁細胞の酸分泌はガス

トリンの直接作用あるいは enterochoromaffin-like（ECL）細胞からのヒスタミンを介して促進されると考えられている。腸相では胃酸分泌に対する抑制作用が主体であり，胃酸が十二指腸に移動することでソマトスタチンなどのホルモンが産生され，胃酸分泌が抑制されると考えられている。

1 糖質の消化・吸収

糖質は酵素により分解を受け，グルコースやフルクトースのような単糖類として小腸で吸収される。食物中のデンプンは，唾液と膵液のα-アミラーゼによりマルトース，マルトトリオース，α-デキストリンなどに分解される。これらの糖と二糖類（スクロース，ラクトース，マルトース，トレハロース）は，小腸吸収上皮細胞の刷子縁膜に発現する二糖類分解酵素により水解され単糖となり，輸送体により小腸吸収上皮細胞内に取り込まれる。二糖類分解酵素は，スクラーゼ・イソマルターゼ複合体，マルターゼ・グルコアミラーゼ複合体，ラクターゼ，トレハラーゼが存在する。水解されたグルコースとガラクトースは，ナトリウム／グルコース共輸送体1（sodium glucose cotransporter 1, SGLT1）により能動輸送される。フルクトースはグルコース単輸送体（glucose transporter 5, GLUT5）により促通拡散される。小腸吸収上皮細胞の糖濃度が高くなると，基底膜側にあるGLUT2により促通拡散され，門脈へと輸送される。

2 タンパク質の消化・吸収

タンパク質も酵素によって分解され，アミノ酸やジペプチドまたはトリペプチドの形で小腸から吸収される。消化酵素はエンドペプチダーゼとエキソペプチダーゼに分類される。エンドペプチダーゼはアミノ酸配列の内部（非末端）で分解し，エキソペプチダーゼはN末端あるいはC末端から1～3個のアミノ酸を切断する。アミノ酸輸送系にはナトリウム依存性と非依存性があり，アミノ酸の能動輸送が行われる。また，ジペプチド，トリペプチドにはペプチド輸送系が存在しており，刷子縁膜に存在するH^+／ペプチドトランスポーターはH^+との共輸送を行う。

3 脂質の消化・吸収

食事から摂取する脂質は，トリグリセリド（一番多い），リン脂質（レシチン，セファリンなど），コレステロールが含まれる。トリグリセリドやリン脂質には脂肪酸が結合している。トリグリセリドは，グリセロールに脂肪酸が3分子結合しているが，結合する脂肪酸の多くは長鎖脂肪酸である。

脂質は胃で乳化された後に膵リパーゼによる分解を受け，胆汁酸ミセルの形成と小腸上皮細胞に取り込まれる。小腸上皮細胞内での脂質再合成とカイロミクロン形成が

表1 人の消化液量と電解質組成 [1]

		1日当たり			
		液体量（mL）	Na（mmol/mEq/L）	K（mmol/mEq/L）	Cl（mmol/mEq/L）
十二指腸流入	食物摂取・飲水	2,000	150	50	200
	唾液	1,000	5	20	40
	胃液	2,000	100	15	280
	胆汁	1,000	200	5	40
	膵液	2,000	150	5	40
	小腸分泌	1,000	150	5	100
	合計	9,000	800	100	700
回腸流入液		5,000	700/140	40/8	550/110
大腸流入液		1,500	200/133	10/6.7	100/67
糞便		100	3/30	8/80	2/20

行われ，小腸リンパ系へ輸送される。

（1）胃での乳化

トリグリセリドは口腔内の咀嚼により一部乳化され，胃内のリパーゼにより一部は加水分解される。なお，リン脂質とコレステロールは分解されない。

（2）膵リパーゼによる分解

トリグリセリドは十二指腸で膵リパーゼにより加水分解され，多くは遊離脂肪酸と 2-グリセリドに，一部は遊離脂肪酸とグリセロールになる。リン脂質はホスホリパーゼ A2（PLA2）により，脂肪酸とリゾリン脂質に加水分解される。PLA2 には多数の分子種が存在し，構造上の特徴から，細胞内に存在する細胞質型 PLA2（CPLA2）群と Ca^{2+} 非依存性 PLA2（iPLA2）群，および細胞外に放出される分泌性 PLA2（SPLA2）群に大別される。

（3）胆汁酸ミセルの形成と小腸上皮細胞への取り込み

胆汁酸は親水基と疎水基の極性があり，一定条件下では親水基を外側にしたミセルを形成する。遊離脂肪酸，2-モノグリセリド，リゾリン脂質などが胆汁酸と共に混合ミセルを形成する。小腸上皮細胞表面には不撹拌水層（unstirred water layer）が存在しているため，脂質は胆汁酸混合ミセルに溶け込むことで水の層を通過でき，吸収は濃度勾配による単純拡散であると考えられている。コレステロールの吸収には小腸上皮細胞に発現するNiemann-Pick C1 like 1（NPC1L1）が関与することが知られており，これはコレステロール吸収阻害薬エゼミチブの標的分子である。

（4）小腸上皮細胞内での脂質再合成とカイロミクロン形成

2-モノグリセリドには遊離脂肪酸が結合し，トリグリセリドが合成される。これを 2-モノグリセリド経路と呼ぶ。リゾリン脂質には脂肪酸が結合し，リン脂質が再合成されるが，その代謝経路は明確になっていない。

再合成された脂質はカイロミクロンを形成して輸送される。トリグリセリド，コレステロールエステル，リン脂質が取り込まれ，さらにアポリポタンパクが付加されてカイロミクロンが形成される。

（5）小腸リンパ系への輸送

カイロミクロンは小腸上皮細胞から腸間膜リンパ管，胸管，左鎖骨下静脈へ運搬される。

（6）水・電解質の調整

消化管は，腎臓とならび水・電解質の調節臓器として重要な役割を果たしている。1日当たりに分泌される消化液は 7,000 mL 程度であり，引水や食事などから約 2 L の水分摂取により，約 9,000 mL の液体が消化管へ流入する。その水分の多くが小腸で吸収され，約 1.5 L が結腸に流入し，糞便中に排泄されるのは約 100 mL とされている（表1）[1]。

水の動きはイオンや浸透圧物質の輸送に伴い生じる。十二指腸や上部空腸では流入してきた内容物の浸透圧が等張へと調整され，Na 濃度は約 140 mEq/L となる。Na の大部分（約80％）は，回腸から大腸で吸収される。小腸の刷子縁膜では，SGLT1 により，Na はグルコースやガラクトースと共に細胞内に能動輸送される。なお，小腸粘膜上皮細胞の基底膜側では，Na^+/K^+-ATPase（Na ポンプ）により，Na^+ が汲み出されて細胞内 Na^+ が約 50 mEq/L に低下し，腸管内の Na^+ が細胞内に輸送される。Cl^- は，回腸から大腸の腸管側に存在する Cl^-/HCO_3^- 交換輸送体により細胞内に吸収され，HCO_3^- が腸管側に分泌される。こうした機序により，腸内の環境を中性に保っている。

Ⅲ 消化管の免疫機能

消化管は食べ物などと一緒に摂取される病原微生物や

毒素に常に晒される状態にあるが、胃における胃酸による破壊や嘔吐・下痢などの機能的な排除機構により身体にとっての有害物質を排除している。また、消化管には偏性嫌気性菌を中心に多種多様な細菌が存在し、有益な効果得ることと引き換えに複雑な免疫機構を介して共生状態を保っている。これら腸内細菌は体内に侵入すれば免疫システムによって排除されてしまうが、平常時には食物繊維の分解によって産生される短鎖脂肪酸を提供するなど我々の健康維持に重要な役割を担っている。このような共生状態を可能にしているのは腸管上皮細胞によって構築される粘膜バリアであり、これを介した平常時のクロストークと重症病態下における変化について解説する。

1　粘膜バリアと平常時のクロストーク

粘膜バリアは表面を覆う糖タンパク（ムチン）や細胞間を強固に接着させる tight junction によって構成される物理的なバリアに加え、免疫細胞や保体活性などを介した機能的なバリア機構が存在する。粘膜バリアの構成・維持は、常在菌と上皮細胞間のエンドトキシンや細胞壁の断片が microbial associated molecular pattern (MAMPs) として機能し、toll-like receptor (TLR) ファミリーや NOD 様受容体 (NLR) ファミリーを含む pattern-recognition receptor (PRR) に結合することで促進される。こうして起こる促進反応は MAMPs が結合する細胞により異なり、腸管上皮細胞に結合した場合は tight junction タンパクの産生が亢進し、杯細胞に結合した場合はムチン産生が亢進する。Paneth 細胞に結合した場合はディフェンシンやリゾチーム、ホスホリパーゼ A2 など抗菌活性を持つ分子が分泌される。また、樹状細胞などの貪食性細胞に認識された場合はナイーブ T 細胞の分化にも影響を及ぼし、制御性 T 細胞や抗炎症性のヘルパー T 細胞 (Th2) リンパ球の産生を促進して適応免疫への誘導を行う[2), 3)]。

水溶性食物繊維の発酵により生成される短鎖脂肪酸もバリア形成に重要な役割を担っている[4)]。中でも酪酸は最も多岐にわたる機能を持ち、上皮バリア機能の強化、T 制御細胞の生成による免疫寛容の促進、ムチンの分泌促進、病原性微生物の競合排除、分泌型免疫グロブリン A (IgA) の産生促進、NF-κB によるシグナル伝達の抑制などが挙げられる[5)]。短鎖脂肪酸の一部は門脈を経て全身循環を介して腸、肝臓、脂肪組織、肺、脳などの遠隔臓器にも影響を与え[6)]、重症病態下ではグルカゴン様ペプチド-1 の生成によるインスリン感受性の増加、腸管運動の促進、全身性炎症の抑制などの役割も担っている[7)]。

肝臓から分泌される胆汁酸も、粘膜バリアの機能維持に深く関わっている。胆汁酸は腸内細菌に対して直接的に静菌作用を持ち、胆汁酸塩は粘液産生を増加させ、上皮の増殖と修復を促進し、tight junction タンパク質の放出を増加させることにより、バリアの機能の強化に寄与する。また、胆汁酸塩はマクロファージ、樹状細胞、制御性 T 細胞の産生、T 細胞の分化に対する抗炎症作用を通じて、適応免疫を誘導するとも考えられている[6), 7)]。

腸管における免疫応答を効率的に行うための仕組みとして、gut-associated lymphoreticular tissue (GALT) が存在する。小腸のパイエル板と呼ばれる絨毛のない上皮細胞層 (follicular associated epithelium, FAE) で腸管腔と分けられており、免疫担当細胞と二次リンパ組織を含む。FAE は吸収上皮細胞と M 細胞により構成され、M 細胞は腸管内の抗原を取り込んでパイエル板に輸送する。樹状細胞はこの抗原を取り込みナイーブ T 細胞に抗原を提示する。活性化された Th2 は IL-4 などを介してナイーブ B 細胞を IgA 産生前駆 B 細胞へと分化させる。一方で、免疫応答の実行部位である粘膜固有層では IgA 産生前駆 B 細胞は Th2 により IgA 産生形質細胞へと分化し、産生された IgA が腸管内へ分泌される。また、Th1 はインターフェロン γ (IFN-γ)、IL-2、腫瘍壊死因子 α (TNF-α) などを介してマクロファージを活性化する（図 1）。

体液性免疫と Th2 リンパ球を産生する抗炎症反応の下では、マクロファージは抗炎症サイトカイン IL-4 と IL-13 の作用で M2 表現型に極性化することができる[8)]。一方、細胞性免疫と Th1 炎症性リンパ球による炎症反応の下では、マクロファージは IFN-γ とリポポリサッカライドの作用により M1 表現型に活性化される[8)]。M1 マクロファージは、誘導性一酸化窒素合成酵素を刺激し、さらに TNF-α、炎症性サイトカイン IL-1、IL-6、IFN-γの放出を増加させる。

2　重症病態と酸化ストレス

重症病態の高度侵襲下では腸内環境は劇的に変化し、上皮のアポトーシスの促進や上皮細胞間の tight junction の破損により粘膜バリアは物理的に傷害され、修復機構も遅延することで微生物が腸管壁から侵入し、粘膜下層の受容体と樹状細胞に関与できるようになる病原体が pathogen-associated molecular pattern (PAMPs) として、壊死細胞の破片や炎症産物が damage-associated molecular pattern (DAMPs) として、腸管上皮細胞の内腔および粘膜下面にある PRRs (TLRs および NLRs) に結合することで病原因子が誘導される[9), 10)]。細胞性免疫系を介して炎症性の Th1 および Th17 リンパ球が産生される。この時見られる敗血症の臨床像は感染源が特定できな

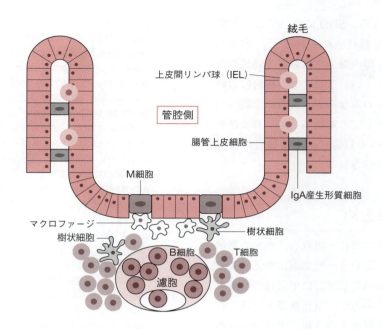

図1 腸管関連リンパ組織の構造

腸管関連リンパ組織（gut-associated lynphoreticular tissue, GALT）には，免疫担当細胞と二次リンパ組織が含まれる。二次リンパ組織の代表が小腸のパイエル板である。パイエル板は上皮細胞層により腸管腔と分けられており，上皮細胞間に抗原取り込み細胞であるM細胞が存在する。その基底膜側には，多数のマクロファージや樹状細胞があり，さらにB細胞が存在する濾胞とその周囲にT細胞領域で構成される。

いことから「gut sepsis」と表現され，敗血症の全体的なパターンは消化管から発生するという考え方もある[9), 10)]。

侵襲から数時間のうちに腸内細菌の表現型が病原性を発揮するものに変化し，腸管上皮に付着してバイオフィルムを形成し，バリア防御を攻撃できるようになる。腸内細菌の病原性は消化管内の栄養の有無や酸素濃度，pHなどによって変化する。腸内細菌叢の多様性は失われ，病原性細菌が優位となる細菌叢に変化する[9), 10)]。

粘膜バリアの破綻により腸内細菌が侵入して全身性の炎症を引き起こす病態は bacterial translocation（BT）と呼ばれ，感染源が不明な敗血症の原因の一つと考えられてきた。その後，必ずしも門脈血中から菌が検出されなくても病態が生じることから[11)]，腸内細菌由来のDAMPsが腸のリンパ管を通過して呼吸不全や急性呼吸窮迫症候群を引き起こすという腸リンパ仮説の理論が唱えられるようになった[12)]。近年のデータでは，消化管の粘膜バリアが破壊されることで，粘液層が薄くなり，膵酵素が上皮に入り込み，自己消化を引き起こすことが示唆されている。膵臓プロテアーゼと膵臓リポタンパクリパーゼの2つの酵素がリンパ管に入り，リポタンパクリパーゼが通常リンパで運ばれてくる脂肪に作用して，遊離脂肪酸を生成し，胸管から左鎖骨下静脈を通り，肺動脈から肺の毛細血管層へと流れていくことで，多臓器不全の標的として肺が最初に破綻するメカニズムが成立すると考えられている[2), 13)]。

もう一つのクロストーク機序として，ミトコンドリアの機能障害が考えられている。酸化ストレスに応答して，ミトコンドリアは機能的および構造的な異常を起こし，ミトコンドリアDNAを循環器内に流出させる。ミトコンドリアDNAは，TLRに結合するDAMPsとして作用し，危険信号を発する[14)]。循環血液中のミトコンドリアDNAのレベルは，生存率の低下と多臓器不全の増加に直接関連していることが知られており，DAMPsとして働くミトコンドリアDNAは，腸粘膜下部の樹状細胞や全身のマクロファージに結合した後，PAMPsと同じ経路をたどる[14)]。

このようにBTと考えられる病態は腸管における粘膜バリアと免疫応答の破綻が生み出す生態反応と考えることができるが，この対策として絶食を避け可能な範囲で経腸栄養を行うことが重要であることが提唱されている。例えば，酪酸，胆汁酸，レゾルビンと呼ばれるω-3系魚油の代謝物などの栄養因子はマクロファージのM2表現型への変更を促進することができる[8), 15)]。対して絶食下においては腸内細菌叢の破綻が起こることによる粘膜バリアの破綻は胆汁酸代謝にも影響を及ぼし，胆汁酸塩による殺菌作用や粘膜バリアの修復効果も減衰する。絶食下におけるBTの予防法として提唱された selective digestive decontamination（SDD）の考え方について

も変化を迫られることになる。SDDについては近年でも有用性を示唆する報告も散見されるが[16),17)]，古典的な抗菌薬や抗真菌薬による腸内微生物に対する効果のみで成立しているとは考えにくい。これまでの検討において重視されてきた臨床転帰のみならず，腸内細菌叢への直接的な影響やその結果としての粘膜バリア，およびそれを介した免疫応答全般への影響に関する検討によって，効果の機序の解明が期待される。

まとめ

消化管は食物由来の栄養を消化・吸収し，水分や電解質の調整も担う臓器であるという一般認識に加え，腸管粘膜を介した腸内微生物との免疫応答は平常時の健康を支える重要な役割を持つ。一方で，重症病態下ではこれが破綻して敗血症様の全身反応を引き起こす可能性もあり，重症患者管理ではこうした腸管機能を維持することを意識した対応としての経腸栄養など，絶食を避けることが重要だと考えられる。

■文献

1) 花井洋行，金子榮藏．Ⅱ．腸管における消化，吸収のメカニズム 2. 水・電解質の吸収, 分泌機構とその異常. 日内会誌 1996;85:1034-41.
2) Mittal R, Coopersmith CM. Redefining the gut as the motor of critical illness. Trends Mol Med 2014;20:214-23.
3) Lebeer S, Vanderleyden J, De Keersmaecker SC. Host interactions of probiotic bacterial surface molecules: comparison with commensals and pathogens. Nat Rev Microbiol 2010;8:171-84.
4) Koh A, De Vadder F, Kovatcheva-Datchary P, et al. From Dietary Fiber to Host Physiology: Short-Chain Fatty Acids as Key Bacterial Metabolites. Cell 2016;165:1332-45.
5) Ohland CL, Jobin C. Microbial activities and intestinal homeostasis: A delicate balance between health and disease. Cell Mol Gastroenterol Hepatol 2015;1:28-40.
6) Pavlidis P, Powell N, Vincent RP, et al. Systematic review: bile acids and intestinal inflammation-luminal aggressors or regulators of mucosal defence? Aliment Pharmacol Ther 2015;42:802-17.
7) Zhang X, Liu H, Hashimoto K, et al. The gut-liver axis in sepsis: interaction mechanisms and therapeutic potential. Crit Care 2022;26:213.
8) McClave SA. Can feeding strategies alter immune signaling and gut sepsis in critical illness? JPEN J Parenter Enteral Nutr 2021;45:66-73.
9) Hayakawa M, Asahara T, Henzan N, et al. Dramatic changes of the gut flora immediately after severe and sudden insults. Dig Dis Sci 2011;56:2361-5.
10) Krezalek MA, DeFazio J, Zaborina O, et al. The Shift of an Intestinal "Microbiome" to a "Pathobiome" Governs the Course and Outcome of Sepsis Following Surgical Injury. Shock 2016;45:475-82.
11) Moore FA, Moore EE, Poggetti R, et al. Gut bacterial translocation via the portal vein: a clinical perspective with major torso trauma. J Trauma 1991;31:629-36; discussion 636-8.
12) Dickson RP. The microbiome and critical illness. Lancet Respir Med 2016;4:59-72.
13) Deitch EA. Gut lymph and lymphatics: a source of factors leading to organ injury and dysfunction. Ann N Y Acad Sci 2010;1207 Suppl 1:E103-11.
14) Mogensen KM, Lasky-Su J, Rogers AJ, et al. Metabolites Associated With Malnutrition in the Intensive Care Unit Are Also Associated With 28-Day Mortality. JPEN J Parenter Enteral Nutr 2017;41:188-97.
15) Ji J, Shu D, Zheng M, et al. Microbial metabolite butyrate facilitates M2 macrophage polarization and function. Sci Rep 2016;6:24838.
16) Hammond NE, Myburgh J, Seppelt I, et al. Association Between Selective Decontamination of the Digestive Tract and In-Hospital Mortality in Intensive Care Unit Patients Receiving Mechanical Ventilation: A Systematic Review and Meta-analysis. JAMA 2022;328:1922-34.
17) Myburgh JA, Seppelt IM, Goodman F, et al; SuDDICU Investigators for the Australian and New Zealand Intensive Care Society Clinical Trials Group. Effect of Selective Decontamination of the Digestive Tract on Hospital Mortality in Critically Ill Patients Receiving Mechanical Ventilation: A Randomized Clinical Trial. JAMA 2022;328:1911-21.

■重要論文

◆ 敗血症における腸粘膜バリアの破綻と腸内細菌叢の異常がPAMPsやDAMPsの全身循環への移行を引き起こし，免疫応答や炎症調節を通じて敗血症の進展に関与する機構について詳細に解説している。（→文献7）
◆ 重症病態による侵襲が患者の免疫応答を破綻させて転帰を悪化させる機構の解説に加え，腸管における腸内細菌叢の変化や粘膜バリアを介した免疫応答が病態に与える影響を，栄養療法により制御できる可能性についても言及している。（→文献8）

VII 消化管

2 出血・虚血・穿孔・イレウス・下痢

橋田知明

目標

- 消化管出血において部位ごとの病態と治療を理解する
- 腸管虚血の病態と治療を理解する
- 消化管穿孔において部位ごとの病態と治療を理解する
- イレウスと腸閉塞の病態と治療を理解する
- 集中治療下における下痢の病態と治療を理解する

Key words 消化管出血，腸管虚血，消化管穿孔，腸閉塞，下痢

I 消化管出血

消化管出血は日常診療で比較的よく遭遇する病態であり，すべての消化管において潰瘍，腫瘍，静脈瘤などを出血源とする。消化管出血の主な症状は吐血，下血である。上部・下部消化管出血は Treitz 靭帯を境に分類され[1]，吐血は主に上部消化管出血に起因する。吐血は，新鮮血あるいはコーヒー残渣様吐物の嘔吐を認め，とくに新鮮血の場合は短時間の大量出血が疑われる。コーヒー残渣様の吐物は胃酸により血液が色調変化を起こしたものであり，出血から比較的時間経過を経たものと推測されるが，大量出血を否定するものではないので注意が必要である。下血は，黒色（タール）便あるいは鮮血便を認める。タール便は主に上部消化管出血を示唆し，鮮血便は比較的肛門に近い部位からの出血を示唆するものである。しかし重篤な十二指腸潰瘍出血などでは，鮮血に近い便を認めることがある。

消化管出血を疑った場合，初期対応として全身状態の把握と循環動態の管理が重要である。出血の重症度判定を行い，ショック状態であればその離脱を図る。そして鑑別診断を行い，止血を考慮する。鑑別には，発症様式や身体所見はもちろんのこと，基礎疾患や内服歴などの情報も重要である。止血法は緊急内視鏡が主であるが，時には interventional radiology（IVR）や外科手術などの手法も組み合わせて，臨機応変に対応することが求められる。

1 上部消化管出血

1 食道・胃静脈瘤

食道・胃静脈瘤による出血は門脈圧亢進症の重篤な合併症であり，未治療での出血死亡率は約50％と高率である。基礎疾患として肝硬変や肝癌が非常に多く，出血により容易に肝不全が誘発される。したがって，止血だけでなくその後の集中治療管理が必要となる場合がある。

食道静脈瘤による出血では本邦では内視鏡治療が第1選択であり[2]，内視鏡的静脈瘤結紮術（endoscopic variceal ligation, EVL）と内視鏡的硬化療法（endoscopic injection sclerotherapy, EIS）がある。とくに，EVLは出血点をうまく結紮できれば瞬時に止血ができ，EIS に比べ多少再発率は高いが，合併症が少なく，止血法の第1選択となっている[3]。

胃静脈瘤による出血では内視鏡治療，IVR，外科手術が行われる[2]。内視鏡治療として，Histoacryl を用いた塞栓療法が行われている。IVR では，シャントの排血路からアプローチし，硬化剤で静脈瘤を血栓閉塞させるバルーン閉塞下逆行性経静脈的塞栓術（balloon-occluded retrograde transvenous obliteration, B-RTO）が行われている。内視鏡治療や IVR で治療困難な場合，外科手術を考慮する。

2 出血性胃潰瘍・十二指腸潰瘍

上部消化管出血の要因の多くは，前述の静脈瘤と胃十二指腸潰瘍からの出血である。胃十二指腸潰瘍の成

373

因としてヘリコバクター・ピロリ菌感染と低用量アスピリンを含む非ステロイド性抗炎症薬（non-steroidal anti-inflammatory drugs, NSAIDs）が挙げられる。また，種々のストレスから粘膜障害をきたすこともあり，とくに集中治療分野においては，重症熱傷におけるCurling ulcerや重傷頭部外傷におけるCushing ulcerが有名である。

わが国のガイドラインにおいて，上部消化管出血が疑われる患者に対する緊急内視鏡検査は24時間以内に行うべきとされ，さらに内視鏡検査で消化性潰瘍出血が同定した場合，それに引き続いて内視鏡的止血術を行うべきとされている[4), 5)]。内視鏡的止血術の方法については，純エタノールやエピネフリンを用いた局注法，クリップ法，アルゴンプラズマや高周波やヒータープローブなどを用いた凝固法などがあり，これらを単独あるいは組み合わせて行う。クリップ法と凝固法は同程度の止血効果を期待できるが，クリップ法は手技がやや煩雑である。一方，局注法は単独では止血効果が不十分だが，とくに活動性出血の場合など局注によって出血の勢いを弱めることで視野が確保され，そこに他の内視鏡的止血法を追加することで高い止血効果が得られるため，その組み合わせが推奨されている[5)]。

内視鏡的止血後の再出血予防には，プロトンポンプ阻害薬（proton pump inhibitor, PPI）を使用する。通常量の経口あるいは静注PPI投与はプラセボと比較し，有意に再出血率，輸血量，入院期間，外科手術移行率を低下させるとの報告がある[6)]。また消化管出血に対するトラネキサム酸の投与は，死亡率を減少させず，むしろ静脈血栓塞栓症や痙攣発症リスクが増加するとの報告がある[7)]。

内視鏡的止血が困難な場合は，IVRあるいは外科手術を行う。IVRは手技を行える術者の存在が必要であり行える施設は限られているが，外科手術と比べ死亡率や追加治療を要する割合に有意差はなく，低侵襲であるという利点がある。外科手術は，内視鏡的止血が困難で，とくに全身状態が悪化しやすい高齢者ではより迅速に行うことが推奨されている[5)]。

2 下部消化管出血

下部消化管出血の頻度は上部消化管出血の約10分の1程度であり，大量出血を起こす割合も低い。下部消化管出血をきたす疾患として，出血性腸炎，虚血性腸炎，痔出血，大腸憩室出血，直腸潰瘍，小腸出血などがある。割合としては大腸憩室出血が最も多く，そのあとに虚血性腸炎が続く。上部消化管出血と比較して，死亡率は低く，多くは自然止血されると言われているが，緊急内視

鏡検査において挿入が困難で観察範囲も広く，また小腸などは観察自体が不十分となり，結果的に出血源を同定できず重症化し，治療に難渋することがある。

大腸憩室出血は自然止血例も多いが，出血が持続するときには下部消化管内視鏡検査を行い，クリップ法で止血する。局注法や凝固止血は組織障害や穿孔の危険性があり，組織侵襲がほとんどないクリップ法が第一選択となる。内視鏡的止血が困難な場合は，IVRが選択される。むしろ小腸出血の場合，内視鏡での観察領域も限られておりIVRが第一選択となる。

Ⅱ 腸管虚血

腸管虚血は全身の循環不全や腸間膜の血流障害，腸管そのものの血行障害など様々な要因で起こる病態である。以下に3つの主要な病態と治療について述べる。

1 虚血性腸炎

腸間膜主幹動脈に閉塞がなく，一過性に腸管血流が低下することで生じる病態である。基礎疾患を有する高齢者に発症することが多く，好発部位は下行結腸からS状結腸にかけてである。一方，血流豊富な上部空腸や血流支配が重複する直腸に発症することは稀である。症状としては，突然の腹痛や下血を伴う下痢を認め，通常は炎症が粘膜内と粘膜下層に限局する一過性型が多く，保存治療にて自然治癒に至る。しかし稀に全層壊死が起こる場合があり，その際には外科手術を要する。

2 腸間膜動脈閉塞症

腸間膜動脈閉塞症は，約7割が塞栓症で約3割が血栓症と報告されている。塞栓症の要因としては心房細動が多く，血栓症の要因としては動脈硬化が多い。その好発部位は上腸間膜動脈（mesenteric superior artery, SMA）であり，その閉塞部位により腸管の虚血範囲は決定される。とくに塞栓症の場合は多発塞栓が高頻度で起こるため注意を要する。発症初期には激烈な腹痛や下痢を認めるが腹膜刺激症状に乏しく診断が遅れる場合がある。その診断にはthin sliceの造影CTが非常に有用であり，感度・特異度は共に高いとされる。またD-dimer値について，特異度は低いものの感度が高いとされる[8)]。

治療は，血栓溶解療法を含めた血管内治療（endovascular therapy, EVT）と開腹手術に分けられる。血栓症にはEVTを血行再建の第一選択として考慮する[9)]。塞栓症にはEVTと開腹手術のどちらも治療手段として考慮する。腸管壊死が疑われない場合は血栓溶解療法を中心とした保存的治療を行うが，腸管壊死が疑われる場合

には早急に手術を行う。腸管壊死の判断が困難なことが多く，EVT症例においても開腹して腸管のviabilityを確認する場合もある。また開腹手術後においてもその後の腸管虚血の有無を確認するために初回手術後24〜48時間後のsecond look operationを考慮する必要がある[9]。

3 | 非閉塞性腸管虚血症（NOMI）

非閉塞性腸管虚血症（non-occlusive mesenteric ischemia, NOMI）は，器質的な血管閉塞は存在せず，主幹動脈も開存しているにもかかわらず，非連続性に腸管虚血をきたし腸管壊死にも至る疾患である。致死率も高く重篤な疾患であるにも関わらず，特徴的な臨床症状に乏しく，早期の診断が困難である。その主要な病態は解明されてはいないものの，心不全，ショック，脱水，低拍出量症候群などが誘因となり，腸管の血流低下が一定期間持続すると末梢辺縁動脈の交感神経が反応して血管攣縮を引き起こし，腸管虚血が生じるといわれている。よって熱傷や膵炎，大手術後などにより集中治療を行っている患者や，透析患者などで多く見られる。NOMIの診断にはCT angiographyや血管造影を考慮する。血管造影では腸間膜動脈の攣縮や腸管壁内血管の造影不良などが特徴的な所見であり，血管拡張薬の動注療法が推奨されている[9][10]。ただし不可逆的な腸管壊死に陥っている場合には，外科手術が必要となる。とくに病態が進行し循環動態が不安定な状態での手術ではDamage Control Surgeryを行う。初回手術では壊死腸管の切除だけを行い，再建術は行わず仮閉腹とする。集中治療管理を継続し，再開腹し残存腸管の評価と必要に応じて追加切除を行った後，再建術を経て閉腹とする[11]。このようにNOMIの治療には様々な治療戦略が必要となる。

Ⅲ 消化管穿孔

消化管穿孔は，全消化管のいずれの部位にも生じる可能性があり，内容物や腸液や便汁が，胸腔・腹腔内に放出され，炎症が波及する。穿孔部位によって症状や治療方針も様々であり，正確な診断が必要となる。

1 | 食道

食道は縦隔に位置するため穿孔を起こすと縦隔炎を呈し，治療介入が遅れると膿胸から敗血症に至る可能性が高いとされる。突発性食道破裂は，嘔吐などにより食道内圧が急激に上昇することで惹起され，その好発部位は下部食道である。また内視鏡などによる医原性の食道穿孔や異物による穿孔は，上部から下部食道まで発生場所

は様々である。診断としては胸部CT検査が有用であり，さらに水溶性造影剤（ガストログラフィン）による食道造影検査を行うことで穿孔部位と進展度を評価し，治療方針を決定する。保存的治療の適応としては，破裂による汚染度が低く，縦隔内に限局している事やドレナージが有効である場合となる。また内腔からのクリッピング閉鎖やカバードステントを用いて治療した報告もある。一方で，胸腔内穿破し膿胸を認める場合には，外科手術の適応となる。術式としては，開胸または経開腹アプローチで行い，穿孔部の単純縫合閉鎖術に加え，有茎大網弁による被覆や，胃底部を用いたfundic patch，心膜patch，閉塞胸膜patchなどがある。また安全かつ確実なドレナージを得るために追加で穿孔部にT-tubeを留置する方法もある[12]。

2 | 胃・十二指腸

上部消化管穿孔において最も多くみられるのが胃・十二指腸の消化性潰瘍穿孔である。その大半がヘリコバクター・ピロリ菌抗体陽性であり，その他にNSAIDs潰瘍によるものが挙げられる。穿孔をきたした場合，胃内容物がない状態においては，穿孔後数時間は酸性の消化液が腹腔内に漏出する比較的無菌状態の化学性腹膜炎を呈する。しかしおよそ12時間以降は細菌の繁殖を認め，細菌性腹膜炎を呈するようになる。消化性潰瘍ガイドライン2020では，①24時間以内の発症，②空腹時の発症，③重篤な合併症がなく全身状態が安定，④腹膜刺激症状が上腹部に現局，⑤腹水貯留が少量，などの比較的軽症な限局性腹膜炎の場合，保存的治療の適応としている[5]。保存的治療は一般的に絶飲食，補液，経鼻胃管留置，抗菌薬およびPPIかH2RAの静脈内投与が行われる。他にもヘリコバクター・ピロリ菌の除菌を追加したり，経皮的ドレナージを行うことで外科的手術への移行率を減少させた報告もある[13]。内科的治療から外科的治療へ移行するタイミングに関しては，24時間以内に臨床所見や画像所見が改善しない場合に考慮する。消化性潰瘍穿孔に対する外科的治療の術式としては，腹腔洗浄ドレナージ＋穿孔部閉鎖＋大網被覆が推奨されている[5]。腹腔鏡下手術はその普及により，開腹術と比較した数多くの報告があるが，いずれも全身状態が安定している患者がエントリーされている事や，緊急手術において腹腔鏡を行える設備や人員配置は施設間に差があることから，ガイドラインなどではとくに推奨はされていない。

3 | 小腸・大腸

下部消化管穿孔の中で，小腸穿孔の頻度は低く，腫瘍・外傷・潰瘍・異物・炎症性腸疾患などが原因となる。穿

孔部位として空腸は比較的無菌であるが，回腸は腸内細菌量が増加するため，細菌性腹膜炎を呈する。大腸穿孔も腫瘍，外傷，炎症性腸疾患，憩室などが原因となり，糞便内の細菌による腹膜炎を呈するため，敗血症に至る可能性が非常に高い。基本は緊急手術の適応であり，速やかに手術へ移行することが望ましい。術式はドレナージ，穿孔部を含む腸管切除，吻合もしくは人工肛門造設術である。全身状態不良な場合には，Damage Control Surgery にて感染源をコントロールしたうえで，二期的に吻合を行うことも考慮する。

Ⅳ イレウス・腸閉塞

急性腹症ガイドライン 2015 によると，イレウスは機械的閉塞がなく腸管が麻痺した状態とし，腸閉塞は腸管内腔が閉塞する状態としている[14]。

1 イレウス

イレウスとは，腸蠕動が一時的に停止した状態となる麻痺性イレウスと，不規則な腸蠕動亢進をきたす痙攣性イレウスに分類される（表1）。

麻痺性イレウスの原因として，腹部手術後によるものや炎症，代謝障害，薬剤性などが挙げられる。全身麻酔下による腹部手術後では胃および大腸の運動障害が多くみられる。胃内容の排出は通常約 24 ～ 48 時間程度にわたり停滞を認める。大腸はさらに長く，48 ～ 72 時間以上にわたって停滞が起こる。一方で，小腸に対する影響は少なく，運動および吸収は術後数時間以内に正常に戻る事が多い。病態としては，侵襲，炎症，交感神経優位の蠕動運動障害などが関与している。よって，機械的閉塞がなく，上記の時間を超えて腸蠕動が回復しない場合，術後イレウスと診断する。治療としては，保存的治療が中心である。補液と電解質補正を中心とした適切な栄養管理を行い，必要に応じて経鼻胃管やイレウス管による腸管減圧を考慮する。その他の原因としては，抗コリン薬やモルヒネなどのオピオイド系麻薬，抗がん剤などの副作用による薬剤性のイレウスを生じる場合があり，その薬剤の中止を考慮する。また腹膜炎などの炎症の波及や感染などでもイレウスを生じるが，いずれもまずは原疾患の治療を行う。

痙攣性イレウスの原因として，腹部打撲などの外傷によるものや，鉛中毒，結石発作，腸管支配神経の障害などが挙げられる。

2 腸閉塞

腸閉塞とは，腸管が機械的および物理的に閉塞した状態であり，腸管の血行障害を伴わない単純性腸閉塞と血行障害を伴う複雑性腸閉塞に分類される（表1）。閉塞機転の上流では，腸管内にガスや腸液が貯留し拡張を伴い，閉塞機転の下流では虚脱し，画像検査にて caliber change が特徴的な所見として見られる。拡張した腸管壁は浮腫をきたし，正常な消化吸収能は失われ，嘔吐を誘発し，腸液は腹腔内に漏出する。腸管拡張が増悪すると血流障害をきたし，壊死や穿孔を起こす場合もある。発生部位としては小腸が大部分を占め，原因としては手術後の腹腔内癒着が最多である。

単純性腸閉塞の原因としては，食餌性，糞便性，腫瘍性，胆石などの異物だけでなく，炎症性腸疾患による腸管の狭窄や腹腔内癒着などが挙げられる。単純性癒着性腸閉塞の治療としては，まず保存的治療を選択する。補液と電解質補正を中心に，胃管による腸管減圧と bacterial translocation に対する抗菌薬の投与を行う。保存的治療で改善を認めない症例や，腸管虚血が疑われる症例，再発をくり返す症例などは，外科的治療の適応となる。また腸管減圧に胃管とイレウス管のどちらを使用するかについては，保存的治療の成功率や手術が必要となる率は同等であり[15]，欧米では胃管の挿入を推奨している。しかし，イレウス管は小腸に対する迅速な減圧が可能であり[16]，閉塞部位に近いほど減圧効果は期待され，その有用性は完全に否定されるものではないと思われる。よって胃管による減圧のみで十分な症例は多いが，イレウス管を必要とする症例も存在することも常に認識したうえで，経過を観察することが重要である。

複雑性腸閉塞の原因としては，絞扼や腸重積，捻転，ヘルニア嵌頓などが挙げられる。いずれも腸管虚血を伴うため，治療として緊急手術が必要であり，そのためには早期診断が重要である。身体所見や胃管排液の性状，腹部超音波検査や採血など様々な検査や情報がある中で，造影 CT は，腸閉塞に伴う腸管虚血を診断する上で有用な検査法である[17], [18]。さらに閉塞機転やその部位なども同時に診断可能な場合もあるため，可能な限り行

表1 イレウスと腸閉塞

イレウス	腸閉塞
麻痺性イレウス	単純性腸閉塞
腹部手術後	食餌性，糞便性
炎症，感染（腹膜炎など）	腫瘍性
薬剤性（抗コリン薬など）	異物（胆石など）
痙攣性イレウス	癒着，狭窄，瘢痕，圧迫など
外傷	複雑性腸閉塞
神経障害	絞扼性腸閉塞
鉛中毒	腸重積
	捻転
	ヘルニア（内・外）嵌頓

消化管 Ⅶ

うべきである。

Ⅴ 下痢

　下痢は日常でも高頻度に見られる一般的な症状であり，その病理学的な特徴から，分泌性，運動性，滲出性，浸透圧性に分類される。さらに，感染の有無によって治療法が異なってくるため，感染性と非感染性にも分けられる。ここでは主に集中治療領域において多く経験する経腸栄養に伴う下痢について述べる。

　重症患者にはその病態や病期に応じて栄養管理を行うことが強く推奨されており，またその投与方法は経腸栄養が施行可能である限り経腸栄養を優先することが勧められている[19]。静脈栄養に比べて，経腸栄養では消化管粘膜の構造・機能をより良好に維持できるため，下痢の発生が抑えられるといわれている。しかしながら下痢は経腸栄養において最も高頻度に見られる消化器系合併症である。経腸栄養施行中に発生する下痢の主な原因としては，ソルビトールなどの高浸透圧性薬剤の使用，消化管運動促進剤の使用，PPIの使用，広域抗菌薬の使用，*C.difficile* 感染症や他の感染性腸炎などが考えられる。また，経腸栄養剤の組成（食物繊維の有無，浸透圧など）や投与方法（持続投与か間欠投与かなど）も原因として考えられる[20]。

　重症の下痢が継続すると，低栄養をはじめ，有効循環血漿量の減少，重炭酸イオンの喪失による代謝性アシドーシス，カリウムやマグネシウムなどの電解質異常が生じ，致命的となる場合がある。したがって治療としては，十分な補液と電解質補正がまずは必要である。経腸栄養に伴う下痢の対策としては，投与方法を間欠から持続的に変更する，栄養剤の組成を低浸透圧のものや食物繊維を多く含むものに変更するなどが挙げられる。とくに食物繊維の投与については現在エビデンスがあり，広く受け入れられている方法である[21]。

■文献

1) Bull-Henry K, Al-Kawas FH. Evaluation of occult gastrointestinal bleeding. Am Fam Physician 2013;87:430-6.
2) 小原勝敏, 豊永　純, 國分茂博. 食道・胃静脈瘤内視鏡治療ガイドライン, 消化器内視鏡ガイドライン第3版. 東京：医学書院；2006. 215-33.
3) Baroncini D, Milandri GL, Borioni D, et al. A prospective randomized trial of sclerotherapy versus ligation in the elective treatment of bleeding esophageal varices. Endoscopy 1997;29:235-40.
4) 藤城光弘, 井口幹崇, 角嶋直美, 他. 非静脈瘤性上部消化管

出血における内視鏡診療ガイドライン. Gastroenterol Endosc 2015;57:1648-66.
5) 日本消化器病学会. 消化性潰瘍診療ガイドライン2020（改訂第3版）. 東京：南江堂；2020.
6) Andriulli A, Annese V, Caruso N, et al. Proton-pump inhibitors and outcome of endoscopic hemostasis in bleeding peptic ulcers: a series of meta-analyses. Am J Gastroenterol 2005;100:207-19.
7) HALT-IT Trial Collaborators. Effects of a high-dose 24-h infusion of tranexamic acid on death and thromboembolic events in patients with acute gastrointestinal bleeding (HALT-IT): an international randomised, double-blind, placebo-controlled trial. Lancet 2020;395:1927-36.
8) Cudnik MT, Darbha S, Jones J, et al. The diagnosis of acute mesenteric ischemia: A systematic review and meta-analysis. Acad Emerg Med 2013;20:1087-100.
9) 東信良, 飯田修, 曽我芳光, 他. 2022年改訂版末梢動脈疾患ガイドライン（日本循環器学会／日本血管外科学会合同ガイドライン）. 2022.
10) [No authors listed]. American Gastroenterological Association Medical Position Statement: guidelines on intestinal ischemia. Gastroenterology 2000;118:951-3.
11) 鈴木修司, 近藤浩史, 古川　顕, 他. 日本腹部救急医学会プロジェクト委員会NOMIワーキンググループ. 非閉塞性腸管虚血（non-occlusive mesenteric ischemia: NOMI）の診断と治療. 日腹部救急医会誌 2015;35:177-85.
12) 村尾佳則, 丸山克之, 木村貴明, 他. 食道破裂, 穿孔の病態と治療. 日腹部救急医会誌 2015;35:35-41
13) Oida T, Kano H, Mimatsu K, et al. Percutaneous drainage in conservative therapy for perforated gastroduodenal ulcers. Hepatogastroenterology 2012;59:168-70.
14) 急性腹症ガイドライン出版委員会. 急性腹症診療ガイドライン2015. 東京：医学書院；2015.
15) Fleshner PR, Siegman MG, Slater GI, et al. A prospective, randomized trial of short versus long tubes in adhesive small-bowel obstruction. Am J Surg 1995;170:366-70.
16) Jeong WK, Lim SB, Choi HS, et al. Conservative management of adhesive small bowel obstructions in patients previously operated on for primary colorectal cancer. J Gastrointest Surg 2008;12:926-32.
17) Jang KM, Min K, Kim MJ, et al. Diagnostic performance of CT in the detection of intestinal ischemia associated with small-bowel obstruction using maximal attenuation of region of interest. AJR Am J Roentgenol 2010;194:957-63.
18) 川崎誠康, 来見良誠, 内藤弘之, 他. 小腸イレウスの診断と手術適応基準の検討. 日臨外会誌 2007;68:1359-68.
19) 日本集中治療医学会重症患者の栄養管理ガイドライン作成委員会. 日本版重症患者の栄養療法ガイドライン. 日集中医誌 2016;23:185-281.
20) 日本静脈経腸栄養学会. 静脈経腸栄養ガイドライン－第3版－. 東京：照林社；2013.
21) Elia M, Engfer MB, Green CJ, et al. Systematic review and meta-analysis: the clinical and physiological effects of fibre-containing enteral formulae. Aliment Pharmacol Ther 2008;27:120-45.

377

日本集中医療医学会専門医テキスト　第4版

■重要論文■

◆「急性腹症の定義」において，海外での定義を踏まえた上で，従来の機能性イレウスのみをイレウスとし，従来の機械性イレウスを腸閉塞と定義している。よって絞扼性イレウスという言葉は定義上は存在しないことになるので注意されたい。(→文献14)

◆米国消化器病学会の腸管虚血ガイドライン。NOMIの治療アルゴリズムが掲載されている。腹部血管造影検査と動注療法を行い，腹膜刺激症状の有無で手術適応を決めるものとなっている。しかし実際には，集中治療管理下の鎮静の影響などにより，理学所見に乏しかったり，全身状態が不安定で血管造影検査の施行自体が困難な場合もあり，外科的介入の判断は非常に難しいことを理解しておく必要がある。(→文献10)

VII 消化管

3 腹水・腹腔内出血・abdominal compartment syndrome

川口留以, 渡部広明

目標

- abdominal compartment syndrome (ACS) の診断・定義について理解する
- ACS の病態および治療を理解する
- 症候性腹水・腹腔内出血の原因疾患と治療を理解する

Key words ACS, IAH, IAP, OAM, 腹腔内出血, 腹水

I abdominal compartment syndrome (ACS)

腹部コンパートメント症候群 (abdominal compartment syndrome, ACS) は, ICU で治療中の重症患者において頻繁に遭遇され, 合併すると死亡率上昇の独立した因子となり得る[1),2)]。腹腔内高血圧 (intra-abdominal hypertension, IAH) を合併すると多臓器障害を引き起こして ACS をきたすことがあるため[3)], IAH および ACS を重症患者において認識して, 集学的に治療することが重要である。

1 定義と診断基準

2004 年に World Society of the Abdominal Compartment Syndrome (WSACS) が設立され, 2006 年に IAH および ACS についての expert consensus definition が[4)], そして 2007 年には, clinical practice guidelines[5)] が発表された。これらにより, はじめて intra-abdominal pressure (IAP), IAH, ACS が定義づけられた。2009 年には研究への提言がなされ, 2013 年に consensus definition と clinical practice guidelines が更新されて[6)], 現在に至る。

IAP は腹腔内容量と腹壁の状況によって生じる静的な圧である。IAP の測定は, 様々な間欠的な測定手法が報告されているが, WSACS では, IAP は膀胱内圧により間欠的に測定することが推奨されている。仰臥位で膀胱内に生理食塩液を最大 25 mL 注入し, 腋窩中線を 0 点として腹部筋収縮のない状態で呼気終末に測定された圧を IAP とする。成人患者では, IAP は 5～7 mmHg 程

表1 IAH の重症度分類[6)]

Grade I	IAP	12～15 mmHg
Grade II	IAP	16～20 mmHg
Grade III	IAP	21～25 mmHg
Grade IV	IAP	≧ 25 mmHg

IAH, intra-abdominal hypertension; IAP, intra-abdominal pressure.

度であるが, 病的肥満患者や妊婦において IAP は高くなる。IAH は IAP > 12 mmHg が持続的あるいは反復性に上昇する状態と定義される。

ACS は, IAP > 20 mmHg が遷延し〔腹部灌流圧 (abdominal perfusion pressure, APP) < 60 mmHg の有無は問わない〕, 新たな臓器障害/不全を呈する状態と定義される。IAH の重症度分類は表1[6)]に示す。

APP は, 腹部内臓器血流障害の指標として平均動脈圧 (mean arterial pressure, MAP) − IAP で算出される。予後予測因子としても高い有用性を示したとの報告あるが[7)], WSACS のガイドラインにおいては, APP のみを指標として管理を行うことは, 平均動脈圧のみを上昇させても静脈還流障害を改善させないため, 推奨されていない。

2 ACS の成因

IAH/ACS はその成因により 3 つに分類される。

Primary IAH/ACS は, 腹部・骨盤腔内領域における損傷あるいは疾患に由来するものを指す。腹部外傷や腹部大動脈瘤破裂, 腹腔内出血, 急性膵炎, 腹膜炎, 後腹膜出血などにより腹腔内あるいは後腹膜内容量の増加に

日本集中医療医学会専門医テキスト　第4版

表2　IAH/ACS の危険因子[6]

腹壁コンプライアンスの低下	腹部外科手術，重症外傷，重症熱傷，腹臥位，大量輸液
腸管内容物の増加	胃蠕動低下／拡張，腸閉塞，イレウス，大腸偽閉塞，腸捻転
腹腔内貯留物の増加	急性膵炎，腹部膨満，腹腔内出血／気腹／腹腔内液体貯留，腹腔内感染／膿瘍，腹腔内／後腹膜腫瘍，過度な送気圧での腹腔鏡手術，腹水を伴う肝不全／肝硬変，腹膜透析
血管透過性亢進・輸液による蘇生	アシドーシス，Damage Control Laparotomy，低体温，APACHE II score あるいは SOFA score の上昇，大量輸血，大量輸液を要する蘇生あるいは過剰な体液バランス
その他	年齢，肥満，頭部挙上，菌血症，腹膜炎，肺炎，敗血症，凝固障害，ショックあるいは低血圧，人工呼吸器管理，PEEP > 10 cmH$_2$O，巨大な腹壁瘢痕ヘルニアの修復

より発生する[8),9)]。比較的急性あるいは亜急性に IAH/ACS をきたし，多くの場合，早期の外科的あるいは IVR での介入を要する。

Secondary IAH/ACS は，腹部・骨盤腔疾患以外に由来するものが該当する。敗血症や重症熱傷，出血性ショックなど大量輸液や輸血を必要とする疾患に続発して発症する。過剰輸液の回避が求められるが，一方で，循環血漿量を確保するために大量輸液をせざるを得ない症例が多く，管理には難渋する[8)]。

Recurrent IAH/ACS は，Primary あるいは Secondary IAH/ACS の治療後に再度 IAH/ACS をきたす場合を指す[6)]。

3　ACS の危険因子

IAH/ACS の危険因子を持つ重症患者において IAP を測定することが推奨されており，IAH/ACS の予防と治療を行うためにも，リスクファクターを理解しておくことは重要である。IAH/ACS は，腹壁コンプライアンスの消失，腸管内容物の増加，腹腔内容物の増加，毛細血管透過性亢進／輸液による蘇生などにより悪化しやすく，その背景疾患や病態は多岐にわたるものが知られている（表2）[6)]。

4　ACS の病態生理

ACS は他部位のコンパートメント症候群と同様，解剖学的コンパートメント内の圧力上昇により血流が減少し，最終的は組織酸素灌流圧の低下を引き起こして多臓器障害をきたす[10)]。IAP の上昇は下大静脈の圧排による静脈還流障害を引き起こす。前負荷が減少することにより心拍出量が減少して各臓器灌流が減少するだけでなく，静脈還流障害による静脈うっ滞が腸管血流障害，肝障害，腎障害などの臓器障害を引き起こす誘因となる。

とくに腎臓は IAH の影響を受けやすいとされ，ACS の早期から尿量減少をきたすことが多い。IAH は，腎静脈の圧迫と動脈血管収縮により腎血流と糸球体濾過圧を減少させることや，レニン－アンジオテンシン－ア

ルドステロン系を亢進し，さらなる血管収縮をきたし得ることが AKI をきたす誘因とされている[11)]。IAH により肝静脈，門脈血流が減少すれば肝障害につながる。横隔膜挙上による胸腔内圧上昇をきたし胸郭コンプライアンスまでもが低下することにより気道内圧上昇や換気不全を呈し，ひいては無気肺や換気血流不均衡などをきたし，高二酸化炭素血症や低酸素血症などの呼吸不全を起こすようになる[12)]。IAH による腸間膜血流障害，さらなる腸間膜静脈圧迫による静脈還流障害により腸管浮腫が増大することとなるが，これ自体がさらなる IAH をきたす一因となり，悪循環に陥る[13)]。静脈還流障害に伴う深部静脈血栓症のリスクも上昇する。さらに頭蓋内からの静脈還流を障害することで頭蓋内圧の亢進を起こし，脳灌流圧を低下させるとの報告もあり，重症頭部外傷では IAP の調整が重症であるとされている[14)]。

5　治療

IAH/ACS のマネジメントに関するアルゴリズムを WSAC が提唱している[6)]。重症患者で IAH/ACS の危険因子が複数該当する患者では IAP の測定が推奨される。IAP が 12 mmHg 以上の状態が持続すれば，IAP を低下させるための治療（過剰輸液の回避や臓器血流の適正化）を開始し，4〜6 時間ごとに IAP 測定を行う。IAP < 12 mmHg を目標にしながら，段階的に内科的治療を行う。内科的治療を行っても，IAP が 20 mmHg を持続的に超え，かつ新たな臓器障害／不全をきたす場合には，外科的な腹腔内減圧術を行う[6)]。

内科的治療の具体的な介入としては，①腸管内容の排除，②腹腔内貯留物の排除，③腹壁コンプライアンスの改善，④輸液管理の適正化，⑤全身／局所灌流の適正化の5項目が挙げられ，病態に応じて段階的に治療を行うことが推奨される[6)]。

腸管内容の排除では，減圧を支持する根拠や IAP や予後に関する報告はないものの，まずは経鼻胃管や肛門管による減圧および消化管運動促進薬の投与が推奨される。続いて，経管栄養の減量，浣腸の考慮，それでも改

380

善ない場合には，下部消化管内視鏡による減圧や経腸栄養の中止も提案されている[6]。

腹腔内貯留物の排除については，腹部超音波検査・CT検査などによる画像評価での占拠性病変や物質の評価が必要となる。貯留物が確認できれば，まず経皮的カテーテルによるドレナージが提案されている。さらには外科的なドレナージも考慮される。

腹壁コンプライアンスの改善については，まずは適切な鎮痛・鎮静が推奨される。体位によるIAPの変化は小さくないので，逆トレンデレンブルグ体位でのIAHの軽減も検討される[15]。それでも改善のない場合には，筋弛緩薬の投与も考慮すべきである[16]。

輸液管理の適正化については，過剰の輸液を避けることが推奨されている。さらには高浸透圧輸液や膠質液の投与，循環動態安定化後の利尿薬投与や腎代替療法の導入も考慮する[6]。

内科的治療抵抗性のものには，開腹減圧術が考慮される。減圧術を行うことで，IAPが直ちに減少し，臓器機能が改善することが報告されているが[17]，腹部臓器の再灌流障害や術後創部管理など多くの問題が残る。開腹減圧術後は，筋膜閉鎖を行わない一時的閉腹（temporary abdominal closure, TAC）とするopen abdomen management（OAM）での管理を行う[8]。WSACSでは，生理学的異常を伴う外傷外科手術症例ではOAMとしてIAP管理を行うことが提案されている。一方で，非外傷症例においては予防的OAMの有意性ははっきりしないため，この推奨はない。さらに，腹腔内感染により緊急開腹手術を受ける敗血症患者に対しては，IAHの懸念がない限り，ルーチンでのOAMでの管理は行わないことが提案されている。TACについては，近年，陰圧閉鎖療法（negative pressure wound therapy, NPWT）の安全性と有効性が示されている。その後の根治的閉腹については個々の症例に応じて行うこととなる。その手法や時期について一定の見解はないが，7日以内に定型的閉腹がなされなければ，腹壁の側方退縮や腹壁と腸管の癒着などが起こり閉腹は困難となることも知られており，輸液管理などにより早期閉腹が可能な状態を目指すべきである[18),19]。

II 腹水・腹腔内出血

1 原因

腹水の原因は数多くあるが，最も多い原因は門脈圧亢進症であり，肝疾患の結果として慢性に生じる。しかし時として，腹痛，発熱，ショックなどを伴って急性に発

表3 腹腔穿刺回収液・診断的腹腔洗浄法判定基準[20]

対象臓器	回収液データ
腹腔内出血	・カテーテルより血液を吸引 ・RBC ≧ 10×10^4 /mm³
肝損傷	・腹腔内出血陽性かつ ALT ≧ RBC/40,000
腸管損傷	・腸管内容の証明 ・腹腔内出血陰性の場合　WBC ≧ 500 mm³ ・腹腔内出血陽性の場合　WBC ≧ RBC/150
小腸損傷	・AMY ≧ RBC/10,000 かつ AMY ≧ 100 IU/L ・ALP ≧ RBC/10,000 かつ ALP ≧ 100 IU/L
横隔膜損傷	・洗浄液が胸腔ドレーンより流出

（文献20より改変して転載）

症する場合には緊急度が高い。その原因は腹膜炎（消化管穿孔，腸管虚血，腸閉塞，急性膵炎，炎症疾患など）や腹腔内出血（腹部大動脈瘤破裂，外傷，異所性妊娠，付属器出血など）が挙げられる。

2 診断と治療

身体所見に加えて，超音波検査やCT検査などの画像検査を行って腹水の有無とその原因を診断する。出血が疑われる場合には造影CT検査を実施し，止血術の必要性と方法（血管内治療あるいは緊急開腹止血術）を検討する。腹水の原因疾患が判明しない時には，鑑別のために腹水穿刺を行う。腹水の外観，血清－腹水アルブミン勾配（serum-to-ascites albumin gradient），細胞数，総タンパク，ビリルビン値，糖値，細菌培養，細胞診などを評価する。

腹腔洗浄法（diagnostic peritoneal lavage, DPL）は，かつて腹部外傷症例における出血あるいは臓器損傷評価のために実施されてきたが，近年は画像診断技術の発達などにより行われることはほとんどなくなってきた。しかしながら，腸管損傷については画像診断のみで確実に診断・否定することが困難なこともあり，頭部外傷症例，飲酒，薬物，ショックなどにより意識障害を伴う症例や脊髄損傷など腹部所見を正確に判断できない症例においては適応となる。穿刺法あるいは小切開法で洗浄用カテーテルをDouglas窩へ挿入留置して洗浄を行い，その回収液の評価を行う（表3）[20]。偽陽性・偽陰性を避けるべく，白血球数の評価は受傷後3～18時間が適切とされるが，不要な試験開腹や診断の遅れを回避できる可能性がある[20]。

腹水・腹腔内出血に対する治療は原疾患に対する治療に他ならず，他項を参照いただきたい。

おわりに

ACS は発生すると多臓器障害を引き起こし予後を悪化させる。集中治療を要する患者における IAH /ACS の病態・危険因子を認識して早期診断・早期介入を行うことが重要である。

■文献

1) Malbrain ML, Chiumello D, Pelosi P, et al. Prevalence of intra-abdominal hypertension in critically ill patients: a multicentre epidemiological study. Intensive Care Med 2004;30:822-9.

2) Reintam Blaser A, Regli A, De Keulenaer B, et al; Incidence, Risk Factors, and Outcomes of Intra-Abdominal (IROI) Study Investigators. Incidence, Risk Factors, and Outcomes of Intra-Abdominal Hypertension in Critically Ill Patients-A Prospective Multicenter Study (IROI Study). Crit Care Med 2019; 47:535-42.

3) Malbrain ML, Chiumello D, Pelosi P, et al. Incidence and prognosis of intraabdominal hypertension in a mixed population of critically ill patients: a multiple-center epidemiological study. Crit Care Med 2005; 33:315-22.

4) Malbrain ML, Cheatham ML, Kirkpatrick A, et al. Results from the International Conference of Experts on Intra-abdominal Hypertension and Abdominal Compartment Syndrome. I. Definitions. Intensive Care Med 2006;32:1722-32.

5) Cheatham ML, Malbrain ML, Kirkpatrick A, et al. Results from the International Conference of Experts on Intra-abdominal Hypertension and Abdominal Compartment Syndrome. II. Recommendations. Intensive Care Med 2007;33:951-62.

6) Kirkpatrick AW, Roberts DJ, De Waele J, et al; Pediatric Guidelines Sub-Committee for the World Society of the Abdominal Compartment Syndrome. Intra-abdominal hypertension and the abdominal compartment syndrome: updated consensus definitions and clinical practice guidelines from the World Society of the Abdominal Compartment Syndrome. Intensive Care Med 2013;39:1190-206.

7) Cheatham ML, White MW, Sagraves SG, et al. Abdominal perfusion pressure: a superior parameter in the assessment of intra-abdominal hypertension. J Trauma 2000;49:621-6;discussion 626-7.

8) Carr JA. Abdominal compartment syndrome: a decade of progress. J Am Coll Surg 2013;216:135-46.

9) Siebert M, Le Fouler A, Sitbon N, et al. Management of abdominal compartment syndrome in acute pancreatitis. J Visc Surg 2021;158:411-9.

10) Maluso P, Olson J, Sarani B. Abdominal Compartment Hypertension and Abdominal Compartment Syndrome. Crit Care Clin 2016;32:213-22.

11) Sun J, Sun H, Sun Z, et al. Intra-abdominal hypertension and increased acute kidney injury risk: a systematic review and meta-analysis. J Int Med Res 2021;49:3000605211016627.

12) Bloomfield GL, Ridings PC, Blocher CR, et al. A proposed relationship between increased intra-abdominal, intrathoracic, and intracranial pressure. Crit Care Med 1997;25:496-503.

13) Diebel LN, Dulchavsky SA, Wilson RF. Effect of increased intra-abdominal pressure on mesenteric arterial and intestinal mucosal blood flow. J Trauma 1992;33:45-8;discussion 48-9.

14) Cheatham ML. Abdominal compartment syndrome: pathophysiology and definitions. Scand J Trauma Resusc Emerg Med 2009;17:10.

15) Cheatham ML, De Waele JJ, De Laet I, et al; World Society of the Abdominal Compartment Syndrome (WSACS) Clinical Trials Working Group. The impact of body position on intra-abdominal pressure measurement: a multicenter analysis. Crit Care Med 2009; 37:2187-90.

16) De Laet I, Hoste E, Verholen E, et al. The effect of neuromuscular blockers in patients with intra-abdominal hypertension. Intensive Care Med 2007; 33:1811-4.

17) De Waele JJ, Hoste EA, Malbrain ML. Decompressive laparotomy for abdominal compartment syndrome--a critical analysis. Crit Care 2006;10:R51.

18) Regner JL, Kobayashi L, Coimbra R. Surgical strategies for management of the open abdomen. World J Surg 2012;36:497-510.

19) Arai M, Kim S, Ishii H, et al. The long-term outcomes of early abdominal wall reconstruction by bilateral anterior rectus abdominis sheath turnover flap method in critically ill patients requiring open abdomen. World J Emerg Surg 2018;13:39.

20) 大友康裕. 診断的腹腔穿刺・洗浄法. 外科治療 2006;94:557-65.

■重要論文

◆WSACS が提唱する, IAH/ACS の定義, 予防, 治療に関するガイドライン。(→文献 6)

Ⅷ 血液凝固線溶系

1 基礎

和田剛志

| 目　標

- 凝固系活性化のカスケードの要点である組織因子起因性の古典的外因系血液凝固経路の活性化によるトロンビン産生を理解する
- トロンボモジュリン‐プロテインC，アンチトロンビン，組織因子経路インヒビターからなる凝固制御機構を知り，その破綻がさらなる凝固亢進につながることを理解する
- 線溶系のカスケードを知り，抗線溶薬であるトラネキサム酸の作用機序を理解する
- 炎症と凝固の相互作用を理解する
- 補体系と凝固の相互作用を理解する

Key words 凝固制御機構，グリコカリックス，線維素溶解反応，トロンビン，補体系

はじめに

ICUで管理される多くの症例に血液凝固異常が生じ，それが二次性の臓器障害あるいは出血性合併症を引き起こし，症例の予後を大きく左右する。また，治療対象疾患に生じる凝固異常のみならず，集中治療で用いられるデバイスに対する抗凝固療法，深部静脈血栓症の予防など，ICUに入室するすべての患者に対して何らかの血液凝固管理を要するといっても過言ではないだろう。適切な血液凝固線溶系の管理においてはその基礎・病態生理の理解が必須であることはいうまでもない。本項では，凝固線溶系の理解に必要なエッセンスを凝固反応，凝固制御機構，線溶反応に分けて概説し，血液凝固反応が関与する疾患病態の理解に重要な炎症と凝固，および補体と凝固に関して解説を加える。

Ⅰ 凝固反応

かつて血液凝固反応は外因系と内因系の2つの経路があると考えられていたが，内因系凝固反応は健常人の止血開始には直接関与せず，外因系凝固反応が止血機序の引き金として重要であることが明らかとなっており，図1に示すcell-based modelによる凝固反応機構により理解されている[1]。

感染などにより活性化された単球や血管内皮細胞上に組織因子（tissue factor，TF）が発現し，細胞膜上で血中の活性型血液凝固第Ⅶ因子（Ⅶa）と結合して血液凝固第Ⅹ因子（Ⅹ）を活性化し，Ⅹaが産生される。Ⅹaは少量のVaを補酵素としてプロトロンビン（Ⅱ）に作用し，少量のトロンビン（Ⅱa）が産生される（開始相）。この微量のⅡaは血小板を活性化し，Vが放出される。活性化された血小板上で微量のⅡaはVやⅪを活性化し（Va/Ⅺa），さらにvon Willebrand Factor（vWF）からⅧを遊離させ，活性化させる（Ⅷa）。このように，Ⅹa生成に必要なⅧaやⅪa，Ⅱの活性化に必要なVaが活性化血小板膜上で凝集される（増幅相）。活性化血小板表面に結合したⅪaはⅨを活性化し（Ⅸa），ⅨaはⅧaを補酵素としてⅩを活性化する（Ⅹa）。ⅩaはCa^{2+}およびリン脂質の存在下にVaとともにプロトロンビナーゼ複合体（Ⅹa-Va-Ca^{2+}-リン脂質）を形成し，Ⅱの活性化によりトロンビン（Ⅱa）が産生される。産生されたトロンビンはpositive feedbackとして血小板や凝固因子を活性化し，最終的に爆発的なトロンビン産生，すなわちトロンビンバーストに至る（増大相）。トロンビンはフィブリノゲンに作用し，フィブリノペプタイドAおよびBが放出され，フィブリンモノマー（fibrin monomer，FM）となる。FMはCa^{2+}の存在下にⅧaの働きで安定化フィブリンが生成される。

383

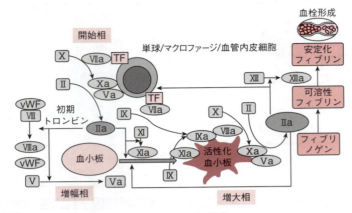

図1 cell-based model による凝固反応機構[1]
組織因子（tissue factor, TF）起因性に凝固カスケードが活性化され，初期トロンビンが産生され（開始相），血小板の活性化とXa産生のための凝固活性化が誘導され（増幅相），活性化された血小板上で多量のトロンビンが産生されるトロンビンバーストが起こる（増大相）。
vWF, von Willebrand factor.

このカスケードをすべて記憶するのは容易ではなく，まず，組織因子起因性に古典的外因系血液凝固経路が活性化し，最終的にトロンビンの爆発的な産生に至り，これがフィブリノゲンに作用することで安定化フィブリン，すなわち血栓形成に至る，と理解するのがよいだろう。

II 凝固制御機構

凝固反応により生成されるトロンビンは，血管内に備わった複数の凝固制御機構により，その生成と活性が阻害され血液の流動性が維持されている（図2）[2]。

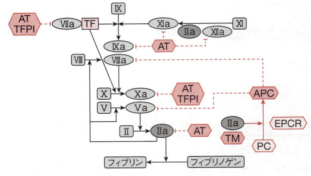

図2 凝固制御機構[2]
APC, activated protein C; AT, antithrombin; EPCR, endothelial protein C receptor; PC, protein C; PS, protein S; TFPI, tissue factor pathway inhibitor; TM, thrombomodulin.

1 トロンボモジュリン(TM)-プロテインC(PC)凝固制御系

血管内皮細胞上に存在するトロンビン受容体であるTMにトロンビンが結合することでその凝固活性を減弱させると同時に，トロンビン-TM複合体は血管内皮PC受容体（endothelial PC receptor, EPCR）と結合したPCを活性化し，活性化プロテインC（activated protein C, APC）を生成する。APCはプロテインSと複合体を形成し，VaやVIIIaを分解・失活化することでトロンビン産生が抑制される。血管内皮細胞傷害に伴い内皮細胞から脱落し血管内に遊離したTMは可溶性トロンボモジュリン（soluble thrombomodulin, sTM）として測定可能であるが，その活性は内皮細胞上のTMの約20%に留まることに留意したい[3]。sTM高値は抗凝固能の亢進ではなく，血管内皮細胞傷害に起因する凝固制御機構の障害であり，トロンビン産生を促進する向きにあるととらえるべきである。

APCは抗凝固作用の他にEPCRとprotease-activated receptor（PAR）-1を介する抗炎症作用，細胞保護作用を有することが知られている。

2 AT凝固制御系

ほとんどすべての凝固系プロテアーゼを阻害するが，とくにトロンビンとXaに対する最も重要な生理的阻害因子と考えられている。また後述するグリコカリックスを構成するグリコサミノグリカンと結合することで，血管透過性の制御や抗炎症作用を発揮し，血管内皮細胞に保護的に作用することが近年注目されている[4]。

3 組織因子経路インヒビター(TFPI)凝固制御系

組織因子経路インヒビター（tissue factor pathway inhibitor, TFPI）α，TFPIβ，TFPIδのアイソフォームの存在が知られている。TFPIαの一部は血中に遊離型と

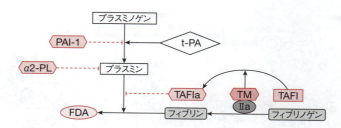

図3 線維素溶解（線溶）反応とその制御機構[2]

IIa, thrombin; α2-PI, α2-plasmin inhibitor; FDP, fibrin/fibrinogen degradation products; PAI-1, plasminogen activator inhibitor-1; TAFI, thrombin activatable fibrinolysis inhibitor; TAFIa, activated TAFI; TM, thrombomodulin; t-PA, tissue type-plasminogen activator.

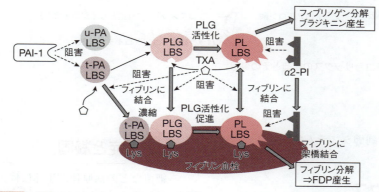

図4 線溶とトラネキサム酸の作用機序[5]

α2-PI, α2-plasmin inhibitor; FDP, fibrin/fibrinogen degradation products; LBS, lysine binding site; Lys, lysine; PAI-1, plasminogen activator inhibitor-1; PL, plasmin; PLG, plasminogen; t-PA, tissue type-plasminogen activator; TXA, tranexamic acid; u-PA, urokinase-type plasminogen activator.

して存在しているが，後述するグリコサミノグリカンと結合しグリコカリックスに存在する．TFPIβは血管内皮細胞表面上に局在することが知られているが，TFPIδの生理的役割は不明である．TFPIはXaと複合体を形成し，これが凝固の引き金であるTF-VIIaに結合し，凝固活性を阻害する．

III 線維素溶解（線溶）反応

凝固反応により生じた線維素（フィブリン）を分解する生理的反応であり，プラスミノゲンが組織型プラスミノゲンアクチベータ（tissue type-plasminogen activator, t-PA）により活性化され，生じたプラスミンが止血栓の主成分であるフィブリンを分解する（図3）[2]．

生理的な状態では，t-PAはplasminogen activator inhibitor（PAI）-1により，プラスミンはα2-plasmin inhibitor（α2-PI）により阻害・制御されている．t-PAは血管内皮細胞Weibel-Palade小体に貯蔵されており，トロンビンや生成されたフィブリンによる虚血刺激によ

り循環血液中に分泌される．このt-PA放出がPAI-1による中和を凌駕すると，t-PAのプラスミノゲン活性化反応が促進し，線溶反応が誘導される．t-PAとプラスミノゲンはリジン結合部位を介してフィブリンのリジン残基に結合する．これによりフィブリン上でプラスミノゲンがプラスミンに活性化され，フィブリン分解が促進する．抗線溶薬として知られるトラネキサム酸はリジンに類似した構造を持ち，プラスミノゲン，プラスミン，t-PAのリジン結合部位に結合し，これらがフィブリンに結合するのを阻害することで，線溶反応を抑制する（図4）[5]．

PAI-1によるt-PAの阻害，α2-PIによるプラスミンの中和の他に，thrombin activatable fibrinolysis inhibitor（TAFI）による線溶の制御が重要である．TAFIはトロンビン-TM複合体により活性化され（TAFIa），フィブリンのリジン残基を除去する作用を発揮する．このため，t-PAやプラスミノゲンはフィブリンに結合することができず，線溶反応が抑制される．このように，TAFIによる線溶制御は，凝固の活性化により生じたトロンビンをもとにして，線溶の場であるフィブリンを修飾する形

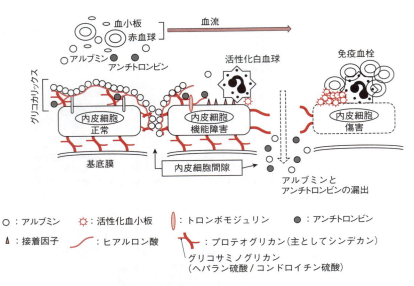

図5　グリコカリックスの構造とその傷害

で線溶が調節される独特な制御システムである。

Ⅳ グリコカリックス

　グリコカリックス(glycocalyx, GCX)は生体細胞の表面に存在する，プロテオグリカン，グリコサミノグリカン，グリコプロテインなどからなる糖質複合体であり，血管内皮細胞GCXは微小血管のトーヌスや血管透過性の調節など様々な生理機能を有する(図5)。プロテオグリカンの代表であるシンデカンは，生理的ヘパリンであるヘパラン硫酸を主なグリコサミノグリカンとして有しており，AT，PC，TFPIなどの凝固制御因子が結合し，血管内腔の抗凝固活性が維持されている。またグリコカリックスは，ずり応力や機械的進展などの物理的刺激の受容体としても機能しており，血管内皮細胞から一酸化窒素を放出させて血管抵抗を調整している。またヘパラン硫酸はtransforming growth factor-βや血管内皮細胞増殖因子などの各種成長因子の共受容体としても機能している。赤血球や血小板は陰性荷電しており，同様に陰性荷電されているグリコカリックスと電気的に反発することで，赤血球と血小板は血管の中心部分で円滑に流れている。

　敗血症などに起因する炎症や虚血再灌流障害，手術や熱傷などの急性ストレスにより血管内皮からグリコカリックスが消失した状態はendotheliopathy(血管内皮症)と称され，後述するDIC，および多臓器不全の発症につながると考えられている[6]。

Ⅴ 炎症と凝固

　細菌などの病原体が生体に侵入すると，生体は感染の拡散を防ぎ，病原体を排除しようと炎症反応が活性化される。一方，外傷を負い組織が損傷し出血すると，組織修復および止血のために凝固反応が活性化される。このように，生体を脅かす生体侵襲に対し，生体の恒常性を維持するための過程が非特異的に発現する生理的生体反応であり，好中球や単球/マクロファージ，樹状細胞などにより構成される自然免疫系がその中心的役割を担う。図6[7]に示すように，外来微生物由来の分子構造であるpathogen-associated molecular patterns(PAMPs)および自己の細胞/組織損傷産物，細胞外基質変性産物，活性化細胞分泌物質などからなるdamage-associated molecular patterns(DAMPs)は，Toll-like receptors(TLRs)，nucleotide-binding and oligomerization domain-like receptors(NLRs)，retinoid-acid inducible gene I like receptor(RLRs)に代表されるパターン認識受容体(pattern recognition receptors, PRRs)に認識され，最終的にnuclear factor-kappa B(NF-κB)の活性化・核内移行を引き起こし，炎症性サイトカイン，ケモカインの転写・発現が誘導される。侵襲局所で発現した炎症性サイトカインは血管拡張・透過性亢進，白血球・血管内皮細胞活性化を引き起こすが，過大な生体侵襲では炎症性サイトカインは局所から全身に逸脱し，全身性炎症反応症候群(systemic inflammatory response syndrome, SIRS)を発症する(図6)[7]。

　PAMPs/DAMPsにより生じた炎症刺激は，単球や血

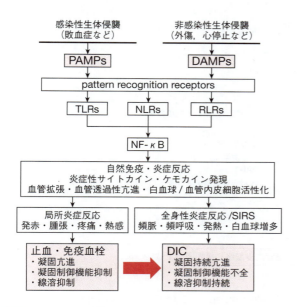

図6 自然免疫反応が担う非特異的生体反応[7]

DAMPs, damage-associated molecular patterns; NF-κB, nuclear factor-kappa B; NLRs, nucleotide-binding and oligomerization domain-like receptors; PAMPs, pathogen-associated molecular patterns; RLRs, retinoid-acid inducible gene I like receptor; TLRs, Toll-like receptors.

管内皮細胞上に組織因子を発現させ，古典的外因系血液凝固経路活性化により最終的にトロンビンが産生される。また，cell-free DNA などのXIIへの結合は内因系血液凝固経路および補体系を活性化させ，さらに好中球エラスターゼによる内皮細胞上の TFPI やトロンボモジュリンなどの分解／脱落を原因とする凝固制御機構不全がさらなる凝固亢進を促進し，大量のトロンビンが産生される。さらに炎症性サイトカインは血管内皮細胞でのPAI-1 の合成を促進し，線溶が抑制される。トロンビンは血液凝固を促進するだけでなく，PARs を介して向炎症反応，凝固制御機構不全，線溶抑制，血管拡張・血管透過性亢進に働き，凝固炎症反応連関の増強を惹起する（図7）[8]。

VI 補体と凝固

補体は病原微生物などを異物として認識し，炎症反応や殺菌反応を誘導する自然免疫系が担う生体反応系の一つである（図8）[7]。トロンビン，XIIa，プラスミンなどの活性化凝固線溶因子との直接的・双方向性の相互作用により古典経路，レクチン経路，第二経路のすべての補

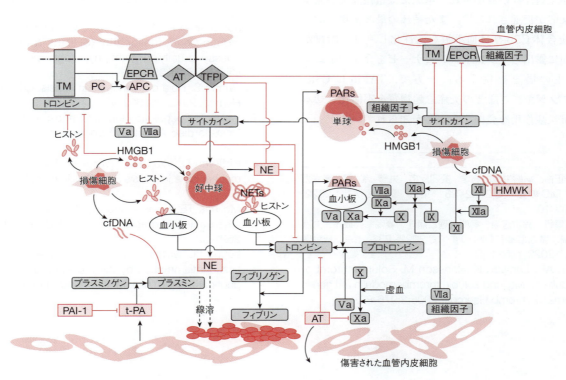

図7 自然免疫反応による炎症・凝固連関のシェーマ[8]

APC, activated protein C; AT, antithrombin; cfDNA, cell-free DNA; EPCR, endothelial protein C receptor; HMGB1, high-mobility group box 1 protein; HMWK, high-molecular-weight kininogen; NE, neutrophil elastase; NETs, neutrophil extracellular traps; PAI-1, plasminogen activator inhibitor-1; PARs, protease-activated receptors; PC, protein C; TFPI, tissue factor pathway inhibitor; TM, thrombomodulin; t-PA：tissue-type plasminogen activator.

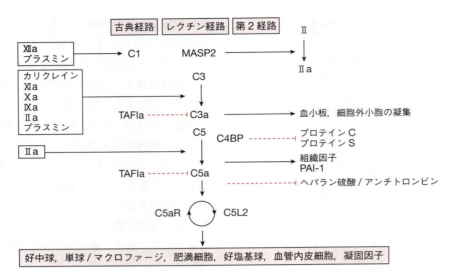

図8 補体と凝固線溶系のクロストーク[7]

C4BP, C4b-binding protein; C5aR, C5a receptor; C5L2, C5a-like receptor 2; MASP2, mannose-binding lectin-associated serine protease 2; MODS, multiple organ dysfunction syndrome; PAI-1, plasminogen activator inhibitor-1; SIRS, systemic inflammatory response syndrome; TAFIa, activated thrombin activatable fibrinolysis inhibitor.

体経路が活性化され，C3a，C5a が産生される[9]。C5a は血管内皮細胞に接着因子であるPセレクチンを発現させ，それに結合した好中球から neutrophil extracellular traps（NETs）が放出され，単球には組織因子が発現し凝固反応が促進される[10]。また補体の最終産物である膜侵襲複合体 C5b-9 は血小板を活性化し，リン脂質が細胞表面に露出してプロトロンビナーゼを介するトロンビン産生の場を提供する。一方で，TAFIa は C3a, C5a，ブラジキニンなどの炎症惹起物質を不活化させることで抗炎症作用を発揮することが知られている[11]。

■ 文献

1) 家子正裕. 病態生理と病理 凝固反応. 丸藤 哲 編. 徹底ガイドDICのすべて 2022-'23. 東京：総合医学社；2022. p.503-10.
2) 岡本貴行, 鈴木宏治. 病態生理と病理 凝固制御機序. 丸藤 哲 編. 徹底ガイドDICのすべて 2022-'23. 東京：総合医学社；2022. p.511-7.
3) Ohlin AK, Larsson K, Hansson M. Soluble thrombomodulin activity and soluble thrombomodulin antigen in plasma. J Thromb Haemost 2005;3:976-82.
4) Chelazzi C, Villa G, Mancinelli P, et al. Glycocalyx and sepsis-induced alterations in vascular permeability. Crit Care 2015;19:26.
5) 伊藤隆史, 和中敬子, Roberts I. CRASH 試験を紐解き, トラネキサム酸の有用性に迫る. 日血栓止血会誌 2020;31: 325-33.
6) Johansson PI, Stensballe J, Ostrowski SR. Shock induced endotheliopathy (SHINE) in acute critical illness - a unifying pathophysiologic mechanism. Crit Care 2017;21:25.
7) Gando S. Role of fibrinolysis in sepsis. Semin Thromb Hemost 2013; 39: 392-9.
8) Wada T. Coagulofibrinolytic Changes in Patients with Post-cardiac Arrest Syndrome. Front Med 2017; 4: 156.
9) Rittirsch D, Flierl MA, Ward PA. Harmful molecular mechanisms in sepsis. Nat Rev Immunol 2008;8:776-87.
10) Mollnes TE, Huber-Lang M. Complement in sepsis-when science meets clinics. FEBS Lett 2020;594: 2621-32.
11) Leung LL, Myles T, Nishimura T, et al. Regulation of tissue inflammation by thrombin-activatable carboxypeptidase B (or TAFI). Mol Immunol 2008;45:4080-3.

VIII 血液凝固線溶系

2 血液凝固線溶系の管理

和田剛志

> **目 標**
> - 出血傾向・血栓傾向を生じる病因を理解し，鑑別ができる
> - PT や APTT の測定原理を知り，測定結果は凝固因子の量や質を反映するものであることを理解する
> - 凝固線溶マーカーである D-dimer と FDP の相違を理解する
> - 凝固・線溶カスケードの中で各種凝固・線溶分子マーカーが意味するものを知る
> - viscoelastic device の特徴と臨床応用に関するエビデンスを知る

Key words FDP/D-dimer 比，PIC，viscoelastic device，可溶性フィブリン，クロスミキシング試験

はじめに

本項では，前版の『日本集中治療医学会専門医テキスト』を参考に，集中治療医として知っておくべき凝固線溶管理のエッセンスを簡略かつ効率的に記述する。血液凝固異常をきたす疾患病態は複雑であるものも少なくなく，多岐にわたる凝固線溶系指標の評価を行っても，その病態把握が容易でないケースも珍しくない。本項が血液凝固異常をきたす重症患者に対する適切な血液凝固異常の評価，およびその疾患の専門家への適切なコンサルテーションにつながるガイドとなることを期待する。

I 凝固線溶異常の検査の考え方

血栓止血機構は，血小板，凝固（および凝固制御），線溶，血管（血管内皮細胞）の要素から構成され，これらのバランスが崩れた際に出血傾向あるいは血栓傾向が出現する。出血傾向を認める症例に対しては，表1に示す出血の臨床所見と関連要因を参考に表2の疾患を鑑別する[1]。血栓傾向を生じる疾患では，AT，PC，プロテインSをはじめとする凝固制御因子の先天性欠乏症，後天性血栓性素因疾患の代表はまず抗リン脂質抗体症候群を考える。凝固線溶系評価としてはまず血小板，PT，APTT，フィブリノゲン濃度の一般凝固検査に加え，D-dimer あるいは fibrin/fibrinogen degradation prod-ucts（FDP）の凝固線溶マーカーを評価した上で，念頭に置いている疾患に特異的な凝固因子および凝固・線溶の分子マーカー測定で，より詳細な病態把握を行うことになる。

II 血小板，一般凝固線溶マーカー

1 血小板

ICU では病的な血小板増多の症例を扱うことは稀であり，ここでは血小板減少に絞って論を進める。血小板減少の場合，塗抹標本で血小板凝集塊の有無を確認し，エチレンジアミン四酢酸（ethylendiaminetetraacetic acid, EDTA）依存性偽性血小板減少症を鑑別する。真の血小板減少であった場合，凝固・線溶マーカーを評価し，異常が乏しい場合は薬剤性や免疫性血小板減少症（immune thrombocytopenic, ITP）を考えるが，塗抹標本で破砕赤血球を認めた場合は，溶血性尿毒症症候群（hemolytic uremic syndrome, HUS）や血栓性血小板減少性紫斑病（thrombotic thrombocytopenic purpura, TTP）をはじめとする血栓性微小血管症（thrombotic microangiopathy, TMA）の鑑別を行う。感染症症例で血小板および凝固異常を生じており，DIC を強く疑う症例でも TMA を合併している可能性もあり，注意を要する（次項VIII-3「DIC」で詳述）。

表1 出血の種類と関連する要因

	血管壁の異常	血小板の異常	凝固の異常	線溶の異常
皮下出血（紫斑）	○	○	○	○
点状出血	○	○	×	×
粘膜出血（鼻，口腔，胃腸，子宮）	○	○	×	△
深部出血（関節・筋肉内出血）	×	×	○	○
頭蓋内出血	○	○	○	○

表2 出血傾向を示す疾患

血管壁の異常

単純性紫斑病，老人性紫斑病，ステロイド紫斑病，クッシング症候群，アレルギー性紫斑病（Henoch-Schönlein 紫斑病），遺伝性出血性末梢血管拡張症（Osler 病），Ehlers-Danlos 症候群，Kasabach-Merritt 症候群，壊血病

血小板の異常（減少）

免疫性血小板減少症（ITP），血栓性血小板減少性紫斑病（TTP），溶血性尿毒症症候群（HUS），薬剤性血小板減少症，造血器疾患（急性白血病，再生不良性貧血，骨髄異形成症候群など），脾機能亢進症

血小板の異常（機能）

血小板無力症（Glanzmann 病），Bernard-Soulier 症候群，放出機能異常症（Storage pool 病），尿毒症，多発性骨髄腫，薬剤性血小板機能異常症

凝固の異常

血友病 A・B，von Willebrand 病，その他の先天性凝固因子欠乏症，ビタミン K 欠乏症，抗凝固薬投与，肝障害，循環抗凝固因子

線溶の異常

先天性α2-PI 欠損症，先天性 PAI-1 欠乏症，前立腺手術，血栓溶解薬投与

複合異常

重症肝疾患，DIC

α2-P, α2-plasmin inhibitor; HUS, hemolytic uremic syndrome; ITP, immune thrombocytopenia; PAI-1, plasminogen activator inhibitor-1; TTP, thrombotic thrombocytopenic purpura.

2 PT

古典的外因系血液凝固を統合的に判定するスクリーニング検査であり，組織因子起因性の凝固亢進を病態の中心とする DIC など救急領域の凝固評価で頻用される。PT は被検血漿に組織トロンボプラスチンとカルシウムイオンを加え，フィブリンが析出するまでの時間を測定するものである。つまり外因系凝固因子の量あるいは質を反映する指標であり凝固の活性化状態は評価できないことに注意を要する。PT 測定に使用する試薬のばらつきの問題を解決するために International Normalized Ratio（INR）が頻用される。INR は被検者検体と標準正常血漿の PT（秒）の比率（PT 比）と，使用する試薬の感度を国際標準試薬と比較した国際感度指数から計算される。

3 APTT と交差混合試験（クロスミキシング試験）

古典的内因系凝固因子の反応を評価する検査で，PT と組み合わせて凝固系スクリーニング検査として行われる。ヘパリン投与のモニタリングにも使用されていることからもわかるように，APTT の延長はヘパリンをはじめとする抗凝固薬の影響を考える必要があるが，それが否定され PT が正常な場合，APTT 延長が凝固因子の欠乏に起因するものか，後天性血友病など凝固因子のインヒビターによるものかをクロスミキシング試験で評価する。測定法の概略は，患者血漿と健常人血漿を用いて比率の異なる混合血漿を作成，縦軸に APTT 測定値，横軸に血漿混合比（%）としてグラフを作成し，上に凸，直線上，下に凸と判定するものである。上に凸であればインヒビターパターン，下に凸であれば内因系凝固因子欠乏症と考えるが，ループスアンチコアグラントでは上に凸または直線状となる。

4 フィブリノゲン

血液凝固経路の最終段階でトロンビンの作用によりフィブリノゲンがフィブリンモノマーを経てフィブリンポリマーになり，XIIIa により架橋化され，フィブリンとなる。凝固カスケードの下流に位置する凝固因子ほど多くの消費が生じることが知られており[2]，外傷急性期に生じるような消費性凝固障害の病態を理解する上で，凝固カスケードの最下流に位置するフィブリノゲンは最も重要である。DIC では，原因となる基礎疾患によりフィブリノゲンは様々な値となり得る。血液悪性腫瘍や外傷急性期など線溶亢進型 DIC の病態では，凝固亢進に伴う消費に加え，一次線溶によるフィブリノゲン分解によりフィブリノゲン値は低下する。一方で，感染症など炎症性病態を基礎疾患とする DIC では，フィブリノゲンが急性相タンパクであることを反映してその数値は正常あるいは上昇する。

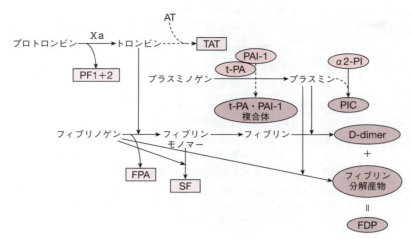

図1 凝固・線溶分子マーカー

α2-PI, α2-plasmin inhibitor; FDP, fibrin/fibrinogen degradation products; FPA, fibrinopeptide A; PAI-1, plasminogen activator inhibitor-1; PF1+2, prothrombin fragment 1+2; PIC, plasmin-α2-PI complex; TAT, hrombin-antithrombin complex; t-PA, tissue-type plasminogen activator.

5 D-dimer，FDP

凝固機序によって最終的に生成された安定化フィブリンにプラスミンが作用すると，D-dimer/E複合体が生成され，最終的にD-dimerとE分画となる。したがってD-dimerは生体内にフィブリンが存在したことを反映するものであり，フィブリン上でプラスミンが安定化フィブリンを分解する反応に由来することから二次線溶マーカーと理解される。一方FDPは，フィブリンの分解産物に加えフィブリノゲン由来の分解産物も含まれる。フィブリンの分解（二次線溶）がかかわっていないフィブリノゲンが分解される反応は一次線溶反応と理解される。通常，フィブリノゲンよりもフィブリンの方がプラスミンの作用を受けやすいため，FDPとD-dimerはパラレルに上昇するが，生成されたフィブリンに対する線溶を凌駕する過剰な線溶，すなわち線溶亢進型DICの病態においては，FDPとD-dimerの間に乖離が生じる。これはFDP/D-dimer比の上昇でとらえられ，止血栓の形成に必須のフィブリノゲンが分解されている極めて止血困難で危険な過剰線溶状態にあることを反映する。

6 AT

凝固活性化に伴って生成されるトロンビンやXaなどのセリンプロテアーゼを阻害する。基準値は80〜130％程度であるが，集中治療では活性の低下をしばしば経験する。感染症や外傷，熱傷では凝固亢進に伴い産生されたトロンビンの中和による消費に加え，血管透過性亢進による血管外漏出でAT値はさらに低下する。敗血症性DICを対象とした研究で，AT活性の低下は臓器障害評価および予後予測の指標として有用であることが示唆されており[3),4)]，造血器腫瘍を含む他の疾患を基礎疾患とするDICでもAT活性低下が予後不良と関連することが報告されている[5)]。このような背景のもと，新たに策定された「日本血栓止血学会DIC診断基準」[6)]（後述）ではAT活性が評価項目に追加された。

III 凝固・線溶分子マーカー（図1）[7)]

1 凝固系分子マーカー

先述したように，PTは凝固因子の量や質を反映するものであり，凝固活性化状態は評価できない。そこで凝固カスケードの中で生じるタンパクをとらえることで，凝固活性化状態を評価するものがトロンビン-アンチトロンビン複合体（thrombin-antithrombin complex, TAT），プロトロンビンフラグメント（prothrombin fragment, PF）1+2，フィブリノペプタイドA（fibrinopeptide A, FPA）および可溶性フィブリン（soluble fibrin, SF）に代表される凝固系分子マーカーである。凝固の活性化に伴いXaが生成されるが，Xaがプロトロンビンを限定分解するとPF1+2が遊離し，トロンビンが生成される。凝固のキーエンザイムであるトロンビンはフィブリノゲンに作用してFPAが遊離され，フィブリンモノマー（fibrin monomer, FM）が生成される。そのFM1分子とフィブリノゲン2分子により構成された3分子複合体がSF

日本集中医療医学会専門医テキスト　第4版

表3　TEG®，ROTEM®，ClotPro® の主な測定パラメータとその解釈

TEG®	ROTEM®	ClotPro®	各パラメータの解釈
R	CT	CT	測定開始から血餅形成が2 mmに達するまでの時間（分/秒）
K	CFT	CFT	血餅形成が2 mmから20 mmに達する時間（分/秒）
α	α	α	振幅の増加率を角度で表したもの（度）
	A5, 10, 20	A5, 10, 20	CTから5, 10, 20分後の血餅硬度（mm）
MA	MCF	MCF	測定中の最大血餅硬度（mm）
LY30, 60	LI30, 60	CLI30, 60	LY30, 60: MA到達後30, 60分での振幅の減少率（%） LI（CLI）30, 60：CTから30, 60分後のMCFに対する血餅硬度の比較（%）
	ML	ML	MCFに対する振幅の最大減少率（%）

Ax, amplitude x min after CT; CFT, clot formation time; CLIx, clot lysis index x min after CT; CT, clotting time; K, clot kinetics; LIx, lysis index x min after CT; LYx, clot lysis at x min after MA; MA, maximum amplitude; MCF, maximum clot firmness; ML, maximum lysis; R, reaction time.

である。このようにトロンビン生成によるフィブリノゲンからフィブリンへの転換を示唆するSFは，血管内の凝固亢進を反映する最も鋭敏な分子マーカーと考えられている。TATは凝固のキーエンザイムであるトロンビンとトロンビンの代表的な中和因子であるATが1：1で結合したものであり，トロンビン産生を反映しているが，採血時に時間を要した場合などにアーチファクトとしてTATの偽高値を生じることなどが指摘されている[8]。

2　線溶系分子マーカー

フィブリン血栓が生じると，普段は不活性な状態で血中に存在しているプラスミノゲンは，t-PAにより線溶のキーエンザイムであるプラスミンに変換される。プラスミンは，特異的中和因子である α 2-plasmin inhibitor（α 2-PI）と即座に結合して不活化されるため直接測定することができないが，このプラスミンと α 2-PIの複合体（plasmin-α 2-PI complex，PIC）を免疫学的に測定することにより，線溶系の動態を的確にとらえることができる。PICの上昇あるいは α 2-PIの消費性低下はプラスミン産生の増加を反映する。DICでは凝固の活性化とともに線溶の活性化が起こるため，多くの場合，SFやTATの凝固系分子マーカーとPICは正の相関関係を示すが，フィブリン血栓形成によらないプラスミン産生が生じる外傷超急性期などでは，凝固系分子マーカーに比してPICが高値となる。一方，敗血症などの炎症病態では，その炎症刺激により血管内皮細胞でPAI-1の著しい産生・放出が誘導されてプラスミンが強く抑制され，PICあるいはD-dimerの著明な増加を伴わない線溶抑制型DICの病態を形成する。

3　viscoelastic device

PTやAPTTなど頻用される一般標準凝固検査は，血清と血漿を分離した後に行われるため，血液凝固に重要な役割を果たしている血小板の影響が加味されていない。また標準凝固検査で得られた凝固時間までに産生されたトロンビン量は，全凝固過程で産生されるトロンビンの約4%に過ぎず，凝固のごく一部を見ているのみであることなどが指摘されている[9]。viscoelastic deviceは全血を用いた粘弾性検査であり，包括的な血栓形成および線溶過程を評価できるpoint-of-care検査機器として近年注目を集めている。複数の機器が開発されており，それぞれの特徴を知る必要があるが，Thromboelastography（TEG®），Rotational Thromboelastometry（ROTEM®），そしてROTEM®の応用機種であるClotPro®が現在一般的であり，その主な測定パラメータと解釈を表3に示す。

心臓外科・移植など周術期の凝固・止血管理におけるviscoelastic deviceの有用性が数多く報告され広く臨床応用されている一方で，その診断精度などの問題点が指摘されている。ヨーロッパの外傷性出血・凝固障害管理指針（以下，欧州指針）ではviscoelastic deviceの結果に基づく輸血療法を推奨しているが[10]，近年のRCTでは大量輸血プロトコル発動の基準として，viscoelastic deviceと通常の凝固検査の間で生存率を含むすべてのアウトカムに差がなかったことが報告された[11]。また，外傷症例に投与が推奨されているトラネキサム酸の投与について，viscoelastic deviceで線溶亢進が確認された症例にのみトラネキサム酸を投与すべきとの報告があるのに対して[12]，線溶亢進に対する診断精度の低さを根拠に[13]，欧州指針ではviscoelastic deviceの結果を待たずにトラネキサム酸を投与することが推奨されている[10]。

敗血症においては，PTなど一般凝固検査指標が正常であってもTEG®の結果が転帰と相関すること[14]，急性期DIC診断基準でDICと診断された症例において，ROTEM®の外因系凝固経路スクリーニングに用いられるEXTEMのclotting timeが延長しているという報告[15]

がなされているが，viscoelastic device の結果に基づく凝固異常に対する治療方針決定により予後改善につながる可能性を示す報告は，これまでのところ確認されていない。

■ 文献

1）安本篤史．血小板・凝固線溶系の諸指標と検査 出血性，血栓性病態の検査の進め方．丸藤 哲 編．徹底ガイド DIC のすべて 2022-'23．東京：総合医学社：2022．p.596-600.

2）Elödi S, Váradi K. Optimization of conditions for the catalytic effect of the factor IXa-factor VIII complex: probable role of the complex in the amplification of blood coagulation. Thromb Res 1979;15:617-29.

3）Iba T, Gando S, Murata A, et al. Predicting the severity of systemic inflammatory response syndrome (SIRS)-associated coagulopathy with hemostatic molecular markers and vascular endothelial injury markers. J Trauma 2007;63:1093-8.

4）Iba T, Saitoh D, Gando S, et al. The usefulness of antithrombin activity monitoring during antithrombin supplementation in patients with sepsis-associated disseminated intravascular coagulation. Thromb Res 2015;135:897-901.

5）Wada H, Honda G, Kawano N, et al. Severe Antithrombin Deficiency May be Associated With a High Risk of Pathological Progression of DIC With Suppressed Fibrinolysis. Clin Appl Thromb Hemost 2020;26:1076029620941112.

6）朝倉英策，高橋芳右，内山俊正，他．日本血栓止血学会 DIC

診断基準 2017 年版．日血栓止血会誌 2017;28;369-91.

7）和田英夫．凝固亢進を鋭敏に捉える止血系分子マーカー．日血栓止血会誌 2007;18;140-6.

8）Omote M, Asakura H, Takamichi S, et al. Changes in molecular markers of hemostatic and fibrinolytic activation under various sampling conditions using vacuum tube samples from healthy volunteers. Thromb Res 2008;123:390-5.

9）Mann KG, Butenas S, Brummel K. The dynamics of thrombin formation. Arterioscler Thromb Vasc Biol 2003;23:17-25.

10）Spahn DR, Bouillon B, Cerny V, et al. The European guideline on management of major bleeding and coagulopathy following trauma: fifth edition. Crit Care 2019;23:98.

11）Baksaas-Aasen K, Gall LS, Stensballe J, et al. Viscoelastic haemostatic assay augmented protocols for major trauma haemorrhage (ITACTIC): a randomized, controlled trial. Intensive Care Med 2021;47:49-59.

12）Moore HB, Moore EE, Liras IN, et al. Acute Fibrinolysis Shutdown after Injury Occurs Frequently and Increases Mortality: A Multicenter Evaluation of 2,540 Severely Injured Patients. J Am Coll Surg 2016;222:347-55.

13）Gall LS, Vulliamy P, Gillespie S, et al. The S100A10 Pathway Mediates an Occult Hyperfibrinolytic Subtype in Trauma Patients. Ann Surg 2019;269:1184-91.

14）Kim SM, Kim SI, Yu G, et al. Role of thromboelastography in the evaluation of septic shock patients with normal prothrombin time and activated partial thromboplastin time. Sci Rep 2021;11:11833.

15）Koami H, Sakamoto Y, Ohta M, et al. Can rotational thromboelastometry predict septic disseminated intravascular coagulation? Blood Coagul Fibrinolysis 2015;26:778-83.

VIII 血液凝固線溶系

3 播種性血管内凝固症候群（DIC）

和田剛志

目標

- DIC は生体恒常性維持のために生理的に生じた immunothrombosis が全身に播種した病的自然免疫凝固線溶反応であり，その病態の主体は活性化好中球から放出されるヒストンであることを理解する
- 線溶の状態に応じた DIC の病型分類を理解する
- 診断基準とはどうあるべきか，そして既存の DIC 診断の特徴を知り，使い分ける重要性を理解する
- DIC を疑う症例で，類似疾患の鑑別，あるいは併存の可能性を念頭に診療できる
- 本邦および国際的な敗血症ガイドラインでの抗凝固療法の扱い方の相違を知り，既存の知見から抗凝固療法の適応を考えることができる

Key words immunothrombosis，アンチトロンビン，遺伝子組換えトロンボモジュリン，鑑別疾患，診断基準

はじめに

　DIC は，基礎疾患の存在下に全身の著しい凝固亢進を生じ，細小血管内に多発した微小血栓により臓器障害を発症し，進行すると血小板や凝固因子が低下する消費性凝固障害を生じる予後不良な病態である。種々ある DIC の基礎疾患で最多を占めるのが敗血症であり，ICU で診療する機会も多いであろう。日本の敗血症診療ガイドライン (The Japanese Clinical Practice Guidelines for Management of Sepsis and Septic Shock，J-SSCG) 2020[1] では，本邦の DIC 診療に対する関心の高さを反映し「DIC 診断と治療」の項が設けられている。一方で，国際的な敗血症診療指針に位置づけられる Surviving Sepsis Campaign Guideline (SSCG) では，旧版 2016 で初めて言及された DIC は 2021 年の最新版[2] ではその姿を消した。本項では敗血症性 DIC を中心にその病態のとらえ方，診断や治療の考え方，鑑別疾患などについて最新の知見を概説する。

I 病態

1 immunothrombosis（免疫血栓）と DIC

　DIC は生体侵襲により生じる細胞・組織損傷を最小限に留め，修復する過程が非特異的に発現する生体反応であり，炎症反応と凝固線溶反応の相互連関が重要であることが前稿で詳述されている。近年，生体侵襲に対して生じたフィブリン血栓を生体恒常性維持のための生理的生体反応であるという観点からとらえた，immunothrombosis（免疫血栓）という概念が注目されている[3]。感染症病態において immunothrombosis は，病原微生物の血栓内への閉じ込め（containment），あるいはバリアとして移動を制限（barricade）することによる物理的な播種の防止，また感染巣での免疫細胞のリクルートメント／活性化を誘導し病原体と免疫細胞の接触機会を増加させる（compartmentalization/recruitment）ことによる免疫反応のコーディネーションの役割を担う（図1）[4]。しかし，過大な生体侵襲により局所の生理的な immunothrombosis から逸脱し，全身に播種した病的状態が DIC である。

　免疫血栓形成の主役を担うのが活性化好中球から放出される neutrophil extracellular traps (NETs) および

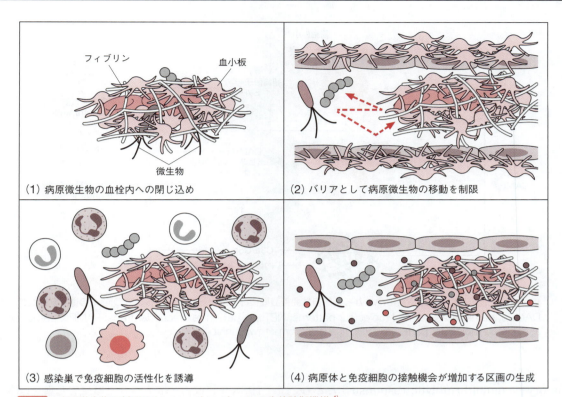

図1 病原微生物に対する immunothrombosis の生体防御機構 [4]
(1) immunothrombosis は微生物の拡散を制限し，微生物を血栓内に閉じ込める。(2) 血栓は血管内および血管周囲にバリケードを形成し，微生物の血管内外への移動を制限する。(3) フィブリン，フィブリノゲン，およびフィブリン／フィブリノゲン分解生成物は，好中球やマクロファージなどの白血球の集簇と活性化を促し，感染部位での病原体に対する細胞免疫反応を調整する。(4) 血管内血栓は，抗微生物ペプチドが濃縮され，病原体と接触する機会が増加する区画を生成する。

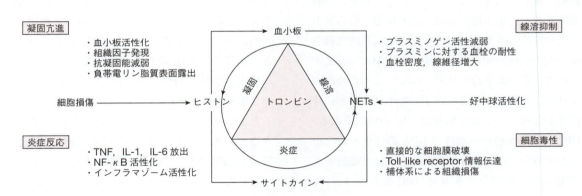

図2 ヒストンと NETs の相互連関による炎症・凝固の双方向性作用 [6]
損傷細胞からヒストンが放出され，好中球活性化と NETs 放出を引き起こす。ヒストンは活性化好中球から放出され，NETs の主成分でもある。ヒストンと NETs は炎症性サイトカイン産生を促進し血小板を活性化させると同時に，凝固亢進，線溶抑制を引き起こす。これらの過程で大量に産生されたトロンビンは同時に炎症，凝固，線溶反応に影響を与える。
IL, interleukin; NETs, neutrophil extracellular traps; NF-κB, nuclear factor-κB; TNF, tumor necrosis factor.

NETs の主成分でもあるヒストンである。damage-associated molecular patterns (DAMPs) /pathogen-associated molecular patterns (PAMPs) は血小板を活性化し，P-selectin/CD40 発現を経て好中球を活性化し，NETs 形成に至る。NETs の主成分であるヒストンがさらなる NETs 放出を促進するが，それらはそれぞれ凝固亢進，向炎症，線溶抑制，細胞毒性という DIC の病態生理を構成するすべての要素を誘導することが確認されている（図2）[5), 6)]。このように DIC は NETs/ヒストンの相乗的作用に，血管内皮細胞傷害に起因する凝固制御機構破綻，および補体系が関連する凝固亢進機序が加わった，病的自然免疫凝固炎症反応（dysregulated

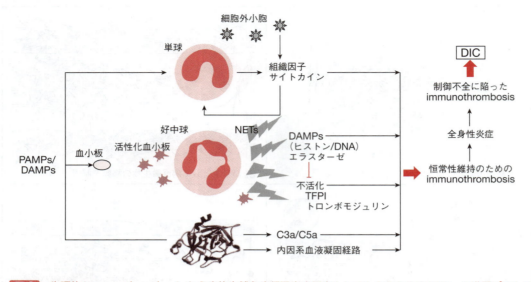

図3 生理的immunothrombosisから病的自然免疫凝固炎症反応としてとらえられるDICへの進展プロセス[7]
DAMPs, damage-associated molecular patterns; NETs, neutrophil extracellular traps; PAMPs, pathogen-associated molecular patterns; TFPI, tissue factor pathway inhibitor.

inflammatory coagulofibrinolytic responses）ととらえることが可能である（図3）[7]。

2 線溶活性の状態によるDICの分類

DICでは基礎疾患の存在下に全身性の著しい凝固活性化をきたし，細小血管に生じた微小フィブリン血栓に対して二次的に線溶が発現するが，線溶活性の状態は基礎疾患により異なる。集中治療領域の代表疾患である敗血症では，炎症性サイトカインの作用により血管内皮細胞でplasminogen activator inhibitor 1（PAI-1）産生が亢進するため，強い線溶抑制状態となる。このため凝固亢進により生じた血栓が溶解されず，微小循環障害に伴う臓器障害が前面に出る線溶抑制型DICの病型を取る。一方，DICの原因疾患が一次性にt-PAの産生・放出を起こすことがある。急性前骨髄性白血病では癌細胞が組織因子を発現して凝固を亢進させ（DIC発症），同時に癌細胞に発現したアネキシンⅡがt-PAのプラスミノゲン／プラスミン変換を促進させて線溶を亢進させる。この病的線溶亢進は消費性凝固障害と併せ，出血症状が前面に現れる線溶亢進型DICの典型的な臨床病型を形成する（図4）[7]。

Ⅱ DIC診断

1 診断基準の歴史～厚生省基準，国際血栓止血学会overt-DIC基準，急性期DIC診断基準（表1）

本邦では歴史的にDIC診療に対する関心が高く，1988年に改訂・公表された厚生省基準[8]は本邦のみならず世界のDIC研究，診療の発展に大きく貢献してきた。しかし，本基準でDICと診断された時点ではすでに重篤な病態に至っている，すなわち診断感度が低いため，治療開始基準としては役に立たないという批判が多くあった。2001年に国際血栓止血学会（International Society on Thrombosis and Haemostasis, ISTH）は，不可逆な状態に近いDIC（overt DIC）と初期段階のDIC（non-overt DIC）を区別する必要があるという認識のもと，国際的なDIC診断基準として，厚生省基準を参考に作成されたISTH overt-DIC診断基準を発表したが[9]，厚生省基準より感度がさらに低く，分子マーカーを採用したnon-overt DIC基準もこの点を解消することはできなかった。日本救急医学会DIC特別委員会は，救急領域のDICを早期診断し早期治療を開始する必要があるという認識を背景に，2005年に「急性期DIC診断基準」を公表した[10]。この診断基準は，診断特異度を維持し高感度にDICの早期診断が可能なことが特徴であり，厚生省およびISTH overt DIC診断基準の弱点が，ある程度克服された。その後の多施設共同前向き試験において，急性期DIC診断基準がDICの管理・治療指針として使用可能であり，同診断基準スコアによりDICの重症度と予後が予測可能であることが示された[11]。

2 新たな診断基準

厚生省およびISTH overt-DIC診断基準の低感度の弱点を克服した急性期DIC診断基準もすべての基礎疾患に対して応用できないなどの問題点が指摘され，日本血

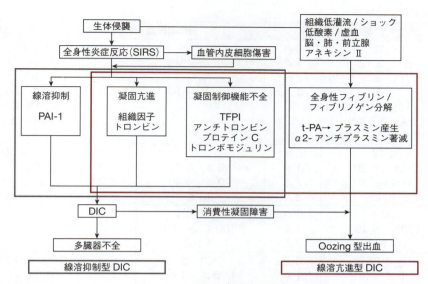

図4 DICの2つのフェノタイプ（線溶亢進型DICと線溶抑制型DIC）[7]
PAI-1, plasminogen activator inhibitor-1; SIRS, systemic inflammatory response syndrome; TFPI, tissue factor pathway inhibitor; t-PA, tissue-type plasminogen activator.

表1 厚生省基準，ISTH overt-DIC診断基準，急性期DIC診断基準[8]〜[10]

	厚生省基準[8]	ISTH overt-DIC 診断基準[9]	急性期DIC診断基準[10]
基礎疾患 臨床症状	有：1点 出血症状：1点 臓器症状：1点	必須項目 — —	必須項目，要除外診断 SIRS（3項目以上）：1点
血小板数 （×10^4/μL）	8＜，≦12：1点 5＜，≦8：2点 ≦5：3点	5〜10：1点 ＜5：2点	8≦，＜12 or 30%以上減少/24 hr：1点 ＜8 or 50%以上減少/24 hr：3点
FDP （μg/mL）	10≦，＜20：1点 20≦，＜40：2点 40≦：3点	FDP，D-dimer，SF 中等度増加：2点 著明増加：3点	10≦，＜25：1点 25≦：3点
フィブリノゲン （mg/dL）	100＜，≦150：1点 ≦100：2点	＜100：1点	—
PT	PT比 1.25≦，＜1.67：1点 1.67≦：2点	PT秒 3〜6秒延長：1点 6秒以上延長：2点	PT比 1.2≦：1点
DIC診断	7点以上	5点以上	4点以上

FDP, fibrin/fibrinogen degradation products; ISTH, International Society on Thrombosis and Haemostasis; PT, prothrombin time; SIRS, systemic inflammatory response syndrome.

栓止血学会により厚生省基準を改定する形で「日本血栓止血学会DIC診断基準」が公表された（表2）[12]。本診断基準ではDIC病態は基礎疾患によって大きく異なるという病態概念の背景のもと，基本型，造血障害型，感染症型の3つに分類して診断基準を使い分ける点，TATやSFなどの凝固系分子マーカーやATが組み込まれたことが大きな特徴であるが，凝固系分子マーカーが多くの施設で迅速な検査が不能であることやコストの問題，また凝固系分子マーカーを除いても死亡予測の精度は変わらないなどが指摘されており，臨床現場での確立した地位を得ているとはいい難い。

2019年には国際血栓止血学会から敗血症性DICの早期診断を目的とした「sepsis-induced coagulopathy（SIC）」が発表され，SICでスクリーニングを行いISTH-overt基準で確定診断を行う，2段階での診断が提唱された（表3）[13]。

3 診断基準の考え方

DIC診断のgold standardは，病理での血管内微小血栓形成を確認することであるが現実的ではない。DIC診断を行う際にはそれぞれの診断基準の特徴を理解し，目的に応じた診断基準を選択することが重要となる[1]。

日本集中医療医学会専門医テキスト　第4版

表2 日本血栓止血学会 DIC 診断基準[12]

分類	基本型		造血障害型		感染症型	
血小板数 (× $10^4/\mu$L)	< 12 8 < ≦ 12 5 < ≦ 8 ≦ 5	0点 1点 2点 3点	NA		12 < 8 < ≦ 12 5 < ≦ 8 ≦ 5	0点 1点 2点 3点
	24 時間以内に 30%以上の減少 (※ 1)	+1点			24 時間以内に 30%以上の減少 (※ 1)	+1点
FDP (μg/mL)	< 10 10 ≦ < 20 20 ≦ < 40 40 ≦	0点 1点 2点 3点	< 10 10 ≦ < 20 20 ≦ < 40 40 ≦	0点 1点 2点 3点	< 10 10 ≦ < 20 20 ≦ < 40 40 ≦	0点 1点 2点 3点
フィブリノゲン (mg/dL)	150 < 100 < ≦ 150 ≦ 100	0点 1点 2点	150 < 100 < ≦ 150 ≦ 100	0点 1点 2点	NA	
プロトロンビン 時間比	< 1.25 1.25 ≦ <1.67 1.67 ≦	0点 1点 2点	< 1.25 1.25 ≦ <1.67 1.67 ≦	0点 1点 2点	< 1.25 1.25 ≦ <1.67 1.67 ≦	0点 1点 2点
アンチトロンビン (%)	70< ≦ 70	0点 1点	70< ≦ 70	0点 1点	70< ≦ 70	0点 1点
TAT，SF または F1＋2	基準範囲上限の2倍未満 基準範囲上限の2倍以上	0点 1点	基準範囲上限の2倍未満 基準範囲上限の2倍以上	0点 1点	基準範囲上限の2倍未満 基準範囲上限の2倍以上	0点 1点
肝不全（※ 2）	なし あり	0点 −3点	なし あり	0点 −3点	なし あり	0点 −3点
DIC 診断	6 点以上		4 点以上		6 点以上	

（※ 1）血小板数 > 5 万 /μL では経時的低下条件を満たせば加点する（血小板数 ≦ 5 万では加点しない）。血小板数の最高スコアは 3 点までとする。

・FDP を測定していない施設（D-dimer のみ測定の施設）では，D-dimer 基準値上限 2 倍以上への上昇があれば 1 点を加える。ただし，FDP も測定して結果到着後に再評価することを原則とする。

・プロトロンビン時間比：ISI が 1.0 に近ければ，INR でもよい（ただし DIC の診断に PT-INR の使用が推奨されるというエビデンスはない）。

・トロンビン - アンチトロンビン複合体（TAT），可溶性フィブリン（SF），プロトロンビンフラグメント 1＋2（F1＋2）：採用困難例やルート採血などでは偽高値で上昇することがあるため，FDP や D-dimer の上昇度に比較して，TAT や SF が著増している場合は再検する。即日の結果が間に合わない場合でも確認する。

・手術直後は DIC の有無とは関係なく，TAT，SF，FDP，D-dimer の上昇，AT の低下など DIC 類似のマーカー変動が見られるため，慎重に判断する。

（※ 2）肝不全：ウイルス性，自己免疫性，薬物性，循環障害などが原因となり「正常肝ないし肝機能が正常と考えられる肝に肝障害が生じ，初発症状出現から 8 週以内に，高度の肝機能障害に基づいてプロトロンビン時間活性が 40%以下ないしは INR 値 1.5 以上を示すもの」（急性肝不全）および慢性肝不全「肝硬変の Child-Pugh 分類 B または C（7 点以上）」が相当する。

・DIC が強く疑われるが本診断基準を満たさない症例であっても，医師の判断による抗凝固療法を妨げるものではないが，繰り返しての評価を必要とする。

FDP, fibrin/fibrinogen degradation products; F1＋2, prothrombin fragment 1＋2; SF, soluble fibrin; TAT, thrombin-antithrombin complex.

診断基準が果たす役割[14] として，①共通の基礎病態および臨床的背景を有する同質集団を同定することで疾患の疫学の理解や治療介入の結果を比較すること，②疾患を診断しその疾患に特異的治療を行い予後が改善すること，が挙げられる。既存の DIC 診断基準は①の役割を果たすことが繰り返し報告されているが，DIC と診断され DIC 治療により予後が改善するというエビデンスはこれまでのところ存在せず，②は達成できていない。

診断基準に求められる，（1）どこでも使用可能で使いやすいこと，（2）診断の正確さ，（3）予後予測が可能であることの条件を満たし，かつその基準の使用により，

表3 SIC[13]

パラメータ / 点数	0	1	2
PT-INR	≦ 1.2	> 1.2	> 1.4
血小板数（× 10^9/L）	≧ 150	< 150	< 100
SOFA スコア合計	0	1	≧ 2

合計 4 点以上，または PT-INR と血小板数のスコア合計が 2 点以上で SIC と診断。

PT-INR, prothrombin time-international normalized ratio; SIC, sepsis-induced coagulopathy; SOFA, sequential organ failure assessment.

生理的な immunothrombosis から治療されるべき病的な DIC への進展が評価可能な治療開始基準となり得る診断基準の策定が望まれる。

Ⅲ 敗血症性 DIC

1 敗血症における DIC 診断の意義

敗血症患者全体の死亡率と比較して敗血症性 DIC 症例の死亡率は有意に高いことが繰り返し報告されており、敗血症病態における DIC はその発症頻度、重症度の高さから本邦ではとくに関心の高い領域である。近年、敗血症症例に対して DIC 診断を行うことが患者転帰の改善に関連することが報告された[15]。これは DIC 診断をすることで何らかの凝固線溶異常に介入した結果ととらえるのが妥当であるが、敗血症診療における DIC 診断の重要性を裏付ける結果と評価できる。また同研究では急性期 DIC 診断基準、ISTH overt-DIC 診断基準ともに推奨している、日々のスコアリングおよび診断により生存転帰の改善がより顕著になる可能性が示唆されている[15]。

2 鑑別

血小板減少や臓器障害など敗血症性 DIC に見られる症候をきたす疾患、とくに血栓性微小血管症 (thrombotic microangiopathy, TMA) の病態が解明され特異的治療アルゴリズムが提示されるなど、敗血症性 DIC の鑑別に対する関心が高まっており、J-SSCG2020 で新たに項目が追加された[1]。

TMAは微小血管障害性溶血性貧血 (microangiopathic hemolytic anemia, MAHA)、血小板減少およびそれに伴う臓器障害を特徴とする臨床病理学的症候群であり、血管内皮細胞傷害、微小血管血栓形成という DIC と共通の病態を有する一方で、TMA は血小板の活性化がその病態の中心であり、凝固亢進が病態の中心である DIC とは異なる病態である[16]。TMA は志賀毒素を産生する病原性大腸菌 (Shiga toxin-producing *Escherichia coli*, STEC) による hemolytic uremic syndrome (HUS)、vWF の切断酵素である a disintegrin-like and metalloproteinase with thrombospondin type 1 motif, member 13 (ADAMTS13) の活性が先天的に (Upshaw-Schulman 症候群)、あるいは自己抗体により後天的に低下する血栓性血小板減少性紫斑病 (thrombotic thrombocytopenic purpura, TTP)、補体制御遺伝子の異常に起因する非典型溶血性尿毒症症候群 (atypical HUS, aHUS)、その他の原因 (自己免疫性疾患、移植関連、感染症、薬剤など) による二次性 TMA に分類される。図 5 に J-SSCG2020 の DIC 診療ワーキンググループにより提示された DIC の鑑別フローを提示する[17]。

TMA は DIC と鑑別すべき疾患として重要であるが、時に両者が並存する症例が存在することに注意を要する。補体制御遺伝子異常を背景に発症する aHUS は、近年特異的な治療薬が開発されたことで広く知られるようになった疾患であるが、感染症 (敗血症) をトリガーとして発症するため、敗血症性 DIC との並存を見逃しやすい。当初は敗血症性 DIC と診断したものの治療反応性が乏しい場合、あるいは臨床徴候が非典型的な場合には、その背景に潜む TMA を念頭に置き、図 5 のフローに従って迅速な鑑別と特異的治療への切り替えを決断する必要がある。また、後天性 TTP において vWF を標的とする caplacizumab の承認申請が本邦でなされており、新たなエビデンスや診断・治療アルゴリズムのアップデートに注目していきたい。

3 治療

● 敗血症性 DIC 治療の考え方

国際的な敗血症診療指針に位置づけられる SSCG では、敗血症に対する抗凝固療法を推奨していない[2]。これは諸外国で行われた抗凝固薬の効果を検証する大規模 RCT の結果に基づくものであるが、その多くは DIC ではなく、敗血症全般を対象とした研究であることに留意しなければならない。

近年の本邦の大規模観察研究やメタ解析結果から、抗凝固療法により生存率の改善が見込めるのは DIC を発症した症例など敗血症の中でも一部に限られる可能性が示されている[18],[19]。このような背景のもと、J-SSCG2020 では、敗血症ではなく敗血症性 DIC を対象とした RCT を採用したシステマティックレビューを行い、益と害のバランスの観点から推奨作成を行った結果、AT およびリコンビナント・トロンボモジュリンにおいては使用が弱く推奨され (GRADE 2C：エビデンスの確実性＝低)、ヘパリン・ヘパリン類、タンパク分解酵素阻害薬に関しては標準治療として使用しないことが弱く推奨された (GRADE 2D：エビデンスの確実性＝非常に低)[1]。

近年、抗凝固療法においては DIC であることに加え、臓器障害合併など疾患の重症度、あるいは治療効果に影響を及ぼすと思われる年齢の要因など、別の要因を加味した患者選択の重要性が示唆されている[20]~[22]。しかし現在までのところ、抗凝固療法が有効であろう患者集団を選別できる明確な指標は存在しないが、近年の大規模後ろ向き研究により、「急性期 DIC 診断基準 5 点以上、かつ PT-INR 1.5 以上」が抗凝固療法により生存率改善

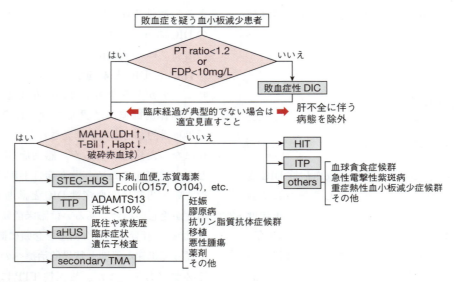

図5 敗血症性DICの鑑別疾患[17]

ADAMTS13, a disintegrin and metalloproteinase with a thrombospondin type 1 motif, member 13; aHUS, atypical coli-hemolytic uremic syndrome; *E. coli*, *Escherichia coli*; Hapt, haptoglobin; MAHA, microangiopathic hemolytic anemia; PT, prothrombin time; STEC-HUS, Shiga toxin-producing *Escherichia coli*-hemolytic uremic syndrome; TTMA, thrombotic microangiopathy; TTP, thrombotic thrombocytopenic purpura.

が見込める治療閾値となり得る可能性が提示された[23]。

2 AT

トロンビンのみならず，活性化第Ⅶ，Ⅸ，Ⅹ，Ⅺ，Ⅻ因子など多くの凝固因子阻害作用を持つ。凝固亢進状態のDICにおいては，血液凝固亢進による消費，エラスターゼによる分解，血管内皮・肝臓における産生能低下，血管透過性亢進による血管外漏出などによりAT活性が低下する。ATには抗炎症作用もあることが知られており，AT濃縮製剤の補充療法は抗炎症作用も期待して行われている。AT活性が正常の70％以下となった場合に補充の適応となるが，70％以下はJ-SSCG2020でシステマティックレビューに採用した多くのRCTの投与基準と合致せず，投与開始基準としてAT活性70％の妥当性を検討したエビデンスは存在しないため，投与基準の活性値については言及していないことに留意したい。2016年にリコンビナントATが本邦でも使用可能となった。これまでの血漿由来AT濃縮製剤の120％の用量で同等の効果が得られることが報告されており，安全性，出血リスクも濃縮製剤と同等であることが明らかになっている[24]。

AT投与の際，ヘパリンと併用する必要性が以前よりいわれているが，ヘパリンとの併用は出血リスクが増大するとともに，ATに期待される抗炎症効果を阻害することが報告されており，使用法の見直しが進んでいる。

3 遺伝子組換えヒトトロンボモジュリン（recombinant human thrombomodulin, rhTM）

rhTMは2008年に本邦で市販開始されて以降，使用頻度が急増している。TMはトロンビンと結合することでトロンビンを失活させると同時に，PCを活性化させⅤaやⅧaを不活化することで抗凝固作用を発揮する。またトロンビンを介するnegative feedbackにより，出血リスクが少ない可能性が示唆されている。2021年，SSCG2021[2]が公表されたが，前版SSCG2016で初めて言及されたDIC，そして治療薬としてのrhTMの記述は姿を消した。この背景には，敗血症関連凝固障害（sepsis-associated coagulopathy）患者を対象としrhTMの効果を検証したSCARLET試験[25]が失敗に終わった影響を色濃く反映しているものと考えられる。一方で，同試験の研究デザインや研究実施方法などの問題点が度々指摘されている[26]。実臨床では，これらの点を十分理解した上で，治療適応を慎重に検討することが望まれる。

4 併用療法

J-SSCG2020ではAT，rhTMの使用が弱く推奨されているが，単剤投与の場合にどれを用いるか，あるいは併用投与すべきかについては言及されていない。AT単剤，rhTM単剤，AT+rhTM併用，非投与の4群間での効果を検証した観察研究では，抗凝固療法群3群は非投与群と比較して有意に死亡リスクの低下が認められたが，併用と単剤それぞれの比較ではいずれの群間においても差は認められなかった[27]。一方，単剤投与よりも併用の有用性を示す報告も散見される[28]〜[30]。rhTMの市販後調査の事後解析では，血小板5万/μL以下かつAT活性50％以下のサブグループにATと

rhTM の併用療法の有効性が確認された[31]。現状では併用の有用性を支持する明確なエビデンスは存在しないが，重度の凝固障害を生じている敗血症症例では併用を検討してもよいかもしれない。

■ 文献

1) Egi M, Ogura H, Yatabe T, et al. The Japanese Clinical Practice Guidelines for Management of Sepsis and Septic Shock 2020 (J-SSCG 2020). J Intensive Care 2021;9:53.

2) Evans L, Rhodes A, Alhazzani W, et al. Surviving sepsis campaign: international guidelines for management of sepsis and septic shock 2021. Intensive Care Med 2021;47:1181-247.

3) Engelmann B, Massberg S. Thrombosis as an intravascular effector of innate immunity. Nat Rev Immunol 2013;13:34-45.

4) Ito T. PAMPs and DAMPs as triggers for DIC. J Intensive Care 2014;2:67.

5) Alhamdi Y, Toh CH. Recent advances in pathophysiology of disseminated intravascular coagulation: the role of circulating histones and neutrophil extracellular traps. F1000Res 2017;6:2143.

6) Gando S, Wada T. Disseminated intravascular coagulation in cardiac arrest and resuscitation. J Thromb Haemost 2019;17:1205-16.

7) Gando S, Otomo Y. Local hemostasis, immunothrombosis, and systemic disseminated intravascular coagulation in trauma and traumatic shock. Crit Care 2015;19:72.

8) 青木延雄，長谷川淳．DIC 診断基準「診断のための補助的検査成績，所見」の項の改訂について．厚生省特定疾患血液凝固異常症調査研究班，昭和 62 年度研究報告書．厚生省 1988, 37-41.

9) Taylor FB Jr, Toh CH, Hoots WK, et al. Towards definition, clinical and laboratory criteria, and a scoring system for disseminated intravascular coagulation. Thromb Haemost 2001;86:1327-30.

10) 丸藤　哲，射場敏明，江口　豊，他．急性期 DIC 診断基準多施設共同前向き試験結果報告．日救急医会誌 2005;16:188-202.

11) 丸藤　哲，池田寿昭，石倉宏恭，他．急性期 DIC 診断基準─第二次多施設共同前向き試験結果報告．日救急医会誌 2007;18:237-72.

12) 朝倉英策，高橋芳右，内山俊正，他．日本血栓止血学会 DIC 診断基準　2017 年版．日血栓止血会誌 2017;28:369-92.

13) Iba T, Levy JH, Yamakawa K, et al. Proposal of a two-step process for the diagnosis of sepsis-induced disseminated intravascular coagulation. J Thromb Haemost 2019;17:1265-8.

14) Gando S, Meziani F, Levi M. What's new in the diagnostic criteria of disseminated intravascular coagulation? Intensive Care Med 2016;42:1062-4.

15) Umemura Y, Yamakawa K, Hayakawa M, et al. Screening itself for disseminated intravascular coagulation may reduce mortality in sepsis: A nationwide multicenter registry in Japan. Thromb Res 2018;161:60-6.

16) Wada H, Matsumoto T, Suzuki K, et al. Differences and similarities between disseminated intravascular coagulation and thrombotic microangiopathy. Thromb J 2018;16:14.

17) Iba T, Watanabe E, Umemura Y, et al. Sepsis-associated disseminated intravascular coagulation and its differential diagnoses. J Intensive Care 2019;7:32.

18) Umemura Y, Yamakawa K, Ogura H, et al. Efficacy and safety of anticoagulant therapy in three specific populations with sepsis: a meta-analysis of randomized controlled trials. J Thromb Haemost 2016;14:518-30.

19) Yamakawa K, Umemura Y, Hayakawa M, et al. Benefit profile of anticoagulant therapy in sepsis: a nationwide multicentre registry in Japan. Crit Care 2016;20:229.

20) Yamakawa K, Gando S, Ogura H, et al. Identifying Sepsis Populations Benefitting from Anticoagulant Therapy: A Prospective Cohort Study Incorporating a Restricted Cubic Spline Regression Model. Thromb Haemost 2019;119:1740-51.

21) Wada T, Yamakawa K, Kabata D, et al. Age-related differences in the survival benefit of the administration of antithrombin, recombinant human thrombomodulin, or their combination in sepsis. Sci Rep 2022;12:9304.

22) Umemura Y, Yamakawa K. Optimal patient selection for anticoagulant therapy in sepsis: an evidence-based proposal from Japan. J Thromb Haemost 2018;16:462-4.

23) Wada T, Yamakawa K, Kabata D, et al. Sepsis-related coagulopathy treatment based on the disseminated intravascular coagulation diagnostic criteria: a post-hoc analysis of a prospective multicenter observational study. J Intensive Care 2023;11:8.

24) Endo S, Shimazaki R. Antithrombin Gamma Study Group. An open-label, randomized, phase 3 study of the efficacy and safety of antithrombin gamma in patients with sepsis-induced disseminated intravascular coagulation syndrome. J Intensive Care 2018;6:75.

25) Vincent JL, Francois B, Zabolotskikh I, Effect of a Recombinant Human Soluble Thrombomodulin on Mortality in Patients With Sepsis-Associated Coagulopathy: The SCARLET Randomized Clinical Trial. JAMA 2019;321:1993-2002.

26) van der Poll T. Recombinant Human Soluble Thrombomodulin in Patients With Sepsis-Associated Coagulopathy: Another Negative Sepsis Trial? JAMA 2019;321:1978-80.

27) Umemura Y, Yamakawa K, Hayakawa M, et al. Concomitant Versus Individual Administration of Antithrombin and Thrombomodulin for Sepsis-Induced Disseminated Intravascular Coagulation: A Nationwide Japanese Registry Study. Clin Appl Thromb Hemost 2018;24:734-40.

28) Iba T, Saitoh D, Wada H, et al. Efficacy and bleeding risk of antithrombin supplementation in septic disseminated intravascular coagulation: a secondary survey. Crit Care 2014;18:497.

29) Iba T, Gando S, Saitoh D, et al. Efficacy and Bleeding Risk of Antithrombin Supplementation in Patients With Septic Disseminated Intravascular Coagulation: A Third Survey. Clin Appl Thromb Hemost 2017;23:422-8.

30) Iba T, Hagiwara A, Saitoh D, et al. Effects of combination therapy using antithrombin and thrombomodulin for sepsis-associated disseminated intravascular coagulation. Ann Intensive Care 2017;7:110.

31) Murao A, Kato T, Yamane T, et al. Benefit Profile of Thrombomodulin Alfa Combined with Antithrombin Concentrate in Patients with Sepsis-Induced Disseminated Intravascular Coagulation. Clin Appl Thromb Hemost 2022;28:10760296221077096.

VIII 血液凝固線溶系

4 肺血栓塞栓症／深部静脈血栓症

吉田知由

目 標
● 肺血栓塞栓症の診断ができる
● 肺血栓塞栓症の重症度評価ができる
● 肺血栓塞栓症の治療が適切に行える
● 深部静脈血栓症の予防法を理解する

Key words 遺伝子組み換え組織プラスミノゲン活性化因子（t-PA）, 静脈血栓塞栓症（VTE）, 深部静脈血栓症（DVT）, 肺塞栓症（PE）

はじめに

肺塞栓症（pulmonary embolism, PE）の多くは下肢の深部静脈血栓症（deep vein thrombosis, DVT）に起因するといわれており，それぞれを独立した病態として考えるよりも，DVT と PE は連続した病態だという考えのもと，この 2 つを合わせ静脈血栓塞栓症（venous thromboembolism, VTE）と呼称している。

ICU 入室中の患者では，VTE 発症の危険因子である Virchow の 3 徴（血液の停滞，血管内皮障害，血液凝固能の亢進）が揃いやすい環境にあり，一般病棟に入院している患者と比較して，VTE のリスクが高いとされている。ICU での VTE の発症率は文献により様々であるが，ヘパリンで予防していても 5 〜 15 ％で発症するとされ[1]，さらに急性 PE の致死率は 11.9 ％と心筋梗塞よりも高いため[2]，その予防方法を理解し，発症した際は早期に診断し迅速な治療につなげることがとても重要である。

I 診断

VTE は特異的な症状や理学所見，一般検査所見が乏しいため，早期診断が難しく治療が遅れる傾向にある。ただ，本邦のガイドライン[3]でも示されている通り，呼吸困難（約 75 ％）や胸痛（50 ％）は多くの VTE 患者で認められており，他の疾患で説明ができない呼吸困難や胸痛があれば積極的に VTE を疑い，後述する診断フローに従い検査を進める必要がある。

II 検査

1 心電図

最も多い変化は頻脈と非特異的 ST-T 変化とされ，それ以外にも S1Q3T3 や不完全右脚ブロック，右室負荷所見などは有名である。しかし，どれも特異的な所見とはいえず，その出現頻度も 5 〜 20 ％程度と低いため，心電図のみで診断することは不可能である。

2 胸部単純 X 線

Hampton hump（肺梗塞で末梢肺野に現れるコブ状の透過性低下領域），Knuckle sign（肺動脈陰影の急激な途絶），Westermark sign（中枢肺動脈陰影の拡大と肺血管途絶による末梢肺野透過性亢進）など名前が付けられたサインは多いが，どれも特異度は高くないため，心電図と同様，これだけで診断はできない。

3 造影 CT 検査

ICU 患者では，肺血流シンチグラフィが容易に行えない状況を踏まえると，VTE の診断には造影 CT 検査が第一選択となる。PE では肺動脈の造影欠損像を認め，重症患者では右心負荷所見である右室の拡大を認めることもある。右室拡大の有無は予後とも関連しているため，肺動脈の造影欠損像だけでなく，右室負荷所見も必ず確認が必要である。また，DVT についても造影 CT 検査で診断が可能である。

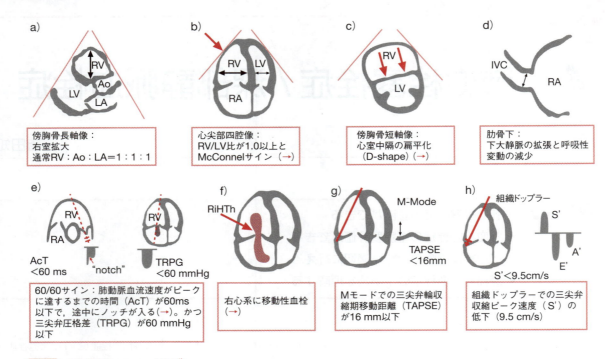

図1 PEの詳しいエコー所見[4]
右室圧負荷の評価における経胸壁心エコー図のパラメータを図式化したもの。
Ao：大動脈，IVC：下大静脈，LA：左心房，LV：左心室，RA：右心房，RV：右心室。

4 経胸壁心エコーと下肢静脈エコー

バイタルが不安定でCT検査を行えない患者には，経胸壁心エコーや下肢静脈エコーが有用である。経胸壁心エコーでは右室負荷所見を呈し，右室圧上昇により心室中隔が左室側へ圧排する所見（D-shape）や，McConnell徴候（心尖部の壁運動は保たれたまま右室自由壁運動が阻害される）を認めることがある。これらの所見は急性PEに特有ではないものの，血行動態が破綻しかかっている重症のPEにおいては感度・特異度とも高く，ショックの鑑別診断には有用である。PEの詳しいエコー所見を図1[4]に示す。

ショックを呈するような重症PEでは，ベッドサイドで下肢静脈エコーが有用とされている。とくに両側の鼠径部と膝窩の4点におけるエコー（two-point strategy）は簡便であり，プローブで圧迫しても静脈が完全に圧排されない（血栓の存在を示唆する）所見があればDVTを強く示唆する。また，メタ解析では，特異度96％，感度41％と報告されており，高い特異度を持つ検査方法である[5]。

5 検査前確率スコア（WellsスコアとYEARSアルゴリズム）

病歴や危険因子，診察所見から，検査前にPEが存在するかどうかの可能性（検査前確率）を推定する評価法として，以下に示すようなスコアリング法が存在する。

PEの検査前確率を高めるスコアは簡易版Wellsスコア（表1）が有名であるが[6]，2017年にはWellsスコアをベースにしたYEARSアルゴリズム（表1）が作成され，感度（98.4％）を落とさず特異度（54.8％）を上げることに成功している[7]。ただし，WellsスコアやYEARSアルゴリズムは，主に外来患者を目的に作られ使用されているスコアであり，ICUに入室しているような重篤患者には必ずしも有効ではないかもしれない。しかし，ICU患者を対象にしたスコアは未だ開発されていないため，PEを疑う第一段階としては，これらを代用するしかないのが現状である。

6 D-dimer

急性のPEにおいてD-dimerは，特異度は低いが，感度が高いため診断の除外に利用される。とくに検査前確率が低いか中等度の症例においては，その有用性は高い。一方，検査前確率が高い症例ではD-dimerの利用価値は下がるため，D-dimerを測定するよりも可及的速やかに造影CT検査を行った方が有用である。D-dimerの値は年齢に影響され，高齢であればその値は上昇するため，50歳以上では年齢×10（μg/L）をカットオフ値とすることで感度は保たれると報告されている[8]。

表1 簡易版 Wells スコアと YEARS アルゴリズム [6),7)]

簡易版　Wells スコア		YEARS アルゴリズム			
項目	点数	D-dimer を検査し，以下の YEARS スコア 3 項目を各 1 点としてスコア化する			
1　PE あるいは DVT の既往	1	1．深部静脈血栓症の臨床的徴候 2．喀血 3．肺塞栓症が最も可能性の高い診断			
2　最近の手術歴あるいは長期臥床	1	YEARS スコア 0		YEARS スコア 1 以上	
3　担癌患者	1	D-dimer < 1,000 μg/L	D-dimer ≧ 1,000 μg/L	D-dimer < 500 μg/L	D-dimer ≧ 500 μg/L
4　DVT の臨床的徴候	1	PE は否定的	造影 CT 検査をオーダー	PE は否定的	造影 CT 検査をオーダー
5　HR > 100/min	1				
6　PE 以外の可能性が低い	1				
7　血痰	1				
検査前確率 合計スコア　0〜1 点　低い 　　　　　　2 点以上　高い					

DVT, deep vein thrombosis; PE, pulmonary embolism.

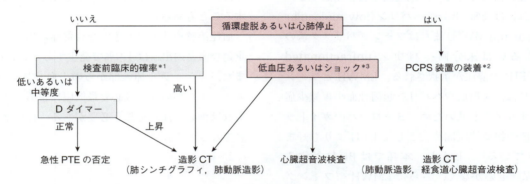

PTE を疑った時点でヘパリンを投与する．DVT も同時に探索する．
*1：スクリーニング検査として胸部 X 線，心電図，動脈血ガス分析，経胸壁心臓超音波検査，血液生化学検査を行う．
*2：PCPS 装置が利用できない場合には胸骨圧迫，昇圧薬により循環管理を行う．
*3：低血圧あるいはショックでは，造影 CT が可能なら施行するが，施行が難しい場合には心臓超音波検査の結果のみで血栓溶解療法などを考慮してよい．

図2 急性 PE の診断フロー [9)]
（佐久間聖仁．急性肺血栓塞栓症の診断：今後の方向性．Ther Tes 2009;30:744-7. より改変して転載）

7 バイオマーカー（トロポニン）

ショックをきたすような PE では，右室が伸展しているところに冠還流が少なくなることで，右室虚血が生じ，トロポニンが陽性となる．

III 急性 PE 診断の手順

急性 PE の診断フローを図2[9)]に示す．確定診断のための造影 CT 検査を安全に行えないような，心停止直前の高度循環虚脱や心停止状態の患者には，まず静脈脱血動脈送血-体外膜型肺［veno arterial-extracorporeal membrane oxygenation, VA-ECMO（PCPS）］を導入し，その後に造影 CT 検査を行う．一方，高度循環虚脱を認めない状況では，Wells スコアや YEARS アルゴリズムなどの検査前確率と D-dimer から，PE の可能性が高いと判断したら造影 CT 検査を施行する．一方，検査前確率が高くなく，D-dimer も基準値以下であれば PE は否定できる．

また，血圧低下やショックで造影 CT 検査に耐えられない場合，経胸壁心エコーや下肢静脈エコーで急性 PE の可能性が高ければ CT 検査の結果を待たずに抗凝固療法を開始し，血栓溶解療法を検討する．ここで重要なことは，PE を疑った時点で検査結果を待たずに抗凝固薬の投与を開始することである．

IV 治療

1 VA-ECMO（PCPS）

高リスクの PE で，循環虚脱や心停止を起こした患者に

は，VA-ECMO（PCPS）による一時的な心肺補助が有効であるといわれている。多くのケースシリーズで重症患者の生存が報告されているが，VA-ECMO（PCPS）の有効性と安全性を検証したRCTは現在までに実施されていない。VA-ECMO（PCPS）の使用は，短期間であっても合併症の発生率が高く，これは患者因子だけでなく，施設の経験にも左右される。とくに血栓溶解療法を受ける患者では，カテーテル挿入に関連した出血リスクを考慮する必要がある。現在のところ，抗凝固療法を伴う単独技術としてのVA-ECMO（PCPS）の使用には賛否両論があり[10), 11)]，VA-ECMO（PCPS）を導入した患者には外科的血栓除去術などの追加治療を検討する必要がある。

2 抗凝固療法

臨床的にPEの可能性が高い，または中程度の患者では，診断検査の結果を待たずに抗凝固療法を開始するべきある。これには通常，低分子ヘパリン（low-molecular weight heparin, LMWH）またはフォンダパリヌクスの皮下注，あるいは未分画ヘパリン（unfractionated heparin, UFH）の静注が選択される。LMWHとフォンダパリヌクスは，大出血やヘパリン起因性血小板減少症を引き起こすリスクが低いため，ヨーロッパのガイドラインではPEの初期抗凝固療法としてUFHよりも好ましいとされている[4)]。しかし，本邦ではPEに対するLMWHの保険適応がなく，さらにLMWHやフォンダパリヌクスはUFHよりも作用発現時間が遅いため，明らかに血行動態が不安定な患者や血行動態の悪化が差し迫っている重症患者には，短時間作用型で速やかに効果を発現するUFHを使用することが望ましいと考えられている。

後述する短期死亡リスクが高リスク群と中（高）リスク群の患者では，UFH 5,000単位を単回静注し，APTTが1.5～2.5倍になるように10～18単位/kg/hrでUFHの持続静注を行うことが推奨されている。中（高）リスク群では2～3日後に循環動態が安定していればワーファリンや直接作用型経口抗凝固薬（direct oral anticoagulant, DOAC）に切り替えてもよい。一方，中（低）リスク群と低リスク群では，非経口抗凝固薬で開始後にワーファリンやDOACに切り替えても良いし，最初からDOACで開始することも可能である[3), 4)]。

3 血栓溶解療法

血栓溶解療法は，迅速な血栓溶解作用や血行動態改善効果には優れている一方で予後改善効果は明らかではない。これまでに行われた血栓溶解療法と抗凝固療法を比較したRCT15試験（高リスク含む）のメタ解析[12)]では，ヘパリン単独治療群に比べ，血栓溶解療法を行った群で全死亡率，PE関連死亡率，PE再発率が有意に低下したが，同時に大出血や脳出血の発生率は有意に増加した。また，解析対象から高リスクPEを除くと，死亡率改善の優位性は消失した。これらの結果から，通常はショック状態の患者にのみ血栓溶解療法が推奨され，血行動態が安定した患者にはルーチンに行わず，出血リスクが低い若年者や抗凝固療法を開始するも循環動態が悪化する徴候が見られる患者では血栓溶解療法を考慮するのが妥当と考えられる。

現在，本邦で急性PEの治療に保険適用があるのは，遺伝子組み換え組織プラスミノゲン活性化因子（tissue plasminogen activator, t-PA）であるモンテプラーゼのみであり，重症度や出血リスクに応じて13,750～27,500単位/kgを2分間で静脈投与する。施設によっては，さらにその半量を，効果を見ながら段階的に投与することもある。

血栓溶解療法の最も重大な合併症は出血であり，より重篤な頭蓋内出血は1.9％で発生するといわれている[13)]。また，カテーテル挿入部からの出血リスクも高いため，カテーテル類の挿入は必要最低限に留め，挿入するのであれば細心の注意を払う必要がある。血栓溶解療法の禁忌を表2[4)]に示す。

4 挿管

右心不全の患者は，麻酔導入や挿管，陽圧換気中に重度の低血圧を発症する可能性が高い。そのため，挿管は患者が非侵襲的換気に耐えられない場合にのみ行うべきである。挿管が必要な場合は，低血圧を引き起こしやすい麻酔薬の使用は避けることが推奨されている[4)]。

5 輸液

血管内ボリュームが少ない場合，心拍出量を改善させるために適度な輸液（通常500 mL程度）が必要となる。しかし，過剰な輸液は右室の拡張による左室の圧排と循環虚脱をきたすリスクがあるため，慎重な管理が必要である。

6 下大静脈フィルター

下大静脈フィルターの適応についてはエビデンスが確立していないが，本邦のガイドライン[3)]での主な適応は，抗凝固療法が禁忌の時，十分な抗凝固療法にもかかわらず再発した時，残存血栓による致死的再塞栓の可能性がある時の3つである。また，慢性期になるとフィルターそのものが移動したり，血栓形成のリスクが高くなるため，不要になったフィルターは早急に回収するべきである[3)]。

406

血液凝固線溶系 **VIII**

表2	血栓溶解療法の禁忌 [4]
絶対禁忌	出血性脳卒中 または 原因不明の脳卒中の既往 6か月以内の脳梗塞 中枢神経系腫瘍 過去3か月以内の重症外傷，手術，もしくは頭部外傷の既往 出血性素因がある患者 活動性出血
相対禁忌	6か月以内の一過性脳虚血発作の既往 経口抗凝固薬の内服 妊娠中もしくは産後1週目 圧迫困難な部位の穿刺 外傷蘇生 コントロール不良の高血圧（収縮期血圧180 mmHg以上） 進行した肝疾患 感染性心内膜炎 活動性消化性潰瘍

7 外科的血栓除去

最近の報告では，心停止の有無にかかわらず，高リスクのPEや中リスクのPE症例において，良好な手術結果が示されており，このような患者にはVA-ECMOと外科的療法の併用も支持されている [4]。

8 カテーテル治療

早期死亡リスクが高リスクの患者のうち，血栓溶解法が禁忌または効果がない患者，不安定な血行動態が持続する患者に対してはカテーテル治療の適応となる。他の内科的治療法や外科的血栓除去との多施設RCTは行われていないため，外科的血栓除去とカテーテル治療のどちらを選択するかについては，施設ごとの手技への熟練度や治療までの時間によって決められている。

V 治療戦略

治療戦略を図3に示すように [14]，PE患者は早期死亡リスク（表3）[4] に基づいて4つのリスクに分類され，それぞれに応じた管理が必要である。

まず注目すべき点は，すべてのリスクレベルで「抗凝固療法」が治療に含まれていることである。これは抗凝固療法により，血栓の進展抑制と退縮が促進されるため，抗凝固療法は第一選択もしくは非常に大切な治療であることを示している。

最重症でVA-ECMOが導入されている患者に血栓溶解療法を行うかどうかは賛否両論あるが，出血リスクを考慮すると，抗凝固療法または外科的血栓除去術を選択するのがよいと思われる。

ショックを伴う重症患者には抗凝固療法に加え，ショックから離脱するための直接治療として血栓溶解療法(tPA)が行われる。血栓溶解療法が禁忌であったり効果がない患者には，外科的血栓除去術もしくはカテーテル治療が選択肢となる。

ショック状態ではない比較的安定している患者には簡易版肺塞栓症重症度指数(simplified Pulmonary Embolism Severity Index, sPESI)を使用し [15]，各項目のうちいずれかに該当すれば中リスクと評価する。

sPESIが1つも該当しない場合は低リスクとみなし，さらなる画像評価やバイオマーカーの採血は不要で，抗凝固療法のみで早期退院を目指す。

sPESIで中リスクとなった患者には，心エコーか造影CTで解剖学的な右室負荷の所見の有無と，心臓バイオマーカーであるトロポニンが陽性かどうかで，さらに中（高）リスクか中（低）リスクに分類する。造影CT検査で評価する場合に重要なことは，PEの予後（早期死亡）リスクの層別化において肺動脈血栓の量や分布，形態は関係なく，右心負荷所見の有無で評価するという点である。ここで中（高）リスクに分類された患者は急変の可能性が高いため，モニターを装着し，ショックが起きた際に迅速に対応できるようにICUで経過観察するのが望ましい。

トロポニンが陽性となるような中（高）リスク患者を対象にした研究では，血栓溶解療法群が血行動態の悪化や挿管管理の有無などの複合エンドポイントで優れていたものの，全死亡率に差はなく，さらに出血イベントが有意に多かったことが報告されている [16]。このため中（高）リスク群には血栓溶解療法の利点は少なく，推奨できないとされている。

407

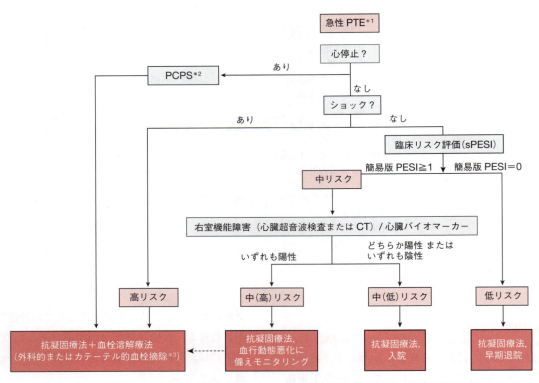

図3 急性 PE の治療戦略 [14]
（Konstantinides SV, Torbicki A, Agnelli G et al. Eur Heart J 2014;35:3033-69. より改変して転載）

表3 ESC ガイドラインによる急性 PE の早期死亡リスク分類 [4]

早期死亡リスク	リスク指標			
	血行動態不安定	sPESI	右室不全所見（CT or エコー）	心筋トロポニン値上昇
高リスク	(+)	(+)	(+)	(+)
中（高）リスク	(−)	(+)	(+)	(+)
中（低）リスク	(−)	(+)	いずれか（+）もしくは両方（−）	
低リスク	(−)	(−)	(−)	必須ではないが，評価していれば（−）

血行動態不安定の定義（次のいずれか）	
心停止	
閉塞性ショック	sBP < 90 mmHg 十分な前負荷にもかかわらず，sBP < 90 mmHg を保つのに昇圧薬が必要 末梢組織の低灌流
持続性低血圧	15 分持続する sBP < 90 mmHg 15 分持続する 40 mmHg 以上の sBP 低下 （ただし，新規不整脈，脱水，敗血症によらないもの）

sPESI		
項目	点数	評価
80 歳以上	1	0 点：30 日死亡リスク 1.0%（95%CI 0.0 ～ 2.1%） 1 点以上：30 日死亡リスク 10.9%（95%CI 8.5 ～ 13.2%）
担癌患者	1	
慢性心不全もしくは慢性呼吸器疾患	1	
HR 110 回 /min 以上	1	
sBP < 100 mmHg	1	
SpO_2 < 90%	1	

ESC, European Society of Cardiology.

Ⅵ DVT の予防

カナダの単施設研究では，近位下肢に DVT が生じた患者は生じなかった患者と比較したところ，死亡率に有意な差を認めなかったものの，ICU 滞在期間，入院期間，挿管期間が有意に延長したと報告されている。そのため，ICU 患者においては以下の方法で DVT を可能な限り予防することが推奨されている[17]。

1 抗凝固療法

DVT 予防の gold standard はヘパリンを代表とした抗凝固薬の投与である。2013 年に発表されたメタ解析によると，ヘパリンを投与することで VTE を 50% 低下させ，ヘパリンによる重篤な出血性合併症の報告はなかったとされている[18]。このことから，出血リスクが高くない患者には，抗凝固薬の投与が第一選択とされるべきである。緊急の侵襲的処置や手術の可能性がある ICU 患者では，半減期が短く拮抗薬もある UFH の使用が推奨される。UFH での予防は 10,000 〜 15,000 単位/day を目安に，APTT が延長しないように管理する。

2 弾性ストッキング

弾性ストッキングに関しては，外傷患者や手術後の患者に対しては効果があるという報告がある一方で，内科的な重症患者においてはその効果は不明である。また，皮膚障害のリスクが上昇し下肢虚血の懸念もあるため[16]，外傷患者や術後患者以外での使用が少ないとされている。

3 間欠的空気圧迫法

間欠的空気圧迫法は DVT の発生リスクは低下するものの，その予防効果はヘパリンに劣るとされており，出血リスクが払拭できない場合に抗凝固薬の代替として使用することがよいとされる[19]。

4 抗凝固療法＋間欠的空気圧迫法

2016 年に発表されたメタ解析では，対象患者群に術後患者や外傷患者が多かったものの，ヘパリンと間欠的空気圧迫法を併用することで VTE が減ったと報告されている[20]。一方で，2019 年に発表された多国籍多施設 RCT では，外傷患者や術後患者が少ない ICU 患者 2,000 人を対象に，ヘパリン単独群とヘパリン＋間欠的空気圧迫法群を比較した結果，DVT の発生率に有意差を認めなかった[21]。

これらの 2 つの研究の結果，一般的な内科 ICU 患者において両者を併用するメリットは少なく，逆に術後患者や外傷患者においてはヘパリンと間欠的空気圧迫法の併用が推奨される。

おわりに

ICU 入室患者においては，VTE の存在を常に意識し，その予防はもちろんのこと，症状を発症した場合には，診断フローと治療フローに従った迅速な診断・治療が必要である。

■ 文献

1) Ribic C, Lim W, Cook D, et al. Low-molecular-weight heparin thromboprophylaxis in medical-surgical critically ill patients: a systematic review. J Crit Care 2009;24:197-205.
2) Sakuma M, Okada O, Nakamura M, et al. Japanese Society of Pulmonary Embolism Research. Recent developments in diagnostic imaging techniques and management for acute pulmonary embolism: multicenter registry by the Japanese Society of Pulmonary Embolism Research. Intern Med 2003; 42:470-6.
3) 日本循環器学会, 日本医学放射線学会, 日本胸部外科学会, 他. 肺血栓塞栓症および深部静脈血栓症の診断, 治療, 予防に関するガイドライン (2017 年改訂版). 2018 [cited 2024 Jul 18]. Available from: https://www.j-circ.or.jp/cms/wp-content/uploads/2020/02/JCS2017_ito_h.pdf
4) Konstantinides SV, Meyer G, Becattini C, et al. ESC Scientific Document Group. 2019 ESC Guidelines for the diagnosis and management of acute pulmonary embolism developed in collaboration with the European Respiratory Society (ERS). Eur Heart J 2020;41:543-603.
5) Da Costa Rodrigues J, Alzuphar S, Combescure C, et al. Diagnostic characteristics of lower limb venous compression ultrasonography in suspected pulmonary embolism: a meta-analysis. J Thromb Haemost 2016;14:1765-72.
6) Gibson NS, Sohne M, Kruip MJ, et al; Christopher study investigators. Further validation and simplification of the Wells clinical decision rule in pulmonary embolism. Thromb Haemost. 2008;99:229-34
7) van der Hulle T, Cheung WY, Kooij S, et al. YEARS study group. Simplified diagnostic management of suspected pulmonary embolism (the YEARS study): a prospective, multicentre, cohort study. Lancet 2017; 390:289-97.
8) Schouten HJ, Geersing GJ, Koek HL, et al. Diagnostic accuracy of conventional or age adjusted D-dimer cut-off values in older patients with suspected venous thromboembolism: systematic review and meta-analysis. BMJ 2013;346:f2492.
9) 佐久間聖仁. 急性肺血栓塞栓症の診断：今後の方向性. Ther Tes 2009;30:744-7.
10) Corsi F, Lebreton G, Bréchot N, et al. Life-threatening massive pulmonary embolism rescued by venoarterial-extracorporeal membrane oxygenation. Crit Care 2017;21:76.

11) Meneveau N, Guillon B, Planquette B, et al. Outcomes after extracorporeal membrane oxygenation for the treatment of high-risk pulmonary embolism: a multi-centre series of 52 cases. Eur Heart J 2018;39:4196-204.

12) Marti C, John G, Konstantinides S, et al. Systemic thrombolytic therapy for acute pulmonary embolism: a systematic review and meta-analysis. Eur Heart J 2015;36:605-14.

13) Kanter DS, Mikkola KM, Patel SR, et al. Thrombolytic therapy for pulmonary embolism. Frequency of intracranial hemorrhage and associated risk factors. Chest 1997;111:1241-5.

14) Konstantinides SV, Torbicki A, Agnelli G et al. Eur Heart J 2014;35:3033-69.

15) Jiménez D, Aujesky D, Moores L, et al. RIETE Investigators. Simplification of the pulmonary embolism severity index for prognostication in patients with acute symptomatic pulmonary embolism. Arch Intern Med 2010;170:1383-9.

16) Sachdeva A, Dalton M, Lees T. Graduated compression stockings for prevention of deep vein thrombosis. Cochrane Database Syst Rev 2018; 11:CD001484.

17) Cook D, Crowther M, Meade M, et al. Deep venous thrombosis in medical-surgical critically ill patients: prevalence, incidence, and risk factors. Crit Care Med 2005;33:1565-71.

18) Alhazzani W, Lim W, Jaeschke RZ, et al. Heparin thromboprophylaxis in medical-surgical critically ill patients: a systematic review and meta-analysis of randomized trials. Crit Care Med 2013;41:2088-98.

19) Schünemann HJ, Cushman M, Burnett AE, et al. American Society of Hematology 2018 guidelines for management of venous thromboembolism: prophylaxis for hospitalized and nonhospitalized medical patients. Blood Adv 2018;2:3198-225.

20) Kakkos SK, Caprini JA, Geroulakos G, et al. Combined intermittent pneumatic leg compression and pharmacological prophylaxis for prevention of venous thromboembolism. Cochrane Database Syst Rev 2016;9:CD005258.

21) Al Bshabshe A, Finfer S, Arshad Z, et al. Saudi Critical Care Trials Group. Adjunctive Intermittent Pneumatic Compression for Venous Thromboprophylaxis. N Engl J Med 2019;380:1305-15.

■重要論文■

◆PE，DVT に関する日本のガイドライン 2017
日本の 10 学会（日本循環器学会，日本医学放射線学会，日本胸部外科学会，日本血管外科学会，日本血栓止血学会，日本呼吸器学会，日本静脈学会，日本心臓血管外科学会，日本心臓病学会，日本肺高血圧・肺循環学会）が作成したガイドライン。診断，治療，予防に関して書かれている。（→文献 3）

◆ヨーロッパ心臓病学会とヨーロッパ呼吸器学会による PE の診断，治療ガイドライン 2019
日本のガイドラインに先立って改訂が行われており，より新しい知見が掲載されている。（→文献 4）

IX 代謝・内分泌系

1 糖代謝異常

片山洋一

目　標
- 重症患者における高血糖の病態生理を理解し，血糖管理を行える
- DKA/HHS の病態生理と特徴について説明できる
- DKA/HHS の治療を行える
- 重症患者における低血糖の病態生理を理解し，治療を行える

Key words 高浸透圧性高血糖状態（HHS），低血糖，糖尿病性ケトアシドーシス（DKA）

Ⅰ 重症患者における高血糖と血糖管理

1 重症患者における高血糖と病態生理

　生体は侵襲に対して高血糖をさまざまな要因によって引き起こす。虚血，敗血症などにより血流が低下し，間質の浮腫により血管からの距離が伸びた細胞へグルコースが到達するためには，高血糖により濃度勾配を高くする必要がある。そのため，副腎皮質ホルモン，カテコラミン，炎症性メディエーターの増加，肝臓からの糖新生，骨格筋などの末梢組織へのグルコース取り込み阻害を起こすことによって高血糖となる[1]。

　高血糖が重症患者の死亡の危険因子であることは知られている[2]。しかしながら，高血糖は非糖尿病患者において死亡率と相関している一方，糖尿病患者では相関しないという研究結果もある[3,4]。高血糖が一概にすべての重症患者の予後不良因子であるかは不明であるが，高血糖自体は避けるべき事象であると考えられる。

2 重症患者における血糖管理

　高血糖が重症患者の予後を増悪させるという仮説のもと，2001 年に van den Berghe らが Leuven で行った単施設ランダム化研究では，重症外科患者に対する強化インスリン療法（intensive insulin therapy, IIT）による厳格な血糖管理が，重症患者の予後を改善するという可能性が示唆された[5]。しかしながら，2009 年の大規模多国間無作為化試験（NICE-SUGAR Trial）において

厳格な血糖管理と通常の管理とでは，死亡率の差を認めず，厳格な血糖管理では低血糖が多くなることが示された[6]。また，その後のメタ解析においても重症患者に対する厳格な血糖管理が死亡率の改善効果を示すことはなかった[7]。また，糖尿病の有無にかかわらず，血糖値の変動係数が重症患者の死亡率に関連していると示された[8]。このことから，厳格な血糖管理は必ずしも必要ではないが，血糖値の変動を少なくする管理が重症患者の予後改善に寄与するかもしれない。

　なお，『日本版敗血症診療ガイドライン 2020』においては，敗血症患者の目標血糖値を 144 ～ 180 mg/dL とすることを弱く推奨しており[9]，米国糖尿病学会は重症患者の血糖値が 180 mg/dL 以上（2 回の測定）となった場合にインスリン療法を開始し，目標血糖値を 140 ～ 180 mg/dL とするように強く推奨している[10]。

　血糖値に応じたインスリン量をボーラス投与するスライディングスケールが広く用いられているが，基礎インスリン投与を組み合わせた場合のほうが一般外科患者の術後合併症を減らし，良好な血糖コントロールが得られることが示されており[11]，スライディングスケールのみでの血糖コントロールは推奨されていない[10]。インスリン療法で持続静脈注射が推奨されるのは重症患者，絶食患者，急性冠症候群，中心静脈栄養，ステロイド投与患者，妊婦などである[12]。重篤な低血糖を見逃す恐れから，血糖測定は 1 ～ 2 時間ごとに行い，投与量を一定のプロトコルに基づいて調整しつつ，インスリン療法開始後に患者ごとのインスリン感受性に応じて調整を

411

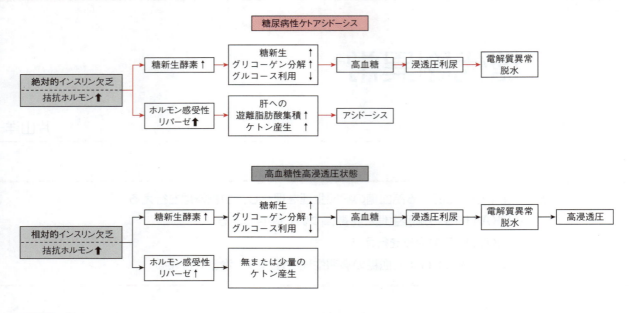

図1　糖尿病性ケトアシドーシスと高血糖性高浸透圧状態の病態生理[13]

加える必要がある。

II 糖尿病性ケトアシドーシス(DKA)と高浸透圧性高血糖状態(HHS)

1 DKA/HHSの病態生理

　糖尿病性ケトアシドーシス(diabetic ketoacidosis, DKA)と高浸透圧性高血糖状態(hyperosmolar hyperglycemic state, HHS)は，糖尿病の最も深刻な急性合併症の2つである(図1)[13]。

　DKAでは有効なインスリン濃度低下と，それに拮抗する様々な内分泌ホルモンの濃度上昇により，高血糖とケトーシスが引き起こされる。高血糖は糖新生の増加，グリコーゲン分解の促進，末梢組織でのグルコース利用障害の結果として起こる。高血糖による浸透圧利尿，水分喪失と電解質喪失が起こることで，さらなる高血糖を誘発する。また，脂肪分解から生じた遊離脂肪酸が肝臓でケトン体に代謝され，アシドーシスが引き起こされる[13]。

　HHSの病態生理はDKAと比較すると解明されていない点が多いが，DKAよりも水分喪失の程度が大きく，有効なインスリンの程度が異なる。HHSでは相対的なインスリン不足は明らかだが，脂肪分解とケトン体産生を抑制する程度のインスリンは分泌されている。

　DKA/HHSの誘発因子として最も一般的な誘因は感染症と不十分なインスリン治療であり，その他に急性膵炎，急性冠症候群，脳卒中，薬物中毒などがある。

2 DKA/HHSの症状

　DKAに典型的な代謝異常は一般的に24時間以内で進行するが，HHSは数日〜数週間かけて病状が進行する。いずれにおいても，古典的な臨床像には，多尿，多飲，体重減少，嘔吐，脱水，脱力，精神状態の変化などの病歴が認められる。身体所見としては，皮膚緊張の低下，Kussmaul呼吸(DKAの場合)，頻脈，低血圧が含まれる。また，DKAでは，腹痛，嘔吐などの消化器症状が生じることがある。HHSはDKAと比して，より著名な脱水を呈している。DKA/HHSともに，それ自体の症状か，誘発因子である感染症による症状かの区別を要する。

3 DKA/HHSの診断

　DKAの診断と重症度は代謝性アシドーシスの重症度と精神症状により規定され，各国のガイドラインでは，その診断基準に大きな差異は認めない(図2)[14]。HHSと異なり，DKAにおいては正常血糖性，ないしは低血糖性DKAが存在し，その要因としては最近のインスリン使用，カロリー摂取量の減少，多量のアルコール摂取，慢性肝疾患，グリコーゲン貯蔵障害などがある[15]。また，近年，SGLT2阻害薬による高血糖を伴わないDKAが報告されており，注意が必要である[16]。

　HHSの診断基準はガイドラインで示されているが，DKAと症状が重複しており，明確に定義することは難しい。DKAと比してより高血糖を呈しているが，アシ

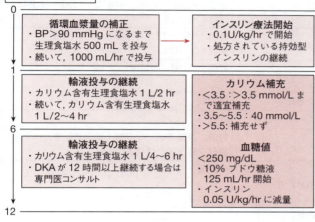

図2 糖尿病性ケトアシドーシス管理の簡易手順 [14]
（文献14より改変して転載）

ドーシスが軽度であるという特徴がある（図1）[13]。

4 DKAの治療

DKAの治療においては，脱水，高血糖，電解質異常の是正，そして併存する誘発因子の診断と治療が重要であることは間違いない（図2）[14]。DKAの管理において，米国と英国のガイドラインには少なからず違いがみられるが，本項では英国のガイドラインに沿って記載する [14), 17)]。

1 輸液療法

DKAにおいては，循環血漿量の改善，ケトン体排泄，電解質の補正のために，インスリンの投与に先立つ適切な補液が必要である。一般的には100 mL/kgの著しい脱水を呈しているため相当量の輸液を要するが，腎不全や心不全の患者においては輸液投与量の調整が必要である。循環血漿量補充目的の輸液を生理食塩水と乳酸リンゲル液とでDKAにおけるアシドーシス改善までの時間を比較した二重盲検無作為化試験では，いずれの優位性も示されていない [18]。生理食塩水による初期輸液の後，血糖値が250 mg/dL以下に到達したら，低血糖を防ぐためにインスリンの基材として10%ブドウ糖液を投与する。その後は血行動態，尿量，血清電解質に応じて輸液を選択する。DKAの合併症として脳浮腫があり，輸液，血糖値の低下による急激な血清浸透圧の低下が原因と考えられており，小児においては懸念されるが，成人においては非常に稀である。また，小児においても，2018年に報告された盲検化試験では輸液速度，塩化ナトリウム濃度によってDKA回復後の中枢神経障害の発症に差を認めなかったことから，輸液以外の代謝性障害や，治療開始前の時点で脳浮腫が存在していた可能性が示唆される [19]。

2 インスリン療法

インスリンはケトン体産生抑制，血糖値の低下，電解質異常の補正とDKA治療において重要な薬剤である。インスリン50単位と生理食塩水49.5 mLを用いて，インスリン1 U/mLの溶液とし，0.1 U/kg/hrの固定投与量で持続静注を開始する。また，既に持効型インスリンを処方されている患者は，同処方を継続し，新規に糖尿病と診断した場合は，持効型インスリン0.25 U/kgを1日1回皮下注射する。血糖値が250 mg/dL以下に到達したら10%ブドウ糖液を投与し，インスリン投与量を0.05 U/kg/hrに減量する。患者が消化管栄養を開始できるまでインスリンとブドウ糖液の持続静注は中止してはならない。

治療目標は血中ケトン体低下が0.5 mmol/L/hr以上，重炭酸イオン濃度上昇が3.0 mEq/L/hr以上，血糖値の低下が54 mg/dL/hr以上，血清カリウムを4.0〜5.5 mEq/Lに維持できることである。これらの目標を達成できなければ，1時間ごとにインスリン投与量を最大1 U/hrずつ増量していく。

3 電解質補正

DKA患者は，一般的には3〜5 mEq/kgのカリウムを喪失しているにもかかわらず，脱水，インスリン不足，代謝性アシドーシスのため，診断時には血清カリウム濃

日本集中医療医学会専門医テキスト　第4版

表1 糖尿病性ケトアシドーシスの診断基準 [13]

診断基準：糖尿病性ケトアシドーシス（成人）		
学術団体	UK[17]	ADA[16]
血糖値（mg/dL）	＞200 または既知の糖尿病	＞250（2022年版ガイドラインでは正常から低血糖まであると記載）
pH	＜7.3（重度：＜7.0）	軽度：7.25〜7.30, 中等度：7.00〜7.24, 重度：＜7.00
重炭酸イオン濃度（mmol/L）	＜15（重度：＜5）	軽度：15〜18, 中等度：10〜14.9, 重度：＞10
アニオンギャップ：$Na^+-(Cl^-+HCO_3^-)$	（重度：＞16）	軽度：＞10, 中等度：＞12, 重度：＞12
血中β-ヒドロキシ酪酸（mmol/L）	≧3（31 mg/dL）（重度：＞6）	未記載
尿中アセトン（ニトロプルシド法）	陽性	陽性
意識状態	未記載	軽度：意識清明, 中等度：意識清明または傾眠, 重度：昏迷または昏睡
重症の指標	血清K＜3.5 mmol/L SpO_2＜92%, sBP＜90 mmHg, HR＜60, 100＜HR	未記載

ADA, American Diabetes Association; UK, Joint British Diabetes Society.

表2 高血糖性高浸透圧状態の診断基準 [13]

診断基準：高血糖性高浸透圧状態（成人）		
学術団体	UK[20]	ADA[16]
血糖値（mg/dL）	≧540	＞600
血清浸透圧（mmol/kg）	≧320	＞320
pH	＞7.30	＞7.30
重炭酸イオン濃度（mmol/L）	＞15	＞18
症状	重度の脱水, 状態不良	混迷, または昏睡

ADA, American Diabetes Association; UK, Joint British Diabetes Society.

度が正常または高値を示していることが多い。しかし，ケトアシドーシスをインスリンと輸液で治療すると急激に血清カリウム濃度は低下していく。そのため，初期6時間までは2時間ごとに血清カリウム濃度をチェックし5.5 mEq/L以上ならば，輸液へのカリウム添加を行わないが，3.5〜5.5 mEq/Lならば輸液中のカリウム濃度を40 mEq/Lに保ち，3.5 mEq/L未満であって，水分バランスが許容されるなら輸液投与速度を上げることを考慮しても良い。

4 DKA改善後の治療

血中ケトン体濃度＜0.6 mmol/Lかつ静脈血pH＞7.3，または重炭酸イオン濃度＞15mEq/LになりDKAが改善し，経口摂取ができるようになったらインスリンを持続静脈注射から皮下注射に変更する。インスリン皮下注射への変更は糖尿病専門医によって実施されることが望ましいが，それが難しければインスリン0.5〜0.75

U/kgを1日総量として，その半量を持効型インスリンで皮下注射し，残り半量を各食前に分割して投与する。インスリン皮下注射を開始して30〜60分後にインスリン持続静脈注射を中止する。

5　HHSの治療

HHSの治療においては，DKAと同様に脱水と電解質異常の是正，血糖値の正常化，誘発因子の治療に加えて，浸透圧の正常化が治療の目標となる。治療目標としては，血清浸透圧を3〜8 mOsmol/kg/hrの速度で，血糖値を90 mg/dL/hr未満の速度で徐々に低下させることである。診断から6時間までは血糖値と浸透圧を計算するための電解質測定を1時間ごとに行い，6〜12時間後までは血糖値以外の測定は2時間ごとの測定に減らし，その後は治療目標が達成されていれば，血糖値以外の測定は4時間ごとに減らしていく[20]。

1 輸液療法

HHSにおいてもDKAと同様に循環血漿量の改善，電解質の補正，ならびに浸透圧低下のために，DKA以上にインスリンの投与に先立つ十分な輸液が必要である。DKAよりも脱水の程度は大きく，一般的には100〜220 mL/kgの水分喪失がある。初期の1時間で1Lの生理食塩水の投与を行い，その後6時間までは脱水の状態，患者の心不全リスクなどを鑑みて0.5〜1.0 L/hrの輸液を行う。さらに12時間後までに3〜6Lのプラスの水分バランスを目指し，見積もった水分喪失量を24時間後までに補う。

初期の輸液のみでも血糖値と浸透圧が低下して細胞内

へ水分の移動が起きるため，結果として血清ナトリウム濃度が上昇するが，これは低張輸液の投与を必要としているわけではない。ただし，血清ナトリウム濃度が上昇して血清浸透圧が低下（3 mOsm/kg/hr 未満）しない場合，輸液バランスをみて，輸液量の増量を行う。血清浸透圧が上昇し輸液量も適切であれば，同量の 0.45％生理食塩水の投与を考慮する。血清浸透圧が急激に低下（8 mOsm/L/hr 以上）すれば，輸液投与速度の減少とインスリンが開始されていれば，その投与速度の減少も考慮する。初期の 24 時間は低血糖を避けるために，血糖値を 180 ～ 270 mg/dL の範囲に保つことを目標とする。血糖値が 250 mg/dL に達したら，生理食塩水と併せて 5％か 10％ブドウ糖液を 125 mL/hr で投与開始する。

2 インスリン療法

HHS において，ケトーシスがない場合，輸液を行う前にインスリンを開始してはならない。ほとんどの HHS 患者はインスリン感受性があるため，十分な輸液を行う前にインスリン療法を開始すると，グルコースと水分が血管内から細胞内へ急激に取り込まれ，循環動態の破綻が起こり得る。一方，ケトーシス（血中ケトン体濃度＞ 1mmol/L）がある場合は相対的低インスリン血症を呈しているため，輸液投与と同時にインスリンを開始する必要がある。血糖値の低下速度が 90 mg/dL/hr 未満で水分喪失を解消できた時点で 0.05 U/kg/hr の速度でインスリンの持続静注を開始する。目標の血糖降下速度を達成するために，1 時間ごとにインスリン投与量を最大 1 U/hr ずつ調整していく。

3 電解質補正

HHS 患者はカリウムを喪失しているが，アシドーシスの程度は弱く，インスリン投与量も少ないため，DKA 患者よりカリウム必要量は少ない。カリウムの補充は DKA の際のカリウム補充法と同様に必要に応じて行う。

4 HHS 改善後の治療

HHS 改善の指標として，①臨床的に認知機能が病前の状態まで改善したこと，②血清浸透圧＜ 300 mOSm/kg，③脱水の改善，④血糖値 270 mg/dL 以下，が示されている。しかしながら，HHS 患者の多くは併存疾患を有する高齢者であるため，これらを 24 時間以内に完全に是正できる可能性は低く，回復の程度は患者の病前の状態に左右される。HHS 改善の後は，血糖値の目標を 108 ～ 180 mg/dL とし，経口摂取の開始，誘発因子の治療継続を行う。経口摂取が開始され血糖値の安定化が得られればインスリンの持続静注から皮下注射への

切替え，ブドウ糖液の投与を中止する。インスリンの皮下注射への切替えは糖尿病専門医との相談ないしは DKA に準じた投与方法で行う。

5 HHS の合併症

HHS 患者は合併症のない糖尿病患者や DKA 患者よりも深部静脈血栓症発生リスクが高いと報告されており，高ナトリウム血症と抗利尿ホルモン分泌が血栓形成を促進する可能性が示唆されている。HHS 患者は高齢で出血リスクもあることから，すべての患者に行うべきではないが，静脈血栓症のリスクが高い患者には低分子ヘパリンなどの静脈血栓予防を行うべきである。

HHS 患者は褥瘡のリスクが高く，神経障害，末梢血管疾患，下肢の変形がある場合は診断時点で初期評価を行い，その後毎日下肢の評価を行うことが望ましい。

III 重症患者における低血糖

1 重症患者における低血糖の病態生理

中枢神経細胞はグルコース合成やグリコーゲン貯蔵ができず，常に血液からのブドウ糖供給を必要としている。そのため，低血糖により集中力低下，目眩，痙攣，意識障害などの中枢神経症状が出現する。中枢神経が低血糖に長時間曝露されると，血糖値正常化後も意識障害が遷延し，場合によっては脳死に至る[21]。

米国糖尿病学会によると，低血糖は 70 mg/dL 未満と定義される。非糖尿病患者は血糖値が 70 mg/dL 未満になるとグルカゴン，コルチゾールなどの血糖上昇ホルモンの分泌増加が起こる。一方，糖尿病患者の多くは低血糖に対するこれらの反応に障害を示し，かつ，または低血糖を自覚しない。そのため，血糖値が 70 mg/dL 未満となっても血糖値は下がり続けるため，急性低血糖症状の重症度とは無関係に治療介入を要する[22]。重症患者において 70 mg/dL 未満の低血糖は死亡の独立した危険因子であること示されている[23), 24]。重症患者は既に意識障害を呈していたり，鎮静下であることが多いため，低血糖を見逃すことがないように定期的な血糖測定が必要である。

経口摂取ができない重症患者での治療は 50％ブドウ糖液 40 mL の静脈注射と，ブドウ糖液の持続点滴，さらに静脈路確保が困難な場合はグルカゴン 1 mg の筋肉内注射を行う[11]。血糖値が 70 mg/dL 以上になるまで，15 分ごとに血糖測定とブドウ糖投与を繰り返して医原性高血糖を避ける[25]。

415

■ 文献

1) Marik PE, Bellomo R. Stress hyperglycemia: an essential survival response! Crit Care 2013;17:305.

2) Badawi O, Waite MD, Fuhrman SA, et al. Association between intensive care unit-acquired dysglycemia and in-hospital mortality. Crit Care Med 2012;40:3180-8.

3) Egi M, Bellomo R, Stachowski E, et al. Blood glucose concentration and outcome of critical illness: the impact of diabetes. Crit Care Med 2008;36:2249-55.

4) Sechterberger MK, Bosman RJ, Oudemans-van Straaten HM, et al. The effect of diabetes mellitus on the association between measures of glycaemic control and ICU mortality: a retrospective cohort study. Crit Care 2013;17:R52.

5) van den Berghe G, Wouters P, Weekers F, et al. Intensive insulin therapy in critically ill patients. N Engl J Med 2001;345:1359-67.

6) Finfer S, Chittock DR, Su S, et al; NICE-SUGAR Study Investigators. Intensive versus conventional glucose control in critically ill patients. N Engl J Med 2009; 360:1283-97.

7) Yamada T, Shojima N, Hara K, et al. Glycemic control, mortality, secondary infection, and hypoglycemia in critically ill pediatric patients: a systematic review and network meta-analysis of randomized controlled trials. Intensive Care Med 2017;43:1427-29.

8) Lanspa MJ, Dickerson J, Morris AH, et al. Coefficient of glucose variation is independently associated with mortality in critically ill patients receiving intravenous insulin. Crit Care 2014;18:R86.

9) Egi M, Ogura H, Yatabe T, et al. The Japanese Clinical Practice Guidelines for Management of Sepsis and Septic Shock 2020 (J-SSCG 2020). J Intensive Care 2021;9:53.

10) American Diabetes Association Professional Practice Committee. 16. Diabetes Care in the Hospital: Standards of Medical Care in Diabetes-2022. Diabetes Care 2022;45:S244-53.

11) Umpierrez GE, Smiley D, Jacobs S, et al. Randomized study of basal-bolus insulin therapy in the inpatient management of patients with type 2 diabetes undergoing general surgery (RABBIT 2 surgery). Diabetes Care 2011;34:256-61.

12) George S, Dale J, Stanisstreet D; Joint British Diabetes Societies (JBDS) for Inpatient Care; JBDS Medical VRIII Writing Group. A guideline for the use of variable rate intravenous insulin infusion in medical inpatients. Diabet Med 2015;32:706-13.

13) Karslioglu French E, Donihi AC, Korytkowski MT. Diabetic ketoacidosis and hyperosmolar hyperglycemic syndrome: review of acute decompensated diabetes in adult patients. BMJ 2019;365:l1114.

14) Dhatariya KK; Joint British Diabetes Societies for Inpatient Care. The management of diabetic ketoacidosis in adults-An updated guideline from the Joint British Diabetes Society for Inpatient Care. Diabet Med 2022;39:e14788.

15) Modi A, Agrawal A, Morgan F. Euglycemic Diabetic Ketoacidosis: A Review. Curr Diabetes Rev 2017;13:315-21.

16) Taylor SI, Blau JE, Rother KI. SGLT2 Inhibitors May Predispose to Ketoacidosis. J Clin Endocrinol Metab 2015;100:2849-52.

17) Kitabchi AE, Umpierrez GE, Miles JM, et al. Hyperglycemic crises in adult patients with diabetes. Diabetes Care 2009;32:1335-43.

18) Van Zyl DG, Rheeder P, Delport E. Fluid management in diabetic-acidosis--Ringer's lactate versus normal saline: a randomized controlled trial. QJM 2012; 105:337-43.

19) Kuppermann N, Ghetti S, Schunk JE, et al; PECARN DKA FLUID Study Group. Clinical Trial of Fluid Infusion Rates for Pediatric Diabetic Ketoacidosis. N Engl J Med 2018;378:2275-87.

20) Scott AR; Joint British Diabetes Societies (JBDS) for Inpatient Care; JBDS hyperosmolar hyperglycaemic guidelines group. Management of hyperosmolar hyperglycaemic state in adults with diabetes. Diabet Med 2015;32:714-24.

21) Barbara G, Mégarbane B, Argaud L, et al. Functional outcome of patients with prolonged hypoglycemic encephalopathy. Ann Intensive Care 2017;7:54.

22) American Diabetes Association Professional Practice Committee. 6. Glycemic Targets: Standards of Medical Care in Diabetes-2022. Diabetes Care 2022;45:S83-96.

23) Krinsley JS, Grover A. Severe hypoglycemia in critically ill patients: risk factors and outcomes. Crit Care Med 2007;35:2262-7.

24) Finfer S, Liu B, Chittock DR, et al; NICE-SUGAR Study Investigators. Hypoglycemia and risk of death in critically ill patients. N Engl J Med 2012;367:1108-18.

25) Jacobi J, Bircher N, Krinsley J, et al. Guidelines for the use of an insulin infusion for the management of hyperglycemia in critically ill patients. Crit Care Med 2012;40:3251-76.

IX 代謝・内分泌系

2 甲状腺機能異常（甲状腺クリーゼ，粘液水腫性昏睡）

文屋尚史

目標

- 重症患者における甲状腺機能検査について理解する
- 甲状腺クリーゼの診断と治療を理解する
- 粘液水腫性昏睡の診断と治療を理解する

Key words euthyroid sick syndrome，low T3 syndrome，non-thyroidal illness syndrome，甲状腺クリーゼ，粘液水腫性昏睡

I 甲状腺機能の概略

1 甲状腺ホルモンと甲状腺刺激ホルモン

甲状腺ホルモンには，サイロキシン（T4）とトリヨードサイロニン（T3）がある。T3 は核内受容体への結合活性が高く，T4 にはわずかな活性しかない。血中の甲状腺ホルモンの約98％は T4 であり，T3 の血中量は1～2％にすぎない。T3，T4 のいずれも大部分が血漿タンパク質と結合した形で存在している。それぞれの一部が遊離した状態で存在し，この遊離型が末梢組織で生理活性を示す。血中で大部分を占める T4 は長時間保持され，末梢組織にて脱ヨード化を受け T3 へ変換されるため，T3 の貯蔵庫のような役割を果たす[1]。遊離 T3 測定で，甲状腺からの分泌比を知ることができ，甲状腺機能亢進の治療経過の評価に有用である。

甲状腺刺激ホルモン（thyroid-stimulating hormone，TSH）は，脳下垂体で分泌され甲状腺機能の調整を司る。脳下垂体は甲状腺からのフィードバックを受けるため，TSH を用いて，甲状腺機能異常が一次性（甲状腺の異常）か二次性（脳下垂体・視床下部の異常）かの鑑別が可能になる。TSH の検査結果が正常であれば，甲状腺機能亢進症や甲状腺機能低下症は基本的に除外できる。

2 重症患者における甲状腺機能検査とその解釈

集中治療患者では甲状腺機能の検査値の異常は頻繁に生じ，その発生率は90％前後といわれている。甲状腺機能検査の異常を有する集中治療患者の多くは甲状腺疾患を有しておらず，重症病態に伴う二次的なものである

と考えられている。集中治療患者における甲状腺機能に関しては，以下の2つの一般原則を念頭に置く[2]。

- 集中治療患者では，甲状腺機能障害が強く疑われない限り，甲状腺機能を評価するべきではない。
- 集中治療患者で甲状腺機能障害が疑われる場合，血清 TSH の測定だけでは甲状腺機能の評価として不十分である。

このように重症患者において，実際は甲状腺そのものの機能に異常はないにもかかわらず，検査で異常を認めるものを euthyroid sick syndrome（甲状腺機能正常症候群），low T3 syndrome，non-thyroidal illness syndrome（NTIS）などと呼ぶ[2]~[4]。検査では，血清 T3 低値，血清 T4 正常または低値，TSH 正常または低値を認めることが多い。重症患者における血清甲状腺ホルモンの変化は，甲状腺ホルモンの末梢代謝，TSH の調節，甲状腺ホルモンの輸送タンパク質への結合，受容体の結合と細胞内への取り込みに変化が生じるためと考えられている。とくに T3 低値は集中治療室の患者ではよくみられる異常であり，これには脱ヨウ素化の抑制が関連している。具体的には，原疾患治療に対するステロイド投与，アミオダロンなどの薬剤やサイトカインの放出により脱ヨウ素化の抑制が生じ T3 低値と関連する。また，この euthyroid sick syndrome では，TSH レベルは通常正常範囲内であり，病気が長引いたときのみ低くなることがある。重症患者の甲状腺機能評価には，0.01 mU/L の検出限界の血清 TSH アッセイを用いるべきである。このような変化は，体がエネルギーを節約しようとするため，病気に対する自己防衛的な適応である可能性がある。また，これらの患者の中には回復期において，血清

日本集中医療医学会専門医テキスト　第4版

表1 重症患者における TSH 値とその臨床像 [2]

	血清 TSH 値（mU/L）	診断，臨床状態
Undetectable	＜ 0.01	甲状腺機能亢進症 [※1]
Low but detectable	＞ 0.05 and ＜ 0.3	原疾患回復後の再評価では euthyroid であることが多い [※2]
High	＜ 20	一過性上昇（回復期）or 甲状腺機能低下症（典型的ではない）
High	＞ 20	甲状腺機能低下症 [※3]

[※1] 回復期に提出した検査では，甲状腺機能低下症は 75％だけである。
[※2] 重症病態をきたす疾患の軽快後の評価では euthyroid がほとんどである。
[※3] TSH ＞ 20 mU/L の患者の大部分は甲状腺機能低下症である。しかし，非甲状腺疾患でも回復期に一過性の TSH 上昇（最大 20 mU/L）を認めることが知られている。疾患回復後は甲状腺機能低下を示す患者はほとんどいない。

表2 重症患者における甲状腺機能検査の変化と臨床状況 [2]

Clinical illness	T3	T4	TSH	Clinical correlation
急性期	低下	増加	正常	重症病態
慢性期	低下	低下	変化なし / 低下	回復を示唆

TSH 濃度が一過性に上昇する（20 mU/L まで）ことがある（表1）[2]。ただし，これらの異常は原疾患が軽快すれば自然に正常に戻っていくことが知られている。甲状腺機能検査の回復は，血清 TSH の上昇で始まり，やがて T4 濃度の正常化が起こる。T4（数日）と TSH（数時間）の半減期が異なるため，T4 の正常化は TSH の上昇に遅れをとる。その結果，euthyroid sick syndrome の回復過程の甲状腺機能検査は，原発性甲状腺機能低下症を示唆するような結果となる（表2）[2]。

このように，甲状腺機能の異常により臨床的な問題が生じていることを疑わない限り，甲状腺機能検査を提出することは混乱を招く可能性を生むだけであり，必要時以外には集中治療管理中は甲状腺機能検査は推奨されない。

実際に，集中治療領域で問題になる甲状腺疾患は甲状腺クリーゼと粘液水腫性昏睡である。それぞれ甲状腺機能亢進症，甲状腺機能低下症の最重症型である。

II 甲状腺クリーゼ

日本において，年間約 250 例発症している [5]。甲状腺基礎疾患のほとんどはバセドウ病である。本邦で行われた全国疫学調査では，甲状腺クリーゼの約 70％に誘因の存在が認められ，抗甲状腺薬の服用不規則・中断と感染症が最も多かったとされる。また致死率は 10％以上であった。死因は多臓器不全，心不全，腎不全，呼吸不全，不整脈の順であった [5]。甲状腺クリーゼは致死率が高いが遭遇する頻度が比較的稀であり，診療ガイドライン [6] の有効性の検証や様々なクリニカルクエスチョンの解決のために 2018 年から多施設前向きレジストリー研究が開始されている [7]。

1 定義

甲状腺クリーゼは本邦の『甲状腺クリーゼ診療ガイドライン 2017（第 2 版）』[6] において，以下のように定義されている。

甲状腺クリーゼ（thyrotoxic storm or crisis）とは，甲状腺中毒症の原因となる未治療ないしコントロール不良の甲状腺基礎疾患が存在し，これに何らかの強いストレスが加わった時に，甲状腺ホルモン作用過剰に対する生体の代償機構の破綻により複数臓器が機能不全に陥った結果，生命の危機に直面した緊急治療を要する病態をいう。

2 症状

発熱，高度の頻脈や多汗，意識障害ならびにショック等が代表的である。臓器症候として，息切れ・動悸などの循環不全・呼吸不全，興奮・昏迷・昏睡などの中枢神経症状ならびに下痢・嘔吐・黄疸等の消化器症状が特徴的である。甲状腺基礎疾患関連症候としては，甲状腺腫や眼球突出が挙げられる。

3 診断

甲状腺クリーゼの診断は Bruch-Wartofsky point scale（BWPS）（表3）[8] および日本甲状腺学会（Japan Thyroid Association, JTA）による診断基準（表4）[6] が提唱されている。どちらも発熱，中枢神経症状，頻脈，心不全，消化器症状の 5 つから診断する形となっており，

代謝・内分泌系 IX

表3 Bruch-Wartofsky による甲状腺クリーゼ診断基準[8]

項目	ポイント
体温調節機能障害	
体温（℃）	
37.2～37.7	5
37.8～38.3	10
38.4～38.8	15
38.9～39.4	20
39.5～39.9	25
≧ 40	30
心血管系	
頻脈（回/min）	
100～109	5
110～119	10
120～129	15
130～139	20
≧ 140	25
心房細動	
なし	0
あり	10
うっ血性心不全	
なし	0
軽度	5
中等度	10
重度	15

項目	ポイント
消化器・肝機能障害	
症状	
なし	0
中等度（下痢, 腹痛, 嘔気・嘔吐）	10
重度（横断）	20
中枢神経系障害	
症状	
なし	0
軽度（不穏）	10
中等度（せん妄, 精神病, 嗜眠）	20
重度（痙攣, 昏睡）	30
状況	
なし	0
あり	10

合計ポイント	
≧ 45	甲状腺クリーゼ
25～44	切迫クリーゼ
< 25	クリーゼの可能性は少ない

表4 日本甲状腺学会，日本内分泌学会による甲状腺クリーゼの診断基準（第2版）[6]

定義

甲状腺クリーゼ（Thyrotoxic storm or crisis）とは，甲状腺中毒症の原因となる未治療ないしコントロール不良の甲状腺基礎疾患が存在し，これに何らかの強いストレスが加わった時に，甲状腺ホルモン作用過剰に対する生体の代償機構の破綻により複数臓器が機能不全に陥った結果，生命の危機に直面した緊急治療を要する病態をいう。

必須項目
甲状腺中毒症の存在（遊離 T_3 および遊離 T_4 の少なくともいずれかの一方が高値）

症状（注1）	
1	中枢神経症状（注2）
2	発熱（38℃以上）
3	頻脈（130回/分以上）（注3）
4	心不全症状（注4）
5	消化器症状（注5）

確実例
必須項目および以下を満たす（注6）
a. 中枢神経症状＋他の症状項目1つ以上
b. 中枢神経症状以外の症状項目3つ以上

疑い例
a. 必須項目＋中枢神経症状以外の症状項目2つ
b. 必須項目を確認できないが，甲状腺疾患の既往・眼球突出・甲状腺腫の存在があって，確実例条件の a または b を満たす場合（注6）

注1：明らかに他の原因疾患があって発熱（肺炎，悪性高熱症など），意識障害（精神疾患や脳血管障害など），心不全（急性心筋梗塞など）や肝障害（ウイルス性肝炎や急性肝不全など）を呈する場合は除く。しかし，このような疾患の中にはクリーゼの誘因となるため，クリーゼの症状か単なる併発症か鑑別が困難な場合は誘因により発症したクリーゼの症状とする。このようにクリーゼでは誘因を伴うことが多い。甲状腺疾患に直接関連した誘因として，抗甲状腺剤の服用不規則や中断，甲状腺手術，甲状腺アイソトープ治療，過度の甲状腺触診や細胞診，甲状腺ホルモン剤の大量服用などがある。また，甲状腺に直接関連しない誘因として，感染症，甲状腺以外の臓器手術，外傷，妊娠・分娩，副腎皮質機能不全，糖尿病ケトアシドーシス，ヨード造影剤投与，脳血管障害，肺血栓塞栓症，虚血性心疾患，抜歯，強い情動ストレスや激しい運動などがある。

注2：不穏，せん妄，精神異常，傾眠，痙攣，昏睡，Japan Coma Scale（JCS）1以上または Glasgow Coma Scale（GCS）14以下。

注3：心房細動などの不整脈では心拍数で評価する。

注4：肺水腫，肺野の50%以上の湿性ラ音，心原性ショックなど重度な症状。New York Heart Association（NYHA）分類4度または Killip 分類クラスⅢ度以上。

注5：嘔気・嘔吐，下痢，黄疸（血中総ビリルビン> 3 mg/dL）

注6：高齢者は，高熱，多動などの典型的クリーゼを呈さない場合があり（apathetic thyroid storm），診断の際注意する。

（出典：http://www.japanthyroid.jp/doctor/img/crisis2.pdf）
（「日本甲状腺学会，日本内分泌学会 編：甲状腺クリーゼ診療ガイドライン 2017，p.26，2017，南江堂」より許諾を得て転載）

419

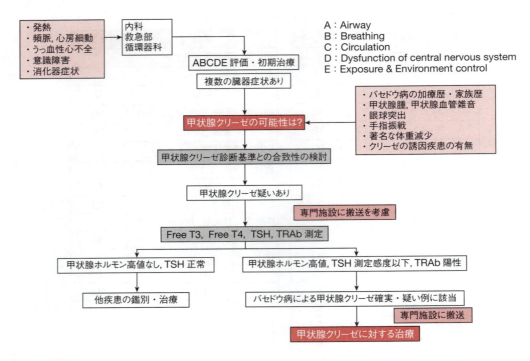

図1 甲状腺クリーゼを疑った際の診断プロセスと専門施設への搬送基準アルゴリズム[9]
（文献9より改変して転載）

これらの症状は甲状腺クリーゼを疑う症例の診療の際は重要であることを念頭に置く必要がある。JTA基準の特徴の1つは，意識障害を，他の臓器障害よりも強く甲状腺クリーゼの診断に寄与する臓器不全症状としている点である。

4 診療アルゴリズム

甲状腺クリーゼでは，その迅速な診断と早期治療の開始，そして集中治療が生命予後を左右する。このような甲状腺クリーゼ診療の全体像の把握を容易にする目的で，甲状腺クリーゼを疑った際の診断プロセスと集中治療可能な専門施設への搬送基準のアルゴリズムが提案されている（図1）[6) 9)]。

5 治療

甲状腺クリーゼの致死率は高く，疑い例であっても至急治療を開始する。甲状腺クリーゼが疑われ，甲状腺機能検査を提出し検査結果の到着を待っている間であっても，躊躇することなく検査結果到着前に治療を開始する必要がある（図2）[9)]。

治療の基本は以下の4本柱である。
1．甲状腺ホルモン産生・分泌の抑制
2．甲状腺ホルモン作用の減弱
3．全身管理
4．誘因除去

（最も基礎疾患として多いバセドウ病による甲状腺クリーゼの治療を記載）

1 抗甲状腺薬

甲状腺クリーゼにおいて，抗甲状腺薬の投与は速やかに行うべきであり，各々の症例対してチアマゾール（MMI）またはプロピルチオウラシル（PTU）からより適切なものを選択する。また，重症患者においては，意識障害や消化管吸収障害を伴うため経静脈的にMMIを投与することが推奨される（図2）[9)]。可能な限り早期に抗甲状腺薬を投与し甲状腺ホルモンの合成を抑制する。

2 無機ヨウ素薬

多量の無機ヨウ素を投与することにより，甲状腺ホルモンの合成を抑制すると同時に甲状腺ホルモンの放出も阻害するため血中の甲状腺ホルモンは急速に低下する。甲状腺機能亢進症により発症した甲状腺クリーゼにおいて，無機ヨウ素薬は抗甲状腺薬と同時に投与すべきである（図2）[9)]。従来，無機ヨウ素は，抗甲状腺薬投与後，1時間以上空けるとされていたが，無機ヨウ素の薬理作用やバセドウ病における最近のデータからはできるだけ早期の投与が勧められる。

3 副腎皮質ステロイド薬

甲状腺クリーゼにおいては，相対的に副腎皮質機能低下症となる危険が高いため，その予防のために副腎皮質ステロイド投与が必要である。また，高用量の副腎皮質ステロイド薬は甲状腺ホルモンの合成と分泌を抑制する

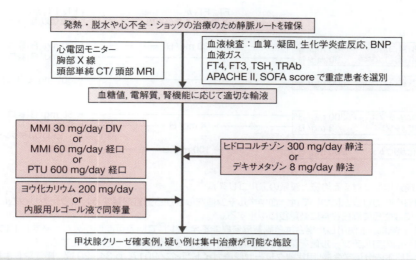

図2 バセドウ病による甲状腺クリーゼにおいて推奨する画像検査，血液検査，ならびに初期治療のシェーマ[9]
（文献9より改変して転載）

だけでなく，末梢におけるT4からT3への変換も抑制し，甲状腺クリーゼの制御の一役を担う。その誘因にかかわらず甲状腺クリーゼの患者では，副腎皮質ステロイド剤の投与を行うべきであり，300 mg/dayのヒドロコルチゾンまたは8 mg/dayのデキサメタゾンを用いる（図2）[9]。

4　β遮断薬

頻脈に対する治療薬はβ1選択制を有するβ遮断薬を第一選択とし，β1選択性を有さないプロプラノロール塩酸塩の使用は推奨しない。β遮断薬はT4からT3への変換抑制作用も有している。

5　発熱に対する治療と解熱薬

アセトアミノフェンを投与して強力に体温を下げるとともに，アイスパックやクーリングブランケットによる物理的冷却を行うことで，甲状腺クリーゼに伴う重篤な発熱に対処すべきである。重篤な発熱が見られる患者では感染巣の検索を行うとともに，感染症に対する治療を行うべきである。

甲状腺クリーゼの重症例では，意識障害を伴う肝不全に対する血漿交換，DICに対する抗凝固療法，薬剤で制御不能な心不全症状に対する体外循環などを要する場合もあり，全身管理に長けた多職種チームで診療にあたる必要がある。

クリーゼの早期治療が成功し，甲状腺中毒症が有効にコントロールされた場合には，図3[6]のアルゴリズムに準じてTSHだけではなく，血中遊離T4，遊離T3の測定値を参考にして，抗甲状腺薬の投与量を注意深く漸減する。

甲状腺機能亢進症の治療は，急性期を脱した後も継続が必要であり，甲状腺内科医などと急性期から連携を取り，慢性期治療を継続できる体制を整えておくことも重要である。

III　粘液水腫性昏睡

粘液水腫性昏睡は，長期の甲状腺ホルモン欠乏状態を基盤にさまざまな誘因が加わり，低体温・呼吸不全・循環不全などが惹起され，中枢神経機能障害をきたす。発症頻度は1.08/100万人/年と推定され稀であるが，死亡率は16.5～29.5％と高い重篤な疾患である[10),11)]。男女比は1：2～1：3と女性に多く，平均年齢は72～77歳とされ，甲状腺機能低下症と同様に女性や高齢者に多い傾向がある[10),11)]。

1　定義

甲状腺機能低下症（原発性または中枢性）が基礎にあり，重度で長期にわたる甲状腺ホルモンの欠乏に由来する，あるいはさらに何らかの誘因（薬剤・感染症等）により惹起された低体温・呼吸不全・循環不全などが中枢神経系の機能障害をきたす病態である。正しい治療が行われないと生命に関わる[12)]。

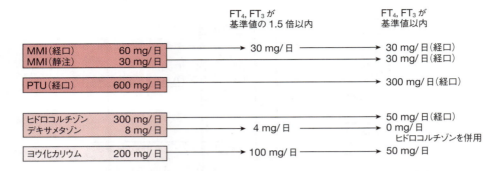

図3 甲状腺機能亢進症に対する治療と減量のアルゴリズム[6]

抗甲状腺薬およびヨウ化カリウムについては，血中ホルモン値をみながら適宜増減する。ヨウ化カリウムについては，基準値内が継続する場合にはさらに隔日投与に減量後に中止する。
デキサメタゾンを1週間以上使用した場合は，副腎皮質機能不全が生じている可能性があり，必ずヒドロコルチゾンに変更して減量。早朝投与前のコルチゾール値を測定して副腎皮質機能回復を確認してから，中止する。
(「日本甲状腺学会，日本内分泌学会編：甲状腺クリーゼ診療ガイドライン2017, p.34, 2017, 南江堂」より許諾を得て転載)

表5 粘液水腫性昏睡の診断基準（3次案）[3]

必須項目	
1	甲状腺機能低下症
2	中枢神経症状（JCSで10以上，GCSで12以下）
症候・検査項目	
1	低体温（35℃以下：2点，35.7℃以下：1点）
2	低換気（PaCO₂ 48 Torr 以上，動脈血 pH 7.35 以下，あるいは酸素投与：どれかあれば1点）
3	循環不全（平均血圧75 mmHg以下，脈拍数60回/min以下，あるいは昇圧剤投与：どれかあれば1点）
4	代謝異常（血性Na 130 mEq/L以下：1点）

【確実例】
必須項目2項目＋症候・検査項目2点以上
【疑い例】
a. 甲状腺機能低下症を疑う所見があり必須項目の1は確認できないが，必須項目2に加え症候・検査項目2点以上
b. 必須項目（1, 2）および症候・検査項目　1点
c. 必須項目の1があり，軽度の中枢神経系の症状（JCSで1～3またはGCSで13～14）に加え症候・検査項目2点以上

(文献13より改変して転載)

注1：原発性の場合は概ねTSH 20 μU/mL以上，中枢性の場合はその他の下垂体前葉ホルモン欠乏症状に留意する。
注2：明らかに他の原因疾患（精神疾患や脳血管障害など）あるいは麻酔薬，向精神薬などの投与があって意識障害を呈する場合は除く。しかし，このような疾患あるいは薬剤投与などは粘液水腫性昏睡の誘因となるため粘液水腫性昏睡による症状か鑑別が困難な場合，あるいはこれらの薬剤投与により意識障害が遷延する場合には誘因により発症した粘液水腫性昏睡の症状とする。
注3：鑑別すべき疾患
橋本脳症は橋本病に合併する稀な疾患で，甲状腺機能は正常〜軽度低下を示す。最も頻度の高い症状は意識障害であるが，精神症状（幻覚，興奮，うつ症状など），認知機能障害，全身痙攣などを示す例もある。ステロイド反応性の脳症で，αエノラーゼのN末端に対する自己抗体が認められることが多い。

2 症状

甲状腺機能低下により，精神活動が鈍麻し，無気力様となる。治療が遅れると昏迷，昏睡と増悪する。低ナトリウム血症により痙攣することもある。代謝低下により熱産生が低下し，低体温となる。循環系の異常として，徐脈，血圧低下なども認める。低酸素血症や高二酸化炭素血症に対する反応が減弱し，肺胞低換気となることが知られている。腸管蠕動の低下から便秘をきたす。身体所見として，心音の減弱，腸蠕動の減弱，皮膚の乾燥や粘液水腫性顔貌（顔面浮腫，眼瞼浮腫，外側の薄い眉毛）が見られることもある。

3 診断

日本甲状腺学会より，粘液水腫性昏睡の診断基準（第3次案）が提唱されている（表5）[12), 13)]。また，Popoveniucらも粘液水腫性昏睡診断のスコアを提唱している（表6）[14]。両者に共通しているのは，中枢神経症状，低体温，心血管系の異常，呼吸の異常，代謝異常となっている。

4 治療

粘液水腫性昏睡は迅速に治療が求められる。治療方針は以下の4本柱である[15]。

1 全身管理

①呼吸管理

肺胞低換気に伴い，高二酸化炭素血症・低酸素血症，呼吸性アシドーシスを示す。重篤例ではCO_2ナルコーシスとなり死亡原因となるので酸素投与は慎重に行う。必要に応じて適切な人工呼吸管理を行う。

②循環管理

③電解質異常の補正

低ナトリウム血症をきたしやすい。循環血液量の低下を併発していることが多いが，輸液時にはナトリウム値が急速に上がらないように注意が必要である。

④低体温に対する治療

毛布や室温の調整などによる保温を行う。急激な復温は末梢血管の拡張をきたし，ショックとなる可能性があり注意が必要である。

2 副腎皮質ステロイド剤の投与

副腎不全を合併することがあり，なくても相対的副腎不全になっている可能性があるので，ヒドロコルチゾン100～300 mgを静注し，以後8時間ごとに100 mgを投与する。副腎不全が否定されるまでは投与あるいは漸減投与することが望ましい。甲状腺ホルモン剤に先行して副腎皮質ステロイド剤を投与する。

3 甲状腺ホルモンの補充

本邦にはこれまで静注甲状腺ホルモン剤がなかったため，2013年の治療指針（案）[11]内において投与経路は胃管による投与や座薬（注腸）などの方法で投与すると記載されている。投与量としてレボチロキシン（LT4）50～200 μg/dayを投与し，意識障害が改善するまで継続，あるいは翌日から50～100 μg/dayを投与する。リオチロニン（LT3）～50 μg/dayを併用することもある。2020年6月にレボチロキシン静注製剤が販売となった。これに伴い，本邦でも米国のように[16]，初回に200～400 μg/dayの静注投与が可能となった。

4 誘因の除去

①抗菌薬の投与

感染症の存在が疑われる場合，適切な抗菌薬の投与を行う。起因菌が判明するまでは広域の抗菌薬を投与するが望ましい。感染症誘因の粘液水腫性昏睡の死亡率が25％あったとする報告もあり，初期には確実な起因菌のカバーが必要である。

②誘因と考えられる薬剤の中止

誘因と考えられる麻酔薬，抗精神薬，その他の薬剤の投与を中止する。

粘液水腫性昏睡は，頻度が稀であるために未解明の部分が多い。死亡率が高い疾患であり，早期診断・治療がより重要であることを認識する必要がある。

表6 粘液水腫性昏睡診断のスコアリング[14]

粘液水腫性昏睡の診断スコア

体温		心血管系異常	
＞35℃	0	徐脈	
32～35℃	10	なし	0
＜32℃	20	50～59	10
中枢神経症状		40～49	20
なし	0	＜40	30
傾眠/意欲低下	10	他の心電図異常	10
無反応	15	心嚢液貯留/胸水貯留	10
昏迷	20	肺水腫	15
昏睡/痙攣	30	心肥大	15
消化管症状		低血圧	20
食欲低下/腹痛/便秘	5	代謝異常	
蠕動低下	15	低ナトリウム血症	10
麻痺性イレウス	20	低血糖	10
誘発因子の存在		低酸素	10
なし	0	高炭酸ガス血症	10
あり	10	糸球体濾過量低下	10
合計		粘液水腫性昏睡の可能性	
≦24		低い	
25～59		中等度	
≧60		高い	

おわりに

重症患者における甲状腺機能検査の解釈には特別な注意が必要であり，euthyroid sick syndromeなど非特異的な異常の存在が，診断と治療方針の決定を複雑化することを認識する必要がある。甲状腺機能異常の中でもとくに甲状腺クリーゼと粘液水腫性昏睡は，死亡率が高く，迅速な診断と治療が重要であり，適切な対応が患者の生命予後を左右するため念頭に置く。

■ 文献

1) Ligtenberg JJ, Girbes AR, Beentjes JA, et al. Hormones in the critically ill patient: to intervene or not to intervene? Intensive Care Med 2001;27:1567-77.

2) Economidou F, Douka E, Tzanela M, et al. Thyroid function during critical illness. Hormones (Athens) 2011;10:117-24.

3) Umpierrez GE. Euthyroid sick syndrome. South Med J 2002;95:506-13.

4) Peeters RP, Debaveye Y, Fliers E, et al. Changes within the thyroid axis during critical illness. Crit Care Clin 2006;22:41-55,vi.

5) Akamizu T, Satoh T, Isozaki O, et al; Japan Thyroid Association. Diagnostic criteria, clinical features, and incidence of thyroid storm based on nationwide surveys. Thyroid 2012;22:661-79.

6) 日本甲状腺学会，日本内分泌学会編．甲状腺クリーゼ診療ガイドライン 2017．東京：南江堂；2017．

7) 赤水尚史．甲状腺クリーゼ：診療ガイドラインとレジストリー研究．日内会誌 2019;108:2361-8.

8) Burch HB, Wartofsky L. Life-threatening thyrotoxicosis. Thyroid storm. Endocrinol Metab Clin North Am 1993;22:263-77.

9) Satoh T, Isozaki O, Suzuki A, et al. 2016 Guidelines for the management of thyroid storm from The Japan Thyroid Association and Japan Endocrine Society (First edition). Endocr 2016;63:1025-1064.

10) Ono Y, Ono S, Yasunaga H, et al. Clinical characteristics and outcomes of myxedema coma: Analysis of a national inpatient database in Japan. J Epidemiol 2017;27:117-22.

11) 佐野あずさ，大野洋介，田中祐司．粘液水腫性昏睡の症例報告集積による診断基準案の再考．日甲状腺会誌 2021;12:120-25.

12) 田中祐司，白石美絵乃，大野洋介，他．粘液水腫性昏睡の診断基準と治療方針．日甲状腺会誌 2013;4:47-52.

13) 日本甲状腺学会 粘液水腫性昏睡の診断基準と治療指針の作成委員会．粘液水腫性昏睡診断基準第 3 次案（2010 年 12 月）．2010. Available from: https://www.japanthyroid.jp/doctor/img/shindan.pdf

14) Popoveniuc G, Chandra T, Sud A, et al. A diagnostic scoring system for myxedema coma. Endocr Pract 2014;20:808-17.

15) 大野洋介，佐野あずさ，大野幸子，他．粘液水腫性昏睡：診断と治療のガイドラインの現況と DPC データベースを用いた分析．日甲状腺会誌 2021;12:114-19.

16) Jonklaas J, Bianco AC, Bauer AJ, et al; American Thyroid Association Task Force on Thyroid Hormone Replacement. Guidelines for the treatment of hypothyroidism: prepared by the american thyroid association task force on thyroid hormone replacement. Thyroid 2014;24:1670-751.

■重要論文■

◆ 甲状腺クリーゼは迅速な診断と治療が不可欠であり，これを支える具体的なアルゴリズムや多面的な治療アプローチがこのガイドラインに詳述されている．本邦のガイドラインであり，日本の現状に即した内容が提供されている報告である．（→文献 9）

◆ 粘液水腫性昏睡の診断基準案，治療指針案が記載されている．治療指針案の中には，日本で採用されている薬剤にも言及されており，臨床の現場に即応性のある内容が記載されている報告である．（→文献 15）

IX 代謝・内分泌系

3 副腎機能異常

葛西毅彦

目標

- 副腎機能不全を理解する
- 褐色細胞腫・パラガングリオーマ（PPGL）の病態，診断，治療を理解する
- 急性副腎不全（副腎クリーゼ）の病態，診断，治療を理解する
- Critical illness-related corticosteroid insufficiency（CIRCI）の病態，診断，治療を理解する

Key words ▶ CIRCI，DHEA，SCCM，褐色細胞腫・パラガングリオーマ（PPGL），副腎皮質刺激ホルモン（ACTH），副腎皮質刺激ホルモン放出ホルモン（CRH），急性副腎不全（副腎クリーゼ）

I 副腎の解剖生理学的特徴

1 解剖学的特徴

　副腎は後腹膜に位置し，腎臓とともに脂肪組織とゲロタ筋膜に包まれている。腎臓とは結合組織で結合しているが，腎臓の被膜外である。左右の副腎は形態が異なり，右副腎は三角形，左副腎は半月形で，腎臓の上方に位置する。割面で観察すると，外側は副腎皮質と呼ばれ，球状帯，束状帯，網状帯の3層構造となっており，黄色である。内側は副腎髄質と呼ばれ，淡褐色である。副腎皮質と副腎髄質は発生学的に全く異なり，副腎皮質は中胚葉性の体腔上皮，副腎髄質は外胚葉性の神経堤細胞に由来する。副腎は下横隔膜動脈，大動脈，腎動脈を起始とする3本の動脈，上副腎動脈，中副腎動脈，下副腎動脈から血液が流入するため，血流が豊富な臓器である。一方，静脈血の流出路には制限があり，血管壁も脆弱であるため，流出路の静脈圧が許容できないほど上昇した場合，副腎内圧が上昇し出血を生じる。副腎出血に対して止血操作が必要な場合には，動脈の分枝の解剖学的パターンも多いため，注意が必要である。

2 生理学的特徴

　副腎からは様々なホルモンが分泌，調整される。副腎皮質は，鉱質コルチコイドであるアルドステロン（球状帯で産生），糖質コルチコイドであるコルチゾール（束状帯で産生），アンドロゲンである dehydroepiandrosterone（DHEA）（網状帯で産生）を分泌する。アルドステロンは，レニン-アンジオテンシン-アルドステロン系において，腎臓で産生されたアンジオテンシンIIにより，副腎皮質の球状帯から分泌される。アルドステロンは，ナトリウムと水の再吸収，カリウムの分泌促進を行い，循環血液量を増加させることによって，血圧上昇をもたらす。コルチゾールは，視床下部-下垂体-副腎系において，下垂体で産生された副腎皮質刺激ホルモン（adrenocorticotropic hormone, ACTH）により，副腎皮質の束状帯から分泌される。ACTH は視床下部で産生される副腎皮質刺激ホルモン放出ホルモン（corticotropin-releasing hormone, CRH）により分泌されている。コルチゾールと ACTH の濃度は日内変動があり，早朝が最も高くなる。コルチゾールは，ACTH と CRH とフィードバック機構によって分泌が調整されているため，副腎疾患によりコルチゾールの分泌が減少すれば，ACTH，CRH の分泌が増加する。長期間のステロイド使用では，逆に ACTH と CRH の分泌は低下する。コルチゾールは糖質，脂質，タンパク質代謝の調整，血糖上昇，抗炎症作用，抗アレルギー作用など多くの生理作用を有する。

　副腎髄質は交感神経系の支配を受け，カテコラミン（アドレナリンとノルアドレナリン）が産生，分泌される。

425

日本集中医療医学会専門医テキスト　第4版

Ⅱ　副腎機能不全

1　分類

　副腎機能不全は障害部位により原発性（一次性），二次性，三次性に分類される。原発性副腎機能不全はアジソン病と呼ばれ，副腎に病変があり，副腎結核と自己免疫性機序によるものが多いが，先進国では自己免疫性機序が，発展途上国では結核性が依然として多い。他には，悪性腫瘍の転移，外傷，感染などでも起こり得る。二次性は，下垂体機能不全により生じる。下垂体腫瘍，放射線治療，外傷，脳炎や髄膜炎が原因となり得る。三次性は視床下部機能不全により生じる。ステロイドの長期投与が主な原因とされており[1]，突然の休薬が発症の誘因としては多い。

2　診断方法

　副腎機能検査は非負荷試験としては，コルチゾールの測定が行われる。負荷試験としては，インスリン低血糖性試験，メチラポン試験などがあるが，状態が安定している際に行う検査であり，集中治療領域で行われる検査としてはACTH負荷試験が重要である。

　ACTH負荷試験は，まず基礎値としての血中コルチゾール値を測定し，その後に合成ACTH製剤（テトラコサクチド酢酸塩）を250μg投与，30〜60分後に血中コルチゾール値を再測定する。負荷後の血中コルチゾール値が18〜20μg/dL以上であれば，正常の反応とされる。注意すべきは，ACTH負荷試験は副腎そのものの評価であるため，発症から間もない二次性や三次性の副腎機能不全であれば，ACTHによって副腎からコルチゾールが分泌されるため，正常反応と解釈される検査値となる。二次性，三次性副腎機能不全では，長期間のACTH，CRHの分泌不足により，副腎自体の機能低下が引き起こされる。そのためACTH負荷試験で反応がなくなり診断が可能となる。ACTH負荷試験のメタ解析では，原発性副腎不全で感度95％，特異度97％，二次性副腎不全で感度57％，特異度95％で，二次性副腎不全での感度が低いことが報告されている[2]。

Ⅲ　集中治療領域で注意すべき副腎疾患

1　褐色細胞腫・パラガングリオーマ

1　総論

　神経内分泌腫瘍の一つである褐色細胞腫・パラガングリオーマ（pheochromocytoma/paraganglioma, PPGL）は，副腎髄質または傍神経節のクロム親和性細胞から発生するカテコラミン産生腫瘍の総称で，前者を褐色細胞腫，後者をパラガングリオーマと呼ぶ。2017年のWHOの腫瘍分類[3]では，すべての褐色細胞腫・パラガングリオーマは転移の可能性のある悪性腫瘍と定義づけられている。頻脈，高血圧，頭痛，動悸，胸痛，発汗などの多彩な臨床症状を引き起こし，様々な誘因によって高血圧クリーゼをもたらすため，集中治療を必要とする場合も多い。

2　診断方法

　褐色細胞腫・パラガングリオーマは，画像診断と機能診断によってなされる。画像診断としては，CT，MRI，シンチグラフィやpositron emission tomography（PET）などの核医学検査が行われる。とくに^{123}I-metaiodobenzylguanidine（MIBG）シンチグラフィは特異度が92％と高く，診断に有効であるとの報告がある[4]。

　機能診断としては，血中や尿中のカテコラミン濃度が測定されるが，血中濃度は生理的変動が大きい。検査前には，検査値に影響する薬剤や食材を排除し，20分以上の安静臥床の後に採血が望ましいとされる。血漿カテコラミン分画（アドレナリンとノルアドレナリンの和≧2,000 pg/mL）と尿中メタネフリン≧1.8 mg/24 hrを満たせば，診断精度が98％であるとの報告[5]がある。

　以下に，日本内分泌学会編集の，『褐色細胞腫・パラガングリオーマ診療ガイドライン2018』[6]の機能診断のステートメントを示す。

- 外来で実施可能な血中カテコラミン分画（正常上限の3倍以上ないしアドレナリンとノルアドレナリンの和≧2,000 pg/mL），随時尿中メタネフリン分画（メタネフリン，ノルメタネフリン）（正常上限の3倍以上または500 ng/mg・Cr以上）の増加を確認する。
- 24時間尿中カテコラミン（正常上限の2倍以上），24時間尿中総メタネフリン分画（正常上限の3倍以上）の増加を確認する。

3　治療

　褐色細胞腫・パラガングリオーマは様々な誘因によって，多量のカテコラミンを放出し，高度に血圧が上昇した状態をもたらす，この状態を高血圧クリーゼという。脳，心臓，腎臓などの多臓器に障害をもたらすため，早期に診断し，治療を行わなければならない。

　集中治療領域で頻用される薬剤も誘因となり得る。ドパミン受容体拮抗薬（メトクロプラミド，ドンペリドン），麻薬系鎮痛薬（モルヒネ，トラマドール）や各副腎皮質ステロイドも誘因となり得る。デキサメタゾン

426

代謝・内分泌系 IX

表1	副腎クリーゼを疑う症候と検査所見[9]
副腎クリーゼを疑う症候と検査所見
1. 脱水，低血圧，原因不明のショック
2. 原因不明の腹痛・急性腹症，食欲低下，体重減少，嘔気，嘔吐，下痢
3. 原因不明の発熱，関節痛
4. 予期せぬ低血糖
5. 低ナトリウム血症，高カリウム血症，高カルシウム血症，BUN 上昇
6. 貧血，好酸球増多
7. 色素沈着，白斑

（2 mg 以上）も致死的な高血圧クリーゼが報告[7]されており，注意が必要である。また，ヨード造影剤は添付文書にて原則禁忌と記載されているが，やむを得ず使用する場合は，α遮断薬およびβ遮断薬を用意し，発作に対応する必要がある。

急性期治療の第一選択はα遮断薬であるフェントラミンを静注で使用する。必要に応じて Ca 拮抗薬や硝酸薬を使用する[8]。フェントラミンはα1受容体遮断で降圧作用を示すが，α2受容体も遮断するため神経末端からノルアドレナリンが放出され，頻脈を呈する。そのため，β受容体拮抗薬の併用を必要とする場合が多い。急性期を脱すれば経口薬であるドキサゾシンを開始していく。また，2019 年にチロシン水酸化酵素阻害薬であるメチロシンが本邦でも製造販売が承認されたが，ガイドラインなどでの記載はなく，今後のデータ蓄積が望まれている。

2 | 急性副腎不全症（副腎クリーゼ）

1 総論

急性副腎不全症（副腎クリーゼ）は明確な定義が定まっていないが，2015 年に日本内分泌学会が作成した，『副腎クリーゼを含む副腎皮質機能低下症の診断と治療に関する指針：第 1 部 副腎不全症概要』[9]では，急激に糖質コルチコイドの絶対的または相対的な欠乏が生じ，放置すると致命的な状況に陥る病態とされている。原因は多岐にわたり，既知・未知の慢性副腎不全症患者に種々のストレス（感染，外傷など）が加わり，ステロイド需要が増加した場合と，治療目的で長期服用中のステロイド薬が不適切に減量・中止された場合の発症が多い。また，感染，とくに胃腸炎が発症の誘因と考えられる症例が多い。続発性副腎不全症ではとくに，女性，尿崩症併発，喘息・糖尿病併発が副腎クリーゼの発症と関連することが示唆されている[10]。

2 診断方法

表 1 に副腎クリーゼを疑う症候および検査所見を記

載する。副腎クリーゼは緊急性が高いため，随時採血値を用いて診断せざるを得ないが，副腎クリーゼと確実に診断できる基準値はない。しかし，ストレス下での随時血中コルチゾール値を用いた判定の目安として以下が示されている[9]。

- 3 〜 5 μg/dL であれば副腎クリーゼを強く疑う。
- 20 μg/dL 以上の場合は副腎不全を否定することができる。

また，ACTH の随時採血の他に，ACTH 負荷試験も診断の一助となるが，検査による治療の遅延が救命に関わると判断される場合は治療を優先すべきである。

3 治療

副腎クリーゼの治療は早期のステロイド投与と十分な細胞外液の投与である。ステイロイドはヒドロコルチゾンが推奨されている。投与量は，ヒドロコルチゾン 100 mg を速やかに静脈投与し，その後は 100 〜 200 mg を 24 時間で投与もしくは 25 〜 50 mg を 6 時間ごとに投与[11]となっているが，200 mg/day 以上の投与にエビデンスはないとの批判もある[12]。循環血液量の減少は副腎クリーゼの増悪因子でもあるため，細胞外液の補充は体液過剰に注意しながら，最初の 1 時間で 1,000 mL 投与，24 時間で 4 〜 6 L 必要との報告がある[13]。

3 | Critical illness-related corticosteroid insufficiency (CIRCI)

1 総論

CIRCI は 2008 年に Society of Critical Care Medicine (SCCM) によって初めて導入された概念である。重症病態時に視床下部 - 下垂体 - 副腎系の機能障害が起こり，重症度に対する副腎皮質ステロイド活性が不適切な状態である[14]。

重症患者は急性ストレス反応により，視床下部 - 下垂体 - 副腎系が活性化する。敗血症患者や多発外傷患者ではコルチゾール値が上昇する[15]ことが報告されている一方で，多くの重症患者では炎症性サイトカインによっ

427

て，視床下部 - 下垂体 - 副腎系に障害が引き起こされ，その結果コルチゾールの産生低下が起こる。機能障害のメカニズムは複雑で十分解明されていないが，CRH，ACTH，コルチゾールの産生低下，コルチゾール過剰分泌による枯渇，各受容体ダウンレギュレーションが起こり，機能不全が生じるとされている[14]。

重症患者における CIRCI の頻度は報告によって 0 〜 77％と大きく異なるが，母集団の重症度，診断方法が各研究で異なるためである[8]。2016 年に報告された重症敗血症患者を対象にした研究では，後述する ACTH 負荷試験に基づいて 33.5％が CIRCI と診断されている[15]。

2 診断方法

重症病態において，昇圧薬や輸液負荷に反応が乏しく，ショックが遷延する場合には CIRCI を疑う必要がある。2017 年に発表された CIRCI のガイドラインにおいて，CIRCI の診断基準は，ACTH 負荷試験（250 μg 投与）により，血清コルチゾール値が 9 μg/dL 未満もしくは随時採血でのコルチゾール値が 10 μg/dL 未満との記載があるものの，どの基準を用いるべきかの推奨は出されていない。他検査として，血液中の全コルチゾール測定よりも，遊離コルチゾールの測定が有用ではないかとの意見もあるが，推奨されていない[16]。SSCG2021 や日本版敗血症診療ガイドライン 2020 では敗血症における CIRCI の診断において，ACTH 負荷試験やコルチゾール値の測定についての言及はない[17]。現状では CIRCI の確定的な診断方法は定まっていないといえる。

3 治療

CIRCI のステロイド治療に関しては，敗血症における知見が積み重なってきているが，詳細は本書の敗血症の項目（X章-2）を参照いただきたい。

また，CIRCI ガイドラインでは，ARDS，重症外傷，市中肺炎，インフルエンザ，髄膜炎，冠動脈バイパス術，心停止について，ステロイド使用に関しての紹介を行なっているが，十分なエビデンスはないため，その適応は，症例ごとに慎重に判断する必要がある。

4 ステロイドカバー

1 総論

副腎不全以外の疾患の治療として，成人ではプレドニゾロン換算で 5 mg/day 以上，小児ではヒドロコルチゾン換算で 10 〜 15 mg/m^2/day 以上を，1 か月以上投与（経口，吸入，鼻腔内，関節内，静脈内投与にかかわらず）されると，視床下部 - 下垂体 - 副腎系への抑制を引き起こし，強い侵襲やストレスが加わった際に，副腎クリーゼを起こす可能性がある[18]。そのため，その侵襲に合わせてステロイドの投与量を調整する必要があると

いわれている。

2 ステロイドカバーの方法

周術期の侵襲による分類でのステロイドカバーが，1994 年に提言された。これは周術期の侵襲によるコルチゾール分泌が 75 〜 150 mg/day と見積もっての計算となっている[19]。以下に具体例を示す。

- 小手術（鼠径ヘルニアなど）：
  手術中にヒドロコルチゾン 25 mg を 1 回
- 中手術（胆嚢摘出術，大腸切除術，人工関節など）：
  ヒドロコルチゾン 50 〜 70 mg を 1 〜 2 日
- 大手術（膵頭十二指腸切除術，冠動脈バイパス術など）：
  ヒドロコルチゾン 100 〜 150 mg を 2 〜 3 日

その後，様々な研究がなされたが，推奨を出すには至っておらず，expert opinion が散見されるのみとなっている。エビデンスが乏しい状態が続いており，さらなる研究が望まれている。

おわりに

集中治療領域において副腎機能異常は予後に直結する場合も多く，早期診断と加療が重要である。

■ 文献

1) Charmandari E, Nicolaides NC, Chrousos GP. Adrenal insufficiency. Lancet 2014;383:2152-67.

2) Dorin RI, Qualls CR, Crapo LM. Diagnosis of adrenal insufficiency. Ann Intern Med 2003;139:194-204.

3) Lloyd RV, Osamura RY, Klöppel G, et al. WHO Classification of Tumours of Endocrine Organs: World Health Organization Classification of Tumours. Geneva: IARC; 2017. p.180.

4) Jacobson AF, Deng H, Lombard J, et al. 123I-meta-iodobenzylguanidine scintigraphy for the detection of neuroblastoma and pheochromocytoma: results of a meta-analysis. J Clin Endocrinol Metab 2010;95:2596-606.

5) Bravo EL. Pheochromocytoma: current perspectives in the pathogenesis, diagnosis, and management. Arq Bras Endocrinol Metabol 2004;48:746-50.

6) 日本内分泌学会. 褐色細胞腫・パラガングリオーマ診療ガイドライン 2018. 日内分泌会誌 2018;94:S.Aug1-90.

7) Rosas AL, Kasperlik-Zaluska AA, Papierska L, et al. Pheochromocytoma crisis induced by glucocorticoids: a report of four cases and review of the literature. Eur J Endocrinol 2008;158:423-9.

8) Marik PE, Pastores SM, Annane D, et al; American College of Critical Care Medicine. Recommendations for the diagnosis and management of corticosteroid insufficiency in critically ill adult patients: consensus statements from an international task force by the American College of Critical Care Medicine. Crit Care Med 2008;36:1937-49.

代謝・内分泌系 IX

9) 日本内分泌学会，日本小児内分泌学会，日本ステロイドホルモン学会，他．副腎クリーゼを含む副腎皮質機能低下症の診断と治療に関する指針．日内分泌会誌 2015;91:S.Sep1-78.

10) Hahner S, Loeffler M, Bleicken B, et al. Epidemiology of adrenal crisis in chronic adrenal insufficiency: the need for new prevention strategies. Eur J Endocrinol 2010;162:597-602.

11) Yanase T, Tajima T, Katabami T, et al. Diagnosis and treatment of adrenal insufficiency including adrenal crisis: a Japan Endocrine Society clinical practice guideline. Endocr J 2016;63:765-84.

12) Jung C, Inder WJ. Management of adrenal insufficiency during the stress of medical illness and surgery. Med J Aust 2008;188:409-13.

13) Dineen R, Thompson CJ, Sherlock M. Adrenal crisis: prevention and management in adult patients. Ther Adv Endocrinol Metab 2019;10:2042018819848218.

14) Vermes I, Beishuizen A, Hampsink RM, et al. Dissociation of plasma adrenocorticotropin and cortisol levels in critically ill patients: possible role of endothelin and atrial natriuretic hormone. J Clin Endocrinol Metab 1995;80:1238-42.

15) Keh D, Trips E, Marx G, et al; SepNet–Critical Care Trials Group. Effect of Hydrocortisone on Development of Shock Among Patients With Severe Sepsis: The HYPRESS Randomized Clinical Trial. JAMA 2016; 316:1775-85.

16) Annane D, Pastores SM, Rochwerg B, et al. Guidelines for the diagnosis and management of critical illness-related corticosteroid insufficiency (CIRCI) in critically ill patients (Part I): Society of Critical Care Medicine (SCCM) and European Society of Intensive Care Medicine (ESICM) 2017. Intensive Care Med 2017; 43:1751-63.

17) Egi M, Ogura H, Yatabe T, et al . The Japanese Clinical Practice Guidelines for Management of Sepsis and Septic Shock 2020 (J-SSCG 2020). J Intensive Care 2021;9:53.

18) Woodcock T, Barker P, Daniel S, et al. Guidelines for the management of glucocorticoids during the peri-operative period for patients with adrenal insufficiency: Guidelines from the Association of Anaesthetists, the Royal College of Physicians and the Society for Endocrinology UK. Anaesthesia 2020;75:654-63.

19) Salem M, Tainsh RE Jr, Bromberg J, et al. Perioperative glucocorticoid coverage. A reassessment 42 years after emergence of a problem. Ann Surg 1994;219: 416-25.

■重要論文■

◆褐色細胞腫・パラガングリオーマ診療ガイドライン 2018
日本内分泌学会で作成されたガイドライン。2012 年版からのアップデートとなるが，エビデンスレベルや推奨グレードの付与による客観性が担保され，米国内分泌学会との整合性もとられている。(→文献 6)

◆重症敗血症患者へのステロイド投与の効果：HYPRESS trial 敗血症性ショックに陥っていない段階でのステロイド投与は死亡率を改善せず，高血糖を有意に増加させ，二次感染，ICUAW も増加傾向であった。ADRENAL trial や APROCCHSS trial とともに重症敗血症患者に対するステロイド投与を考える上で重要な論文である。(→文献 15)

◆重症患者における CIRCI の診断と治療に関するガイドライン
CIRCI の診断について独立して記載されている。治療に関しては敗血症，ARDS，外傷の 3 分野についてそれぞれ推奨が記載されている。(→文献 16)

X 感染

1 基礎

佐藤智洋

目　標	• 標準予防策，感染経路別予防対策について説明できる
	• 感染症の診断，微生物検査について説明できる
	• 抗微生物薬の適正使用について説明できる
	• 薬剤耐性（AMR）対策について説明できる

Key words 感染経路別予防策，抗微生物薬，微生物検査，標準予防策，薬剤耐性

はじめに

本項では，集中治療専門医として必要な知識である感染予防策（標準予防策と感染経路別予防策），感染症の診断・微生物検査，抗微生物薬の適正使用，薬剤耐性（antimicrobial resistance, AMR）対策に関して，基礎的な点を中心にまとめる。

Ⅰ 感染予防策

1 標準予防策

標準予防策は，すべての患者に対して行われる感染対策であり，手指衛生はその基本となる。WHO では患者診察に関連した5つのタイミング（患者に触れる前，清潔・無菌操作の前，体液曝露の後，患者に触れた後，患者周辺の物品に触れた後）での手指衛生を推奨している[1]。手指衛生の方法はアルコール製剤を基本として，血液や体液で肉眼的に汚れている場合は，流水と液体石鹸による手洗いを行う。

血液，体液，粘膜，損傷した皮膚を感染予防対象として，これらに接触する際は，手指衛生の上で必要に応じて手袋，サージカルマスク，ガウン，ゴーグル・フェイスシールドなどの個人用防護具を使用し，使用した防護具は汚染された面を触れないようにして適切に廃棄し，手指衛生を行う。

ICU においては緊急性の高い場面が多く，感染対策が疎かにされがちであるが，そのような場面こそ，標準予防策を徹底することで，医療従事者への職業感染や医療従事者などを介した交差感染を予防する必要がある。

2 感染経路別予防対策

感染経路別予防対策は，標準予防策だけでは予防できない感染性の強い，また臨床上疫学上重要な病原体を保有・感染している患者に対してそれぞれの感染経路を遮断するために行われる。感染経路別（接触感染，飛沫感染，空気感染）と，対象となる病原体を表 1 に示す[2]。

ノンエンベロープウイルス（ノロウイルス，ロタウイルス，アデノウイルスなど）や芽胞を有するクロストリディオイデス・ディフィシル（*Clostridioides difficile*）はアルコールで失活しないため，手袋の着用や液体石鹸による流水での手洗いが重要であり，環境消毒には次亜塩素酸を使用する必要がある。

Ⅱ 感染症の診断

感染症診療において，最も重要なのは診断である。適切な診断が行われないと患者の予後不良や抗微生物薬の不適切使用を招く。病歴聴取と全身診察の上，どのような背景の患者において，どの臓器に，どのような微生物に感染しているのかを考え，微生物学的診断をすることが必要である。

430

感染 X

表1 感染経路別感染対策[2]

感染経路	接触感染	飛沫感染	空気感染
特徴	皮膚，粘膜，創と直接的な接触や環境などを介する間接的な接触で感染	咳，くしゃみ，会話などで放出される飛沫が粘膜などに付着することで感染2 m以上は飛ばない	長時間空中を浮遊することができる病原体を含む5μm未満の飛沫核を吸入することで感染空気流に乗って空間を移動
対応が必要な病原体	薬剤耐性菌クロストリディオイデス・ディフィシルHIV胃腸炎ウイルス（ロタ／ノロ／エンテロウイルス）単純ヘルペスパラインフルエンザウイルス疥癬アデノウイルス（結膜炎）	インフルエンザ菌髄膜炎菌喉頭ジフテリア菌百日咳菌アデノウイルスインフルエンザウイルスパルボウイルス風疹ウイルスマイコプラズマ新型コロナウイルス	結核菌麻疹ウイルス水痘帯状疱疹ウイルス
個人防護	手袋，ガウン	サージカルマスク	N95マスク
患者配置	個室が望ましい	個室 or ベッド間隔2 m以上	陰圧個室移動時はサージカルマスクを使用

表2 ICUにおける感染以外の発熱の原因[3]

- 無石性胆嚢炎，膵炎
- 急性心筋梗塞，Doresller症候群
- 副腎不全，甲状腺機能異常
- 輸血
- 薬剤熱
- アレルギー
- 外傷，手術後
- 脂肪塞栓
- 血腫
- 血栓，虚血，梗塞
- 頭蓋内出血，脳卒中
- 誤嚥
- ARDS
- 悪性腫瘍，腫瘍崩壊症候群
- 痛風，偽痛風

1 非感染症の鑑別

発熱や炎症反応指標の上昇は，感染症を疑う参考にはなるが，感染症以外の疾患でも上昇する。敗血症と診断された患者のうち3分の1以上は感染ではないとされ，またICU患者の半数に発熱や炎症反応指標の上昇を生じるが，原因の半数は非感染性の原因によるとされる（表2）[3]。発熱や炎症反応指標の上昇のみに対して抗微生物薬を投与することは慎むべきである。

プロカルシトニン（procalcitonin, PCT）は細菌感染を反映して急速に上昇するため，早期の細菌感染を示唆する指標として期待されているが，現在のところ有意性は示されておらず，Surviving Sepsis Campaign Guidelines 2021（SSCG2021）[4]においても，抗菌薬開始の指標にしないことを推奨している。

2 患者背景

感染臓器・微生物の推定，抗微生物薬の決定において，患者背景を把握することが重要である。患者背景としては，年齢，性別，既往歴（手術歴，内服歴，免疫抑制の有無，直近の医療介入の有無などを含む），渡航歴などを確認する。

3 感染臓器

現病歴，患者背景，臨床症状，血液検査，画像検査から感染臓器を推定する。ICUでは，意識障害や鎮痛鎮静薬使用により患者からの聴取が困難な場合や臨床症状がマスクされる場合があるため，画像検査による評価を必要とする場合が多い。画像検査には，X線・超音波・CT・MRIなどがあるが，感染が推定される部位によって必要な検査が異なるため，患者の状態や緊急度に応じて実施する。

Ⅲ 微生物検査

1 検体の取り扱い

原因微生物を同定する上で微生物検査は重要である。微生物検査の精度に最も影響するのは，適切な検体採取と取り扱いである。喀痰や創部など無菌ではない部位からの採取では，定着菌のコンタミネーションの可能性があるため注意が必要である。膿性であるかどうかなどの検体の評価を行い，不適切な検体や培養に値しない検体

431

日本集中医療医学会専門医テキスト　第4版

表3　喀痰検査の品質評価

Miller & Jones 分類（肉眼的品質評価）

M1	唾液，完全な粘液淡
M2	粘液痰の中に少量の膿性痰を含む
P1	膿性部分が3分の1以下
P2	膿性部分が3分の1〜3分の2
P3	膿性部分が3分の2以上

※ M1，2は唾液成分が主で検査意義は乏しい

Geckler 分類（顕微鏡的品質評価）

	細胞数（1視野あたり）	
	扁平上皮細胞	好中球
G1	＞25	＜10
G2	＞25	10〜25
G3	＞25	＞25
G4	10〜25	＞25
G5	＜10	＞25
G6	＜25	＜25

※ G1〜3は唾液成分が主で検査意義は乏しい
※ G6は経気管的に採取されたものであれば検査意義あり

表4　グラム染色と主な細菌

	球菌	桿菌
グラム陽性	双球菌：肺炎球菌，連鎖球菌 連鎖形成：連鎖球菌，腸球菌など 塊形成：ブドウ球菌	クロストリジウム リステリア バシラス コリネバクテリウム
グラム陰性	ナイセリア モラクセラ アシネトバクター	腸内細菌 緑膿菌 バクテロイデス

（表3）は，診断に混乱を招くため培養しない。

検体採取は，抗微生物薬投与前に採取する，常在菌の混入を避ける，適切な容器に採取する，採取後は速やかに提出することが重要である。夜間などやむを得ず保存する場合は検体ごとに適切な方法で保存する。気道，尿，ドレナージ排液検体などの多くは4℃以下の冷蔵保存であるが，血液培養検体は室温保存，髄液や淋病を疑う場合の尿検体は孵卵器に入れて保存する必要があるため注意する。

2　グラム染色

培養検体のグラム染色（表4）は，経験的治療で選択する抗微生物薬の参考となる。肺炎，尿路感染，髄膜炎などでは特異度も高いため，可能な限り行う。ただし，抗微生物薬投与後の場合，染色に影響を与える可能性があるため解釈には注意が必要である。

3　血液培養

血液培養はとくに重要で，感染フォーカスが不明の場合に，培養された菌から感染巣を推測することができる可能性がある。また感受性試験結果が抗菌薬の適正使用へとつながる。血液培養の適応は，菌血症を疑う場合である。悪寒戦慄を伴う発熱，臨床症状と合わない低体温，頻脈，頻呼吸，血圧低下，末梢循環不全，意識障害，白血球数の著明な高値/低値などは菌血症を示唆する。基本的に血液培養の陰性確認は必要ないが，持続菌血症の

リスクの高い，黄色ブドウ球菌，カンジダ，感染性心内膜炎などの血管内感染は，陰性化を確認する。

血液培養採取の際は，検出率を高めコンタミネーションを防ぐためにもクロヘキシジンアルコール塗布後，作用時間を十分に保ち，各ボトル10 mL以上を2セット，異なる部位から採血する（感染性心内膜炎を疑う場合は3セット）。コンタミネーションと判断される頻度の多い原因微生物としては，病原性の弱い表皮ブドウ球菌，バシラス，コリネバクテリウム，プロピオニバクテリウム，緑色連鎖球菌などがある[5]。ただし，患者の免疫状態，血管内カテーテル留置，体内人工物などの有無によっては感染の原因微生物になり得ることから，総合的に判断する必要がある。コンタミネーションを示唆する所見としては，①培養陽性になるまでに時間がかかる，②1セットのみ陽性，③臨床症状がそれほど重症でないなどが挙げられる。

4　多項目遺伝子関連検査

血液培養が陽性だった場合，従来であれば微生物の同定・薬剤感受性試験の結果まで数日を要していた。しかし本邦でも2017年より血液培養の多項目遺伝子関連検査が保険適用となり，2時間前後で細菌名と薬剤耐性遺伝子を検出・同定できるようになった。抗菌薬投与期間や入院期間の短縮が報告されており，今後の活用が期待される[6]。

多項目遺伝子関連検査では，ウイルスも含めた呼吸器パネルや髄膜炎・脳炎パネルもあり，2024年現在ともに保険適用となっており，使用による入院期間の短縮や抗ウイルス薬の投与期間短縮が報告されている[7]。

このような多項目遺伝子関連検査は，COVID-19の診療を機に多くの施設で普及しており，自施設でどんな検査ができるのか，日頃から検査室と連携をとっておくべきである。

また，日本感染症学会・日本臨床微生物学会が合同で『多項目遺伝子関連検査の実施指針』[8]を作成しており，適応などに関して参考にする。

感染 **X**

表5 推定感染巣別の重症感染症の経験的治療の目安 [9]〜[14]

感染巣	推奨薬	頻度の多い原因微生物	備考
市中肺炎	CTRX or ABPC/SBT + AZM or LVFX	肺炎球菌，インフルエンザ桿菌，レジオネラ，クレブシエラ，マイコプラズマ	
院内肺炎	CFPM or TAZ/PIPC or MEPM	黄色ブドウ球菌，グラム陰性桿菌（緑膿菌を含む）	緑膿菌のアンチバイオグラムや AmpC 産生菌の検出頻度に応じて選択 MRSA の関与が疑われる場合は抗 MRSA 薬を併用 細胞性免疫低下がありニューモシスチス肺炎が疑われる場合は ST を併用
市中尿路感染	CTRX or CMZ	腸内細菌	ESBL 産生菌の検出頻度に応じて選択
医療行為関連尿路感染症	TAZ/PIPC	腸内細菌，緑膿菌，腸球菌	
カテーテル関連血流感染	抗 MRSA 薬＋ CFPM	黄色ブドウ球菌，表皮ブドウ球菌	カンジダが疑われる場合は MCFG
腹腔内感染症	TAZ/PIPC	腸内細菌，バクテロイデス，腸球菌	
壊死性軟部組織感染症（健常者）	PCG + CLDM	化膿性連鎖球菌，黄色ブドウ球菌，クロストリジウム	
壊死性軟部組織感染症（基礎疾患，医療関連）	MEPM +抗 MRSA 薬	上記に加えて，MRSA，腸内細菌，緑膿菌，嫌気性菌	
壊死性軟部組織感染症（海水，淡水曝露）	CTRX + LVFX	エロモナス，ビブリオ	
髄膜炎	CTRX + VCM + ACV	肺炎球菌，髄膜炎菌，インフルエンザ菌，リステリア	50 歳以上，免疫不全，アルコール依存は ABPC を併用
髄膜炎（脳外科術後，シャントなど）	CFPM + VCM	MRSA，緑膿菌	
感染性心内膜炎（自己弁）	CTRX + VCM	黄色ブドウ球菌，緑色連鎖球菌，腸球菌	
感染性心内膜炎（人工弁）	CFPM + VCM	上記に加え，表皮ブドウ球菌，グラム陰性桿菌	
化膿性脊椎炎（市中，医療デバイスなし）	CTRX	黄色ブドウ球菌，連鎖球菌	
化膿性脊椎炎（医療関連）	CFPM + VCM	黄色ブドウ球菌，グラム陰性桿菌（緑膿菌を含む）	
発熱性好中球減少症	CFPM or TAZ/PIPC or MEPM	黄色ブドウ球菌，グラム陰性桿菌（緑膿菌を含む）	緑膿菌のアンチバイオグラムや AmpC 産生菌の検出頻度に応じて選択 状態に応じて，抗 MRSA 薬，MCFG

ABPC, ampicillin; ACV, aciclovir; AZM, azithromycin; CFPM, cefepime; CLDM, clindamycin; CMZ, cefmetazole; CTRX, ceftriaxone; LVFX, levofloxacin; MCFG, micafungin; MEPM, meropenem; MRSA, methicillin-resistant *Staphylococcus aureus*; PCG, benzylpenicillin; PIPC: piperacillin; SBT, sulbactam; TAZ, tazobactam; VCM, vancomycin.

Ⅳ 抗微生物薬の適正使用

1 感染源のコントロール

感染症治療において，抗微生物薬治療を行う前提として，感染源のコントロールが必要である。膿瘍，壊死組織があれば，切開・ドレナージ・デブリードマンを行う。管腔閉塞（尿管，胆管，胆囊，腸管など）があれば，解除する。デバイスの感染があれば，除去する。感受性のある抗微生物薬を投与しているにもかかわらず，状態の改善が乏しい，悪化傾向にある場合は，感染源のコントロールができているか，全身診察，画像検査などで再評価する必要がある。

2 抗微生物薬の選択

患者背景，臨床所見，検査結果などから，原因臓器と微生物を推定し経験的治療を行うが，ICU 入室を必要とするような重症感染症では，原因微生物へのカバー漏れが生命予後に直結するため，耐性菌なども考慮の上で抗微生物薬を選択する（表5）[9]〜[14]。また，好中球減少，免疫抑制薬・高用量ステロイド・長期広域抗菌薬使用，長期中心静脈カテーテル・血管内デバイス留置などがあり，カンジダが懸念される場合は抗真菌薬を検討する。抗微生物薬に対する感受性に関しては時と場所により異なるため，自施設でのアンチバイオグラムなどを参考に選択する。

日本集中医療医学会専門医テキスト　第4版

3 βラクタムアレルギー

抗菌薬選択に際して，βラクタムアレルギーが問題となる場合がある。アレルギーを起こすものとして重要なのはペニシリン系とセファロスポリン系である。βラクタム薬同士で交差反応を起こす原因は共通する側鎖であり，頻度の高いものとしてアミノペニシリンと第1，2世代セファロスポリン（セファゾリンは側鎖が異なるため除く），セフタジジムとアズトレオナムがある。第3世代セファロスポリンと第4世代セファロスポリンも側鎖が共通する。アレルギーの既往歴がある場合でも，本当にアレルギーであったのか不明確な場合も多く，正確な病歴と原因薬剤を聴取すべきである。アレルギーが疑われる場合は，リスク・ベネフィットを考慮して，側鎖の異なる交差反応を起こす確率の低い薬剤を使用する[15),16)]。

4 投与タイミング

ショックを伴うような重症感染症では，可及的速やかに1時間以内の投与が求められる。しかし近年，抗菌薬によるAMRや副作用が問題になっており，またショックを伴わない敗血症においては，抗菌薬の数時間差の投与で予後改善効果は認められていないことからも，必要な検査を行い，感染性・非感染性を評価した上で，抗菌薬の必要性を判断し，3時間以内に投与することが提案されている（日本版敗血症診療ガイドライン2020：J-SSCG2020[10)]，SSCG2021[4)]）。

5 de-escalation

ICUでは，患者の重症度から経験的治療として広域抗菌薬が使用されることが多いが，AMRや医療コストの上昇に関係する。原因微生物，薬剤感受性などが判明次第，効果のある最も狭域な抗菌薬に変更する（de-escalation）。培養により原因微生物が不明の場合も臨床症状に応じてde-escalationを検討する。

6 投与量，方法

過量投与による副作用，投与不足による治療失敗，耐性菌発生を防ぐためにも，薬物動態学/薬力学（pharmacokinetics/pharmacodynamics, PK/PD）理論に基づき，必要十分量を適切な方法で適切な期間投与する必要がある。

PKは体内における吸収，代謝，分布，排泄にかかわり，ICUでは急性腎障害やそれに伴う持続的腎代替療法（continuous renal replacement therapy, CRRT），体外式膜型人工肺（extracorporeal membrane oxygenation, ECMO）などの補助装置が影響する（表6）。抗微生物薬

表6　抗微生物薬の用量調整

ECMO での用量調整
・増量が必要となる可能性 　AMPH-B, LZD, MCFG, GCV, IPM
・減量が必要となる可能性 　CFPM
・用量調整が不要 　CEZ, CTRX, CPFX, TAZ/PIPC, MEPM, VCM, ST, VRCZ
腎機能低下時に減量の必要のない代表的な薬剤
CTRX, MINO, AZM, CLDM, DOXY, LZD, RFP, MCFG, AMPH-B
※LZD：減量した方が血小板減少リスクが低減
※MCFG：CRRTでは増量が必要

AMPH-B, amphotericin B; AZM, azithromycin; CEZ, cefazolin; CFPM, cefepime; CLDM, clindamycin; CPFX, ciprofloxacin; CRRT, continuous renal replacement therapy; CTRX, ceftriaxone; DOXY, doxycycline; GCV, ganciclovir; IPM, imipenem; LZD, linezolid; MCFG, micafungin; MEPM, meropenem; MINO, minocycline; PIPC, piperacillin; RFP, rifampicin; ST, sulfamethoxazole-trimethoprim; TAZ, tazobactam; VCM, vancomycin; VRCZ, voriconazole.

は腎代謝の薬剤が多く，急性腎障害があると，クリアランスが低下するため一部薬剤を除き投与量調整が必要となる。その際は，初回投与量は通常通り投与する，CRRT施行時・腎機能回復時は再度投与量調整を行う必要がある。

❶ CRRTによる影響

CRRTを施行するとクリアランスは増加し，その効果は，モード，持続時間，浄化量などにより影響を受ける。日本におけるCRRTの一般的な透析液流量と濾過流量（16～24 L/day前後）であれば，クレアチニンクリアランスは10～16 mL/min前後となる。non-renal indicationでCRRTを施行する場合もあり，その際は残存する腎機能に上乗せされるため，ベースの腎機能も考慮しつつ投与量を決定する。海外におけるCRRTでは，日本に比較して透析液流量と濾過流量がかなり多く，海外のデータに基づくサンフォードなどに記載されている投与量は，過量投与となる可能性があるため注意が必要である。

❷ ECMOによる影響

プライミングによる血液希釈が起こり，とくに水溶性薬剤で分布容積が増大する。また回路への吸着は，脂溶性が高く，タンパク結合率が高い薬剤で起こりやすい。一部薬剤で投与量調整が必要となる[17),18)]。

PDは薬剤の効果に関わるものであり，抗菌薬には，最小発育阻止濃度（minimum inhibitory concentration, MIC）と比較して濃度を高めることで効果を示す濃度依存性の薬剤とMIC以上の濃度を維持する時間に応じて

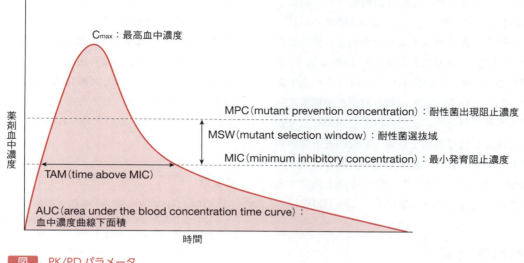

図　PK/PD パラメータ

表7　投与期間の目安[11〜14]

感染症の種類	投与期間	備考
市中肺炎	5〜7日間	レジオネラ，クラミジアは14日間
院内肺炎，人工呼吸器関連肺炎	7日間	
腎盂腎炎	7〜14日間	LVFX では投与期間短縮可能
前立腺炎	14〜28日間	
腹腔内感染症（感染源のコントロール良好）	4〜7日間	
クロストリディオイデス・ディフィシル感染症	10日間	
細菌性髄膜炎	7日間（髄膜炎菌，インフルエンザ菌） 10〜14日間（肺炎球菌） 21日間（グラム陰性桿菌，リステリア）	
菌血症	5〜7日間（表皮ブドウ球菌） 7〜14日間（腸球菌，グラム陰性桿菌） 陰性確認から14日間（黄色ブドウ球菌，カンジダ）	黄色ブドウ球菌で遠隔感染，糖尿病，免疫抑制，血管内人工物がある場合，カンジダで眼内炎がある場合は，4週間以上
骨髄炎	4〜6週間	

LVFX, levofloxacin.

効果を示す時間依存性の薬剤がある。

　アミノグリコシド，キノロン，マクロライド，グリコペプチドなどは濃度依存性薬剤であり，PK/PD パラメータとして，最高血中濃度（maximum plasma concentration, C_{max}）/MIC と血中濃度曲線下面積（area under the blood concentration time curve, AUC）/MIC がある。投与法として C_{max}/MIC では1日1回で十分量投与，AUC/MIC では1日総投与量が重要である。

　βラクタム系は時間依存性薬剤であり，PK/PD パラメータとして，time above MIC（TAM）がある。TAM を上昇させる投与法としては，持続投与，投与時間延長，投与間隔を短縮する方法などが挙げられる。βラクタム薬では，持続投与により安定した高い血中濃度を維持でき，高い TAM を期待でき，短期死亡率の改善が報告されている[19]。

　また，薬剤耐性の観点から，耐性菌出現阻止濃度（mutant prevention concentration, MPC）と呼ばれるものである程度耐性が存在しても，一定の濃度を超えると増殖を抑制できる濃度がある。MPC と MIC の間の濃度は耐性菌選抜域（mutant selection window, MSW）と呼ばれ，耐性菌のみが増殖できる最も耐性菌を発生させやすい濃度域となるため，抗菌薬を十分量，必要な期間投与することが必要である（図）。

7　抗微生物薬の投与期間

　必要な投与期間は，中止後に再燃，再発リスクが長期投与と比較して差がない最短の投与期間である。外科的治療介入の有無，患者の免疫状態，感染臓器，原因微生物，使用する抗微生物薬の種類によって必要な期間には多様性がある（表7）[11〜14]。

ガイドラインなどで一般的な投与期間について記載されているものもあるが，明確なエビデンスがあるものは少なく，個々の患者ごとに判断する必要がある。安易な長期投与は，耐性菌発生，薬剤による副作用，医療コスト（薬剤，入院期間など）増加に影響するため避けるべきである。そういったことから，近年は投与期間を短縮する研究が多く発表されている[20]。また，PCTを指標として投与中止時期を決定し投与期間を短縮，感染関連有害事象を減少できたと報告され[21]，最適な投与期間が不明な場合，臨床評価とPCTを合わせて，中止時期を決定することが提案されている（J-SSCG2020[10]，SSCG2021[4]）。

Ⅴ 薬剤耐性対策

O'Neilレポート[22]によれば，2013年時点でAMRにより世界で年間70万人が死亡しており，このまま対策を講じなければ，2050年にはAMRに起因して世界で1,000万人が死亡すると予想されており，そのうちアジアでの死亡者数が全体の5割を占めると推定されている。

抗菌薬の不適切使用を背景として，薬剤耐性菌が世界的に増加しているが，新たな抗菌薬の開発は減少傾向にあり，国際的な問題となっている。

AMRへの対策として，次の大きく2つの対応が必要と考えられている。

- 耐性菌を保菌・感染した患者から，保菌していない患者へ広げない対策
  多くの病院では，infection control team（ICT）が整備され，施設内の感染防止対策や施設間での情報共有も行われている。
- 不適切な抗菌薬の使用が耐性菌を発生あるいは蔓延させる原因となるため，患者への抗菌薬の使用を適切に管理する対策
  適切な抗菌薬治療が行われているかを専門的に監視・管理し，必要に応じて処方医へ支援を行う仕組み（抗菌薬適正使用支援：Antimicrobial Stewardship，AS）が必要とされており，ASを実践するチーム（Antimicrobial Stewardship Team，AST）や，その指針（抗菌薬適正使用支援プログラム：Antimicrobial Stewardship Program，ASP）の整備が必要である。

AMRワンヘルス動向調査年次報告書2022が報告されている[23]。近年諸外国では，腸内細菌（大腸菌，肺炎桿菌）のカルバペネムに対する耐性率の増加が問題になっているが，日本での耐性率は低く推移している。しかし，日本では大腸菌における第3世代セファロスポリン，フルオロキノロンへの耐性率が問題となっている。

メチシリン耐性黄色ブドウ球菌の割合は減少傾向であるものの諸外国との比較でも未だ高い水準にある。エンテロコッカス・フェシウム（*Enterococcus faecium*）のバンコマイシン耐性率は諸外国に比較すると低いが，近年増加傾向である。今後も高齢化の加速により，抗菌薬使用機会の増加が予想されるため，抗菌薬適正使用によりAMR対策をすることが求められる。

■ 文献

1) WHO guidelines on hand hygiene in health care. 2009. [cited 2024 Jul 24]. Available from: https://www.who.int/publications/i/item/9789241597906

2) Guideline for Isolation Precautions: Preventing Transmission of Infectious Agents in Healthcare Settings. 2007. [cited 2024 Jul 24]. Available from: https://www.cdc.gov/infection-control/hcp/isolation-precautions/index.html

3) O'Grady NP, Barie PS, Bartlett JG, et al; American College of Critical Care Medicine, Infectious Diseases Society of America. Guidelines for evaluation of new fever in critically ill adult patients: 2008 update from the American College of Critical Care Medicine and the Infectious Diseases Society of America. Crit Care Med 2008;36:1330-49.

4) Evans L, Rhodes A, Alhazzani W, et al; Surviving sepsis campaign: international guidelines for management of sepsis and septic shock 2021. Intensive Care Med 2021;47:1181-247.

5) Pien BC, Sundaram P, Raoof N, et al. The clinical and prognostic importance of positive blood cultures in adults. Am J Med 2010;123:819-28.

6) Timbrook TT, Morton JB, McConeghy KW, et al. The Effect of Molecular Rapid Diagnostic Testing on Clinical Outcomes in Bloodstream Infections: A Systematic Review and Meta-analysis. Clin Infect Dis 2017;64:15-23.

7) Hueth KD, Thompson-Leduc P, Totev TI, et al. Assessment of the Impact of a Meningitis/Encephalitis Panel on Hospital Length of Stay: A Systematic Review and Meta-Analysis. Antibiotics (Basel) 2022;11:1028.

8) 日本感染症学会，日本臨床微生物学会．多項目遺伝子関連検査の実施指針（2020年12月25日改訂）. Available from: https://www.kansensho.or.jp/uploads/files/guidelines/2012_sepsis_1.pdf

9) 日本化学療法医学会．抗菌化学療法用語集. Available from: https://www.chemotherapy.or.jp/modules/publications/index.php?content_id=7

10) 江木盛時，小倉裕司，矢田部智昭，他；日本版敗血症診療ガイドライン2020特別委員会．日本版敗血症診療ガイドライン2020．日集中医誌 2021;28:S1-411.

11) 菊池 賢，橋本正良 監修．日本語版 サンフォード感染症治療ガイド2022（第52版）．ライフサイエンス出版．2022．

12) 荒川創一，笠井正志，河合 伸，他：日本感染症学会，日本化学療法学会 JAID/JSC 感染症治療ガイド・ガイドライン作成委員会 敗血症ワーキンググループ．JAID/JSC 感染症治療ガイドライン2017 ―敗血症およびカテーテル関連血流感染症―．2018.

13) 山本新吾, 石川清仁, 速見浩士, 他 ; 日本感染症学会, 日本化学療法学会 JAID/JSC 感染症治療ガイド・ガイドライン作成委員会 尿路感染症・男性器感染症ワーキンググループ. JAID/JSC 感染症治療ガイドライン 2015 ―尿路感染症・男性性器感染症―. 2016.

14) 三笠 桂, 青木信樹, 青木洋介, 他 ; 日本感染症学会, 日本化学療法学会 JAID/JSC 感染症治療ガイド・ガイドライン作成委員会 呼吸器感染症 WG. JAID/JSC 感染症治療ガイドライン ―呼吸器感染症―. 2014.

15) Zagursky RJ, Pichichero ME. Cross-reactivity in β-Lactam Allergy. J Allergy Clin Immunol Pract 2018; 6:72-81.e1.

16) Mirakian R, Leech SC, Krishna MT, et al; Standards of Care Committee of the British Society for Allergy and Clinical Immunology. Management of allergy to penicillins and other beta-lactams. Clin Exp Allergy 2015;45:300-27.

17) Cheng V, Abdul-Aziz MH, Roberts JA, et al. Optimising drug dosing in patients receiving extracorporeal membrane oxygenation. J Thorac Dis 2018;10:S629-41.

18) Shekar K, Fraser JF, Smith MT, et al. Pharmacokinetic changes in patients receiving extracorporeal membrane oxygenation. J Crit Care 2012;27:741.e9-18.

19) Vardakas KZ, Voulgaris GL, Maliaros A, et al. Prolonged versus short-term intravenous infusion of antipseudomonal β-lactams for patients with sepsis: a systematic review and meta-analysis of randomised trials. Lancet Infect Dis 2018;18:108-20.

20) Yahav D, Franceschini E, Koppel F, et al; Bacteremia Duration Study Group. Seven Versus 14 Days of Antibiotic Therapy for Uncomplicated Gram-negative Bacteremia: A Noninferiority Randomized Controlled Trial. Clin Infect Dis 2019;69:1091-8.

21) Kyriazopoulou E, Liaskou-Antoniou L, Adamis G, et al. Procalcitonin to Reduce Long-Term Infection-associated Adverse Events in Sepsis. A Randomized Trial. Am J Respir Crit Care Med 2021;203:202-10.

22) O'Neil J. Tackling drug-resistant infections globally: final report and recommendations. 2016. Available from: https://amr-review.org/sites/default/files/160518_Final%20paper_with%20cover.pdf

23) Nippon AMR One Health Report (NAOR) 2022. [cited 2024 Jul 24]. Available from: https://www.mhlw.go.jp/content/10900000/001158348.pdf

■ 重要論文 ■

◆ 敗血症診療国際ガイドライン SSCG2021
敗血症診療の世界的バイブル。(→文献 4)

◆ 日本版敗血症診療ガイドライン J-SSCG2020
本邦の医療事情に即した内容となっている。(→文献 10)

◆ サンフォード感染症ガイド
感染症診療のバイブル。(→文献 11)

X 感染

2 敗血症

数馬 聡

> **目 標**
> - 敗血症における炎症反応と免疫麻痺の病態を理解する
> - 敗血症，敗血症性ショックの定義を理解する
> - 初期治療として，初期蘇生と早期の抗菌薬投与を実践できる
> - 敗血症診療ガイドラインに準じた治療を，チーム医療として実践できる

Key words Sepsis-3，自然免疫，日本版敗血症診療ガイドライン，敗血症，敗血症性ショック，免疫麻痺

はじめに

　敗血症（Sepsis）とは，感染を契機として急速に心臓や肺，腎臓などの重要臓器に機能不全を起こす疾患である。敗血症の中でも，重篤な循環障害と細胞代謝異常を呈するものは敗血症性ショックと呼ぶ。近年の研究では，敗血症は以前は世界で年間約4,900万人が罹患し，1,100万人が死亡したと報告されている[1]。これは全世界の死亡者の19.7％に相当し，がんによる死亡数を上回る。同じ報告では1990〜2017年にかけて，敗血症の年齢標準化罹患率は37.0％低下，死亡率は52.8％低下しているものの，発展途上国地域（85％が中低所得国），小児（40％が5歳未満）ではとくにその負荷が高く，敗血症は今なお公衆衛生上の大きな脅威であるとしている（図1）[1]。

　本項では，敗血症の病態生理に関する知見と共に，敗血症の定義の変遷，さらに診断・治療に関しては日本版敗血症診療ガイドライン（J-SSCG 2020）[2]に沿って解説する。

I 敗血症の病態

1 感染における自然免疫（innate immunity）

　自然免疫系は，進化的に保存されたシステムであり，侵入しようとする病原体や宿主への潜在的な脅威に対する防御の第一線として働く。敗血症は自然免疫に端を発する炎症性疾患と位置付けられる。これらの反応は，多くの病原微生物，内因性のdanger signal（alarmin）を宿主の補体や細胞表面受容体が認識することから始まり，最終的に炎症反応の背景病態であるサイトカイン産生につながる。外因性の病原微生物関連分子パターン（pathogen-associated molecular patterns, PAMPs）や内因性のalarminは壊死関連分子パターン（damage-associated molecular patterns, DAMPs）と総称され，単球や樹状細胞などの免疫担当細胞の表面に存在するパターン認識受容体（pattern recognition receptors, PRRs）に認識される。PRRsはToll-like受容体（Toll like receptors, TLR）をはじめ，細胞内に存在するC型レクチン受容体（c-type lectin receptors, CLRs）やretinoic acid-inducible gene 1（RIG-1）-like receptors（RLRs）など多くの分子からなり，複雑なシグナル伝達を介して全身性炎症反応を起こす。グラム陰性菌の細胞壁成分であるエンドトキシン（lipopolysaccharide, LPS）などはTLR4に，グラム陽性菌の細胞壁成分であるペプチドグリカンはTLR2によって認識されるなど，それぞれのTLRは認識するPAMPsが異なる。PRRsの活性化によって産生されたnuclear factor-kappa B（NF-κB）は細胞質内から核内に移動して転写部位に結合し，tumor necrosis factor（TNF）-αやinterleukin（IL）-1などの炎症性サイトカインや，intercellular adhesion molecule（ICAM）-1，vascular cell adhesion molecule（VCAM）-1などの接着因子，一酸化窒素を産生する。炎症性サイトカインは，好中球やマクロファージを活性化して，感染局所へ誘導し，侵入した病原微生物を排除するように働く。これらの自然免疫反応は病原微生物の排

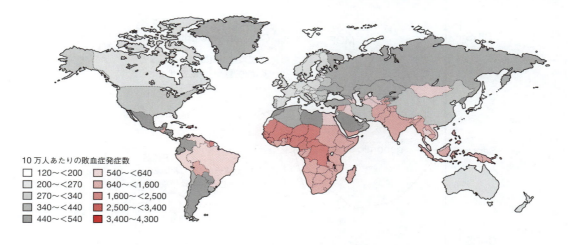

図1 2017年の人口10万人あたりの年齢標準化後の敗血症の発症数[1]
（文献1より改変して転載）

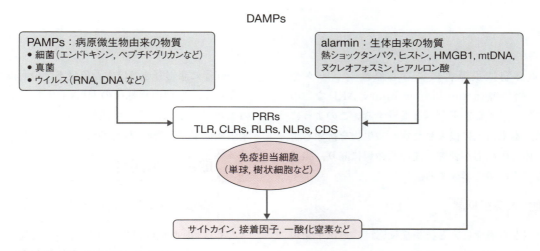

図2 敗血症の病態と負の連鎖
CDS, cytosol DNA sensor; CLRs, c-type lectin receptors; NLRs, nucleotide oligomerization domain (NOD)-like receptors; RLRs, retionoic acid-inducible gene1 (RIG-1)-like receptors; TLR, TOll like receptors.

除に不可欠な反応である。

2 敗血症における炎症反応の進行

PAMPsによって過剰産生された炎症性サイトカインは，補体やケモカインのカスケード反応も誘導する。この際，ヘルパーT細胞が侵入病原体の種類に応じてTh1，Th2，Th17のいずれかのエフェクターT細胞に分化し，それぞれの病原体の排除に適した免疫反応を誘導する。一方，過剰な炎症反応が継続すると制御性T細胞の働きにより，エフェクターT細胞を抑制する。この反応は免疫抑制のphaseに移行するトリガーにもなり得る。初期に活性化される炎症反応は，凝固系にも影響を及ぼす。組織因子やトロンボモジュリン，von Willebrand因子，plasminogen activator inhibitor (PAI)-1などの発現の変化は血管内皮の環境を凝固亢進状態にシフトさせる。また，内皮細胞間接着や血管内皮自体の障害による血管透過性亢進によって，血管内のアルブミンを含む血漿成分や水分が間質に移動し，血管内容量が減少する体液分布異常状態に加え，一酸化窒素の産生亢進により血管拡張と微小循環障害を生じ，組織酸素代謝失調（dysoxia）を引き起こし，臓器虚血をきたす。

一方，好中球細胞外トラップ（neutrophil extracellular traps, NETs）から放出されるヒストンの他，高度な侵襲によって壊死した細胞からhigh mobility group box 1 (HMGB1)やミトコンドリアDNAなどのDAMPsが流出しPRRsに認識され負の連鎖が形成される（図2）。ヒストンやHMGB1の増加は敗血症誘発性心不全（sepsis-induced myocardial dysfunction, SIMD）

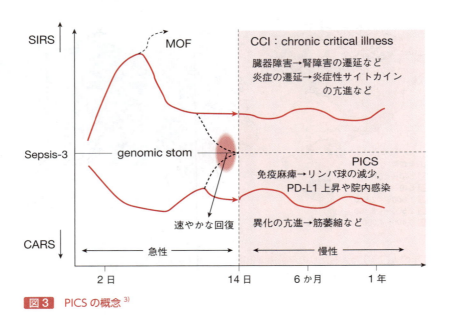

図3 PICS の概念[3]

と呼ばれる心筋拡張障害による心原性ショックやARDS，急性腎傷害（acute kidney injury, AKI）などの臓器障害に陥り，多臓器不全へと進展する。このように敗血症では，本来宿主に侵入した病原微生物を排除しようとする生体防御反応が制御不能な悪循環に陥り，臓器障害が進行する病態を形成する。

3 敗血症と免疫抑制

敗血症早期から炎症反応と抗炎症反応は，遺伝子発現のパターンからみて同時期に発生しており，そのバランスがどちらかの病勢に傾くことによって，重症化・病態の遷延につながるという解釈が一般的となっている。急性期の治療が奏功したにもかかわらず免疫抑制状態が遷延する状態を，persistent inflammation, immunosuppression and catabolism syndrome（PICS）と呼ぶこともある（図3）[3]。敗血症においては，TNF-αやIL-6などの炎症性サイトカインの発現が優位に上昇する，いわゆる全身性炎症反応症候群（systemic inflammatory response syndrome, SIRS）と，IL-10などの抗炎症性サイトカインの発現が優位に上昇する代償性抗炎症反応症候群（compensatory anti-inflammatory response syndrome, CARS），すなわち免疫麻痺（immunoparalysis）は感染直後から同時期に起きており，この SIRS/CARS のバランスのベクトルの結果が急性期の重症病態を反映しているとされる。SIRS，CARS の状態が遷延する状態を chronic critical illness（CCI）と呼ぶ。抗炎症状態で病態が遷延する場合，免疫抑制や異化亢進の状態となり，新たな臓器障害や日和見感染などによって患者の転帰に悪影響を及ぼす。免疫不全の明確な診断基準はないが，末梢血単球中の HLA-DR 発現率やリンパ球のアポトーシス，LPS 刺激による単球のサイトカイン産生能低下が免疫麻痺の診断の一助となる[4]。

II 敗血症の定義

1 Sepsis-3 の定義と変遷

古くは「敗血症は微生物が局所から血流に侵入した病気」との概念が広められ，菌血症と敗血症は同義語として扱われていた。1992年の米国集中治療医学会と米国胸部専門医会による合同カンファレンスでは，「敗血症は感染症を伴う全身性炎症反応症候群（systemic inflammatory response syndrome, SIRS）」と定義され（Sepsis-1）[5]，菌血症を伴わなくとも敗血症と診断されるようになった。SIRS は，体温，呼吸数または動脈血二酸化炭素分圧，脈拍，白血球数の4項目中2項目以上に異常を呈する場合（表）と規定される簡便なものであったため広く普及した。一方で臓器障害を伴う感染症患者のうち8人に1人の患者が SIRS の基準を満たさずに臓器障害を呈することが明らかとなり，2002年のSepsis-2 への変更に次いで2016年に新しい敗血症の定義（Sepsis-3）が発表された[6]。Sepsis-3 と Sepsis-1 の比較を表および図4に示す。Sepsis-3 の定義の特徴は，端的にいうと敗血症を「感染症＋臓器障害」としたことである。Sepsis-3 では敗血症すべてで臓器障害が前提となるため，Sepsis-1 で「臓器障害を伴う敗血症」とされていた重症敗血症という疾患概念はなくなり，定

感染 X

表 敗血症，敗血症性ショックの診断基準（旧定義 vs. 新定義）

	旧定義（Sepsis-1）	新定義（Sepsis-3）
敗血症の診断基準	感染症＋SIRS（4項目中2項目以上が陽性） 1）体温：＞38℃，＜36℃ 2）脈拍：＞90/min 3）呼吸数：＞20回/min 　　あるいはPaCO₂＜32 mmHg 4）白血球数：＞12,000/mm³ か， 　　＜4,000/mm³ または未成熟細胞＞10%	ICU患者とそれ以外（院外，ER，一般病棟）で区別 ・ICU患者：感染症が疑われ，SOFAスコアが2点以上の急上昇があれば敗血症と診断する ・非ICU患者（院外，ER，一般病棟）：qSOFAが2点以上の増加でスクリーニング陽性（敗血症の疑い），精査しSOFAスコアが2点以上の急上昇で敗血症と診断 ＜qSOFA＞ 1）収縮期血圧：≦100 mmHg 2）意識の変容（急に変なことを言ったり，暴力的になる，言っていることがおかしい，など） 3）呼吸数：≦22回/min
敗血症性ショックの診断基準	敗血症以外の理由では説明ができない急性循環不全と定義され，適正な輸液負荷にもかかわらず持続する低血圧（収縮期血圧＜90 mmHg，平均収縮期血圧＜40 mmHg）	適切な輸液負荷を行ったにもかかわらず，平均血圧を65 mmHg以上維持するために循環作動薬を必要とし，かつ血清乳酸値≧2 mmol/L（18 mg/dL）を認める

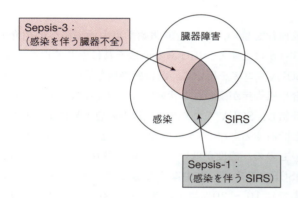

図4 Sepsis-1とSepsis-3の定義の模式図[4]

義上も敗血症患者全体の重症度はSepsis-1より高くなる。

III 敗血症診療の標準化

1992年に敗血症が初めて定義されて以降，敗血症の診断・治療に関するエビデンスが蓄積されるようになった。2002年の合同学会によるバルセロナ宣言において，敗血症に対する認識の向上と死亡率の低下を目指した国際的なプログラム，Surviving Sepsis Campaign（SSCG）が立ち上げられた[7]。これを受けてはじめてのSSCGが2004年に初めて発表され[8]，2008年版の改訂委員会から日本集中治療医学会と日本救急医学会が参加し，2012年版作成から両学会が関与し推薦団体として記載された。2008年度の報告[9]では，エビデンスの質の評価をA（高い）からD（非常に低い）に分類し，推奨度の強さを1と2に分類したGRADE（G：grade，R：rec-ommendation，A：assessment，D：development，E：evaluation）システムを採用している。GRADEシステムの決定的な特徴は，エビデンスの質の評価と推奨治療法の評価を明確に区別することであった。強い推奨は，その介入法の望ましい効果が望ましくない効果（リスク，負担，コスト）を明らかに上回るものであり，弱い推奨は望ましくない効果に対する望ましい効果の優越性が明確でないことを意味する。「強い」，「弱い」という等級付けはエビデンスの「臨床上の重要性」を意味するもので，エビデンスの質そのものを意味するものではない。

SSCGの特徴は，集中治療を必要とする敗血症と敗血症ショックを対象とし，敗血症をICUで呼吸・循環管理など全身管理が必須な病態としてとらえた点と，敗血症の早期診断・治療の必要性を強調するとともに，1時間以内の抗菌薬投与，6時間以内の初期蘇生達成など治療に時間軸の概念を導入した点である。さらにガイドラインの内容が多岐にわたるため，実行すべき重要な項目を束（バンドル）として実臨床で使用しやすくした。SSCG2016からは新たな敗血症の定義を示唆し，現行のSSCG2021に至っている[10]。日本集中治療医学会では，2007年にSepsis Registry委員会を発足させ，本邦独自の治療や欧米と考え方の異なる治療を項目として取り上げ，『日本版敗血症診療ガイドライン』を2012年に公開し，2016年の改訂を経て，日本集中治療医学会/日本救急医学会に合同で，『日本版敗血症診療ガイドライン2020』（J-SSCG2020）を発表した[2]。J-SSCG2016ではSSCG2016で言及されていない新しい領域〔ICU-acquired weakness（ICU-AW）とpost-intensive care syndrome（PICS），体温管理など〕が取り上げられたが，

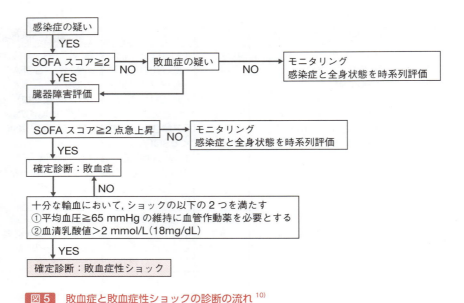

図5　敗血症と敗血症性ショックの診断の流れ[10]

J-SSCG2020では新たに4領域(Patient-and Family-Centered Care, Sepsis Treatment System, 神経集中治療, ストレス潰瘍)を追加し, 計22領域で重要な118の臨床課題(clinical question, CQ)が抽出されている。

IV 敗血症の診断

1 敗血症の定義

敗血症は「感染症によって重篤な臓器障害が引き起こされる状態」と定義される。また敗血症性ショックは敗血症に含まれる1区分であり「急性循環不全により細胞障害および代謝異常が重度となり, ショックを伴わない敗血症と比べて死亡の危険性が高まる状態」と定義される。

2 敗血症の診断

①感染症もしくは感染症の疑いがあり, かつ②Sequential Organ Failure Assessment (SOFA)スコアの合計2点以上の急上昇として診断する(図5)[10]。

敗血症診断のプロセスとして, SOFAスコアの使用はICUの外(病院前救護, 救急外来, 一般病棟)では一般的ではないため, ICU外で感染症あるいは感染症が疑われる場合には, 敗血症のスクリーニングをquick SOFA (qSOFA)で評価する[11]。qSOFAは, ①意識変容, ②呼吸数≧22回/min, ③収縮期血圧≦100 mmHgの3項目で構成される。感染症あるいは感染症が疑われる状態において, qSOFAの2項目以上が満たされる場合に敗血症を疑い, 早期治療開始や集中治療医への紹介のきっかけとする。ICUあるいはそれに準じる環境では, SOFAスコアを用いる。既に感染症と診断されている場合や感染症が疑われる状態では, SOFAスコアの推移を評価し, SOFAスコアの2点以上の急上昇により敗血症と診断する。qSOFAは敗血症診断としての特異度は高いものの, 感度が低いことが報告されてきた[12]。また, qSOFAで3項目中少なくとも2項目が陽性の患者は, すでに10〜20%以上の死亡率を有しており, それよりも軽症の患者群は, このツールでは見つけられないことに留意する必要がある。敗血症の診療においては, 感染症であることを疑う理学所見, 検査所見などを総合的に判断することも必要であると考えられる。一方, 敗血症性ショックは, 「敗血症の中でも急性循環不全により死亡率が高い重症な状態」として区別する。敗血症性ショックの診断は, 平均動脈血圧≧65 mmHg以上を保つために輸液療法に加えて血管収縮薬を必要とし, かつ血中乳酸値2 mmol/L (18 mg/dL)を超える場合としている。

V 敗血症の治療

1 抗菌薬治療

抗菌薬治療は, 適切な外科的感染巣コントロールと並んで敗血症診療における必須の根本治療である。抗菌薬治療の難しさは, その介入が直接転帰に関わることだけでなく, 世界的に深刻化する抗菌薬耐性(antimicrobial resistance, AMR)の問題とも関係しており, 過剰な治

療が将来の有効な治療薬を失うリスクと関係している点にある。不要な抗菌薬使用を制限することのみならず，抗菌薬の選択，投与量，投与経路，投与期間を最適化することによって，いわゆる antimicrobial stewardship の概念[13]を十分に取り入れた抗菌薬治療が求められる。敗血症における抗菌薬選択の原則は，経験的治療（empiric therapy）に基づき，患者背景，疑わしい感染臓器，地域や施設の疫学情報，最近の抗菌薬使用歴などから，可能な限り具体的な微生物や薬剤耐性を想定した上で投与すべき抗菌薬を選択する。また可能な施設においては，感染症専門医へのコンサルテーションも重要である。敗血症患者では，非重症患者の場合に比べて，病原微生物に対して有効な抗菌薬を速やかに投与することが重要であるが，早期投与（多くは1時間以内を指す）に拘泥するあまり，拙速な投与企図によって病原微生物の推定が不十分となり，不必要かつ過剰に広域・多剤の抗菌薬投与が増えるという潜在的な害があることを踏まえて行うべきである。また，経験的治療を行う上で，絞り込みをせずに，"広域"という観点から画一的な第一選択薬（多くはカルバペネム系）を選択することは必ずしも適正な抗菌薬の選択とはいえない。敗血症患者に対してカルバペネムを日常的に使用することの優位性は示されていない。カルバペネムは広域であるがゆえ，抗菌薬関連の副作用やコストを高め，耐性菌の出現の重大性が大きい[14]。広域抗菌薬から狭域抗菌薬に変更すること（de-escalation）は AMR 対策や医療経済に貢献する重要な診療戦略であり，患者の臨床状況を踏まえつつ考慮すべきである。

2 初期蘇生と輸液蘇生，血管収縮薬

敗血症では生体反応として種々のメディエーターが放出され，初期には末梢血管拡張に伴う相対的循環血液量の減少が起こる。また敗血症性ショック症例の約半数にびまん性左室壁運動低下（敗血症性心筋障害：septic cardiomyopathy）が認められたとの報告もあり[15]，敗血症性ショックは，末梢血管拡張に伴う血液分布異常性ショックだけではなく，循環血液量減少や心機能低下によるショックも合併する複雑な病態を形成するため，心エコーを用いて血管内容量と心機能（収縮能，拡張能）の評価を行い，輸液反応性の評価〔250～500 mL の輸液を投与した際の心拍出量の有意な増加（10～15％以上）を指す〕を行うことが重要である。

従来の敗血症性ショックに対する初期の治療戦略は，相対的な循環血液量減少に対する急速大量輸液（晶質液30 mL/kg 以上を3時間以内に投与）が推奨されてきたが，心機能低下症例に対する急速輸液負荷は病態を悪化させ，臓器の浮腫を助長する可能性があるため，乳酸ク

リアランスや上述の心エコーを用いて組織酸素代謝や血行動態評価を行いながら過剰な輸液負荷を避けることが重要である。敗血症性ショックに対する初期輸液法として，2001年に Rivers らが提唱した，中心静脈カテーテルを用いて6時間以内に設定した目標値（CVP 8～12 mmHg，平均血圧 ≧ 65 mmHg，尿量 ≧ 0.5 mL/kg/hr，$ScvO_2$ ≧ 75％）を達成する early goal-directed therapy（EGDT）が広く用いられてきた[16]。しかし，2014年に報告された ProCESS Trial[17]，ARISE Trial[18]，ProMISe Trial[19]の3つの大規模 RCT では，いずれも EGDT 群は通常治療群との間に90日死亡率の有意な改善は示さなかった。一方でこの3つの RCT の結果は，EGDT による死亡率の低下を示さなかったものの，EGDT の介入による有害事象は報告されていない。つまり，高い死亡率を示す敗血症性ショック症例に対してアプローチするための指針としては，施設の治療レベルや敗血症に対する経験度，医療スタッフの知識やスキルに合わせて EGDT や1回拍出変動や乳酸値をパラメータとしてアレンジした modified EGDT の使用を考慮しても差し支えないと考えられる。

敗血症性ショックの初期蘇生輸液で目標とする臓器灌流圧を維持できない場合には，輸液と並行もしくは早期（3時間以内）血管収縮薬の投与を考慮する。この目的は過剰輸液のリスクを低減し，さらにより安定した臓器血流や，酸素供給量を維持するための目標平均血圧 65 mmHg を達成することである。循環血液量が減少したままの状況下で，安易な血管収縮薬の使用は慎むべきである。血管収縮薬はノルアドレナリンを第一選択薬とし，効果が不十分な場合はバソプレシンを追加する。敗血症性ショックに心機能障害を伴う場合は血管収縮薬のノルアドレナリンに加え，強心薬であるドブタミンや場合によってアドレナリンの投与が行われる。

初期蘇生の輸液製剤は，細胞外液を中心に行う。メタ解析の結果では，高 Cl 性代謝性アシドーシスや腎血管収縮，AKI の発症の見地から，生理食塩水に比較して成分調整された晶質液の使用が死亡率を低下させると考えられている[20]。人工膠質液である hydroxyethyl starch（HES）投与群は細胞外液投与群に比して，AKI 発症率や腎代替療法（renal replacement therapy, RRT）施行率，RBC 輸血率が有意に高く，腎機能を悪化させる可能性が高いため使用しない。一方，2011年に発表された SAFE study[21]では，初期輸液としてのアルブミン投与は，敗血症患者の死亡率や ICU 滞在期間などに有用性を認めないことから，大量輸液が必要な場合や低アルブミン血症がある場合に限りアルブミン製剤の投与を考慮してもよい。ショックから離脱し循環動態が

安定した後は，漫然と大量輸液を続けることなく，体液過剰状態を避け，マイナスバランスで管理することが予後改善につながる。

3 免疫グロブリン

多クローン性免疫グロブリンには，病原微生物や毒素の中和作用，補体活性化による貪食・溶菌促進作用，オプソニン効果，抗体依存性細胞傷害作用などがあり，臨床では重症筋無力症，特発性血小板減少性紫斑病，Guillain-Barre症候群，川崎病などへの経静脈的免疫グロブリン（intravenous immunoglobulin, IVIG）療法が診療ガイドラインで推奨されている。とくに感染症の重症例に対しては，低免疫グロブリン血症の合併頻度が高く，上記作用を期待して投与されることがある。しかし，各種敗血症診療ガイドラインにおける推奨は必ずしも一貫しておらず，検討されるべきRCTも少ない。現時点ではとくに死亡率の高い劇症型溶血性レンサ球菌感染症（streptococcal toxic shock syndrome, STSS），毒素性ショック症候群（toxic shock syndrome, TSS），壊死性軟部組織感染症などの特殊感染症や低免疫グロブリン血症を合併した敗血症に対して投与を考慮するべきである。

4 ステロイド

副腎皮質ステロイドは，生理的量で抗ストレス作用，高用量では様々な抗炎症作用を発揮することから，とくに重症病態の改善を期待して投与されてきた。とくに敗血症などのストレス下でみられるコルチゾール分泌不全（相対的副腎不全），糖質コルチコイド受容体の減少などによる糖質コルチコイド活性の低下は，重症関連コルチコステロイド障害（critical illness-related corticosteroid insufficiency, CIRCI）と呼ばれる。2008年に敗血症性ショックに対する低用量ステロイド投与によるショックの離脱と生存率の改善が示されて以降，大規模多施設RCT（CORTICUS study）では28日転帰には差を認めない結果となっていた[22]。その後，2018年に死亡率の改善効果なし（ADRENAL trial），およびより重症例に対し改善効果あり（APROCCHSS trial）とする2つの大規模RCTが同時に公表され[23), 24]，本療法が再び注目されている。現行では初期輸液と循環作動薬に反応しない敗血症性ショック患者の場合は，ショックからの離脱を目的にヒドロコルチゾン200 mg/dayの投与を考慮する。

5 急性腎障害・血液浄化療法

敗血症に伴うAKIの診断・重症度分類にはKidney Disease Improving Global Outcomes（KDIGO）の診断基準を用いる。詳細は別項に譲るが，48時間あるいは1週間の期間における血清クレアチニン濃度の上昇，あるいは6～24時間での尿量減少に基づきAKIの診断が可能である。敗血症はAKIの原因疾患のなかでも高頻度に認められるも予後は不良であることが広く認識されている。

本邦では敗血症性AKIに対して，腎臓の機能を代替する治療であるRRTが施行されることが多い。血液浄化量は国際的標準量（20～25 mL/kg/hr）を最大量とし，本邦での保険診療内での血液浄化量（10～15 mL/kg/hr）とは単純に比較は困難であり，臨床状況に応じた浄化量の設定が必要である。

血液浄化療法の一つであるポリミキシンB固定化カラムを用いた直接血液灌流法（direct hemoperfusion with polymyxin B immobilized fiber column, PMX-DHP）は，グラム陰性桿菌感染症におけるPAMPsの一つである血中エンドトキシンを血液中から除去する治療であり，本邦で開発され20年以上にわたって保険収載された治療として用いられている。近年の大規模RCTであるEUPHRATES trial[25]では，明らかな死亡率の改善は示されておらず，現時点では敗血症性ショックに対してのPMX-DHPは標準治療として行うことは推奨されていない。

6 栄養管理，血糖管理

敗血症を発症すると，神経内分泌の賦活化や炎症性メディエーターの産生亢進によって異化が亢進する。栄養障害の進行は感染率，人工呼吸期間，死亡率，病院滞在日数などに関連する[26]。また侵襲に加えて絶食による腸粘膜の萎縮や透過性亢進のため，腸管の免疫防御機能の低下だけでなく，病原微生物や産生された毒素などによるbacterial translocationによって全身性に過剰な炎症を引き起こす。適切な栄養介入は，これらの生体反応を制御し，予後を改善する可能性が示唆されており[27]，経腸栄養は腸管機能と腸内細菌叢を正常に維持することで，免疫防御機構を改善させることが知られている。敗血症に対しては経腸栄養を優先し，循環動態に応じて24～48時間以内の早期経腸栄養の開始が推奨される。経腸栄養の至適エネルギー量は，敗血症発症以前に栄養障害がない場合には，発症1週間程度の初期にはエネルギー消費量に見合う量を投与せず，補足的に静脈栄養の併用を行ってもよい。タンパク質は重要な栄養素の一つであり，各種アミノ酸の供給源として，そして筋肉などの体タンパクの維持のために，急性期には1 g/kg/day未満のタンパク質（ペプチド，アミノ酸）を投与する。敗

血症患者の目標血糖値は，病院死亡率，感染発生率，低血糖発生率の観点から，144〜180 mg/dL を目標にインスリン治療を行う。

7 sepsis treatment system

　国際的に敗血症が注目され，本邦においても臨床現場で重症感染症を診療する体制の構築が求められている。敗血症診療システム（sepsis treatment system, STS）は敗血症を早期に認識・覚知し，適切な体制での診療が受けられることを可能にするシステムであり，治療成績を向上させることが目的にある。同時に一般市民や敗血症診療には普段関わらない一般医療従事者に対しても，敗血症の適切な診療体制を構築する意義などを認識させるような啓発活動も含んでいる。

　一般病棟や emergency room（ER）で敗血症を早期発見するためのツールとして，前述した qSOFA や早期警告スコア（national early warning score, NEWS）がある。NEWS は呼吸数，意識，血圧や脈拍といった 7 項目を評価して合計点を算出するシステムであり，一時感染患者の院内死亡の予測〔area under the receiver operating characteristic（ROC）curve〕では NEWS が優れている（NEWS: 0.805 vs. qSOFA: 0.677）と報告されている[28]。

　一方，敗血症を含めた重症患者のバイタルサインの異常を早期に認知・介入し，重症化への進展を予防するシステムが rapid response system（RRS）である。一般に RRS は，医師以外にも看護師，理学療法士，薬剤師，臨床工学技士といった多職種医療スタッフで構成され，院内急変に対応する。RRS の起動基準は，呼吸，循環，意識などの単一あるいは複数のバイタルサインの項目から構成され，qSOFA の項目も含まれることが多い。また NEWS を起動基準に採用している施設も多く，感染症が疑われる患者において合計 5 点以上，あるいは 1 項目でも 3 点以上がある場合，敗血症を疑うことが提案されている[29]。RRS が起動された場合，RRS の構成要素となる rapid response team（RRT）や medical emergency team（MET）が直接患者を診察し，急変する可能性がある場合は ICU などへの移送を行い，治療介入を行う（図 6）[30]。RRS の稼働は敗血症を専門とするスタッフ以外の医療者への敗血症の啓蒙にもつながることが期待され，今後 RRS を導入する施設が増加していくことが期待される。

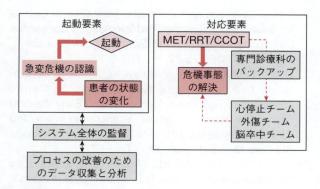

図 6　rapid response system（RRS）[30]

文献

1) Rudd KE, Johnson SC, Agesa KM, et al. Global, regional, and national sepsis incidence and mortality, 1990-2017: analysis for the Global Burden of Disease Study. Lancet 2020;395:200-11.
2) Egi M, Ogura H, Yatabe T, et al. The Japanese Clinical Practice Guidelines for Management of Sepsis and Septic Shock 2020 (J-SSCG 2020). J Intensive Care 2021;9:53.
3) Hawkins RB, Raymond SL, Stortz JA, et al. Chronic Critical Illness and the Persistent Inflammation, Immunosuppression, and Catabolism Syndrome. Front Immunol 2018;9:1511.
4) Boomer JS, To K, Chang KC, et al. Immunosuppression in patients who die of sepsis and multiple organ failure. JAMA 2011;306:2594-605.
5) American College of Chest Physicians/Society of Critical Care Medicine Consensus Conference: definitions for sepsis and organ failure and guidelines for the use of innovative therapies in sepsis. Crit Care Med 1992;20:864-74.
6) Singer M, Deutschman CS, Seymour CW, et al. The Third International Consensus Definitions for Sepsis and Septic Shock (Sepsis-3). JAMA 2016;315:801-10.
7) History of the Surviving Sepsis Campaign. Available from: https://www.sccm.org/survivingsepsiscampaign/history-of-sepsis
8) Dellinger RP, Carlet JM, Masur H, et al. Surviving Sepsis Campaign guidelines for management of severe sepsis and septic shock. Intensive Care Med 2004;30:536-55.
9) Dellinger RP, Levy MM, Carlet JM, et al; International Surviving Sepsis Campaign Guidelines Committee; American Association of Critical-Care Nurses; American College of Chest Physicians; et al. Surviving Sepsis Campaign: international guidelines for management of severe sepsis and septic shock: 2008. Crit Care Med 2008;36:296-327.
10) Evans L, Rhodes A, Alhazzani W, et al. Surviving Sepsis Campaign: International Guidelines for Management of Sepsis and Septic Shock 2021. Crit Care Med 2021;49:e1063-143.
11) Shankar-Hari M, Phillips GS, Levy ML, et al. Developing

a New Definition and Assessing New Clinical Criteria for Septic Shock: For the Third International Consensus Definitions for Sepsis and Septic Shock (Sepsis-3). JAMA 2016;315:775-87.

12) Churpek MM, Snyder A, Han X, et al. Quick Sepsis-related Organ Failure Assessment, Systemic Inflammatory Response Syndrome, and Early Warning Scores for Detecting Clinical Deterioration in Infected Patients outside the Intensive Care Unit. Am J Respir Crit Care Med 2017;195:906-11.

13) Pollack LA, van Santen KL, Weiner LM, et al. Antibiotic Stewardship Programs in U.S. Acute Care Hospitals: Findings From the 2014 National Healthcare Safety Network Annual Hospital Survey. Clin Infect Dis 2016;63:443-9.

14) Patrier J, Timsit JF. Carbapenem use in critically ill patients. Curr Opin Infect Dis 2020;33:86-91.

15) Vieillard-Baron A. Septic cardiomyopathy. Ann Intensive Care 2011;1:6.

16) Rivers E, Nguyen B, Havstad S, et al; Early Goal-Directed Therapy Collaborative Group. Early goal-directed therapy in the treatment of severe sepsis and septic shock. N Engl J Med 2001;345:1368-77.

17) ProCESS Investigators; Yealy DM, Kellum JA, Huang DT, et al. A randomized trial of protocol-based care for early septic shock. N Engl J Med 2014;370:1683-93.

18) ARISE Investigators; ANZICS Clinical Trials Group; Peake SL, Delaney A, Bailey M, et al. Goal-directed resuscitation for patients with early septic shock. N Engl J Med 2014;371:1496-506.

19) Douglas PS, Hoffmann U, Lee KL, et al; PROMISE investigators. PROspective Multicenter Imaging Study for Evaluation of chest pain: rationale and design of the PROMISE trial. Am Heart J 2014;167:796-803.e1.

20) Rochwerg B, Alhazzani W, Sindi A, et al; Fluids in Sepsis and Septic Shock Group. Fluid resuscitation in sepsis: a systematic review and network meta-analysis. Ann Intern Med 2014;161:347-55.

21) Finfer S, McEvoy S, Bellomo R, et al; SAFE Study Investigators. Impact of albumin compared to saline on organ function and mortality of patients with severe sepsis. Intensive Care Med 2011;37:86-96.

22) Annane D, Sébille V, Charpentier C, et al. Effect of treatment with low doses of hydrocortisone and fludrocortisone on mortality in patients with septic shock. JAMA 2002;288:862-71.

23) Venkatesh B, Finfer S, Cohen J, et al; ADRENAL Trial Investigators and the Australian–New Zealand Intensive Care Society Clinical Trials Group. Adjunctive Glucocorticoid Therapy in Patients with Septic Shock. N Engl J Med 2018;378:797-808.

24) Annane D, Renault A, Brun-Buisson C, et al; CRICS-TRIGGERSEP Network. Hydrocortisone plus Fludrocortisone for Adults with Septic Shock. N Engl J Med 2018;378:809-18.

25) Dellinger RP, Bagshaw SM, Antonelli M, et al; EUPHRATES Trial Investigators. Effect of Targeted Polymyxin B Hemoperfusion on 28-Day Mortality in Patients With Septic Shock and Elevated Endotoxin Level: The EUPHRATES Randomized Clinical Trial. JAMA 2018;320:1455-63.

26) Ali NA, O'Brien JM Jr, Hoffmann SP, et al; Midwest Critical Care Consortium. Acquired weakness, handgrip strength, and mortality in critically ill patients. Am J Respir Crit Care Med 2008;178:261-8.

27) Yatabe T, Egi M, Sakaguchi M, et al. Influence of Nutritional Management and Rehabilitation on Physical Outcome in Japanese Intensive Care Unit Patients: A Multicenter Observational Study. Ann Nutr Metab 2019;74:35-43.

28) Redfern OC, Smith GB, Prytherch DR, et al. A Comparison of the Quick Sequential (Sepsis-Related) Organ Failure Assessment Score and the National Early Warning Score in Non-ICU Patients With/Without Infection. Crit Care Med 2018;46:1923-33.

29) NHS England: Sepsis guidance implementation advice for adults. 2017. Available from: https://www.england.nhs.uk/wp-content/uploads/2017/09/sepsis-guidance-implementation-advice-for-adults.pdf

30) Devita MA, Bellomo R, Hillman K, et al. Findings of the first consensus conference on medical emergency teams. Crit Care Med 2006;34:2463-78.

■重要論文■

◆PICS は慢性持続性免疫麻痺の状態であり，DAMPs によって引き起こされる。包括的に概念を確認できる論文。（→文献 3）

◆現行ガイドラインでの指針の基盤となる Sepsis-3 について述べた論文。（→文献 6）

X 感染

3 集中治療における とくに注意すべき感染症

東口　隆

目　標
- ニューモシスチス肺炎，侵襲性カンジダ症，サイトメガロウイルス感染症，多剤耐性緑膿菌（MDRP）感染症，COVID-19 の病原体と病態，リスク因子，臨床像，診断，治療について理解する

Key words COVID-19，サイトメガロウイルス感染症，侵襲性カンジダ症，多剤耐性緑膿菌（MDRP）感染症，ニューモシスチス肺炎

はじめに

　集中治療において注意すべき感染症は無数に存在する。本項ではとくに易感染性患者に生じ，重症化しやすい感染症の中から，真菌，細菌，ウイルスによる感染症を 5 つ取り上げる。

I ニューモシスチス肺炎

1 病原体と病態

　かつてニューモシスチス・カリニ（*Pneumocystis carinii*）は原虫に分類されていたが，現在は遺伝子解析により真菌の一種であること，宿主がラットに限られヒトに感染するニューモシスチスとは異なることがわかり，ヒトから検出された方のニューモシスチス・イェロベッチ（*Pneumocystis jirovecii*）に名称が変わった。しかし，ニューモシスチス・カリニ肺炎（Pneumocystis carinii pneumonia）の略称としての PCP という語はニューモシスチス肺炎（Pneumocystis pneumonia）の略称として現在でも使用されている。*Pneumocystis jirovecii* はほとんどのヒトが幼少期に不顕性感染を起こしていることが知られている。宿主の細胞性免疫不全の程度により保菌から PCP 発症までの状態があり，ヒト－ヒト間での経気道的感染を繰り返すことで，世界に存在し続けていると考えられている。PCP の発症機序として，以前は保菌状態からの再燃と考えられていたが，院内集団感染の事例などもあり，最近はヒト－ヒト間の外

因性感染の可能性もあると考えられている[1]。稀にリンパ節や骨髄，耳，眼，甲状腺，副腎，肝臓，脾臓などに病変を形成する場合もあるが，ほとんどの場合，主座は肺である。

2 リスク因子

　Human immunodeficiency virus（HIV）陽性者では細胞性免疫の低下を反映し，CD4 の細胞数 $200/\text{mm}^3$ 以下がリスク因子となる。非 HIV 陽性者ではステロイドと他の免疫抑制薬の併用，がん（とくに血液悪性腫瘍），臓器移植，リウマチ性疾患の治療，重度の栄養障害などがリスク因子となる。

3 臨床像

　主症状は発熱，乾性咳嗽，呼吸困難であり，PCP に特異的な症状はない。HIV 陽性者と非 HIV 陽性者の間には大きな違いがある。HIV 陽性者は数週間程度の亜急性の経過をたどり，死亡率は 10％程度であるのに対して，非 HIV 陽性者ではこれらの症状が数日の単位で急激に出現・増悪し，死亡率は 50％以上にも及ぶ。HIV 陽性者は，細胞性免疫不全を反映し，病巣の菌量が多く，比較的容易に菌体を検出できるのに対し，非 HIV 陽性者では菌体は少なく，検出されにくい傾向がある。また HIV 陽性者では抗菌薬治療とステロイドの併用が予後を改善することが知られているが，非 HIV 陽性者では，ステロイド使用中（増量時や，時に減量時）に発症することが多い。これらの事実は PCP が単に真菌感染でのみ成立するのではなく，過剰な免疫応答との

447

バランスの影響を受けていることを示唆する。

4 診断

コンセンサスを得られた診断基準は存在しない。上記臨床像に加え，画像検査，培養できないため採取した検体の鏡検や polymerase chain reaction（PCR）法での菌体の検出，血清バイオマーカー値などを組み合わせて診断する。

1 画像検査

胸部 X 線では両側肺門部〜中下肺野のすりガラス状陰影を認める場合が多いが，異常を指摘できない場合もあり注意が必要である。胸部 CT では，HIV 陽性者は，胸部 X 線と同様に両側性で肺門部優位のびまん性のすりガラス状陰影と，胸膜側に正常部位を残した典型的な所見を呈することが多いが，非 HIV 陽性者ではコンソリデーションを伴うことも多い。

2 鏡検，PCR 法での菌体の検出

菌体の検出方法として，喀痰，気管支肺胞洗浄液，肺組織などを検体として採取し，グロコット染色，ギムザ染色，Diff-Quick 染色，蛍光染色などの染色を施し，鏡検する方法があり，施設ごとに用いられる手法は異なる。鏡検の感度は，HIV 陽性者の喀痰で 50 〜 90 %，気管支肺胞洗浄液で 90 %以上と[2]，侵襲的な手法で採取された検体ほど高いが，菌量の少ない非 HIV 陽性者の気管支肺胞洗浄液では 50 %以下と低い[3]。非 HIV 陽性者は急激な経過をたどる場合が多く，侵襲的な検体採取は酸素化不良の懸念もあり，鏡検による除外診断が困難な場合も多い。PCR 法での菌体の検出は，感度は極めて高いものの，健常人でも保菌し得るため偽陽性が多く，陽性的中率は 50 %程度であり，PCP がなくても陽性となる場合があるので，解釈には注意が必要である。保険収載がなく，検査に数日を要するなど標準的な検査とはなっていない。

3 血清バイオマーカー

β-D グルカン上昇は感度，特異度ともに高く診断の補助となるが，真菌の細胞壁の骨格を形成する成分であり，他の真菌感染症である侵襲性カンジダ症やアスペルギルス症でも上昇し得る点に注意する。β-D グルカンは臨床的に改善を認めた患者においてもすぐには正常化せず，正常化までに数か月以上要するため，数値と重症度に相関はなく治療効果判定や予後予測には適していない。LDH の上昇は HIV 陽性者の PCP 発症の可能性を示す指標として感度，特異度ともに高く有効であるが，非 HIV 陽性者においては，血液悪性腫瘍などもともと LDH 高値となる病態がある場合には一概に有効とはいえない。

5 治療

HIV 陽性者では 3 週間の治療期間が推奨されているが，非 HIV 陽性者は重症のためしばしば長期化する場合がある。

1 抗菌薬

HIV 陽性者，非 HIV 陽性者ともに第一選択は ST 合剤である。以前の点滴製剤は難溶性の溶質を溶解するのに多量の溶解液を使用したため，輸液過負荷が問題となったが，近年液体の製剤が販売された。もともと ST 合剤は経口投与時のバイオアベイラビリティが高く，胃管からの投与も可能である。副作用としては低ナトリウム・高カリウム血症などの電解質異常，皮疹，下痢嘔吐などの消化器症状，血小板減少や貧血などの造血障害がある。副作用発現時の代替薬としては，膵炎，低・高血糖，急性腎障害など，副作用も多いが，殺菌作用が強く第二選択薬に位置づけられるペンタミジン，副作用は少ないものの，治療効果のやや劣るアトコバンがある。

2 ステロイド

HIV 陽性者においては PaO_2 が 70 mmHg を下回るような重症例の時，抗菌薬とステロイドの併用が予後を改善することが知られている[4]。PCP の病態を考慮すると，非 HIV 陽性者の場合もステロイドが有効であることが推察され，併用されることが多いが，予後を改善するかは不明である。投与方法としては，非 HIV 陽性者はすでにステロイドが投与されている場合も多く，どの程度増量すべきかもまた不明であり，1 g/day × 3 日間のパルス療法を含め，施設ごとの方法で行われているのが現状である。

6 補足事項

抗レトロウイルス療法（anti-rerovirus therapy, ART）の普及で HIV 陽性者の PCP の発症が減少している分，最近ではより重症な非 HIV 陽性者の PCP が散見される印象を持つ。上記のステロイド量よりもはるかに少ない投与量で発症した自験例もあり，「細胞性免疫不全を背景に持つ，非 HIV 陽性者の PCP」は常に念頭に置き，重症呼吸不全に対する経験的治療としては ST 合剤の使用も考慮する。PCP は治療開始後一旦増悪を認めることがあるが，数日程度で改善する場合も多く，治療失敗と思い込みあきらめてはいけない。

Ⅱ 侵襲性カンジダ症

1 病原体と病態

カンジダ（*Candida*）はヒトの皮膚，消化管，粘膜に常在する，球形から卵形の単細胞真菌である。単細胞で発育する真菌を酵母と呼ぶことから，カンジダも形態的には酵母の一種である。病原性を示す頻度はカンジダ・アルビカンス（*C. albicans*）が約半数を占め，ついでカンジダ・グラブラタ（*C. glabrata*），カンジダ・パラプシロシス（*C. parapsilosis*），カンジダ・トロピカリス（*C. tropicalis*），カンジダ・クルセイ（*C. krusei*）などが続き，カンジダ・ルシタアニアエ（*C. lusitaniae*）は少ない。カンジダ症は基本的にもともと患者自身に由来する内因性感染が主であるが，ヒト–ヒト感染や，院内など環境からの二次的感染も存在する。感染部位が外陰部，口腔，食道などの皮膚・粘膜である場合を表在性カンジダ症と呼ぶ。カンジダが血流から検出された場合をカンジダ血症と呼ぶ。カンジダが血流に侵入する方法は，消化管バリアの通過，血管内カテーテル，腎盂腎炎など局所的な感染巣からの侵入の3つがある。それに引き続き，深部臓器への播種が起きた場合，もしくは非血行性に深部臓器に到達した場合を，深在性カンジダ症と呼ぶ。カンジダ血症と深在性カンジダ症を合わせた概念が侵襲性カンジダ症である。ここではICUで遭遇する頻度の高い侵襲性カンジダ症について述べる。

2 リスク因子

医療行為と免疫抑制につながることが全般である。外傷治療，熱傷治療はとくにリスクが高いとされている。他にリスクを高めるものは，中心静脈カテーテル，完全静脈栄養，広域抗菌薬の使用，APACHE Ⅱスコア高値，急性腎不全（とくに血液透析が必要な場合），手術（とくに腹部手術），消化管穿孔・吻合部リーク，壊死性膵炎などがある。侵襲性カンジダ症を診断するため，リスク因子を点数化する試み（Candida score, Colonization index, Ostrosky-Zeichner clinical prediction rule）も存在するが，陽性的中率の低さから参考程度の使用となるため，ここでは詳記しない。

3 臨床像

侵襲性カンジダ症の死亡率は抗真菌薬の投与を受けた場合でも30％程度と高い。カンジダ血症では他の細菌感染と同様に悪寒や発熱を認めるが，特異的な症状はない。深在性カンジダ症としてカンジダが移行しやすい臓器は，眼球（カンジダ眼内炎・脈絡網膜炎），皮膚（結節性病変），肝・脾などの深部臓器（慢性播種性カンジダ症），心臓（感染性心内膜炎）などである。とくにカンジダ眼内炎・脈絡網膜炎はカンジダ血症の2〜9％に発症し，放置すると不可逆的な視力障害を残すため，救命できたとしても著しくQOLを損なう。早期の眼底検査と，とくに眼内所見が乏しいことが知られている好中球数減少患者の場合には，好中球数回復後1週間以内の再検査を行うべきである。皮膚結節性病変の生検は，時に血液培養陰性の患者で診断につながることがある。慢性播種性カンジダ症は，長期の好中球減少患者において好中球数が回復してから2週間以内に，発熱，右上腹部圧痛，肝脾腫，嘔気などで発症する。好中球減少中にカンジダ血症を認めないことが多く，機序はわかっていない。

4 診断

単独の信頼性の高い診断基準は存在せず，リスク因子，血液培養，血清マーカーから総合的に判断する。

1 培養

カンジダ血症であっても血液培養の偽陰性が40〜75％に及び[5]，剖検例の深在性カンジダ症の血液培養の50％が陰性であるなど感度は低い[6]。また血液培養は検査に3〜4日を要すため繰り返し採取する必要がある。したがって，カンジダの菌体が血液（または他の無菌部位）から検出された場合は治療対象とすべきである。喀痰，便，尿から検出された場合，ほとんどは定着であるため治療対象とはならない。

2 β-Dグルカン

メタ解析によると診断の感度，特異度は概ねどちらも80％程度である[7]。治療の開始，治療効果，治療期間の判定に使用できる可能性があるが，カットオフ値など，研究は十分ではなく単独で用いるべきではない。透析膜，ガーゼパッキング，アルブミン投与，免疫グロブリン投与などで偽陽性を示すことがあり，注意が必要である。

3 マンナン抗原

*C. albicans*の細胞壁構成成分を検出する検査であり，カンジダの菌種によって感度が異なるため，結果は慎重な解釈を要する。

5 治療

まず多数存在する治療薬は以下に分類される。アゾール系は細胞膜構成成分であるエルゴステロール合成を阻害する。フルコナゾール；FLCZ（ジフルカン®），ホスフルコナゾール；F-FLCZ（プロジフ®），イトラコナゾール；ITCZ（イトリゾール®），ボリコナゾール；VRCZ（ブイフェンド®）がある。エキノキャンディン系は真菌細胞壁を構成するβ-Dグルカンの合成を阻害する。ミカ

ファンギン；MCFG（ファンガード®），カスポファンギン；CPFG（カンサイダス®）がある。ポリエンマクロライド系はエルゴステロールに結合し，細胞膜の透過性を過剰に亢進させ破壊する。アムホテリシンB；AMPH（ファンギゾン®），腎障害を軽減した脂質製剤のアムホテリシンBリポソーム製剤；L-AMPH（アムビゾーム®）がある。従来はカンジダの菌種名から感受性を予測することが可能で，必ずしも感受性検査を必要としないという利点があった。すなわち，病原性は強いが，アゾール系に感受性が良いC. albicansと，それ以外の耐性菌が問題となるnon-albicansに分けられ，non-albicansの中でも，C. parapsilosis，C. tropicalis，C. lusitaniaeはアゾール系に感受性があるが，C. glabrata，C. kruseiはアゾール系に耐性があるという理解である。しかしながら，近年C. glabrata，C. kruseiを含む，non-albicansの割合が増加しており，2016年に改訂された米国感染症学会（Infectious Diseases Society of America, IDSA）のカンジダ血症の診療ガイドラインでは，①侵襲性カンジダ症に対する第一選択はエキノキャンディン系であり，②アゾール系の感受性検査が推奨事項となった。カンジダ血症を疑った場合，バイオフィルム形成の可能性を考え，中心静脈カテーテルとそれに類する人工物は速やかに抜去することも忘れてはならない。明らかな深在性カンジダ症のないカンジダ血症は，血液培養陰転化後2週間の治療期間を要する。深在性カンジダ症を合併した場合，治療期間はさらに延長される。

6 補足事項

アゾール系をはじめ複数の抗真菌薬に耐性を持ち得るカンジダ・アウリス（C. auris）が本邦で検出され，新興病原体として位置づけられており，今後注視すべきである。侵襲性カンジダ症の詳細は，『侵襲性カンジダ症に対するマネジメントのための臨床実践ガイドライン（日本医真菌学会）』，『日本版敗血症診療ガイドライン2016（日本集中治療医学会・日本救急医学会）』，『Clinical Practice Guideline for the Management of Candidiasis: 2016 Update（IDSA）』を参考にするとよい。

III サイトメガロウイルス感染症

1 病原体と病態

サイトメガロウイルス（Cytomegalovirus, CMV）はヘルペスウイルス科に属する二本鎖DNAウイルスである。CMVは多くの日本人が幼少期に不顕性感染を起こし，生涯にわたって宿主に潜伏感染し，尿，血液，喉，子宮頸部，精液，便，涙，母乳などに排出される。宿主が細胞性免疫抑制状態となった時に再活性化し，様々な症状を呈する，すなわち感染から感染症へと移行する。成人において他の免疫が正常であっても，CMV抗体陰性であれば，不顕性感染となることもあるが，急性ウイルス性肝炎や伝染性単核球症様症状（発熱，リンパ節腫脹，咽頭痛など）を発症する場合がある。既感染である場合，宿主は抗体を持つ。日本人の成人のCMV抗体保有率は80〜90％である。しかし，CMV抗体価は非特異的な増減を認め，抗体の存在や抗体価はCMV感染症の存在と必ずしも関連しない。ICUでしばしば問題となるのは，移植を含む免疫抑制状態でのCMV感染症である。CMV感染症を発症した母体内で，経胎盤的にCMVが胎児に移行し，胎児にも症状（小頭症や内耳性難聴など）を発症する先天性CMV感染症や，早産などで母体から十分な抗体を受け取れなかった胎児の産道感染についてはここでは詳記しない。

2 リスク因子

同種造血細胞移植（移植後100日までの再活性化率43％，再活性化までの時間の中央値34日）[8]，固形臓器移植（腎，心臓，肺で移植後3か月以内の再活性率44〜85％で再活性化）[9]，移植以外の免疫抑制薬投与（ステロイド，シクロフォスファミド，アザチオプリンなど），HIV・acquired immunodeficiency syndrome（AIDS）。

3 臨床像

移植に伴うCMV感染症は，抗体陰性未感染レシピエントに既感染ドナーの組織が移植された場合に初感染として，または抗体陽性既感染レシピエントにおける再活性として，または抗体陽性既感染レシピエントに既感染ドナーの組織が移植された場合に再感染として起こり得る。同種造血細胞移植においては，抗体陽性既感染レシピエントに対して未感染ドナーから移植が行われた場合，再活性化したCMVを抑制できないため最もハイリスクとなる。固形臓器移植の場合，初感染時はCMV感染症を発症しやすいため最もハイリスクとなる。同種造血細胞移植では後述の検査を用いてCMV活性化のモニタリングを行い，閾値に到達次第，CMV感染症を発症する前に先制治療（preemptive therapy）を行うか，最初から決まった抗ウイルス薬を投与する予防投与の手法をとる。固形臓器においても概ね同様であるが，preemptive therapyを行う基準が同種造血細胞移植時ほど定まっていない。いずれにしてもCMV感染症の症状は，発熱，倦怠感，関節痛，筋肉痛などの自覚症状と，白血球・血小板減少などの骨髄抑制に加え，移植臓器と

は関係なく，CMV 侵襲部位によって多様な臓器症状が現れる。間質性肺炎を呈する CMV 肺炎が最も重篤で，他にすべての消化管に潰瘍を形成し得る CMV 胃腸炎，CMV 網膜炎などがある。造血細胞移植の場合は GVHD とステロイド使用で CMV 感染症が増加する。固形臓器移植の場合は移植臓器内での CMV 再活性化のリスクも存在する。移植以外での CMV 活性化のモニタリングと preemptive therapy の有効性は定まっていない。HIV の場合，CD4 の細胞数 500 /mm^3 以下でハイリスク，50 /mm^3 で網膜炎が増加する[10]。

4 診断

CMV のウイルス量（再活性化）のモニタリングには以下の(1)，(2)を利用する。臨床症状や以下の(4)を組み合わせることで確定診断となる。

1 CMV 抗原血症検査 (antigenemia 法)

末梢血中の CMV 抗原陽性細胞数をカウントする検査である。半日程度の時間を要する。ただし陽性＝感染であるが，感染症とは限らず，治療対象とするかは検討を要する。

2 PCR 法

血液や気管支肺胞洗浄 (bronchoalveolar lavage, BAL) 液を検体として用い，CMV DNA を検出する。

3 CMV IgG 抗体価

移植前の既感染者の判定に用いられる。

4 侵襲臓器からの生検

CMV 感染症を疑う組織生検で核内封入体を有する巨細胞を確認する。

5 治療

ガンシクロビル（骨髄抑制を有する），ホスカルネット（腎機能障害を有する），CMV 高力価 γ グロブリンを副作用に留意して使用する。

6 補足事項

上記の治療を集中治療医が自ら行うことはないかもしれないが，診療の流れをつかんでおくことは重要である。CMV 感染症の詳細は『造血細胞移植ガイドライン ウイルス感染症の予防と治療 サイトメガロウイルス感染症 第5版（一般社団法人日本造血・免疫細胞療法学会）』などを参考にするとよい。

IV 多剤耐性緑膿菌（MDRP）感染症

1 病原体と病態

緑膿菌は健常者には病原性を有さないが，古くから日和見感染の原因菌であり，他のグラム陰性桿菌と同様，エンドトキシンショックを呈し重症化する。緑膿菌自体は，水回りなど湿潤な環境にありふれた細菌で，ヒトでは腸管内や鼻腔に常在している。もともと有効であるはずのカルバペネム，アミノグリコシド，ニューキノロンの3系統すべてに耐性を獲得した緑膿菌を，多剤耐性緑膿菌 (multiple - drug - resistant *Pseudomonas aeruginosa*；MDRP) と呼ぶ。感染症法では，「薬剤耐性緑膿菌」と称し5類感染症（定点報告）に分類され，イミペネム，シプロフロキサシン，アミカシンの3剤に耐性を示す緑膿菌の感染症発症者が，全国約480か所の基幹定点医療機関から月ごとに保健所に報告されている。2020年の報告数は116件であり，年間の定点あたり報告数は0.24であった。2003年の報告数759件，年間の定点あたり報告数1.62と比べ近年減少傾向にある。各系統に対する耐性を獲得する仕組みとしては，外膜タンパクの変異やメタロ - β - ラクタマーゼ (metallo-β-lactamase, MBL) 産生能力の獲得がカルバペネムを，アミノ配糖体修飾の不活化酵素の産生でアミノグリコシドを，薬剤の標的である DNA ジャイレースの変異でニューキノロンを無力化する。外膜タンパクの変異を除く前二者の遺伝子はプラスミド上にあるため，他の菌体や菌種に伝播する危険性がある。

2 リスク因子

ICU 滞在，寝たきり，侵襲的デバイスの挿入，カルバペネム・広域セフェム・アミノグリコシド・ニューキノロンの使用，糖尿病，手術などが知られている。

3 臨床像

人工呼吸器関連肺炎 (ventilator-associated pneumonia, VAP)，カテーテル関連血流感染 (chatheter-related blood stream infection, CRBSI)，カテーテル関連尿路感染 (catheter-associated urinary tract infections, CAUTI) などの原因菌となる。

4 診断

抗菌薬感受性から判断する。MDRP といえど血液などの無菌的な検体以外から検出された場合は，感染症の原因菌ではない可能性もあり，臨床経過と合わせて検討すべきである。

日本集中医療医学会専門医テキスト　第4版

5 治療

　ブレイクポイントチェッカーボードプレートを用いて最適な抗菌薬の組み合わせを検索し，併用療法を行うか，腎毒性，神経毒性，肺移行性が低いなどの副作用に注意しながら，グラム陰性菌の細胞膜傷害で殺菌的に働くコリスチンを使用する。MDRP の多剤耐性の強度は MBL を産生するかで決まる。MBL を産生する場合，ほぼすべての β ラクタムに対する耐性を持つ可能性が高いが，MBL 非産生の場合，使用できる β ラクタムもある場合がある。

6 補足事項

　緑膿菌は人体や環境に常在するが，MDRP は常在してはならない細菌である。MDRP が検出された患者は感染症の有無によらず，個室隔離，接触予防措置を講じなければならない。

V COVID-19

1 病原体と病態

　2019 年 12 月中国湖北省武漢市において最初の患者が記録された。検出された病原体は 2003 年に重症呼吸器症候群（severe acute respiratory syndrome, SARS）を引き起こした，重症急性呼吸器症候群コロナウイルス（SARS coronavirus, SARS-CoV）に類似していたため，国際ウイルス分類委員会は，2 番目の意味で，SARS-CoV-2 と名づけ，WHO はこのウイルスによる感染症を coronavirus disease 2019（COVID-19）と名づけた。SARS-CoV-2 はコロナウイルスの特徴であるウイルス体外側の王冠状のスパイクタンパクを有し，ヒトの細胞膜上のアンジオテンシン変換酵素 2（angiotensin-converting enzyme 2, ACE2）と結合することで細胞に侵入することがわかっている。このスパイクタンパクの変異が，ウイルス学的性質の異なる新たな変異株を生み出していくと考えられている[11]。また ACE2 は咽頭，肺胞だけでなく，心筋，神経，腎，消化管，血管内皮などに広く分布しており，COVID-19 の呼吸器以外の症状への関連が示唆される。COVID-19 の病態としては感染した細胞・臓器の直接障害に加え，過剰な免疫応答の存在が推定されている。武漢からの 2020 年初期の報告で ICU 患者は非 ICU 患者に比べ IL2，IL7，IL10，GCSF，IP10，MCP1，MIP1 α，TNF α の血中濃度が高く，中等症患者に比べ重症患者で IL2R，IL6，TNF α，IL10 の血中濃度が高かった[12]。しかし，重症 COVID-19 における IL6 濃度は，COVID-19 以外の ARDS や敗血症と比べてはるかに低いとするメタ解析もあり[13]，重症化の病態ははっきりとはわかっていない。

2 リスク因子

　『新型コロナウイルス感染症診療の手引き（第 8.0 版）』では，ICU 入室，人工呼吸管理，ECMO の使用を重症化と定義した時の重症化リスク因子として，65 歳以上，悪性腫瘍，慢性呼吸器疾患，糖尿病，高血圧，脂質異常症，心血管疾患，脳血管疾患，肥満（BMI 30 以上），喫煙，固形臓器移植後免疫不全，妊娠後半期，HIV 感染症が挙げられている。2022 年 10 月現在，米国疾病予防管理センター（Centers for Disease Control and Prevention, CDC）の提示する，入院，ICU 入室，挿管または人工呼吸管理，死亡を重症化と定義した時の蓋然性の高い重症化リスク因子は，65 歳以上，喘息，癌，脳血管疾患，慢性腎臓病，慢性肺疾患，慢性肝疾患，嚢胞性線維症，糖尿病，身体障害，心疾患，HIV，精神疾患，認知症，肥満，先天性免疫障害，妊娠中・産褥期，運動不足，喫煙（歴），固形臓器・血液幹細胞移植後，結核，ステロイドや他の免疫抑制薬の使用，ワクチン未接種などである。ただし重症化リスク因子は重症化の定義や，流行株の種類，集団によって変わる可能性があるため，注意が必要である。

3 臨床像

　ウイルス曝露後，潜伏期の中央値は 3 〜 5 日程度，最大 14 日間以内である[14]。感染力が最も強い期間は，流行初期のデータで発症 2 日前〜発症 1 日目まで，オミクロン株が主流となってからは発症 3 〜 5 日目と推定され，7 〜 10 日目以降は感染力が低下すると考えられている[15]。厚生労働省が行った，2020 年 1 月 25 日から 2021 年 5 月 6 日までに入院した 770 例の患者を対象とした積極的疫学調査[16]では，発症時の症状として，発熱，呼吸器症状，倦怠感，頭痛，消化器症状，鼻汁，味覚異常，嗅覚異常，関節痛，筋肉痛の順に多かった。2022 年 10 月現在，米国 CDC は，一般向けに可能性のある自覚症状として，悪寒・発熱，咳嗽，息切れまたは呼吸困難，倦怠感，筋肉痛，頭痛，味覚・嗅覚障害，咽頭痛，鼻閉・鼻汁，吐気・嘔吐，下痢を提示している。しかしいずれも COVID-19 に特異的な症状は存在しない。軽症の患者は通常 1 〜 2 週間で軽快するが，発症 7 日目頃に重症肺炎から呼吸不全を呈し，急激に増悪することがある。肺外病変としては，静脈血栓症，心筋症，脳炎などの神経症状，急性腎障害，急性肝障害，下痢・嘔吐などの消化器症状，高血糖，皮膚症状の

452

感染 **X**

他，病理学的には血管内皮障害も報告されている[17]。また小児において発症から 2 〜 6 週間後に，発熱の持続，消化器症状，発疹，眼球結膜充血などの所見と，約半数でショックを伴う川崎病に類似した多系統炎症性症候群（multisystem inflammatory syndrome in children, MIS-C）の報告が国内でも増え，注目されている。中国疾病予防管理センターによる 44,500 人を検討した流行初期のデータでは，呼吸困難，低酸素を伴う重症化率（severe disease）は 14％，呼吸不全，ショック，多臓器不全を伴う重篤化率（critical disease）は 5％，死亡率は 2.3％であった[18]。ワクチン実施前の 53 か国約 2,000 人を対象としたメタ解析で，感染致死率を求めた研究では，1 〜 15 歳までは 0.002 〜 0.006％，30 歳で 0.06％，50 歳で 0.4％，70 歳で 2.9％，90 歳で 20％であった[19]。2022 年 1 月以降，新たな変異種であるオミクロン株が出現した。オミクロン株は従来のワクチンによる液性免疫を回避することがわかっているが，一方で以前の株と比較して症状が軽くなっているとする報告も散見される。

4 診断

最近のメタ解析をもとに記載する。

1 PCR 法

上気道検体のうち，鼻咽頭，鼻，唾液検体の感度は高く，口腔咽頭からの検体の感度は低かった。鼻咽頭スワブをスタンダードとした時の感度は，鼻スワブ 86％，唾液検体 85％，口腔咽頭スワブ 68％であった[20]。

2 抗原検査

高い特異度（99％）と PCR 法よりも低い感度（55 〜 73％）を持つ。繰り返し検査することで感度が上がる。有症状の人に 2 回行うと 93％，3 回行うと 94％との報告がある[21]。

3 CT

典型的には両側肺野末梢側有意な斑状すりガラス陰影を呈するが，これ自体は他のウイルス性肺炎にも一般的に見られる所見である。病勢の進行により多様な形態を呈する。

4 重症化のマーカー

リンパ球減少，血小板減少，D ダイマー上昇，CRP，プロカルシトニン上昇，CK 上昇，AST・ALT 上昇，クレアチニン上昇，LDH 上昇が，人工呼吸管理や死亡と関連していた[22]。

5 治療

2022 年 10 月現在，最も多くの情報資源を持つ機関と推定される，米国立衛生研究所（National Institutes of Health, NIH）の COVID-19 成人入院患者の治療ガイドラインで，推奨度 B 以上（一部 C を含む）をもとに記載する。

注）推奨度 A：Strong，B：Moderate，C：Weak。エビデンスレベル I：1 つ以上の major な limitation のない無作為化試験の裏付けあり，IIa：その他の無作為化試験か無作為化試験のサブグループ解析の裏付けあり，IIb：無作非為化試験か観察研究の裏付けあり，III：エキスパートオピニオン。

1 呼吸管理

通常の酸素投与にもかかわらず急性低酸素呼吸不全が改善しない場合は high flow nasal cannula（HFNC）を使用し，もし反応がなければ non-invasive ventilation（NIV）や気管挿管を行う（BIIa）。HFNC が使用できない時はしっかりモニタリングをして NIV を行う（BIIa）。HFNC でも低酸素が持続する場合は，覚醒下伏臥位療法を行う（BIIa）。気管挿管・人工呼吸の適応があるにもかかわらず，難治性の低酸素血症に対して，挿管を避けるために覚醒下伏臥位療法は行わない（AIII）。人工呼吸管理中は 4 〜 8 mL/kg の低換気量（AI），プラトー圧＜ 30 cmH$_2$O（AI）で行う。吸入 NO の全例使用は行わない（AIIa）。低 PEEP よりも高 PEEP をかける（BIIa）。適切な人工呼吸にもかかわらず難治性の低酸素血症を呈する場合，12 〜 16 時間/day の伏臥位療法を行う（BIIa）。肺保護換気を適切に行うため筋弛緩薬のボーラスまたは持続投与する（BIIa）。人工呼吸器との同期が悪い，または患者が持続的な鎮静・腹臥療法・高いプラトー圧を必要とする場合，適切な鎮静・鎮痛下での最大 48 時間，筋弛緩薬を持続投与する（BIII）。incremental PEEP は使用しない（AIIa）。

2 extracorporeal membrane oxygenation（ECMO）

NIH ガイドラインでは現時点で推奨も否定もされていない。国内では 2020 年 2 月より日本 ECMO net が診療支援，教育，統計など独自の活動を通して日本の ECMO 診療を牽引している。ここから新たなエビデンスが生まれることが期待される。

3 薬物療法（抗凝固療法を含む）

(a) 入院・酸素投与なしの場合

デキサメタゾンは使用しない（AIIa），全身ステロイドは使用しない（AIII）。重症化リスクが高ければレムデシビル（RNA 依存性 RNA ポリメラーゼ阻害薬）を使用する（BIII）。抗凝固に関しては，治療量の抗凝固療法が開始されていない患者では，禁忌がなければ予防量のヘパリンを使用する（AI）。妊娠中も禁忌がない限り予防量のヘパリンを使用する（BIII）。

(b) 入院・酸素投与ありの場合

最低限の酸素投与のみの患者にはレムデシビルを使用

453

日本集中医療医学会専門医テキスト　第 4 版

する（BⅡa）。この大部分の患者にはデキサメタゾン＋レムデシビルを投与する（BⅡa）。レムデシビルがなければデキサメタゾンを投与する（BⅠ）。デキサメタゾンを投与されており，急速に酸素需要が増加し，全身性炎症を起こしている患者には上記のオプションに加え，バリシチニブ（JAK 阻害薬）経口かトシリズマブ（遺伝子組換えヒト化抗 IL-6 受容体モノクローナル抗体）静注を行う（BⅡa）。抗凝固に関しては，非妊婦で d ダイマーの上昇があり，出血リスクのない患者には治療量のヘパリンを使用し（CⅡa），それ以外の人は，禁忌がなければ予防量のヘパリンを使用する（AⅠ）。妊娠中も禁忌がない限り予防量のヘパリンを使用する（BⅢ）。

(c) 入院患者で HFNC や NIV を要する場合

まだ投与されていなければ，デキサメタゾン＋バリシチニブ経口（AⅠ），デキサメタゾン＋トシリズマブ静注（BⅡa）のうち 1 つを速やかに開始する。JAK 阻害薬や抗 IL-6 受容体モノクローナル抗体がなければデキサメタゾンを投与する（AⅠ）。抗凝固に関しては，治療量の抗凝固療法が開始されていない患者では，禁忌がなければ予防量のヘパリンを使用する（AⅠ）。妊娠中も禁忌がない限り予防量のヘパリンを使用する（BⅢ）。ICU 以外で治療量のヘパリンが開始され，ICU 入室となった患者は他の治療量の抗凝固療法の理由がなければ，予防量のヘパリン使用への切り替えを行う（BⅢ）。

(d) 人工呼吸や ECMO を要する場合

まだ投与されていなければ，デキサメタゾン＋バリシチニブ経口（BⅡa），デキサメタゾン＋トシリズマブ静注（BⅡa）のうち 1 つを速やかに開始する。JAK 阻害薬や抗 IL-6 受容体モノクローナル抗体がなければデキサメタゾンを投与する（AⅠ）。抗凝固に関しては (c) と同一である。

6　補足事項

本疾患に関するあらゆる情報は，リアルタイムで更新されつつあり，エビデンスを蓄積している段階である。海外機関情報（WHO，米国 CDC，米国 NIH など），国内機関情報（厚生労働省，国立感染症研究所，日本感染症学会，日本集中治療医学会など），インターネット情報（UpToDate など）での最新情報収集が有用である。

■ 文献

1) de Boer MG, de Fijter JW, Kroon FP. Outbreaks and clustering of Pneumocystis pneumonia in kidney transplant recipients: a systematic review. Med Mycol 2011;49:673-80.
2) Watanabe T, Yasuoka A, Tanuma J, et al. Serum (1-->3) beta-D-glucan as a noninvasive adjunct marker for the diagnosis of Pneumocystis pneumonia in patients with AIDS. Clin Infect Dis 2009;49:1128-31.
3) Azoulay É, Bergeron A, Chevret S, et al. Polymerase chain reaction for diagnosing pneumocystis pneumonia in non-HIV immunocompromised patients with pulmonary infiltrates. Chest 2009;135:655-61.
4) Ewald H, Raatz H, Boscacci R, et al. Adjunctive corticosteroids for Pneumocystis jiroveci pneumonia in patients with HIV infection. Cochrane Database Syst Rev 2015;2015:CD006150.
5) Clancy CJ, Nguyen MH. Finding the "missing 50%" of invasive candidiasis: how nonculture diagnostics will improve understanding of disease spectrum and transform patient care. Clin Infect Dis 2013;56:1284-92.
6) Hollenbach E. Invasive candidiasis in the ICU: evidence based and on the edge of evidence. Mycoses 2008;51:25-45.
7) Onishi A, Sugiyama D, Kogata Y, et al. Diagnostic accuracy of serum 1,3-β-D-glucan for pneumocystis jiroveci pneumonia, invasive candidiasis, and invasive aspergillosis: systematic review and meta-analysis. J Clin Microbiol 2012;50:7-15.
8) 一般社団法人日本造血・免疫細胞療法学会．造血細胞移植ガイドライン GVHD 第 5 版．2022. [cited 2024 Jul 25]. Available from: https://www.jstct.or.jp/uploads/files/guideline/01_02_gvhd_ver05.1.pdf
9) Patel R, Paya CV. Infections in solid-organ transplant recipients. Clin Microbiol Rev 1997;10:86-124.
10) Goldberg DE, Smithen LM, Angelilli A, et al. HIV-associated retinopathy in the HAART era. Retina 2005:633-49.
11) Ito J, Suzuki R, Uriu K, et al; Genotype to Phenotype Japan (G2P-Japan) Consortium; Saito A, Matsuno K, Takayama K, et al. Convergent evolution of SARS-CoV-2 Omicron subvariants leading to the emergence of BQ.1.1 variant. Nat Commun 2023;14:2671.
12) Chen T, Han M, Li S, et al. Clinical and immunological features of severe and moderate coronavirus disease 2019. J Clin Invest 2020;130:2620-9.
13) Kox M, Waalders NJB, Kooistra EJ, et al. Cytokine Levels in Critically Ill Patients With COVID-19 and Other Conditions. JAMA 2020;324:1565-7.
14) Wu Y, Kang L, Guo Z, et al. Incubation Period of COVID-19 Caused by Unique SARS-CoV-2 Strains: A Systematic Review and Meta-analysis. JAMA Netw Open 2022;5:e2228008.
15) He X, Lau EHY, Wu P, et al. Temporal dynamics in viral shedding and transmissibility of COVID-19. Nat Med 2020;26:672-5.
16) 国立感染症研究所．新型コロナウイルス感染症における積極的疫学調査の結果について（最終報告）．IASR 2021;42:197-9.
17) Gupta A, Madhavan MV, Sehgal K, et al. Extrapulmonary manifestations of COVID-19. Nat Med 2020;26:1017-32.
18) Wu Z, McGoogan JM. Characteristics of and Important Lessons From the Coronavirus Disease 2019 (COVID-19) Outbreak in China: Summary of a Report of 72314 Cases From the Chinese Center for Disease Control and Prevention. JAMA 2020;323:1239-42.

19) COVID-19 Forecasting Team. Variation in the COVID-19 infection-fatality ratio by age, time, and geography during the pre-vaccine era: a systematic analysis. Lancet 2022;399:1469-88.

20) Tsang NNY, So HC, Ng KY, et al. Diagnostic performance of different sampling approaches for SARS-CoV-2 RT-PCR testing: a systematic review and meta-analysis. Lancet Infect Dis 2021;21:1233-45.

21) Brümmer LE, Katzenschlager S, Gaeddert M, et al. Accuracy of novel antigen rapid diagnostics for SARS-CoV-2: A living systematic review and meta-analysis. PLoS Med 2021;18:e1003735.

22) Malik P, Patel U, Mehta D, et al. Biomarkers and outcomes of COVID-19 hospitalisations: systematic review and meta-analysis. BMJ Evid Based Med 2021;26:107-8.

■重要論文■

◆ 厚生労働省新型コロナウイルス感染症 COVID-19 診療の手引（随時更新中のため URL 不掲載）

◆ 米国 NIH の COVID-19 診療ガイドライン（随時更新中のため URL 不掲載）

4 院内感染

大槻郁人

目標

- 人工呼吸器関連肺炎の病態を理解し、予防策を実施できる
- カテーテル関連血流感染の病態を理解し、予防策を実施できる
- カテーテル関連尿路感染の病態を理解し、予防策を実施できる
- クロストリジオイデス・ディフィシル感染症の病態を理解し、予防策を実施できる

Key words CDC，MRSA，PICC，sTREM-1，カテーテル関連血流感染（CRBSI），カテーテル関連尿路感染（CAUTI），クロストリジオイデス・ディフィシル感染症（CDI），人工呼吸器関連肺炎（VAP）

I 人工呼吸器関連肺炎（VAP）

1 定義

人工呼吸器関連肺炎（ventilator-associated pneumonia, VAP）は、「気管挿管下の人工呼吸管理開始後48時間以上経過した後の新規発症の肺炎」と定義付けられている[1]。

VAPは発症時期によって起炎菌の特徴が異なる。早期VAPの起炎菌は肺炎球菌やメチシリン感受性黄色ブドウ球菌など比較的抗菌薬の感受性が良好の場合が多い。一方晩期VAPの起炎菌には、薬剤耐性菌であるメチシリン耐性黄色ブドウ球菌（methicillin-resistant *Staphylococcus aureus*, MRSA）や*Pseudomonas aeruginosa*、さらに*Acinetobacter* spp. などが検出されることが多く、より重症で予後が悪いとされている。VAPの起炎菌は人工呼吸器開始後ではなく入院を起点として考えるべきである。なぜなら気管挿管は入院後数日経過してから行われた可能性があり、すでに上気道と下気道に院内感染を引き起こす病原体がコロニーを形成している可能性があるからである[1]。

2 診断

胸部単純X線写真上の新たな浸潤影および肺炎を示唆する臨床的所見（膿性痰、発熱、白血球増加、酸素化低下など）を認めていれば、VAPと診断する[1]。

微生物学的診断は抗菌薬治療を考慮する上で非常に重

表1 VAP予防バンドル[3]

1. 手指衛生を確実に実施する
2. 人工呼吸器回路を頻回に交換しない
3. 適切な鎮静・鎮痛をはかる。とくに過鎮静を避ける
4. 人工呼吸器からの離脱ができるかどうか、毎日評価する
5. 人工呼吸中の患者を仰臥位で管理しない

要であり、米国感染症学会のガイドライン[1]では気管支鏡による侵襲的な検体採取よりも、非侵襲的な気管吸引での検体採取による半定量培養で診断することを弱く推奨している。

VAPが疑われる患者への抗菌薬治療開始は臨床的所見をもとに判断するべきであり、CRPやプロカルシトニン、気管支肺胞洗浄中 soluble triggering receptor expressed on myeloid cells-1（sTREM-1）などのバイオマーカーや、clinical pulmonary infection score[2]などを臨床的所見と併せて使用することは推奨されていない[1]。

3 予防対策

VAP発生率を低下させるため日本集中治療学会は2010年にVAP予防バンドルを提唱している（表1）[3]。2022年に発表された米国感染症学会の推奨度を表2[4]に示す。

気管挿管はVAPのリスク因子のうち最も重要な因子の一つである。挿管を避け、挿管期間を短縮し、再挿管を防ぐために高流量鼻カニュラ酸素療法や非侵襲的陽圧

感染 **X**

表2 米国感染症学会 VAP 予防推奨度 [4)]

分類	根拠	介入	エビデンスの質
essential practices	人工呼吸期間 入院期間 死亡率 コスト 介入することでリスクより有益性が上回るエビデンスがある	挿管を避け，再挿管を防ぐ（高流量鼻カニュラ酸素療法，非侵襲的陽圧換気を適宜使用）	HIGH
		最小限の鎮静（ベンゾジアゼピン系を避ける，鎮静プロトコルの使用，人工呼吸器離脱プロトコルの実施）	MODERATE
		体調の維持，改善（早期リハビリ）	MODERATE
		頭部挙上（30～45°）	LOW
		歯ブラシによる口腔ケア（クロルヘキシジンは使用しない）	MODERATE
		早期経腸栄養	HIGH
		必要時のみの回路交換	HIGH
additional approaches	介入によりある集団に関しては有益性があるが，他の集団ではリスクが生じる可能性がある	SOD，SDD（耐性菌が少ない国，ICU）	HIGH
	VAP 発生率を低下させる可能性があるが，人工呼吸期間・入院期間・死亡率に与える影響についてのデータが不十分	カフ上吸引ポート付き気管チューブ	MODERATE
		早期気管切開	MODERATE
		誤嚥のリスクが高い患者に対する幽門後チューブ留置	MODERATE
generally not recommended	VAP 発生率の低下との関連は一貫性がなく，人工呼吸期間・入院期間・死亡率には影響しない	クロルヘキシジンでの口腔ケア	MODERATE
		プロバイオティクス	MODERATE
		超薄型ポリウレタンカフ付き気管チューブ	MODERATE
		テーパー型カフ付き気管チューブ	MODERATE
		カフ圧自動調整	MODERATE
		頻回なカフ圧モニタリング	MODERATE
		銀コーティング気管チューブ	MODERATE
		カイネティック・ベッド	MODERATE
		腹臥位	MODERATE
		クロルヘキシジン入浴	MODERATE
	VAP の発生率，人工呼吸期間・入院期間・死亡率にも影響を与えない	ストレス潰瘍予防	MODERATE
		胃内残量モニタリング	MODERATE
		早期静脈栄養	MODERATE
no recommendation	VAP 発生率やその他アウトカムに影響なし。コストへの影響も不明	閉鎖式吸引チューブ	MODERATE

SDD, selective decontamination of the digestive tract（選択的消化管除菌）; SOD, selective oropharyngeal decontamination（中咽頭の選択的除菌）.（文献4より改変して転載）

換気を適宜使用する。また，人工呼吸器患者に対する鎮静は可能な限り最小限とし，人工呼吸器離脱プロトコルを実施することで人工呼吸器離脱および抜管が可能かどうかの検討を日々重ねることが予防策の中で最も重要である。

4 治療

VAP が疑われる患者に対して，黄色ブドウ球菌，*Pseudomonas aeruginosa* およびその他のグラム陰性桿菌を対象とした経験的治療を開始する。耐性菌のリスク因子（① 90 日以内の先行する抗菌薬投与，②敗血症性ショック，③先行する急性呼吸促迫症候群，④ 5 日間以上の入院期間，⑤腎代替療法）や，各施設でのアンチ

バイオグラムを考慮した上で抗菌薬を選択し，感受性判明とともに de-escalation を行うことが推奨されている。MRSA に対する経験的治療が必要な場合，バンコマイシンかリネゾリドのいずれかを検討する[1)]。

治療期間については，起炎菌によらず 8～15 日間と比較して治療期間の短い 7 日間を強く推奨しており，症状やプロカルシトニン値の改善状況に合わせて治療期間を検討する。ただし，①初期の不適切な抗菌薬治療患者，②重篤な免疫不全患者，③高度薬剤耐性菌，④コリスチンやチゲサイクリンなどのセカンドライン治療の場合は，治療期間の短縮にこだわらず個別に治療期間を設定すべきである[5)]。

日本集中医療医学会専門医テキスト　第4版

II　カテーテル関連血流感染（CRBSI）

カテーテル関連血流感染（catheter-related blood-stream infection, CRBSI）は血管内カテーテルに関連して生じる感染症である。CRBSI は死亡率の上昇や医療費の増大につながるため，予防が非常に重要である[6]。

1　定義／診断

米国感染症学会の血管内カテーテル関連感染に関するガイドライン[7]による CRBSI の定義は，「血管内デバイスの存在する患者の末梢静脈から採取された1本以上の血液培養が陽性の菌血症，あるいは真菌血症で，感染の臨床症状（発熱，悪寒，血圧低下など）を認め，カテーテル以外にその他の明らかな血流感染源がなく，①〜③のいずれかを満たすものとされている。

① 末梢血液培養と同じ微生物（同種）がカテーテル断片の半定量培養（15 cfu/ カテーテル断片以上）あるいは定量培養（10^2 cfu/ カテーテル断片以上）で認められる，

② カテーテル逆血および末梢静脈の同時定量的血液培養で3：1 cfu/mL 以上の比率で逆血培養由来の菌量が多い，

③ 同時に採取した同量の末梢血液培養に比べ，カテーテルハブから得た血液培養が少なくとも2時間以上早く陽性化する。

挿入部の発赤や腫脹は，特異度は高いが感度が低いとされている[8]。

2　予防対策

中心静脈カテーテルの挿入部位に関して，大腿静脈は鎖骨下静脈と比較すると感染リスクは高い[9]。しかし，中心静脈カテーテル挿入には機械的合併症（動脈穿刺，気胸など）や血栓症のリスクもあるため挿入部位について総合的に判断すべきである。

カテーテル挿入時にはマキシマル・バリアプリコーション（キャップ，マスク，滅菌ガウン，滅菌手袋，滅菌ドレープ）を実施する。カテーテル挿入前の皮膚消毒薬はクロルヘキシジンが推奨されている[10]。

カテーテル挿入部は滅菌ガーゼもしくは透明のフィルムドレッシングのいずれかを使用する。発汗や挿入部の出血がある場合はガーゼドレッシングを使用する。ドレッシングは湿ったり，剥がれて浮いたり，汚れたりしたら交換する[10]。ドレッシング法に関して 2017 年に米国疾病予防管理センター（Centers for Disease Control and Prevention, CDC）のガイドラインが一部改訂となり，18 歳以上の患者に対してクロルヘキシジン含有ドレッシングが推奨された[11]（18 歳未満では皮膚の有害反

表3　カテーテル関連血流感染の予防チェックリスト[13]

- カテーテル挿入前の手指衛生
- 無菌操作の遵守
- CVC 挿入時のマキシマル・バリアプリコーションの実施
- 最適な挿入部位の選択
- クロルヘキシジンによる皮膚消毒
- 挿入部を滅菌ガーゼ，もしくは滅菌半透過性ドレッシングで保護
- （18 歳以上）クロルヘキシジン含有ドレッシングの使用
- 不必要なカテーテルの速やかな抜去

応の可能性がある）。

点滴セットの交換に関して，血液製剤，脂肪乳剤の投与を受けていない患者では 72 〜 96 時間ごとよりも頻回にならないように，かつ少なくとも7日ごとに交換すべきである[10]。最近の研究では7日ごとの交換は4日ごとの交換と比較して安全性は変わらず，コストや作業負荷を減らすことができるとされている[12]。

ただし，下記に関してはより短期間での交換が望ましい[10]。

- プロポフォール使用時：6 〜 12 時間ごと
- 血液製剤，脂肪乳剤投与時：24 時間以内

カテーテルの交換に関して，CRBSI 予防を目的とした中心静脈カテーテル，peripherally inserted central venous catheter（PICC），透析用カテーテルのルーチン交換は推奨されていない。ただし，緊急時のような無菌操作の徹底が確保できない状態でカテーテルを挿入した場合，できる限り速やかに（48 時間以内）に交換する[10]。

留置期間が長くなるほど感染のリスクは高まるため，不要なカテーテルは極力抜去すべきである。

CDC が推奨している CRBSI の予防チェックリストを表3に示す[13]。

3　治療

CRBSI が疑われた場合は血液培養を2セット採取し，病態の重症度，感染のリスク因子，予想される起炎菌などを考慮し経験的治療を開始する。臨床的に CRBSI が疑われる場合は感染源のカテーテルは抜去することが望ましい。血液培養の感受性結果が判明し次第，抗菌薬のde-escalation を検討する。

III　カテーテル関連尿路感染（CAUTI）

1　定義／診断

カテーテル関連尿路感染（catheter-associated urinary

458

tract infection, CAUTI）とは尿路に 2 日以上にわたり
カテーテルが留置されている状況で培養陽性と判定され
る感染症である。米国感染症学会では尿路感染症を疑わ
せる症状（発熱，血尿，恥骨上の圧痛など）を認め，感染
源が他の臓器に見当たらず，カテーテル尿またはカテー
テル抜去後 48 時間以内の尿中の細菌数が 10^3 cfu/mL
以上のものを症候性尿路感染症（urinary tract infection,
UTI）と定義している。カテーテル挿入患者において膿
尿は CAUTI の診断にはならないと記載されている[14]。

2 予防対策

CAUTI の発症を予防するための CDC ガイドライン[15]
によると，重要項目は以下の 3 点である。

①不必要なカテーテルの挿入を避け，適応がある場合
のみ挿入する。

②カテーテル挿入時は無菌的に挿入し，挿入後も適切
に管理する。

③カテーテル留置の必要性がなくなれば，速やかに抜
去する。

表 4 に尿道カテーテル挿入の適応基準[15]を示す。

CAUTI 予防戦略に関するガイドライン[16]では，
CAUTI を予防するために急性期病院として取り組むべ
き基本項目が述べられている。カテーテル挿入前の手指
衛生に加え，カテーテルに触れる処置をする前後での手
指衛生の実施や，滅菌済みの閉鎖式ドレナージバックを
使用すること，回収容器は患者間で共用しないこと，尿
道カテーテルの挿入時および留置中の無菌的処置・管理
方法などについて述べられており，尿道カテーテルを管
理するスタッフに対する教育についても考えなければな
らないとしている。

3 治療

無症候性細菌尿に対する抗菌薬投与は推奨されておら
ず，耐性菌の問題，抗菌薬過剰投与のリスクが懸念され
るため避けるべきである。また，予防的抗菌薬投与も推
奨されていない[14]。

CAUTI を疑った場合，尿培養を採取し抗菌薬治療を
開始する。発症時に尿道カテーテルを 2 週間以上留置
していた場合はカテーテルを交換する必要がある。この
場合，尿培養はカテーテル交換後に採取する[14]。

抗菌薬の選択は経験的治療から開始し培養結果を踏ま
えて de-escalation を行う。治療を開始し，速やかに症
状が消失した患者に対する抗菌薬治療期間は 7 日間が
推奨されている[14]。

表4 **尿道カテーテル挿入適応基準**[15]

1. 重症患者に対する正確な尿量のモニタリング
2. 急性の尿閉などの尿路系における障害
3. 外科手術の周術期管理目的
泌尿器／生殖器の手術
長時間手術
術中に大量輸液／利尿薬などが予測される患者
正確な尿量のモニタリング
4. 尿失禁患者の仙骨部／会陰部などの開放創の治癒促進目的
5. 患者を長期間固定する必要がある（骨盤骨折のような多発外傷など）
6. 終末期医療として患者の快適さを改善

Ⅳ クロストリジオイデス・ディフィシル感染症（CDI）

Clostridioides（*Clostridium*）*difficile*（*C. difficile*）は
芽胞を形成する偏性嫌気性グラム陽性桿菌であり，抗菌
薬関連下痢症など，クロストリジオイデス・ディフィシ
ル感染症（*Clostridioides difficile* infection, CDI）の原
因となっている。

1 診断

24 時間以内の 3 回以上の説明できない下痢便を認め
る場合には CD 検査を行うことが推奨されている。CDI
は症状（通常下痢）と，CD トキシン陽性，またはトキシ
ン原性 *C. difficile* の検出，あるいは内視鏡的または病
理組織学的に偽膜性大腸炎が存在することで診断され
る[17]。トキシン単独検査では感度が低いため，*C.
difficile* 抗原検査（グルタミン酸デヒドロゲナーゼ：
glutamate dehydrogenase, GDH）や核酸増幅検査を
併用することが望ましい。

2 予防対策

1 発症・再発予防

CDI リスクを抑えるために，高リスクの抗菌薬の使用
を最小限にすることが強く推奨されている。とくにフル
オロキノロン，カルバペネム，第 3 世代・第 4 世代セファ
ロスポリンが適切に処方されているかを評価するべきで
ある[18]。また，プロトンポンプ阻害薬投与が CDI リス
クと相関することは疫学的に概知であり，不必要な継続
はすべきではない。しかし，CDI 予防目的のプロトンポ
ンプ阻害薬投与中止についてのエビデンスは不足してい
る[17]。

日本集中医療医学会専門医テキスト　第4版

❷ 院内感染予防

C. difficile は芽胞を形成しているため，アルコール消毒では除菌効果が望めない。感染経路は糞口感染であり，患者の糞便だけではなく皮膚や医療器具，周辺環境を媒介して接触感染を起こすため，徹底した石鹸と流水による手洗いと接触予防策が重要となる。

他の患者への感染を減らすために，CDI患者を専用のトイレのある個室に隔離する。CDI患者の部屋に入るとき，もしくは処置が必要な際は手袋とガウンを着用する。CDIが疑われる患者は検査結果がでる前から接触予防策が必要となる。隔離は下痢がおさまった後少なくとも48時間，必要であれば退院まで接触予防策を継続する[18]。

CDI患者との接触前後では石鹸と流水での手指衛生を徹底する。CDI患者への医療機器は可能であれば使い捨てのものとする[17]。再使用の必要がある医療機器や環境の消毒には次亜塩素酸ナトリウムなどの芽胞に有効な消毒薬を用いる。

3 ┃ 治療

まずは可能な限り早く原因となっている抗菌薬を中止する[17]。CDIは再発することが多く，初回発症と再発では推奨されている治療内容が異なる[19]。

❶ 初回のCDI

第一選択はフィダキソマイシンを10日間投与，代替案としてバンコマイシン10日間経口投与が推奨されている。上記が使用できない場合，非重症のCDI（白血球数 15,000/μL 以下，もしくは血清クレアチニン値 1.5 mg/dL 未満）はメトロニダゾールを10〜14日間経口投与する。

❷ 再発（初回）

フィダキソマイシンが第一選択である。代替案としてバンコマイシンのパルス・漸減療法を考慮する。

❸ 2回目以降の再発

フィダキソマイシン，もしくはバンコマイシンのパルス・漸減療法，もしくはバンコマイシンとリファキシミンを組み合わせたものが推奨されている。

CDIガイドラインでは，過去6か月以内にCDIを再発した患者には標準的な抗菌薬治療に加えベズロトクスマブを投与することが推奨されているが，現時点ではエビデンスは低く，またうっ血性心不全既往がある場合は注意が必要である。

その他の選択肢として便移植療法がある。ただし，便移植療法には重篤な有害事象の報告もあるため，日本版CDIガイドライン[20]では長期的な安全性を検討する必要があるとして推奨はされていない。

❹ 劇症型CDI

ショック状態，イレウス，巨大結腸症を伴うものは劇症型に分類される。バンコマイシンの経口投与（イレウスがある場合，バンコマイシンの直腸内注入追加を検討）に加え，メトロニダゾールの静脈内投与を行う。重症患者に外科的手術が必要な場合，直腸温存大腸亜全摘術を行う[17]。

■ 文献

1) Kalil AC, Metersky ML, Klompas M, et al. Management of Adults With Hospital-acquired and Ventilator-associated Pneumonia: 2016 Clinical Practice Guidelines by the Infectious Diseases Society of America and the American Thoracic Society. Clin Infect Dis 2016;63:e61-111.

2) Singh N, Rogers P, Atwood CW, et al. Short-course empiric antibiotic therapy for patients with pulmonary infiltrates in the intensive care unit. A proposed solution for indiscriminate antibiotic prescription. Am J Respir Crit Care Med 2000;162:505-11.

3) 日本集中治療医学会，ICU機能評価委員．2010年改訂版人工呼吸関連肺炎予防バンドル（略：VAPバンドル）．2010. [cited 2024 Jul 25]. Available from: https://www.jsicm.org/pdf/2010VAP.pdf

4) Klompas M, Branson R, Cawcutt K, et al. Strategies to prevent ventilator-associated pneumonia, ventilator-associated events, and nonventilator hospital-acquired pneumonia in acute-care hospitals: 2022 Update. Infect Control Hosp Epidemiol 2022;43:687-713.

5) Torres A, Niederman MS, Chastre J, et al. International ERS/ESICM/ESCMID/ALAT guidelines for the management of hospital-acquired pneumonia and ventilator-associated pneumonia: Guidelines for the management of hospital-acquired pneumonia (HAP)/ventilator-associated pneumonia (VAP) of the European Respiratory Society (ERS), European Society of Intensive Care Medicine (ESICM), European Society of Clinical Microbiology and Infectious Diseases (ESCMID) and Asociación Latinoamericana del Tórax (ALAT). Eur Respir J 2017;50:1700582.

6) Bloodstream Infection Event (Central Line-Associated Bloodstream Infection and Non-central Line Associated Bloodstream Infection). 2024. [cited 2024 Jul 25]. Available from: https://www.cdc.gov/nhsn/pdfs/pscmanual/4psc_clabscurrent.pdf

7) Mermel LA, Allon M, Bouza E, et al. Clinical practice guidelines for the diagnosis and management of intravascular catheter-related infection: 2009 Update by the Infectious Diseases Society of America. Clin Infect Dis 2009;49:1-45.

8) Safdar N, Maki DG. Inflammation at the insertion site is not predictive of catheter-related bloodstream infection with short-term, noncuffed central venous catheters. Crit Care Med 2002;30:2632-5.

9) Parienti JJ, Mongardon N, Mégarbane B, et al; 3SITES Study Group. Intravascular Complications of Central Venous Catheterization by Insertion Site. N Engl J Med 2015;373:1220-9.

感染 X

10) O'Grady NP, Alexander M, Burns LA, et al; Healthcare Infection Control Practices Advisory Committee. Guidelines for the prevention of intravascular catheter-related infections. Am J Infect Control 2011;39:S1-34.

11) 2017 Updated Recommendations on the Use of Chlorhexidine-Impregnated Dressings for Prevention of Intravascular Catheter-Related. [cited 2024 Jul25]. Available from: https://www.cdc.gov/infectioncontrol/pdf/guidelines/c-i-dressings-H.pdf

12) Rickard CM, Marsh NM, Larsen EN, et al. Effect of infusion set replacement intervals on catheter-related bloodstream infections (RSVP): a randomised, controlled, equivalence (central venous access device)-non-inferiority (peripheral arterial catheter) trial. Lancet 2021;397: 1447-58.

13) Checklist for Prevention of Central Line Associated Blood Stream Infections. [cited 2024 jul 25]. Available from: https://www.cdc.gov/hai/pdfs/bsi/checklist-for-CLABSI.pdf

14) Hooton TM, Bradley SF, Cardenas DD, et al; Infectious Diseases Society of America. Diagnosis, prevention, and treatment of catheter-associated urinary tract infection in adults: 2009 International Clinical Practice Guidelines from the Infectious Diseases Society of America. Clin Infect Dis 2010;50:625-63.

15) Gould CV, Umscheid CA, Agarwal RK, et al; Healthcare Infection Control Practices Advisory Committee. Guideline for prevention of catheter-associated urinary tract infections 2009. Infect Control Hosp Epidemiol. 2010;31:319-26.

16) Lo E, Nicolle LE, Coffin SE, et al. Strategies to prevent catheter-associated urinary tract infections in acute care hospitals: 2014 update. Infect Control Hosp Epidemiol 2014;35:S32-47.

17) McDonald LC, Gerding DN, Johnson S, et al. Clinical Practice Guidelines for Clostridium difficile Infection in Adults and Children: 2017 Update by the Infectious Diseases Society of America (IDSA) and Society for Healthcare Epidemiology of America (SHEA). Clin Infect Dis 2018;66:e1-48.

18) Clinical Guidance for C. diff Prevention in Acute Care Facilities. [cited Jul 25]. Available from: https://www.cdc.gov/cdiff/clinicians/cdi-prevention-strategies.html

19) Johnson S, Lavergne V, Skinner AM, et al. Clinical Practice Guideline by the Infectious Diseases Society of America (IDSA) and Society for Healthcare Epidemiology of America (SHEA): 2021 Focused Update Guidelines on Management of Clostridioides difficile Infection in Adults. Clin Infect Dis 2021;73: e1029-44.

20) Kunishima H, Ohge H, Suzuki H, et al. Japanese Clinical Practice Guidelines for Management of Clostridioides (Clostridium) difficile infection. J Infect Chemother 2022;28:1045-83.

■重要論文■

◆CDI 治療薬の具体的な投与量が記載されている。(→文献 19)

XI 多臓器障害

1 多臓器障害（MODS）

水野谷和之

目　標
- 多臓器障害の概念を理解する
- 多臓器障害の重症度評価について理解する
- 多臓器障害の病態について理解する
- 各種臓器関連障害と治療について理解する

Key words SOFAスコア，肝腎症候群（HRS），肝肺症候群（HPS），急性肺性心（ACP），心腎症候群（CRS），多臓器機能障害（MODS），多臓器不全（MOF），肺腎症候群（PRS），

I 多臓器不全・多臓器機能障害の概念（定義，重症度評価）

医療技術の進歩により重症患者の延命が可能となった結果，一患者の複数の障害臓器に対して同時に治療を行う必要性が生じるようになった。多臓器不全（multiple organ failure, MOF）の概念は，1975年にBaueらが"multiple, progressive or sequential systems failure"を新たな疾患概念として提唱したのが始まりである。多臓器にわたる機能障害を単純に個々の臓器機能障害（organ dysfunction）の集まりとして認識するのではなく，種々の背景を有する患者における多臓器障害症候群（multiple organ dysfunction syndrome, MODS）として理解することが有用である。

1 Primary MODS と Secondary MODS

Primary MODS は外傷などにより2つ以上の臓器が直接障害を受けた場合をいう。外傷後の肺挫傷による呼吸不全と筋挫滅による横紋筋融解症に起因する急性腎障害（acute kidney injury, AKI）の合併などである。Secondary MODS は，感染や外傷，手術などにより直接生じる臓器障害とは異なり，生体側の炎症反応とその際に産生されるさまざまなメディエーターによって侵襲部位から離れた遠隔臓器に障害が引き起こされることで生じる。

2 多臓器障害・多臓器不全の定義と重症度評価

多臓器障害・多臓器不全の定義のためには各臓器不全の定義と重症度の評価が必要である。総合的な評価法としては，Sepsis-3の診断基準にも用いられるsequential organ failure assessment（SOFA）スコアに加え，multiple organ dysfunction（MOD）score, logistic organ dysfunction system（LODS）などが用いられている。多臓器障害・多臓器不全は生体における経時的なプロセスであるため，これらを評価できるシステムは臓器に特異的なパラメータを用いて障害の程度を点数化し，経時的に変化を観察できるようにする必要がある。上述した3つのtoolも呼吸，血液，肝臓，循環，中枢神経，腎臓の6臓器に関する障害を評価し，その方法として簡便かつ日常診療で用いているパラメータを用いている。現在最も使用されているSOFAスコアについて，以下に詳しく解説する。

3 SOFAスコア

1996年に欧州集中治療医学会から公表された多臓器障害の評価法である[1]。SOFAスコアでは6つの臓器システムを0〜4点の5段階で評価し，1〜2点を臓器障害，3〜4点を臓器不全とみなす。スコアリングには24時間中の最悪値を用いる。評価法の詳細と注意点を表1[1]に示す。とくに中枢神経の項目に関する不一致が最も多いとされており，SOFAスコアをアウトカムに含

表1 Sequential organ failure assessment (SOFA) score の詳細と評価の注意点[2]

システム	評価方法	スコア 0	1	2	3	4
中枢神経	GCS	15	13〜14	10〜12	6〜9	<6
	気管挿管等に伴う鎮静状態では鎮静前の値を使用する，鎮静薬中止後から評価までの適切な期間は明らかではない					
呼吸	PaO_2/F_IO_2 (mmHg)	≧400	<400	<300	<200 +呼吸補助	<100 +呼吸補助
	意識障害などによる挿管は呼吸補助に含めない場合もある，動脈血ガス分析が必要，酸素投与法により F_IO_2 計算が必要					
循環	平均血圧 (mmHg) カテコラミン (μg/kg/min)	平均血圧 ≧70	平均血圧 <70	DOA≦5 or DOB 使用	DOA 5〜15 or NA≦0.1 or Ad≦0.1	DOA>15 or NA>0.1 or Ad>0.1
	バソプレシン投与量は NA に換算して計算する（参考：0.04 U/min → NA 0.1μg/kg/min）					
肝臓	総ビリルビン値 (mg/dL)	<1.2	1.2〜1.9	2.0〜5.9	6.0〜11.9	>12.0
腎臓	クレアチニン値 (mg/dL) 尿量 (mL/day)	<1.2	1.2〜1.9	2.0〜3.4	3.5〜4.9 or 尿量<500	>5.0 or 尿量<200
	血液浄化療法はクレアチニン値と尿量に影響を与えるがスコア上の取り扱いは定まっていない					
凝固系	血小板数 ($\times 10^4/\mu L$)	≧15	<15	<10	<5	<2

Ad, adrenaline; DOA, dopamine; DOB, dobutamine; NA, noradrenaline.

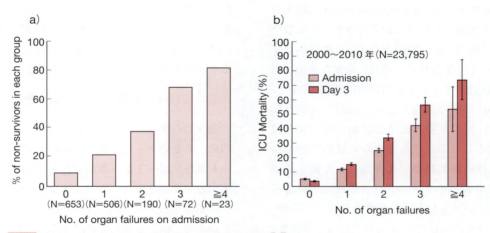

図1 SOFA スコアに基づく臓器不全と死亡率の関係[4), 5)]
各スコアで3点以上を臓器不全と定義した場合，不全臓器の数が増加すると死亡率も上昇する。SOFA スコアが提唱された1995年（N=1,444）(a)[4)]と比較して，2000年代の報告 (b)[5)] では死亡率がやや低下しているが，依然として不全臓器が3つ以上の場合の死亡率は非常に高い。
(a は文献4より転載，b は文献5より改変して転載)

む臨床研究などにおいてはあらかじめ決められた原則に基づいて評価することが重要である[2)]。

本来 SOFA スコアは各臓器障害の関連性と経過の理解を高めるために提唱されたが，その後の検討では ICU あるいは院内死亡率とよく相関することも示されており，予後予測指標として用いられる場合がある。これまでに最高 SOFA スコア，平均 SOFA スコアと ICU 死亡率の高い相関性が報告されている[3)]。おおむね不全臓器数が3臓器以上になると死亡率が50％以上となる（図1）[4), 5)]。

II 多臓器不全の病因・病態と予後

2つ以上の臓器障害が同時に生じる背景病態には種々の原因が考えられる。最も頻度が多いのが感染症（敗血症）であり，それ以外には外傷，熱傷，侵襲の大きな手術，大量出血，心不全，ショック，低酸素血症，心停止蘇生後，悪性腫瘍などが挙げられる。

最初に生体に感染や外傷などの侵襲が加わると，病原微生物由来の pathogen associated molecular patterns (PAMPs) や，障害組織や死細胞から放出される damage associated molecular patterns (DAMPs) に対する免

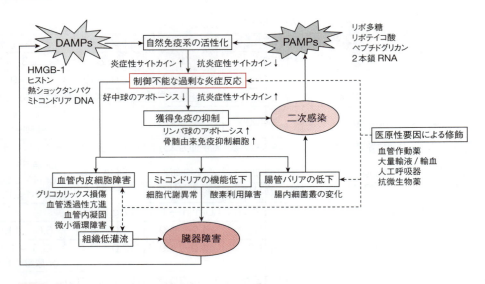

図2 生体侵襲が臓器障害に進展するメカニズム[6]

疫応答が生じる。PAMPs/DAMPsが免疫担当細胞のパターン認識受容体（pattern recognition receptors, PRRs）と結合することで細胞内シグナルが伝達され，炎症性サイトカイン（IL-1β，IL-6，TNF-αなど）をはじめとするメディエーターが産生される。同時に過剰な炎症反応を抑制する抗炎症性サイトカイン（IL-10，TGF-βなど）も産生されるが，初期の侵襲が過大で過剰な炎症反応を生じた場合や，抗炎症機序が十分に働かない場合には臓器障害を起こしうる。生体侵襲から臓器障害に至る機序には，血管内皮細胞障害を発端にした微小循環不全による臓器虚血，ミトコンドリア機能障害による細胞代謝異常などが関与していると考えられているが，腸管バリア低下からの病原体の侵入や二次感染の発生，各種介入に伴う医原性要因，障害組織からのDAMPsの放出などの多くの要因が関わっていることが示唆されている（図2）[6]。

1 重症患者の死亡原因としてのMOF

ICUにおける重症患者死亡の多くは入室後早期と数日後以降の2つのタイミングで生じる。超急性期の死亡原因の多くは循環不全であり，各臓器の障害が顕在化する前に死亡することが多い。超急性期を乗り越えた患者の一定数は，各臓器障害の進行により最終的にMOFに至る。これまでの報告では，重症患者の死亡原因の40〜50％がMOFであるとされている[7),8)]。各臓器障害の組み合わせと予後への影響に関しては十分検討されていないが，とくにICU死亡と関連する臓器障害として中枢神経障害，循環不全，呼吸不全が挙げられる。

フランスの96施設のICUが参加した研究では，ICUで死亡した患者の3分の2は治療制限後の予期された死亡を遂げており，その半数は2臓器以上の臓器不全を有していた[9)]。これは多臓器障害の存在が治療のwithhold（差し控え）やwithdraw（打ち切り）を考慮する重要な因子であることを示している。

2 臓器障害の遷延と新しい病態概念

急性期の臓器障害に対する様々な介入は重症患者の早期死亡率を低下させたが，同時に人工呼吸器をはじめとする臓器サポートから離脱できずに長期経過をたどる重症患者を増加させた。このような臓器障害の遷延を慢性重症病態（chronic critical illness, CCI）と表現することがある。CCIは高齢患者に多く，意識状態や認知機能に問題を抱え，院内死亡率が高く，長期の入院を要し，退院時の身体活動度も低いことが示されている[10)]。また，このような患者群では，持続する炎症反応と免疫抑制状態，異化亢進による筋力低下に特徴づけられる病態が関与することが多く，persistent inflammation, immunosuppression and catabolism syndrome（PICS）と称される[11)]。集中治療後症候群（post-intensive care syndrome, PICS）に並ぶもう一つのPICSとして近年注目されており，CCIやPICSの予防・治療は今後の集中治療が抱える課題である。

III 多臓器不全に関わる各種臓器障害と臓器関連障害

Primaryに生じる臓器不全の原因として，それぞれの臓器ごとの疾患が関与している。例えば，肺炎に伴う重症呼吸不全，薬物や腎毒性物質によるAKIなどであ

多臓器障害 XI

表2 心腎症候群（CRS）の分類[12]

Type	定義	代表的な病態
Type 1：Acute CRS	急性心不全による AKI	急性冠症候群，その他の急性心不全
Type 2：Chronic CRS	慢性心不全による CKD	慢性心不全
Type 3：Acute reno-cardiac syndrome	AKI による急性の心機能低下	AKI による体液過剰，炎症，尿毒症による心不全
Type 4：Chronic reno-cardiac syndrome	CKD による慢性の心機能低下	CKD における心肥大や心不全
Type 5：Secondary CRS	全身疾患による心腎機能低下	敗血症，アミロイドーシス，肝硬変

AKI, acute kidney injury; CKD, chronic kidney disease.

表3 肝腎症候群（HRS）の新定義[15]

1. 腹水を伴う肝硬変である
2. KDIGO の AKI 診断基準のうち血清クレアチニン（sCr）の基準※を満たす
    ※ sCr が「48 時間以内に 0.3 mg/dL 以上の上昇」or「7 日以内に既知あるいは推定されるベースラインから 50%以上の上昇」
3. 2 日以上の利尿薬中止とアルブミン投与（1 g/kg/day）による容量負荷でも血清クレアチニン値が改善しない
4. ショック状態ではない
5. 現在あるいは最近，腎毒性薬（NSAIDs，アミノグリコシド，ヨード造影剤など）が使用されていない
6. 以下に示す腎実質障害の所見が無い
    －尿タンパク> 500 mg/day
    －顕微鏡的血尿（50 /hpf 以上）
    －超音波上の異常所見

KDIGO, Kidney Disease Improving Global Outcomes; NSAIDs, non-steroidal anti-inflammatory drugs.

る。しかし，一旦臓器障害への進展が始まると各臓器の機能障害は他の臓器にも影響を与え得る。現在よく知られている 2 臓器が関与する臓器関連障害について提示する。

1 CRS

心臓と腎臓の相互障害は，心腎症候群（cardio-renal syndrome, CRS）として 5 つのタイプに分けられている（表2）[12]。とくに CRS type 1 と type 3 は集中治療の診療でしばしば遭遇するため，病態を把握しておくべきである。

急速な心機能の悪化に伴う腎機能障害の主原因は低心拍出あるいは静脈うっ血である。旧来は低心拍出に起因する腎低灌流が主原因と考えられていたが，近年では急性心不全に合併する CRS type 1 には低灌流よりも静脈うっ血の関与が大きいことが示されている[13]。

一方で，AKI に伴って急性の心機能障害を生じる機序は十分に明らかとはなっていない。腎障害の原因となった生体侵襲による炎症性メディエーターの増加と好中球の遊走や浸潤，交感神経系やレニン - アンジオテンシン - アルドステロン（renin-angiotensin-aldosterone, RAA）系の活性化は心筋細胞の障害やアポトーシスに関与するといわれている。これらの直接的な要因に加え，AKI の進行による体液過剰，電解質異常，酸塩基平衡

異常，尿毒症物質の蓄積などにより心筋細胞代謝を障害し，心抑制や心不全が進行すると考えられている[14]。

CRS type 1 の治療は低心拍出による腎低灌流および静脈うっ血の是正である。これらは通常の急性心不全治療の中で利尿薬，血管拡張薬，強心薬の使用により行われる。CRS type 3 に対する特異的治療はない。

2 HRS

肝不全の進行に伴って合併する腎障害は肝腎症候群（hepato-renal syndrome, HRS）として知られきた。HRS は急速に進行する type Ⅰ と緩徐に進行する type Ⅱ の 2 つのサブタイプに分けられてきたが，2015 年に大きな定義改定が行われた[15]。この改定で HRS 診断に AKI の概念が導入され，従来の HRS-type Ⅰ は HRS-AKI という名称に変更された（表3）[15]。この背景には，血清クレアチニン値> 1.5 mg/dL を含む従来の診断基準では，HRS に対する早期診断と治療介入が困難であったことが挙げられる。従来の HRS-type Ⅱ については，AKI の定義に合致しない non-AKI-HRS と呼称される。

HRS を発症する病態は複雑であるが，基本的に肝硬変の進行により全身の血管拡張が生じる一方で，RAA 系の活性化による腎血管収縮から腎血流減少をきたすことが原因であると考えられてきた。しかし，HRS-AKI

465

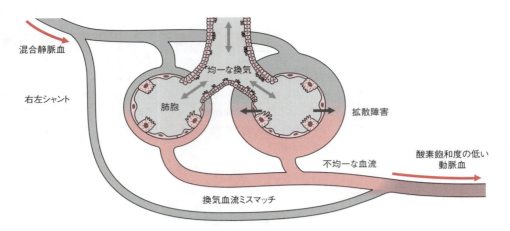

図3 肝肺症候群（HPS）における低酸素血症発症機序[18]
右左シャント，換気血流比の不均等分布，肺胞拡散能の低下などが低酸素血症の原因となる。

患者では感染の有無にかかわらず血中の炎症性サイトカイン上昇を認めること，特発性細菌性腹膜炎の合併がHRS-AKI発症の主要なトリガーであることから，敗血症性AKIとオーバーラップする発症メカニズムも想定されている。AKIエピソードの出現によって肝硬変患者の予後が悪化することは明らかであり，AKIから回復しない場合の30日以内の死亡率は80％とも報告されている。

HRSに対して有効な治療は限られている。日本国内で選択可能な治療法として，ノルアドレナリンとアルブミン投与の併用が最も有効性が期待される[16]。

3 PRS[17]

びまん性肺胞出血とAKIを合併する病態が肺腎症候群（pulmonary-renal syndrome, PRS）である。基礎疾患としては抗好中球細胞質抗体（anti-neutrophil cytoplasmic antibody, ANCA）関連血管炎，抗基底膜抗体陽性であるGoodpasture症候群，全身性ループスエリテマトーデスなどの膠原病の3つの病型が主である。頻度として最も多いのはANCA関連血管炎に合併したPRSである。海外でのANCA関連血管炎は多発血管炎性肉芽腫症が主体であるのに対し，本邦では顕微鏡的多発血管炎の頻度が高く，海外の診療ガイドラインの推奨と整合性が取れない場合がある。びまん性肺胞出血は顕微鏡的多発血管炎の25〜55％に合併するとされるが，多発血管炎性肉芽腫症では5％と低い。びまん性肺胞出血の診断には血痰・喀血の存在，新たな肺胞浸潤影，貧血の三徴が重要な所見である。ANCA関連血管炎に対する集中治療は，びまん性肺胞出血による呼吸不全を対象とすることが多い。

PRS患者の急性期治療は基礎病態によって推奨が異なるが，ステロイド，シクロホスファミド，血漿交換の併用療法が行われる。詳細は国内の関連ガイドラインを参照いただきたい。

4 HPS[18]

進行した肝硬変や急性肝不全ではしばしば呼吸器と関連した症状が見られ，肝肺症候群（hepatopulmonary syndrome, HPS）と呼ばれる。肝移植を必要とするような重症の肝硬変患者の5〜30％に合併するといわれている。HPSの主症状は低酸素血症であり，肺毛細血管（血管径が100μm以下）の拡張や血管新生による肺血管床の増大で生じる換気血流比の不均等分布，拡散障害，解剖学的シャントの増大が原因と考えられている（図3）[18]。

HPSの診断は，①基礎疾患に肝疾患がある（通常は肝硬変であり，門脈圧亢進を伴うことが多い），②造影経胸壁心臓超音波検査（contrast-enhanced transthoracic echocardiography, CE-TTE）陽性，③肺胞気-動脈血酸素分圧較差≧15 mmHg（年齢が65歳以上では＞20 mmHg）の3つを満たすことでなされる。

HPSの臨床症状としては労作時の呼吸困難が多いが，進行した例ではばち指，くも状血管腫などの所見も認められる。他の最も特徴的な所見として扁平呼吸（platypnea）すなわち坐位による呼吸困難（orthodeoxia）がある。心不全とは逆で，起坐や立位になると呼吸困難感が強くなり，仰臥位とすると改善することからplatypnea orthodeoxia syndromeとも呼ばれる。立位や起坐位では5％以上あるいは4 mmHg以上のPaO_2低下が生じる。

HPSに対する治療は対症療法で酸素投与が主体とな

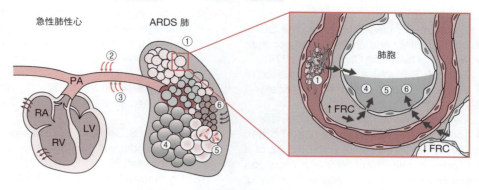

図4 ARDSにおける急性肺性心の病態[19]
ARDSにおいて肺血管抵抗を増大させる因子として，図に示す6つが関与しているとされる。
FRC, functional residual capacity; LV, left ventricle; PA, pulmonary artery; RA, right atrium; RV, right ventricle.

る。根治的治療には肝移植術しかなく，他にHPSの進行を抑制できるものはない。

5 ACP[19]

急性肺血栓塞栓症やARDSなどにより，右心系の後負荷である肺血管抵抗（pulmonary vascular resistance, PVR）が急速に増大し右心不全に陥る病態を急性肺性心（acute cor pulmonale, ACP）という。ARDSでPVRが増加する機序を図4[19]に示す。急性のPVRの上昇に対して，右室収縮末期容積と拡張末期容積を増大させる代償機転が働くが，代償不全に陥ると心拍出量が低下しACPへと進展する。

ACPの予防のためにはPVR増大を軽減できるかどうかが問題となる。現在できることは肺保護戦略に則った人工呼吸管理である。すなわち，低1回換気量の遵守やdriving pressureの軽減，適切な呼気終末陽圧（positive end-expiratory pressure, PEEP）により機能的残気量が減少しないようにすることである。

ACPへと進展した場合，右心不全の治療に準じて輸液負荷と血管作動薬の投与が必要である。右室の収縮力増加のためドブタミンやノルアドレナリンを用いる。陽圧換気によるPVR増大を抑制するためには，静脈脱血静脈送血体外式膜型人工肺（veno-venous extracorporeal membrane oxygenation, VV-ECMO）を用いてさらに一回換気量を減少させ，高二酸化炭素血症に対応するなどの方法も考えられる。

IV 多臓器不全に対する治療

多臓器障害に対するエビデンスが存在する有効な治療法は現状ではない。大規模データベースを解析した検討では，ICU入室後に48時間以内にMOFへと進展した場合には，敗血症の有無にかかわらず致死率は50％以上となる[20]。このことからも，ICU入室早期から臓器障害を評価するとともに，48時間以内にさらなる臓器障害へと進展しないような対策を行うことが重要である。そのため，前述の臓器障害スコアを用い，重症患者の各臓器障害の客観的な評価を経時的に行うことが必要である。各臓器障害に対する治療については，敗血症の管理を含めて他項を参照いただきたい。

おわりに

本項では，多臓器障害（MODS）についての知見をまとめた。集中治療医は多臓器の障害を抱える重症患者に対して臓器横断的な全身管理を行う知識と技術を有している必要がある。本項が日々の診療に役立つ情報を提供できれば幸いである。

■文献

1) Vincent JL, Moreno R, Takala J, et al. The SOFA (Sepsis-related Organ Failure Assessment) score to describe organ dysfunction/failure. On behalf of the Working Group on Sepsis-Related Problems of the European Society of Intensive Care Medicine. Intensive

Care Med 1996;22:707-10.

2) Lambden S, Laterre PF, Levy MM, et al. The SOFA score-development, utility and challenges of accurate assessment in clinical trials. Crit Care 2019;23:374.

3) Ferreira FL, Bota DP, Bross A, et al. Serial evaluation of the SOFA score to predict outcome in critically ill patients. JAMA 2001;286:1754-8.

4) Vincent JL, de Mendonça A, Cantraine F, et al. Use of the SOFA score to assess the incidence of organ dysfunction/failure in intensive care units: results of a multicenter, prospective study. Working group on "sepsis-related problems" of the European Society of Intensive Care Medicine. Crit Care Med 1998;26:1793-800.

5) Bingold TM, Lefering R, Zacharowski K, et al; DIVI Intensive Care Registry Group. Individual Organ Failure and Concomitant Risk of Mortality Differs According to the Type of Admission to ICU - A Retrospective Study of SOFA Score of 23,795 Patients. PLoS One 2015; 10:e0134329.

6) Marshall JC, Deutschman CS. The Multiple Organ Dysfunction Syndrome: Syndrome, Metaphor, and Unsolved Clinical Challenge. Crit Care Med 2021;49: 1402-13.

7) Mayr VD, Dünser MW, Greil V, et al. Causes of death and determinants of outcome in critically ill patients. Crit Care 2006;10:R154.

8) Vincent JL, Nelson DR, Williams MD. Is worsening multiple organ failure the cause of death in patients with severe sepsis? Crit Care Med 2011;39:1050-5.

9) Orban JC, Walrave Y, Mongardon N, et al. Causes and Characteristics of Death in Intensive Care Units: A Prospective Multicenter Study. Anesthesiology 2017; 126:882-9.

10) Ohbe H, Matsui H, Fushimi K, et al. Epidemiology of Chronic Critical Illness in Japan: A Nationwide Inpatient Database Study. Crit Care Med 2021;49:70-8.

11) Gentile LF, Cuenca AG, Efron PA, et al. Persistent inflammation and immunosuppression: a common syndrome and new horizon for surgical intensive care. J Trauma Acute Care Surg 2012;72:1491-501.

12) Rangaswami J, Bhalla V, Blair JEA, et al; American Heart Association Council on the Kidney in Cardiovascular Disease and Council on Clinical Cardiology. Cardiorenal Syndrome: Classification, Pathophysiology, Diagnosis, and Treatment Strategies: A Scientific Statement From the American Heart Association. Circulation 2019;139:e840-78.

13) Mullens W, Abrahams Z, Francis GS. Importance of venous congestion for worsening of renal function in advanced decompensated heart failure. J Am Coll Cardiol 2009;53:589-96.

14) Lee SA, Cozzi M, Bush EL, et al. Distant Organ Dysfunction in Acute Kidney Injury: A Review. Am J Kidney Dis 2018;72:846-56.

15) Angeli P, Ginès P, Wong F, et al. Diagnosis and management of acute kidney injury in patients with cirrhosis: revised consensus recommendations of the International Club of Ascites. J Hepatol 2015;62:968-74.

16) 日本消化器病学会・日本肝臓学会, 肝硬変診療ガイドライン作成委員会. 肝硬変診療ガイドライン 2020. 東京：南江堂；2020.

17) McCabe C, Jones Q, Nikolopoulou A, et al. Pulmonary-renal syndromes: an update for respiratory physicians. Respir Med 2011;105:1413-21.

18) Rodríguez-Roisin R, Krowka MJ. Hepatopulmonary syndrome--a liver-induced lung vascular disorder. N Engl J Med 2008;358:2378-87.

19) Guérin C, Matthay MA. Acute cor pulmonale and the acute respiratory distress syndrome. Intensive Care Med 2016;42:934-6.

20) Sakr Y, Lobo SM, Moreno RP, et al; SOAP Investigators. Patterns and early evolution of organ failure in the intensive care unit and their relation to outcome. Crit Care 2012;16:R222.

■重要論文■

◆MODS に関する体系的なレビュー

これまでに MODS の原因として考えられている因子として, 組織虚血, 全身性炎症の局所への影響, 血管内皮障害と微小塞栓症, アポトーシスの調節障害, ミトコンドリア機能不全, 腸内細菌叢の変化, 細胞代謝の再プログラミングなどを挙げて解説している。（→文献 6）

◆日本における CCI の現状

DPC データベースを用いて日本における CCI の現状を初めて報告した研究である。CCI の定義は「人工呼吸≧96 時間, 気管切開, 敗血症, 重傷。脳卒中, 外傷性脳損傷の 6 つのうち 1 つ」＋「連続 8 日以上の集中治療室在室」である。約 240 万人の ICU 入室に対して 9.0% に当たる約 21 万 6 千人の CCI が発生していた。最も多い背景は人工呼吸期間の遷延であった。CCI 患者の平均年齢は 68 歳であったが, 年齢とともに CCI の発生率が顕著に上昇することが示された。超高齢社会にある日本においては急性期に引き続く CCI 対策が求められる。（→文献 10）

◆AKI-induced organ crosstalk

AKI 関連遠隔臓器障害のメカニズムとして, 白血球の活性化, 炎症性サイトカインなどのメディエーター産生, 血管内皮障害, 活性酸素種産生や酸化ストレス, 遠隔臓器の細胞障害やアポトーシスなどの関与が報告されている。このレビューでは, AKI が肺・心臓・脳・肝臓・腸管に与える影響について臨床的な知見と実験的な知見の両面から解説している。（→文献 14）

XII PICS

1 集中治療後症候群（PICS）

井上茂亮

目標
- PICS の概念を理解する
- PICS 発症の要因を理解する
- PICS の予防策について理解する

Key words ABCDEF バンドル，ICU-acquired weakness，集中治療後症候群（PICS）

I PICS とは

集中治療医学の発展と各ガイドラインの標準化に伴い，重症患者の死亡率は著しく改善している。敗血症では 1990 ～ 2017 年にかけて死亡率が 52.8％減少し[1]，ARDS では 1996 ～ 2013 年にかけて死亡率が 35.4％から 28.3％に減少している[2]．しかし，ICU を退室した患者は，退室後も数年間にわたって身体的障害，認知的障害，精神的問題を抱えており，多くの患者が入院以前の ADL を取り戻せず，社会復帰への道のりは未だ険しい。集中治療後症候群（post-intensive care syndrome, PICS）とは，ICU の滞在中または滞在後に生じる長期にわたる身体的障害，認知機能障害，精神障害の総称であり，ICU 患者の長期予後だけでなく，患者の家族の精神的健康にも影響を及ぼす[3],[4]。

2021 年に発表された本邦での多施設前向き研究（J-PICS study）において，ICU 入室患者の 6 か月後の PICS 発症率は 64％であり，身体機能障害は 32％，認知機能障害は 38％，精神障害は 15％であった[5]。PICS の発症により患者の QOL が低下することが知られており，以前は雇用されていた ICU 生存者の約 2/3，2/5，1/3 が，退院後 3，12，60 か月までは無職であり，生存者の 20 ～ 36％が失業，17 ～ 66％の職業変更，5 ～ 84％が労働時間の減少などの雇用状況の悪化を経験していたことがメタ解析で明らかになった[6]。ICU 生存者の約半数が退院後に経済的ストレスを有しており[7]，職場復帰遅延の潜在的な危険因子には，既存の併存疾患や精神障害などがある[6]。集中治療室の滞在 72 時間以上の重症患者 248 人を PICS 評価した研究では，132

人の患者が PICS を有すると分類され，19 人の患者が死亡した[5]。248 人中 81 名で身体障害（34％），42 名で認知障害（19％），44 名でうつ病（23％）を有していた。

II PICS の 3 つの症状（図）

1 運動機能障害

ICU 生存患者の中には，重篤な運動機能障害が長期間残存している。とくに重症疾患の罹患後に左右対称性の四肢のびまん性の筋力低下を呈する症候群を ICU-acquired weakness（ICU-AW）と呼び，PICS の運動機能障害のなかで最も重要なカテゴリーとして注目されている。ICU-AW の罹患により，人工呼吸期間が延長するとともに，ICU 滞在日数や在院日数の増加，さらには死亡率も上昇する。また，後遺症としての四肢麻痺は，時に数か月から数年にわたって重症疾患後の生存患者の運動機能を低下させる。

2 認知機能障害

ICU 患者は一般に認知機能障害を合併しやすいことが知られている。認知機能が障害された高齢者は，死亡率増加のリスク因子だけでなく，医療費の増加にも関連し，さらに家族の大きな負担となるため，大きな社会問題となり得る。ICU で遭遇する認知機能障害の多くはせん妄であるが，うつ病の発症による認知機能障害や高齢者では認知症の悪化なども認められる。

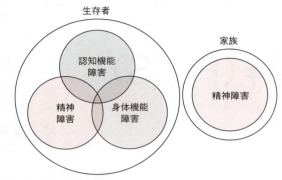

図 集中治療後症候群（PICS）の3つの症状

3 精神機能障害

うつ病，不安，心的外傷後ストレス障害（post-traumatic stress disorder, PTSD）がPICSの精神障害を構成する要素である。重症患者の生存者のうち，30％はうつ状態に苛まれ，70％は不安に苦しみ，10～50％はPTSDを発症する。そのため，可能な限り精神的なアセスメントを行い，適切に対応する必要がある。ICU治療後の精神障害の病態については，不眠や睡眠の質の低下が一因とも報告されている。

III PICS-F

重症患者は，患者の家族の生活の質に大きな影響を与え，患者の家族はICU滞在中および退院後数か月間に不安，抑うつ，およびPTSDを経験する。この状態はPICS-F（family）と呼ばれている。PICS-Fは，ICU滞在の約90日後に48％の家族に認められ，13％がうつ病，29％が不安，39％がPTSDであった[8]。

IV PICSの要因

PICSの要因は様々であり，介入的要因，環境的要因，心理的要因に加えて，機械的人工呼吸などの様々な治療，不慣れな環境，治療中の多大なストレスなどがある[4]。さらにPICSの重要な危険因子の一つに，フレイル（frailty）がある[9]。PICSでは，社会活動からの孤立という社会的フレイルも深刻な問題となっている。重症患者はICU入室前の19％にフレイルの状態にあり，フレイルのない患者と比較して，フレイルのある患者では病院死亡率とせん妄発症率が有意に上昇し，ICU滞在期間および院内滞在期間が有意に延長していた[10]。またICU-AWの要因として，女性，敗血症，異化亢進，多臓器不全，全身性炎症反応症候群，長期人工呼吸管理，不動化，高血糖，糖質コルチコイドの使用，筋弛緩薬の使用などがある。

V PICSの評価

退院後2～4週間以内にPICSを評価し，その後の期間も継続して評価することが，米国集中治療医学会（Society of Critical Care Medicine, SCCM）において推奨されている[11]。身体的障害では，筋力はMedical Research Council（MRC）スコアと握力の値を用いて評価し，身体機能は6分間歩行テスト，EQ-5D-5L，SF-36，Barthel Index，FIM（機能的自立度評価）を用いて評価する。MRCスコアは主にICU-AWの診断に用いられるが，PICSの身体機能への影響を評価するツールとして注目されている[12]，握力測定は簡便な筋力評価方法であるが，メンタルヘルスやQOLと相関している[13]。

長期的な認知機能評価法として，SCCMはスクリーニングツールの使用を強く推奨している[11]。とくに，モントリオール認知機能評価（Montreal Cognitive Assessment, MoCA）は，認知機能のスクリーニングツールとして強く推奨されている[11]。MoCAのスコアが18～25であれば軽度の認知機能障害，10～17であれば中等度の認知機能障害，10未満であれば重度の認知機能障害であり，認知症と診断できる[14]。Short-Memory Questionnaire（SMQ）は，最近の出来事などについての質問や遂行機能に関する14項目の質問からなる。合計点は4～46点となり，40点未満は認知機能障害の可能性がある[14]。

Hospital Anxiety and Depression Scale（HADS）は不安とうつに関してそれぞれ7項目からなる合計14項目の自己評価表である。各項目は0～3点で評価され，得点は0～最大21点となり，SCCMでは不安やうつにHADSの使用を強く推奨しており，それぞれ8点以上が不安やうつの診断基準に用いられる[11]。Patient Health Questionnaire（PHQ）-2はうつの簡易スクリーニングツールである[15]。PHQ-9の最初の2項目を4段階の0～3点で評価して，合計得点が3点以上の場合に陽性と判断する。大うつ病の診断精度に関しては，PHQ-2が2点以上とPHQ-9が10点以上で有意差がない[16]。Impact of Event Scale（IES）-6はIES-Revised（IES-R）の22項目の質問のうち6項目のみを用いたPTSDの簡易なスクリーニング検査である。ARDS生存患者に対するIES-6のPTSD診断精度における有効性は感度88％，特異度85％であった[17]。

Ⅵ PICS のリスク評価

　まず，重症患者において PICS・ICU-AW のリスク因子の評価を行う。リスク因子として，①患者の背景因子（年齢，併存疾患など）および重症度，②医療・ケア介入（血液浄化療法，気管挿管および人工呼吸管理，各種カテーテル，各種薬剤，各種血液製剤，体位変換，気道吸引，各種検査など），③ ICU 環境要因（アラーム音，閉塞空間など），④患者の精神的要因（不眠，ICU 滞在による精神ストレス，自身の病状や社会的背景に対する不安など）がある。これらのリスク因子がなければ，引き続きモニタリングを行う。

Ⅶ PICS の要因の排除

　PICS の要因は様々であり，介入的要因，環境的要因，心理的要因に加えて，機械的人工呼吸などの様々な治療，不慣れな環境，治療中の多大なストレスなどがある[4]。まずはこれらの要因で改善できる点があれば，見直すことが第一の PICS 予防となる。

Ⅷ ABCDEF バンドル

　PICS 予防策を包括するために，ABCDEF バンドルが提唱されている[14]。A：気道管理（Airway management），B：呼吸トライアル（Breathing trials），C：ケアの調整とコミュニケーション（Coordination of care and Communication），D：せん妄評価（Delirium assessment），E：早期運動療法（Early mobility），F：家族の介入，フォローアップの紹介，機能的な調整（Family involvement, Follow-up referrals and Functional reconciliation）から構成されている。

■ 文献

1) Rudd KE, Johnson SC, Agesa KM, et al. Global, regional, and national sepsis incidence and mortality, 1990-2017: analysis for the Global Burden of Disease Study. Lancet 2020;395:200-11.
2) Zhang Z, Spieth PM, Chiumello D, et al. Declining Mortality in Patients With Acute Respiratory Distress Syndrome: An Analysis of the Acute Respiratory Distress Syndrome Network Trials. Crit Care Med 2019;47:315-23.
3) Inoue S, Hatakeyama J, Kondo Y, et al. Post-intensive care syndrome: its pathophysiology, prevention, and future directions. Acute Med Surg 2019;6:233-46.

4) Needham DM, Davidson J, Cohen H, et al. Improving long-term outcomes after discharge from intensive care unit: report from a stakeholders' conference. Crit Care Med 2012;40:502-9.
5) Yanagi N, Kamiya K, Hamazaki N, et al. Post-intensive care syndrome as a predictor of mortality in patients with critical illness: A cohort study. PLoS One 2021;16:e0244564.
6) Kamdar BB, Suri R, Suchyta MR, et al. Return to work after critical illness: a systematic review and meta-analysis. Thorax 2020;75:17-27.
7) Khandelwal N, Hough CL, Downey L, et al. Prevalence, Risk Factors, and Outcomes of Financial Stress in Survivors of Critical Illness. Crit Care Med 2018;46:e530-9.
8) Harlan EA, Miller J, Costa DK, et al. Emotional Experiences and Coping Strategies of Family Members of Critically Ill Patients. Chest 2020;158:1464-72.
9) Riegel B, Huang L, Mikkelsen ME, et al. Early Post-Intensive Care Syndrome among Older Adult Sepsis Survivors Receiving Home Care. J Am Geriatr Soc 2019;67:520-6.
10) Darvall JN, Bellomo R, Paul E, et al. Routine Frailty Screening in Critical Illness: A Population-Based Cohort Study in Australia and New Zealand. Chest 2021;160:1292-303.
11) Mikkelsen ME, Still M, Anderson BJ, et al. Society of Critical Care Medicine's International Consensus Conference on Prediction and Identification of Long-Term Impairments After Critical Illness. Crit Care Med 2020;48:1670-9.
12) Turan Z, Topaloglu M, Ozyemisci Taskiran O. Medical Research Council-sumscore: a tool for evaluating muscle weakness in patients with post-intensive care syndrome. Crit Care 2020;24:562.
13) Nakamura K, Kawasaki A, Suzuki N, et al. Grip Strength Correlates with Mental Health and Quality of Life after Critical Care: A Retrospective Study in a Post-Intensive Care Syndrome Clinic. J Clin Med 2021;10:3044.
14) Nakanishi N, Liu K, Kawakami D, et al. Post-Intensive Care Syndrome and Its New Challenges in Coronavirus Disease 2019 (COVID-19) Pandemic: A Review of Recent Advances and Perspectives. J Clin Med 2021;10:3870.
15) Whooley MA, Avins AL, Miranda J, et al. Case-finding instruments for depression. Two questions are as good as many. J Gen Intern Med 1997;12:439-45.
16) Levis B, Sun Y, He C, et al. Accuracy of the PHQ-2 Alone and in Combination With the PHQ-9 for Screening to Detect Major Depression: Systematic Review and Meta-analysis. JAMA 2020;323:2290-300.
17) Hosey MM, Leoutsakos JS, Li X, et al. Screening for posttraumatic stress disorder in ARDS survivors: validation of the Impact of Event Scale-6 (IES-6). Crit Care 2019;23:276.

XII PICS

2 理学療法（早期リハビリテーション）

飯田有輝

目 標	• 早期リハビリテーションにおける評価を説明できる
	• 早期リハビリテーションの進め方を説明できる
	• 早期リハビリテーションにおけるリスク管理を説明できる

Key words ICU-AW，早期リハビリテーション，リスク管理

I 集中治療における早期リハビリテーション

近年，治療技術の発展により ICU における重症疾患患者の生存率は飛躍的に改善している。しかし，ICU を退室した後，全身性の特異的な機能障害や筋力低下，息切れ，抑うつや不安が残り，健康関連 QOL や長期的な予後が不良になるとの報告が多数されている[1]。このような症状は集中治療後症候群（post-intensive care syndrome, PICS）と呼ばれ，長期予後に悪影響を及ぼし QOL を損ねることから，その発症は集中治療領域の重要なアウトカムの一つとしてとらえられている。このうち重症患者に併発する骨格筋機能障害は，ICU-acquired weakness（ICU-AW）として着目されている[2),3]。ICU-AW の発生は，敗血症，多臓器不全，長期人工呼吸管理のいずれかに該当する重症患者のうち約 50％ と高率であり，人工呼吸期間や ICU 在室日数を延長させ，長期にわたって activities of daily living（ADL）を低下させる[4]。その発生には全身性炎症を背景に，ICU における様々な医原性リスクが関連する[5]。身体不活動もその因子の一つであることから，予防対策として早期離床やリハビリテーションの果たす役割は大きく，その効果については一定のコンセンサスが得られている。同時に，ICU におけるリハビリテーションが円滑かつ安全に遂行されるためには，呼吸状態の安定化も含めたコンディショニングとリスク管理が重要となる。本項では，ICU で求められるリハビリテーションを紹介するとともに，評価，介入内容，リスク管理について解説する。

II 早期リハビリテーションにおける評価

ICU における重症患者に対するリハビリテーションの考え方としては，ICU 入室中における身体機能障害の発生予防と，回復期に向けたコンディショニングである。すなわち，多岐にわたる ICU-AW などの発生リスクを軽減することと，ICU 退室後の身体機能回復が速やかにかつ安全に促されるよう条件を整えることである。そのため，まず患者が ICU に入室したら，病態やリスクの把握，覚醒や鎮痛鎮静のレベルからリハビリテーションの適応を評価する。その上で運動機能や ADL を評価し，離床や運動療法の目標，プログラムを設定する。介入前後ならびに介入中は，バイタルサインのモニタリングを行い，中止基準と照らし合わせて運動療法続行の可否について評価する。また ICU で管理される重症患者は刻々と変化することから，評価は経時的に行う。この項では，せん妄と鎮静管理，身体機能について述べる。

1 せん妄

意識内容の変化の代表的な病態にせん妄がある。せん妄では軽度〜中等度の意識レベル低下があり，精神運動性興奮，妄想，幻覚，誤認，不安などが出現し，支離滅裂な発言や異常行動が見られる。全般的に認知，判断，思考は低下する。症状は変動しやすく，興奮して暴れたり奇声を発したりすることもあるが，反対に精神活動が低下する場合もある。せん妄のタイプとして，過剰覚醒や不穏を呈する「過活動型」，意識低下や無気力を呈する「低活動型」，過活動と低活動が交互に表れる「混合型」

PICS XII

表1 Richmond Agitation Sedation Scale（RASS）[10]

スコア	用　語	説　明	
＋4	好戦的な	明らかに好戦的な，暴力的な，スタッフに対する差し迫った危険	
＋3	非常に興奮した	チューブ類またはカテーテル類を自己抜去；攻撃的な	
＋2	興奮した	頻繁な非意図的な運動，人工呼吸器ファイティング	
＋1	落ち着きのない	不安で絶えずそわそわしている，しかし動きは攻撃的でも活発でもない	
0	意識清明な，落ち着いている		
−1	傾眠状態	完全に清明ではないが，呼びかけに10秒以上の開眼およびアイコンタクトで応答する	呼びかけ刺激
−2	軽い鎮静状態	呼びかけに10秒未満のアイコンタクトで応答する	呼びかけ刺激
−3	中等度鎮静	状態呼びかけに動きまたは開眼で応答するがアイコンタクトなし	呼びかけ刺激
−4	深い鎮静状態	呼びかけに無反応。しかし身体刺激で動きまたは開眼	身体刺激
−5	昏睡	呼びかけにも身体刺激にも無反応	身体刺激

表2 ICU-AW の診断基準 [12]

下記1かつ2かつ3または4かつ5を満たす。
1. 重症病態の発症後に全身の筋力低下が進展
2. 筋力低下はびまん性（近位筋，遠位筋の両者），左右対称性，弛緩性であり，通常脳神経支配筋は侵されない
3. 24時間以上あけて2回行ったMRC scoreの合計が48点未満，または検査可能な筋の平均MRC scoreが4点未満
4. 人工呼吸器に依存している
5. 背景にある重症疾患と関連しない筋力低下の原因が除外されている

XII

PICS

に分けられる。過活動型は少なく，65歳以上の高齢者では低活動型が多い[6]。せん妄を発症した患者では罹患期間が長いと生存率が低く[7]，長期的な認知機能低下，在院日数の長期化，医療費の増大に影響する[8]。したがって，せん妄予防はリハビリテーションを実施する上で重要なケア項目である。

ICUにおけるせん妄のモニタリングには，Confusion Assessment Method for the ICU（CAM-ICU）とIntensive Care Delirium Screening Checklist（ICDSC）が推奨されている[9]。せん妄の危険因子には年齢，重症度，感染（敗血症），既存の認知症が挙げられ，誘発因子ではその約40％が薬物とされている[9]。せん妄に対する有効な予防策は適切な鎮痛鎮静管理と早期リハビリテーションであり，鎮痛・鎮静・せん妄管理ガイドライン（PADIS guidelines）[9]において不活動からの脱却が推奨されている。

2 鎮静深度

過活動型のせん妄では，不意の動作によってチューブや輸液ルートなどの計画外抜去，転倒転落などが発生する危険性がある。早期リハビリテーションを積極的に進める上で，患者を適正な鎮静深度に管理する。鎮静深度の評価には，Richmond Agitation Sedation Scale（RASS）（表1）[10]が用いられる。積極的な離床や運動療法を実施する場合はRASSスコア−2〜＋1程度が適当で，適正

な鎮静深度から外れる患者では積極的なリハビリテーションの実施を避ける[11]。鎮静深度は，「毎日鎮静を中断する」あるいは「浅い鎮静深度を目標とする」のいずれかをルーチンに行い，鎮静プロトコルや鎮静薬の投与スケールを用いて管理する[9]。

3 身体機能の評価

ICUの人工呼吸管理下の患者や敗血症のような重症患者では，ICU-AWをはじめとする著明な筋力低下を伴い，ADL回復や予後に悪影響を与える。そのため，ICU在室中から定期的に筋力を評価し，経過をみる。ICUにおける筋力評価方法には，Medical Research Council（MRC）score があり，ICU-AWの診断基準にも用いられる（表2）[12]。MRC score は，上肢は肩関節外転，肘関節屈曲，手関節伸展，下肢は股関節屈曲，膝関節伸展，足関節屈曲の6つの関節運動について，徒手筋力テストにより0〜5点で評価する（計60点）。簡便かつ評価者間のばらつきが極めて少ないのが特徴である。ただし，評価する際には患者が覚醒し，充分な協力と理解を得る必要がある。意識障害がある場合や従命困難な場合は評価困難である。

4 ADL の評価

ICU入室中であっても，日常生活をどの程度行うことができるかADLの評価は重要である。ADL評価として用

473

いられる代表的なものに，Barthel index，Katz index，機能的自立度（Functional Independence Measure, FIM）などが挙げられるが，これらはICUの環境や患者の病態から一部適さない評価項目がある。ICUの環境下で基本動作を中心に評価することを目的に開発されたFunctional Status Score for the ICU（FSS-ICU）は，FIMの尺度に準じて判別する評価法である（表3）[13]。項目は，寝返り，起き上がり，坐位保持，立ち上がり，歩行の5つで構成され，介助量によって，0点：実施不能〜7点：完全自立で評価される。ただし，ICU退室間際や退室以降など日常生活の遂行が可能な時期では，その段階に合わせたより適切かつ詳細なADL評価方法に移行する。

III ICUで行われるリハビリテーション

ICUにおけるリハビリテーションはプロトコルに基づき段階的に実施する。安全の確認の他，人工呼吸器など機器の設定変更，チューブ類の取り回しなどが必要となり，医師や看護師，理学療法士，臨床工学技士など多職種連携と十分なマンパワーをもって実施する。またICUではARDSなど重症呼吸不全による人工呼吸管理の患者が多い。不用意な運動負荷で呼吸循環動態が破綻する場合もある。良好な呼吸状態の維持に努め，ABCDEバンドル（図1）[14]に従い，早期人工呼吸器離脱を進める。

1 ICUにおけるリハビリテーションの実際

1 施行前の準備

離床や運動療法を積極的に進められるかどうか，病名や病態，禁忌事項を確認し，開始基準に照らし合わせ判断する。リハビリテーションに関わるスタッフ間で，開始基準や中止基準，どこまで行うかを事前に共有する。リハビリテーション進行表（表4）[15]などを作成して用いることで効率よく連携できる。離床の前には，患者の管理条件や実施環境を整備する。ICUで管理される患者では，人工呼吸器回路，モニタリング用のリードや様々なポンプ，薬剤ルート，ドレナージなどが装着されている。身体を動かした際，事故抜去しないようルートの長さや固定などを確認する。歩行する場合には歩行器の他，移動式の人工呼吸器，酸素供給装置，モニターや医療機器などの物品が必要となる。患者の状態によっては，人工呼吸器の設定を患者の換気要求に合わせる。そのため，リハビリテーション実施時の介助やモニタリングならびに急変時の対応などのため多数のスタッフを揃えなければならず，必要なスタッフ数が揃わないときは運動療法を開始すべきではない。

2 鎮痛鎮静管理

一般的に適正な鎮痛鎮静範囲は，疼痛では自己申告可能な場合Numeric rating scale（NRS）≦3，自己申告不能な場合Critical-Care Pain Observation Tool（CPOT）≦2であり，鎮静深度はRASSスコア−2〜＋1である。評価スコアが基準から外れる場合，適宜薬剤などで調整

表3 FSS-ICU[13]

項目	採点
寝返り	0点：実施不能
起き上がり	1点：全介助
坐位保持	2点：最大介助（患者遂行 ≦25%）
立ち上がり	3点：中等度介助（25% < 患者遂行 < 75%）
歩行	4点：最小介助（75 ≦ 患者遂行）
	5点：要監視
	6点：修正自立
	7点：完全自立

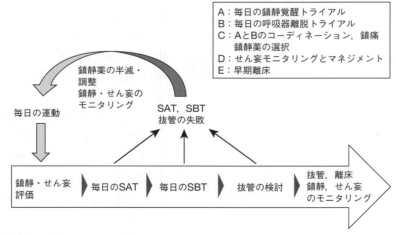

図1 ABCDEバンドル[14]
SAT, spontaneous awakening trial; SBT, spontaneous breathing trial

PICS **XII**

表4 早期リハビリテーション進行表[15]

STEP	0	1	2	3	4	5
*患者協力	なし	低い	中等度	ほぼ完全	完全	完全
#リスク基準	該当		全項目に該当しない			
ポジショニング	体位変換 （2hr ごと）	体位変換 （2hr ごと） ファウラー肢位	体位変換 （2hr ごと） G-UP90° 椅子坐位	体位変換 （2hr ごと） 椅子坐位 端坐位 介助立位	移乗移動動作 端坐位 介助立位	移乗移動動作 端坐位 立位
理学療法	他動運動 呼吸理学療法	他動運動 CPM・機器 EMS 呼吸理学療法	他動運動 自動運動 EMS レジスタンス トレーニング	他動運動 自動運動 EMS レジスタンス トレーニング(低) エルゴメーター ADL 動作	他動運動 自動運動 EMS レジスタンス トレーニング(中) エルゴメーター ADL 動作 歩行器歩行	他動運動 自動運動 EMS レジスタンス トレーニング(高) エルゴメーター ADL 動作 介助歩行

*患者協力は適正な鎮静下（RASS：−2 〜 +1）で評価

#リスク基準；以下の場合，ステップを進めない。
- 循環動態不安定（収縮期血圧 < 80 mmHg，致死的不整脈，補助循環装置）
- 新たに発生した深部静脈血栓
- 安定していない脳損傷（20 mmHg < ICP）
- タンパク質摂取 < 0.8 g/kg/day

外傷や出血，病態不安定などによりステップを進められない場合は許可される範囲とする。

CPM, continuous passive motion; EMS, electrical muscle stimulation; ICP, intracranial pressure; RASS, Richmond Agitation Sedation Scale.

XII

PICS

を図る。その時，疼痛や不穏などの原因はしっかりと探索する。適正な鎮痛鎮静が得られたら，患者協力の有無に従って離床ならびに運動療法のプログラムを選択する。

3 離床の手順

患者の病態管理や身体機能，遂行意志などにより，離床は段階的に分けて進める（図2）[16]。

① 端坐位まで

評価により管理状況が開始基準に合致していたら，起き上がり，端坐位へと進める。離床の際は，動作に伴う呼吸循環動態や疼痛の変化をモニタリングする。動作介助，モニタリング，点滴ラインなどの取り回しは，予め役割を決めて対応する。離床に伴うモニタリング項目として，めまい，嘔吐，ふらつきなどの自覚症状，冷汗，意識，表情，顔色などの他覚症状，鎮痛鎮静レベルの変化を確認する。人工呼吸器装着下では，離床の際に激しい咳嗽が発生する場合があるため，事前に気管吸引するなど対処しておく。また，出血増大や創・骨折部位へのストレスなど危険事象が発現していないか注意する。

一連の確認を端坐位で行い，さらに離床可能と判断できれば，立位に向け身体機能を評価する。主に立ち上がり動作ならびに立位に必要な四肢体幹の筋力や関節可動域を測定し，身体が立ち上がり動作に十分耐え得るか確認する。

② 立位まで

身体機能に合わせて介助方法や補助器具，座面の高さを選択する。立位では体幹，股関節，膝関節の伸展が可能か，重心移動や立位保持が可能かを確認する。端座位同様，姿勢の変化に伴うバイタルの変化をモニタリングする。急激な血圧低下に伴う意識消失は立位保持から数分後に発生することもあるので，常に状態変化に対応できる体制を整えておく。

③ Marching（足踏み）・歩行

立位で側方への重心移動ができたら足踏みを試行する。静的な姿勢保持と違い，足踏みや歩行は連続的な重心移動動作となるため，転倒の危険性も高く，呼吸循環動態も変化しやすい。突然の状態変化やふらつきにも対応できるよう，側方および後方からの介助も行う。歩行器や手すりを用いると安定する。歩行の場合，人工呼吸器や点滴類など移動スペースの確保や，すぐ中断しても対応できる環境設定など安全面に配慮する。

④ 重症呼吸不全患者の早期離床
　　（ECMO 装着患者の場合）

体外式膜型人工肺（extracorporeal membrane oxygenation, ECMO）は，人工肺とポンプを用いた体外循

475

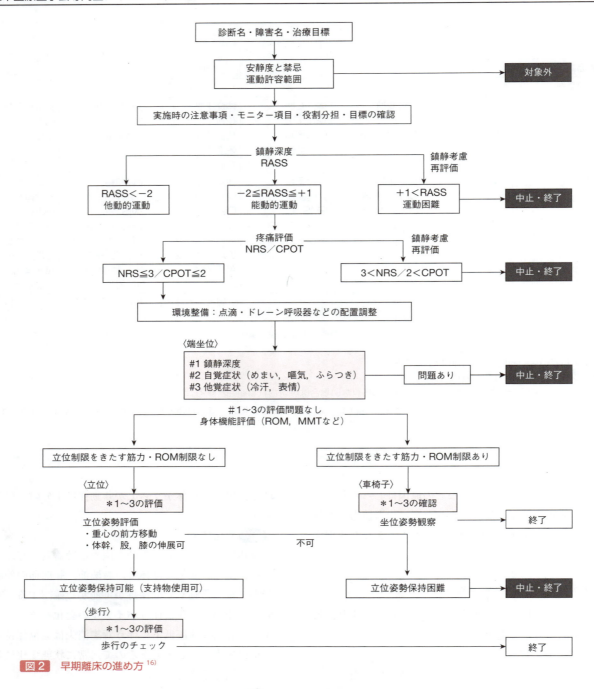

図2 早期離床の進め方[16]

環回路による治療であり，人工呼吸や循環作動薬など従来の治療では救命困難な重症呼吸不全や循環不全のうち，可逆性と思われる病態に適応される。重症肺炎やARDSなどの重症呼吸不全に対する呼吸補助として，静脈から脱血し静脈へ送血するveno-venous（VV）ECMOが用いられる。そのような場合でもECMO自体が離床を制限するものではない。覚醒させECMOを装着したまま離床や運動療法，日常生活を送るawake ECMOを実践する施設もある（図3）。しかし，ECMOは大変厳重な管理が要求され，回路トラブルや出血などの合併症は対応を誤ると致命的となる。早期離床・リハビリテーションは専門チームを組んで対応し，緊急対応

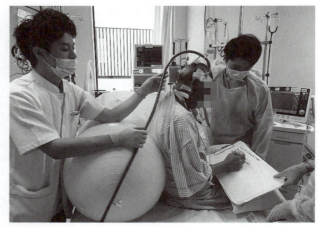

図3 ECMO装着患者の離床

476

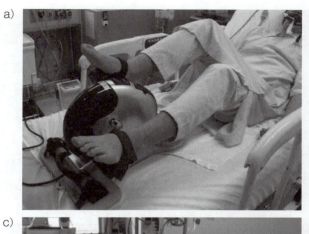
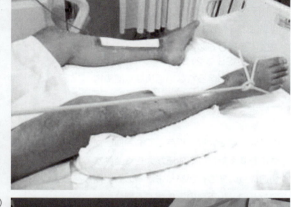
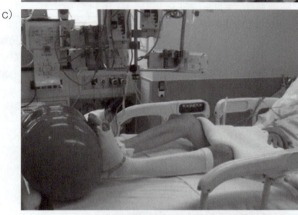
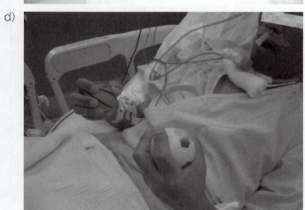
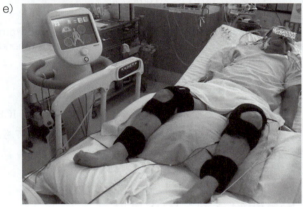

図4　ICUにおける運動療法
a) サイクルエルゴメーター
b) ボールを用いた手指運動
c) ゴムチューブを用いた運動
d) 神経筋電気刺激療法
e) ボールを用いた足踏み運動

などのシミュレーションも含め十分にトレーニングを積んでから行うべきである．早期離床・リハビリテーションの際は，カニューレや回路の屈曲，閉塞に十分に注意する．また，ECMO血流量の低下（回路圧の変化），酸素消費量の増加（$cSvO_2$の低下）やリサーキュレーション率の増加（$cSvO_2$の上昇）に注意する．

4　運動療法

運動療法にはレジスタンストレーニングや持久性トレーニングがあり，ICU-AWなど身体機能障害に対する主要なアプローチとなる．早期離床と組み合わせることで，歩行距離，人工呼吸器離脱の促進や身体機能の改善が示されている[17]．また，人工呼吸管理の患者に対し，上肢運動を追加することで，持久性や息切れの改善効果が報告されている[18]．

運動の負荷量は低負荷で1日に数回ずつ行う少量頻回運動が推奨される．滑車や弾性バンド，重錘，セラボールなど器具を用いた運動や，ベッド上で臥位でも行えるサイクルエルゴメーターが有用である（図4）．レジスタンストレーニングは関節運動を1セット8〜10回とし，2，3セットを繰り返す．サイクルエルゴメーターはおおよそ20分を目安とし，必要に応じてアシストモードを用いる．負荷量として自覚的運動強度でBorg scale 2〜4（楽〜ややきつい）を目安とする．

日本集中医療医学会専門医テキスト　第4版

表5 集中治療室で早期離床やベッドサイドからの積極的運動を原則行うべきでない [21]

1) 担当医の許可がない場合
2) 過度に興奮して必要な安静や従命行為が得られない場合（RASS ≧ 2）
3) 運動に協力の得られない重篤な覚醒障害（RASS ≦ −3）
4) 不安定な循環動態で，IABP などの補助循環を必要とする場合
5) 強心昇圧薬を大量に投与しても，血圧が低すぎる場合
6) 体位を変えただけで血圧が大きく変動する場合
7) 切迫破裂の危険性がある未治療の動脈瘤がある場合
8) コントロール不良の疼痛がある場合
9) コントロール不良の頭蓋内圧亢進（≧ 20 mmHg）がある場合
10) 頭部損傷や頸部損傷の不安定期
11) 固定の悪い骨折ある場合
12) 活動性出血がある場合
13) カテーテルや点滴ラインの固定が不十分な場合や十分な長さが確保できない場合で，早期離床やベッドサイドからの積極的運動により事故抜去が生じる可能性が高い場合
14) 離床に際し，安全性を確保するためのスタッフが揃わないとき
15) 本人または家族の同意が得られない場合

IABP, intra-aortic balloon pumping; RASS, Richmond agitation-sedation scale.

表6 早期離床やベッドサイドからの積極的運動の開始基準 [21]

	指標	基準値
意識	RASS	−2 ≦ RASS ≦ 1　30 分以内に鎮静が必要であった不穏はない
疼痛	自己申告可能な場合：NRS もしくは VAS	NRS ≦ 3　もしくは VAS ≦ 3
	自己申告不能な場合：BPS もしくは CPOT	BPS ≦ 5　もしくは CPOT ≦ 2
呼吸	呼吸回数（RR）	< 35 回 /min が一定時間持続
人工呼吸器	酸素飽和度（SaO$_2$）	≧ 90％が一定時間持続
	吸入酸素濃度（F$_I$O$_2$）	< 0.6
	呼気終末陽圧（PEEP）	< 10 cmH$_2$O
循環	心拍数（HR）	HR：≧ 50 拍 /min もしくは ≦ 120 拍 /min が一定時間持続
	不整脈	新たな重症不整脈の出現がない
	虚血	新たな心筋虚血を示唆する心電図変化がない
	平均血圧（MAP）	≧ 65 mmHg が一定時間持続
	ドパミンやノルアドレナリン投与量	24 時間以内に増量がない
その他	• ショックに対する治療が施され，病態が安定している • SAT ならびに SBT が行われている • 出血傾向がない • 動く時に危険となるラインがない • 頭蓋内圧（ICP）< 20 cmH$_2$O • 患者または患者家族の同意がある	

BPS, Behavioral Pain Scale; CPOT, Critical-Care Pain Observation Tool; NRS, Numeric Rating Scale; RASS, Richmond Agitation Sedation Scale; VAS, Visual Analogue Scale.

5 他動運動

ICU 入室中の患者は意識障害を伴うことや鎮静下で管理されることが多い。人工呼吸器装着患者の検討では，ICU 入室期間中の 30％は積極的な離床や運動療法ができない期間であり [5]，その理由として過鎮静や意識レベルの低下が挙げられている。このように身体活動が伴う積極的な運動療法を遂行できない場合，自己の努力を必要としない他動運動（passive mobilization）が必要で，他動関節運動，ストレッチ，ポジショニングの他，機器を用いた持続的他動運動（continuous passive motion, CPM），サイクルエルゴメーターや，神経筋電気刺激療法などが用いられる（図4）。

他動運動による効果について，いくつか報告がある。神経筋ブロック中であっても持続的な他動運動により，筋線維委縮の抑制，筋タンパク発現や NO 産生の増加 [19] などの効果が示されている。長期 ICU 入室患者に対するアシスト付きサイクルエルゴメーターの検討では，6 分間歩行距離や健康関連 QOL，膝伸展筋力の有意な増加を認めた [20]。これらの報告は，身体不活動が筋障害を助長する可能性があり，他動的であっても一定の運動刺激は必要であることを示している。安全面に関して，ICU 入室後間もない深鎮静患者に対し他動運動を行っても，呼吸循環動態，代謝に大きな変動を認めていない。

IV 早期リハビリテーションの禁忌，開始基準・中止基準

早期リハビリテーションを安全かつ効果的に実施するために，患者選択やリスクを適切に層別し，医師を含め多職種による多面的かつ厳格にモニタリングを行う。本邦では，2017 年に日本集中治療医学会より『早期リハビリテーションエキスパートコンセンサス』[21] が公表され，早期リハビリテーションの標準的治療指針が示されている。記載された基準の多くは，呼吸状態，循環動態，意識自覚症状の変化によって定められている。重要なポイントとして，伴うリスクに対して得られる利益は相対的であり，各種臓器機能の改善と全身管理が最優先される場合，積極的運動は禁忌である（表5）[21]。同様に開始基準は，病状の好転や安定化に併せて各種臓器機能が改善傾向にあり，生命の危機から脱したことが確認されなければならない（表6）[21]。また，例え基準に合致し

ていたとしても，緊急時の対応やスタッフに不足がある場合は，積極的に離床や運動療法を進めるべきではない。

おわりに

ICU での救命率が改善している中，重症であるがゆえに ICU 退室後も身体的・精神的な障害や心的ストレスが残り続ける PICS が問題となっている。重症肺炎患者では呼吸器障害だけでなく，息切れ，疲労，抑うつなども遷延し，健康関連 QOL を損ねている。PICS には疾患の重症度に加えて，ICU における医原性の要因も少なからず関係することから，ICU 入室中からリハビリテーションは行う必要がある。さらに，ICU 退室後も絶えずリハビリテーションを引継ぎ，急性期や回復期，生活の場である在宅まで長期的な評価と介入を継続することが重要である。今後，PICS の予防改善を目的に，社会的システムとの連携を踏まえて早期リハビリテーションの効果をフィードバックできる仕組みの構築が急務である。

■文献

1) Herridge MS, Cheung AM, Tansey CM, et al. Canadian Critical Care Trials Group. One-year outcomes in survivors of the acute respiratory distress syndrome. N Engl J Med 2003;348:683-93.
2) Schefold JC, Bierbrauer J, Weber-Carstens S. Intensive care unit-acquired weakness (ICUAW) and muscle wasting in critically ill patients with severe sepsis and septic shock. J Cachexia Sarcopenia Muscle 2010;1:147-57.
3) Schweickert WD, Pohlman MC, Pohlman AS, et al. Early physical and occupational therapy in mechanically ventilated, critically ill patients: a randomised controlled trial. Lancet 2009;373:1874-82.
4) Stevens RD, Dowdy DW, Michaels RK, et al. Neuromuscular dysfunction acquired in critical illness: a systematic review. Intensive Care Med 2007;33:1876-91.
5) de Jonghe B, Lacherade JC, Sharshar T, et al. Intensive care unit-acquired weakness: risk factors and prevention. Crit Care Med 2009;37:S309-15.
6) Peterson JF, Pun BT, Dittus RS, et al. Delirium and its motoric subtypes: a study of 614 critically ill patients. J Am Geriatr Soc 2006;54:479-84.
7) Pisani MA, Kong SY, Kasl SV, et al. Days of delirium are associated with 1-year mortality in an older intensive care unit population. Am J Respir Crit Care Med 2009;180:1092-7.
8) Ely EW, Shintani A, Truman B, et al. Delirium as a predictor of mortality in mechanically ventilated patients in the intensive care unit. JAMA 2004;291:1753-62.
9) Devlin JW, Skrobik Y, Gélinas C, et al. Clinical Practice Guidelines for the Prevention and Management of Pain, Agitation/Sedation, Delirium, Immobility, and Sleep

Disruption in Adult Patients in the ICU. Crit Care Med 2018;46:e825-73.
10) Sessler CN, Gosnell MS, Grap MJ, et al. The Richmond Agitation-Sedation Scale: validity and reliability in adult intensive care unit patients. Am J Respir Crit Care Med 2002;166:1338-44.
11) Korupolu R, Gifford J, Needham DM. Early mobilization of critically ill patients: reducing neuromuscular complications after intensive care. Contemp Crit Care 2009;6:1-11.
12) Stevens RD, Marshall SA, Cornblath DR, et al. A framework for diagnosing and classifying intensive care unit-acquired weakness. Crit Care Med 2009;37(Suppl):S299s-308.
13) Thrush A, Rozek M, Dekerlegand JL. The clinical utility of the functional status score for the intensive care unit (FSS-ICU) at a long-term acute care hospital: a prospective cohort study. Phys Ther 2012;92:1536-45.
14) Vasilevskis EE, Ely EW, Speroff T, et al. Reducing iatrogenic risks: ICU-acquired delirium and weakness--crossing the quality chasm. Chest 2010;138:1224-33.
15) Morris PE, Goad A, Thompson C, et al. Early intensive care unit mobility therapy in the treatment of acute respiratory failure. Crit Care Med 2008;36:2238-43.
16) Engel HJ, Tatebe S, Alonzo PB, et al. Physical therapist-established intensive care unit early mobilization program: quality improvement project for critical care at the University of California San Francisco Medical Center. Phys Ther 2013;93:975-85.
17) Chiang LL, Wang LY, Wu CP, et al. Effects of physical training on functional status in patients with prolonged mechanical ventilation. Phys Ther 2006;86:1271-81.
18) Porta R, Vitacca M, Gilè LS, et al. Supported arm training in patients recently weaned from mechanical ventilation. Chest 2005;128:2511-20.
19) Constantin D, McCullough J, Mahajan RP, et al. Novel events in the molecular regulation of muscle mass in critically ill patients. J Physiol 2011;589:3883-95.
20) Camargo Pires-Neto R, Fogaça Kawaguchi YM, Sayuri Hirota A, et al. Very early passive cycling exercise in mechanically ventilated critically ill patients: physiological and safety aspects--a case series. PLoS One 2013;8:e74182.
21) 日本集中治療医学会早期リハビリテーション検討委員会．集中治療における早期リハビリテーション 〜根拠に基づくエキスパートコンセンサス〜．日集中医誌 2017;24:255-303.

■重要論文■

◆早期からリハビリテーションを行うことで長期的な ADL が改善することを報告した有名なランダム比較対象試験である。（→文献 3）
◆ABCDE バンドルに F（家族ケア）を加えることで，PICS に対するバンドルとして用いられている。（→文献 14）
◆日本集中治療医学会から発刊された重症患者に対するリハビリテーションの最初のガイドラインである。（→文献 21）

XIII 外傷

1 Primary survey, secondary survey

宮里篤之, 近藤 豊

目標
- primary survey を理解して正確に実践・評価できる
- secondary survey を理解して正確に実践・評価できる
- 蘇生に必要な処置治療戦略を理解して実践できる

Key words DCR, primary survey, secondary survey

はじめに

生理学的徴候を主眼に置き，迅速かつ的確に患者の生命危機を把握する「primary survey」，それに続いて全身を系統的に検索して損傷を見つける「secondary survey」は外傷初期診療における基本的かつ重要な診察方法であり，外傷診療にあたる医師は身につける必要がある手技・知識である．本項では主に外傷初期診療ガイドライン (Japan Advanced Trauma Evaluation and Care, JATEC) を参考にし，最新の知見を含めて述べる．

I 外傷初期診療の総論

外傷には，交通外傷だけではなく，熱傷，電撃症，溺水など様々な外傷がある．これらの外傷には受傷機転の違いに加え，それぞれに特徴的な考え方があるが，すべての外傷において，「primary survey」「secondary survey」に則った診察は外傷部位の見逃しを最小限にして，防ぎ得た外傷死 (preventable trauma death) を防ぐだけでなく，患者の病態把握に非常に重要なものである．とくに集中治療管理を要する重症患者ほど，「primary survey」「secondary survey」の力が発揮される．

外傷初期診療の原則として，①生命に関わることを最優先，②最初に生理学的徴候の異常を把握，③確定診断に固執しない，④時間を意識した診療，⑤不必要な侵襲を加えない，の5項目を遵守する[1]．

外傷診療の primary survey, secondary survey を理解するためには，まず生命維持の整理と蘇生の手順を理解する必要がある．図1[1]にあるように生命は生命活動を維持するために酸素を取り込み，取り込まれた酸素

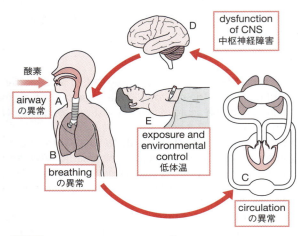

図1 生命維持の仕組みと障害[1]

は，気道 (A) →呼吸系 (B) →循環系 (C) →中枢神経系 (D) と運ばれていく．この一連の輪のどこかの部分が障害されると生命維持は困難になる．体温 (E) は直接，図1 の輪に属していないが，低体温は凝固異常をきたし，出血コントロールに難渋するため，早期に介入が必要である．

primary survey ではこの ABCDE を順番にアプローチしていき，迅速かつ的確に患者の生命危機を把握する．次いで secondary survey では，全身を系統的に検索して損傷を見つけ，その外傷に対して全身状態を見て根本治療へ進めていく．本項では述べないが後日，損傷の見逃しを回避するために再診察する tertiary survey を行う．

ここで重要なことだが，primary survey, secondary survey で評価をしていく中で，自施設で対応可能な状態なのかを常に考えなければならない (図2)[1]．つまり，

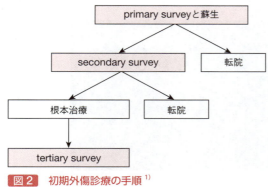

図2 初期外傷診療の手順[1]
（文献1より抜粋）

自施設で対応困難な外傷であれば転送の判断を早期にしなければならない。これは，防ぎ得た外傷死を回避する上で非常に重要なことであり，自施設で対応困難な状況で治療・管理を継続すると，状態が悪化し転送できない状況になるためである。もちろん，転院させるためにあらゆる治療を行い，転院に耐え得る状態まで保たなければならない。

II 外傷初期診療の実際の手順

1 患者受け入れ準備

救急隊からの要請依頼から病院到着まで時間内で，①救急隊・カルテからの患者情報の収集，②必要物品の準備，③医療チームとしての役割分担を患者搬送前に行う。

1 救急隊・カルテからの患者情報の収集

病院前救護にあたる救急隊には主に Japan Prehospital Trauma Evaluation and Care（JPTEC）として標準化された救護・搬送法と病院選定基準が普及している[1]。救急隊からの要請を受ける我々は，救急隊の情報としてロード＆ゴー対象か否かに加え，MIST を迅速かつ正確に聴取する。MIST とは，受傷機転（mechanism of injury），損傷部位（injury site），症候や所見（signs），応急処置（treatment）の頭文字を表している。緊急性が高い場合，バイタルサインの情報は第2報として聴取する。

また，患者情報がカルテにあるのであれば，可能な限り患者情報の収集に努める〔activities of daily living（ADL），既往歴，内服歴など〕。とくに元々の意識レベルや麻痺の有無，外傷歴，手術歴，抗凝固薬・抗血小板薬の内服歴などは重要な情報である。

2 必要物品の準備

デバイスの準備としては，モニター・超音波に加え，必要に応じて胸腔ドレーンセット，開胸セット，開腹セット，resuscitative endovascular balloon occlusion of the aorta（REBOA），急速輸血・輸液加温システムの準備が必要になる。また，血液曝露・化学汚染も想定して，診療にあたる医療者は標準予防策をした上で患者に接する。

3 医療チームとしての役割分担

役割を分担するのは，重症患者であればあるほど効果が発揮される。搬送前に，誰がどの役割をするか決めておくことで診療が円滑に進む。理想的な構成人数は5～8人であり，それ以下だと1人あたりの業務に負担が増え，それ以上だと情報共有が不十分になりやすくなる[2]。具体的な構成員としては，「リーダー医師」，「診療担当医師」，「気道管理医師」，「診療介助医師」，「リーダー看護師」，「診療介助看護師」，「記録係」，「家族対応係」が理想である。しかし，医療機関や地域の実情によってチーム構成は異なり，時間帯によってはマンパワーが足りない場合もあるため，リーダーがその時の足りない業務を引き受ける必要がある。

2 primary survey

1 第一印象の評価（救急車内〜初療室までの移動時）

患者が搬送されたら，救急車から初療室までの移動の時に第一印象を評価する。これは大まかに緊急度を把握するためである。

(a) 評価項目
- 「わかりますか？ お名前は？」と質問し，気道開通（A）と意識レベル（D）を観察
- 前頸部や胸部に目を向け，呼吸様式（B）を観察
- 橈骨動脈と前腕部の皮膚に触れ，循環（C）と体温（E）を観察

2 初療室収容後

初療室収容後は速やかにモニター装着と高濃度酸素投与を行う。全脊柱固定されている場合は，頭部から固定を解除（アンパッキング）し，その後，体幹ベルトを解除する。ネックカラーは頸椎評価して解除するため，この時点では固定を解除しない。

全脊柱固定を解除した後に，損傷部位からの持続的な出血の有無を確認する。損傷部位から出血持続している場合はガーゼで圧迫止血を行う。もし，衣類で体表の観察が不十分，衣類に化学物質などの汚染物の付着，衣類が濡れている場合は衣類を切断し除去する。衣類除去後は低体温になりやすいため，保温に努めながら静脈路確保と評価を進めていく。

(a) 評価・処置
- 損傷部位からの外出血の有無→出血が持続している場合はガーゼで圧迫止血を行う。

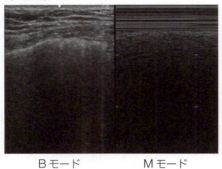
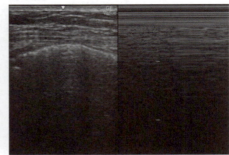

図3 気胸の有無による超音波画像の相違
a) 正常肺。Bモードでは，呼吸性に臓側胸膜がスライドする様子（lung sliding）や肺表面での comet tail artifact を観察できる。Mモードでは肺野に相当するところは粒状に描出され，波が打ち寄せる砂浜のように見える（seashore sign）。
b) 気胸。Bモードでは，呼吸に伴う胸膜の動き（lung sliding）が消失し，Mモードでは肺野に相当するところがバーコード様に見える（barcode sign）。

- 衣類が濡れている，汚染されている→速やかに衣類を除去して保温に努める。

3 A：気道評価

気道評価に関しては気道緊急か否かの評価が重要である。基本的には発語を認めれば気道の開通は確保されていると判断するが，下記の観察項目によっては遅れて気道緊急に移行する可能性もあるため，気道緊急が起こらないかの評価は常に必要である。

(a) 観察項目
- 陥没呼吸，シーソー呼吸，気管牽引
- 口鼻腔の挫創，出血，異物，分泌物
- 口腔内の異常音，喘鳴，嗄声

(b) 処置
- 吸引，異物除去
- 用手的気道確保，確実な気道確保

4 B：呼吸評価

呼吸評価では主に緊張性気胸，開放性気胸，フレイルチェストの評価が重要である。とくに緊張性気胸を疑われる，頸静脈怒張，気管偏位，胸郭挙上の左右差，患側の呼吸音減弱，患側の鼓音がみられ，血圧低下をきたしている場合は，胸部X線撮影前に胸腔穿刺や胸腔ドレナージの実施を躊躇してはならない。

近年，後述する「C：循環評価」で実施する超音波検査を使用した focused assessment with sonography for trauma（FAST）に，気胸の検出を加えた extended focused assessment with sonography for trauma（EFAST）が行われるようになってきた。気胸の診断において，これまでの複数の系統的レビューで，超音波検査は胸部X線より感度が高いことが示されている[3),4)]。そのため，今後の気胸の診断において非常に有用なツールとなる可能性があるが，その有用性は操作者の技量に依存する。

EFAST では，リニアプローブを用いて前胸壁の肋間より胸腔を走査する。正常では壁側胸膜の下方で臓側胸膜が呼吸運動に合わせてスライドする様子（lung sliding）や，肺表面で comet tail artifact が観察される。気胸が存在すると臓側胸膜に超音波が達しないため，スライドする臓側胸膜を確認することができない。さらにMモード表示にすると，バーコードのような直線が見える barcode sign が認められる（図3）[1)]。

(a) 観察項目
- 視診：呼吸数，胸郭の動き，呼吸補助筋の使用，頸部/胸部の創傷・変形
- 聴診：左右差，異常音
- 打診：鼓音，濁音
- 触診：気管偏位，皮下気腫，圧痛，胸郭運動
- 検査：SpO_2，胸部X線，EFAST

(b) 処置
- フレイルチェスト→気道確保，陽圧補助換気
- 開放性気胸→胸腔ドレナージと閉創
- 緊張性気胸→胸腔穿刺・胸腔ドレナージ

5 C：循環評価

循環評価では，ショックの有無をしっかり評価する。循環においてはバイタルサインの変化をきたす前からショック徴候（5P：①蒼白 pallor，②虚脱 prostration，③冷汗 perspiration，④脈拍触知不能 pulselessness，⑤呼吸不全 pulmonary insufficiency）をきたすことがあり，その徴候を早期に捉え介入していくことが重要である。外傷のショックでは出血性ショックが最も多く，介入の遅れは代償機構の破綻をきたし救命困難になるこ

とがあるため，循環の評価では大量輸血を視野に入れた診療が求められる。Cの評価では，具体的に心タンポナーデ，大量血胸，腹腔内出血，後腹膜出血（骨盤骨折）の有無を検索する。検索には胸部・骨盤X線，超音波検査を用いたFASTが有用である。

(a) 観察項目
- 皮膚所見：蒼白，冷感，冷汗
- 脈拍：強さ，速さ，不整
- 意識レベル，不穏，昏睡
- 外出血の有無
- 検査：FAST，胸部・骨盤X線

(b) 処置
- ショック→静脈路確保（18 G以上を2本），初期輸液（加温された細胞外液）を開始
- 外出血→圧迫止血，縫合
- 心タンポナーデ→心囊穿刺，心膜開窓術
- 大量血胸→胸腔ドレナージ，輸血
- 腹腔内出血→経カテーテル的動脈塞栓術（transcatheter arterial embolization, TAE），緊急開腹術，ガーゼパッキング，輸血
- 後腹膜出血（不安定型骨盤骨折）→シーツラッピング，TAE，輸血

6 D：中枢神経評価

中枢神経評価では，「切迫するD」の有無を評価する。ここで重要なのは，ABCの安定化である。どんなに切迫するDがあっても，ABCの異常が持続している状態での頭部CT検査は安全には行えないだけでなく，ABCの異常の持続は頭部外傷にとって二次性脳損傷のリスクとなることから，早急なABCの安定化が必要である。

(a) 観察項目
- GCS合計8点以下
- GCSが急速に2点以下に低下
- 瞳孔不同，片麻痺，Cushing現象

(b) 処置
- ABCの安定化，確実な気道確保→二次性脳損傷回避のため
- CT撮影（切迫するDがあればsecondary surveyの最初に撮影）
- 脳神経外科コール

7 E：活動性外出血・体温評価

外出血はEでの評価であるが，開放創からの活動性の外出血はprimary surveyの最初の時点で介入することが求められる。また，脱衣や輸液・輸血などの影響で刻々と体温は低下していく。低体温はアシドーシス・凝固異常と並んで「死の三徴」といわれていることから，生命を脅かす結果になり得る。とくに低体温は出血を助長し，外傷死のリスクとなるため，primary survey開始から保温に努める。輸液・輸血も加温しての投与が望ましい。

(a) 観察項目
- 活動性外出血の有無
- 低体温の有無

(b) 処置
- 活動性外出血→圧迫止血，縫合止血
- 低体温→加温輸液，輸血，保温

3 | secondary survey

secondary surveyはprimary surveyに続いて実施されるが，ABCが安定化するまではsecondary surveyに移らず，ABCの安定化に努める。secondary survey中もABCに異常が見られたら，secondary surveyを中断して異常に対する対応を行う。

1 切迫するDがあった場合

切迫するDがなければ下記のsecondary surveyを行い，最終的に必要な画像評価と行っていくが，切迫するDがある場合はsecondary surveyを行う前に頭部CTが優先される。ただし，ABCの安定化が必須である。この時，全身状態が許せば全身CTも考慮される。

2 AMPLE聴取

AMPLEとは，アレルギー（allergy），内服歴（medication），既往歴／妊娠の有無（past history/ pregnancy），最終食事（last meal），受傷機転／状況（event/ environment）のことである。意識障害で聴取できない場合は家族から聴取する。

3 頭部・顔面
- 訴え：頭痛，視力低下，複視，聴力障害，咬合障害など
- 視診：創傷，raccoon's eyes，Battle's sign，眼瞼・眼球の創傷，眼球運動異常，口腔・鼻腔・外耳道・鼓膜などの創傷・血腫，髄液耳漏・鼻漏
- 触診：対称性，凹凸・段差，異常可動性，圧痛

4 頸部

診察時にはネックカラーで診察困難なため，補助者に頭部を正中中間位で保持・固定してもらい，ネックカラーを外して診察する。

(a) 前面：喉頭気管・血管・腕神経叢の損傷
- 訴え：疼痛，頸部絞扼感，咽頭違和感，咳，血痰
- 視診：創傷，皮下気腫，穿通創，腫脹
- 聴診：嗄声，頸動脈雑音，血管振動
- 触診：圧痛，皮下気腫，拍動する腫瘤，thrill

(b) 後面：頸椎脱臼，骨折，頸椎捻挫など
- 訴え：疼痛，運動痛，運動制限，四肢の痺れ，麻痺

日本集中医療医学会専門医テキスト　第4版

- 触診：棘突起の圧痛

5 胸部

- 訴え：呼吸困難，胸背部痛，血痰
- 視診：創傷，穿通創，呼吸様式，胸郭変形
- 触診：皮下気腫，胸骨・鎖骨・肋骨などの圧痛・変形
- 聴診：呼吸音異常および左右差
- 打診：鼓音，濁音

6 腹部

- 訴え：疼痛，吐血，下血，悪心・嘔吐
- 視診：創傷，穿通創，膨隆など
- 触診：圧痛，反跳痛，筋性防御
- 聴診・打診：腸蠕動音の異常，叩打痛など

7 骨盤・会陰

primary survey の骨盤 X 線で骨盤骨折を認める場合には愛護的に診察を行う。

- 訴え：腰臀部痛，股関節・大腿痛
- 視診：創傷，下肢長差，下肢の異常肢位
- 会陰：陰嚢の皮下気腫，外尿道出血
- 直腸診：肛門括約筋の緊張，直腸壁の連続性
- 前立腺の位置異常：恥骨骨折の感触，血液付着

8 四肢

- 訴え：疼痛，運動制限，痺れ，筋力の左右差，激しい疼痛と局所の腫脹
- 視診：創傷，変形，腫脹，蒼白
- 触診：脈の触知，CRT
- 知覚・運動・循環の評価

9 背面

背面の観察では，頭頸部を固定した状態で全脊椎を軸に身体を 90 度側臥位にする log roll 法，または仰臥位のまま全身を持ち上げる log lift 法がある。これらは，患者の状態や損傷部位，介助人数によって選択する。注意が必要なのは，背面観察の前後でバイタルサインが変化することがあるので，施行前後でのバイタルサインを確認する。

- 訴え：疼痛
- 視診：創傷，変形，腫脹
- 触診：脊椎・肩甲骨の叩打痛

10 画像検査

上記の診察すべてを一通り終了した時点で，所見に応じた画像検査を行う。画像検査中に状態が悪化した場合は，速やかに画像検査を中断し，初療室に戻りprimary survey から再評価を行う。

11 根本治療と転送の判断

画像検査が終了し初療室に戻ったら，再度バイタルサインに変化がないか確認する。画像読影を行い，損傷部位に対して治療方針を決定していく。損傷部位によっては緊急手術や interventional radiology（IVR）などが必要になり，各科と連携して治療にあたることになるが，自施設で対応困難な場合は転院を考慮する。

Ⅲ 蘇生に必要な処置・治療戦略

primary survey では，患者の生理学的徴候をもとに診察を行い，生命維持を脅かすものに対して救命・蘇生処置に加え治療戦略を施していかなければならない。具体的な治療戦略や根本治療にあたっては，『外傷専門診療ガイドライン JETEC』を参照していただきたいが，救命・蘇生処置や治療戦略は防ぎ得た外傷死を回避する上で非常に重要な内容なので，以下に述べる。

1 気道確保（用手的な気道確保，エアウェイ，確実な気道確保）

気道確保には用手的な気道確保，エアウェイを使用しての気道確保，確実な気道確保に分けられる。具体的な内容に関しては，Ⅱ章-4「気道確保，difficult airway，気管切開」を参照していただきたい。ただ，外傷特有の問題としては，顔面外傷による解剖学的異常，頸髄損傷などで頸部固定下での気道確保，循環動態不安定な状態など非外傷時と比べると，気道確保の条件は悪いことが多い。

頸髄損傷が疑われる場合は，頸椎保護のためにビデオ喉頭鏡を使用した経口気管挿管を行う。ビデオ喉頭鏡は，頸部を伸展させることなく気管チューブを挿入することが容易となる[5]ことに加え，術者の気管挿管の経験の多少にかかわらず迅速に正確な気管挿管が可能になる[6]。

循環動態が不安定な状態での経口気管挿管においては鎮静薬の使用が患者の状態をより悪化させることから，プロポフォールやミダゾラムのような循環抑制をきたす鎮静薬は使用せずに，循環抑制が起こりにくいケタミンを使用する。または，昇圧薬を使用して血圧を保った状態でプロポフォールやミダゾラムなどの循環抑制きたす鎮静薬を少量使用する。重度のショックバイタルであれば，鎮静薬は使用せずに鎮痛薬のみを使用しての経口気管挿管も選択肢となる。

2 大動脈遮断法

外傷による腹腔内・後腹膜出血による出血性ショックでは，冠動脈・脳血流維持と出血コントロール目的に大動脈を遮断する方法がある。本邦では intra-aortic balloon occlusion（IABO），米国では REBOA と呼ばれているが，近年は諸外国の症例報告や研究などから本邦でも REBOA という略語が使用されてきている。

484

REBOAを使用するときは，カテーテル先端のバルーンの部位をどの位置に留置するべきかを決めることが非常に重要である．腹部骨盤損傷においてはzone I，骨盤外傷ではzone IIIにカテーテル先端のバルーンを留置するのが有効とされている（図4）[7),8)]．つまり，FAST陽性であればzone I，FAST陰性だが不安定型骨盤骨折があればzone IIIに留置する．zone IIでは腹腔動脈・上腸間膜動脈・下腸間膜動脈などの分枝があり，腹腔内臓器の血行遮断が不十分となるため，基本的にこの部位での留置は行わない．

大動脈遮断時間に関しては，閉塞時間が長くなると死亡率が有意に高く，臓器サポートの必要性も高くなることが報告されている[9)]．Avaroらの動物モデル研究では最大インフレート持続時間は40分程度と述べられている[10)]が，適切な遮断時間については確立したものがないのが現状であることから，インフレート時間は最小限にするように努める必要がある．

3 蘇生的開胸術（RT）

蘇生的開胸術は主に下記の目的・適応で行われるが，開胸心マッサージに関しては心停止に陥った後では大きな期待を寄せることができないため，心停止に至る前に出血コントロール目的として蘇生的開胸術（resuscitative thoracotomy, RT）が行われる[2)]．具体的な手技に関しては成書を参考にしていただきたい．

(a) 目的
- 心タンポナーデの解除
- 心損傷・胸腔内出血の止血
- 空気塞栓予防
- 胸部下行大動脈の遮断
- 開胸心マッサージ

(b) 適応（下記，文献2より抜粋）
- 鈍的外傷で10分以内の病院前心肺蘇生法（cardiopulmonary resuscitation, CPR）
- 穿通性外傷で15分以内の病院前CPR（ただし頸部，四肢の穿通性外傷では5分以上の病院前CPRでRT以外に救命の可能性がないと思われるとき）
- 生命徴候※のあるCPR施行症例，または収縮期血圧が60 mmHg未満

［体動，瞳孔・対光反射，眼球運動，自発呼吸，心電図モニター上で心拍数 > 40回/minのpulseless electrical activity（PEA）］

4 大量血胸

循環動態に異常をきたす血胸を大量血胸と呼び，穿通性，鈍的外傷による血管損傷（胸部大動脈，肺動静脈，

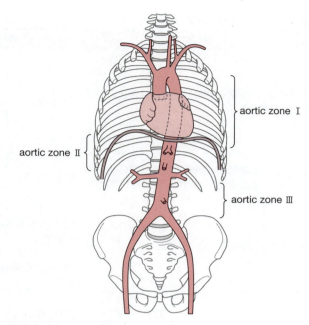

図4 バルーンを留置するzone分類[8)]

aortic zone Iは左鎖骨下動脈から腹腔動脈上縁までを指し，腹部骨盤損傷の場合の留置位置である．aortic zone IIは腹腔動脈～腎動脈までであるが，このzoneではIABOを使用しない．aortic zone IIIは腎動脈分岐下部～総腸骨動脈分岐部までであり，骨盤損傷の場合に留置する．

肋間動脈，内胸動脈，奇静脈），心損傷，肺損傷，横隔膜破裂を伴っている腹部臓器損傷などで生じる[1)]．胸腔内に1,000 mL以上の出血が急速に起こると循環血液量減少と，胸腔内圧上昇による静脈灌流障害により循環不全に陥る[1)]．FASTや胸部X線，胸部CTで診断をつけるが，治療としてまずは胸腔ドレナージを施行するが，表[11),12)]に示している出血量があれば開胸術の適応となる．

(a) 適応
- 胸腔ドレナージ施行時1,000 mL以上の血液を吸引
- 胸腔ドレナージ開始時1時間で1,500 mL以上の血液を吸引
- 2～4時間で200 mL/hr以上の出血の持続
- 持続する輸血が必要

5 damage control resuscitation（DCR）

外傷診療において近年，DCRという概念が浸透してきている．DCRとは，初回手術で損傷の修復よりも確実な止血と汚染の回避のみを主眼に置いた①damage control surgery（DCS）を行い，②止血までは低血圧を許容（permissive hypotension）し，輸液を最小限（restrictive fluid resuscitation）とし，また③十分量の新鮮凍結血漿を中心とした凝固因子補充による凝固能の

日本集中医療医学会専門医テキスト　第 4 版

表 薬剤選択と静脈内投与法の例 [11),12)]

病態			鎮静薬	鎮痛薬	筋弛緩薬
気道緊急（無反応，無呼吸あるいは瀕死の呼吸状態，心停止）			使用しない	使用しない	使用しない 顎が十分に軟らかくない，あるいは開口が不十分な場合はロクロニウム 0.9 〜 1.2 mg/kg** またはスキサメトニウム 1 〜 2 mg/kg またはベクロニウム 0.1 〜 0.2 mg/kg
A　異常	気道閉塞（顔面・頸部外傷に伴う気道閉塞で挿管困難が予測される場合）		使用しない	フェンタニル 0.5 〜 1 μg/kg 適宜少量ずつ	使用しない
B　異常	酸素化不十分・低換気		プロポフォール 0.5 mg/kg/10 sec の速度で，2.0 〜 2.5 mg/kg またはミダゾラム 0.2 〜 0.3 mg/kg（効果発現まで少量ずつ投与）	フェンタニル 1 〜 2 μg/kg 適宜	ロクロニウム 0.9 〜 1.2 mg/kg またはスキサメトニウム 1.5 mg/kg またはベクロニウム 0.1 〜 0.2 mg/kg
C　異常	ショック	SBP*＜ 80	使用しない	フェンタニル 0.5 〜 1 μg/kg 適宜	ロクロニウム 0.9 〜 1.2 mg/kg またはスキサメトニウム 1.5 mg/kg またはベクロニウム 0.3 mg/kg
		SBP* 80 〜 100	ケタミン 1 mg/kg またはミダゾラム 0.1 〜 0.3 mg/kg	フェンタニル 1 〜 2 μg/kg	
D　異常	頭部外傷，GCS 合計点 4 〜 8	ショックなし	適宜リドカイン 1.5 mg/kg 投与後に，プロポフォール 0.5 mg/kg/10 sec の速度で，2.0 〜 2.5 mg/kg またはミダゾラム 0.2 〜 0.3 mg/kg（効果発現まで少量ずつ投与）	フェンタニル 1 〜 2 μg/kg	ロクロニウム 0.9 〜 1.2 mg/kg またはベクロニウム 0.1 〜 0.2 mg/kg またはスキサメトニウム 1.5 mg/kg

* SBP, systolic blood pressure（収縮期血圧），SBP 値は目安である。
** ロクロニウムによる筋弛緩状態からの回復には，スガマデクスを 1 回 16 mg/kg ボーラス注射する。
注：薬剤量は目安である。

改善（hemostatic resuscitation）を目指す戦略である[1)]。

❶ DCS

（a）DCS の構成

　ステップ 1：初回手術は止血と汚染回避のための手術。具体的な術式などは，『外傷専門診療ガイドライン JETEC』を参照されたい[2)]。

　ステップ 2：生理学的異常を補正するために ICU で全身管理を行う。このステップでは循環動態改善とともに，積極的に低体温，血液凝固異常の補正を行う。

　ステップ 3：根治治療のための計画的な再手術を行う。通常は 48 〜 72 時間以内に行う。このステップで，止血の確認と損傷部位の再評価を行い，再建術を実施する。

（b）DCS の判断基準

　手術開始時に下記の項目（外傷死の三徴）のうち 1 〜 2 項目当てはまれば DCS の方針とする。3 項目揃ってしまうと生命予後は悪いとされる[7)]。

- 深部体温＜ 35℃
- pH ＜ 7.2，または BE ＜ − 15 mmol/L（55 歳以上なら＜ − 6 mmol/L），または乳酸＞ 5 mmol/L

- PT，APTT が 50％以上の延長，または 2 〜 3 L の出血，10 単位以上の輸血

　上記以外で，損傷形態（深在性肝損傷や不安定型骨盤輪損傷など），患者因子（肝硬変，高齢，抗凝固薬服用中など），医療資源（スタッフや血液製剤不足など），術者対応能力などでも DCS の方針の判断にもなる[1)]。

❷ permissive hypotension，restrictive fluid resuscitation

　外傷急性期は出血に対して止血機構が働き，一時的に止血された状態となることがある。そこに積極的な輸液負荷などで血圧を上昇させると再出血を助長させるだけでなく，過剰の輸液は希釈性凝固異常をきたすことになりより一層止血が困難な状況に陥る。このため，確実な止血が完了するまでは，収縮期血圧 80 〜 90 mmHg を目標[1)]とした低血圧を許容し，輸液量も制限するという治療戦略がある。

　低血圧を容認しながら輸液を調整した低血圧群と正常血圧群での検討では両者の生存率に差は見られないとの報告があり[13)]，さらに低血圧を許容した群では 24 時間以内の早期死亡率が低下する傾向があることも報告され

ている[14]。これらから低血圧を容認して輸液制限を行うことは生存率に差が見られず，低血圧は許容される治療戦略といえる[2]。ただし，頭部外傷を合併する出血性ショックでは，二次性脳損傷を防ぐといった観念から脳灌流圧（cerebral perfusion pressure, CPP）を維持するため，収縮期血圧 > 100 mmHg，平均動脈圧 > 90 mmHg に保ち，CPP > 50 〜 70 mmHg で管理することが推奨されている[15]。

❸ hemostatic resuscitation

近年では，大量出血患者に対して RBC：FFP：PC ＝ 1：1：1 の比率を目標に投与する massive transfusion protocol が推奨されている[16]。外傷初期において生体内では止血機構が働くが，消耗性凝固異常や蘇生処置に伴う希釈性凝固異常で止血機構が破綻すると，凝固機能の立ち上げは極めて困難な状況になる。外傷に伴う大量出血では赤血球輸血のみに頼らず，臨床的な出血傾向や明らかな凝固線溶系異常がなくとも，早期より新鮮凍結血漿や血小板濃厚の投与を開始する[17]ことが，蘇生にとっては非常に重要である。

■文献

1) 日本外傷学会，日本救急医学会 監修，日本外傷学会外傷初期診療ガイドライン改訂第6版編集委員会 編集．改訂第6版 外傷初期診療ガイドライン JATEC．東京：へるす出版；2021.

2) 日本外傷学会 監修，日本外傷学会外傷専門診療ガイドライン改訂第2版編集委員会 編集．改訂第2版 外傷専門診療ガイドライン JETEC．東京：へるす出版；2018.

3) Dahmarde H, Parooie F, Salarzaei M. Accuracy of Ultrasound in Diagnosis of Pneumothorax: A Comparison between Neonates and Adults-A Systematic Review and Meta-Analysis. Can Respir J 2019;2019:5271982.

4) Chan KK, Joo DA, McRae AD, et al. Chest ultrasonography versus supine chest radiography for diagnosis of pneumothorax in trauma patients in the emergency department. Cochrane Database Syst Rev 2020;7: CD013031.

5) Takahashi K, Morimura N, Sakamoto T, et al. Comparison of the Airway Scope and Macintosh laryngoscope with in-line cervical stabilization by the semisolid neck collar: manikin study. J Trauma 2010;68:363-6.

6) Hirabayashi Y, Seo N. Tracheal intubation by non-anesthesia residents using the Pentax-AWS airway scope and Macintosh laryngoscope. J Clin Anesth 2009;21:268-71.

7) Brenner ML, Moore LJ, DuBose JJ, et al. A clinical series of resuscitative endovascular balloon occlusion of the aorta for hemorrhage control and resuscitation. J Trauma Acute Care Surg 2013;75:506-11.

8) Low RB, Longmore W, Rubinstein R, et al. Preliminary report on the use of the Percluder occluding aortic balloon in human beings. Ann Emerg Med 1986;15: 1466-9.

9) Madurska MJ, McLenithan A, Scalea TM, et al. A feasibility study of partial REBOA data in a high-volume trauma center. Eur J Trauma Emerg Surg 2022;48: 299-305.

10) Avaro JP, Mardelle V, Roch A, et al. Forty-minute endovascular aortic occlusion increases survival in an experimental model of uncontrolled hemorrhagic shock caused by abdominal trauma. J Trauma 2011;71: 720-5;discussion 725-6.

11) Mccunn M, Grissom TE, Dutton RP. Chapter 81 Anesthesia for Trauma. Miller's Anesthesia. 8th ed. Miller RD, Philadelphia: Saunders; 2015. p. 2423-59.

12) 日本麻酔科学会．医薬品ガイドライン（麻酔薬および麻酔関連薬使用ガイドライン）第3版．2019. Available from: https://anesth.or.jp/users/person/guide_line/medicine

13) Dutton RP, Mackenzie CF, Scalea TM. Hypotensive resuscitation during active hemorrhage: impact on in-hospital mortality. J Trauma 2002;52:1141-6.

14) Morrison CA, Carrick MM, Norman MA, et al. Hypotensive resuscitation strategy reduces transfusion requirements and severe postoperative coagulopathy in trauma patients with hemorrhagic shock: preliminary results of a randomized controlled trial. J Trauma 2011;70:652-63.

15) 日本脳神経外科学会，日本脳神経外傷学会 監修，頭部外傷治療・管理のガイドライン作成委員会 編集．頭部外傷治療・管理のガイドライン 第4版．東京：医学書院；2019. p.16-17.

16) Malone DL, Hess JR, Fingerhut A. Massive transfusion practices around the globe and a suggestion for a common massive transfusion protocol. J Trauma 2006;60(Suppl):S91-6.

17) Holcomb JB, Jenkins D, Rhee P, et al. Damage control resuscitation: directly addressing the early coagulopathy of trauma. J Trauma 2007;62:307-10.

■重要論文

◆「外傷専門診療ガイドライン JETEC」では，外傷診療・治療戦略についてより詳細に記載されており一読することをお勧めする。（→文献2）

◆非外傷医による気胸の診断は，仰臥位レントゲンよりエコーの方が診断成績が良かったことを示した論文。（→文献4）

XIII 外傷

2 多発外傷患者の集中治療管理

磯川修太郎

| 目 標 | • 外傷死の三徴について説明できる |
| • DCS と DCR について説明できる |
| • 多発外傷患者の ICU 入室後の課題について理解する |

Key words DCIR, DCR, DCS, MTP

はじめに

日本 ICU データベース（Japan Intensive care PAtient Database, JIPAD）の 2022 年度版のレポートによると, ICU 入室における外傷患者の占める割合は 2.8％であり[1], 集中治療医が外傷患者の診療にあたる機会は決して多くはない。しかし, 重症多発外傷患者の ICU 入室では, 外傷蘇生や根治的治療が完了していないことが多く, 集中治療医は外傷治療に関係する各科とチームを形成し, 治療法の選択や各損傷の治療優先順位を調整する能力が求められる[2]。本項では, 集中治療医が多発外傷患者を管理する上での要点について概説する。

I 外傷疫学と多発外傷

本邦の外傷患者の受傷機転は, 日本外傷データバンク（Japan Trauma Data Bank, JTDB）の 2021（2019年 1 月～2020 年 12 月）レポート[3]によると, 穿通性外傷は 2.4％であり, 残りは鈍的外傷である。損傷部位としては, 下肢が 24.8％と最も多く, 次いで頭部 19.2％, 胸部 14.9％と続いており, 損傷箇所が 2 つ以上に及ぶ割合は 43.0％であった。多発外傷とは, 日本救急医学会用語集によると, 身体を頭部, 頸部, 胸部, 腹部, 骨盤, 四肢などに区分した際に, 複数の区分に重度の損傷が及んだ状態とされており, 古典的な定義としては 6 つの身体区分を 1～6 点の Abbreviated Injury Score（AIS）で評価し, AIS 3 点以上の損傷が複数区分にある場合, すなわち Injury Severity Score（ISS）が 16～18 点以上を多発外傷とすることが一般的である

表1 多発外傷の定義 New Berlin definition[5]

① ISS ≧ 16 点以上または AIS ≧ 3 点が 2 カ所以上
② 下記の 5 項目のうち少なくとも 1 つ
　1）収縮期血圧 ≦ 90 mmHg
　2）GCS 合計点 < 8
　3）アシドーシス（base excess ≦ 6.0）
　4）凝固障害（APTT ≧ 40 秒または PT-INR ≧ 1.4）
　5）年齢 ≧ 70 歳

①, ②を満たす場合に, 多発外傷とする。
AIS, Abbreviated Injury Score; ISS, Injury Severity Score.

[4]。JTDB2021 での ISS カテゴリー別の致死率は, ISS 16～24 点で 8.0％, 25～40 点で 32.6％, 41～75 点で 58.5％であり, ISS 1～8 点の 1.1％, 9～15 点の 2.9％と比べ, ISS ≧ 16 点では死亡率が著明に上昇することがわかる[3]。2014 年には, 欧米の専門家により解剖学的損傷だけではなく, 生理学的基準を含んだ多発外傷の定義（new Berlin definition）が設けられ（表1）, ISS が 16 点以上の患者の死亡率は 18.7％であったと報告している[5]。外傷による院内死亡の中で, 多発外傷患者の占める割合は半数を超えるとされており[6], 多発外傷の死亡率は, 単独損傷の単純な足し算とはならず, 胸部外傷を合併した頭部や四肢外傷などでは死亡リスクが高まるとされる[7]。損傷した臓器間の病態生理学的な相互作用の詳細は解明されていないが, 多発外傷においては解剖学的な損傷形態ではなく, 病態生理に基づいて治療方針を決定することが重要である[8]。

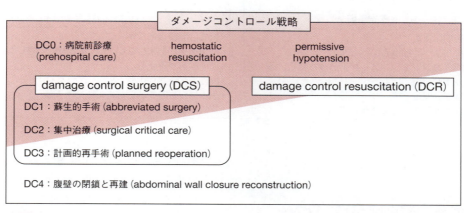

図1 ダメージコントロール戦略[4]
（文献4より改変して転載）

II ダメージコントロール

1 概念

　ダメージコントロールとは元々，戦闘により損害を受けた艦船を沈没させずに最寄りの軍港に帰すための応急処置を指す米国海軍の軍事用語であるが，これを外傷蘇生に応用させたのがダメージコントロール手術（damage control surgery, DCS）の概念である。生命の危険のない大半の外傷患者は損傷の修復が治療の目標となるが，出血性ショックを伴う重症多発外傷患者では，個々の損傷の根本的な修復や再建にこだわって時間を要してしまうと，手術は成功したけれども，患者は救えなかったということが起こり得る[9]。

2 ダメージコントロール戦略

　DCSとは，具体的な術式（戦術）を示すものではなく，あくまで重症外傷の患者を救命するためのロードマップ（戦略）である[10]。文献的には，1908年にPringleによって肝損傷に対して肝周囲パッキングを用いたケースシリーズが始まりであったが，当時の結果は惨憺たるものであった。1970年代より生理学的徴候が破綻した肝損傷や腹腔内出血に対しての段階的手術の有効性が示された[11]〜[14]。その後，1993年に外傷において初めてダメージコントロールという用語を用いたのがRotondoらであり，この報告では46例の穿通性腹部外傷患者をダメージコントロール（DC）群と根治的手術（definitive laparotomy, DL）群の2群に分けて後方視的に解析し，最重症例のサブグループにおいてはDC群がDL群よりも生存率が良い（10/13例 77% vs. 1/9例 11%，$P < 0.02$）と結論づけた[15]。DCSの要点は，①初期に止血と汚染回避のための短時間の手術（abbreviated surgery）を行い，②その後ICUにて生理学的破綻を改善するための全身管理を行うことで，③根治的手術（definitive surgery）に繋げることである。DCSの基本はこの3段階であるが，近年はこれに病院前診療[16]と腹壁の閉鎖と再建を加えた5段階とし，ダメージコントロール戦略の中にDCSとdamage control resuscitation（DCR）の2本柱があるものとして概念化されている（図1）[4]。DCSの概念は腹部外傷から誕生したが，damage control orthopedics（DCO）[17]，spine damage control（SDC）[18]などの整形外科領域や，頸部[19]，胸部外科領域[20],[21]にも発展し，鈍的・鋭的損傷を問わず重症多発外傷患者における「逃げの治療」ではなく，標準治療として普及してきている。

3 外傷死の三徴

　ダメージコントロール戦略を適応する統一された基準はなく，エビデンスも非常に乏しい[22]が，患者を救命するためには適切なタイミングで実施しなければならず，さもなければvicious cycleすなわち外傷死の三徴（deadly triad）と呼ばれる低体温，代謝性アシドーシス，凝固障害といった生理学的破綻をきたして死に至る[14]。これら三徴の3つすべてが揃った場合の死亡率は86.7%であり，1つ該当した場合でも36.8%であったと報告されており[23]，3つ揃う前にダメージコントロール戦略の決断を下すことが望ましい。客観的な目安として，体温 < 34℃，pH < 7.2，base excess（BE）< −15 mmol/L，乳酸 > 5 mmol/L，PT > 1.5倍，APTT > 1.5倍の延長などがあるが，これら以外にも術中所見などを基に複合的に評価することが重要である[24]。

日本集中医療医学会専門医テキスト　第4版

表2　外傷外科手術の特殊性[10]

予定手術	外傷外科手術
・術式は術前に決定 ・検査結果がすべて揃っている ・術前検討（カンファレンス）が十分なされている ・問題点が予測可能 ・患者の状態は安定 ・家族も含め説明を十分に理解している	・術式は開腹後に決定 ・検査結果があまりない（CT などが撮れない） ・術前検討が不十分 ・問題点の予測が困難 ・患者はショック状態などのため不安定 ・家族説明が十分できていない

Ⅲ DCS

1 DC0：病院前診療（prehospital care）

DCR（後述）の原理を病院前の段階から応用しつつ[16]，ただ単に直近の医療機関に搬送するのではなく，外傷手術や interventional radiology（IVR）を迅速に実施できる施設へ搬送すべきである[25]。

2 DC1：蘇生的手術（abbreviated surgery）

蘇生的手術を遂行するにあたって，外傷外科手術の特殊性についてチーム全員が十分に理解しておく必要があり（表2），混乱する現場の中でも同じ方向性（戦略）で治療にあたるべきである[10]。DC1 における最優先事項は止血であり，DCS を宣言したらガーゼパッキングや臓器摘出，腸管切除などの極力単純な術式を選択して，60〜90 分以内に筋膜閉鎖を伴わない一時的閉腹をして手術を終えることを目標とする[26]。なお，本邦の保険診療上の「ダメージコントロール手術」は，初回に行う DC1 を指す。DCS における DC1 は手術が主体であったが，近年，DC1 に相当する IVR を実施する取り組みが行われ，damage control interventional radiology（DCIR）という概念が出現した[27]。さらに，DCS と DCIR の両方を包括する戦略として damage control hemostasis（DCH）が提唱されている[28]。

3 DC2：集中治療（surgical critical care）

DC1 が終了したら，速やかに集中治療室へ移動して，低体温やアシドーシス，凝固障害などの生理学的異常の改善を目的に全身管理を開始する。積極的な介入にもかかわらず状態が改善しない場合は，出血の継続や見逃し損傷（missed injury）の可能性があり，再手術も考慮する。状態によっては，DC1 と DC2 を何度か要することもある。

4 DC3：計画的再手術（planned reoperation）

計画的手術の判断基準について，図2 に示す[29]。全身状態が安定していれば，例え長時間に及ぶ根治的手術であっても，その侵襲にも耐えることができる。改善しない場合は，72 時間以上のガーゼパッキングは感染率や死亡率が高くなることが報告されており[30]，延長のための再手術を計画する。

5 DC4：腹壁の閉鎖と再建（abdominal wall closure/reconstruction）

DC4 とは筋膜閉鎖を含めた根本的閉腹である。DCS を実施された患者では，DC3 の段階で腹腔内圧が高かったり，腹腔内の汚染のため複数回の洗浄が必要であったりするために腹壁を閉鎖できず，open abdomen management（OAM）とすることがある。長期の open abdomen では腹壁の筋膜が退縮するため，閉腹困難になりやすい。

Ⅳ DCR

Damage control resuscitation（DCR）とは，止血を達成するまでに出血量を最小限にするための戦略であり[31]，①abbreviated surgery，②hemostatic resuscitation，③permissive hypotension の 3 つの要素からなる（図3）[4]。DCR は DCS の成功を根底から支えており（図1），手術のみに固執してもならないが，DCR のみで止血を遅らせるようなこともあってもならない。本項では，hemostatic resuscitation と permissive hypotension がどのように出血量を減少させるのかについて概説する。

1 permissive hypotension

① 初期輸液

2021 年に『改訂第 6 版外傷初期診療ガイドライン JATEC』が出版され，第 5 版まで成人では 1〜2 L の急速輸液を行い，循環の反応をみて治療方針を決定することが推奨されていたが，第 6 版では初期輸液による循環評価はプレホスピタルも含め 1 L に絞り（輸液制限），循環が破綻している場合は初期輸液の反応をみるまでもなく，蘇生的な止血術と大量輸血プロトコルを発動（早期輸血療法）することが強調された[32]。

② 輸液の弊害

出血が持続している患者に対する早期の積極的な輸液療法は，創部の静水圧上昇や止血血栓の遊離，凝固因子

490

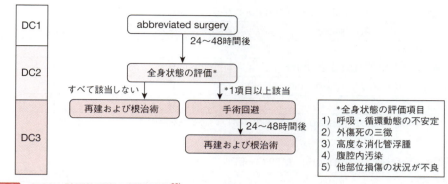

図2 DC3：計画的手術の判断基準[29]
（文献29より改変して転載）

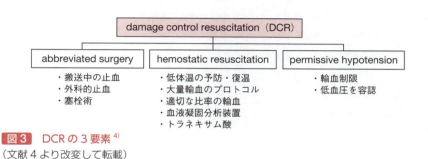

図3 DCRの3要素[4]
（文献4より改変して転載）

表3 用語と介入方法

用語	介入方法
permissive hypotension, hypotensive resuscitation	血圧を正常よりも低めに調整する
restricted resuscitation, controlled resuscitation	投与する輸液量を制限する
delayed resuscitation	病院に到着するまで輸液を制限する

の希釈，低体温，血管収縮の解除などを引き起こし，さらなる出血を助長するといわれている[33),34)]。これら輸液療法の弊害が認識され始め，輸液制限を行うにあたりいくつかの異なるアプローチが検討されてきた経緯があり，複数の用語が混在している（表3）[35)]。ただし，いずれも protecting clot という目的は共通である。

3 適用と注意点

2014年のCochrane Reviewでは，輸液開始のタイミングや量について検討されたが，出血がコントロールされていない外傷患者に対する適切な輸液戦略のエビデンスは不十分であると結論づけている[36)]。ヨーロッパの外傷による大量出血と凝固障害に関するガイドラインでは，頭部外傷患者を除いて収縮期血圧80～90 mmgを達成するように推奨されているが[34)]，確実な止血が期待できそうにない鈍的外傷で，とくに軟部組織や骨折部周辺，後腹膜などのnon-cavitary（腹腔・胸腔以外）への出血が主体の場合の適用については，注意喚起がなされている[32)]。

2 hemostatic resuscitation

1 massive transfusion protocol（MTP）

1980年代頃までは大量出血に対して全血輸血が用いられていたが，その後，資源の有効活用の観点から，不足している成分を補充する成分輸血が主流となっていた。2007年にBorgmanらがイラク戦争で負傷し，大量輸血を要した兵士を対象とした後方視的研究を行い，RBCに対するfresh frozen plasma（FFP）の比率が高いほど死亡率が低いことを報告し，外傷による大量出血では早期からFFPなどの凝固因子を補充することの重要性を示した[37)]。一般に大量輸血（massive transfusion，MT）とは，受傷後24時間以内に10単位以上のRBCの投与が必要になった場合を指す。重症外傷を多く扱う病院では，大量出血に対応するためにMTPが整備されるべきであるが[38)]，本邦の救命救急センター279施設を対象としたMTPの実態調査[39)]では，回答のあった82施設の中で，MTPをもつ施設は31施設（38％）であった。また，各施設のMTP発動は平均28

表4 Assessment of Blood Consumption (ABC) score[40]

ABC score	なし	あり
穿通性損傷	0	1
救急外来での収縮期血圧 ≦ 90 mmHg	0	1
救急外来での心拍数 ≧ 120 回 /min	0	1
FAST 陽性	0	1

計：0 ～ 4 点，2 点が massive transfusion（MT）の必要性を判断するカットポイント

表5 大量輸血プロトコルの例（MTP の一例）

オーダー	RBC	FFP	PC
1 回目	10 単位（O 型 Rh ＋）	10 単位（AB 型 Rh ＋）	
2 回目	10 単位（患者血液型）	10 単位（患者血液型）	20 単位（患者血液型）
3 回目	10 単位（患者血液型）	10 単位（患者血液型）	
4 回目	10 単位（患者血液型）	10 単位（患者血液型）	20 単位（患者血液型）

※止血の完了や循環動態の安定化をもって終了

表6 ICU 入室早期におけるポイント[46]

- 外科的再探索や IVR が有効な患者の特定
- 低体温の補正
- 凝固障害の補正
- アシドーシスの補正
- 輸液・輸血療法
- 蘇生のエンドポイントのモニタリング
- 見逃し損傷の評価（tertiary survey）
- 計画的再手術
- 合併症対策（腹部コンパートメント症候群，消化性潰瘍，血栓予防，肺保護換気，感染対策，適切な抗菌薬治療）
- 効果的なコミュニケーションの確保

件 / 年であり，MTP 発動から実際に投与されるまでの時間は，RBC が 5 分，FFP が 20 分であった。米国の外傷センターにおける MTP 運用は 90 ％以上であり，本邦での MTP 普及が課題となっている。MT 実施を予測する多くの指標が考案されているが，Assessment of Blood Consumption（ABC）スコアは採血を要さず簡便であり，予測精度が高いことが報告されている（表4）[40]。血液製剤の投与比率に関しては，ガイドラインによって多少推奨は異なるが，概ね FFP：platelet concentrate（PC）：RBC が 1：1：1 となるような投与を目標としている[31), 34), 41)]。米国では解凍不要の血漿製剤があり，ヨーロッパでは即時使用可能な凍結乾燥された製剤を使っている国もあるが，本邦を含め FFP しかない地域では，FFP の融解時間が問題で RBC 偏重の輸血になりがちである。FFP：PC：RBC 比が低い（1：1：2 以下，すなわち RBC 投与率が高い）輸血投与は，凝固障害を助長するため，早期から FFP と PC を投与することが重要である[42]。MTP の一例を表5に示した。

❷ トラネキサム酸

外傷急性期は線溶亢進により出血が助長していると考えられ，抗線溶薬であるトラネキサム酸の効果が期待される。トラネキサム酸とプラセボを無作為に割り付けた CRASH-2 試験では，院内死亡率がトラネキサム酸投与群で 14.5 ％とプラセボ投与群で 16.0 ％と有意な差を認めた[43]。また，トラネキサム酸投与による出血性死亡の低下は受傷後 3 時間以内の投与で見られ，3 時間以降に投与した場合は，逆に出血が増加した[44]。投与法は，受傷 3 時間以内の可及的速やかに初回 1 g を 10 分間かけて静注し，その後 8 時間かけて同量 1 g を持続投与する。小児においても受傷 3 時間以内に 10 mg/kg の投与を考慮してもよい[45]。

V 多発外傷患者の ICU 入室

多発外傷患者が ICU へ入室した場合は，対処すべき課題が複数あることが多く，表6に ICU 入室早期におけるポイントについて列挙した[46]。他項に述べられて

いない点に関して以下に概説する。

1 見落とし損傷（missed injury）

primary survey や secondary survey では生命を脅かす損傷の検索が優先されるため，その他の生命に関わらない損傷の検索は不十分となりがちである。ゆえに初期蘇生や DCS を終えた ICU 入室患者では，損傷の見落としがないかを確認するための tertiary survey を実施することが求められる[32]。とくに鈍的外傷では，鋭的損傷よりも損傷部位が多部位にわたることが多く，意識障害を伴っている患者では損傷を見落とす危険性が高まるため，ICU 入室後も全身観察を繰り返すことが重要である。見落とし損傷の明確な定義は定められていないが，Pfeifer らのレビューでは，その頻度は 1.3 ～ 39％（平均9％）と報告されている[47]。四肢末梢の骨折が最も多く，椎体骨折や大血管損傷，腸管損傷などの頻度は稀だが，予後に影響し得る損傷も隠れている可能性があることを忘れてはならない[4]。

2 効果的なコミュニケーションの確保

重症多発外傷患者の治療プロセスは複雑であり，ICU におけるケアを最適化するためにはチームメンバー間のコミュニケーションが重要な要素である[48]。集中治療医は，関係する診療科医師や看護師，検査部，輸血部などと緊密な連携を取り，タイムリーな介入を可能にするためのチームマネージメント能力が求められる。

おわりに

多発外傷患者の集中治療管理における基本的な概念と重要なポイントを述べた。集中治療医の関与が，患者の命と機能回復を左右する重要な要素である。

■ 文献

1) 日本集中治療医学会 ICU 機能評価委員会. Japanese Intensive Care Patient Database（JIPAD）Annual Report 2022. 2024. Available from: https://www.jipad.org/report

2) 日本集中治療医学会教育プログラム作成ワーキンググループ委員会，全国国公立大学病院集中治療部協議会集中治療教育プログラム改訂委員会. 日本集中治療医学会による集中治療教育プログラム 全国国公立大学病院集中治療部協議会による集中治療教育プログラム 第2版. 日集中医誌 2013;20: 320-8.

3) Japan Trauma Care and Research. Japan Trauma Data Bank Report 2021 (2019.1-2020.12). 2021 Dec. Available from: https://www.jast-hp.org/trauma/pdf/jtdb2021.pdf

4) 日本外傷学会 監修. 日本外傷学会外傷専門診療ガイドライン

改訂第2版編集委員会 編集. 改訂第2版 外傷専門診療ガイドライン JETEC. 東京：へるす出版；2018.

5) Pape HC, Lefering R, Butcher N, et al. The definition of polytrauma revisited: An international consensus process and proposal of the new 'Berlin definition'. J Trauma Acute Care Sur 2014;77:780-6.

6) Champion HR, Copes WS, Sacco WJ, et al. The Major Trauma Outcome Study: establishing national norms for trauma care. J Trauma 1990;30:1356-65.

7) Tachino J, Katayama Y, Kitamura T, et al. Assessment of the interaction effect between injury regions in multiple injuries: A nationwide cohort study in Japan. J Trauma Acute Care Surg 2021;90:185-90.

8) Mattox KL. Introduction, background, and future projections of damage control surgery. Surg Clin North Am 1997;77:753-9.

9) Goettler CE, Rotondo MF, Giannoudis PV. The Damage Control Approach. In: Pape HC, Hildebrand F, Pertschy S, et al. Damage Control Management in the Polytrauma Patient. New York: Springer; 2010. p. 3-11.

10) 外傷外科手術治療戦略（SSTT）コース運営協議会 編集. 改訂第2版 SSTT 外傷外科手術治療戦略（SSTT）コース 公式テキストブック. 東京：へるす出版；2018.

11) Feliciano DV, Mattox KL, Jordan GL Jr. Intra-abdominal packing for control of hepatic hemorrhage: a reappraisal. J Trauma 1981;21:285-90.

12) Calne RY, McMaster P, Pentlow BD. The treatment of major liver trauma by primary packing with transfer of the patient for definitive treatment. Br J Surg 1979;66:338-9.

13) Lucas CE, Ledgerwood AM. Prospective evaluation of hemostatic techniques for liver injuries. J Trauma 1976;16:442-51.

14) Kashuk JL, Moore EE, Millikan JS, et al. Major abdominal vascular trauma--a unified approach. J Trauma 1982;22:672-9.

15) Rotondo MF, Schwab CW, McGonigal MD, et al. 'Damage control': an approach for improved survival in exsanguinating penetrating abdominal injury. J Trauma 1993;35:375-82;discussion382-3.

16) 吉村有矢，今 明秀，根本 学. Damage Control Ground Zero. 日外傷会誌 2019;33:35-44.

17) Scalea TM, Boswell SA, Scott JD, et al. External fixation as a bridge to intramedullary nailing for patients with multiple injuries and with femur fractures: damage control orthopedics. J Trauma 2000;48:613-21; discussion621-3.

18) Stahel PF, VanderHeiden T, Flierl MA, et al. The impact of a standardized "spine damage-control" protocol for unstable thoracic and lumbar spine fractures in severely injured patients: a prospective cohort study. J Trauma Acute Care Surg 2013;74:590-6.

19) Firoozmand E, Velmahos GC. Extending damage-control principles to the neck. J Trauma 2000;48:541-3.

20) Molnar TF. Thoracic damage control surgery. J Thorac Dis 2019;11(Suppl 2):S158-66.

21) Vargo DJ, Battistella FD. Abbreviated thoracotomy and temporary chest closure: an application of damage control after thoracic trauma. Arch Surg 2001;136:21-4.

493

22) Roberts DJ, Bobrovitz N, Zygun DA, et al. Indications for Trauma Damage Control Surgery International Study Group. Evidence for use of damage control surgery and damage control interventions in civilian trauma patients: a systematic review. World J Emerg Surg 2021;16:10.

23) 渡部広明, 山本博崇, 中尾彰太, 他. 腹部外傷患者の病態生理と damage control surgery の適応 重症体幹部外傷における Damage control surgery（DCS）. 日腹部救急医会誌 2012;32:343.

24) Roberts DJ, Bobrovitz N, Zygun DA, et al. Indications for Use of Damage Control Surgery in Civilian Trauma Patients: A Content Analysis and Expert Appropriateness Rating Study. Ann Surg 2016;263:1018-27.

25) JPTEC 協議会 編著. 改訂第 2 版補訂版 JPTEC ガイドブック. 東京：へるす出版；2020.

26) Hirshberg A, Sheffer N, Barnea O. Computer simulation of hypothermia during "damage control" laparotomy. World J Surg 1999;23:960-5.

27) Matsumoto J, Lohman BD, Morimoto K, et al. Damage control interventional radiology (DCIR) in prompt and rapid endovascular strategies in trauma occasions (PRESTO): A new paradigm. Diagn Interv Imaging 2015;96:687-91.

28) 比良英司, 渡部広明. これからの重症体幹部外傷の治療戦略はどうあるべきか？〜DCSとDCIR のコラボレーション体制の構築〜. 日外傷会誌 2022;36:39-46.

29) 日本 Acute Care Surgery 学会 監修, 日本 Acute Care Surgery 学会テキスト作成小委員会 編集. Acute Care Surgery 認定外科医テキスト. 東京：へるす出版；2021.

30) Abikhaled JA, Granchi TS, Wall MJ, et al. Prolonged abdominal packing for trauma is associated with increased morbidity and mortality. Am Surg 1997; 63:1109-12;discussion1112-3.

31) Cannon JW, Khan MA, Raja AS, et al. Damage control resuscitation in patients with severe traumatic hemorrhage: A practice management guideline from the Eastern Association for the Surgery of Trauma. J Trauma Acute Care Surg 2017;82:605-17.

32) 日本外傷学会 監修, 日本救急医学会 監修, 日本外傷学会外傷初期診療ガイドライン改訂第 6 版編集委員会 編集. 改訂第 6 版 外傷初期診療ガイドライン JATEC. 東京：へるす出版；2021.

33) Tran A, Yates J, Lau A, et al. Permissive hypotension versus conventional resuscitation strategies in adult trauma patients with hemorrhagic shock: A systematic review and meta-analysis of randomized controlled trials. J Trauma Acute Care Surg 2018;84:802-8.

34) Spahn DR, Bouillon B, Cerny V, et al. The European guideline on management of major bleeding and coagulopathy following trauma: fifth edition. Crit Care 2019;23:98.

35) Kudo D, Yoshida Y, Kushimoto S. Permissive hypotension/hypotensive resuscitation and restricted/controlled resuscitation in patients with severe trauma. J Intensive Care 2017;5:11.

36) Kwan I, Bunn F, Chinnock P, et al. Timing and volume of fluid administration for patients with bleeding. Cochrane Database Syst Rev 2014;2014:CD002245.

37) Borgman MA, Spinella PC, Perkins JG, et al. The ratio of blood products transfused affects mortality in patients receiving massive transfusions at a combat support hospital. J Trauma 2007;63:805-13.

38) Cannon JW, Khan MA, Raja AS, et al. Damage control resuscitation in patients with severe traumatic hemorrhage: A practice management guideline from the Eastern Association for the Surgery of Trauma. J Trauma Acute Care Surg 2017;82:605-17.

39) 齋藤伸行, 八木貴典, 松本 尚, 他. 救命救急センターにおける大量輸血プロトコルに関する実態調査. 日救急医会誌 2017;28:787-93.

40) Nunez TC, Voskresensky IV, Dossett LA, et al. Early prediction of massive transfusion in trauma: simple as ABC (assessment of blood consumption)? J Trauma 2009;66:346-52.

41) 宮田茂樹, 板倉敦夫, 上田裕一, 他. 大量出血症例に対する血液製剤の適正な使用のガイドライン. 日輸血細胞治療会誌 2019;65:21-92.

42) Ketchum L, Hess JR, Hiippala S. Indications for early fresh frozen plasma, cryoprecipitate, and platelet transfusion in trauma. J Trauma 2006;60(Suppl):S51-8.

43) Shakur H, Roberts I, Bautista R, et al. CRASH-2 trial collaborators. Effects of tranexamic acid on death, vascular occlusive events, and blood transfusion in trauma patients with significant haemorrhage (CRASH-2): a randomised, placebo-controlled trial. Lancet 2010;376:23-32.

44) Roberts I, Prieto-Merino D, Manno D. Mechanism of action of tranexamic acid in bleeding trauma patients: an exploratory analysis of data from the CRASH-2 trial. Crit Care 2014;18:685.

45) Eckert MJ, Wertin TM, Tyner SD, et al. Tranexamic acid administration to pediatric trauma patients in a combat setting: the pediatric trauma and tranexamic acid study (PED-TRAX). J Trauma Acute Care Surg 2014;77:852-8; discussion 858.

46) Parr MJ, Alabdi T. Damage control surgery and intensive care. Injury 2004;35:713-22.

47) Pfeifer R, Pape HC. Missed injuries in trauma patients: A literature review. Patient Saf Surg 2008;2:20.

48) Donchin Y, Gopher D, Olin M, et al. A look into the nature and causes of human errors in the intensive care unit. Qual Saf Health Care 2003;12:143-7.

■重要論文■

◆ 初めて「ダメージコントロール」という概念を外傷診療に導入した研究。ダメージコントロール手術の基盤となる重要な論文である。（→文献 15)

◆ 外傷による大量出血と凝固障害の管理に関してエビデンスに基づく推奨を提供したヨーロッパのガイドライン。2023 年には第 6 版が公開されている。（→文献 34)

XIV 熱傷

1 熱傷患者の評価

大須賀章倫

目　標
- 体表熱傷の重症度の評価法を理解する
- 気道損傷の重症度の評価法を理解する
- 専門施設への転院搬送の必要性を判断できるようになる

Key words 気道損傷, 熱傷深度, 熱傷面積

はじめに

　熱傷は, いついかなる時, 誰にでも起こり得る外傷である。熱傷患者診療時には熱傷のみならず, 合併損傷の見落としがないように注意を払う必要がある。閉鎖空間の爆発によって, 壁にたたきつけられた, 高所から転落したといった受傷機転にはしばしば遭遇する。熱傷の原因には摩擦, 低温, 熱, 放射線, 化学物質, 電撃などもあるが, 大部分は高温の液体や固体, 火炎による熱によって引き起こされる。すべての熱傷は組織破壊を伴うが, 原因が異なれば, 異なる生理的および病態生理学的反応に関連することがある。例えば, 炎や高温の油脂は直ちに深い熱傷を引き起こすが, 高温の液体や蒸気による熱傷はエネルギーが急速に希釈されるため, 最初は軽傷に見えることもある。アルカリによる熱傷では融解壊死を起こすのに対し, 酸による熱傷では壊死組織の構造が保存される凝固壊死を起こす。電撃傷は, 視認できる皮膚損傷よりも深い組織の損傷を引き起こす。電撃傷における組織の損傷は, 電界強度(アンペアと組織の抵抗)に相関しているが, 簡便に損傷の状態を表すのに電圧が用いられることが多い。これらのことからも, 熱傷受傷時の状況の把握は熱傷患者の状態把握に極めて重要である[1]。

I 熱傷面積の算定

　熱傷面積の測定と熱傷深度判定は, 熱傷の重症度の判定や, 輸液量や創面の治療方針の決定に必要不可欠である。来院後速やかに行うことが求められるため, 多くの熱傷治療施設では簡便な方法が用いられる。一般に熱傷面積を算定する際にⅠ度の熱傷は加えない。

　熱傷面積の算定方法は, 9の法則が世界的に広く利用されているが, わが国では成人には9の法則(図1), 小児には5の法則(図2)が日常診療では多く利用されているようである[2]。幼児や小児の場合, 頭部の表面積が大きく, 下肢の表面積が小さいため成人用の9の法則からは逸脱するため注意が必要である。熱傷専門施設では, 年齢別に正確に熱傷面積を算定するためにLund and Browderの法則(図3)が用いられる。手掌法は, 本人の手掌と全指腹を合わせた面積を1%として計算する方法(図4)であり, 小範囲の熱傷や他部位に生じた熱傷面積の測定に有用である[1]~[4]。

II 熱傷深度の推定

　熱傷創は時間経過とともに深度が変化する。年齢, 受傷機転, 損傷部位, 患者の基礎疾患, 服薬中の薬などの要因によって熱傷深度は影響を受ける。初療時に熱傷深度を正確に診断することは困難であり, 時間をあけた再評価が必要である。

　熱傷深度測定方法は, 創面の血流を観察, 測定する方法が用いられている。レーザードップラー血流測定方法は多くの研究論文があり, 組織学的検討も行われ, 感度, 特異度, 正確性は94～95%と高い。その他に蛍光法, 超音波法, 近赤外線反射分光法, 光コヒーレンス・トモグラフィがあるが, 臨床応用のためのエビデンスに乏しい。本邦では一部の施設においてビデオマイクロスコープで創面の血流を観察する方法もある。しかし, 日常診療における熱傷深度の確定法は, 身体所見および肉眼的

495

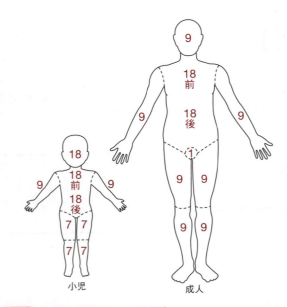

図1 熱傷面積の算定:9の法則

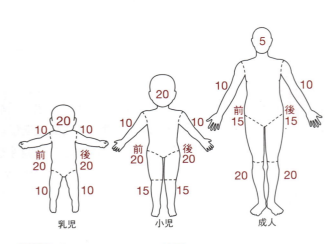

図2 熱傷面積の算定:5の法則

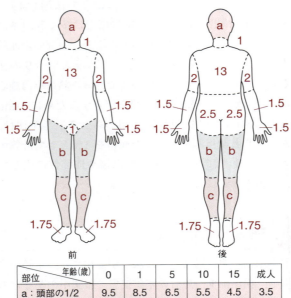

部位 \ 年齢(歳)	0	1	5	10	15	成人
a:頭部の1/2	9.5	8.5	6.5	5.5	4.5	3.5
b:大腿部の1/2	2.5	3.25	4	4.25	4.5	4.75
c:下腿部の1/2	2.5	2.5	2.75	3	3.25	3.5

図3 熱傷面積の算定:Lund and Browder の法則

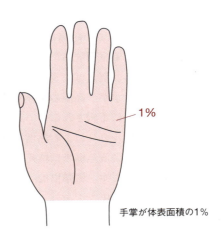

図4 熱傷面積の算定:手掌法

表1 熱傷深度と臨床所見[5), 6)]

熱傷深度	障害組織	外見	症状	治癒経過
Ⅰ度 (epidermal burn, EB)	表皮(角質層)	紅斑(血管の拡張・充血)	疼痛	数日で治癒 瘢痕なし
浅達性Ⅱ度 (superficial dermal burn, SDB)	真皮(有棘層,基底層)	水疱形成(水疱底の真皮が赤色)	強い疼痛,灼熱感	1〜2週間で治癒 瘢痕なし
深達性Ⅱ度 (deep dermal burn, DDB)	真皮(乳頭層,乳頭下層)	水疱形成(水疱底の真皮が白色,貧血状)	疼痛,知覚鈍麻	3〜4週間で治癒 肥厚性瘢痕あり
Ⅲ度 (deep burn, DB)	真皮全層,皮下組織	壊死,白色レザー様,褐色レザー様,炭化	無痛性	自然治癒なし 植皮しないと瘢痕拘縮あり

a) 浅達性Ⅱ度熱傷（SDB）

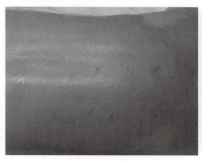

b) 深達性Ⅱ度熱傷（DDB）

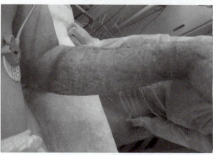

c) Ⅲ度熱傷

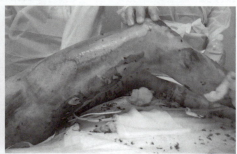

図5 Ⅱ,Ⅲ度熱傷

な創面の色調，状態から熱傷深度を診断する方法である（表1）[5), 6)]。これらは熟練した医師により行われ，根拠となる科学論文はない[2), 6)]。

熱傷深度は通常Ⅰ度〜Ⅲ度で表現されるが，筋肉・骨に熱傷が及ぶ場合をⅣ度と呼ぶこともある[1)]。熱傷深度の診断は，患者ケアの必要性，とくに外科手術の必要性を評価する上で重要な要素である。一般に，熱傷が深ければ深いほど，良好な瘢痕形成の達成は困難である。

1 Ⅰ度熱傷（表皮のみ）

非常に痛みが強い。局所には発赤を生じるが，損傷は表皮内に留まっており，瘢痕化せずに治癒し，手術を必要としない。熱傷面積には算定しない。

2 Ⅱ度熱傷（真皮に及ぶ）

浅達性熱傷（superficial dermal burn, SDB）および深達性熱傷（deep dermal burn, DDB）と分類される。しばしば痛みを伴う水疱を形成する。水疱を除去した後の創底はSDBではピンク色，DDBでは白色調である。痛みはSDBで強く，DDBでは，知覚鈍麻も見られる。SDBは2〜3週間で上皮化し治癒するが，DDBでは上皮化に3〜4週間を要し，瘢痕形成する可能性が高い（図5a, b）。

3 Ⅲ度熱傷（全層性）

羊皮紙様と表現される皮膚全層の熱傷であり，受傷部位辺縁からしか上皮化しないため，上皮化には長期を要し，一般的には手術が必要である。知覚神経細胞も障害されているため，通常ほとんど痛みを伴わない（図5c）。壊死した組織は感染の温床となるため，可及的速やかな除去が望ましい。炭化した熱傷もここに含まれるが，筋・骨に至る熱傷をⅣ度熱傷と呼ぶ場合もある[1)]。

Ⅲ 気道損傷の評価

気道損傷は，高温の煙や水蒸気，有毒ガスを吸入することによって生じる呼吸器系の障害を指す。従来，気道熱傷（inhalation burn）と呼ばれてきたが，損傷の原因が熱に限らないことや皮膚の熱傷とは病態が異なるため，日本熱傷学会では気道損傷（inhalation injury）の用語を用いることを勧めている[2)]。

気道損傷は，①燃焼生成物による全身毒性〔一酸化炭素（CO），シアン化合物中毒〕，②上気道の熱傷，③下気道（気管支および遠位）の化学性傷害の3種類に大きく分けられる。閉鎖空間の火災では，患者はこれらすべてを受傷する危険性がある。CO中毒は，動脈血中のカ

a 咽頭の浮腫　　　　　b 気管への煤の付着　　　　c 樹枝状気管支栓

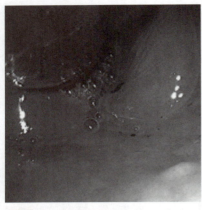
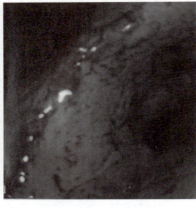
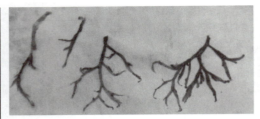

図6 気道損傷の気管支ファイバースコープ

表2 AISによる気道損傷の重症度分類と気管支ファイバースコープ所見[6),7)]

重症度	AIS	気管支ファイバースコープの観察所見
Grade 0（損傷なし）	2	煤の付着，粘膜発赤，浮腫，気道分泌，気道閉塞：いずれの所見も認めない
Grade 1（軽傷）	3	軽度または斑状の粘膜発赤，近位または遠位の気管支への軽度の煤の付着：いずれか1つ以上
Grade 2（中等症）	4	中等度の粘膜発赤，中等度の煤の付着，気道分泌：いずれか1つ以上
Grade 3（重症）	5	重度の粘膜炎症，多量の煤の付着，多量の気道分泌，気管支閉塞：いずれか1つ以上
Grade 4（最重症）	6	粘膜の脱落，壊死，内腔消失：いずれか1つ以上

AIS, Abbreviated Injury Scale.

ルボキシヘモグロビン値から容易に診断できる。100%酸素の投与によりカルボキシヘモグロビンの半減期は空気下（21% O_2）で4時間であったものが45分程度に短縮されるため，救急隊の酸素投与により，病院到着時に正常なカルボキシヘモグロビン値を示すことがある。早期の挿管が必要ない場合でも，100% O_2の投与は，カルボキシヘモグロビン値が5%未満であることが確認されるまで継続する。シアン化合物中毒は，他の全身性の原因がない持続的なアシドーシスによって臨床的に診断されることが多い。上気道の熱損傷は，嗄声，喘鳴または口腔咽頭の煤の付着を評価し，後咽頭の浮腫または粘膜脱落により診断する。下気道の損傷は，燃焼生成物による化学性肺炎が原因であることが多い。ほとんどの気体は，遠位肺実質に到達する前に，口腔咽頭による体温調節で十分に冷却されるが，蒸気はあまり効率よく冷却されず，下気道に熱損傷を起こす可能性もある[1)]。下気道の損傷は後に粘膜脱落や分泌物により樹枝状の気管支栓を形成し，急激な換気量の低下をもたらすことがあるので，注意を要する。その際には気管支ファイバースコープによる気管支栓の除去が必要となる（図6）。

気道損傷の重症度評価は気管支ファイバースコープや胸部CTが用いられるが，現在のところ重症度診断として単独で確定的なものはない。多くの専門家が口腔咽頭内の煤の付着や嗄声などの臨床所見と気管支ファイバースコープによる観察をゴールドスタンダードとして利用している（表2）[6),7)]。

重症度診断については，口腔咽頭内への煤付着，嗄声，ラ音聴取などの臨床所見の存在はICU滞在日数の延長と有意に相関し，これら早期の臨床所見は胸部単純X線所見よりも呼吸器合併症の予測に有用であったとの報告がある[8)]。気管支ファイバースコープの所見をもとにした重症度スコアの上昇は，死亡率や急性肺損傷の発症率と有意に関係した[7),9)]との報告が見られる。気管支ファイバースコープの所見は他の臨床所見や診断法に比べ，気道確保の必要性の判断に用いられることが多い[10),11)]。しかし，受傷早期（入院時）の気管支ファイバースコープ所見から呼吸管理の程度（酸素化を保つために必要なPEEP値）および気管挿管の期間を予想することはできないとされる[12)]。さらに不必要な診断的気管支ファイバースコープは死亡率，入院期間，肺炎合併症などを増やす可能性があり，注意が必要である[13)]。来院時の胸部CT検査において，気管分岐部2 cm下の気管粘膜厚（bronchial-wall thickness, BWT）は人工呼吸器装着日数，ICU在室期間と有意な相関を示し，肺炎発

熱傷 XIV

表3　熱傷センターへの搬送基準 [2),3),18)]	
【Artz の基準】	**【ABLS による熱傷センターへの紹介基準】**
重症熱傷（総合病院，熱傷専門病院で入院加療）	・Ⅱ度 10％ TBSA 以上
・Ⅱ度 30％ TBSA 以上	・顔，手，足，生殖器，会陰，主要な関節に及ぶ熱傷。
・Ⅲ度 10％ TBSA 以上	・Ⅲ度熱傷（年齢に関係なく）
・顔面，手，足のⅢ度熱傷	・電撃症（落雷を含む）
・気道損傷の合併	・化学熱傷
・軟部組織の損傷や骨折の合併	・気道損傷
・電撃症	・合併症を引き起こす可能性のある，既往症のある患者における熱傷
中等度熱傷（一般病院での入院加療）	・熱傷と外傷（骨折など）を併発している患者
・Ⅱ度 15 ～ 30％ TBSA のもの	熱傷が死亡の最大のリスクとなる外傷を併発し，外傷の方が当面の危険性が高い場合は，まず外傷センターで患者の状態を安定させ，その後転院することがある。このような場合，医師の判断が必要であり，地域のメディカルコントロール計画やトリアージプロトコルと連携する必要がある。
・Ⅲ度 10％ TBSA 以下のもの（顔，手，足を除く）	
軽症熱傷（外来で治療可能）	
・Ⅱ度 15％ TBSA 以下のもの	・小児熱傷患者をケアする専門職や機器がない病院での小児熱傷
・Ⅲ度 2％ TBSA 以下のもの	・特別な社会的，精神的，リハビリテーションを必要とする患者の熱傷

TBSA, total body surface area.

症の予想にも役立つとする報告もある[14]。東京都のデータをもとに年齢，熱傷面積，自殺企図の有無，人工呼吸器装着の有無を点数化した予後予測スコア（modified Abbreviated Burn Severity Index）が気道損傷患者の入院中死亡を予測するという報告もある[15]。

Ⅳ 予後の予測 [2)]

最も基本的な予後規定因子は熱傷面積〔% total body surface area（% TBSA）burned〕であり，年齢，気道損傷の有無，Ⅲ度熱傷面積，自殺企図による受傷，性別，併存疾患，飲酒などが有力な予後推定因子と考えられている[2)]。

- Burn Index（BI）

  BI ＝ Ⅲ度熱傷面積 ＋ 1/2 ×Ⅱ度熱傷面積

  BI 10 ～ 15 以上：重症

- Prognostic Burn Index（PBI）

  PBI ＝ BI ＋ 年齢

  PBI 70 以上：重症，PBI 100 以上：予後不良

  本邦で広く使われている指標である。2010 ～ 2013 年までの 17,185 人の DPC データでは，PBI が 100 を超えると死亡率は急激に増加し，110 を超えると死亡率は 50％を超える[16]。

- Baux Score

  熱傷面積 ＋ 年齢

  半世紀前に発表されたものであるが，熱傷患者の予後と比較的相関する[1)]。

- 修正 Baux Score

  熱傷面積＋年齢＋ 17（気道損傷あり）

修正 Baux スコア：130 ～ 140 以上で死亡率が 50％を超えるとされる。

Baux Score に気道損傷の影響を加えたもので，現在では Baux Score よりも世界的に広く利用されている[1)]。

- Abbreviated Burn Severity Index（ABSI）

  熱傷面積，年齢，性別，Ⅲ度熱傷面積および気道熱傷という 5 つの代表的な予後予測因子を用いて重症度を 6 段階に分類したものである。近年，予後予測の精度を向上させるため，修正案が報告されている[15),17]。

Ⅴ 熱傷専門施設への転送を考慮する基準

Artz の基準と ABLS の基準を示す（表3）[2),3),18]。前述した受傷機転，熱傷面積および深度，気道熱傷有無，予後判定などを総合し，生命の危機にある重篤な状態とまたは機能予後に大きく影響を及ぼす点に留意して重症度を評価し，搬送を決定する必要がある[2)]。

■ 文献

1) Jeschke MG, van Baar ME, Choudhry MA, et al. Burn injury. Nat Rev Dis Primers 2020;6:11.
2) 日本熱傷学会学術委員会．熱傷診療ガイドライン〔改訂第3版〕．熱傷 2021;47:S1-108.
3) Pham TN, Bettencourt AP, Bozinko GM, et al. Advanced Burn Life Support Course PROVIDER MANUAL 2018 UPDATE. Chicago: American Burn Association; 2018.
4) Herndon DN. Total Burn Care 5th ed. Amsterdam: ELSEVIER; 2017.

5）日本熱傷学会用語委員会. 熱傷用語集. 東京：日本熱傷学会；1996.

6）田中　裕. 熱傷治療マニュアル 改訂 2 版. 東京：中外医学社；2013.

7）Endorf FW, Gamelli RL. Inhalation injury, pulmonary perturbations, and fluid resuscitation. J Burn Care Res 2007;28:80-3.

8）Ziegler B, Hirche C, Horter J, et al. In view of standardization Part 2: Management of challenges in the initial treatment of burn patients in Burn Centers in Germany, Austria and Switzerland. Burns 2017;43: 318-25.

9）Chou SH, Lin SD, Chuang HY, et al. Fiber-optic bronchoscopic classification of inhalation injury: prediction of acute lung injury. Surg Endosc 2004; 18:1377-9.

10）Moshrefi S, Sheckter CC, Shepard K, et al. Preventing Unnecessary Intubations: A 5-Year Regional Burn Center Experience Using Flexible Fiberoptic Laryngoscopy for Airway Evaluation in Patients With Suspected Inhalation or Airway Injury. J Burn Care Res 2019;40:341-6.

11）Matsumura K, Yamamoto R, Kamagata T, et al. A novel scale for predicting delayed intubation in patients with inhalation injury. Burns 2020;46:1201-7.

12）Bingham HG, Gallagher TJ, Powell MD. Early bronchoscopy as a predictor of ventilatory support for burned patients. J Trauma 1987;27:1286-8.

13）Ziegler B, Hundeshagen G, Uhlmann L, et al. Impact of diagnostic bronchoscopy in burned adults with suspected inhalation injury. Burns 2019;45:1275-82.

14）Yamamura H, Kaga S, Kaneda K, et al. Chest computed tomography performed on admission helps predict the severity of smoke-inhalation injury. Crit Care 2013;17:R95.

15）Yamamoto R, Shibusawa T, Aikawa N, et al. Modified abbreviated burn severity index as a predictor of in-hospital mortality in patients with inhalation injury: development and validation using independent cohorts. Surg Today 2021;51:242-9.

16）Tagami T, Matsui H, Fushimi K, et al. Validation of the prognostic burn index: a nationwide retrospective study. Burns 2015;41:1169-75.

17）Bartels P, Thamm OC, Elrod J, et al. The ABSI is dead, long live the ABSI - reliable prediction of survival in burns with a modified Abbreviated Burn Severity Index. Burns 2020;46:1272-9.

18）Artz CP, Moncrief JA : The Treatment of Burns, 2nd ed, WB Saunders, Philadelphia, 1969, p.94-98.

XIV 熱傷

2 熱傷患者の管理

大田原正幸，加藤聡一郎

目 標
- 熱傷急性期の全身管理（とくに初期輸液，気道・呼吸管理，創部の局所処置）について理解する
- 熱傷の周術期管理（とくに栄養，感染，鎮静・鎮痛）について理解する
- 特殊な熱傷の初期対応における注意点を把握する
- 熱傷診療を支える体制（リハビリテーション，多職種連携，施設間搬送）について理解する

Key words fluid creep，気道損傷，減張切開，代謝亢進，多臓器不全，熱傷（性）ショック

はじめに

熱傷は，熱湯や火炎による温熱熱傷，電撃傷，化学物質による熱傷など原因と病態が多岐にわたり，患者は局所と全身の集学的な管理を必要とする。世界各国の熱傷診療ガイドライン[1)~3)]はその教科書として有益であり，本項では，集中治療医が押さえておくべき管理の要点を解説する。

I 急性期の管理

1 輸液の管理

1 初期輸液の計画

熱傷診療では，総体表面積に対する熱傷面積の割合（% total body surface area；% TBSA）を求めることで重症度を表現する。15 ～ 20% TBSA 以上の熱傷では，熱傷を起点に damage-associated molecular patterns（DAMPs）と呼ばれる病態[4)]が炎症性メディエーターの増加を介して血管透過性を亢進させ，血管内から間質に体液が移行する。これが熱傷創面の皮膚バリア機構の破綻を受けた不感蒸泄の増加と相まって血管内容量の減少に繋がり，組織臓器灌流が低下して熱傷（性）ショックを起こすとされている[5)]。そのため，広範囲熱傷患者には速やかに十分な蘇生輸液を開始するが，過剰輸液は逆に予後を悪化させるため，常に適切な循環管理を追求す

る必要がある。

2 初期輸液の投与量

成人で 15 ～ 20% TBSA 以上，小児で 10% TBSA 以上の熱傷は，循環血液量減少性ショックおよび熱傷（性）ショックによって死亡率が高まる可能性があるため，受傷後 2 時間以内を目安に初期輸液療法を行う[1)]。初期輸液速度には様々な設定指標が提唱されてきた。Parkland（Baxter）formula や modified Brooke formula[6)]，米国熱傷学会の Advanced Burn Life Support（ABLS）[2)]は，成人で受傷後 24 時間の総輸液量を 2 ～ 4 mL/kg/% TBSA としている。小児は成人より体重および熱傷面積あたりの必要輸液量が多くなるため，Parkland（Baxter）formula とそれに派生した Cincinnati formula や Galveston formula[6)]，ABLS[2)]などを参考に，4 mL/kg/% TBSA に 1,500 mL/m² total BSA の乳酸リンゲル液を加えた量を目安に受傷後 24 時間の総輸液量を設定する。幼児や小児は体内のグリコーゲン貯蔵量が少なく低血糖になりやすいため，いくつかの公式で必要輸液量に糖入りの維持輸液が含まれる。熱傷面積の算定前は，5 歳以下で 125 mL/hr，6 ～ 13 歳で 250 mL/hr，成人を含む 14 歳以上で 500 mL/hr の輸液を開始しておくと初期輸液の遅れを回避できる[1)]。設定した総輸液量のうち半分を最初の 8 時間で，残り半分を次の 16 時間で投与する[1)]。

輸液過剰は肺水腫や ARDS，体幹や四肢，腹部のコンパートメント症候群をきたすことが報告されており，

日本集中医療医学会専門医テキスト　第4版

表1 AIS による気道損傷の重症度分類と所見 [10]

重症度分類	粘膜所見	近位・遠位気管支への煤の付着	気道分泌物	気管支閉塞
0 (none)	なし	なし	なし	なし
1 (mild)	軽度または斑状の発赤	軽度	軽度	なし
2 (moderate)	中等度の発赤	中等度	中等度	気管支の傷害を伴うことあり
3 (severe)	重度の炎症所見，粘膜の脆弱化	多量	多量	気管支の閉塞を伴う
4 (massive)	重度の炎症所見，粘膜の壊死および脱落	—	—	内腔の消失を伴う

注）AIS による重症度分類は最も重篤な所見のグレードを採用

これを "fluid creep" と呼ぶ[6]。最近は麻薬の使用量増加も過剰輸液の原因とされており，"opioid creep" をきたし得る[7]。fluid creep は予後を悪化させるため，輸液不足は避けつつもなるべく総輸液量を減らす必要がある。輸液に対する反応は個体差が大きいため，時間尿量の目標を成人で 0.5 mL/kg 以上，小児で 1.0 mL/kg 以上とし，経肺熱希釈法や動脈圧波形解析などの循環動態指標も参考にしながら，輸液速度を減らせないかこまめに評価することが肝要である[1]。

3 初期輸液の製剤

広範囲熱傷の初期輸液には，成人で乳酸リンゲルなどの晶質液が，小児で 5％デキストロール製剤が推奨されている[1,2]。膠質液は，血管内の膠質浸透圧を上昇させて毛細血管における血管外漏出を減らし，血管内容量を保持して総輸液量を抑制する[6]。小児の熱傷患者で受傷後 12 時間以内に 5％アルブミン製剤を投与し，入院期間の短縮，総輸液量の減少および fluid creep の回避を認めた報告もあり[8]，初期輸液との併用が検討される。他にも，総輸液量の低減や予後の改善を目指して，晶質液から 6％ヒドロキシエチルデンプン含有製剤への部分的な置換や，高用量アスコルビン酸（ビタミン C）の併用を考慮することがある[1]。新鮮凍結血漿（fresh frozen plasma, FFP）は総輸液量を減らして fluid creep を回避するとの報告もあるが，輸血感染症の伝播リスク，輸血関連循環障害や輸血関連急性肺障害（transfusion-related acute lung injury, TRALI）などの合併症のリスクがあり，初期輸液としての投与は推奨されない[1]。高張乳酸食塩水（hypertonic lactate Ringer's solution, HLS）は，高張液輸液が間質に広がった体液を血管内にシフトさせて fluid creep を回避し予後を改善させると考えられてきた。しかし，累積輸液量は減らせても死亡率を改善するエビデンスはなく，逆に高ナトリウム血症や腎不全の合併率上昇が示唆されるため投与は推奨されていない[1]。

2 気道・呼吸の管理

1 呼吸器系障害の病態

熱傷によって生じる呼吸器系障害は，気道損傷に伴う肺実質障害，胸郭の熱傷に伴う拘束性障害，血管透過性の亢進や熱傷創からのタンパク漏出に伴う肺水腫，そして感染症や敗血症，全身性炎症反応に伴う二次性臓器障害としての ARDS など様々な病態を含む[6,9]。

2 気道損傷の診断と治療

気道損傷（inhalation injury）とは，高温の煙や水蒸気，有毒ガスなどを吸入して生じた呼吸器系の障害を指し，従来は気道熱傷と呼ばれてきたものと同義である[1]。気道損傷は，受傷直後から数時間で進行する上気道の浮腫性狭窄に始まる。吸入物質の性質や性状が気道損傷の傷害部位に影響し，組成や曝露時間，曝露量，基礎疾患などの患者要因が気道損傷の重症度に影響する[9]。炎症が惹起して形成されるフィブリンや凝血塊，壊死物質の混ざった偽膜は末梢気道を閉塞し，換気血流比の悪化や肺実質損傷の進行を招く[1]。

気道損傷の確定診断は，嗄声や口腔・咽頭内の煤の付着といった臨床所見と，気管支鏡による気管・気管支の粘膜浮腫や煤の付着といった検査所見をもって成される（表1）[6,10]。CT 検査や入院時の P/F 比，予後予測スコアなどの報告も散見されるが，現時点で，単独で確定的となるような診断指標はない[1]。また，気管挿管の適応やタイミングについても明確な基準は存在しない。気道損傷単独の熱傷に対する予防的な気管挿管には否定的な意見が多い[1]一方で，熱傷多数傷病者発生時に気道損傷は気管挿管の適応指標の一つとされている（表2）[2,11]。気管挿管を行う場合は，気管支鏡による観察や処置を想定した太い気管チューブの選択が望ましい。気管挿管を行わない場合は，必要に応じて気管支鏡による観察も行いながら十分なモニタリング下で管理し，上気道閉塞やそのリスクが疑われれば速やかに気管挿管へと踏み切る。本邦では気道損傷の薬物治療に N-アセチルシステインとヘパリンの吸入療法が低いエビデンスレベルで推奨されているが，諸外国ではこれに推奨を示していない[1~3]。ヘパリン吸入には出血性合併症も認められており[12]，保険適用外でもある本剤の使用には慎重な判断が求められる。

3 呼吸管理

1 回換気量を少なく設定し最高気道内圧を抑えて肺を

502

熱傷 XIV

表2 熱傷多数傷病者発生時における気管挿管の適応指標と挿管手技の要点 [2),11)]

直ちに挿管を考慮する指標
・GCS 8 点未満の意識障害を伴う熱傷患者
・低酸素血症または頻呼吸を伴う気道損傷（気道粘膜への煤の付着や煤が混じった痰の喀出を含む）
・深達性の顔面熱傷（深達性II度熱傷またはIII度熱傷）
・全周性の頸部熱傷（全周の 75% 以上）
・30% TBSA 以上の重症熱傷
・爆傷に伴う熱傷
・血中 CO-Hb 濃度 > 10%
・シアン中毒
・蘇生のために大量の初期輸液を必要とする場合
・創傷処置のために麻酔や鎮静を必要とする場合

挿管手技の要点
・挿管の遅れは挿管手技をより困難にするため，必要と判断したときはすぐに実施する
・挿管困難例を予測して，十分な挿管技術と適切な道具を揃えた状態で実施する
・最初の数日は入れ替えが困難なため，最初から十分な径の挿管チューブ（7.5 ～ 9.5 mm）を用いる
・経鼻挿管はチューブ径が限られる上，鼻壊死のリスクもあるため選択しない
・受傷後 24 ～ 48 時間において筋弛緩薬は安全に使用できるため使用を考慮する
・挿管チューブの固定に十分に注意を払う（テープよりもストラップによる固定が推奨される）
・挿管チューブの深さは，浮腫の影響を受けない歯の位置で計測し，随時深さを調整する

保護する低容量換気（lower tidal ventilation, LTV）は，急性肺傷害（acute lung injury, ALI）や ARDS の短期死亡率を下げることが知られている [13)]。高頻度パーカッション換気法が ALI や ARDS の急性期に酸素化を改善するとの報告もあるが，LTV と比較して人工呼吸期間や死亡率，中長期的な転帰の改善に寄与するエビデンスはない [14)]。胸壁コンプライアンスの低下によって拘束性の呼吸障害を呈する体幹部熱傷では減張切開術を検討する [15)]。

気道損傷のみを対象とした呼吸管理の研究はなく，気道損傷で気管・気管支の浮腫が強い場合も LTV を基本とすることが多い [1)]。胸部の熱傷や全身の浮腫で胸郭コンプライアンスが低下している場合や，熱傷患者への ECMO の導入に関する報告も少なく，今後の検討課題といえる。

広範囲熱傷ではしばしば人工呼吸管理が長期化し，気管切開術を必要とする。この場合，頸部熱傷の状態が実施時期や術後の管理に影響するため，頸部，鎖骨部，鼠径部など集中治療管理に影響が大きい部位の熱傷創は優先的に創閉鎖を図ることも検討するとよい。ただし，気管切開術自体に呼吸状態や生存率を改善する効果があるかは定かでなく，予防的な気管切開術は推奨されていない [1)]。

3 熱傷創部の局所管理

❶ 減張切開の適応判断

減張切開術は，四肢の循環障害，胸郭の拘束性障害に伴う呼吸障害，腹部コンパートメント症候群などの病態においてその減圧を図る処置であり，四肢や体幹の全周，または全周のおよそ 75% 以上を覆うような深達性の熱傷で必要となり得る（表3）[15)]。一般的に受傷後数時間で必要となり，救急外来や集中治療室のベッドサイドで実施されるケースも多い。長さ，深さとも十分な切開が必要で，それでも不十分な場合は追加の切開を行う。電撃傷や圧挫を伴う熱傷を除くと，筋膜切開まで必要になることは稀である。

❷ 局所治療の目標

血流のない熱傷創は感染源となり，各種炎症性メディエーターの放出は敗血症や臓器不全の原因にもなり得る。熱傷創の局所感染はそれに続く各種感染症合併の始まりとして生命予後に大きな影響を与えるため，広範囲熱傷において局所治療の計画は重要であり，可能な限り早く壊死組織を除去して創を閉鎖すべきである。一方で，熱傷の急性期は循環動態が不安定で全身管理も難渋するため，手術など局所治療の時期や内容を検討する過程で集中治療医が果たす役割は大きい。

❸ 壊死組織の除去

初回手術の実施時期に一定の見解はなく，患者の全身状態や手術内容を鑑みて判断するが，早期は健常部と壊死部の境界線が不明瞭で切除範囲は大きくなりやすく，切除に合わせて創を覆う戦略も重要になる [1)]。メスや電気メスによるデブリードマンが基本となる手技であり，健常部を含めた拡大切除と，最低限の切除に留めることによる壊死部の遺残は，どちらも治癒経過に悪影響を与え得る。Versajet® (Smith & Nephew) を用いた水圧式ナイフによる焼痂切除法は，健常組織と壊死組織との選択性が高く，複雑な形状の創面にも使用できるため，植皮片の生着と迅速な創閉鎖に貢献する [16)]。また，タン

503

日本集中医療医学会専門医テキスト　第4版

表3　熱傷患者における減張切開の適応指標と要点 [15)]

	適応となる指標の例	要点
四肢	・ドップラーエコーによる信号の低下または消失 ・区画内圧の上昇（＞40 mmHgで絶対適応，＞25 mmHgで適応を考慮） ・パルスオキシメータで測定したSpO$_2$値の有意な低下 ・神経障害の出現	・下にある神経血管構造を避け，長軸方向に切開を入れる ・減圧のためには，長さ，深さともに十分な切開が必要になる ・一般的な熱傷の減張切開で，筋膜の切開が必要になることは稀
胸部	・最高気道内圧の上昇 ・血行動態の不安定化 ・拘束性の換気障害	・減張切開実施後は，呼吸障害および循環傷害の改善を確認する ・基本的には前腋窩線の切開で改善が得られるが，不十分な場合，胸部正中や後腋窩線，および横方向の切開を追加する
腹部	・尿量の減少 ・血行動態の不安定化 ・拘束性の換気障害 ・膀胱内圧の上昇（＞25 mmHg）	・腹部に著明な熱傷創がなくても，大量の輸液負荷に伴って内圧の上昇をきたし，減張切開を必要とすることがある

パク分解酵素を用いた熱傷焼痂除去剤（NexoBrid®，科研製薬）は健常組織に傷害を与えず壊死組織を除去できる化学的デブリードマンの手段として注目を集めている [17)]。健常組織の温存性，手術負担の軽減，多数熱傷傷病者発生時のキャパシティ向上に係るNexoBrid®への期待は大きいが，日本国内の承認から日が浅く使用方法や疼痛管理に注意すべき点も多いため，経験を有する専門家の指導を受けて使用することが望ましい。なお，諸外国では早期手術を20％TBSA未満の熱傷にのみ推奨しており，手術時期や術式については，医療費の負担も含む総合的な治療戦略の中で未だ結論が出ていない。

4　創閉鎖に向けた被覆方法とその新展開

創閉鎖に向けた皮膚移植には主に自家皮膚を用いるが，広範囲熱傷では自家植皮の恵皮部が限られるため，単独で早期に受傷部位を覆うことは困難である。そのため，同種皮膚や人工真皮の活用，自家培養表皮，その他の先進的な植皮技術が広がりを見せている。

同種皮膚移植は，深達性Ⅱ度熱傷創の上皮化を促進する他，50％TBSAを超える広範囲熱傷で早期焼痂切除後の一時的な創閉鎖に用いれば疼痛軽減，体液・体温保持，移植床準備に効果が期待される [1)]。本邦では凍結保存の同種皮膚を使用できるが，供給量は十分でない。ドナーに起因するウイルス感染の潜在リスクが否定しきれず，50％TBSA未満の熱傷患者で医療負担の増加や生存率の低下が報告されたことからも，適用には慎重を期すべきである [1),18)]。

人工真皮は早期の代謝的な安定をもたらし，使用後の分層植皮は薄くてよくて早い上皮化と良好な瘢痕が得られるため，広範囲熱傷の早期手術で一時的な創閉鎖に人工真皮を用いることが弱く推奨されている [1)]。ただし，人工真皮使用後に創感染を起こすと人工真皮の下で進行するため，発見の遅れには注意を要する。自家培養表皮は，少ない恵皮面から採皮して培養技術で広範囲を覆う表皮シートを作成するもので [19)]，広範囲熱傷において高倍率自家網状植皮などの自家皮膚と併用して用いることが多い。

近年は自家皮膚植皮片のマイクロ化も進んでいる。MEEKシステムは均一かつ操作性の高いマイクログラフト植皮であり，従来の網状植皮と比べて条件の悪い母床でも高い生着率が期待でき，手術回数や入院期間の低減につながる [20)]。より小さな自家皮膚片から採取して細胞レベルに分離した自家細胞懸濁液を用いるregenerative epidermal suspension（RECELL®）は，デブリードマン後の創部や高倍率網状植皮部に塗布して増殖と表皮化を目指すことができる [21)]。

5　その他の局所治療

スルファジアジン銀（silver sulfadiazine, SSD）は，感染の抑制に効果的な被覆材である。本邦では，受傷後1週以内のⅡ度熱傷に対し，銀含有創傷被覆材の使用が推奨されている [1)]。Ⅲ度熱傷でのエビデンスはほとんどないが，熱傷治療においてSSDが細菌感染の抑制に優れ，死亡率が低下したとする報告は複数存在する。ただし，長期使用による菌の耐性化や白血球減少の可能性には注意を要する。塩基性線維芽細胞増殖因子のヒト型遺伝子組換製剤であるトラフェルミンは，創傷治癒の促進，肥厚性瘢痕の抑制，血管新生の促進などの効果が知られており，受傷後早期のⅡ度熱傷や植皮時の移植床に用いられる [22)]。

水治療は，重症熱傷や広範囲熱傷の受傷早期および全身状態が不安定な患者では避けるべきである。実施する場合は共用のシャワーや浴槽を避け，ストレッチャーを含む創が触れ得る水治療器具の洗浄・乾燥を徹底することが求められる [1)]。とくに器具の継ぎ目などで微生物を十分消毒することは困難であり，病棟内で感染が伝播するリスクに注意する。

504

熱傷 **XIV**

表4	熱傷患者の必要カロリーの計算公式 [1]	
成人用		
Harris-Benedict	REE = BEE × injury factor × active factor	
	男性：BEE [kcal/day] = 66.5 + 13.75 × body weight [kg] + 5.00 × height [cm] − 6.78 × age [歳]	
	女性：BEE [kcal/day] = 655.1 + 9.56 × body weight [kg] + 1.85 × height [cm] − 4.68 × age [歳]	
	injury factor（1 − 2.1），active factor（1.2 − 1.4）	
Toronto	REE = −4,343 + (10.5 × %TBSA) + (0.23 × caloric intake) + (0.84 × BEE)	
	+ (114 × body temparature[℃]) − (4.5 × post burn days)	
Xie	REE = 1,000 × BSA [m^2] + 25 × %TBSA	
小児用		
Joen	REE = 間接熱量計によるmeasured REE × 1.3	
Revised Galveston	REE = 1,800 [kcal/m^2] + 1,300 [kcal/m^2 burned BSA]　（12歳以下の小児）	
Curreri	0〜1歳：　REE = basal energy needs + (15 × %TBSA)	
	1〜3歳：　REE = basal energy needs + (25 × %TBSA)	
	4〜15歳：REE = basal energy needs + (40 × %TBSA)	

BEE, basal energy expenditure; BSA, body surface area; BW, body weight; REE, resting energy expenditure; %TBSA, % total body surface area.

Ⅱ 周術期の管理

1 栄養の管理

1 栄養管理の方針

広範囲熱傷による強い侵襲は代謝亢進状態を引き起こす。適切な栄養投与が行われないとタンパク異化亢進に伴って筋肉量が減少し，免疫機能低下，創傷治癒遅延，ひいては生命予後の悪化を招く。急性期を脱してからも，複数回の植皮手術や瘢痕手術を必要とするなど治療は長くなるため栄養管理も長期間に及ぶ。

熱傷患者に対する栄養療法はガイドラインによって一部表現が異なるものの，早期の経腸栄養開始を推奨する点では共通している[1]〜[3]。受傷後24時間以内に経腸栄養を開始するが，経腸栄養で十分量の栄養を賄いきれない場合は，補完的静脈栄養の有用性が指摘されている[1]。代謝亢進状態の熱傷患者に対して，栄養不足を避けようとした結果，しばしば過栄養となることがある。至適な投与カロリー量の計算に様々な手法はあるが（表4）[1]，安静時エネルギー消費（resting energy expenditure, REE）を間接熱量計で測定して決定することが最も望ましく，小児の場合はその測定値の1.3倍の投与が推奨されている[1]。

栄養素の組成は低脂肪高炭水化物栄養が基本となる。異化亢進による筋タンパクの分解は遊離アミノ酸からのタンパク同化をはるかに超える速度を示す[23]ため，成人の場合はカロリー窒素比100：1，小児の場合は110：1の高タンパク摂取が推奨される[1]。体内の主要な窒素運搬を担う条件付きの必須アミノ酸であるグルタ

ミンを30 g/dayもしくは0.5 g/kg/dayを目安に投与して入院日数や死亡率が減少した報告もあり，免疫栄養としての投与が推奨されている[1]。

2 栄養評価と血糖コントロール

栄養評価の一般的なモニタリング指標に体重計測が挙げられる。熱傷は，侵襲や感染で血管透過性が亢進し間質への水分シフトが過剰な状態になるため，水の出納を含めた体重測定に意義はあるが，急性期の栄養指標として単独では不十分である。トランスサイレチン（プレアルブミン）の測定や24時間蓄尿による窒素バランスの評価が有益な栄養指標となるが，これらも特異的なパラメータではないため，創閉鎖の経過や離床状況など臨床的な評価も組み合わせてモニタリングする[1],[23]。熱傷の侵襲によるDAMPsの亢進とそれに伴う炎症性サイトカインやストレスホルモンの過剰産生は，糖新生の亢進とインスリン感受性の低下から高血糖と耐糖能異常をもたらし厳密な血糖管理が必要になる。一方で低血糖の危険性も高いことから，血糖値で130〜150 mg/dLのコントロールが望ましいとされている[1]。

2 感染の管理

1 広範囲熱傷の炎症病態と感染制御

広範囲熱傷における生体の免疫反応は，感染と関係なくマクロファージや好中球などから発出される内因性danger signalsによって活性化される[24]。広範囲に損傷した組織自体が過剰な炎症反応や組織破壊から生体を守るために特異的な免疫応答を誘導し，自然免疫系から炎症を鎮静化しようとする抗炎症性の応答である獲得免疫系へと，免疫系の変動が起こることが知られている[4],[24]。外

505

因性 danger signals の放出は感染に対する生体防御反応を賦活化し，自然免疫系細胞が細菌や細菌系毒素に対してプライミング状態に入ると，細菌や細菌系毒素に対して大量の炎症性サイトカインや活性酸素を放出して全身性炎症症候群や多臓器不全を引き起こす[4]。通常なら生命に危機を及ぼさない程度の感染でも，重症熱傷では，"two-hit response"と呼ばれ，免疫系が感染に対して二次的反応を増強する現象[24]によって多臓器不全へと陥る。一方で，熱傷による組織侵襲が惹起した炎症反応を抑えようと獲得免疫優位の状態となったものを代償性抗炎症反応症候群と呼ぶが，炎症反応の抑制機序が賦活化することで抗菌能が低下し易感染状態となることもある[24]。このように，広範囲熱傷の炎症病態は複雑に絡み合っており，感染制御は熱傷患者の亜急性期以後の予後を大きく左右する。熱傷患者の急性期死亡原因で最多の病態は「ショック・臓器不全」であるが，受傷3日目から感染が関与した死亡例が発生し，受傷1週目以降では感染が主要な死因となっている[1]。

2 感染の予防

熱傷創は皮膚のバリア機構が破綻しており，様々な微生物に曝露され，これが付着し増殖することで容易に敗血症へと進展する。治療経過中は，とくに創部を開放する創処置時に院内感染で問題となる耐性菌の感染リスクが高く，包帯交換時，とくに20% TBSA 以上の患者では滅菌手袋と標準予防策を行うことが推奨されている[1]。肛門周囲にまで創が広がっている広範囲熱傷患者は，便による創汚染で治療に難渋することがある。そのような場合，創感染の予防に肛門内留置型排便管理チューブを用いた排便コントロールが有効である[1]。

熱傷患者は易感染状態になりやすく，患者を感染から保護する予防隔離と，多剤耐性菌に感染した場合に周囲への感染を広げないための感染源隔離とを使い分ける。20% TBSA 以上の患者は個室による隔離が推奨される[1]。個室隔離の際，高効率微粒子濾過（high efficiency particulate air filter, HEPA）を用いた空気感染制御が有効かについてのコンセンサスは得られていない[1]。

3 感染の診断・治療

広範囲熱傷で，熱傷創に起因する炎症と感染とが複雑に絡み合った状態のなかで感染を診断することは容易ではない。感染は，主として局所感染から侵襲的感染となり，熱傷創に起因する敗血症へと進展するため，この過程を防ぐことが重要である。局所感染は色調や臭気の変化から認識できるが，そのような変化がなくとも感染が成立している場合もある。長期的に管理するなかで創部感染は必発であるが，培養検査で菌が検出されても，その菌に対して抗菌薬の全身投与が必要か，また投与を開

始した場合にいつまで投与を継続するか，何を基準に中止するか判断しなければならない。プロカルシトニン[25]や interleukin 6（IL-6）[26]，好中球遊走能（neutrophil migration）[27]など様々な指標が提唱されているが，未だ決定的な結論は示されていない。単独の基準による熱傷患者の敗血症の診断も難しいことが報告されており[28]，全身状態を含めた総合的な判断を優先する。

予防的な抗菌薬投与の有効性を十分示す根拠は乏しいが，易感染宿主または易感染部位の存在，広範囲熱傷，汚染創や気道熱傷を伴う場合，toxic shock syndrome（TSS）や toxic shock like syndrome（TSLS）が頻発している地域などで行ってもよいとする意見もある[1]。当初は感受性の良好な菌が生育していても，抗菌薬を漫然と投与すれば多剤耐性菌が出現し，有効な抗菌薬がない敗血症から死に至る場合がある。培養で菌が検出されても安易な広域スペクトラムの抗菌薬投与は控え，全身状態の改善を認めた場合は，菌の検出が続いても早い段階で抗菌薬投与の終了を検討することが求められる[1]。

3 疼痛の評価と管理

熱傷患者は様々な痛みや不安を抱えているため，時期に応じた適切な鎮痛・鎮静が必要である。定期的に，1日数回はスケール化された評価を行う[1]。疼痛スケールには，熱傷特有の Burn Specific Pain Anxiety Scale（BSPAS），痛みを自己申告できる場合の Numeric Rating Scale（NRS）や Visual Analogue Scale（VAS），痛みを自己申告できない場合の Behavioral Pain Scale（BPS）や Critical-Care Pain Observation Tool（CPOT）などが用いられている[1]。成人 ICU 患者に対する鎮痛・鎮静・せん妄管理ガイドライン[29]や熱傷専門書[2,6]に記載されたプロトコルも参考に，熱傷の面積や深度，治療経過，瘢痕の程度，患者自身の痛みの閾値などに応じて十分な鎮痛と適切な鎮静を図る。

日本熱傷学会は，①ICU における気管挿管中，②侵襲が加わる処置時，③抜管した後の一般病棟管理中の3つに大別した鎮静・鎮痛の基本方針を示している[1]。気管挿管中の鎮痛には，静注オピオイドを第一選択とし，オピオイドの減量を目的に非オピオイド性鎮痛薬を併用する方法がある。気管挿管中の鎮静にはベンゾジアゼピン系鎮静薬よりも非ベンゾジアゼピン系鎮静薬（プロポフォールやデクスメデトミジンなど）を優先するという報告がある[1]。熱傷処置時の鎮痛は，初期には静注オピオイドや塩酸ケタミンを用いることが多く，オピオイドの減量・中止を目指して非ステロイド性抗炎症薬の使用や併用も検討する[29]。安静時の持続痛が改善してくる頃には鎮痛をオピオイドから一時的な点滴や内服へと移

行し，一般病棟へ移る頃には非オピオイド性鎮痛薬の内服が中心となる[1]。回復期やリハビリ中の鎮痛・鎮静も重要であり，原因が複雑で統一された指針はないため，理学・作業療法，心理カウンセリング，その他の代替療法も含めて包括的な対応が必要になる[1]。

4 深部静脈血栓症の予防と治療

　熱傷患者は，急性期の血液凝固能亢進，創部安静を目的とした長期臥床，長期 ICU 滞在といった背景から深部静脈血栓症（deep vein thrombosis, DVT）と肺血栓塞栓症（pulmonary embolism, PE）の発生リスクが高い[1]。熱傷面積，複数回手術，気道損傷，下肢熱傷，局所感染の合併などは特有のリスクとされているが，予防手段を含めた具体的なエビデンスは少ない[1]。一般的な DVT および PE に関するガイドライン[30]を参考に，ICU 患者に準じたリスク評価と予防を徹底する。機械的予防法（弾性ストッキングや間欠的空気圧迫法）を基本に，高度のリスクを有する場合は抗凝固療法（未分画ヘパリンや低分子ヘパリン）の併用が推奨される[30]。下腿に熱傷がある場合，機械的予防法の使用は慎重に判断する[1]。抗凝固療法の導入および投与方法は，手術や頻繁な創部処置に伴う出血性合併症を念頭に置いて判断する。

III 熱傷管理に係るその他の要点と課題

1 特殊な熱傷

　電撃傷や化学熱傷など特殊な熱傷の診療には専門的な知識が必要となるため，積極的に熱傷専門施設への転院搬送を考慮する[1,2]。各々の病態や治療の詳細は成書に譲るが，初期対応においてとくに注意すべき点を要約する。

1 電撃傷

　電撃傷は，電流が体内を通ることで起こる熱傷の一種である。致死性不整脈の原因となり得るが，体表面の所見と重症度は必ずしも一致しない。そのため，十二誘導心電図検査や心電図モニタリングで非特異的 ST-T 変化や心房細動を確認することが強く推奨される[1]。体内の通電は筋肉を含む組織の損傷も引き起こすため，コンパートメント圧の上昇や神経障害，血流障害を呈して減張切開を必要とすることもある。

2 化学熱傷

　化学熱傷では，作用した化学物質が除去または中和されるか，生体組織と反応して完全に消費，分解，吸収されるまで組織傷害は進行する[1]。そのため，初期治療で最も重要なことは除染であり，進行を防ぐためにも付着

した化学物質を迅速に除去する。脱衣とそれに続く拭き取りでほとんどが除去できるため，いわゆる乾的除染が最も重要な処置である[31,32]。水による洗浄で，塩酸や濃硫酸は熱を，石灰はアルカリを，金属類（Na，K，Li など）は高熱と強アルカリを生じるため，乾的除染後に洗浄が必要となる場合，塩酸や硫酸では石鹸や消石灰による中和を，石灰や金属では可能な限り直接的に除去した上での流水洗浄を検討する[3]。患者のみならず，自身や周囲への汚染拡大防止にも努める。

2 リハビリテーション

　広範囲熱傷では，術後の創部安静，挿管チューブやカテーテル類の事故抜去の回避を目的に，安静度制限が長期化する傾向にある。拘縮は activities of daily living（ADL）の低下に直結し，創閉鎖後も長期的なリハビリテーション（以下，リハビリ）や拘縮解除目的の手術を必要とするなど，著しい機能の損失や機能回復の遷延につながる。適切なリハビリは，残存機能の維持と後遺障害や合併症の低減，早期退院，ADL の回復につながるため，ICU 管理中から継続的に介入すべきである。なかでも，急性期の体位管理，拘縮予防，早期離床と運動療法が重要となるが，ICU 管理中の早期リハビリによって酸素化の悪化や無症候性徐脈など合併症を伴うことも報告されている[1]。このような場合はリハビリの中断も余儀なくされるため，多職種間の連携を通じて十分な事前判断と安全な実施環境の整備が求められる。気道損傷による呼吸器合併症の予防は，主に体位ドレナージと早期離床が鍵となる。呼吸介助法やアクティブサイクル呼吸法などの呼吸理学療法は痰の喀出と肺炎予防に効果がある一方で，パーカッション法は不整脈を誘発するため推奨されない[1]。拘縮予防を目的とした理学療法は，運動療法と物理療法に大別され，運動療法では主に関節可動域訓練，基本動作訓練，筋力強化が，物理療法ではホットパックや圧迫療法が選択される。受傷早期は滲出液が多くドレッシングが厚くなる傾向にあり，可動部位の動きが抑制され，浮腫とそれに伴う不良肢位の持続から関節拘縮が生じやすい。また，植皮術後の創部安静や瘢痕の収縮はさらなる関節可動域の減少につながる。受傷早期から導入できるメニューを中心に，装具療法やポジショニングも併用して関節拘縮の予防に努めることが大切である[1]。

3 精神的ケアと多職種連携

　重症熱傷の患者は，機能障害，疼痛，整容面の問題や心理的苦痛など，急性期から慢性期に至るまで多くのストレスにさらされる。患者と患者家族は身体的，精神的，

507

そして経済的な負担を強いられるため，多様なアプローチによるサポートが欠かせない[1]。

身体的な侵襲と心理的・社会的問題を伴った熱傷患者にとって，急性期から薬物療法を含む精神科的介入が果たす役割は大きく，急性ストレス反応，外傷後ストレス障害，うつ病など治療経過に応じた介入が求められる[1]。対象は患者を支える家族らにも及ぶため，経済面や退院後の社会復帰を目指した環境づくりで地域連携に係わる職種の役割も大きい。また，重症熱傷診療で苦痛や疼痛を伴う侵襲的処置を実施することは医療従事者にとっての負担も大きく，バーンアウト（いわゆる燃え尽き症候群）を防ぐメンタルサポートも忘れてはならない。

終末期に該当し得る症例では，医学的，倫理的な側面からの患者と患者家族の支援が必要であり，多職種そして複数診療科のスタッフの参画も欠かせない[1,33]。集中治療医の役割として，専門性と医療倫理から当該患者が終末期であることの判断，患者本人の意思決定能力の評価，患者や患者家族にとって最も望まれる最期を迎えるための治療と支援の検討，状況を受けた患者家族の悲嘆反応を受け止めて支援する体制の構築といった事柄が求められる[33]。

4 重症熱傷の施設間搬送

重症熱傷診療には多くの人的・物的資源が必要であり，患者と医療の双方にとって重症度に応じた適切な施設での診療が望ましい。専門施設の治療が生命予後を改善する明確なエビデンスはないが，入院期間の短縮や合併症の低減には効果が認められており，費用対効果が高い治療の提供に繋がる[1]。広範囲熱傷の診療体制は地域格差が大きく，通常の医療圏を超えた専門施設への搬送も日常的に行われているため，自施設で対応可能な熱傷の重症度はどの程度か，また，平時から活用できる地域内外の連携体制はあるか，あらかじめ把握しておくことが重要である[1,34]。

5 事故や大災害による熱傷多数傷病者発生時の対応

一般的なトリアージでは医療需要の大きい患者により高い優先度を付けるが，もともと医療需要の大きい熱傷患者が多数発生した場合，救命のために要する医療資源の総量と，救命の可能性および救命後に期待されるADLとの間でバランスを求められることがある[11]。事案の規模や種別からこのバランスを短時間で判断することは極めて難しいが，広範囲熱傷患者のICU滞在日数を 0.7 ～ 1.8 日×% TBSA，全入院日数を 1.2 ～ 2.0 日×% TBSA としたデータは需要を試算する際の参考になる[11]。事故や災害時の医療供給能力は環境要因に

よって大きく変動するが，病床数のアンケート調査[35]や被害予測と病床数の需給バランス分析[36]から，本邦の重症患者・重症熱傷患者に対する病床キャパシティは充足しておらず，地域格差も大きいことがわかっている。平時から地域内外の連携に備えるとともに，初動で速やかにそのスイッチを入れることが重要である[11,34]。サージキャパシティとして，普段は熱傷診療を行っていないICU病床を，熱傷専門家を交えた特別チームの支援で熱傷病床へと転換することも考慮する[11]。これらの調整をもってしても対応しきれなければ，年齢と熱傷受傷面積に基づく資源便益比率から命の選別ともいえる判断に迫られる可能性がある[11]。

■ 文献

1) 熱傷診療ガイドライン〔改訂第3版〕作成委員会，熱傷診療ガイドライン〔改訂第3版〕作成ワーキンググループ．熱傷診療ガイドライン〔改訂第3版〕．熱傷 2021;47:S1-108.

2) Pham TN, Bettencourt AP, Bozinko GM, et al. Advanced Burn Life Support Course PROVIDER MANUAL 2018 UPDATE. Chicago: American Burn Association; 2018.

3) ISBI Practice Guidelines Committee, Advisory Subcommittee, Steering Subcommittee. ISBI Practice Guidelines for Burn Care, Part 2. Burns 2018;44:1617-706.

4) 大須賀章倫，小倉裕司，中島紳史，他．重症外傷による免疫反応−自然免疫系と獲得免疫系による制御バランス−．日救急医会誌 2013;24:181-91.

5) 大須賀章倫，黒木雄一，宮尾大樹，他．熱傷蘇生輸液．日救急医会誌 2015;26:647-56.

6) Herndon DN. Total Burn Care 5th ed. Amsterdam: Elsevier; 2017.

7) Sullivan SR, Friedrich JB, Engrav LH, et al. "Opioid creep" is real and may be the cause of "fluid creep". Burns 2004;30:583-90.

8) Müller Dittrich MH, Brunow de Carvalho W, Lopes Lavado E. Evaluation of the "Early" Use of Albumin in Children with Extensive Burns: A Randomized Controlled Trial. Pediatr Crit Care Med 2016;17:e280-6.

9) Weiss SM, Lakshminarayan S. Acute inhalation injury. Clin Chest Med 1994;15:103-16.

10) Desai SR, Zeng D, Chong SJ. Airway management in inhalation injury: a case series. Singapore Med J 2020;61:46-53.

11) Society of Critical Care Medicine. Fundamental Disaster Management 3rd Ed. Illinois: Society of Critical Care Medicine; 2009.

12) Glas GJ, Horn J, Binnekade JM, et al. Nebulized Heparin in Burn Patients with Inhalation Trauma-Safety and Feasibility. J Clin Med 2020;9:894.

13) Brower RG, Matthay MA, Morris A, et al, Acute Respiratory Distress Syndrome Network. Ventilation with lower tidal volumes as compared with traditional tidal volumes for acute lung injury and the acute respiratory distress syndrome. N Engl J Med 2000;

342:1301-8.

14) Chung KK, Wolf SE, Renz EM, et al. High-frequency percussive ventilation and low tidal volume ventilation in burns: a randomized controlled trial. Crit Care Med 2010;38:1970-7.

15) Orgill DP, Piccolo N. Escharotomy and decompressive therapies in burns. J Burn Care Res 2009;30:759-68.

16) Matsumura H, Nozaki M, Watanabe K, et al.The estimation of tissue loss during tangential hydrosurgical debridement. Ann Plast Surg 2012;69:521-5.

17) Rosenberg L, Krieger Y, Bogdanov-Berezovski A, et al. A novel rapid and selective enzymatic debridement agent for burn wound management: a multi-center RCT. Burns 2014;40:466-74.

18) Sheckter CC, Li A, Pridgen B, et al. The impact of skin allograft on inpatient outcomes in the treatment of major burns 20-50% total body surface area - A propensity score matched analysis using the nationwide inpatient sample. Burns 2019;45:146-56.

19) Matsumura H, Matsushima A, Ueyama M, et al. Application of the cultured epidermal autograft "JACE®" for treatment of severe burns: Results of a 6-year multicenter surveillance in Japan. Burns 2016;42:769-76.

20) Quintero EC, Machado JFE, Robles RAD. Meek micrografting history, indications, technique, physiology and experience: a review article. J Wound Care 2018;27(Sup2):S12-8.

21) Gravante G, Di Fede MC, Araco A, et al. A randomized trial comparing ReCell system of epidermal cells delivery versus classic skin grafts for the treatment of deep partial thickness burns. Burns 2007;33:966-72.

22) Akita S, Akino K, Imaizumi T, et al. Basic fibroblast growth factor accelerates and improves second-degree burn wound healing. Wound Repair Regen 2008;16:635-41.

23) Keshen TH, Miller RG, Jahoor F, et al. Stable isotopic quantitation of protein metabolism and energy expenditure in neonates on- and post-extracorporeal life support. J Pediatr Surg 1997;32:958-62;discussion 962-3.

24) 大須賀章倫. 外傷後の免疫応答：自然免疫と獲得免疫のバランスとその破綻. 日外感染症会誌 2019;16:165-71.

25) von Heimburg D, Stieghorst W, Khorram-Sefat R, et al. Procalcitonin--a sepsis parameter in severe burn injuries. Burns 1998;24:745-50.

26) Gille J, Jocovic J, Kremer T, et al. The predictive role of Interleukin 6 in burn patients with positive blood cultures. Int J Burns Trauma 2021;11:123-30.

27) Jones CN, Moore M, Dimisko L, et al. Spontaneous neutrophil migration patterns during sepsis after major burns. PLoS One 2014;9:e114509.

28) Yan J, Hill WF, Rehou S, et al. Sepsis criteria versus clinical diagnosis of sepsis in burn patients: A validation of current sepsis scores. Surgery 2018;164:1241-5.

29) Devlin JW, Skrobik Y, Gélinas C, et al. Clinical Practice Guidelines for the Prevention and Management of Pain, Agitation/Sedation, Delirium, Immobility, and Sleep Disruption in Adult Patients in the ICU. Crit Care Med 2018;46:e825-73.

30) 日本循環器学会, 日本医学放射線学会, 日本胸部外科学会, 他. 肺血栓塞栓症および深部静脈血栓症の診断, 治療, 予防に関するガイドライン（2017年改訂版）. Available from: https://www.j-circ.or.jp/cms/wp-content/uploads/2017/09/JCS2017_ito_h.pdf

31) Chilcott RP, Larner J, Matar H. Primary Response Incident Scene Management (PRISM): Guidance for the operational response to chemical incidents. Strategic guidance, Second edition [cited 2024 Jan 12]. Available from: https://medicalcountermeasures.gov/barda/cbrn/prism/

32) Chilcott RP, Larner J, Durrant A, et al. Evaluation of US Federal Guidelines [Primary Response Incident Scene Management (PRISM)] for Mass Decontamination of Casualties During the Initial Operational Response to a Chemical Incident. Ann Emerg Med 2019;73:671-84.

33) 日本集中治療医学会, 日本救急医学会, 日本循環器学会. 救急・集中治療における終末期医療に関するガイドライン～3学会からの提言～. 2014 Nov. [cited 2024 Jan 12]. Available from: https://www.jsicm.org/publication/ 3gakkai_teigen1411.html

34) 加藤聡一郎, 海田賢彦, 山口芳裕. 新たな重症熱傷患者広域医療連携システムの構築：Burn Injury Transportation Team System. 熱傷 2015;41:221-30.

35) 清住哲郎, 石原 諭, 岩瀬史明, 他. 熱傷診療に関する現状調査（多数熱傷患者の発生に備えて）. 熱傷 2019;45:232-6.

36) Kato S, Yamaguchi Y, Kawachi I. Assessment of community vulnerability and medical surge capacity in a foreseeable major disaster. PLoS One 2020; 15:e0235425.

XV 急性中毒

1 急性中毒の診断と分析

千葉拓世

目標
- 急性中毒の診断の流れを説明できる
- トキシドロームを理解して，臨床症状から中毒原因物質を推定できる
- 日本中毒情報センターの役割や意義について説明できる
- 中毒が疑われる患者での検体の確保，保存方法について説明できる
- 現在増加している中毒物質について理解している

Key words ▶ OTC 薬，急性中毒，トキシドローム，日本中毒情報センター（JPIC），尿中薬物スクリーニング検査

I 急性中毒の診断

　急性中毒といった場合に一般には意識障害がその主症状として認識されることが多いが，実際には一口に急性中毒といっても意識障害の他に，痙攣，不整脈，呼吸抑制，消化器症状，腎不全，アシドーシスなどその症状や所見は様々である。2つ以上の薬毒物の影響を受けた場合はさらに臨床像は複雑になる。多くの場合には事前の情報でどの薬毒物による中毒かわかるが，他人による意図的な中毒事件の場合や自殺企図を持つ患者などでは明らかな中毒の病歴が得られない場合もある。その際には臨床的に疑わなければ診断にたどり着くことは難しく，診断のためには臨床像全体を把握してアプローチすることが大切となる[1]。

　どんな急性疾患でも当てはまることであるが，状態が不安定であったり，診断までの時間的ゆとりがなかったりすると，診断をつける前にも airway-breathing-circulation（ABC）の安定化を含めた治療的介入を同時並行して行っていく必要がある。また急性中毒が疑われる状況であれば，治療者が中毒にならないために，患者をこれ以上の曝露にさらさないために，どのように救助してどのように除染を行うかなどは，第一に検討すべきである[2]。治療や除染については他項を参照いただきたい。

1 病歴

　薬毒物への曝露が疑われる状況では，どの薬毒物を，どの程度の量，どのような形態で（吸入，経皮，経口，静脈注射など），いつ，どの程度の期間（慢性なのか急性なのか）という情報が大切になる。さらにその薬毒物への曝露が自殺企図であったのか，意図せぬ曝露であったのかは，最終的な転帰の決定に重要になってくる。参考までに確認すべき項目を MATTERS として後述する。現場の様子を救急隊員から聴取することは非常に重要になる。薬袋，空の press through package（PTP）シート，吐物の色，現場に遺された容器，匂い，遺書などが中毒診療の手がかりとなることは多い。

　原因薬毒物がはっきりとしない場合には，その患者および家族の職業や嗜好品，基礎疾患，自宅の様子（井戸水の使用や暖房器具の種類）などを尋ねることで中毒を起こし得る原因物質の推定に役立つことがある。

1 MATTERS

Medication, toxin：原因となった薬毒物は何か。ただし，病歴は必ずしも完全でないことも念頭に置く必要がある[3,4]。

Amount：摂取した量。本人や家族の話，薬剤の空き容器や袋に残された分量などから推定する。ただし，実際の量とは異なる可能性がある[5]。

Time：いつ薬毒物に曝露されたか（1 回のみの急性中毒か，慢性的に複数回曝露されているのか）。

Therapy：病院受診前にどのような治療を受けたか。病院受診が他院からの転院であれば転院前に受けた治療の内容。

Emesis：嘔吐があったかどうか。吐物に薬毒物が含まれていたかどうか。嘔吐により摂取量が減っている可能

急性中毒 **XV**

表　急性中毒診断のためのトキシドローム

	血圧・脈拍	呼吸数	体温	意識	瞳孔	腸蠕動	発汗	その他	代表例
コリン作動性	±	±	変化なし	正常〜抑制	±	↑	↑	流涎，流涙，尿失禁，下痢，気道分泌，線維束攣縮，麻痺	有機リン，神経剤，認知症治療薬など
オピオイド	↓	↓	↓	抑制	↓	↓	変化なし	腱反射減弱	モルヒネ，フェンタニルなど
鎮静催眠	↓	↓	↓	抑制，興奮	±	↓	変化なし	失調，腱反射減弱	アルコール，ベンゾジアゼピン系睡眠薬，バルビツール系薬剤など
抗コリン	↑	±	↑	せん妄	↑	↓	↓	粘膜乾燥，皮膚紅潮，尿閉	抗アレルギー薬，三環系抗うつ薬，カルバマゼピンなど
交感神経賦活	↑	↑	↑	興奮	↑	(↑)		振戦，痙攣	覚醒剤，コカイン，カフェインなど
セロトニン症候群	↑	↑	↑	正常〜興奮せん妄	(↑)	↑	↑	クローヌス，振戦	抗うつ薬，偏頭痛治療薬，など
離脱症候群（鎮静催眠薬）	↑	↑	↑	興奮，幻覚	↑	↑	↑	振戦，痙攣	アルコール，ベンゾジアゼピン系薬剤の中止
離脱症候群（オピオイド）	↑	変化なし	変化なし	正常，不安	↑	↑	↑	立毛，嘔吐，鼻汁，あくび	鎮痛薬，鎮咳薬などの中止

性がある。

Reason：中毒に至った理由（自殺目的か，誤飲かなど），原因によっては精神科での評価が必要になることもある。小児の中毒では虐待などの可能性も念頭に置き，社会的問題も確認する。

Route of Exposure：曝露経路（経口摂取か，経皮曝露か，気道からの吸入かなど）

Symptoms：来院時点での症状。トキシドロームなど。

2 身体所見

　中毒患者は病歴がうまく聴取できないことも多く，病歴に加えて，身体所見は診断への大きな手がかりとなる（表）。

❶ トキシドローム

　Toxic syndromeという言葉を短縮してできたtoxidromeという言葉が語源となっている。特定のカテゴリーの中毒を示唆する臨床症状を統合したものを指し，古典的にはコリン作動性，オピオイド，鎮静催眠，抗コリン，交感神経賦活の5つがある。その他にセロトニン症候群（近年は serotonin toxicity といわれることも多い）や離脱症候群も含むことが多い。トキシドロームのみで確定診断がつけられるわけではないが，診断がつくまでの間に診療の方向性を示す，非常に有用な指標となる[6]。

※ MTWTHFS は Monday, Tuesday, Wednesday, Thursday, Friday, Saturday の頭文字でもある

（a）コリン作動性トキシドローム

　ムスカリン作用（DUMBELLS）およびニコチン作用（MTWTHFS）がある。瞳孔および脈拍については相対する作用がある。瞳孔については多くの症例で縮瞳することが多いが，脈拍については地下鉄サリン事件なども含めて過去の例でも必ずしも徐脈にならないことが多い[7]。全身からの分泌物が過多になることが特徴的で，拮抗薬であるアトロピンはとくに気管支痙攣（bronchospasm）および気道分泌（bronchorrhea）をコントロールすることを目標に投与する。

ムスカリン作用

D：diarrhea（下痢）

U：urination（尿失禁）

M：miosis（縮瞳）

B：bradycardia（徐脈），bronchorrhea（気道分泌），bronchospasm（気管支攣縮）

E：emesis（嘔吐）

L：lacrimation（流涙）

L：lethargy（意識障害）

S：salivation（流涎）

ニコチン作用

M：mydriasis（散瞳）

T：tachycardia（頻脈）

W：weakness（脱力）

TH：hypertension（高血圧）

F：fasciculation（線維束攣縮）

S：seizure（痙攣）

511

日本集中医療医学会専門医テキスト　第4版

(b) オピオイドトキシドローム

縮瞳が目立つが、とくに重要なのが呼吸抑制となる。拮抗薬（ナロキソン）の使用は呼吸抑制を解除することを目標に行う。

(c) 鎮静催眠トキシドローム

脈拍、血圧、体温、呼吸いずれも正常〜やや低値で、意識レベルが低下している。場合によっては興奮することもある。小児では失調症状が前面に出ることもある。

(d) 抗コリントキシドローム

抗精神病薬、抗ヒスタミン薬などを含めて多くの薬剤に抗コリン作用がある。意識はせん妄状態になる他、皮膚も含めて全身が乾くのが特徴である。とくに三環系抗うつ薬などでは抗コリントキシドロームが前面に出るが、実は致死的となるのは心筋のナトリウムチャネル阻害作用であり、抗コリンの症状に惑わされずに心電図をとって適切な治療を行うことが重要である。

(e) 交感神経賦活トキシドローム

頻脈、高血圧、高体温が症状で、意識障害は興奮が前面に出る。高体温が出現する場合は重症度が高く早期に冷却する必要がある。ただし、解熱薬は使用しない。

(f) セロトニン症候群

半数程度は複数薬剤の併用で起こるが、単剤の中毒でも起こり得る。SSRIを含む抗うつ薬で起こる他、制吐薬、鎮痛薬、抗菌薬などを含む多くの薬剤で惹起されるため薬剤歴を確認することが重要である。クローヌス（足クローヌス・眼球クローヌス）を確認することが診断の鍵となるため中毒患者の診察で忘れずに確認する。

(g) 離脱症候群（鎮静催眠薬）

基本的に交感神経賦活剤中毒と見分けることが極めて難しい病態で、病歴から鑑別していく必要がある。

(h) 離脱症候群（オピオイド）

嘔気、嘔吐、立毛などが前面に出ることが多く、目立つ症状が少ない。病歴から積極的に疑わなければ判断が難しいことが多い。

その他、古典的トキシドロームとしては認識されていないものの身体所見で中毒を疑う場面として、徐脈＋低血圧（β遮断薬、カルシウム拮抗薬、ジゴキシン、中心性α_2刺激薬などの中毒を示唆）、頻脈＋低血圧＋低カリウム血症＋高血糖〔β刺激薬やキサンチン誘導体（カフェイン、テオフィリンなど）の中毒を示唆〕などが挙げられる。それぞれのバイタルサインの異常や瞳孔所見の異常はトキシドロームにそのまま当てはまらずとも鑑別を進める上で有効であり、詳細については成書を参考にする[8]。

❷ 血液検査

一般的な肝機能、腎機能、電解質、血糖、血液ガスなどの検査を行う他、アセトアミノフェン血中濃度などの中毒に特異的な検査を行う。

(a) アニオンギャップ（AG）

アニオンギャップ（anion gap, AG）は $Na^+ - (Cl^- + HCO_3^-)$ で求められ、集中治療領域においてよくチェックされる項目の一つであるが、中毒においても非常に重要なポイントとなる。代謝性アシドーシスを伴う中毒において、AGの有無は鑑別を進めていく上で重要になる[9]。

AG開大：MUDPILESという語呂合わせで覚えられることが多い。M：メタノール、U：尿毒症、D：糖尿病性ケトアシドーシスを含むケトアシドーシス、P：パラアルデヒド、I：鉄、L：乳酸、E：エチレングリコール、S：サリチル酸。ただし、パラアルデヒドの中毒はほとんどなく、イソニアジド、一酸化炭素、青酸、硫化水素、メトホルミンなど重要な中毒によるAG開大性代謝性アシドーシスを含まない点に注意が必要である。

AG正常：トピラマート、トルエン、アセタゾラミド、塩化アンモニウムなどが高Cl性のAG正常代謝性アシドーシスの原因となり得る。

AG低下：必ずしも代謝性アシドーシスは伴わないが、AGの低下は臭素、ヨード、硝酸塩を含む薬毒物の他、リチウム中毒などで見られる。

(b) 浸透圧ギャップ

有毒アルコール中毒（エチレングリコール、メタノール、イソプロピルアルコールなど）を疑う場面で浸透圧ギャップを計算する。浸透圧ギャップの計算式は以下の通りである[10], [11]。

$$（浸透圧ギャップ）=（測定した浸透圧）-（計算による浸透圧^*）$$

*計算による浸透圧 ＝ Na(mmol/L)×2 ＋ 血糖値(mg/dL)÷18 ＋ BUN(mg/dL)÷2.8 ＋ エタノール(mg/dL)÷4.6

浸透圧ギャップの基準値は一般的に 10 Osm/kg 以下である。

ただし、浸透圧ギャップは有毒アルコールの中毒の診断に関して必ずしも感度、特異度が高いわけではなく、浸透圧ギャップを使用するにあたっては以下の点に注意する必要がある。

- 有毒アルコール服用後急性期には高値となるが、有毒アルコールが代謝され実際に毒性を発揮する物質になった状態（メタノール→ギ酸、エチレングリコール→グリコール酸やシュウ酸）ではすでに浸透圧ギャップが低下していることがある。反対にAGは増大している。
- 正常値に個人差が多く、正常範囲内であっても中毒ではないと断言することができない。
- 有毒アルコール以外にもマンニトールなどの浸透圧

物質，敗血症，腎不全，肝不全などでも浸透圧ギャップは上昇するため，臨床的に疑わしくない場面で測定すると偽陽性につながる。

浸透圧ギャップを測定する場合には，必ず臨床情報（病歴，症状）などをあわせて考慮して治療するかどうかの判断を行う。

③ 血液ガス

血液ガスも集中治療を要する患者ではほぼ全例に測定されるが，メトヘモグロビン血症・一酸化炭素中毒では診断に必須の検査となる。ちなみにメトヘモグロビン血症も一酸化炭素中毒も，その他の理由で動脈穿刺を行う必要がなければ，静脈ガスで診断には問題ない。

メトヘモグロビン（Met-Hb）：ヘモグロビンの鉄イオンが二価から三価に酸化されたものがMet-Hbである。酸素解離曲線を左方にシフトさせ，酸素運搬を阻害する他，チアノーゼを起こす。SpO_2が80％台となり，酸素投与であまり改善がないことが特徴で，ジアフェニルスルホン，局所麻酔薬，井戸水の中の硝酸塩などで起こることがある[12]。症状はMet-Hbが15％を超えなければほとんどなく，拮抗薬メチレンブルーを使っての治療も一般的には25％を超えなければ必要ないことが多い。

一酸化炭素ヘモグロビン（CO-Hb）：一酸化炭素中毒が日本で最も多い中毒死の原因である。失神や頭痛など非特異的な症状で来院することがあり，臨床上疑わしい場面では検査の閾値を低くする。

④ 尿検査

尿中薬物スクリーニング検査は広く中毒患者で行われる検査である。複数のメーカーから尿中薬物スクリーニング検査が販売されているが，いずれもイムノアッセイ法を使用しており，簡便に行うことができる定性検査で，少量のサンプルで，短時間で結果が出る。高額な分析機器を持つ必要がなく，保険算定されていない問題はあるが価格も比較的安価である。尿中薬物スクリーニング検査には多くの利点があるが，その解釈を巡っては臨床家が悩むことも多く，その検査の特性と限界について知っておくことが重要である[13]。

(a) 陽性であった場合

①**偽陽性**：風邪薬に含まれるエフェドリン類によりアンフェタミンが陽性になることがある他，検査には様々な偽陽性があり得る。検査の特異度は比較的高いものの，類似する構造を持つ物質が同定されてしまうことによる。尿中薬物スクリーニング検査はそれのみで確定診断が行えないこととは十分に理解した上で検査を評価する。

②**中毒でない可能性**：定性検査であり，定量検査でないことから，陽性であることと中毒であることは一致しない。普段から服用している物質は中毒でなくても陽性になる可能性がある。薬理作用を持つ物質ではなく代謝産物を同定している検査（コカイン，大麻）もあり，その場合には代謝産物があっても，現在中毒を起こしているとは断言できない

(b) 陰性であった場合

①**偽陰性**：同じレセプターに働き，同じクラスの薬剤であってもイムノアッセイで同定される部分の構造が異なれば検査が陰性になることもある。合成大麻，合成麻薬，合成カンナビノイドなど，合成と付くものは一般的に構造がもともとの物質と大きく異なることが多く，尿中薬物スクリーニング検査では引っかからないことがほとんどである。またベンゾジアゼピンのスクリーニングなどではグルクロン酸抱合されたあとでは同定されにくくなるということも起こる。

尿中薬物スクリーニング検査は，その限界を知った上で利用することが推奨される他，確定診断のためにはその他の中毒検査（クロマトグラフィーと質量分析の組み合わせなど）を併用することが大切になる。

⑤ 心電図

心電図はpoor man's tox screenともいわれ，安価に簡便に行える上に，中毒患者で見るべきポイントを抑えることができるため，中毒を疑う患者ではほぼ全例で行う。例外としては明らかに心毒性を起こす可能性がない薬剤の誤飲（小児など）である。

心電図で見るべきポイントは多数があるものの，中毒では大きくQRS幅とQTcに注目する。もちろん中毒でも心筋虚血やたこつぼ型心筋症などを起こす場合もあり，一般的な心電図の読み方も行う必要がある。

(a) QRS幅

中毒によりQRS幅の延長が起こるのは電位依存性ナトリウムチャネルの阻害によることが多く，その原因として環系抗うつ薬，Ⅰa群やⅠc群の抗不整脈薬，抗痙攣薬（カルバマゼピン，ラモトリギン），古典的抗精神病薬，ジフェンヒドラミン，コカインなどが挙げられる。三環系抗うつ薬においてはカットオフを100 msecとして，それを超える場合は重炭酸ナトリウムなどによる治療が推奨されている[14]。

(b) QTc延長

中毒によりQTcの延長を起こす物質は多岐にわたる。その主なメカニズムは遅延整流性カリウムチャネル（human Ether-a-go-go Related Gene，*hERG*という遺伝子でコードされたKチャネルで，hERGチャネルとも呼ばれる）の阻害とされ，QTcの延長を起こす典型的な中毒として抗不整脈薬（Ⅰa群，Ⅰc群，Ⅲ群），抗ヒスタミン薬，抗菌薬（キノロンやマクロライドなど），抗うつ薬，抗精

513

神病薬，ヒ素，メサドン，ロペラミドなどがある[15]。特異的な治療はないが，QTc 延長を起こす薬剤を避ける他，K，Ca，Mg など電解質を補正することが重要になる。

Ⅱ 日本中毒情報センターについて

公益財団法人日本中毒情報センター（Japan Poison Information Center, JPIC）では急性中毒について，医療機関および一般市民からの問い合わせに 24 時間体制で応答し，情報を提供している。一般市民には受診の必要性や家庭での応急処置などについて，医療機関には症状および治療についての情報を提供している。その他に化学テロへの備えも，関係機関との連絡体制の構築や，テロ対策の研修など含めて行っている。医療機関からの相談は急性中毒のみで，医薬品の副作用や食中毒などには対応していない。どのような中毒が現在流行しているか把握し，啓発活動を行うトキシコビジランスの機能も果たしている。中毒情報センターへの問い合わせにより，中毒の流行に関する情報を集約できるため，積極的に利用を検討する[16]。

■一般専用電話（情報提供料：無料）
　大阪 中毒 110 番：072-727-2499　365 日 24 時間
　つくば 中毒 110 番：029-852-9999　365 日 9 時～21 時

■医療機関専用有料電話（情報提供料：1 件につき 2,000 円）
　大阪 中毒 110 番：072-726-9923　365 日 24 時間
　つくば 中毒 110 番：029-851-9999　365 日 9 時～21 時

■賛助会員専用電話（賛助会員のみ利用可能）
　年会費を収めている個人または団体専用の回線。
　会員になることで，より詳細な情報をホームページ上で得ることができる。

※上記の電話番号や料金は 2025 年 1 月時点のもの。

Ⅲ 急性中毒の分析

1 試料の採取・保存

院内の検査で比較的簡単に診断がつく少数の中毒（一酸化炭素中毒やアセトアミノフェン中毒など）を除いては，確定診断をしっかりとつけるためには中毒の検査が必要になる。ただし，特殊な分析を施設内で行うことができる医療機関は限られており，基本的には検体を保存しておき，後日分析という流れになる。

1 尿検体

血液検体と比べて薬毒物が同定できる期間が長い。血液ではすでに同定できないほど薬毒物濃度が低下していても尿では同定できることもあり，曝露歴を確定するためには尿の検体が望ましい。微量金属の中毒では蓄尿を行うこともあるが，それ以外のほとんどの中毒では一回のスポット尿でよい。とくに何も加えずにそのままの状態で冷凍保存（－5℃もしくは－20℃）する。

2 血液

全血（ヘパリンによる抗凝固）もしくは血清（抗凝固薬や凝固促進剤，血清分離剤を含まないプレイン管）で採血する[17]。EDTA やクエン酸による抗凝固は二価のイオンをキレートし，中毒の分析には適しない。一般生化学の残血清も使用可能だが，血清分離剤などが血中濃度に影響するため，やはり薬毒物分析用に別に採取するのが望ましい。全血がよいか血清がよいかは薬物によりけりで，鉛や水銀など赤血球内にも分布するものであれば全血が望ましいが，多くの薬剤では血清での分析を行う。冷凍保存する方が長期間の保存ができ，－5℃もしくは－20℃で保存する。一般に全血は長期間の保存が難しいため，分析できる機関との連携ができて，いつ分析できるかの目処がついていなければ血清の冷凍保存が望ましい。全血または血清濃度を測定するときは一点ではなく数点での採血をすることで，半減期などを計算できるため，複数検体を保存することも検討する。なお，透析中の検体について，透析中はカラム前からの採血とカラム後からの採血を行い，透析の設定（とくに血流量）を記録しておくことで透析によるクリアランスも測定することができる。揮発性薬剤については，キャップを開けると揮発して分析ができなくなるため，血清分離を行ったあとは保存用のスピッツに入れてしっかりと蓋をし，不用意に蓋を開けないように注意する。

3 その他

胃内容物や実際の中毒物質を分析することも薬毒物によっては可能であり，分析可能な施設と相談して保存，輸送を行う。

疑われる薬毒物の種類によって保存方法，保存すべき検体，採取する頻度などは異なる。そのため，可能であれば分析の専門家と相談しながら，最も適切な検体を確保するように努める。

2 分析方法

日本中毒学会では，①死亡例が多い中毒，②分析が治療に直結する中毒，③臨床医からの分析依頼が多い中毒という観点から 15 品目の薬毒物を指定して，その分析方法を提示している[18]。2023 年に日本中毒学会が急性

中毒標準診療ガイドの改訂版を発表しており，そこには最近の中毒の流行も踏まえて追加された項目を含む20品目の分析方法を提示している。自施設での分析を行うのであれば，こちらのガイドを参考にするとよい[19]。

Ⅳ トピックス：over the counter (OTC)薬

2000年代に入って危険ドラッグが，2010年代半ばからはカフェイン中毒が流行した。カフェイン中毒は現在も流行が継続している。2022年時点では市販薬の中毒が大きな問題となっている[20]。市販薬の中で，鎮咳薬，総合感冒薬，睡眠薬などが乱用される傾向にあり，その成分としてジヒドロコデイン，メチルエフェドリン，ジフェンヒドラミン，クロルフェニラミン，カフェインなどを含む。ジヒドロコデインはオピオイドであり，メチルエフェドリンは交感神経不活作用，ジフェンヒドラミン・クロルフェニラミンは抗コリン作用，カフェインは交感神経賦活作用（β刺激作用がメイン）を持つ。ドラッグストアで簡単に手に入る薬剤であり，違法性もないために，問題が見つかりにくく乱用が続く可能性が高いとされ，過去の危険ドラッグと異なり男性より若い女性が多いのも特徴である。依存症であることを認識して長期の治療につなげるように努めていく。

おわりに

急性中毒の診断は病歴から明らかなことも多いが，病歴が不明であとから判明することもしばしば経験する。

中毒症例のプレゼンテーションが多様であることを認識し，臨床的に疑えばトキシドロームを駆使して診断および治療につなげていく必要がある。確定診断には分析が必要になることも多く適切な検体採取と保持が必要となる。

■文献

1) Erickson TB, Thompson TM, Lu JJ. The approach to the patient with an unknown overdose. Emerg Med Clin North Am 2007;25:249-81.
2) The Australian and New Zealand Committee on Resuscitation. The ARC Guidelines - Australian Resuscitation Council. 2021 April. [cited 2022 Nov 30] Available from: https://resus.org.au/the-arc-guidelines/
3) Sporer KA, Khayam-Bashi H. Acetaminophen and salicylate serum levels in patients with suicidal ingestion or altered mental status. Am J Emerg Med 1996;14:443-6.
4) Christmas JT, Knisely JS, Dawson KS, et al. Comparison of questionnaire screening and urine toxicology for detection of pregnancy complicated by substance use. Obstet Gynecol 1992;80:750-4.
5) Hoffman RS. Understanding the limitations of retrospective analyses of poison center data. Clin

Toxicol (Phila) 2007;45:943-5.
6) Holstege CP, Borek HA. Toxidromes. Crit Care Clin 2012;28:479-98.
7) Okumura T, Takasu N, Ishimatsu S, et al. Report on 640 victims of the Tokyo subway sarin attack. Ann Emerg Med 1996;28:129-35.
8) Nelson LS, Howland MA, Lewin NA, et al. Chapter 3: Initial Evaluation of The Patient: Vital Signs and Toxic Syndromes In: Goldfrank's Toxicologic Emergencies, Eleventh Edition. New York: McGraw Hill; 2019.
9) Judge BS. Metabolic acidosis: differentiating the causes in the poisoned patient. Med Clin North Am 2005;89:1107-24.
10) Kraut JA, Mullins ME. Toxic Alcohols. N Engl J Med 2018;378:270-80.
11) Marino R, Sidlak A, Scoccimarro A, et al. Ethanol and the Limitations of the Osmol Gap. Ann Emerg Med 2025;24:S0196-0644 (24) 01303-9.
12) Ash-Bernal R, Wise R, Wright SM. Acquired methemoglobinemia: a retrospective series of 138 cases at 2 teaching hospitals. Medicine (Baltimore) 2004;83:265-73.
13) Moeller KE, Kissack JC, Atayee RS, et al. Clinical Interpretation of Urine Drug Tests: What Clinicians Need to Know About Urine Drug Screens. Mayo Clin Proc 2017;92:774-96.
14) Boehnert MT, Lovejoy FH Jr. Value of the QRS duration versus the serum drug level in predicting seizures and ventricular arrhythmias after an acute overdose of tricyclic antidepressants. N Engl J Med 1985;313:474-9.
15) Yap YG, Camm AJ. Drug induced QT prolongation and torsades de pointes. Heart 2003;89:1363-72.
16) 日本中毒情報センター. [cited 2022 Nov 30]. Available from: https://www.j-poison-ic.jp/
17) Bowen RA, Remaley AT. Interferences from blood collection tube components on clinical chemistry assays. Biochem Med (Zagreb) 2014;24:31-44.
18) 日本中毒学会. 資料：分析委員会だより（2002年1月〜2005年4月）. [cited 2022 Nov 30]. Available from: http://jsct-web.umin.jp/shiryou/archive2/
19) 日本中毒学会 監修，日本中毒学会学術委員会，急性中毒標準診療ガイド改訂委員会 編集. 新版 急性中毒標準診療ガイド. 東京：へるす出版；2023.
20) 暢也成瀬. OTC薬乱用・依存の現状と対応. 中毒研究 2021; 34:11-7.

■重要論文■

◆ 診断のついていない中毒患者への一般的アプローチ方法についての総説。2007年発行と若干時間が経過しているが大切な部分は大きく変わっておらず参考となる。（→文献1）
◆ 一般に広く使用される尿中薬物スクリーニングテストについて述べた総説。その限界について認識して，適切に使用し解釈するために一読が推奨される。（→文献13）
◆ かなりクラシックな論文ではあるが，三環系抗うつ薬などNaチャンネル阻害作用のある薬物の中毒においてQRS100msecを治療の閾値とする根拠となっている。通常の心電図診断とはwide QRSの定義が異なることに注意が必要である。（→文献14）

| XV | 急性中毒 |

2 中毒起因物質に対する安全確保
～化学災害の認知，防護，除染を中心に～

大谷典生

目　標
● 化学災害を認知できる
● 中毒原因物質を想定できる
● 安全確保の優先順位を理解する
● ゾーニング，除染，個人防護の考え方を理解し，二次被害を防止できる
● 治療の優先順位を理解する
● ICU においても二次被害を防止できる

Key words CBRNE，PPE，個人防護具，除染，ゾーニング，トキシドローム

はじめに

　急性中毒は自然界のあらゆる物質において発生し得る。工業地帯のみならず，化学薬品を業務上使用している事業所における事故・災害では，化学薬品を原因とした健康被害が容易に発生する。また昨今，テロ発生の危険性が警鐘されている中，人為的なテロ目的の化学剤（chemical-warfare agent, CWA）散布もまた現実に起こり得るものとして認識しておく必要がある。

　ひとたび化学災害が発生した場合，被害者となった患者の診療は現場だけで完遂できるものではなく，入院加療先が ICU となることも想定される。また，重症患者治療に長けた集中治療医が，現場近くで専門性を発揮する状況も十分想定される。そのような意味で集中治療医は化学災害への対応の原則論を知っておく必要がある。

　通常の中毒診療においても，化学災害対応に準じた知識が要求される場面がある。実際に思わぬ形で二次災害に巻き込まれる過去事例がある。例えば，2008 年には搬送されたクロルピクリンによる 1 名の農薬中毒患者により，院内で 54 名の二次被害が発生した[1]。

　日本中毒学会学術委員会のアンケート調査では，硫化物中毒を診療した施設のうち 45％，亜ヒ酸では 20％，有機リン系殺虫剤では 12％で二次被害の経験があるとされている[2]。

　後に詳述するが，安全確保を議論するにあたっては医療者自身の安全確保が最優先となる。自らの安全を適切に確保しつつ患者診療にあたるため，本項では主に化学物質／化学剤による多数傷病者発生に対する初期対応の原則論を解説しつつ，診療現場や医療者の安全確保についても言及する。

1 CBRNE

　人為的多数傷病者発生事案，すなわち特殊災害・テロの総称として，以前は NBC（nuclear：核物質，biological：生物，chemical：化学剤）災害，という呼称を用いていた。これは多数の被害者を出したサリン事件（1994 年の松本サリン事件，1995 年の地下鉄サリン事件），さらに，1999 年の東海村 JCO 臨界事故，2001 年の米国での炭疽菌事件などを受けてのことである。

　しかし近年，テロに用いられる手段の多くが爆弾（explosive）によるものであることから，最近では CBRNE（chemical：化学物質，biological：生物，radiological：放射性物質，nuclear：核物質，explosive：爆発物）災害と呼ぶようになってきている[3]。

　また，これらを発生させる要因はテロに限らず，広く事故・自然災害に及ぶことから，我々は身近に潜むリスクとして捉えておく必要がある。

2 化学物質事故

　化学物質の世界的な開発，流通，使用は年々増加し，

急性中毒 XV

有害な工業化学物質を含む数千の化学物質が，年間 1 トンを超えて製造・流通されている[4]。1 トン以上製造される化学物質はすべて登録されており，現在使用されている多くの化学物質について基本的な毒性評価が必要であるが，実際には危険性の詳細な評価は完了していない。そのような背景から，危険な化学物質による人体への曝露や健康被害につながる化学物質事故のリスクは常に認識する必要がある。

化学物質事故とは，公衆衛生や環境に害を及ぼす可能性のある有害物質が無秩序に放出されることと定義される[4]が，化学物質の事故は自然現象の結果として，あるいは偶発的または意図的な事象の結果として発生することがある。具体的には，以下が想定される。

- 化学物質を貯蔵または使用する工場での爆発，
- 化学物質による食物または水の供給への汚染，
- 油の流出，
- 輸送中の貯蔵装置からの漏えい，
- 紛争またはテロにおける意図的な化学物質の流出，
- 化学物質への曝露に関連した疾病の発生，
- 自然現象（火山，地震，森林火災など）。

2013 年のラック・メガンティック鉄道事故[注1] や 2015 年の天津浜海新区倉庫爆発事故[注2] などは，化学廃棄物の犯罪的投棄や，シリアのサリン，マレーシアの VX，イギリスとロシアでのノビチョクなどの神経剤の故意の使用事案とともに，化学事故による脅威が常に存在していることを示している。

また，大規模な化学物質事故・災害とは一線を画するものの，本邦における労働災害統計としての有害物との接触による死傷災害に関しては，厚生労働省により随時その実数が集計・公表されている[5]。

これによると，2022 年には有害物との接触により 545 名の傷病者が発生しており，うち 8 名が死亡している。

化学物質による健康被害は我々が常に念頭に置いておくべき事象といってよいであろう。

注 1：ラック・メガンティック鉄道事故
カナダのケベック州ラック・メガンティックで発生した鉄道事故。原油を輸送していた貨物列車が暴走し脱線・爆発・炎上した。複数回の爆発を認めたが，当初の爆発・火災の影響による避難に加え，有毒ガス発生の懸念から 1,000 人規模の大規模な住民避難が追加された。
注 2：天津浜海新区倉庫爆発事故
中国の天津市浜海新区の港湾地区にある国際物流センター内にある危険物倉庫で爆発火災が発生し，危険物専用の倉庫に保管されたシアン化ナトリウムが流出したため，現場から半径 3 km 以内の住民に避難指示が出た。

表1 CBRNE テロ・災害を疑う主な事象

同一場所，同一時期の多数傷病者発生
動物，鳥，植物の死や変化
テロ予告
原因不明のショック，意識障害，神経症状，嘔吐，下痢，皮膚症状の発生
爆発事故・事件（CBRNE 剤の併用も念頭に置く）
原子力関連施設内の事象

I 認知（detection）

1 異常の認知

CBRNE 災害，とくに化学災害においては，災害の発生を認知することが重要である。概してイベント発生直後は情報の混乱もあり，正確な情報が病院に伝わっていないことが多い。地下鉄サリン事件においても消防から直近病院への第一報は「地下鉄駅での爆発火災」であり，化学災害であると認知された直後病院へ伝えられた情報は「検出物質はアセトニトリル」であった。

重要なことは，同じ症状を呈した患者の多数同時発生をいち早く察知することである。そして，情報に惑わされることなく，様々な可能性を考えた準備をすべきである。

一般的に CBRNE 災害を疑うべきとされるポイントを**表 1** に挙げる[6]。

2 トキシドローム

トキシドローム（toxidrome）とは，toxic + syndrome から作られた造語である。

中毒患者診療においては，原因物質の特定が重要であることはいうまでもない。

しかし，質量分析器などの原因物質特定のための分析機器を所有している医療機関は限られている。所有していたとしても，一般的には分析結果を得るまでには時間を要する。すなわち，中毒患者診療の初期の段階で中毒原因物質が明らかであることは少なく，患者の治療は分析結果を待たずに始める必要がある。そのような場合，中毒原因物質特有の症状・徴候ごとに分類し，大まかなあたりをつけて治療を開始する[7]。その際，用いられるのがトキシドロームである[8], [9]。

トキシドロームには様々な分類方法があり，診療ガイドラインなどのような形で単一のものが使用されているわけではない。参考までに一般的な医薬品を中心としたトキシドロームの一例を**表 2** に提示する[10]。

また，化学剤を用いたテロなどの化学災害時の中毒起因物質を想定するためのトキシドロームを**表3**に示す。また，

表2 一般的な薬物中毒起因物質想定のためのトキシドローム[10]

	交感神経作動薬	抗コリン薬	コリン作動薬	オピオイド	鎮静薬・睡眠薬
呼吸数	↑	→	↑～→	↓	→～↓
心拍数	↑	↑	↓	→～↓	→
体温	↑	↑	→	→～↓	→
血圧	↑	→～↑	→	→～↓	→
意識状態	過覚醒, 興奮, 幻覚, 妄想	過覚醒, 興奮, 幻覚, 妄想, 昏睡	錯乱, 昏睡	中枢神経抑制, 昏睡	中枢神経抑制, 錯乱, 昏迷, 昏睡
瞳孔	散瞳	散瞳	縮瞳	縮瞳	→
粘膜	湿潤	乾燥	湿潤	→	→
皮膚	発汗	乾燥	発汗	→	→
反射	↑	→	→～↓	→～↓	→～↓
腸蠕動音	↑	↓	↑	↓	→
その他の特徴	痙攣	痙攣	線維束攣縮・痙攣・嘔吐		
想定される薬毒物	コカイン テオフィリン アンフェタミン カフェイン エフェドリン など	抗ヒスタミン薬 三環系抗うつ薬（TCA） 抗パーキンソン薬 鎮痙薬 フェノチアジン系薬 アトロピン スコポラミン 麦角アルカロイド チョウセンアサガオ など	有機リン化合物 カルバメート系殺虫剤 神経ガス ニコチン ピロカルピン フィゾスチグミン エドロホニウム など	ヘロイン モルヒネ メサドン など	ベンゾジアゼピン バルビツレート アルコール ゾルピデム など

表3 化学剤（chemical-warfare agent, CWA）の種別特有のトキシドローム[11]

CWA 種別	代表的な CWA	発症時系列ごとの初期トキシドローム			引き続いて生じる徴候・症状
		primary	secondary	tertiary	
神経剤	サリン, ソマン, タブン, VX, 有機リン	意識変容, 線維束攣縮, 脱力, 麻痺	分泌物の増加, 縮瞳	浅呼吸	痙攣発作, 昏睡, 呼吸停止
血液剤	シアン化水素, 塩化シアン	呼吸促迫（あえぎ呼吸含む）	痙攣発作	昏睡	心肺停止
オピオイド	フェンタニル, レミフェンタニル	混迷, 縮瞳	呼吸抑制, 徐呼吸, 鎮静, 無呼吸	昏睡	呼吸停止, 徐脈, 低血圧
麻酔薬	クロロホルム, ハロセン, 亜酸化窒素	混迷	徐呼吸	鎮静	昏睡, 呼吸停止
抗コリン薬	3-quinuclidinyl benzilate, アトロピン	混迷, 見当識障害, 幻覚, 妄想	散瞳	体温上昇, 皮膚乾燥	昏睡
びらん剤	マスタードガス, ルイサイト, ホスゲンオキシム	眼痛, 咽頭痛, 皮膚の痛み	咳嗽	水疱・びらん形成	振戦, 痙攣, 運動失調, 昏睡
酸	塩酸, フッ化水素酸, 硫酸	皮膚の疼痛・発赤	眼痛	咽頭痛	咳嗽
暴動抑制剤	クロロアセトフェノン(CN), クロロベンジリデンマロノニトリル(CS), ブロモベンジルシアナイド(CA)	眼痛	咽頭痛	呼吸音変化（咳嗽, 声かすれ, wheezing）	嘔気, 嘔吐
Trichothecene mycotoxins	T-2 トキシン	皮膚の疼痛・発赤	眼痛	嘔吐, 呼吸困難感	出血
窒息剤（中枢気道）	塩素, ホスゲン, ジホスゲン	眼痛, 咽頭痛, 皮膚の痛み	呼吸音変化（咳嗽, 声かすれ, wheezing, stridor）	息切れ	肺水腫, 肺傷害
窒息剤（末梢気道）		高濃度でなければ初期症状はほとんどない	遅発性の息切れ	胸部圧迫感	肺水腫, 肺傷害
ボツリヌス毒	ボツリヌス毒	複視	嚥下障害	下降性麻痺	呼吸停止

急性中毒 XV

表4 化学災害における個人防護具（化学防護服）[13]

Level	Level A	Level B	Level C	Level D
呼吸防護具	自給式呼吸器（SCBA）	自給式呼吸器（SCBA）または送気マスク（supplied-air respirator）	空気浄化呼吸器（APR）または電動空気浄化呼吸器（PAPR）	なし
呼吸防護具が対象としているハザード	ガス，蒸気，エアロゾル，酸素欠乏状況	ガス，蒸気，エアロゾル，酸素欠乏状況	いくつかの選択された蒸気とエアロゾル	なし
体表防護服	耐蒸気，完全密封，耐化学物質性スーツ	飛沫防護，耐化学物質性スーツ	フード付き飛沫防護，耐化学物質性スーツ	なし
体表防護服が対象としているハザード	ガス，蒸気，液体，固体	液体，固体	液体，固体	なし

APR, air-purifying respirator; PAPR, powered air purifying respirator; SCBA, self-contained breathing apparatus.

これらトキシドロームを利用し，化学災害の原因物質を早期認知するためのフローチャートも提唱されている[11]。これは一般的な知識であるため本書では割愛するが，集中治療医はその内容について熟知しておくべきものである。

3 原因物質の同定

前述のとおり，原因物質のリアルタイムな同定は困難なことが多い。当初より化学災害が疑われた事案であれば，現場の消防，警察，自衛隊などにより，高度な分析や原因物質の推定を行える場合もある。現場での分析情報があれば，医療機関での対応準備や治療方法についての情報収集ができる。しかし，そのような整った状況で医療を展開できることは比較的稀である。

実際の現場では，原因物質不明の状況下で，あらゆる可能性を想定しつつ緊急治療を行わざるを得ない。

原因物質の同定ができないが化学災害が想定される場合は，除染のために脱衣させ，十分な換気のできる場所でトキシドロームを用いた原因物質の想定を行った上で初期治療を開始する。

現場で分析結果を得ることは難しいが，事後の検証のためにも初期対応の時点で分析試料の保存を行う。

①脱がした衣服はビニール袋に入れ，口を縛って保存。
②血液，尿，胃液などを採取して検体保存（中毒起因物質にシアンなどの血液剤含有成分が想定される場合の血液検体は，血清保存だけではなく全血保存も行う）。

一般的な中毒分析には，以下の目的があるとされている[12]。

①原因不明症例が急性中毒であることを診断する。
②服用物の情報がある中毒疑い症例に対して，その情報が正しいかどうか確認する。
③服用物の情報がある中毒疑い症例に対して，その情報とは異なる中毒であることを見つける。

II 個人防護具

中毒診療やCBRNE災害への対応で，最優先されるのは，個人の安全である。一般医薬品中毒の診療においても，患者の血液，体液，吐物に曝露されるのを予防するために，手袋，ゴーグル，ガウン，マスクなどの標準予防策に準じた個人防護具（personal protective equipment, PPE）を着用する。

化学物質/化学剤に対しては，上記では不十分な場合がある。想定される原因物質によりPPEが異なるため，積極的にCBRNE災害を疑うかつ除染が済んでいない場合は，現場責任者の指示に従い，目的に合った化学防護服の着用を検討する。

1 化学防護服

化学剤による二次被害を予防するための化学防護服は大きく4種類ある（表4）[13]。

Level A は化学防護服の中にボンベを担ぎ，自給式の呼吸器を装着しているため，気道・皮膚に対して最も強い防護がなされている。しかし，その装備の重厚さゆえに現場の観察はできたとしても，繊細な医療処置には向かない。一方で，Level B は自給式呼吸器ボンベ（self-contained breathing apparatus, SCBA）を化学防護服の外に着用する点が異なる。Level C は化学防護服を着用するが呼吸器を内蔵していない。化学物質を吸着させるフィルター機能を有する吸収缶を通して呼吸する。この際，吸収缶には対応する化学物質が決まっているため，適切な吸収缶を選択することが重要である。Level D は化学災害に対しての安全の保証は得られない。

2 呼吸器

Level A，B では，ボンベを装着することから低酸素の環境にも対応できる。しかし，Level C では吸収缶を介して室内気を吸入することから低酸素の環境には対応できない。また，対象化学物質によって適応となる吸収缶が異なるため，適切な吸収缶を選択する必要がある。

3 手袋

Level A 〜 C の PPE として装着する手袋は，化学剤耐性のものであり，病院で使用する外科用手袋とは異なる。

III 現場の救護：安全確保（safety）と除染（decontamination），トリアージ（triage）

1 安全確保と優先順位

英国における大事故災害の医療対応コースである Major Incident Medical Management and Support（MIMMS）では，大規模災害時の基本的対応の原則は，CSCATTT（後述）として教育されている。本邦の Disaster Medical Assistance Team（DMAT）隊員の教育においても，この考え方を踏襲し教育が行われている。

CSCATTT とは，

C：command and control（指揮，統制）

S：safety（安全）

C：communications（情報伝達）

A：assessment（評価）

T：triage（トリアージ）

T：treatment（治療）

T：transport（搬送）

のことを指す。

ここで safety とは安全の確保を指し，優先順は次の通りである。

①自分（self）

②現場（scene）

③生存者（survivor）

自らの安全を守れず危険の中へ進入し被害を受けると，救助すべき患者を救えないだけでなく，要救助者が増えてしまう。そういった意味でも，救助者自身の安全が最優先である。

2 ゾーニング（zoning）

ゾーニングという言葉は，そもそも建築業界において「区域分けをする」という意味の言葉である。化学災害におけるゾーニングとは，汚染の程度（安全の程度）によって区域分けをすることを指す。

ゾーニングを行う際は，汚染の拡大を防ぐため，発災場所を中心に，

ホットゾーン（hot zone）：汚染区域，

ウォームゾーン（warm zone）：準汚染区域，

コールドゾーン（cold zone）：警戒区域，

を設定する。空気の流れで汚染が伝播することが想定される場合は，風向きを考えて区域設定する。

① ホットゾーン（hot zone）：汚染区域

発災場所を中心にした中毒原因物質で汚染されている区域である。災害対応者が危険物に直接接触する可能性のある区域でもある。この区域内の患者は速やかにウォームゾーンへ待避させる。

② ウォームゾーン（warm zone）：準汚染区域

ホットゾーンを取り巻くように同心円上に設定する。環境に危険物は存在しないが，危険物に汚染した人または物が存在する区域である。汚染された患者のトリアージ，除染はこの区域で行う。現場救護所はこの区域に設置される。重症患者に対しては気道確保などの最低限の緊急処置を行う。

③ コールドゾーン（cold zone）：警戒区域

ウォームゾーンを取り囲むように設置する。危険物が存在しない区域である。ウォームゾーンで除染が完了した患者はこの区域に搬送され，確定治療のための後方搬送へ備える。通常，現場指揮本部はこの区域に設置される。

病院におけるゾーニングは災害発生現場とは異なり，ホットゾーンは存在しない。汚染したまま受診する患者を扱う区域をウォームゾーンとし，除染が終了した傷病者を扱う区域をコールドゾーンとする。

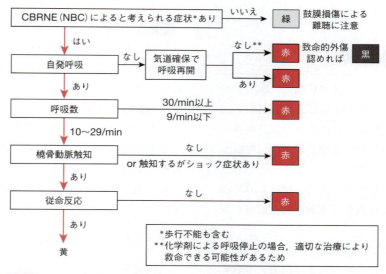

図 post-DECON triage（除染後トリアージ）アルゴリズム[3]
（文献3より改変して転載）

病院におけるゾーニングは，被害拡大防止，すなわち病院の汚染回避が主目的となる。ゾーニングを行うことにより，汚染者と非汚染者が接触・交差することを防ぐ。この際，区域決めだけではなく，傷病者と医療従事者の動線のコントロールが重要となる[14]。

院内へ汚染を拡大させることで病院が機能停止する可能性も考慮し，汚染を拡大させないように十分配慮する。

3 除染（decontamination）

除染とは，汚染物質（汚染された衣服を含む）の除去のことを意味する。目的は大きく3つあり，以下に示す。
①医療従事者に二次被害を出さないこと，
②設備・施設を汚染させないこと，
③傷病者の状態悪化を避けること。

化学物質に汚染された可能性のある患者に対して，患者の避難・治療の前には除染を行わなければならない。脱衣のみで80〜90％の有害物質の除染が可能であるといわれている[14]。脱衣の際は患者のプライバシーに十分配慮し，脱衣の後は，患者用ガウンなどを着用するようにする。脱衣した衣服は，ビニール袋に入れ，口を縛り管理する。

4 除染後のトリアージ（post-DECON triage）

除染が終了した傷病者について治療の優先順位を判断する。CBRNE災害において除染後患者に行われるトリアージ手法として，post-DECON triageが提唱されている。

post-DECON triageアルゴリズム（図）は，基本的にはsimple triage and rapid treatment（START）式triageをベースにしているが，シアン，神経剤などでは呼吸停止であっても拮抗薬の使用や人工呼吸によって状態が改善する可能性があるため，致命的外傷患者でない限り，安易に黒に判定しない点が特徴である[3]。

Ⅳ 治療（treatment）：DD-ABC

化学災害における診療優先順位はDD-ABCといわれている。

D：decontamination and evacuation with PPE
D：drug
A：airway
B：breathing
C：circulation

すべてにおいて優先されることが除染である。

前述した，現場および病院前除染が適切に行われていれば，病院内は基本的にコールドゾーンと考えた対応が可能である。しかし，適切な除染の過程を踏まずに来院する患者も想定する必要があるため，病院でも除染を行う準備をしておく必要がある。

除染の後は中毒の特異治療として，拮抗薬がある原因物質が想定される場合は拮抗薬の投与を検討する。とくに神経剤やシアンの存在をいち早く認知し，拮抗薬投与の要否の判断をする必要がある。

その後，通常の中毒診療と同様に診療を進めていくが，化学剤の場合，循環よりも気道・呼吸に及ぼす影響が大きいため，A：airway，B：breathingの確保・補助を

日本集中治療医学会専門医テキスト　第4版

確実に行うよう意識する。

V 院内での二次被害防止

中毒患者の傷病者対応において医療機関に二次被害が生じた例として有名なのが，1995年に発生した地下鉄サリン事件である，傷病者の救助にあたった消防職員や医療機関の医療従事者に眼症状や頭痛，咽頭痛，呼吸困難感といった症状が出現した[15)～18)]。

1998年に新潟県で発生したアジ化ナトリウムの集団中毒では，患者の胃洗浄後に医療従事者に二次被害が発生した[15),19)]。

また，2008年の熊本県で起こったクロルピクリン中毒事例では，患者の胃洗浄後の吐物により医療従事者のみならず，経過観察中の他患者および患者家族に二次被害が発生している[1),15)]。

院内で治療にあたる医師は，これら過去の事案を教訓に，院内二次被害の防止に努める必要がある。

院内二次被害を防止するにあたり，考慮すべき要素を以下に挙げる。

1 患者要因

1 体表付着物：脱衣が基本

中毒起因物質に外部から曝露され，それが体表に付着している可能性がある場合は除染を最優先する。基本的には脱衣の上，患者用ガウンへ着替える。脱衣のみで80～90%の有害物質の除染が可能である[14)]。

2 嘔吐物

胃洗浄などの嘔吐を惹起する処置は不用意に行わない。中毒起因物質を内服していた場合，嘔吐物や胃内容もまた，中毒を惹起するものであることを十分考慮する。

また，アジ化ナトリウムは患者の胃内で胃酸と反応し，アジ化水素という有毒ガスを産生することが知られている[1)]。

内服内容のみならず，嘔吐物には反応生成物も含まれており，それが二次被害の原因となり得ることは想定する必要がある。

2 環境要因

1 院内でのzoning

汚染拡大のリスクがある限り，汚染区域と非汚染区域を区分し診療を行う。

適切な除染の後，非汚染区域へ移動した患者の入院加療中，二次被害をきたし得るイベント（中毒起因物質を含む嘔吐など）が発生する場合がある。その際は，イベント発生場所を汚染区域として速やかに周囲の再ゾーニングを行い，汚染の拡大を最小限にするよう心がける。

2 室内換気

室内の換気や空気の流れに十分留意する。

陰圧室であれば，室外への汚染拡大は最小限となり得るが，オープンスペースや陽圧室であった場合，周囲病床への影響は無視できない。

また，換気が不十分な場所での診療は医療従事者への二次被害のリスクとなるため，避けるべきである。地下鉄サリン事件では，患者の一時収容場所が窓のないチャペルであったことが，医療従事者への二次被害の一因であった。

3 医療従事者の防護

二次被害の発生を疑った場合，最優先するべきは医療従事者の安全確保である。

疑わしい事象が発生した場合は，まず外部への換気のよい場所へ移動する。そして，事象を周囲と共有し，適切な防護策を講じる。

医療従事者へのリスクは，可能な限り曝露の可能性と接触時間を減らすことによって軽減することができる。すべての対応者は，まず自分自身の健康を守り，不必要なリスクにさらされないことが重要である。

4 リスク評価：二次被害を想定すべき中毒起因物質

とくに二次被害の発生について十分注意すべき中毒起因物質を表5に提示する[20)]。

その他の一般的に遭遇する化学物質も，二次的なリスクをもたらす可能性がある。液化石油ガスや殺虫剤パラコートのような農薬，水銀，ヒ素，有機リン酸塩／カルバミン酸塩，ストリキニーネ，揮発性有機溶剤も二次的な脅威となる可能性がある。シアン化水素，塩素，ホスゲン，有機リン酸塩，CSガスなどの化学剤に相当する化学物質も，工業用として一般に民間で使用されている。

マスタードガス，有機リン酸塩（サリンなど），フェノール，ホスゲンなどの化学物質は，いずれもひどく汚染された死傷者から蒸発する可能性があり，急性症状だけでなく，深刻な遅発性の影響を引き起こす可能性がある[21)]。

522

急性中毒 XV

表5 内服後に二次被害の危険性を有する代表的な毒物 [20)]

中毒起因物質	二次的リスク	発生ガスの特性	二次曝露に伴う毒性症状
シアン化物塩類			
・典型的には固体塩または水性溶液であるシアン化カリウム，またはシアン化ナトリウム ・金属処理，電気メッキ，プラスチック製造に使用される	・シアン化合物を摂取した患者は，シアン化水素ガスを発生させる可能性がある ・嘔吐物も同様	・無色でビターアーモンドのような独特の臭いとされている ・20〜40%の人は匂いを感知することができない	・シアン化水素ガスの吸入は数秒以内に毒性を示す：徴候および症状の発現は急速である ・吸入による軽度の曝露は，めまい，頭痛，吐き気，胸部圧迫感などの非特異的な症状を引き起こす
リン化物塩類			
・害虫駆除用ペレット/錠剤（リン化アルミニウムなど）	・リン化物塩を摂取した患者は，ホスフィン/リン化水素ガスを発生させる可能性がある ・嘔吐物も同様	・ニンニク/腐敗した魚の臭いのする無色のガス	・症状の発現は，通常ホスフィン曝露後数時間以内 ・吸入すると，呼吸器の炎症，頭痛，めまい，錯乱，胸部圧迫感，筋肉痛，吐き気，嘔吐，下痢などの非特異的な症状を引き起こす可能性がある
硫化物塩類			
・建築に使用される石灰硫黄，一部の入浴剤と洗剤の配合	・硫化塩を摂取した患者は，硫化水素ガスを発生させる可能性がある ・嘔吐物も同様	・腐った卵のような強い臭いを持つ無色のガス ・低い臭気閾値（毒性を引き起こさないレベルで検出される） ・高濃度では逆に人体は臭いに鈍感になる	・皮膚，目，呼吸器への刺激，頭痛，嘔吐，下痢，激越，眠気，震え，筋力低下，発作，頻脈，低血圧などの全身への影響をもたらすことがある

■ 文献

1) 小山洋史，高村政志，奥本克己，他．クロルピクリン集団災害における危機管理．中毒研究 2009;22:25-31.

2) 奥村 徹．化学災害，中毒事件，化学テロへの対応；国内外の最新の動きから．中毒研究 2009;22:3-9.

3) 大友康裕．CBRNE テロ・災害．日本救急医学会 監修，日本救急医学会指導医・専門医制度委員会，日本救急医学会専門医認定委員会 編集．改訂第5版 救急診療指針．東京：へるす出版；2018.p.719-23.

4) World Health Organization. MANUAL for the Public Health Management of Chemical Incidents. Geneva: WHO; 2009.

5) 厚生労働省 職場のあんぜんサイト. Available from: https://anzeninfo.mhlw.go.jp/index.html

6) 厚生労働化学研究事業「健康危機管理における効果的な医療体制のありかたに関する研究」班 編集．救急医療機関におけるCBRNEテロ対応標準初動マニュアル．大阪：永井書店；2009.

7) Kales SN, Christiani DC. Acute chemical emergencies. N Engl J Med 2004;350:800-8.

8) Holstege CP, Borek HA. Toxidromes. Crit Care Clin 2012;28:479-98.

9) 髙見浩樹，井口成一．臨床推論とトキシドローム．INTENSIVIST 2017;9:535-55.

10) 福井次矢，奈良信雄 編集 内科診断学 第3版, 医学書院, 東京, 2016

11) Ciottone GR. Toxidrome Recognition in Chemical-Weapons Attacks. N Engl J Med 2018;378:1611-20.

12) 堀 寧，伊関 憲，屋敷幹雄．中毒治療におけるアナリティカル・パスの提唱 中毒分析してわかること, 期待される診断, 治療上の役割, 中毒分析のストラテジー．中毒研究 2005; 18:269-73.

13) ATSDR. Managing Hazardous Material Incidents (MHMI). Volumes 1, 2, and 3. Atlanta: the U.S. HHS; 2001. Available from: https://www.atsdr.cdc.gov/MHMI/mhmi_v1_2_3.pdf

14) 大友康裕 編集，日本災害医学会 監修．MCLS-CBRNE テキスト − CBRNE 現場初期対応の考え方．東京：ぱーそん書房；2017.

15) 髙見浩樹．二次被害を防ぐ安全管理．INTENSIVIST 2017;9:571-74.

16) Okumura T, Takasu N, Ishimatsu S, et al. Report on 640 victims of the Tokyo subway sarin attack. Ann Emerg Med 1996;28:129-35.

17) Nozaki H, Hori S, Shinozawa Y, et al. Secondary exposure of medical staff to sarin vapor in the emergency room. Intensive Care Med 1995;21:1032-5.

18) Okumura T, Suzuki K, Fukuda A, et al. The Tokyo subway sarin attack: disaster management, Part 1: Community emergency response. Acad Emerg Med 1998;5:613-7.

19) 広瀬保夫，畑 耕治郎，本多 拓，他．アジ化ナトリウム集団中毒症例の検討．日救急医会誌 2001;12:125-9.

20) Centers for Disease Control and Prevention (CDC). Sodium azide poisoning at a restaurant - Dallas County, Texas, 2010. MMWR Morb Mortal Wkly Rep 2012;61:457-60.

21) Stewart-Evans JL, Sharman A, Isaac J. A narrative review of secondary hazards in hospitals from cases of chemical self-poisoning and chemical exposure. Eur J Emerg Med 2013;20:304-9.

XV 急性中毒

3 急性中毒の標準治療

宮内雅人

目　標	● 全身管理におけるプライマリーサーベイを理解している
	● 致死的な状態に対する rescue therapy を施行できる
	● 消化管除染の適応を判断できる
	● 血液浄化法の適応について，EXTRIP を理解している
	● 解毒薬・拮抗薬の機序，使用方法を理解している

Key words EXTRIP, rescue therapy, 解毒薬・拮抗薬, 消化管除染, プライマリーサーベイ

はじめに

　急性中毒の標準治療は，日本中毒学会の新たな『改訂急性中毒標準診療ガイド』[1] が指標となっている。診療の流れを，安全確保の後に，全身管理，吸収阻害，排泄促進，拮抗薬・解毒薬の投与と進め，とくに全身管理ではプライマリーサーベイの概念を導入し，生理学的な評価と安定化を優先し，引き続きセカンダリーサーベイとして解剖学的に身体徴候を観察・評価，詳細な現場での状況，服薬状況などを把握し治療を進めていく。消化管除染の新たな適応では，服用からの時間設定は行わず，薬物の毒性，服用量，消化管内の残存状況により判断することとし，腹部 CT を含めた画像検査，上部消化管内視鏡の使用についても述べられている。

　血液浄化法では，血液吸着法 (hemoperfusion, HP) から血液透析 (hemodialysis, HD) への有効性の拡大を Extracorporeal Treatments in Poisoning (EXTRIP) working group が報告しており [2]，現在 22 種の薬物に対しての血液浄化法の治療方針が示されている [3]。重症化する中毒症例や致死的な状態の rescue therapy では，extracorporeal life support や [4]，脂肪乳剤 [5] の投与の有効性についての報告がある。

Ⅰ 全身管理

　中毒には様々な種類が存在し，症状も一様ではない。診療は原因物質が特定されない中で開始されることもあ

り，バイタルサインの把握とともに，問診や身体所見，診療情報や症状から薬物を推測するトキシドロームは必要である。しかし，様々な要因に影響を受け典型的な経過を辿らない場合があり，まずは気道確保，循環の安定などの蘇生処置，全身管理が大切であり，プライマリーサーベイとして生理学的評価と安定化を進める。

1 プライマリーサーベイ

1 気道・呼吸管理
・中毒物質による咽頭，喉頭，気管支，肺胞などへの直接作用の障害，
・シアン化合物，硫化水素，メトヘモグロビン血症（アニリン，アセトアニリド，ニトロベンゼン，亜硝酸アミル，亜硝酸プロピル，塩酸プロピトカインなど），パラコートなどによる酸素化能や拡散障害などの間接的な障害，
・アセチルサリチル酸による呼吸中枢への刺激や鎮静薬による抑制，

などにより呼吸障害が生じる。ホスゲンなどの組織傷害性のガスの吸入などでは，早急に症状が出現するが，腐食性毒物では，成分が固体や粉末，液体など多岐にわたり，接触の数時間後に気道浮腫や狭窄をきたし，外科的気道確保の報告もある [6]。呼吸障害は中毒起因物質によりその機序は異なるが，医薬品中毒では約 3.5％で気管挿管の報告 [7] があり，誤嚥性肺炎の危険因子として年齢，意識レベル，嘔吐，痙攣，三環系抗うつ薬服用，服用から 24 時間経過後の治療開始などがある [8]。救命救急セ

524

ンターの薬物種類で頻度が高い[9]。ベンゾジアゼピン系受容体作動薬中毒では，とくにフルニトラゼパム[10]やアルプラゾラム[11]，さらにアルコールやオピオイドとの併用[12]，などでの重症例が多い。年齢が65歳以上の高齢者[13]，既往症に慢性呼吸不全や慢性腎不全[14]，服用量が150錠以上，来院時の意識レベルGCS 8以下，服用から診療開始までの時間が4時間以上などは，ICU入室となる重症化リスク因子とされる[15]～[17]。

2 循環管理

急性中毒で生じる循環障害は，①不整脈，②低血圧（ショック），③異常高血圧の3つに分類される。それぞれに対して治療が必要とされるが，対症療法とともに原因物質の除去も重要である。

(a) 不整脈

①徐脈性不整脈

主な中毒物質としてカルシウム拮抗薬，β遮断薬，ジギタリス，他に有機リンやカーバメートなどの農薬中毒がある。

アトロピンは，とくに有機リン中毒やカーバメート中毒の治療において，気管支攣縮および気管支粘膜分泌過多などのムスカリン様症状，副交感神経刺激症状の抑制にも有効である。推奨される初回投与量は0.5～4 mgである。静脈投与後速やかに最高血中濃度に達し，約10分で血中濃度は低下する。高用量投与の場合，興奮譫妄などを起こすことがある。必要に応じて追加する。

一方，イソプロテレノールは，低血圧や心室性不整脈の危険性があるため多くの毒薬物中毒では使用されないが，β遮断薬中毒による治療不応性徐脈では高用量投与で使用され，投与量は2～10μg/minである。難治性徐脈の場合などではペーシング，さらに循環不安定の場合はVA-ECMOが必要となる。β遮断薬中毒では血行動態によってバソプレッシン，また高濃度インスリン投与（1～10 U/kg/hrただし正常血糖を目標とする）を行うが，これはカルシウム拮抗薬中毒においても考慮される。

②頻脈性不整脈

原因としてカフェイン，アンフェタミン，コカイン，テオフィリンなどの交感神経系刺激薬やジフェンヒドラミンなどの副交感性抑制薬，血管拡張薬などがある。低血圧やショックを伴い，残存する毒薬物の影響を受ける場合，致死的不整脈に移行することがある。

カフェインやアンフェタミンなど交感神経刺激薬の場合は，ランジオロール塩酸塩（1μg/kg/minの速度で開始）や，プロプラノロール（0.03 mg/kgを緩徐に静注，数分ごとに反復投与），興奮や高体温を伴う場合などは，ベンゾジアゼピン系受容体作動薬も考慮する。

副交感神経系抑制薬中毒ではネオスチグミン（0.01～0.03 mg/kg）を投与する。

一般的に使われるATPや除細動は，原因となる薬物が影響している場合，難治性であり安易に行うべきでない。

③心室性不整脈

交感神経系刺激薬，副交感神経系遮断薬，膜安定化作用薬（ナトリウムチャネルブロッカー），心筋毒性薬毒物，心筋のカテコラミン感受性亢進薬などがある。

治療は，蘇生ガイドラインに準拠する。難治性の心室細動（ventricular fibrillation, VF）や無脈性心室頻拍に対しては，アミオダロン300 mg（副作用に低血圧や催不整脈作用があるため注意）やリドカイン1.0～1.5 mg/kg（最大3 mg/kg）を投与する。三環系抗うつ薬による中毒でQRS幅の延長がみられる場合，炭酸水素ナトリウムの投与により，動脈血pHを7.45～7.55を維持し，Torsades de pointesでは血中マグネシウム濃度が正常値であっても，マグネシウム1～2 gを投与する。フッ化物や芳香族炭化水素溶剤により心筋の感受性増加が原因となっている場合は，プロプラノロール（0.03 mg/kgを緩徐に静注，数分ごとに反復）を投与する。

しかし，いずれの処置も無効な場合はextra-corporeal life supportなどの導入を早期に考慮する

(b) 低血圧（ショック）

ショックの分類を把握しながら，適切な治療を開始する。昇圧剤としてはノルアドレナリンを投与する。ドパミンやアドレナリンはβ刺激により，抗精神病薬中毒では低血圧を助長することに注意が必要である。

補助循環は，急性中毒において，中毒物質による心肺停止状態あるいは心源性ショック，難治性不整脈，難治性心不全，重篤な呼吸不全などで使用される。とくに難治性不整脈やショックの遷延ではrescue therapyの一つとして，原因となる中毒物質が代謝されるまで適応となる。β遮断薬，カルシウム拮抗薬などの心循環系薬剤，三環系抗うつ薬，トリカブト，カフェイン中毒などでの使用による有効性が指摘されている。ただ，rescue therapyとしての脂肪乳剤との併用の場合は，膜に脂肪が沈着するので注意が必要である。

(c) 異常高血圧

中枢神経系興奮作用のある薬物では速やかな降圧と，主に，ベンゾジアゼピン系受容体作動薬による鎮静が必要である。カルシウム拮抗薬であるニカルジピン0.5～6μg/kg/minの持続投与も有効である。急性中毒による異常高血圧に対し，非選択的β遮断薬のプロプラノロール単独使用は，α受容体刺激は抑制されないため高血圧が悪化する危険があり，単独使用は禁忌である。重

症の場合はニトロプルシドなどの短時間作用性の血管拡張薬を使用する。急性冠症候群を合併する場合はニトログリセリンやカルシウム拮抗薬が有用である。α刺激作用による場合はフェントラミン（1〜5 mg）の静注を行う。

2 痙攣対策

痙攣は薬毒物中毒の主要な症状の一つである。低血糖や低ナトリウム血症など電解質異常を除外する。痙攣が続く場合，ベンゾジアゼピン系受容体作動薬を投与するが，治療抵抗性があれば，バルビツール系を追加投与する。フェニトインは痙攣を増悪させる可能性があり，使用されない。銀杏中毒では，ビタミンB6であるピリドキシンを投与する。

3 体温管理

体温は視床下部にある体温中枢に，プロスタグランジン，アセチルコイン，ドパミンなど様々な伝達物質が体温を調節している。しかし中毒では，服用薬物によりそれらが破綻し，高熱を引き起こす。薬剤による高熱は，交感神経刺激薬，悪性症候群，セロトニン症候群，抗コリン作動性，悪性高熱が主な原因となる。高熱が続く場合，合併症の横紋筋融解症，臓器不全，凝固異常をきたすことがあるため，クーリングによる速やかな冷却とベンゾジアゼピン系受容体作動薬による鎮静を行う。

II 消化管除染

1997年にAmerican Academy of Clinical Toxicology（AACT）とEuropean Association of Poisons Centers and Clinical Toxicologists（EAPCCT）により発表されたPosition Statements[18]により，消化管除染の適応が限られ，施行頻度は著しく低下した。Position Statementsはその後，2004年Position paper[19]，2014年Position paper update[20]など一部改訂と追加が示されるなかで，適応に関して厳密な時間設定は後退した。Position Statementsは不必要な消化管除染による合併症を防ぐ，という役割は果たしたが，その後の死亡率に変わりはない[21]。吸収阻害において，予後を含めた信頼度の高い研究が行われていない中，消化管除染の効果をどこに設定するのか，生命予後なのか，血中濃度を含めた生体への影響の改善なのか，入院日の改善，医療費の改善なのかは今後さらなる議論が必要であろう。本邦では消化管除染は薬物服用からの時間設定は行わず，腹部CTや上部消化管内視鏡の使用についても述べている。

1 腹部CT検査と上部消化管内視鏡

腹部CT検査と上部消化管内視鏡は薬毒物残渣の評価や消化管除染に使用されることがある。

消化管除染の適応に関する厳密な時間設定は後退したが，胃内の薬物残渣は服用からの時間での推測で，徐放剤や腸溶錠など薬物の種類によっては，その性質から胃内に留まっている可能性がある[22)〜24)]。よって，胃内を含めた消化管内の薬物の残存評価を画像や上部消化管内視鏡を用いて施行することは，診断だけでなくその後の消化管除染を含めた治療方針にも影響を与える可能性がある。画像による消化管内での薬物評価は，薬物の種類により古くから施行されてきた。しかし，単純X線だけでの薬物の確認は約30％の感受性とされ[25]，多くの薬剤の評価は困難である。

消化管を精査する腹部CTは，中毒分野においては，以前より違法薬物のボディパッカーなど，消化管内の異物の診断に有用であった[26]。腹部CT所見が薬物の腸管内の残存を評価するだけでなく，その後の胃洗浄や活性炭投与など，消化管除染などの治療指針に影響を与えることがさらに多くの論文から報告されている[27)〜29)]。しかし，放射線被ばくなどを含めたリスクアンドベネフィットで施行すべきとの報告もある[30]。

一方，上部消化管内視鏡はSaettaらが，30人の医薬品中毒を対象として，催吐もしくは胃洗浄後の胃内残渣の評価を行うなど，消化管除染の効果検証を目的に使用した[31]。Saekiらはテオフィリン徐放剤の薬塊を三角鉗子にて除去[32]，HöjerらはClomipramineの徐放剤が胃内で形成した薬塊に，上部消化管内視鏡の横に胃管チューブを付けて，水で粉砕して吸引し除去した例など，胃内での薬物残渣の評価だけでなく，除染の方法についてもそれぞれ検討して報告している[33]。よって，その施行を「腹部CTや上部消化管内視鏡は，毒薬物を経口的に摂取し，または疑われる場合の診断に用いられることがある。また服用薬物の毒性により重篤な症状が引き起こされている場合，また今後可能性が考えられる場合，胃内にある薬物残存を評価するために用いられることがある。上部消化管内視鏡は，それら毒薬物の除去を目的とする場合にも行われることがある。ただし，施行の際は確実な気道確保など，合併症の発生に注意し，十分なスキルを持つ医師，施設により行われるべきである」と提言している[1]。

2 催吐

2011年，本邦でトコンシロップは販売中止となった。2013年，Position paper update[34]で「消化管除染目

的に服用現場や医療機関でトコンシロップを使用することは避けるべきである」と結論し，現在は施行されていない。

3 | 胃洗浄

2004 年 Position paper，2013 年 Position paper update の検証では，「胃洗浄以外の処置である活性炭投与を考慮するべき」など胃洗浄に対しての否定的な見解を示しているが，「完全に否定する十分なエビデンスも見られていない」との説明も加えている。その理由として，胃洗浄の効果判定としてエビデンスレベルの高い臨床試験が困難であることを挙げている。

『改訂急性中毒標準診療ガイド』においては，胃洗浄の適応時間は設定せず，「薬毒物を経口的に摂取し，胃内に残存していることが確認できる，もしくは推定できる場合で，残存薬毒物が生体に重篤な影響を及ぼす場合に実施を考慮する。薬毒物残存の評価方法として，腹部 CT や上部消化管内視鏡を使用することもある。ただし施行の際は，活性炭投与などほかの方法も検討し，確実な気道確保を行えるようにするなど，合併症の発生に十分注意し，胃洗浄のスキルを持つ施設で行う」としている[1]。

胃洗浄の方法として従来法が踏襲されているが，施行頻度の低下とともに，径の大きい胃管などが準備できない場合がある。

【禁忌】

石油製品，有機溶剤，強酸，強アルカリ，胃の出血や穿孔の危険性がある場合，胃切除後，明らかな出血性素因，食道静脈瘤，血小板減少症など。

4 | 活性炭

炭素質原料を薬品法やガス法により多孔質材料に変え，activated charcoal として消化管除染に用いる。作用は直接吸着だけでなく，毒薬物の腸管循環を断ち，gut dialysis を促進させる。投与量成人では 50 ～ 100 g を，小児では 25 ～ 50 g(1 歳以下では 1 g/kg) である。

2021 年には AACT，EAPCCT，さらに Asia Pacific Association of Medical Toxicology を加えた 3 学会から構成される working group からの報告で，活性炭投与の適応に関して，過去の「服用から 1 時間」という時間設定を見直し，1 時間を越えての有効性について初めて高い評価をしている[35]。

適応に関しては，服用からの時間は設定せず，「薬毒物を経口的に中毒量摂取した場合，吸収阻害を目的に活性炭に吸着する物質に対して単回投与が可能である。活性炭の繰り返し投与は中毒量を服用し，生体に重篤な影響を及ぼすと思われる限られた薬毒物に対して考慮され

る。ただし施行の際は，確実な気道確保を行えるようにするなど，合併症の発生に十分注意する」としている(表1)[1]。

5 | 腸洗浄

腸洗浄(whole bowel irrigation) は，多量の洗浄液を上部消化管から投与して全腸管を洗い流し，未吸収薬毒物の排出を早める方法である。洗浄液はポリエチレングリコール電解質液(polyethylene glycol electrolyte solution, PEG-ES) が使用される。

適応として，重篤な中毒症状を起こす可能性がある場合で，①活性炭など他の治療効果が乏しく，②吸収が比較的遅いと予想される物質，例えば金属類(鉄，鉛，亜鉛など)，医薬品の徐放剤，腸溶剤の大量服用の場合，さらに③麻薬のボディーパッカーで考慮される。上記の条件を満たさなくても，有効な治療法が確立されていない致死的中毒(パラコートなど)に対しては診断後早期に施行する価値はある。

【禁忌】

①腸閉塞(麻痺性，機械的を問わない)の存在，②消化管出血の存在，③消化管穿孔の疑い，④難治性で持続性の嘔吐，⑤気道確保が不十分な意識障害，⑥ショックなどの循環不全。

6 | 緩下剤

中毒患者に単独投与で臨床的転帰を改善するという報告はない。Position Statements では臨床研究はなく動物実験とボランティアスタディの検討のみである[36]。

適応として，中毒物質の除染目的に単独での使用は効果がない。活性炭との併用使用においては必ずしも有効とされていない。使用される場合，単回使用に限られるべきである。

Ⅲ 排泄促進

1 | 強制利尿と尿のアルカリ化

強制利尿に関しては 1 時間当たり 250 ～ 500 mL の大量輸液による強制利尿は有効であるというエビデンスはなく，心不全，肺水腫，電解質異常(とくにフロセミドを用いた場合の低カリウム血症) などの合併症のリスクが高いので現在では施行しない。輸液負荷による，薬物除去のエビデンスは見られない。ただ，適切な輸液量は糸球体濾過量を多くすることで，脱水を防ぎ，尿細管での再吸収を抑制することである。

尿のアルカリ化は，炭酸水素ナトリウムの投与により，

日本集中医療医学会専門医テキスト　第4版

表1　活性炭投与の適応となる薬毒物[1]

単回投与の主な適応	複数回投与の主な適応
ACE 阻害薬	カルバマゼピン
アンフェタミン	テオフィリン徐放薬
抗うつ薬（三環系・四環系，シタロプラムなど）	フェノバルビタール
抗てんかん薬（バルプロ酸など）	ジゴシン，ジゴキシン
抗ヒスタミン薬	キニン，キニジン
サリチル酸塩	クエチアピン
アセトアミノフェン	三環系抗うつ薬
フェノバルビタール	フェニトイン
ベンゾジアゼピン系睡眠薬	サリチル酸塩
β遮断薬	バルプロ酸
カルシウム拮抗薬	ピロキシカム
キニン，キニジン	ソタロール
テオフィリン	オクスカルバゼピン
ジゴシン，ジゴキシン	シタロプラム
利尿薬（フロセミド，トラセミド）	ベンラファキシン
非ステロイドリウマチ薬	
抗精神病薬（クエチアピンなど）	
経口糖尿病薬	
オピオイド	
抗マラリア薬（クロロキン，プリマキン）	
テトラサイクリン系薬	
ピロキシカム	
サルファ剤	
植物性自然毒の一部	

尿の pH を 7.5 以上で維持する。2004 年の Position paper でその適応をフェノバルビタール，アセチルサリチル酸，メソトレキセートとしている[37]。とくにアセチルサリチル酸による中毒では，重症症例に対しても適応とされる。一方，フェノバルビタールは活性炭の繰り返し投与が優先され，その補完として施行される。いずれもカリウムなどの電解質濃度に注意を要する。

2 血液浄化法

血液浄化法は分子量やタンパク結合率，分布容積に影響されるため，Position Statements からは，血液透析や血液吸着などが薬物により適応が限られることを述べていた。AACT/EAPCCT では，血液浄化法に関して，システマティック・レビューを行い，北米の 35 の学会が協力し，EXTRIP working group を作成し，現在 22 の中毒起因物質に対して，その適応と透析方法を提示している（表2）[2]。

Ⅳ 解毒薬・拮抗薬

解毒薬・拮抗薬は中毒診療において重要な治療法で

ある。国際化学物質安全性計画（The International Programme on Chemical Safety, IPCS）は解毒薬・拮抗薬を，使用開始時間，臨床的有効性について評価している。

緊急性分類
A：30 分以内に投与することが望ましい。
B：2 時間以内に投与することが望ましい。
C：6 時間以内に投与することが望ましい。

有効性分類
1：有効性が確立している。
2：広く使用されるが，効果や適応についてはさらなる検討が必要である。
3：有効性は疑わしい。

解毒薬・拮抗薬の機序を表3に示し，以下に詳細を解説する。

1 アセトアミノフェン中毒
・N-アセチルシステイン（B1）

アセトアミノフェンの代謝はグルクロン酸抱合，硫酸抱合，cytochrome p450 によって代謝される。しかし多量摂取の場合，グルクロン酸抱合，硫酸抱合は早期に枯渇し，cytochrome p450 によって代謝される過程で

528

表2 主な薬毒物に対する血液浄化法の適応 [2]

原因物質		分子量	タンパク結合率 (%)	透析方法*	適応
アセトアミノフェン		151	25	HD (1D)	Nアセチルシステインを未投与で血中濃度 1,000 mg/L以上 Nアセチルシステインを未投与で意識変容, 代謝性アシドーシス, もしくは血中濃度 700 mg/L以上 Nアセチルシステインを投与しても意識変容, 代謝性アシドーシス, もしくは血中濃度 900 mg/L以上
バルビツレート酸		232	20〜60	HD (1D)	遷延する昏睡 輸液にてもショック 活性炭の繰り返し投与でも毒性が継続する場合
β遮断薬	プロプラノロール	259	85〜95	very low quality evidence	適応はない
	アルプレノロール	266	0〜5	very low quality evidence	腎機能低下で徐脈, 低血圧
	ソタノール	272	0	HD (1D)	腎機能低下で徐脈, 低血圧, torsades de pointes
カルシウム拮抗薬	ベラパミル	455	85〜90	very low quality evidence	適応はない
カルバマゼピン		236	75	HD (1D)	難治性の痙攣, 不整脈
ジゴキシン		781	25	HD (2D)	遷延する意識障害. 人工呼吸を有する呼吸抑制
フェニトイン		252	90	very low quality evidence	適応はない
				HD (2D)	意識障害が遷延する場合
				HD (3D)	運動失調が遷延する場合
テオフィリン		180	50	HD (1D)	血中濃度 100 mg/L以上, また痙攣, 不整脈. ショックなどの重篤な臨床症状
ガバペンチン		171	5	very low quality evidence	腎機能低下で人工呼吸を伴う意識障害
プレガバリン		159	0	very low quality evidence	腎機能低下で人工呼吸を伴う意識障害
イソニアシド		137	0〜15	very low quality evidence	ピリドキシンが投与不可で, GABA-A受容体の難治性痙攣
メトフォルミン		165	0	HD (1D)	乳酸 > 20 mmol/L, pH ≦ 7.0. ショック, 腎機能低下
				HD (2D)	乳酸 > 15 mmol/L, pH ≦ 7.1. 肝機能低下, 意識低下
メタノール		32	0	HD (1D)	昏睡, 痙攣, 視野障害. 動脈血 pH < 7.15. アニオンギャップが 24 mmol/L以上, 持続するアシドーシス
サリチル酸		180	90	HD (1D)	意識の変容や酸素投与が必要な低酸素状態. 血中濃度 7.2 mmol/L以上, 腎機能低下で 6.5 mmol/L以上, pH ≦ 7.20
				HD (2D)	血中濃度 6.5 mmol/L以上
リチウム		7	0	HD (1D)	腎機能低下で血中濃度 4.0 mEq/L以上. 意識レベル低下, 痙攣, 不整脈
				HD (2D)	血中濃度 5.0 mEq/L以上. 血中濃度を 1.0 mEq/L 下げるまでの 36 時間以上, 昏迷
バルプロ酸		144	15	HD (1D)	血中濃度 1,300 mg/L以上. ショック, 脳浮腫, pH < 7.1
				HD (2D)	血中濃度 900 mg/L以上. 呼吸抑制, 高アンモニア血症
三環系抗うつ薬		314	95	very low quality evidence	適応はない
バクロフェン		215.7	30〜35	very low quality evidence	腎機能低下で人工呼吸を伴う意識障害
メトトレキセート		454	30〜60	very low quality evidence	適応はなく, 拮抗薬 (グルカルピダーゼ) 投与が優先される
キニン、クロロキン、ハイドロキシクロロキン		324,320,336	80〜95,50〜75,40〜70	very low quality evidence	適応はない
タリウム		204.4	0	HD (2D)	病歴や臨床的特徴により曝露が疑われる場合. 血中濃度 > 1.0 mg/L

*推奨度 (Level 1〜3), エビデンスレベル (Grade A〜D) で評価されている.

日本集中医療医学会専門医テキスト　第4版

表3　解毒薬・拮抗薬の機序

機序	解毒薬・拮抗薬（緊急性・有効性分類）
1．受容体における競合阻害	ナロキソン（A1），フルマゼニル（B1）
2．中毒起因物質の，その他の症状発現に対する競合阻害	アトロピン（A1）
3．中毒起因物質により失活した酵素の再賦活化	ヒドロキシコバラミン（A1），プラリドキシムヨウ化メチル（B2）
4．毒性代謝物への酵素を阻害	ホメピゾール（A1）
5．毒性代謝物の無毒化	N-アセチルシステイン（B1）
6．毒性代謝物の代謝促進	メチレンブルー（A1）
7．直接結合し複合体形成し無毒化	ジメルカプロール（B3），デフェロキサミン（B1），ペニシラミン（C1）エデト酸カルシウムニナトリウム（C2）
8．解毒・拮抗作用発現の物質補充	ネオスチグミン（B1），ビタミンK（C1）

生じる N-acetyl-p-benzoquinoneimine（NAPQI）が蓄積し，肝障害を引き起こす。

N-アセチルシステインは肝で代謝され，グルタチオンを生成し NAPQI を無毒化する。アセトアミノフェン摂取から8時間以内であれば，投与が優先される。中止時期に関しては Rumack-Matthew nomogram や N-アセチルシステイン投与からの時間，肝酵素，PT の経過などを参考にするが，いずれも観察研究である。

【投与方法】

初回 140 mg/kg，4時間間隔で 70 mg/kg を投与する。ただし特有の臭いがするため，嘔吐する場合があり，1時間以内であれば再投与すべきである。

2　アルコール系中毒

・ホメピゾール：エチレングリコール中毒（A1），メタノール中毒（B2）

日本では2014年から販売されている。機序として，エタノールはメタノールがホルムアルデヒドに，またエチレングリコールからグリコールアルデヒドへの生成過程におけるアルコール脱水素酵素と競合する。エタノールの約500倍，メタノールやエチレングリコールの約5,000～10,000倍の親和性がある。投与開始はアシドーシスやアニオンギャップの開大，さらに血中濃度20 mg/dL 以上を参考に開始する。ただしメタノールの半減期は43～54時間，エチレングリコールは14～18時間であり，アシドーシスが進行する場合は血液透析，炭酸水素ナトリウムによる補正などが必要となる。

【投与方法】

生理食塩液または5％ブドウ糖注射液にて，1.0～15.0 mg/mL となるように希釈し，30分間以上かけて静脈内に点滴投与する。

ホメピゾールとして初回は 15 mg/kg，2回目から5回目は 10 mg/kg，6回目以降は 15 mg/kg を，12時間ごとに30分間以上かけて点滴静注する。

3　オピオイド中毒

・ナロキソン（A1）

オピオイドの受容体に結合し，呼吸抑制に拮抗する。米国では救急現場からの投与が推奨されている。効果は約1～4時間である。フェンタニルなど併用薬がある場合，投与量が多くなることがある。

【投与方法】

ナロキソン塩酸塩として，通常成人1回 0.2 mg を静脈内注射する。

効果不十分の場合，さらに2～3分間隔で 0.2 mg を1～2回追加投与する。

4　Na$^+$ イオンチャネルに作用する中毒

・炭酸水素ナトリウム（A1）

三環系抗うつ薬，カルバマゼピン，ジフェンヒドラミン，キニジン，プロカインアミドなどによる中毒では，心筋細胞のナトリウムチャネルを介したナトリウムの細胞内への流入を妨げ，結果心筋収縮力を低下させる。心電図上，QRS や QT の延長を引き起こし，心室性不整脈に至る。炭酸水素ナトリウムは細胞外のナトリウム濃度を上昇させ，ナトリウムチャネルからの流入を賦活する他，アルカローシスにより受容体のプロトン化を促す。

【投与方法】

8.4％を約 50 mL 投与し，血液の pH を 7.45～7.55 に維持する。低カリウム血症に注意する。

5　イソニアシド中毒

・ピリドキシン（A2）

イソニアシドは結核治療薬である。速やかに吸収され1～6時間効果が持続する。

イソニアジドは，ビタミン B6 群のリン酸化に必要な pyridoxal-5-phosphate を阻害しピリドキシン生成を抑制する。ピリドキシンは神経伝達物質である GABA の生成に必要であり，よって痙攣や代謝性アシドーシスを引き起こす。

530

【投与方法】

ピリドキシン塩酸塩として，通常成人1日10〜100mgを1〜2回に分けて皮下，筋肉内または静脈内注射する。

6 ベンゾジアゼピン中毒

・フルマゼニル（B1）

GABA-A 受容体に拮抗し意識レベル改善，呼吸抑制を制御する。ただし頭部外傷の既往歴や三環系抗うつ薬などの併用では，痙攣を誘発する恐れがあるため使用されない。

【投与方法】

0.2 mg を静注し，その後意識レベルを見ながら0.1mg ずつ追加する。

7 シアン中毒

・シアノキット（A1）

シアンは吸収された後，とくに細胞のミトコンドリア内の電子伝達系を妨げ，エネルギー産生を阻害する。よって酸素需要の高い中枢神経系，心血管系に症状が出やすい。

本邦ではシアノキットとして，ヒドロキシコバラミン（ビタミン B$_{12}$）による解毒薬・拮抗薬が第一選択薬として使用される。シアノコバラミンを形成し，電子伝達系からシアンを引き離す。尿が数日間暗赤色を呈することがあるが，アナフィラキシー様反応以外は安全性が高く速やかに投与すべきである。

【投与方法】

初回投与は，シアノキットのヒドロキシコバラミン5g（1バイアル）を生理食塩水 200 mL に溶解し，15分以上かけて点滴静注する。小児は 70 mg/kg（ただし5 g を超えない）である。

亜硝酸アミルの吸入は点滴が確保できない場合などの緊急処置である。亜硝酸ナトリウムの投与によりメトヘモグロビンを産生するため，火煙の吸入の際は低酸素状態を助長するため利用されない。その後速やかにチオ硫酸ナトリウム（デトキソール）を投与する。

亜硝酸アミル：1回1管（亜硝酸アミル 0.25 mL）を，被覆を除かずそのまま打ち叩いて破砕し，内容を被覆に吸収させ，鼻孔に当てて吸入させる。

亜硝酸ナトリウム：10 mL（300 mg）を時間かけて静注するが，低血圧，メトヘモグロビン濃度に注意する（院内調剤）。

チオ硫酸ナトリウム（デトキソール）：亜硝酸ナトリウム投与直後に，12.5 g（100 mg/mL）を10分以上かけて静注する。効果がなければ初回の半量投与する。

8 抗ムスカリン中毒・コリン作動性中毒

アセチルコリンエステラーゼ受容体を阻害して，アセ

チルコリンの作用が増加する。

有機リンやカーバメート中毒，その他化学兵器（サリン，ソマン，タブン，VX などである）。

・アトロピン（A1）

ムスカリン様受容体におけるアセチルコリンの作用を競合的に阻害する拮抗薬。気道分泌物を抑制し，気管支を拡張する。

【投与方法】

初回投与量は 1〜2 mg（静注）。効果は 1〜4分で発現し，8分までに最大となる。効果が不十分な場合には5分ごとに投与を繰り返す。重症例では 100 mg 以上が必要になることもある。

・プラリドキシム（PAM）（B2）

有機リン剤によって不活化したコリンエステラーゼ活性を回復させる特異的拮抗薬である。

【投与方法】

1〜2 g（20〜40 mg/kg）をゆっくり静脈内投与し，その後有効濃度を維持するために 0.5g/hr で持続投与する。プラリドキシムは酵素が不可逆的な変化（老化）を受ける前，通常 24〜36 時間以内に投与することが推奨される。

9 β遮断薬中毒

・グルカゴン（A1）

グルカゴンは β$_1$ アドレナリン受容体を介さず，直接アデニルシクラーゼを活性化し，細胞内での ATP から cAMP の産生を促してカルシウム濃度を上昇させる。

【投与方法】

成人は 1〜5 mg を5分間かけて静脈内投与する。効果不十分な場合は 5〜10 分ごとに 1 mg ずつ追加投与する。この場合 5〜15 μg/min の持続静注を行ってもよい。小児の投与量は 20〜30 μg/kg（最大 1 mg）である。

10 カルシウム拮抗薬中毒

・カルシウム（B3）

グルコン酸カルシウム 10 mL には 90 mg，塩化カルシウム 1 g では 272 mg 含まれている。

【投与方法】

塩化カルシウム 2％溶液 50〜100 mL またはグルコン酸カルシウム 8.5％溶液 35〜70 mL を 5〜10 分かけて静注する。その後は 10〜20 分ごとに繰り返すか，持続静注する。血清カルシウム濃度を測定し，正常の2倍を目標にコントロールする。

11 メトヘモグロビン（methemoglobin, MetHb）血症

ヘモグロビン（Hb）中の2価の鉄イオン（Fe^{2+}）が酸化され，3価（Fe^{3+}）になったもので，酸素運搬ができなくなる。MetHb は酸素と結合できないだけでなく血

液の酸素解離曲線を左方に移動させるため，組織への酸素供給も障害される。

・メチレンブルー（A1）

MetHb 値が 20% 以上，もしくは胸痛，頻脈，心血管系の既往歴では 20% 以下でも考慮する。

【投与方法】

1 回 1～2 mg/kg を 5 分以上かけて 静脈内投与する。30 分経過後に改善がなければ 1 mg/kg を追加する。7 mg/kg を超えると溶血を起こす。また血管外漏出は組織損傷が強いので，注意が必要である。

12 ヒ素中毒

消化管粘膜から収取された後，血球や血清タンパクと結合した後，24 時間以内に，タンパクの SH 基を持つ多くの組織（肝臓，腎臓，脾臓，肺，消化管，神経）に再分布し，酵素活性を阻害する。とくに組織での血管の拡張，血管透過性の亢進をきたし，循環不全，呼吸不全を起こす。胎盤も通過する。

・ジメルカプロール（BAL）（B3）

ヒ素と SH 基との結合に競合し，排泄を促進させる。ヒ素中毒の症状が見られる場合，早期に投与する。筋肉内注射である。

【投与方法】

通常成人 1 回 2.5 mg/kg を第 1 日目は 6 時間間隔で 4 回筋肉内注射し，第 2 日目以降 6 日間は毎日 1 回 2.5 mg/kg を筋肉内注射する。

重症緊急を要する場合は，1 回 2.5 mg/kg を最初の 2 日間は 4 時間ごとに 1 日 6 回，3 日目には 1 日 4 回，以降 10 日間あるいは回復するまで毎日 2 回筋肉内注射する。

13 鉄中毒

鉄中毒は 60 mg/kg で臓器障害が生じる。摂取後速やかに消化管から吸収されるが，消化管の損傷だけでなく肝臓に蓄積され，凝固系，心抑制，さらに腎不全を引き起こす。嘔吐，下痢，消化管出血，ショック，代謝性アシドーシスを引き起こす。

・デフェロキサミン（B1）

3 価の鉄イオンと結合して安定な水溶性フェリオキサミンBを形成する。その安定度恒数はEDTAよりも強い。理論的にはデフェロキサミンメシル酸塩 100 mg は 3 価の鉄イオン 8.5 mg と結合する。

【投与方法】

ショックなど重症の状態では 15 mg/kg/hr を超えない速度で点滴静注し，1 日量が 80 mg/kg を超えない範囲とする。

■ 文献

1) 日本中毒学会 監修，日本中毒学会学術委員会，急性中毒標準診療ガイド改訂委員会 編集．新版 急性中毒標準診療ガイド．東京：へるす出版；2023．

2) EXTRIP. Available from: http://www.extrip-workgroup.org/publications

3) Lavergne V, Nolin TD, Hoffman RS, et al. The EXTRIP (EXtracorporeal TReatments In Poisoning) workgroup: guideline methodology. Clin Toxicol (Phila) 2012;50: 403-13.

4) Daubin C, Lehoux P, Ivascau C, et al. Extracorporeal life support in severe drug intoxication: a retrospective cohort study of seventeen cases. Crit Care 2009; 13:R138.

5) Jamaty C, Bailey B, Larocque A, et al. Lipid emulsions in the treatment of acute poisoning: a systematic review of human and animal studies. Clin Toxicol (Phila) 2010;48:1-27.

6) Bird JH, Kumar S, Paul C, et al. Controversies in the management of caustic ingestion injury: an evidence-based review. Clin Otolaryngol 2017;42:701-8.

7) Hua A, Haight S, Hoffman RS, et al. Endotracheal Intubation after Acute Drug Overdoses: Incidence, Complications, and Risk Factors. J Emerg Med 2017;52:59-65.

8) Isbister GK, Downes F, Sibbritt D, et al. Aspiration pneumonitis in an overdose population: frequency, predictors, and outcomes. Crit Care Med 2004;32:88-93.

9) Ichikura K, Okumura Y, Takeuchi T. Associations of Adverse Clinical Course and Ingested Substances among Patients with Deliberate Drug Poisoning: A Cohort Study from an Intensive Care Unit in Japan. PLoS One 2016;11:e0161996.

10) Drummer OH, Syrjanen ML, Cordner SM. Deaths involving the benzodiazepine flunitrazepam. Am J Forensic Med Pathol 1993;14:238-43.

11) Isbister GK, O'Regan L, Sibbritt D, et al. Alprazolam is relatively more toxic than other benzodiazepines in overdose. Br J Clin Pharmacol 2004;58:88-95.

12) Buckley NA, Dawson AH, Whyte IM, et al. Relative toxicity of benzodiazepines in overdose. BMJ 1995; 310:219-21.

13) Longo LP, Johnson B. Addiction: Part I. Benzodiazepines--side effects, abuse risk and alternatives. Am Fam Physician 2000;61:2121-8.

14) Griffin CE 3rd, Kaye AM, Bueno FR, et al. Benzodiazepine pharmacology and central nervous system-mediated effects. Ochsner J 2013;13:214-23.

15) 岸原悠貴，安田英人，須崎紳一郎，他．急性医薬品中毒患者の重症化予測スコアリングモデルの構築．日臨救急医会誌 2020;23:643-650.

16) Isbister GK, Downes F, Sibbritt D, et al. Aspiration pneumonitis in an overdose population: frequency, predictors, and outcomes. Crit Care Med 2004;32:88-93.

17) Lu CY, Chang CI, Huang HH, et al. Clinical Predictors for Intensive Care Unit Admission in Patients With Benzodiazepines Poisoning in the Emergency Department. J Acute Med 2018;8:168-78.

18) American Academy of Clinical Toxicology; European

Association of Poisons Centres and Clinical Toxicologists. Position statement: gastric lavage. J Toxicol Clin Toxicol. 1997;35:711-9.

19) American Academy of Clinical Toxicology; European Association of Poisons Centres and Clinical Toxicologists. Position paper: gastric lavage. J Toxicol Clin Toxicol 2004;42:933-43.

20) Benson BE, Hoppu K, Troutman WG, et al. American Academy of Clinical Toxicology; European Association of Poisons Centres and Clinical Toxicologists. Position paper update: gastric lavage for gastrointestinal decontamination. Clin Toxicol (Phila). 2013;51:140-6.

21) Gummin DD, Mowry JB, Beuhler MC, et al. 2020 Annual Report of the American Association of Poison Control Centers' National Poison Data System (NPDS): 38th Annual Report. Clin Toxicol (Phila) 2021;59:1282-501.

22) Taylor JR, Streetman DS, Castle SS. Medication bezoars: a literature review and report of a case. Ann Pharmacother 1998;32:940-6.

23) Miyauchi M, Hayashida M, Yokota H. Evaluation of residual toxic substances in the stomach using upper gastrointestinal endoscopy for management of patients with oral drug overdose on admission: a prospective, observational study. Medicine (Baltimore) 2015; 94:e463.

24) Livshits Z, Sampson BA, Howland MA, et al. Retained drugs in the gastrointestinal tracts of deceased victims of oral drug overdose. Clin Toxicol (Phila) 2015;53:113-8.

25) James JA. Acute iron poisoning: assessment of severity and prognosis. J Pediatr 1970;77:117-9.

26) Meyers MA. The inside dope: cocaine, condoms, and computed tomography. Abdom Imaging 1995;20:339-40.

27) Yanagawa Y, Nishi K, Imamura T, et al. Usefulness of computed tomography in the diagnosis of an overdose. Acta Med Okayama 2011;65:33-9.

28) Kimura Y, Kamada Y, Kimura S. Efficacy of abdominal computed tomography and nasogastric tube in acute poisoning patients. Am J Emerg Med 2008;26:738. e3-5.

29) Sanaei-Zadeh H. The use of computed tomography scan in the diagnosis of medication overdose. J Emerg Med 2013;44:852.

30) Francis A, Howland MA, Hoffman RS, et al. Comment on "The usefulness of non-contrast abdominal computed tomography for detection of residual drugs in the stomach of patients with acute drug overdose". Clin Toxicol (Phila) 2020;58:224-5.

31) Saetta JP, Quinton DN. Residual gastric content after gastric lavage and ipecacuanha-induced emesis in self-poisoned patients: an endoscopic study. J R Soc Med 1991;84:35-8.

32) Saeki S, Shimoda T, Sakai H, et al. Successful treatment of theophylline toxicity by upper gastro-intestinal endoscopy. Respir Med 2003;97:734-5.

33) Höjer J, Personne M. Endoscopic removal of slow release clomipramine bezoars in two cases of acute poisoning. Clin Toxicol (Phila) 2008;46:317-9.

34) Höjer J, Troutman WG, Hoppu K, et al. American Academy of Clinical Toxicology; European Association of Poison Centres and Clinical Toxicologists. Position paper update: ipecac syrup for gastrointestinal decontamination. Clin Toxicol (Phila) 2013;51:134-9.

35) Hoegberg LCG, Shepherd G, Wood DM, et al. Systematic review on the use of activated charcoal for gastrointestinal decontamination following acute oral overdose. Clin Toxicol (Phila) 2021;59:1196-227.

36) American Academy of Clinical Toxicology; European Association of Poisons Centres and Clinical Toxicologists. Position statement: cathartics. J Toxicol Clin Toxicol 1997;35:743-52.

37) Proudfoot AT, Krenzelok EP, Vale JA. Position Paper on urine alkalinization. J Toxicol Clin Toxicol 2004;42:1-26.

XVI 体温異常

1 体温の測定と評価

早川峰司

目 標	• 体温測定部位の利点と欠点を説明できる
	• 体温評価の重要性を説明できる

Key words APACHE Ⅱ score, 深部温

体温は重症患者の全身状態を把握する上で,重要な測定項目の一つである。患者の重症度を評価する acute physiology and chronic health evaluation Ⅱ(APACHE Ⅱ)スコアにも,評価項目の一つとして組み込まれている[1]。また,敗血症では体温が低下するごとに死亡率が上昇すること[2]や,心停止蘇生後の症例では高体温の回避もしくは低体温の導入で予後の改善が得られること[3]が指摘されており,集中治療領域では重症な測定項目である。

ICU における体温の測定方法には様々なものがある。一般的に,比較的低侵襲に測定できること,深部温を正確に反映すること,持続的に測定できることなどが求められる。米国集中治療医学会(American College of Critical Care Medicine)と米国感染症学会(Infectious Diseases Society of America)が共同で公表したガイドラインでは,肺動脈カテーテルを用いた肺動脈血液温測定,尿道カテーテルを用いた膀胱温測定,センサープローブを用いた食道温や直腸温の測定が,その正確性から推奨されている(表)[4]。肺動脈血液温測定は,深部温測定のゴールドスタンダードであるが,侵襲度が高いため,体温測定を目的として用いられることはない。日本国内のICU で頻用されていると思われる膀胱温測定は,尿量が変化しても正確に深部温が測定できることが報告されている[5]。食道温は,食道の遠位 3 分の 1 に適切に留置できれば,その測定値の正確性は高いが,適切な位置への留置が困難である[4]。また,好中球減少症の患者では,直腸温プローブの留置は避けるべきであるとされている[4]。

表 体温の各測定方法と正確性 [4]

高い正確性の測定方法
肺動脈カテーテルを用いた肺動脈血液温測定
尿道カテーテルを用いた膀胱温測定
温度センサープローブを用いた食道温測定
温度センサープローブを用いた直腸温測定
許容可能な測定方法
温度センサープローブを用いた口腔温測定
赤外線式鼓膜温測定
望ましくない測定方法
赤外線式側頭動脈周囲温測定
腋下温測定

■ 文献

1) Knaus WA, Draper EA, Wagner DP, et al. APACHE II: a severity of disease classification system. Crit Care Med 1985;13:818-29.
2) Rumbus Z, Matics R, Hegyi P, et al. Fever Is Associated with Reduced, Hypothermia with Increased Mortality in Septic Patients: A Meta-Analysis of Clinical Trials. PLoS One 2017;12:e0170152.
3) Schenone AL, Cohen A, Patarroyo G, et al. Therapeutic hypothermia after cardiac arrest: A systematic review/meta-analysis exploring the impact of expanded criteria and targeted temperature. Resuscitation 2016;108:102-10.
4) O'Grady NP, Barie PS, Bartlett JG, et al. American College of Critical Care Medicine; Infectious Diseases Society of America. Guidelines for evaluation of new fever in critically ill adult patients: 2008 update from the American College of Critical Care Medicine and the Infectious Diseases Society of America. Crit Care Med 2008;36:1330-49.
5) Fallis WM. The effect of urine flow rate on urinary bladder temperature in critically ill adults. Heart Lung 2005;34:209-16.

■ 重要論文 ■

◆ 米国集中治療医学会と米国感染症学会が作成した ICU における新規の発熱の評価とその対応に関するガイドライン。2008 年の公表で古くはあるが,体温測定の知識を整理するには有益である。(→文献 4)

XVI 体温異常

2 低体温症

高氏修平

目標

- 低体温症の特徴について日本と諸外国との違いについて説明できる
- 低体温症の重症度分類と臓器障害について説明できる
- 復温治療法の種類および適応，合併症について説明できる
- 低体温症心停止の治療アルゴリズムおよび予後予測スコアを説明できる

Key words after drop，ECMO，Osborn波，rescue collapse，偶発性低体温症

はじめに

低体温症は頻度が稀なことから大規模な研究は少なく，そのエビデンスは限られる。このため，少数の低体温症のガイドライン[1),2)]があるのみで，その他はエキスパートオピニオン[3)]が主体となっている。まず低体温症を理解するにあたり，わが国と諸外国では低体温症の背景が大きく異なっていることを理解しておく。日本救急医学会が行った低体温症の全国調査[4)]によると，わが国の低体温症は高齢者，屋内発症，基礎疾患を有する二次性低体温症が多い特徴があった。これに対し，ヨーロッパ諸国の低体温症[5)]は健常若年者，スポーツなどを原因とする屋外発症が主体である一次性低体温症が多くを占める。したがって，日本と諸外国の低体温症に関する研究を解釈する際には，その患者背景に留意する必要がある。近年，治療に関して血管内カテーテル[6)]を用いたより低侵襲な復温治療や心停止症例に対してのvenoarterial extra-corporeal membrane oxygenation（VA-ECMO）による復温治療が注目されている[7)～9)]。本項では低体温症の概念，分類，病態生理および治療について最新の知見を含めて概説する。

I 定義および疫学

低体温症は深部体温（直腸温，膀胱温，食道温）が35℃以下に低下した状態と定義される。このうち治療として用いられる低体温麻酔や体温管理療法を除いた，意図しない低体温症を偶発性低体温症（accidental hypothermia）と呼んでいる。本項ではこの偶発性低体温症について述べる。前述の通り，偶発性低体温症は，①健常人が屋外での活動中に寒冷環境に曝露されることによって起こる低体温症（一次性低体温症）と，②主に高齢者，基礎疾患をもつ患者が屋内など，必ずしも寒冷曝露がない状況においても発症する低体温症（二次性低体温症）に分けられる。しかし，厳密にはどちらかにはっきりと分類できないような低体温症も存在する。高齢化が進んだわが国では圧倒的に二次性低体温症の割合が多く，低体温症患者全体の死亡率は24.5％と非常に高い[4)]。

II 病態生理

1 体温調節機構

人には本来，体温調節機構が備わっているが，もともと温暖な環境で生活をしており，寒冷曝露に対する代償機構は限られる。この体温調節を担っているのは視床下部と末梢の体温調節機構であり，通常37℃に維持される。寒冷環境に曝露されると，まず視床下部にその刺激が伝わり，シバリングと呼ばれる熱産生（ふるえ熱産生）と褐色脂肪組織での熱産生（非ふるえ熱産生）が起こる。末梢組織では交感神経を介して体表の血管収縮が起き，血流減少によって熱損失を防いでいる。さらに運動をする，衣服を重ねて着るなどの行動変化により体温低下を防いでいる。一次性低体温症はこの寒冷曝露による熱損失が熱産生を上回った結果として生じるのに対して，二

日本集中治療医学会専門医テキスト　第4版

表1　二次性低体温症の原因 [10]

体温調節障害	熱産生の低下	熱喪失の増加
中枢神経の抑制 　脳血管障害 　頭部外傷 　代謝性 　腫瘍 　変性疾患 　薬剤性 　中毒 末梢神経の障害 　脊髄損傷 　糖尿病 　神経炎	内分泌異常 　アルコール性あるいは糖尿病性ケトアシドーシス 　甲状腺機能低下 　副腎機能不全 　下垂体機能不全 　乳酸アシドーシス 　エネルギー不足 　極度の体力の消耗 　低血糖 　低栄養 神経・筋障害 　加齢 　シバリングの障害	皮膚疾患 　熱傷 薬剤および中毒 医原性要因 　環境 　冷たい輸液 他の症状に関連したもの 　悪性腫瘍 　循環・呼吸器疾患 　感染症（細菌，ウイルス） 　多発外傷 　ショック

表2　低体温症の分類 [3]

重症度分類				Swiss ステージング
重症度	深部体温（℃）	臨床所見		ステージ
軽症	32 ～ 25	覚醒しているが清明ではない，シバリング（＋）		HT 1
中等症	28 ～ 32	意識障害あり，シバリング（＋）～（－）		HT 2
重症	＜ 28	意識なし，バイタルサイン（＋）		HT 3
	（＜ 24）	バイタルサイン（－），見かけ上は死亡		HT 4

表3　改定 Swiss ステージング [11]

	HT 1	HT 2	HT 3	HT 4
臨床所見	意識清明 （GCS 15）	呼びかけに反応 （GCS 9 ～ 14）	痛みに反応，あるいは意識なし （GCS ＜ 9*） かつバイタルサインあり	意識なし（GCS ＜ 9） かつバイタルサインなし**
心停止のリスク	低い	中程度	高い	低体温心停止

*窒息，中毒，高山病による脳浮腫，外傷など他の意識障害をきたす状況では，改定 Swiss 分類は低体温症による心停止のリスクを過大評価してしまう危険がある。
**生命の徴候を最大1分間確認する。
意識清明あるいは呼びかけに反応があるが，不安定なバイタルサイン（徐脈，徐呼吸，低血圧）の場合は心静止への移行に注意すべきである。

次性低体温症は基礎疾患や加齢の影響で体温調節機構自体が弱くなる，もしくは破綻することで低体温症が発生する。表1は具体的な二次性低体温症の原因を示す [10]。同じ寒冷環境であっても，小児では体重に比べ体表面積が大きいため熱喪失が多く，低体温症を発生しやすい。同様に body mass index（BMI）が低下した成人では低体温症を発症しやすい。

Ⅲ　分類（重症度）と生理変化

　低体温症の重症度分類は，深部体温により軽症 32 ～ 35℃，中等症 28 ～ 32℃，重症 28℃未満の3つに分類されることが多い（表2）[3]。プレホスピタル，とくに山岳救急の現場では深部体温の測定が困難であり，体温測定によらず意識レベル，シバリング（ふるえ熱産生）の有無，バイタルサインにより重症度を判断する Swiss

ステージングが従来から使用されてきた [1]。近年，この Swiss ステージングが改定され，シバリングの有無によらず意識レベルとバイタルサインから重症度が判定されるように変わった（表3）[11]。この分類は従来の分類と比べ，より心停止に対するリスクに焦点を当てた分類となっている。しかしながら，日本では二次性低体温症が主体を占めており，基礎疾患による意識障害が先行している場合には正しく重症度を評価することは困難である。日常診療では適切な部位で深部体温を測定することが重要である。

　体温低下に伴って各臓器に障害が起こり，重症例では最終的に心停止に至る。この各臓器障害の発生は体温低下と関連して起こるため，重症度に応じてどのような生理変化が起こるのかについて理解する [3), 12]。

1　中枢神経

　体温の低下とともに脳代謝は直線的に低下し（1℃低

536

下するごとに脳の酸素消費量は6〜7%低下)，錯乱，構音障害，判断力低下，健忘，異常行動が見られる。28℃で瞳孔散大，対光反射は消失，脳波異常が起こる。28℃未満では脳波電気的活動が低下し，昏睡へ至る。

2 循環

軽症では末梢血管は収縮し，頻脈となり心拍出量は増加するが，中等症では徐脈，血圧低下，心房細動(不整脈)が起こる。28℃では脈拍数は50%まで低下する。心電図上はQT延長，特徴的なものとしてQRS波の終末にJ波(Osborn波)を認める(図)。28℃未満では心室細動に移行しやすく，さらに体温が低下すると心停止へと至る。

3 呼吸

体温低下とともに1回換気量，呼吸回数は減少する。咳反射は消失し，気管支絨毛運動の低下から気道分泌物が粘稠となる。28℃未満では肺水腫が出現し，最終的に呼吸停止へ至る。

4 腎機能・代謝

寒冷利尿(ADH分泌減少や作用の抵抗性)により尿量が増加する。この影響から低体温症患者では循環血液量が減少していることが多い。カテコラミンによるグリコーゲン分解が促進されることや，インスリン分泌の減少により高血糖が生じる。28℃未満では心拍出量の低下に伴い腎血流は低下し，乏尿となる。低体温症では低カリウム血症となることが多い一方で，重度の高カリウム血症は細胞壊死を示唆しており，その予後は不良である。

5 凝固障害

ヘマトクリットは1℃低下するごとに約2%上昇する。体温低下により血小板数は低下し，さらに血小板機能と凝固因子活性が低下するため，凝固障害が起こる。PT，APTTは37℃の条件で測定されるため，正確な凝固状態を反映していない。

6 消化器

体温低下により消化管蠕動運動は低下し，イレウスを発症することがある。また主に剖検例で胃のびらんや潰瘍がWischnewski斑として指摘されることがある。その他に急性膵炎や肝機能障害が報告されており，低体温症に伴う循環不全がその発症に関連していると考えられる。

IV ICU管理での注意点

ICU入室の明確な基準はないものの，32℃以下の中等症〜重症低体温症が主な対象患者と考えられる[1),13)]。この重症度の低体温症患者は，呼吸不全や不整脈，循環

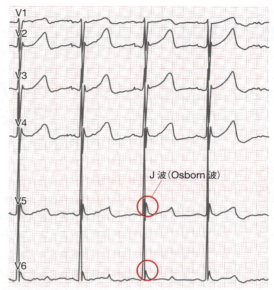

図 偶発性低体温症の心電図：J波(Osborn波)

が変動しやすく，呼吸・循環および体温の持続的なモニタリングを行いながら管理する。通常測定される末梢体温(腋窩温)は低体温症では正確な体温を表していないため，必ず深部体温(膀胱温，食道温，直腸温)を測定する。ICUでは，温度センサー付きの膀胱留置カテーテルや気管挿管患者には食道プローブを留置して深部体温を持続的にモニタリングする。復温中，下記に述べる合併症に注意する。

1 after drop

復温治療を開始後に，冷却された末梢からの血液が再灌流することによって，深部体温がさらに低下する現象と定義される。

2 rescue collapse

低体温症患者の救助や搬送中に心室細動を発症し，心停止(目撃あり心停止)となる現象と定義される。実際は搬送中のみに限らず，救急外来やICUでも患者の移動や処置による刺激により誘発されることがある。After dropが誘因となることや，中心静脈カテーテル挿入時のガイワイヤーにより誘発されることがあるため，処置の際には注意を要する。通常，体温30℃以上では低体温のみが原因でrescue collapseに陥ることはない[14)]。またrescue collapseを発症すると，死亡率が2倍上昇することが報告されている[15)]。

3 rewarming shock

低体温症では寒冷利尿により循環血液量が減少していることから，この状態で復温が開始されると末梢血管が拡張しショックとなる。これをrewarming shockと呼んでいる。復温治療を開始する際には，適切な輸液管理による循環血液量の維持と，体表面から復温する際は四

肢末梢ではなく体幹部から温める。

4 血管作動薬およびペースメーカ

低体温症では血圧低下，徐脈をきたすが，この状態に対しての血管作動薬の有効性についてはエビデンスが明確にされていない。また徐脈に対するペースメーカの使用についても有効であるとするエビデンスは示されていない。

V 治療（復温治療の選択）

復温治療は表4[3),10)]のように，①受動的体表加温法，②積極的体表加温法，③積極的体腔内加温法の3種類に分けられる。復温治療の他にも，低体温症となった原因（基礎疾患など）に対する治療を並行して行わねばならない（例えば，高血糖性昏睡に対する血糖補正，先行する脳血管障害に対する治療など）。復温治療の選択について明確なエビデンスはないが，軽症例では毛布や濡れた衣服の除去などの保温により熱損失を防ぐ受動的体表加温法が行われる。ICUへ入室する中等症〜重症患者の多くは，受動的体表加温法では復温されないため，積極的体表加温法ないし積極的体腔内加温法が必要となる。これらの復温法について以下に述べる[10)]。

1 積極的体表加温法

積極的体表加温法（active external rewarming）には電気毛布や温風加温システム，体表加温パッドを用いた加温法が含まれる。適応は循環状態が保たれた中等症から重症の患者である。これらの復温法による合併症として，rewarming shock や皮膚熱傷（とくに意識障害のある患者）に注意が必要である。

2 積極的体腔内加温法

積極的体腔内加温法（active internal core rewarming）は重症例に対して行われ，胸腔灌流，腹腔灌流，膀胱灌流，血液浄化療法（血液透析および濾過透析），血管内カテーテルやECMOが使用される。胸腔灌流や腹腔灌流のような復温法は侵襲度が高いため，近年では血管内カテーテル[6)]など，より低侵襲な復温法（minimum invasive rewarming）が用いられるようになってきた（日本では薬事承認は得られているものの，2024年現在，保険適応は得られていない）。この復温法についての有用性と安全性については今後の研究結果が待たれる。

40〜42℃の加温輸液は軽症例から重症例まで幅広い症例で行われる。しかし，復温効果は乏しく，さらなる体温の低下を回避する目的，および循環血液量の減少や電解質異常の補正を目的に使用される。VA-ECMOは低

表4　復温方法[3),10)]

受動的体表加温	積極的体表加温	積極的体腔内加温
毛布	電気毛布	加温輸液（40〜42℃）
濡れた衣服の除去	温風加温システム	膀胱灌流
温かい部屋へ移動	体表加温パッド	胸腔灌流
		腹腔灌流
		血管内カテーテル
		血液浄化療法（血液透析，濾過透析）
		ECMO（VA）

体温症心停止に対して，循環補助と復温治療を兼ね備えた治療法である。近年，このECMOに関する研究が増加しており，別項目として挙げる。

VI ECMO による復温療法

世界的に低体温症心停止に対してECMOを使用した患者の生存率は47〜63％と報告され[10)]，その有効性が報告されている。日本においても，従来の復温法と比較し，ECMOによる復温が有意に低体温症心停止患者の生存率，神経学的予後を改善させたことが報告されている[7)〜9)]。通常の心停止ではECMOの適応外（目撃のない心停止，瞳孔散大，加齢，$EtCO_2 < 10$ mmHg，long low flow time，long no flow time）であったとしても，低体温症心停止患者では必ずしもECMOの除外基準には当てはまらない。一方，深部体温＞30℃（この体温では低体温症単独での心停止は起こらない），重症外傷，回復見込みのない基礎疾患，凍結によって胸骨圧迫ができない患者ではECMOの適応外と考えられる[16)]。ERCガイドライン2021[2)]では，低体温症で循環不安定な患者や心停止患者はECMOが施行可能な施設へ搬送するように推奨している。ECMOは出血性合併症が多く侵襲度が高い治療法であり，習熟した施設およびチームでの導入が望ましい。現在のところ，心停止前の循環動態が不安定な患者に対して，どの時点でECMOを導入すべきか否か[10)]，最適な復温率はどれくらいか[17)]，心停止後症候群の治療として体温管理療法を行うべきかについては明らかなエビデンスは示されていない。

VII 低体温症心停止に対してのアルゴリズム

低体温症心停止のアルゴリズムは通常の心停止の蘇生アルゴリズムとは別の特殊な病態として American Heart Association（AHA）および European Resuscitation

Council（ERC）ガイドラインで述べられている[2), 18]。両者のガイドラインは，ともに明確な死の徴候が認められない限り，復温されるまで蘇生をやめてはいけないことを明記している一方で，エビデンスが不足していることから両者のガイドラインに多少の相違がある。ERC ガイドライン[2]では，①電気的除細動を 3 回施行後も 30℃ 未満で心室細動が続いている場合，30℃ へ復温されるまでさらなる電気的除細動は行わない，② 30℃ 未満ではアドレナリンの投与を控える，③ 30℃ 以上であってもアドレナリン投与間隔を 3 ～ 5 分ごとから 6 ～ 10 分ごとへ延長すべきであることを推奨している。これに対して AHA ガイドライン 2020[18]では，アドレナリンの使用や除細動の使用については通常の advanced cardiac life support（ACLS）アルゴリズムを変更する必要性はないとの方針を示している。さらに ERC ガイドライン[2]では，機械式 cardiopulmonary resuscitation（CPR）および間欠的な CPR について，④低体温心停止症例に対して，長時間の搬送を要する場合，機械式 CPR を推奨する，⑤ 28℃ 以下の心停止症例で持続的な CPR が不可能な状況では，間欠的な CPR も許容する，⑥心停止のリスクがある循環不安定な低体温症患者（深部体温 < 30℃，収縮期血圧 < 90 mmHg，心室細動）は ECMO 施行可能な施設への直接搬送を推奨するという，より具体的な方針を示している。

Ⅷ 偶発性低体温症患者の予後（スコア）

低体温症患者の診療において，復温するまで蘇生をあきらめてはならないことは共通認識である。一方で，蘇生を中止するタイミングについて，これまで高カリウム血症（≧12 mmol）[10]が推奨されてきた。しかし，カリウム値のみを蘇生中止の指標にすることは，適切な判断が損なわれる危険があり，複数の指標をもとに作成した予後スコアを用いることが ERC ガイドラインで推奨されている[2]。hypothermia outcome prediction after extracorporeal life support（HOPE）スコア[19]は年齢，性別，深部体温，カリウム値，受傷原因（雪崩，窒息），CPR 時間の 6 つの項目からなるスコアである。従来のカリウム値単独を用いた生存予測よりも精度が高いことが示された。また immune effector cell-associated encephalopathy（ICE）スコア[20]は窒息，血清カリウム，性別からなるスコアである。ERC ガイドライン 2021[2]では，HOPE score ≧ 10 %，ICE-score < 12 を低体温症心停止患者に対して ECMO を考慮する基準として推奨している。日本からは，5A スコアが予後スコアとして提唱されている[21]。このスコアは年齢（age），

activity of daily living（ADL），心停止（near arrest），アシデミア（acidemia），アルブミン値（albumin level）の 5 つの A からなる予後スコアである。海外の予後スコアと比べると 5A スコアでは予後因子に ADL やアルブミンが含まれていることが特徴である。これは対象とする低体温症の患者背景が異なることを示していると考えられる。低体温症患者の予後予測を行う際には，本邦の低体温症患者の背景を十分に考慮する必要がある。

おわりに

ICU 管理を必要とする中等症〜重症低体温症について，病態生理をよく理解し，適切な治療を行うことが重要である。

■ 文献

1) Dow J, Giesbrecht GG, Danzl DF, et al. Wilderness Medical Society Clinical Practice Guidelines for the Out-of-Hospital Evaluation and Treatment of Accidental Hypothermia: 2019 Update. Wilderness Environ Med 2019;30:S47-69.
2) Lott C, Truhlář A, Alfonzo A, et al. ERC Special Circumstances Writing Group Collaborators. European Resuscitation Council Guidelines 2021: Cardiac arrest in special circumstances. Resuscitation 2021;161:152-219.
3) Paal P, Gordon L, Strapazzon G, et al. Accidental hypothermia-an update: The content of this review is endorsed by the International Commission for Mountain Emergency Medicine (ICAR MEDCOM). Scand J Trauma Resusc Emerg Med 2016;24:111.
4) Takauji S, Hifumi T, Saijo Y, et al. Accidental hypothermia: characteristics, outcomes, and prognostic factors-A nationwide observational study in Japan (Hypothermia study 2018 and 2019). Acute Med Surg 2021;8:e694.
5) Kosiński S, Darocha T, Gałązkowski R, et al. Accidental hypothermia in Poland – estimation of prevalence, diagnostic methods and treatment. Scand J Trauma Resusc Emerg Med 2015;23:13.
6) Klein LR, Huelster J, Adil U, et al. Endovascular rewarming in the emergency department for moderate to severe accidental hypothermia. Am J Emerg Med 2017;35:1624-9.
7) Morita S, Inokuchi S, Yamagiwa T, et al. Efficacy of portable and percutaneous cardiopulmonary bypass rewarming versus that of conventional internal rewarming for patients with accidental deep hypothermia. Crit Care Med 2011;39:1064-8.
8) Ohbe H, Isogai S, Jo T, et al. Extracorporeal membrane oxygenation improves outcomes of accidental hypothermia without vital signs: A nationwide observational study. Resuscitation 2019;144:27-32.
9) Takauji S, Hayakawa M, Yamada D, et al. Outcome of extracorporeal membrane oxygenation use in severe

accidental hypothermia with cardiac arrest and circulatory instability: A multicentre, prospective, observational study in Japan (ICE-CRASH study). Resuscitation 2023;182:109663.

10）Brown DJ, Brugger H, Boyd J, et al. Accidental hypothermia. N Engl J Med 2012;367:1930-8.

11）Musi ME, Sheets A, Zafren K, et al. Clinical staging of accidental hypothermia: The Revised Swiss System: Recommendation of the International Commission for Mountain Emergency Medicine (ICAR MedCom). Resuscitation 2021;162:182-7.

12）Danzl DF, Pozos RS. Accidental hypothermia. N Engl J Med 1994;331:1756-60.

13）Vassal T, Benoit-Gonin B, Carrat F, et al. Severe accidental hypothermia treated in an ICU: prognosis and outcome. Chest 2001;120:1998-2003.

14）Frei C, Darocha T, Debaty G, et al. Clinical characteristics and outcomes of witnessed hypothermic cardiac arrest: A systematic review on rescue collapse. Resuscitation 2019;137:41-8.

15）Podsiadło P, Smoleń A, Kosiński S, et al. Impact of rescue collapse on mortality rate in severe accidental hypothermia: A matched-pair analysis. Resuscitation 2021;164:108-13.

16）Swol J, Darocha T, Paal P, et al. Extracorporeal Life Support in Accidental Hypothermia with Cardiac Arrest-A Narrative Review. ASAIO J 2022;68:153-62.

17）Saczkowski R, Kuzak N, Grunau B, et al. Extracorporeal life support rewarming rate is associated with survival with good neurological outcome in accidental hypothermia. Eur J Cardiothorac Surg 2021;59:593-600.

18）Panchal AR, Bartos JA, Cabañas JG, et al, Adult Basic and Advanced Life Support Writing Group. Part 3: Adult Basic and Advanced Life Support: 2020 American Heart Association Guidelines for Cardiopulmonary Resuscitation and Emergency Cardiovascular Care. Circulation 2020;142(suppl_2): S366-468.

19）Pasquier M, Hugli O, Paal P, et al. Hypothermia outcome prediction after extracorporeal life support for hypothermic cardiac arrest patients: The HOPE score. Resuscitation 2018;126:58-64.

20）Saczkowski RS, Brown DJA, Abu-Laban RB, et al. Prediction and risk stratification of survival in accidental hypothermia requiring extracorporeal life support: An individual patient data meta-analysis. Resuscitation 2018;127:51-7.

21）Okada Y, Matsuyama T, Morita S, et al. The development and validation of a "5A" severity scale for predicting in-hospital mortality after accidental hypothermia from J-point registry data. J Intensive Care 2019;7:27.

■重要論文■

◆本邦における偶発性低体温症の全国調査（Hypothermia study 2018&2019）
日本救急医学会が行った低体温症の全国調査の結果，本邦では高齢者，何らかの基礎疾患を背景に持つ患者に多く発生し，その死亡率は 24.5％と高かったことが示された。本邦の低体温症は諸外国とは異なり二次性低体温症が主体であることがわかる。（→文献 4）

◆偶発性低体温症に対する ECMO の有用性についての多施設共同前向き観察研究（ICE-CRASH study）
偶発性低体温症に対して，ECMO で復温した群と非 ECMO で復温した群を比較した日本からの多施設前向き観察研究である。低体温心停止症例に対して ECMO 群は非 ECMO 群に比較して有意に生存率の改善を認めた（58.3％ vs. 21.2％）。一方で，心停止前の循環不安定な低体温症に対しては両群に有意な差を認めなかったことを示した。（→文献 9）

◆低体温症心停止患者への ECMO 導入についての予後予測スコア（HOPE スコア）
低体温症心停止患者に対して ECMO を導入するかどうかの基準として従来，血清カリウム値が用いられていたが，これにかわり HOPE スコア（年齢，性別，深部体温，血清カリウム値，低体温の原因，CPR 時間）を用いることでより正確に予後を推測できることを示した論文。（→文献 19）

540

XVI　体温異常

3 高体温症

神田　潤

> **目標**
> - 重症が予想される q Ⅳ度には深部体温モニタリングを行う
> - 重症であるⅢ度とⅣ度には active cooling を行う
> - 重症例には抗 DIC 治療を行い，免疫・凝固反応を抑制すべきか検討する

Key words active cooling，深部体温モニタリング，熱中症

はじめに

地球規模の温暖化現象が進行しており，世界各地で熱波が頻発している。わが国においても，毎年のように最高気温の記録が更新され，2015 年以降は毎年 50,000 人以上が熱中症で救急搬送されている。2024 年は 5 〜 9 月の搬送数だけで，97,578 人が搬送され，過去最多の搬送数となっている。また，熱中症による死亡者数は，2015 年以降は 1,000 人前後で推移していて，2022 年は 1,477 人であった。

日本救急医学会が全国の救命救急センターの協力を得て実施した熱中症調査（Heatstroke STUDY）では，重症熱中症の死亡率は 30％以上に達している。重症熱中症の診療成績の向上は，わが国の喫緊の課題の一つである。

Ⅰ 熱中症の診断基準と病態

熱中症の診断基準は，暑熱環境に居る，あるいは居た後の症状として，めまい，失神（立ちくらみ），生あくび，大量の発汗，強い口渇感，筋肉痛，筋肉の硬直（こむら返り），頭痛，嘔吐，倦怠感，虚脱感，意識障害，痙攣，せん妄，小脳失調，高体温などの諸症状を呈するもので，感染症や悪性症候群による中枢性高体温，甲状腺クリーゼなど，他の原因疾患を除外したものである[1]。

熱中症の臨床症状は多岐にわたるが，病態としては熱そのものによる暑熱障害（以下，暑熱障害）と脱水に大別される。暑熱障害としては，高体温の遷延により，神経細胞傷害が発生することが知られており（主に小脳の

プルキンエ細胞が傷害を受けやすい）[2]，これが，小脳失調や倦怠感などの神経症状の原因となっている。一方で，脱水は水分摂取不足や発汗過多による影響で，循環不全（循環血液量減少性ショック）による多臓器障害を惹起している。しかしながら，Heatstroke STUDY のデータをまとめた多変量解析では，積極的な全身冷却（active cooling）を行わずに点滴のみの治療を行った群は，active cooling を行った群に比べて，院内の死亡のリスクが有意に高かったことから，重症熱中症に対しては水分補給だけでは十分な治療だとはいえない[3]。したがって，脱水だけで多臓器不全や重症化の病態を説明できるわけではなく，暑熱障害に起因した炎症・凝固反応が重症化の主な病態ではないかと考えられている。

暑熱障害に起因した炎症・凝固反応としては，まず暑熱障害による細胞死や細胞の損傷に伴い damage-associated molecular patterns（DAMPs）が放出される。DAMPs はマクロファージ / 単球を刺激して，inflammasome 形成を介して，TNFα，IL-1β，IL-6 などの炎症性サイトカインを増加させて，炎症を亢進させる。このような炎症性サイトカインは，活性化好中球により，アポトーシス，ネクローシス，ネクロトーシスなどの新たな細胞死を誘発させることで，さらに DAMPs を放出させて，炎症反応を拡大させる（図）[4,5]。一方，刺激されたマクロファージ / 単球により発現した組織因子（tissue factor, TF）や，活性化好中球による内皮傷害によるトロンボモジュリンの発現低下により，凝固亢進状態となり，DIC を発症するに至る。重症熱中症の初期段階では，線溶亢進の指標である plasmin-α2 plasmin inhibitor complex〔PIC, plasmin-alpha

541

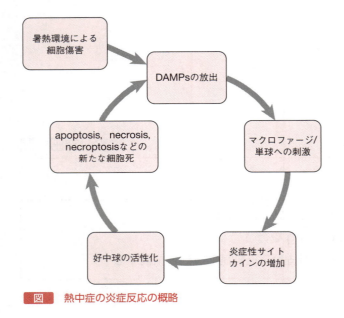

図　熱中症の炎症反応の概略

2-antiplasmin（PAP）とも呼ばれる〕[6]が高値となることが報告されており，線溶亢進型のDICを発症させる[7]。炎症性サイトカインは，線溶阻止因子であるplasminogen activator inhibitor（PAI）の発現を著しく亢進させるので，線溶抑制型のDICへ移行するが，多発した微小血栓は溶解されにくいので，微小循環障害に起因する臓器障害をきたしやすい[8]。実際に，Heatstroke STUDYのデータをまとめた報告でも，DICが重症熱中症の予後に大きく関与することが知られている[9]。

II 熱中症の重症化分類

熱中症の重症度は1999年の安岡論文[9]から数回の改訂を経て，熱中症診療ガイドライン2024では，表1の日本救急医学会の推奨する重症度分類，Japanese Association for Acute Medicine-Heat Stroke（JAAM-HS）分類2024が提唱され，重症群の中にも，さらに注意を要する最重症群があり，この最重症群を「Ⅳ度」として同定し，active coolingを含めた集学的治療を早急に開始することを推奨された。深部体温をすぐに測定できない状況であっても，表面体温や皮膚の熱感から，qⅣ度として，Ⅳ度を想定した迅速な対応が必要である。

Ⅳ度以外については，軽症（Ⅰ～Ⅱ度）は，熱中症の診断基準の諸症状で判断し，Ⅲ度は意識障害（JCS≧2）に加えて，採血検査で肝障害・腎障害（明確な基準なし），DIC（急性期DIC診断基準でDICと診断）の診断が必要になる。集中治療の適応となるⅢ度とⅣ度に対しては，active coolingを含めた集学的な治療が必要である。

一方，海外ではThe New England Journal of MedicineのBouchamaの総説（以下，Bouchama総説）[11]が熱中症診療の基準となっている。わが国では熱中症全般をheat stroke（広義）と表記することが多いが，Bouchama総説では重症例に限ってheat stroke（狭義）と表記しているので，注意が必要である。本項では，heat strokeの記載はできるだけ避けるようにしたが，必要に応じて，広義・狭義の記載を追加した。Bouchama総説によれば，臨床症状に応じて，"Severe illness characterized by a core tempera-ture ＞40℃ and central nervous system abnormalities such as delirium, convulsions, or coma"（深部体温40℃以上でせん妄，痙攣，昏睡などの中枢神経障害を伴う重症）」とheat stroke（狭義）が定義されている。なお，The New England Journal of Medicineでは2019年にEpsteinが新たな熱中症の総説（以下，Epstein総説）を発表したが[12]，概ねBouchama総説に倣っている。これらを比較すると，JAAM-HS分類のⅠ～Ⅲ度がheat exhaustion，Ⅳ度がheat stroke（狭義）に該当する。

III active cooling

重症熱中症では，クーラーや日陰の涼しい部屋で休憩する（passive cooling）と水分補給だけでは十分ではなく，積極的な冷却（active cooling）が必要である。Heatstroke STUDYの重症（Ⅳ度）例の院内死亡についての検討では，active coolingをしない治療（点滴のみ）の，active coolingを実施した場合に対する調整オッズ比が3.29（95% CI：1.21～8.90）だったことが報告されている[3]。主なactive coolingの冷却方法を表2に示す。特定の冷却法を支持する大規模調査は行われていないが，労作性熱中症にはcold water immersion（アイスプール），非労作性熱中症（古典的熱中症）には蒸散冷却法，氷囊，水冷式ブランケットなどの体外冷却が有効だとされている[13]。

熱中症診療ガイドライン2024では，深部体温が38℃台になるまで積極的な冷却処置を行うとしているが，明確な推奨低下速度は示されていない。Epstein総説では，冷却速度として，6.0℃/hr以上が推奨されている。cold water immersionや蒸散冷却法を用いる場合，事前に冷却法に習熟しないと，推奨されている冷却速度（6.0℃/hr以上）を達成するのが難しい。熱中症診療ガイドライン2024では，血管内冷却カテーテルを用いた深部冷却および水冷式体表冷却（ゲルパッド法，ラップ法）が挙げられており，適切に機器の導入や管理

体温異常 XVI

重症度	症状	治療
Ⅰ度	めまい，立ちくらみ，生あくび，大量の発汗，筋肉痛，筋肉の硬直（こむら返り），意識障害を認めない	通常は現場で対応可能 → passive cooling，不十分なら active cooling，経口的に水分と電解質の補給
Ⅱ度	頭痛，嘔吐，倦怠感，虚脱感，集中力や判断力の低下（JCS ≦ 1）	医療機関での診察が必要 → passive cooling，不十分なら active cooling，十分な水分と電解質の補給（経口接種が困難な時は点滴にて）
Ⅲ度 (2024)	下記の3つのうちいずれかを含む ・中枢神経症状（意識障害 JCS ≧ 2，小脳症状，痙攣発作） ・肝・腎機能障害（入院経過観察，入院加療が必要な程度の肝または腎障害） ・血液凝固異常〔急性期 DIC 診断基準（日本救急医学会）にて DIC と診断〕	入院治療上，active cooling を含めた集学的治療を考慮する。
Ⅳ度	深部体温 40.0℃以上かつ GCS ≦ 8	active cooling を含めた早急な集学的治療

qⅣ度：表面体温 40.0℃以上（もしくは皮膚に明らかな熱感あり）＋ GCS ≦ 8（もしくは JCS ≧ 100）【深部体温測定は不要】 ・早急に深部体温を測定して，重症度を判断 ・active cooling の早期開始

深部体温 39.9℃以下

深部体温 40.0℃以上

表1 日本救急医学会「熱中症に関する委員会」の推奨する重症度分類[1]
（文献1より転載）

表2 active cooling の例

アイスプール（cold water immersion）	いわゆる水風呂で，スポーツの現場でよく用いられる。
蒸散冷却法	スプレーなどで体表を濡らし，扇風機で水分を蒸発して気化熱を奪うことで，体温を低下させる。病院診療でよく用いられる。
血管内冷却（Thermogard®）	中心静脈カテーテルの先端にバルーンがついていて，バルーンの中に冷却液を灌流させて，血液を冷却する。
クーリングブランケット，ゲルパッド法による水冷式体表冷却（Medi-Therm®, Arctic Sun™）	ブランケットやゲルパッドの中に冷却液を灌流させて，体表を冷却する。

を行えば，十分な冷却速度を維持することが容易だと期待される。

どの冷却法が望ましいかを比較した研究はない以上，事前のトレーニングや体温管理機器の導入で冷却の質（冷却速度 6.0℃/hr 以上）を担保した上で，各施設の実情に応じた active cooling を行うのが望ましい。

また，active cooling の実施には，膀胱温や直腸温などの深部体温モニタリングが必要だが，2020 〜 2021年の Heatstroke STUDY では，重症が想定される qⅣ度のうち約 65％しか実施されていない。しかも，深部体温モニタリング実施例では，active cooling 実施率は79.1％で，院内死亡率は 27.6％だったのに対して，深部体温未測定例（モニタリングなし）では，active cooling 実施率は 37.9％にとどまり，院内死亡率は42.2％であった。深部体温モニタリングを実施しない

ことが active cooling 実施率の低下，院内死亡率の上昇と関連している可能性があり，熱中症が疑われる重症例（qⅣ度）には，積極的に深部体温モニタリングを行うべきである。

Ⅳ 抗 DIC 治療

仮に，熱中症の主病態が暑熱障害による神経細胞傷害のみならば，意識障害の遷延などの後遺症の発生にも，深部体温モニタリングや active cooling の影響が出ると考えられる。しかしながら，2020 〜 2021 年のHeatstroke STUDY では，後遺症の発生（modified Rankin Scale score が 3 点以上）については，モニタリングの有無によらず，どちらも 35％弱で大きな差は認められなかった。このことは，熱中症の病態としては，

543

日本集中医療医学会専門医テキスト　第4版

高体温の遷延による神経細胞傷害だけではなく，細胞死に起因したDAMPsの放出からの炎症と凝固の活性化も重要であり，線溶抑制型のDICによる多臓器不全が直接の死因となっていることが示唆される。DICへの対応としては，早急なactive coolingを行い，DAMPsの発生を抑制するのに加えて，免疫・炎症反応を制御するような臓器特異的治療が有効だと考えられる。しかしながら，臓器特異的治療としてDICに対するアンチトロンビン製剤，リコンビナント・トロンボモジュリンなどの抗DIC治療の有効性は十分に検討されていない。active coolingだけでは救命できない重症例が多く存在する現状を鑑みて，線溶抑制型DICと考えられる場合には，敗血症性DICに準じて，抗DIC治療を行うことを検討すべきである。

Ⅴ　その他の臓器特異的治療

その他の臓器特異的治療としては，中枢神経障害に対する低体温療法，肝障害・腎障害に対する輸血・血漿交換・肝移植，血液浄化療法が挙げられているが，いずれも検討が十分ではないとされている[1]。

おわりに

熱中症の病態は暑熱障害と脱水に大別され，重症化には暑熱障害に起因した炎症・凝固反応が関与している。したがって，重症熱中症では，積極的な冷却（active cooling）を行い，体温を冷却するとともに，場合によっては，抗DIC治療を行うことを検討して，DAMPsの発生を抑制して免疫・抑制反応を制御する必要がある。

■ 文献

1) 日本救急医学会熱中症診療ガイドライン2024タスクフォース. 熱中症診療ガイドライン2024. 日本救急医学会;2024. Available from: https://www.jaam.jp/info/2024/files/20240725_2024.pdf

2) Bazille C, Megarbane B, Bensimhon D, et al. Brain damage after heat stroke. J Neuropathol Exp Neurol 2005;64:970-5.

3) Kanda J, Nakahara S, Nakamura S, et al. Association between active cooling and lower mortality among patients with heat stroke and heat exhaustion. PLoS One 2021;16:e0259441.

4) Leon LR, Helwig BG. Heat stroke: role of the systemic inflammatory response. J Appl Physiol (1985) 2010;109:1980-8.

5) Iba T, Connors JM, Levi M, et al. Heatstroke-induced coagulopathy: Biomarkers, mechanistic insights, and patient management. EClinicalMedicine 2022;44:101276.

6) 佐野秀人，浦野哲盟. PIC・プラスミノゲン・α2PI・tPA・PAI-1. 日血栓止血会誌 2018;29:573-6.

7) Bouchama A, Bridey F, Hammami MM, et al. Activation of coagulation and fibrinolysis in heatstroke. Thromb Haemost 1996;76:909-15.

8) Matsumoto H, Takeba J, Umakoshi K, et al. Successful treatment for disseminated intravascular coagulation (DIC) corresponding to phenotype changes in a heat stroke patient. J Intensive Care 2019;7:2.

9) Hifumi T, Kondo Y, Shimazaki J, et al. Prognostic significance of disseminated intravascular coagulation in patients with heat stroke in a nationwide registry. J Crit Care 2018;44:306-11.

10) 安岡正蔵，赤居正美，有賀徹. 熱中症（暑熱障害）1〜3度分類の提案 熱中症新分類の臨床的意義. 救急医 1999;23:1119-23.

11) Bouchama A, Knochel JP. Heat stroke. N Engl J Med 2002;346:1978-88.

12) Epstein Y, Yanovich R. Heatstroke. N Engl J Med 2019;380:2449-59.

13) Gaudio FG, Grissom CK. Cooling Methods in Heat Stroke. J Emerg Med 2016;50:607-16.

XVII 妊産婦

1 妊産婦の生理学的特徴

新垣達也，関沢明彦

目標
- 妊娠中の子宮サイズ増大による循環動態と呼吸機能への影響を説明できる
- 妊娠中の循環動態の変化を説明できる
- 分娩中・分娩後の循環動態の変化を説明できる
- 妊娠中の呼吸機能の変化と低酸素血症のリスクを説明できる
- 妊娠は，気道確保困難のリスクであることを理解する

Key words 仰臥位低血圧症候群，呼吸機能，循環動態，妊娠，分娩

はじめに

妊娠中は母体に解剖学的，生理学的および生化学的な変化が生じ，とくに循環器系と呼吸器系の変化が著しい。妊婦の病態を正しく解釈する上でこれらの変化を理解することは重要である。

I 妊娠時期の数え方

妊娠時期の数え方として，妊娠週数の他に妊娠月数や三半期（trimester）がある（表1）。分娩予定日は，受精日を妊娠2週0日として計算し，妊娠40週0日が予定日である。胎児が母体外成育可能な時期に到達する妊娠22週以降を出産（37週未満は早産）と呼び，妊娠22週未満は流産という。

II 妊娠中の子宮の大きさ

子宮は妊娠週数とともに増大し，妊娠20週で子宮底は臍の高さになり，その後は1週間ごとに約1cmずつ増大する。妊娠40週近くでは子宮底は臍と剣状突起の中間くらいにまで達する。子宮底が臍上以上（妊娠20週以降）の子宮サイズでは，仰臥位の際に静脈還流が阻害される。そのため，心停止を起こした妊婦への母体循環改善を目的とした死戦期帝王切開による胎児の娩出は妊娠20週以降で考慮される[1]。妊娠子宮は，主に子宮動脈（内腸骨動脈由来），卵巣動脈（腹部大動脈由来）お

表1 妊娠時期の数え方

妊娠月数	妊娠週数	三半期
1か月	0〜3	第1三半期 妊娠0週〜13週6日
2か月	4〜7	
3か月	8〜11	
4か月	12〜15	第2三半期 妊娠14週0日〜27週6日
5か月	16〜19	
6か月	20〜23	
7か月	24〜27	
8か月	28〜31	第3三半期 妊娠28週0日〜
9か月	32〜35	
10か月	36〜39	
分娩予定日	40週0日	

よび側副血管から血液が供給される。妊娠末期には，子宮動脈は $500 \sim 750$ mL/min の血流量になっている[2]。分娩後にはこの子宮血流が急速に体循環に戻ることになる。

III 循環器系の変化 [2],[3]

1 心臓の解剖学的位置変化

子宮の増大に伴い，横隔膜が挙上し，心臓は左上方に変位し，心尖部は側方に移動する。X線写真上心陰影

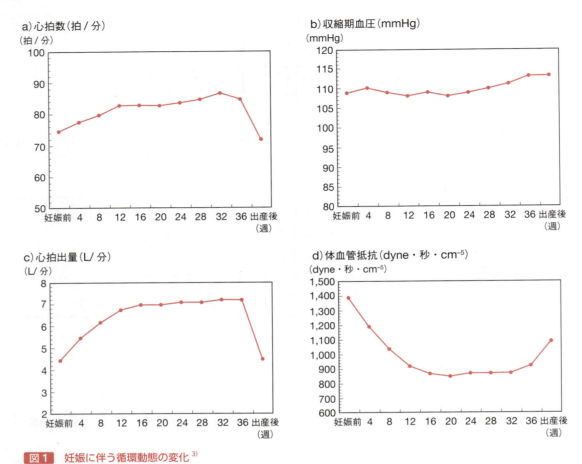

図1 妊娠に伴う循環動態の変化[3]
(日本循環器学会/日本産科婦人科学会．心疾患患者の妊娠・出産の適応、管理に関するガイドライン（2018年改訂版）．https://www.j-circ.or.jp/cms/wp-content/uploads/2018/06/JCS2018_akagi_ikeda.pdf. 2024年10月閲覧 より転載)

の拡大を認め，心電図ではわずかに左軸偏位が見られる。また，収縮期雑音が聴取されることもある。

2 循環動態

妊娠・分娩において，循環血液量の増加，心拍出量の増大，末梢血管抵抗の減少，心拍数の増加が生じ，心臓の負担は増大する（図1）[3]。

3 循環血液量

母体の循環血液量は，エストロゲンやアルドステロンなどの増加に伴うナトリウム貯留のため，妊娠初期から増加し，妊娠32週前後でピークとなる。平均で非妊時の40％増加し，とくに多胎妊娠では顕著である。分娩後は4〜6週で非妊娠時のレベルに戻る（図2）。循環血液量の増加には，増大した子宮・胎盤胎児循環に必要な循環を維持する，母体体位による静脈還流の阻害を防ぐ，そして分娩時の出血から母体を守る役割がある。分娩時の出血の際は40％以上の血液量を失うまでショックの徴候や症状が現れないことがあるため，注意が必要である。

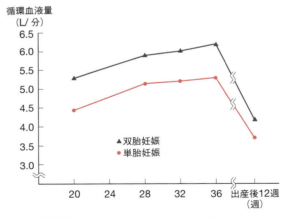

図2 妊娠に伴う循環動態の変化[2]

妊娠中の循環血漿量の増大に伴い，心機能低下症例や狭窄病変などの容量負荷に耐容性が低い病態では，心不全を発症しやすい．器質的心疾患では，循環血漿量の増大がピークを迎える妊娠20〜30週が妊娠中の心不全の好発時期である。

a）患者左側から

b）患者右側から

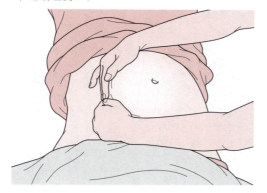
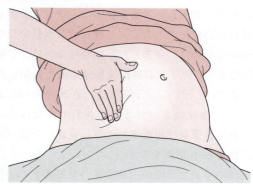

図3　子宮左方移動

4　心拍出量

妊娠中の心拍出量は，末梢血管抵抗の低下と心拍数の増加に伴い妊娠5週から増加し，妊娠20〜24週で30〜50％増加してピークとなり，その後は一定の値を保つ（図1）。多胎妊娠では，単胎妊娠よりも心拍出量がさらに20％近く増加する。

5　血圧

収縮期・拡張期血圧は妊娠24〜26週までは低下するが，その後は緩やかに上昇する（図1）。全身血管抵抗は低下し，子宮・乳房・腎臓への血流が増加するが，大動脈圧は低下しとくに拡張期血圧が低下する。妊娠後期では，増大した妊娠子宮により下肢の静脈還流が妨げられうっ滞し，下腿浮腫，下肢や外陰部の静脈瘤，痔の要因となる。血圧には母体の体位が大きく関与する。仰臥位では増大した妊娠子宮の圧迫により下半身からの静脈還流が阻害され心拍出量が減少し，その結果動脈血圧は低下する。これは仰臥位低血圧症候群と呼ばれる。妊娠満期の妊婦は，通常の状態での仰臥位で下大静脈の90％が閉塞され，心拍出量が非妊婦の30％程度に低下するといわれている。そのため，視診または触診により妊娠子宮が臍部より頭側に位置している妊婦では，仰臥位による血圧低下が危惧される場合，子宮左方移動が推奨される（図3）。心肺蘇生の際も子宮左方移動の実行が提案されている[1]。

6　心拍数

妊娠中は交感神経活性の亢進により心拍数は上昇する。妊娠32週前後でピークに達し，妊娠前の約20％増加を示す（図1）。妊娠中期から後期にかけて，期外収縮や頻脈性不整脈が出現しやすい。一方，産後は交感神経活性が低下して，徐脈傾向になるため，徐脈性不整脈が増悪傾向になる。

7　血管壁の変化

エストロゲンなどの影響で血管壁が脆弱になり，大動脈径は軽度増加し，動脈壁のコンプライアンスが低下する。上行大動脈拡大を伴うMarfan症候群では，大動脈解離のリスクが上昇する。大動脈解離は，本邦での循環器疾患による母体死亡の中で最も多い原因である[4]。

IV　分娩中・分娩後の循環動態

1　分娩中の循環動態

分娩中の循環動態は，体位，分娩様式，陣痛，麻酔により大きな影響を受け，劇的に変化する。陣痛に伴う痛み刺激により，交感神経系の緊張が亢進し，心筋収縮力，全身血管抵抗，静脈還流量が増大する。そのため，経腟分娩時の心拍出量は妊娠ピーク時よりさらに増加する。分娩第1期に心拍出量は15〜30％の増加を認め，第2期では怒責とともに45％増加するといわれている。さらに陣痛に伴う子宮収縮によって循環血液量が300〜500 mL増加し，一過性に心拍数や血圧が上昇する。分娩進行時の怒責は，循環動態の急激な変化の原因となるため，心疾患を有し，身体活動が制約されている妊婦は，硬膜外鎮痛による無痛分娩が考慮される。

2　分娩後の循環動態

分娩直後，妊娠中に増加した循環血漿量は分娩時出血により減少するが，子宮による下大静脈の圧迫が解除されることで，急激な静脈還流の増加が起こる。また，子宮血流も急速に体循環に戻るため，心拍出量は分娩前と

比較して60〜80％増加し，一過性の容量負荷状態となる。子宮サイズが大きい多胎分娩では子宮血流量が多いため，産後に心負荷が増大し，しばしば肺水腫を発症する。分娩時に一過性に増加した心拍数や血圧は，分娩後10分程度で元に戻り，心拍出量も分娩後1時間以内には10〜20％低下する。分娩後は血管透過性の亢進が続くが，その後分娩3日目までの体液の血管内への移動により循環血漿量は再度増加する。安定した循環動態に戻るには4〜6週間を要する。

健常妊婦はこうした分娩中・分娩後の循環動態の変化に適応し，出産を乗り切るが，ベースに重症心疾患などのある場合は，循環動態の変化に耐えられず心不全や肺水腫などを併発することになる。

3 水分貯留[2]

体内の水分貯留の増加は一般的であり，満期では，胎児・胎盤・羊水で3.5 L，その他の体内に3.0 Lで合計6.5 Lの水分量が増加する。また，妊娠に伴い血漿浸透圧は10 mOsm/kg低下する。満期近くになると，水分貯留の増加と妊娠子宮による下大静脈の圧迫とが相まって，多くの妊婦で下肢の圧痕浮腫が認められる。

V 血液凝固系の変化[2),5)]

1 赤血球

循環血漿量の増加が赤血球の増加を上回るため，ヘモグロビン値，ヘマトクリット値は相対的に低下し，相対的に貧血状態になる。また，妊産婦は，胎児，胎盤の発育，母体赤血球増加のため，鉄の需要量が増加し，妊婦は鉄欠乏に陥りやすい。

2 白血球

妊娠中は末梢血の白血球は5,000〜12,000 /μL程度で，軽度な増加を示す。陣痛発来時にはさらに増加することが多い。

3 血小板

血小板の産生は増加するが，消費も亢進するため，軽度の低下を示すことが多く，双胎妊娠ではより低下する。血小板数が100,000 /μLを下回る場合は異常と捉える必要がある。

4 凝固系

妊娠中は凝固系と線溶系がともに亢進しているが，止血を維持するように働いている。フィブリノゲンは非妊

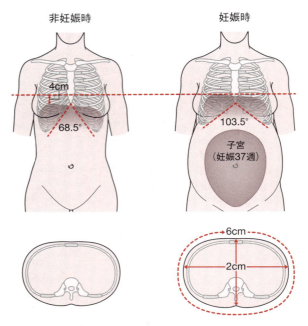

図4 妊娠中の胸壁の変化[6]

時の約150％に増加し300 mg/dL以上となる。また，XI，XIII因子以外の凝固因子も増加する。一方，線溶系は抑制されるため，深部静脈血栓症や肺血栓塞栓症などの塞栓症のリスクが上昇する。血栓症は，子宮の増大に伴う静脈の圧迫に起因して，妊娠後期から産褥期の発症が多いが，妊娠初期の重症妊娠悪阻での脱水が誘引となるケースもあり，注意が必要である。

VI 呼吸器系の変化[2),5),6)]

妊娠子宮の増大により横隔膜は約4 cm挙上され，胸郭は前後および横に2 cmずつ拡大し，胸囲が6 cmほど大きくなる。肋骨下角は妊娠中に68.5°から103.5°まで徐々に拡大する（図4）[6]。妊娠の進行に伴い機能的残気量は20〜30％減少し，仰臥位ではより減少する。呼吸数はほとんど変化しないが，一回換気量は40％増加し，分時換気量も増加する（図5）[6]。換気回数は増大しないので，動脈血二酸化炭素分圧（$PaCO_2$）の低下は軽度であるが，呼吸性アルカローシスをきたす（表2）[6]。妊婦の$PaCO_2$が40 mmHg以上の場合は，呼吸不全の原因検索が必要である。肺拡散能は妊娠によって変化しない。これらの呼吸機能は単胎妊娠と双胎妊娠で明らかな違いはない。分娩時は過換気がよく見られ，$PaCO_2$が低下する。分娩後，肺活量の変化は急速に正常化する。胸郭の変化は産後6か月程度で元に戻るが，肋骨下角は戻らず20％程度広いままである。

換気量の増加と，ヘモグロビン量および心拍出量の増加により，妊娠中の酸素消費量の増加に見合う酸素運搬

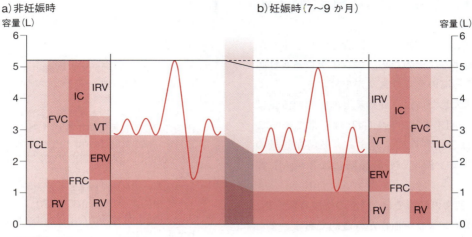

図5 妊娠中の呼吸機能の変化[6]
ERV：予備呼気量，FRC：機能的残気量，FVC：肺活量，IC：最大吸気量，IRV：予備吸気量，RV：残気量，TLC：全肺気量，VT：1回換気量．

表2 動脈血液ガス分析 正常値[6]

測定項目	非妊娠時	妊娠時 第1三半期	妊娠時 第3三半期
pH	7.40	7.42〜7.46	7.43
PaO_2	93	105〜106	101〜106
$PaCO_2$	37	28〜29	26〜30
HCO_3	23	18	17

量が確保される。酸素消費量は，単胎妊娠では非妊時の20％，多胎妊娠では30％増加し，分娩時は40〜60％増加する。妊娠後期には労作時の分時換気量と酸素消費量は最大となるが，労作が制限されることはない。これらの呼吸機能は産褥6〜12週で非妊時の状態へ戻る。妊娠中はPaO_2が上昇するが機能的残気量減少による酸素貯蔵量の減少および酸素消費量増加により，母体の酸素化状態には余力がなく，呼吸停止時の脱酸素化が急激に進むため注意を要する。妊娠後期では仰臥位では坐位と比べPaO_2が約10 mmHg低下する。このように，とくに妊娠後期や分娩時は母体の低換気や無呼吸により胎児と母体が容易に低酸素に陥るリスクが常にある。

心肺蘇生時には，腹腔内臓器と乳房の増大により，効果的な換気が妨害されるため，気道確保が重要となる。気管挿管の際には，妊娠中の気道粘膜は浮腫状で傷つきやすく，挿管に失敗した場合，挿管不能・換気不能になりやすい。そのため，経鼻挿管は避け，より細い気管チューブでの経口挿管を行うべきである。上気道の浮腫は分娩進行に伴い悪化し，また仰臥位では上気道がより閉塞されやすく，その評価は重要である。

VII 腎臓・泌尿器の変化[2),5)]

腎臓は妊娠中に約1 cm拡大する。糸球体濾過量は妊娠初期から増加し，非妊娠時の50％まで増加して，クレアチニンクリアランスは30％増加する。そのため，正常妊婦の血清クレアチニン，尿素窒素の値は非妊娠時より低値を示す。夜間頻尿の傾向になり，また尿は希釈尿となる。糸球体濾過量が増加し，グルコースの尿細管における再吸収が抑制されるため，妊産婦では高血糖でなくとも尿糖が出現しやすい。同様にタンパク尿もしばしば見られるため，タンパク尿の定義は非妊婦では150 mg/日だが，妊婦では300 mg/日になる。プロゲステロンの平滑筋弛緩作用や妊娠子宮による圧迫により，水尿管および水腎症をしばしば認める。とくに妊娠子宮の右方偏位・回旋に伴い，右側尿管に拡張を認めやすい。さらに尿管の蠕動運動が低下するため，妊娠中は尿が停滞しやすく，尿路感染をきたしやすい。妊娠末期には膀胱内圧は上昇し，尿失禁を経験する妊婦も多い。

VIII 消化器系の変化[2)]

妊娠子宮により胃や腸が頭側に移動する。上腹部の圧迫や胃食道括約筋の緊張低下により，胃・食道逆流が生じやすくなり，胸焼けがよく見られる。消化液の誤嚥のリスクが上昇することもあり，緊急時の気道確保が重要になる。妊娠中の胃内容排出時間は非妊時と比べて変化はないが，分娩中，とくに無痛分娩導入時は著しく長くなることがあり，全身麻酔時の誤嚥に注意する。

虫垂は通常，上方に移動し，やや横方向に移動し，右脇腹に達することもある。また，プロゲステロンによる平滑筋弛緩作用のため，腸管の運動性は低下し，妊婦は

便秘をきたしやすい。妊娠子宮による静脈圧迫のため，痔核を生じやすい。

妊娠に伴い胆嚢は50％増大し，収縮力が低下するため，残渣量が増加する。そのため，コレステロール性胆石や妊娠性胆汁うっ滞の発症リスクが上昇する。

肝臓サイズは増大しないが，肝動脈と門脈の血流量は増加する。AST，ALTおよびγ-GTPは正常であることが多く，ALPは2倍程度に上昇する。循環血漿量の増加によりアルブミン濃度が妊娠後期には3.0g/dL程度まで低下する。

代謝について，通常の妊娠では，軽度の空腹時低血糖，食後の高血糖，高インスリン血症が特徴的である。また血漿中の脂質，リポタンパク，アポリポタンパクの濃度は妊娠中に顕著に上昇する。

まとめ

妊娠中および分娩を通して，妊産婦の全身には劇的な変化が起こる。妊娠による身体の変化についての正しい理解と適切な対処が母児救命につながる。

■ 文献

1) 日本蘇生協議会（監）．JRC蘇生ガイドライン2020．東京：医学書院；2021．
2) Cunningham FG, Leveno KJ, Dashe JS, et al. Chapter 4: Maternal Physiology. Williams Obstetrics, 26th ed. New York: McGraw-Hill Education; 2022.
3) 1．妊娠・分娩の循環生理：妊娠・出産における母体の変化．日本循環器学会，日本産科婦人科学会．心疾患患者の妊娠・出産の適応，管理に関するガイドライン（2018年改訂版）．2019. Available from: https://www.j-circ.or.jp/cms/wp-content/uploads/2020/02/JCS2018_akagi_ikeda.pdf
4) 妊産婦死亡症例検討評価委員会，日本産婦人科医会．母体安全への提言2019 vol. 10．2020. Available from: https://www.jaog.or.jp/wp/wp-content/uploads/2020/11/botai_2019.pdf
5) 新垣達也，関沢明彦．妊娠に伴う母体の変化と出産，その後の管理．救急医学 2016;40:1010-15.
6) Hegewald MJ, Crapo RO. Respiratory physiology in pregnancy. Clin Chest Med 2011;32:1-13.

XVII 妊産婦

2 適切な ICU 管理

加藤崇央, 金子 仁

目標
- 重症妊産婦の社会的情勢を理解する
- 産科危機的出血への対応ができる
- 妊産婦の敗血症に対する対応ができる
- 母体・胎児それぞれの状態に配慮した ICU 管理ができる

Key words ICU 入室要因, intravascular coagulation, 産科危機的出血, チーム医療, 妊産婦死亡, 妊産婦敗血症

はじめに

世界的に妊産婦死亡率は低下しており，本邦では 10 万人出産当たり 5 人（死亡率 0.005%，世界保健機関 2022 年公表）と低い水準を維持している。しかし，先進国においては妊婦の高年齢化・生殖医療の普及による母体の合併症は増加しており，本邦においてもその兆候が見られる [1),2)]。妊娠に関係する特殊な疾患や生理学的変化の影響により，一般的な重症化スコアが必ずしも当てはまらないこと，また，妊婦は研究結果や胎児に与える影響を考慮して多くの臨床研究の対象から除外されていることから，実際に重症化し治療が必要になった場合のエビデンスが乏しいことが問題であり今後の検討課題である。ICU 入室が必要になる頻度は低いものの，妊産婦は急速に重症化する特徴があり，多科・多職種が連携したチーム医療が重要となる。ここでは，重症妊産婦の適切な ICU 管理について述べる。

I 妊産婦死亡

本邦における妊産婦死亡は，日本産婦人科医会が 2010 年 1 月に開始した妊産婦死亡報告事業により実態把握が可能となった。2015 年には，妊産婦死亡を予防するためのシミュレーション教育を実践するための日本母体救命システム普及協議会（J-CIMELS）が設立され，全国に講習会が普及した。詳細な事例検討に加え，教育体制の整備により，妊産婦死亡は順調に減少している [2)]。近年では，産科危機的出血，脳出血，心肺虚脱型羊水塞栓症，心大血管疾患，感染症および肺疾患の 6 大疾患が年ごとに入れ替わりで最大の死因となっていたが，産科危機的出血が 2019 年を最小値として増加傾向にあり，2020 ～ 2022 年では自殺を除くと再度最大の死因となった。原因として癒着胎盤，子宮破裂および弛緩出血が存在し，生殖補助医療との関連が示唆される。年齢分布は 19 ～ 45 歳に及び，35 ～ 39 歳が最も多く，年齢と共に死亡率が上昇し，40 歳以降では 20 歳代前半に比べると 5.0 倍である。

2010 年から 2021 年までに解析が終了した 558 例の妊産婦死亡の内訳を示す（図 1）。妊産婦死亡のうち，妊娠や分娩などの産科的合併症によって死亡したと考えられる直接産科的死亡は 56% を占め，妊娠前から存在した疾患または妊娠中に発症した疾患により死亡した間接産科的死亡は 26% であった（図 2）。間接産科的死亡の原因疾患には頭蓋内出血や大動脈解離などの発症予測や治療が困難な事例も存在している。

II 妊婦の ICU 入室要因

1 母体胎児特定集中治療室（MFICU）と ICU

本邦では，総合あるいは地域周産期母子医療センター認定を受けた施設において maternal fetal intensive care unit（MFICU）が併設されている。母体・胎児集中治療室管理料の施設基準を満たし，医師が MFICU 管理の必要性を認めた場合，1 日あたり 7381 点が管理料に加算される（令和 4 年度）。妊産婦特有の生理学的変

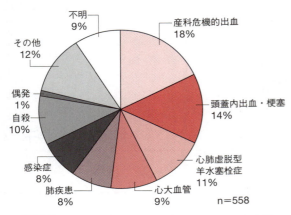

図1 本邦の妊産婦死亡原因（2010～2022年）[2]

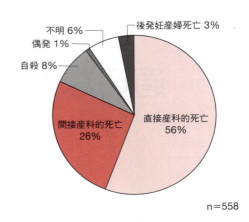

図2 本邦の妊産婦死亡における直接・間接産科的死亡割合[2]

表1 集中治療室（ICU）入室患者の原因[1]

研究	ICU入室総数	妊娠に伴う高血圧性疾患	産科出血	敗血症/感染症	その他の産科合併症	産科合併症以外	麻酔合併症
Oudら（2017年）	158,410	36,978（23.3）	11,005（6.9）	1,746（1.1）	3,140（2.0）	15,550（9.8）	139（0.1）
Zwartら（2010年）	847	224（26.8）	381（45.5）	55（6.6）	13（1.6）	152（18）	12（14）
Chantryら（2015年）	11,824	2,636（22.3）	4,043（34.2）	425（3.6）	718（6.1）	3,845（32.5）	66（0.6）
Wandererら（2013年）	2,927	875（29.9）	551（18.8）	207（7.1）	472（16.1）	1,594（54.5）	66（0.4）

＊各文献におけるICU入室原因について症例数（％）で記載（文献1より改変して転載）

化や産科的疾患の特殊性から産科医主導で管理が行われている。しかし、妊婦の集中治療において、産科医単独で対応することには限界があり、とくに心疾患・脳血管疾患・敗血症・麻酔合併症については、循環器内科医・心臓血管外科医・神経内科医・脳神経外科医・集中治療医・麻酔科医とも多職種で協力しチームで早期に対応することが必要である。これにより計画的なICU入室も含めた集学的な出産計画を立案することが可能となる。

2 ICU入室要因

ICU入室要因については、本邦における報告はないため、海外の過去の主要な研究による患者要因を表1に示す。しかし、報告により症例構成が大きく異なる。社会経済的要因・環境要因・周産期ケアの質の違い・帝王切開分娩の割合・人種・ICU入室の慣習などが影響を与えていると考えられる。

1 妊娠に伴う高血圧性疾患と産科的危機的出血

ICU入室の主要因であり全体の3分の1を占める。しかし、死亡率は比較的低い。一方、出血患者の中には羊水塞栓症が多く含まれていることが知られており、DIC治療を早期に開始するために集中治療医との連携が必要になる。

2 心疾患

産科母体ICU入室の5分の1を占めるとする報告もあり、主要な入室要因となりつつある[3]。また、Mothers and Babies: Reducing Risk through Audits and Confidential Enquiries across the UK の報告によると英国では2017～2019年の妊産婦死亡の主要因とされている。

3 感染症と敗血症

妊産婦死亡の半数に関与するとの報告もあり[4]、米国においてはその原因の第2位を占める[5]。また、敗血症の発症率は過去10年間で増加している。

4 麻酔合併症

全身麻酔を行った場合や麻酔科医以外が麻酔を担当した場合は、妊産婦死亡がそれぞれ3倍以上、2倍になるとする報告もある[6]。

3 ICU入室後の母体死亡率

妊産婦の心停止後の生存率は高い（約60％）ものの、心停止の発生により死亡率は上昇し、発生前と発生後で大きく異なる。この差は、出血（心停止発生前1.3％→発生後45％）、高血圧性疾患（1.3→25％）で最も顕著であり、血栓塞栓症（23.1→35％）、敗血症（9.1→53.5％）、心疾患（9.1→35％）でも同様に生存の可能性が大きく低

下する[7]。ICU 入室を含め早期診断・介入が重要である。ICU 入室後の妊産婦死亡の発生率は 0.3 ～ 3.5％であるとされ[1),8]，ICU 入室が死亡率を低下させる一方で，産科死亡の多くは ICU 退室後，もしくは ICU 再入室後に発生するという報告もあり，退室後の全般的な治療の質の担保が重要である[1]。

Ⅲ 産科危機的出血への対応

産科異常出血は妊娠中から分娩後に発生した異常出血の総称であり，分娩前，分娩時，分娩後の異常出血に分類される。産科異常出血の病態や原因は 4 つの T で分類でき，Tone（弛緩出血），Trauma（頸管・腟壁裂傷，産道血腫，子宮内反症，子宮破裂など），Tissue（胎盤遺残，癒着胎盤），Thrombin（凝固障害）に整理され[9]，産科 DIC（XVII-3「緊急疾患」参照）を併発しやすいことも知られる[10]。

産科危機的出血は，産科異常出血の原因にかかわらず『出血の持続』および『バイタルサイン異常（乏尿，末梢循環不全）』，『ショックインデックス 1.5 以上』，『産科 DIC スコア 8 点以上』，『フィブリノゲン値 150 mg/dL 以下』のいずれかを満たす場合をいう[10]。ショックインデックス（shock index, SI）は，心拍数（bpm）を収縮期血圧（mmHg）で除した値であり，産科危機的出血においては SI = 1 は約 1.5 L，SI = 1.5 は約 2.5 L の出血量が推測される。産科危機的出血による死亡は，子宮型羊水塞栓症（43％），子宮破裂（14％），胎盤早期剥離（10％），癒着胎盤（10％），弛緩出血（9％），子宮内反症（4％），産道裂傷（4％）の順に多い[2]。

「産科危機的出血への対応指針 2022（図 3）」[10]の骨子は，早期の覚知，適切な輸血，フィブリノゲン値の補正，出血源の検索と除去，子宮圧迫縫合，IVR，子宮摘出術，そしてチームマネジメントである。集中治療医が求められるものは，気道・呼吸・循環の維持をはじめとする生理学的徴候の維持と並列して，出血と凝固・線溶障害への対応，全体のチームマネジメントの役割が求められる。出血に対して赤血球液：新鮮凍結血漿を 1：1 に近い比率として大量輸血療法を行い，凝固・線溶障害へのトラネキサム酸静脈注射，低フィブリノゲン血症への補充を行う。

WOMAN trial によれば，トラネキサム酸は合併症を増加させることなく産科出血の死亡を減少させることが知られており[11]，発症 3 時間以内に 1 g を 10 分間で投与し，30 分後に出血が継続している場合に 1 g を追加投与することを検討する。

胎児由来組織の母体流入が関連する産科出血では，中

等量の出血においても容易に凝固障害を呈する。また，常位胎盤早期剥離や羊水塞栓症などの消費性凝固障害では，発症初期より血中フィブリノゲン値が低下する[12]。妊娠第 3 三半期のフィブリノゲンの正常値は 301 ～ 696 mg/dL であり[13]，150 mg/dL 以下では止血不良となる。血中フィブリノゲン値を迅速に測定し，把握することが重要である。さらに，2021 年 9 月 6 日付で，「産科危機的出血に伴う後天性低フィブリノゲン血症に対するフィブリノゲン製剤の使用」に保険が適用され，「産科危機的出血への対応指針 2022」にもフィブリノゲンに関する記載が行われた[10]。フィブリノゲン製剤の併用により，新鮮凍結血漿の使用量や肺水腫の発症が有意に減少したとする報告もあり[14]，今後も継続的な検討が必要である。ただし，フィブリノゲン製剤は大学病院と総合・地域周産期母子医療センターの施設制限，フィブリノゲン値 150 mg/dL 未満の場合等の制限がある[15),16]。クリオプレシピテートを作製している場合，フィブリノゲン製剤に代わって使用することも検討できる。

一方で，本指針は産科一次施設などリソースが少ない状況で的確かつ迅速に高次医療施設での加療につなげることを目的に作成されたものであるため，母体の状態が危機的と考えられる場合はショックインデックスなどの基準に達する前に介入が開始されることも許容される。出血の制御のために，用手による子宮圧迫，子宮内バルーンタンポナーデ，大動脈閉鎖バルーンカテーテルの使用，IVR による子宮動脈・内腸骨動脈塞栓術，子宮圧迫縫合，子宮腟上部摘出・子宮全摘出術が検討される。また，体外への出血量に見合わないバイタルサインの悪化がある場合は，凝固異常による後腹膜出血の可能性があり，造影 CT の実施が必要となる場合がある。集中治療医と産科医の間で，全身状態，出血の制御の見込み，子宮温存による妊孕性の維持のそれぞれのバランスを取るために，治療方針の議論と協働が必要である。そして，集中治療医は手術室，IVR 部門など他部門との調整役を担う必要がある。産科医と麻酔科医・集中治療医の連携が重要である。

Ⅳ 妊産婦の重症感染症・敗血症

妊産婦では T 細胞免疫能が低下し，非妊婦と比較して細菌感染を起こしやすくなる。妊娠中および産褥期の重症感染症の発症率は，全分娩の 0.002 ～ 0.01％といわれている[17]。産科に関連する重症感染症は流産や早産のリスクとなり，妊娠関連（絨毛羊膜炎，子宮内膜炎，乳腺炎），非妊娠関連（腎盂腎炎を含む尿路感染症，肺炎，

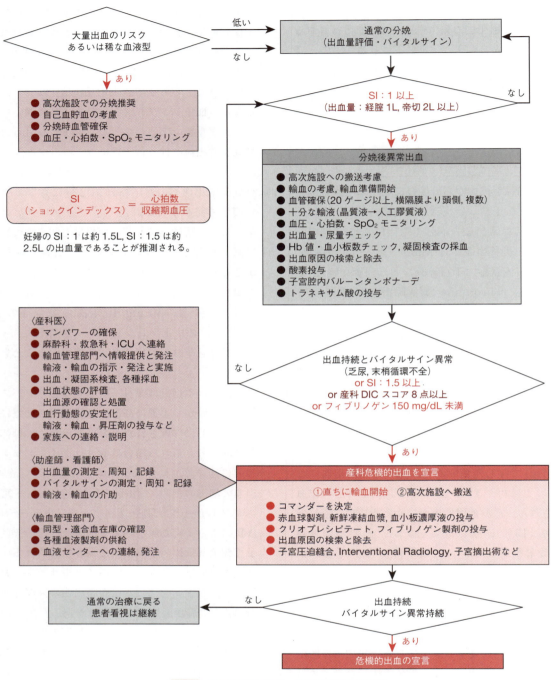

図3 産科危機的出血への対応指針 2022[10]
（文献10より転載）

肝炎，HIV など），偶発性（例えば虫垂炎），治療関連（カテーテル関連尿路感染症，人工呼吸器関連肺炎など）に分類される[18]。原因としては，妊娠中は絨毛膜炎や腎盂腎炎，肺炎が多い。産褥期は子宮内感染が多く，最も重要なリスク因子は帝王切開であり，中でも緊急帝王切開は予定帝王切開に比較して感染率がかなり高い（平均28.6% vs 9.2%）[5]。敗血症性ショックから多臓器不全に至った妊婦の死亡率は 20～28％と高く，妊産婦死亡の主要な原因の一つである[19]。本邦でも感染症による妊産婦死亡は9％を占め，増加傾向にある[2]。起因菌には，大腸菌，腸球菌，A 群溶血性連鎖球菌（group A *Streptococcus*: GAS）が多く，感染症による妊産婦死亡の最多を占めるのが劇症型A群溶連菌感染症（Streptococcal toxic shock syndrome, STSS）である。

生存率の向上には早期診断が重要であるが，非妊娠患者の敗血症診断に用いられる生理学的指標のうち，とくに心拍数・呼吸数は正常な妊婦でも該当することが多い。世界保健機関はSOFAスコアの使用を母親の敗血症に拡大することは適切でないと考えており，Confidential Enquiry into Maternal and Child

Health Report の検証研究では，産科集団における敗血症の予測スコアとして modified early obstetric warning score（MEOWS）を採用している。また，the sepsis in obstetrics score（S.O.S.）は，ICU 入室を予測可能であると報告されている[5]。しかし，有効性の検証は不十分であり，適切なスコアリングシステムの開発・普及が重要である。

1 妊産婦における敗血症の管理

妊産婦に特化したガイドラインは現時点で存在しないため，Surviving Sepsis Campaign Guideline[20]に準拠した対応を行う。妊産婦特有の生理学的変化のみならず薬物投与や X 線検査など，胎児への影響も考慮した対応が求められる。治療の基本原則は，感染源制御，早期抗菌薬投与，循環動態安定化である。また，母体の低酸素血症は胎児の低酸素血症に直結する。感染が子宮に及んでいなければ多くの場合，母体の安定化により胎児の状態も安定化するため，まず母体の安定化を意識すべきである。

2 劇症型 A 群溶連菌感染症（STSS）

β溶血を示す GAS を原因として，突発的に発症し急激に進行し敗血症性ショックを呈する病態である。臨床的な特徴として，初発症状が咽頭痛，発熱，消化器症状など非特異的なものであり，進行が極めて速く，日常生活を営む状態から 24 時間以内に多臓器不全を呈する。感染症法においては 5 類に分類され，診断した医師は 7 日以内に保健所に届け出義務がある。STSS 患者の約 3% が妊産婦であるとされる。GAS 感染症自体が，冬から春の季節性を持って流行し，小児に好発するため子どものいる妊産婦に発症しやすい。上気道もしくは腟から侵入した GAS が子宮において子宮内膜炎・絨毛膜羊膜炎を引き起こし，胎児の全身状態を悪化させ，さらに炎症に対して子宮が強い収縮を起こし，菌塊やエンドトキシンが全身に伝搬することにより進行が増幅されるという病態が推測されている[21]。また，炎症に伴う子宮収縮は流産や早産のリスクになる[22]。2020 年 4 月以降死亡例がなく，COVID-19 流行によるマスクの導入などの生活様式の変化に伴う衛生状態の改善が影響を与えている可能性がある[23]。ペニシリン系抗菌薬の大量投与とクリンダマイシン投与が推奨されている。ガンマグロブリン投与は確立したエビデンスはないが有効性を示す報告がある[24]。感染源のコントロールの対象の多くは子宮であり，救命において子宮摘出は必ず考慮するべき選択肢である[22]。

V 薬物療法と放射線被爆

1 薬物療法

循環血液量増加，低アルブミン血症，糸球体濾過率増加などにより妊産婦の薬物動態は理論的には大きく異なるが，妊産婦の至適薬物投与量については信頼できる報告に乏しい。妊娠 13 週未満（多くは 4 週未満）では催奇形性を，それ以降では胎児毒性を考慮する必要がある。代表的な薬物としては，妊娠初期ではワルファリン・フェニトイン・フェノバルビタールによる催奇形性，妊娠中期〜末期では，アミノグリコシド系抗菌薬による聴力障害，アンジオテンシン変換酵素阻害薬・アンジオテンシン II 受容体阻害薬による腎機能障害，妊娠末期では，非ステロイド性抗炎症薬による動脈管収縮や新生児壊死性腸炎などがある。妊婦に使用した鎮痛薬や鎮静薬はほぼすべて胎盤を通過するため，娩出後の呼吸抑制や退薬症状を誘発する。ただし，催奇形性が問題になる時期であっても，医薬品を用いなければ母児ともに危険にさらす場合もある。胎児への影響や代替薬の有無を十分に検討した上で，治療上の有益性・必要性が高ければ十分な説明の上投薬を行うべきである[25]。

2 放射線被ばく

医療上の放射線被ばくによる胎児への影響はその時期と線量に加え，妊産婦の体型，胎児の位置あるいは照射部位により大きく異なる。一般的に奇形発生率は 3 〜 5% 程度であることを認識しておく必要がある。50 mGy 以下の被ばく線量では危険性はなく，また 100 Gy 以下であればその影響は極めて少ない。診断用放射線は，通常 50mGy 未満の線量であり，誤って放射線治療を受けた場合や原発事故など特殊な場合を除き，胎児への影響は小さい（表 2）[26]。2011 年の福島原子力発電所事故後の奇形発生率についての継続的な調査においては，奇形発生率は 2% 台で増減もなく一般的な発生率より高い発生率は観察されていない。妊娠 9 〜 16 週の胎児中枢神経系は，細胞分裂が旺盛で，放射線被ばくは精神発育遅滞の頻度を上昇させる可能性がある。妊娠 17 〜 26 週では感受性は低下し，妊娠 9 週未満および妊娠 27 週以降では悪影響を与えないとされる[25]。ただし，胎児被ばくの危険性を考慮するあまり，必要のある検査や処置を回避すべきでない。

VI 妊産婦の ICU 管理まとめ

妊婦の集中治療においては，母体の鎮痛鎮静・気道・

呼吸管理・循環管理に加えて，薬物が胎児に与える影響・胎児モニタリング・放射線被ばく・倫理的な問題も考慮し，複数科，多職種によるチーム医療が重要である。Guntupalli らの推奨する 5 段階アプローチに非常によくまとめられており，以下に記載する[27]。

1 第 1 段階：内科的疾患と産科的疾患の鑑別

内科的疾患と産科的疾患は類似した症状を呈する場合がある。例えば，子癇前症・血栓性血小板減少性紫斑病（thrombotic thrombocytopenic purpura, TTP）・全身性エリテマトーデスは，いずれも高血圧・タンパク尿・血清クレアチニン値の上昇・血小板減少・痙攣などの症状を呈することがある。同様に，急性ウイルス性肝炎は急性妊娠性脂肪肝に酷似している。ほとんどの内科的疾患では特別な治療が可能であるが，産科的疾患では治療の選択肢が限られるため鑑別が重要である。迅速な妊娠の終了は多くの産科疾患の進行を改善する。しかし，内科的疾患の場合は経過を変えることはできない。

2 第 2 段階：多臓器不全（とくに腎不全と凝固障害）の認知

重症疾患では多臓器不全を認めることがある。妊娠中はとくに腎不全と凝固障害の発症に注意が必要である。妊娠中は全身および腎臓の血行動態が変化するため急性腎不全がよくみられる。産科患者以外では急性尿細管壊死が原因であることが多い一方，産科腎不全の 7 〜 20％は腎皮質壊死が原因であり，ショックや DIC による微小血管血栓症を伴う場合に発生する。腎皮質壊死を起こした女性は透析治療を必要とする重大な腎機能障害が残存する可能性がある。血小板減少症や DIC は多くの産科的疾患でも認められるため，ICU に入室するすべての妊婦はルーチンに DIC スクリーニングを受けるべきである。トロンボエラストグラフィーの活用も考慮すべきである。

3 第 3 段階：妊娠を継続した場合の母体と胎児のリスク評価

多くの産科疾患は分娩後速やかに改善するため妊娠の終結が救命となる場合がある。時には胎児機能不全のために緊急分娩が必要となり，時には母体の臓器機能を安定させるのに必要な時間が胎児の予後をさらに悪化させる可能性がある。原則として，母体が常に胎児よりも優先される。時として，母体の脳死や末期の病気のような複雑な状況では，胎児の状態の方がより重視されることがある。また，妊娠 22 週から 24 週にかけては，妊娠の終結が母体にとって有益であっても，新生児の予後が極めて悪くなる時期でもある。

表2 放射線検査における胎児被ばく線量[25]

検査方法	平均胎児被曝線量（mGy）	最大胎児被曝線量（mGy）
単純撮影		
頭部	0.01 以下	0.01 以下
胸部	0.01 以下	0.01 以下
腹部	1.4	4.2
腰椎	1.7	10
骨盤部	1.1	4
排泄性尿路造影	1.7	10
消化管造影		
上部消化管	1.1	5.8
下部消化管	6.8	24
CT 検査		
頭部	0.005 以下	0.005 以下
胸部	0.06	0.96
腹部	8.0	49
腰椎	2.4	8.6
骨盤部	25	79

4 第 4 段階：早期出産を選択した場合の分娩方法と麻酔方法の選択

分娩方法（経腟分娩か帝王切開か）は，分娩の適応と母体の臨床状態によって決定されるべきである。経腟分娩は，陣痛の持続時間が予測できないため，ICU 入室重症妊婦の 70％が帝王切開で分娩している。選択的帝王切開術は，全身麻酔による気道確保のリスクが高いため，通常は区域麻酔で行われる。一方で脊髄幹麻酔による低血圧と硬膜外血腫のリスクは重大である。ショック・呼吸困難・痙攣発作・凝固異常のある患者では，上気道狭窄による挿管困難の可能性・胃内容逆流・誤嚥の危険性があるにもかかわらず，全身麻酔が選択されることもある。このような状況では，集中治療専門医・産科医・麻酔科医・新生児科医の連携が不可欠である。

5 第 5 段階：出産に向けて母体と胎児の状態を最適化

生理的な異常を是正することにより，分娩時の合併症を最小限に抑えることができる。24 〜 34 週までの分娩では，ベタメタゾンの投与により，胎児の肺の成熟が促進される。低血圧および循環血液量減少を是正し，気道確保・人工呼吸が必要な場合は気管挿管を行う。痙攣発作と重度高血圧は迅速に治療する必要がある。凝固障害を認める場合は抗凝固薬の中止や適切な血液製剤の投与，脊髄幹麻酔を予定している場合はとくに是正が必要である。経腟分娩の場合は陣痛が数時間続くことがあるため，血液製剤の投与タイミングは非常に重要である。TTP が疑われる場合は，血小板輸血は避けるべきである。

■文献

1) Einav S, Leone M. Epidemiology of obstetric critical illness. Int J Obstet Anesth 2019;40:128-39.

2) 妊産婦死亡症例検討評価委員会, 日本産婦人科医会. 母体安全への提言 2022 Vol.13. 2023. Available from: https://www.jaog.or.jp/wp/wp-content/uploads/2023/01/botai_2022.pdf

3) Wanderer JP, Leffert LR, Mhyre JM, et al. Epidemiology of obstetric-related ICU admissions in Maryland: 1999-2008*. Crit Care Med 2013;41:1844-52.

4) Pfitscher LC, Cecatti JG, Haddad SM, et al; Brazilian Network for Surveillance of Severe Maternal Morbidity Study Group. The role of infection and sepsis in the Brazilian Network for Surveillance of Severe Maternal Morbidity. Trop Med Int Health 2016;21:183-93.

5) Filetici N, Van de Velde M, Roofthooft E, et al. Maternal sepsis. Best Pract Res Clin Anaesthesiol 2022;36:165-77.

6) Sobhy S, Zamora J, Dharmarajah K, et al. Anaesthesia-related maternal mortality in low-income and middle-income countries: a systematic review and meta-analysis. Lancet Glob Health 2016;4:e320-7.

7) Mhyre JM, Tsen LC, Einav S, et al. Cardiac arrest during hospitalization for delivery in the United States, 1998-2011. Anesthesiology 2014;120:810-8.

8) Pollock W, Rose L, Dennis CL. Pregnant and postpartum admissions to the intensive care unit: a systematic review. Intensive Care Med 2010;36:1465-74.

9) Bienstock JL, Eke AC, Hueppchen NA. Postpartum Hemorrhage. N Engl J Med 2021;384:1635-45.

10) 日本産科婦人科学会, 日本産婦人科医会, 日本周産期・新生児医学会, 他. 産科危機的出血への対応指針 2022. 2022. Available from: https://www.jsog.or.jp/activity/pdf/shusanki_taioushishin2022.pdf

11) WOMAN Trial Collaborators. Effect of early tranexamic acid administration on mortality, hysterectomy, and other morbidities in women with post-partum haemorrhage (WOMAN): an international, randomised, double-blind, placebo-controlled trial. Lancet 2017;389:2105-16.

12) Tanaka H, Katsuragi S, Osato K, et al. Value of fibrinogen in cases of maternal death related to amniotic fluid embolism. J Matern Fetal Neonatal Med 2017;30:2940-43.

13) Cunningham FG, Leveno KJ, Dashe JS, et al. Appendix. Williams Obstetrics, 26th ed. New York: McGraw-Hill Education; 2022.

14) Matsunaga S, Takai Y, Nakamura E, et al. The Clinical Efficacy of Fibrinogen Concentrate in Massive Obstetric Haemorrhage with Hypofibrinogenaemia. Sci Rep 2017;7:46749.

15) 厚生労働省. 薬生薬審発 0906 第 6 号 / 薬生安発 0906 第 20 号 / 薬生血発 0906 第 1 号. 新たに薬事・食品衛生審議会において公知申請に関する事前評価を受けた後天性低フィブリノゲン血症における乾燥人フィブリノゲンの使用に当たっての留意事項について. 2021. Available from: https://www.pmda.go.jp/files/000242828.pdf

16) 日本産科婦人科学会, 日本産婦人科医会. フィブリノゲン製剤の適正使用に関して. 2021. Available from: https://www.jsog.or.jp/news/pdf/20210910_FBG_shuuchi.pdf

17) Al-Ostad G, Kezouh A, Spence AR, et al. Incidence and risk factors of sepsis mortality in labor, delivery and after birth: population-based study in the USA. J Obstet Gynaecol Res 2015;41:1201-6.

18) Filetici N, Van de Velde M, Roofthooft E, et al. Maternal sepsis. BestPract Res Clin Anaesthesiol 2022;36:165-77.

19) Bauer ME, Bateman BT, Bauer ST, et al. Maternal sepsis mortality and morbidity during hospitalization for delivery: temporal trends and independent associations for severe sepsis. Anesth Analg 2013;117:944-50.

20) Evans L, Rhodes A, Alhazzani W, et al. Surviving Sepsis Campaign: International Guidelines for Management of Sepsis and Septic Shock 2021. Crit Care Med 2021;49:e1063-143.

21) Hayata E, Nakata M, Hasegawa J, et al. Nationwide study of mortality and survival in pregnancy-related streptococcal toxic shock syndrome. J Obstet Gynaecol Res 2021;47:928-34.

22) Anderson BL. Puerperal group A streptococcal infection: beyond Semmelweis. Obstet Gynecol 2014;123:874-82.

23) 妊産婦死亡症例検討評価委員会, 日本産婦人科医会. 母体安全への提言 2021 vol.12. 2022. Available from: https://www.jaog.or.jp/wp/wp-content/uploads/2022/06/botai_2021.pdf

24) Parks T, Wilson C, Curtis N, et al. Polyspecific Intravenous Immunoglobulin in Clindamycin-treated Patients With Streptococcal Toxic Shock Syndrome: A Systematic Review and Meta-analysis. Clin Infect Dis 2018;67:1434-6.

25) 日本産科婦人科学会, 日本産婦人科医会. 産婦人科診療ガイドライン―産科編 2020. 2020. Available from: https://www.jsog.or.jp/activity/pdf/gl_sanka_2020.pdf

26) Hall EJ. Scientific view of low-level radiation risks. Radiographics 1991;11:509-18.

27) Guntupalli KK, Hall N, Karnad DR, et al. Critical illness in pregnancy: part I: an approach to a pregnant patient in the ICU and common obstetric disorders. Chest 2015;148:1093-104.

■重要論文■

◆ 母体安全への提言

妊産婦死亡症例検討評価委員会・日本産婦人科医会が発刊, 毎年改訂される。日本での妊産婦死亡症例の現状を検討し, 診断治療への提言を行っている。（→文献 2, 23）

◆ 産科危機的出血への対応指針 2022

日本産科婦人科学会, 日本産婦人科医会, 日本周産期・新生児医学会, 日本麻酔科学会, 日本輸血・細胞治療学会, 日本 IVR 学会の共同で作成された対応指針。産科的危機的出血への対応をフローチャートにまとめ, 解説が加えられている。（→文献 10）

◆ 妊娠における重症疾患

米国 Guntupalli らは, 重症妊産婦に対する治療アプローチについてまとめている。（→文献 27）

XVII 妊産婦

3 緊急疾患

金子　仁，加藤崇央

目　標
- 母体の緊急疾患においても，集中治療医が果たすべき役割は患者の安定化と全身状態の管理である。一方で母体疾患の特殊性から産科医とのコミュニケーションや協働は欠かせない。そのために，各疾患の概念，基本的な治療方針を知る。

Key words HELLP 症候群，急性妊娠脂肪肝（AFLP），劇症型 A 群溶連菌感染症 /GAS，産科 DIC，子癇，周産期心筋症，常位胎盤早期剥離，妊産婦の心停止，羊水塞栓症

I 母体における緊急疾患と集中治療医が果たすべき役割

日本産婦人科医会が主導する妊産婦死亡報告事業の 2010 年から 2023 年の間で解析がなされた妊産婦死亡 590 例において，産科危機的出血 18%，頭蓋内出血・梗塞 14%，心肺虚脱型羊水塞栓症 11%，周産期心筋症・大動脈解離を含む大血管疾患 9%，肺塞栓症を含む肺疾患 8%，劇症型 A 群溶連菌感染症を含む感染症が 8% と報告されている [1]。それぞれが占める死亡率の割合は年度において変動があるものの，これらが主要な産科関連死亡の原因であることは変わりがない。急性発症する妊産婦死亡事例の発症場所は約 3 分の 1 が総合病院であり，3 分の 2 は有床診療所・産科病院，自宅を含む医療施設外であった。このような報告から想定すると，母体関連緊急疾患に対処する集中治療医は，自院の発生直後の状態に限らず，転院搬送などの過程を経た各疾患の様々なフェーズでの対応が求められることになる。

集中治療医は，緊急・重症病態の妊産褥婦に対して非妊娠患者と同じように気道，呼吸，循環などの生理学的異常に対応し，いわゆる『全身管理』を中心に行う。一方『母体』特有の疾患への対応は産科医の介入が必要であり，集中治療医と産科医の協働が重要である。同時に，集中治療医は輸血の準備・調整，麻酔科など他部門との調整役などリーダーとしての役割を求められる。そのため，各病態の推移，治療方針を理解し，産婦人科医とのコミュニケーションを行うことが必要不可欠である。また，集中治療医の役割として各部門と協調し，時間的余裕がないことが想定される病態に対して，事前にマニュアルを作成し，協働を意識したシミュレーションによっ

て各部門の連携を図ることも重要である [2]。

II 各種緊急疾患

1 産科 DIC

産科 DIC（disseminated intravascular coagulation）の主な原因は，常位胎盤早期剥離，産後出血などの産科危機的出血，妊娠高血圧腎症 / 子癇 /HELLP（hemolysis, elevated liver enzyme, low platelet）症候群，胎児死亡と児娩出の遷延，羊水塞栓症，敗血症性流産などである。その他，前置胎盤，産科異常出血，急性妊娠脂肪肝も本症を誘発しうる。産科領域の DIC のメカニズムの一つは『トロンビンの急速な生成による消費性凝固障害とそれに続く線溶亢進現象に起因する出血傾向』，いわゆる線溶亢進型 DIC である。この DIC は敗血症などで集中治療医がよく経験する凝固優位型（線溶抑制型）DIC と異なり，日本血栓止血学会や日本救急医学会の提唱する DIC とは別の基礎病態を対象としている [3]。一方，妊娠高血圧症候群や HELLP 症候群などはトロンビン生成が比較的緩徐であり，凝固優位型 (線溶抑制型)DIC となる場合もある。

日本産婦人科・新生児血液学会では，『基礎疾患・病態（常位胎盤早期剥離，羊水塞栓症，非凝固性分娩後異常出血）の存在』かつ，『血漿フィブリノゲン値』または『FDP 値または D ダイマー値』からスコア化した『暫定版産科 DIC 診断基準』（表 1）を提唱 [4] している。

2 羊水塞栓症

羊水塞栓症は破水，胎盤剥離，帝王切開などの機械的

妊産婦 XVII

表1　2024年改訂版 産科DIC診断基準[4]

Ⅰ. 基礎疾患・徴候	点数	Ⅱ. 凝固系検査		点数	Ⅲ. 線溶系検査		点数
a. 常位胎盤早期剥離	4	フィブリノゲン（mg/dL）			a. FDP（μg/mL）		
		300 ≦		0	< 30		0
b. 羊水塞栓症	4				30 ≦ < 60		1
		200 ≦ < 300		1	60 ≦		2
c. 非凝固性	4				b. D-dimer（μg/mL）		
分娩後異常出血		150 ≦ < 200		2	< 15		0
					15 ≦ < 25		1
		< 150		3	25 ≦		2
どれか1つを選択					aとbのどちらかを選択		

・止血困難な分娩後異常出血の産褥婦に対して，基礎疾患・徴候，凝固系検査，線溶系検査各項目の該当するものを1つだけ選び合計する。
・8点以上となった産褥婦を産科DICと診断する。
・非凝固性分娩後異常出血；分娩後異常出血のうち，出血に凝血塊を伴わないものを指す。
・膿盆などの容器に集めて凝血塊（血餅）が形成しないことを確認することが望ましい。
・この診断基準は分娩後異常出血の管理に「産科危機的出血への対応指針（最新版）」と併せて利用することを目的に作成されている。

表2　羊水塞栓症の臨床的診断基準

Clark ら[7]	本邦の臨床的診断基準[6]
・突然の心肺停止，低血圧（収縮期 90 mmHg 以下），呼吸障害（呼吸困難，チアノーゼ，SpO$_2$ 90% 以下） ・臨床的所見・徴候後の overt DIC，凝固障害 ・分娩中，胎盤排出後 30 分以内の発症 ・分娩中の 38.0℃ を超える発熱なし	下記のうち（1），（3），および（2）の一つ以上を満たすものを臨床的に羊水塞栓症と診断する （1）妊娠中または分娩後 12 時間以内に発症 （2）下記の①から④の 1 つ以上に対して集中的な医学治療が行われた場合 　①心停止 　②呼吸不全 　③DIC 　④分娩後 2 時間以内の原因不明の大量出血（1500 mL 以上） （3）観察された所見や症状が羊水塞栓症以外の疾患で説明ができない場合

侵襲により母児循環の境界メカニズムが破綻し，羊水・胎児成分が母体循環に流入することにより発生する。この結果，分娩中ないし胎盤娩出から 30 分以内に呼吸，循環の急速な虚脱，凝固・線溶系活性化による DIC を引き起こす病態である[5]。本症の臨床症状の発生には羊水・胎児成分の肺動脈系での機械的閉塞よりも，母体の特異的免疫反応に伴う systemic inflammatory response syndrome（SIRS）様病態やアナフィラキシー様病態が強く関連していると推定されている。発生頻度は約 2 から 3 万分娩に 1 例の発生と稀であるが，本症は本邦で解析された，防ぎ得る母体死亡の 12% を占める疾患である[6]。本邦において本症は臨床症状から子宮型と心肺虚脱型に分類される[8]。子宮型は分娩開始後にコントロール困難な弛緩出血，著明な血中フィブリノゲン低値，線溶亢進型 DIC を特徴する。一方で心肺虚脱型は妊娠中から分娩数時間以内の急激な呼吸不全，循環動態破綻，心停止を発症する。確定診断は症状を伴い，子宮や肺循環に組織学的に羊水・胎児成分が存在することで証明さ

れるが，無症候の母体にも認められること，リアルタイムに結果が得られないことから，急性期の診断基準としては意味をなさない。海外の報告でも現時点で羊水塞栓症を確定ないし否定する血液検査や臨床的診断基準は確定していない[5]が，臨床的診断基準の一例を示す（表2）[6,7]。羊水塞栓症への治療は，全身管理と共に FFP，フィブリノゲン製剤などの凝固因子の早期の大量補充と抗線溶療法の実施を行う。

3　常位胎盤早期剥離

常位胎盤早期剥離（早剥）は胎児分娩以前に胎盤が剥離するものと定義され，しばしば母体死亡や胎児死亡の原因となり，産科危機的出血による妊産婦死亡原因の第 3 位を占める[1]。病態は基底脱落膜の虚血や壊死，螺旋動脈破綻，これらによる出血から形成された胎盤後血腫，その結果による胎盤圧迫と剥離の進行である。胎盤が剥離することで胎児低酸素症の原因となり，形成された血腫は凝固因子消費，活性化組織トロンボプラスチン様物

559

日本集中治療医学会専門医テキスト　第4版

表3　HELLP 症候群 [8], [11]

診断基準（Sibai）		重症度分類例（Mississippi classification）	
①溶血：血清間接ビリルビン値 > 1.2 mg/dL，血清 LDH > 600 IU/L，病的赤血球の出現	Class 1	LDH ≧ 600 IU/L，血小板 ≦ 5万 /μL，AST ないし ALT ≧ 70 IU/L	
②肝機能：血清 AST（GOT） > 70 IU/L，血清 LDH > 600 IU/L	Class 2	LDH ≧ 600 IU/L，血小板 ≦ 10万 /μL，AST ないし ALT ≧ 70 IU/L	
③血小板数減少：血小板数 < 10万 /mm	Class 3	LDH ≧ 600 IU/L，血小板 ≦ 15万 /μL，AST ないし ALT ≧ 40 IU/L	

質の母体循環への流入による高度な線溶亢進型 DIC を誘発する。典型的症状は急激な下腹部痛と子宮筋の過緊張，性器出血，胎動減少といわれるが，症状が乏しい場合もあり，しばしば切迫早産などの他病態との誤認や鑑別が困難となる。重症例では DIC，出血性ショック，胎児心拍陣痛図（cardiotocogram, CTG）異常，子宮内胎児死亡を伴い迅速な対応が要求される。一方で，本疾患を疑う血腫が観察されても，胎児異常や凝固系異常がない場合などは週数によっては妊娠継続も考慮されうる[8]。重症例では急速遂娩が主たる産科的戦略となる。胎児が生存している場合は可及的速やかな帝王切開が優先して選択されるが，死亡している場合の分娩方法はガイドラインによって異なる。欧米はかねてより基本的に経腟分娩を推奨している[9]が，本邦では各施設における医療資源の観点から，経腟分娩と帝王切開が併記されている[8]。本症に対する集中治療医の戦略は，線溶亢進型 DIC に対する積極的な凝固因子補充，出血を含めた全身管理となる。

4　子癇

　子癇はてんかんや二次性痙攣が否定され，妊娠20週以降に初めて発生した痙攣発作と定義される[8]。妊娠高血圧症候群（hypertensive disorders of pregnancy, HDP）と共通した基盤がある可能性が指摘されているが，本邦では独立した疾患として扱う。報告によっては，本症は母体死亡の10%程度を占める[10]ものもある。本症の病態は高血圧性脳症様の痙攣発作であると考えられ，脳血流自動能の破綻が原因の血流増加，浮腫，血管攣縮による虚血，その後の血管性浮腫であると推定されている[10]。そのため，高い確率で posterior reversible encephalopathy syndrome（PRES）が合併する。先行症状として高血圧，頭痛，視覚障害，上腹部痛などが指摘されているが，前駆症状がない場合もある。意識障害と四肢の強直性痙攣が発生し，その後に次第に意識が回復する。症候性てんかんと同様に気道，呼吸，循環の管理が集中治療医の最優先事項となる。同時に硫酸マグネシウム，降圧療法を開始し，痙攣の継続があれば抗痙攣

薬を考慮する[8]。本邦のガイドラインでは抗痙攣薬の第一選択薬はジアゼパムやロラゼパムである。本邦では痙攣の再発予防目的に硫酸マグネシウム製剤を初期投与量4 g を20分かけて静脈内投与を行い，1 g/hr で持続投与を開始する。痙攣の停止と生理学的徴候の安定後，脳血管障害，てんかん，脳炎・脳症などの鑑別診断目的に頭蓋内病変の検索を行う。また，子癇は HELLP 症候群を高い確率で合併するため，DIC や肝障害などの他の臓器障害の合併も考慮する。本邦の産婦人科ガイドラインでは，子癇は帝王切開の絶対的適応ではなく，胎児モニタリングの状況と母体の全身状態の安定を考慮した上で，経腟分娩か帝王切開を選択する[8]。

5　HELLP 症候群と急性妊娠脂肪肝

　HELLP 症候群，急性妊娠脂肪肝（acute fatty liver of pregnancy，AFLP）は両者とも肝機能障害を特徴とし，時に両者は鑑別が困難である[8]。妊娠第3三分期および褥婦が上腹部症状，悪心・嘔吐，極度の倦怠感を訴え他場合，両疾患を疑う必要がある。HELLP 症候群は血液検査により hemolysis（H：溶血，LDH 高値），elevated liver enzymes（EL：AST, ALT 値などの肝臓由良酵素の上昇），low platelet（LP: 血小板減少）を特徴とする。妊娠高血圧腎症や子癇では HELLP 症候群の発症が高率となるため，HDP と共通する因子の存在が共通する因子の存在が考えられている。HELLP 症候群の診断は，『他の偶発合併症によるものではなく，周産期に溶血所見，肝機能障害，血小板減少を同時に伴い，Sibai の診断基準（表3）（一部改変）』[8]により診断される。本症の重症度の判定の例としてミシシッピ分類[11]（表3）が提唱され，Class 1 では DIC や胎盤早期剥離，周産期死亡，胎児発育不全，早産などの有意に高い合併症を有することが知られている。HELLP 症候群の最大の治療戦略は，全身管理を継続しながら妊娠終結の時期を決定，実行することである。合併する高血圧に対して，硫酸マグネシウム投与，降圧療法を併用する。ステロイド投与は母体予後への寄与は懐疑的であるとの指摘があるが，胎児肺成熟や母体の重篤な合併症予防の観点から投与される場

560

妊産婦 XVII

表4 急性妊娠脂肪肝の診断基準例 [8]

アンチトロンビン値と血小板値に基づいた診断基準	Swansea 基準
① AST ＞ 45 IU/L，LDH ＞ 400 IU/L ② AT 活性＜ 65％かつ血小板≧ 12 万 / μL 　①，②を満たす	臨床症状 嘔吐，腹痛，多飲 / 多尿，脳症 ●血液所見 高ビリルビン血症（＞ 0.8 mg/dL），低血糖（＜ 72 mg/dL），尿酸値上昇（＞ 5.7mg/dL），白血球増多（＞ 11,000/μL），肝酵素上昇（AST と ALT ＞ 42 IU/L），高アンモニア血症（＞ 27.5 mg/dL ないし＞ 47 μmol/L），腎機能障害（Cre ＞ 1.7 mg/dL），凝固異常（PT ＞ 14 秒ないし APTT ＞ 34 秒） ●検査所見 超音波検査所見（腹水ないし肝臓高輝度所見），肝生検（microvesicular steatosis） 上記の 14 項目中 6 項目以上を満たす

合がある[11]。

AFLP は完全な病態解明がなされていないが，胎児ミトコンドリア β 酸化経路の異常が原因の，脂肪酸代謝障害による中間物質の肝臓への蓄積が病態と推定され，組織学的には肝生検による著明な小滴性脂肪肝が認められる[12]。臨床症状や検査結果は HELLP 症候群と類似しており，しばしば鑑別が困難である。日本産婦人科学会は本症の診断基準に対してコンセンサスは未確定としているが，ガイドラインのなかで Swansea の診断基準を提示している（表4）[8]。また，アンチトロンビン活性が極端に低下する場合があることも報告され，臨床症状とともにアンチトロンビン活性が 60％ を下回ることが本症を疑う契機となることがある。HELLP 症候群と同様に主たる治療方針は妊娠の終結であり，重篤な場合 DIC 対策を行いながら胎児の娩出を行う必要がある。肝機能障害が誘因となる低血糖，出血傾向などの症状への対応が集中治療医に必要である。

6 劇症型 A 群溶連菌感染症

これら重症感染症に対する集中治療医の基本方針は早期の覚知と治療介入であり，非産科患者と共通である。本邦では妊産婦死亡原因における感染症は 10％ を占め，かつ近年増加傾向にあるとされる[1]。この中で β 溶血を示す *Streptococcus pyogenes* による劇症型 A 群溶連菌（group A *Streptococcus*，GAS）感染症が最も多い。GAS 感染症は咽頭炎，伝染性膿痂疹，しょう紅熱，子宮内膜炎，腹膜炎，菌血症のみなど[13]多様な形態をとるが，壊死性筋膜炎や streptococcal toxic shock syndrome（STSS）の形態も示す。STSS は急速発症，急激に進行する敗血症性ショック症状を示す。症状は咽頭痛，発熱，消化器症状など非特異的なものから開始し，かつ非常に

急速に進行する。上気道もしくは腟から侵入した GAS が菌血症やトキシンの全身への伝播で子宮に波及し，子宮内膜炎，絨毛膜羊膜炎が発生し，胎児の状態悪化とともに炎症に対する強い子宮収縮を発生させる[14]。咽頭炎などの非特異的感冒症状の先行で発症する場合があり，Centor criteria を迅速診断キットの使用，抗菌薬投与の開始を決定する一助とする。他の重症感染症と同様に早期の抗菌薬投与が必要であり，ペニシリンとクリンダマイシンの大量投与が第一選択である。

7 周産期心筋症

周産期心筋症は，心疾患の既往がない妊産婦が分娩数か月以内に原因不明の左室収縮機能低下を示す心筋症であり，周産期心筋症，産褥性心筋症と呼ばれる。妊産婦において倦怠感，息切れ，浮腫など心不全と同様な症状は一般的な症状であり，また，妊娠高血圧症候群や多胎妊娠では症状が増悪するため，診断の遅れや重症化の原因となることがある。本邦での発生頻度は 1 万から 2 万分娩に 1 例程度と推定され，他国と比較して発生頻度は低いが[15]，母体死亡に関連する疾患であり早期診断の重要性は認識する必要がある。本症は，高齢妊娠，妊娠高血圧症候群，多胎妊娠などが危険因子とされる。これら危険因子を持つ妊産褥婦が心不全様症状に対して，医療者は心臓超音波検査，NT-proBNP などで鑑別を行う必要がある。本邦の診断基準[16]が存在するが，除外診断であり妊娠高血圧症候群などによる肺水腫，肺血栓塞栓症，羊水塞栓症，ウィルス等の心筋炎などを検索した上での除外診断であることに留意する。一般に産褥期以降の発症が多いとされる。利尿薬，心不全内服治療薬，抗凝固薬，血管拡張薬など既存の心不全治療を行う。プロラクチンが病態に関与している知見から，抗プ

561

ロラクチン療法として高度心機能低下例に対するブロモクリプチンなどのドパミン作動薬追加を推奨する海外の指針も存在する[17]が，本邦ではブロモクリプチンは血管攣縮や血圧上昇の副作用から妊娠高血圧症候群，産褥期高血圧には禁忌とされている。

8 妊産婦の心停止

妊産褥婦の心停止は妊娠と関連した羊水塞栓症，肺塞栓症，出血性病変以外にも多数の病態で発生しうる[18]。

妊婦の心肺蘇生法の特徴として，おおよそ20週ないし子宮底が臍を超えた子宮は下大静脈圧迫による静脈還流減少（仰臥位低血圧症候群）の原因となるため，子宮左方移動をまず行う（アルゴリズムはJRC蘇生ガイドライン2020を参照されたい）[19]。子宮左方移動の代用法として提唱されたことがある左側斜位は，胸骨圧迫の質を低下させるとして現時点では推奨されていない。妊産婦心肺蘇生の最優先事項は良質な胸骨圧迫であること，子宮左方移動である。心肺蘇生法を継続しながら，心停止の原因病態を鑑別し対応する。妊娠20週以上ないし子宮底が臍高を超える場合，蘇生行為の一環として胎児を帝王切開で娩出させることが推奨されている（Grade2D）[19]。死戦期帝王切開は子宮容量の軽減による静脈灌流・動脈血流の増加と，子宮・胎児への灌流に必要であった母体血液が体循環へ戻ることで心拍出量の改善・自己心拍再開を期待する目的で行う。原則は母体蘇生および救命優先であるが，胎児の生存を期待する副次的目的もある。帝王切開開始や胎児娩出の目標時間については，AHA2020の提唱するACLSアルゴリズムでは『心停止後5分を経過しても自己心拍再開がなされない場合は，死戦期帝王切開を行う』[18]が記載されているが，JRC蘇生ガイドライン2020では『特定の時期を決定する十分なエビデンスがない』[19]とされており，コンセンサスの確定された時間目標は現時点では存在しない。一方で母体および児の50%が後遺症なく退院できると予測される帝王切開開始までの時間は25分[20]という報告もあり，『5分』以降の実施も検討に値する。いずれにせよ，突然発症し，非常に限られた時間で帝王切開，児の娩出まで行わなければならず，集中治療医，産婦人科医，またその他の部門との協働が必須である。これを達成するために，事案が発生する前から関連部門間での議論やチェックリストの作成やシミューレションなど他部門・多職種が協働する施設としての取組が必要である。

■ 文献

1）妊産婦死亡症例検討評価委員会，日本産婦人科医会．母体安全への提言2023 Vol.14．2024. Available from:https://www.jaog.or.jp/wp/wp-content/uploads/2023/10/botai_2023.pdf

2）Bagou G, Sentilhes L, Mercier FJ, et al. Guidelines for the management of urgent obstetric situations in emergency medicine, 2022. Anaesth Crit Care Pain Med 2022;41:101127.

3）上谷　遼．産科DICの病態生理を紐解く．日本血栓止血学会誌 2023;34:654-61.

4）日本産科婦人科・新生児血液学会．2024年改訂版産科DIC診断基準．2024. Available from: http://www.jsognh.jp/dic/

5）Pacheco LD, Saade G, Hankins GD, et al; Society for Maternal-Fetal Medicine (SMFM). Amniotic fluid embolism: diagnosis and management. Am J Obstet Gynecol 2016;215:B16-24.

6）Hasegawa J, Sekizawa A, Tanaka H, et al. Current status of pregnancy-related maternal mortality in Japan: a report from the Maternal Death Exploratory Committee in Japan. BMJ Open 2016;6:e010304.

7）Clark SL, Romero R, Dildy GA, et al. Proposed diagnostic criteria for the case definition of amniotic fluid embolism in research studies. Am J Obstet Gynecol 2016;215:408-12.

8）日本産科婦人科学会，日本産婦人科医会．産婦人科診療ガイドライン─産科編 2023．2023. Available from: https://www.jsog.or.jp/activity/pdf/gl_fujinka_2023.pdf

9）岡本愛光監修．ウィリアムズ産科学 原著25版．東京：南山堂：2019. p.960.

10）Boushra M, Natesan SM, Koyfman A, et al. High risk and low prevalence diseases: Eclampsia. Am J Emerg Med 2022;58:223-8.

11）Martin JN Jr, Rinehart BK, May WL, et al. The spectrum of severe preeclampsia: comparative analysis by HELLP (hemolysis, elevated liver enzyme levels, and low platelet count) syndrome classification. Am J Obstet Gynecol 1999 ;180:1373-84.

12）Ch' ng CL, Morgan M, Hainsworth I, et al. Prospective study of liver dysfunction in pregnancy in Southwest Wales. Gut 2002;51:876-80.

13）Fileteci N, Van de Velde M, Roofthooft E, et al. Maternal sepsis. Best Pract Res Clin Anaesthesiol 2022;36:165-177.

14）Anderson BL. Puerperal group A streptococcal infection: beyond Semmelweis. Obstet Gynecol 2014;123:874-82.

15）Isogai T, Kamiya CA. Worldwide Incidence of Peripartum Cardiomyopathy and Overall Maternal Mortality. Int Heart J 2019;60:503-511.

16）厚生労働科学研究（難治性疾患政策研究事業）「周産期（産褥性）心筋症の、早期診断検査確立研究の継続と診断ガイドライン作成」班・「特発性心筋症に関する調査研究」班（編）．周産期心筋症診療の手引き．東京：中外医学社；2019.

17）Bauersachs J, König T, van der Meer P, et al. Pathophysiology, diagnosis and management of peripartum cardiomyopathy: a position statement from the Heart Failure Association of the European Society of Cardiology Study Group on peripartum cardiomyopathy. Eur J Heart Fail 2019;21:827-43.

18）Panchal AR, Bartos JA, Cabañas JG, et al; Adult Basic and Advanced Life Support Writing Group. Part 3: Adult Basic and Advanced Life Support: 2020 American Heart Association Guidelines for Cardiopulmonary Resuscitation and Emergency

Cardiovascular Care. Circulation 2020;142:S366-S468.

19）日本蘇生協議会（監）. JRC 蘇生ガイドライン 2020．東京：医学書院：2021．

20）Benson MD, Padovano A, Bourjeily G, et al. Maternal collapse: Challenging the four-minute rule. EBioMedicine 2016;6:253-7.

■重要論文■

◆1．産科緊急疾患に対する対応ガイドライン（海外）（→文献2）

◆2．産科危機的出血に対するレビュー
Bienstock JL, Eke AC, Hueppchen NA. Postpartum Hemorrhage. N Engl J Med 2021;384:1635-45.

◆3．羊水塞栓症の解説（→文献5）

◆4．GAS についての解説（→文献14）

◆5．日本産婦人科学会によるガイドライン（→文献8）

XVIII　小児

1　新生児・乳児・幼児・学童の生理学的特徴

榎本有希

目　標	● 成人と小児の相違を理解できる ● 出生に伴う変化によって生じる注意点について理解できる ● 発達に伴う変化によって生じる注意点について理解できる

Key words　胸郭コンプライアンス，小児，成長，肺血管抵抗，バイタルサイン

はじめに

1　小児・新生児の定義

年齢による確立した小児の定義はないが，概ね出生後から思春期頃までを広く小児とされることが多い[1]。さらに1歳未満は乳児，生後28日未満は新生児として定義される。

2　集中治療において留意すべき小児の特徴

「子供は小さな大人ではない」という言葉を曲解し，小児と成人の診療が全く異なるものであるかのようにイメージされることがある。しかし，集中治療を行う上では，一部の異なる点に注意をしさえすれば，むしろその基本となる考え方は大人と同じであることを強調したい。

成人と比較したときに，小児の生理学的な特徴を要約すると以下のようになる。

- 成人と比較して小さく，柔らかい。
- 変化していく（好発の疾病，デバイスなどを年齢に応じて考える必要がある）。

体格が成人と比較して小さいため，血管路確保をはじめとし，様々な手技の難易度が総じて高くなることが多い。また，様々な組織が柔らかく，呼吸管理などの介入を行った際の反応や，外傷によって受ける損傷の特徴も成人と異なる。また，新生児期から青年期まで劇的に体格が変化する。それぞれの体格に合ったデバイスを用意し，薬剤投与量の調整も行う必要がある。

一概に小児といってもその成長過程によって好発する疾病も変化していく。その中には，未診断の重篤な先天性疾患が含まれる可能性についても留意する必要がある。

本項では，臓器システムごとに小児の生理学的な特徴について記述する。とくに呼吸・循環については，胎児期からの変化を理解することが重要であるため概説する。

3　バイタルサイン

児が正常か異常かを判断する際に重要となるものの一つに，バイタルサインがある。年齢により，小児ではその正常値が異なるため，大まかな正常値について理解することが必要である。バイタルサインの異常値を理解できれば，児の病態悪化をより早期に認識できる可能性がある。低年齢であるほど，成人と比べて呼吸数と心拍数が早く，血圧は低い[1]。

バイタルサインの正常値の目安として救急蘇生法の指針の数字を挙げるが（表1）[1]，確固とした根拠に基づいて作成されたものではなく，正常値については報告によりばらつきがあるのが現状である[2]～[4]。また，啼泣や発熱などで大きく変化し，モニタリング自体の困難さもあるため，病態の変化を判断する際にはcapillary refilling timeや，「何となく調子が悪い」といった主観的評価を組み合わせる必要がある。さらに，基礎疾患などによりバイタルサインの正常値も異なるため，児ごとの正常値を確認しておくことも重要である。その上で，ICU管理においてはモニタ値のみでなく，身体所見，時間的な推移を合わせて考えることが重要となる。

小児 XVIII

表1 バイタルサインの正常値の目安
a）呼吸数と心拍数の目安[1]

年齢（歳）	呼吸数（回/min）	心拍数（回/min）
0～1	30～60	110～160
1～3	20～40	90～140
3～6	20～30	80～120
6～15	15～25	60～110
成人	10～25	60～100

b）各年齢における収縮血圧の許容下限

1か月未満	60 mmHg
1か月～1歳未満	70 mmHg
1～10歳	70＋2×年齢 mmHg
10歳以上	90 mmHg

I 気道

小児の上気道の解剖学的特徴は出生時には成人と異なるが，徐々に変化し，8～14歳頃には同様になる[5]。以下に述べるような様々な解剖学的特徴により，小児は成人と比べて気道閉塞を起こしやすい[6]。

1 鼻口腔

新生児から早期乳児期は鼻呼吸であるが，成人と比して小さく，柔らかいため，容易に閉塞を起こす。このため，新生児～乳児では鼻吸引がより有効である。

また，乳幼児の舌は口腔内容積に比較して大きい。そのため，意識障害による舌根沈下で上気道閉塞を起こしやすい。とくに，Pierre-Robin Sequence（小顎症，相対的巨舌，口蓋裂）などの小顎の症例では，この症状が顕著である。

さらに喉頭蓋も大きく柔らかい。喉頭鏡のブレードを選択する際に，小児では直型を選択することが多いのは，この喉頭蓋を視野から外すのに適しているためである。

2 喉頭・声門下部

声門は成人より前方・頭側にあり，成長するに従って，後方，尾側へと移動する。このため，口腔から舌根部と舌根から声帯への角度が急になる。喉頭入口部の高さは，新生児期には第1頸椎であるが，小児期には第3～4頸椎となり，成人期には第5～6頸椎となる。

気道の最狭窄部の位置については，まだ議論がある。小児の喉頭は円錐形であり，その最狭部は声門下（輪状軟骨）であるといわれていた。しかし，静的には喉頭は縦径が長く，横径が狭く声帯のレベルが最狭窄部となるという報告がなされた[7]。一方で声帯や軟部組織は拡張しうるため，やはり輪状軟骨が最狭窄部であるとの見解

もある[8]。

以前はカフ付きチューブの使用は，抜管後の声門下狭窄のリスクが大きく避けるべきとされていた。しかし，デバイスの改良により，近年は積極的に使用されている。術後の使用では，カフなしチューブと比較して，抜管後気道狭窄の合併症を増やすことはなかったと報告されている[9]。

3 気管

気管の直径は成長とともに増大する。そのため，気流が成人より遅くても，気道抵抗は小児の方が大きくなり，かつ重大な問題となりやすい。

気流の性質として，層流の時は半径の4乗に，乱流の時は半径の5乗に気流の抵抗は反比例する。小児の気管は元々の直径が短いため，浮腫などでわずかに内腔が狭くなっただけでも，気道抵抗は著しく増大する。不穏で啼泣している場合には，安静にさせるだけでも気道抵抗を減少させ，呼吸仕事量を減らせる可能性がある。

組織が過度に柔らかいことで生じる障害もある。とくに喉頭蓋が病的に柔らかいと，喉頭軟化症となり，喉頭入口部を塞いで上気道閉塞となる。また，気管軟化症では，気流や気道抵抗の増加などで，吸気時の陰圧が強まると気管閉塞が生じることがある。しかし，いずれも成長とともに改善することが多い。

4 その他

気道管理に関係する解剖学的特徴としては他に，後頭部が比較的大きいということがある。成人ではsniffing positionをとるために，後頭部にタオルなどを入れることが多いが，2歳以下の小児では不要なことが多い。

II 呼吸

1 出生による変化

出生時には肺でのガス交換が開始され，劇的な変化が起こる。胎内では肺胞に満ちていた肺液は，児が産道を通過する時の胸郭圧迫による排泄，呼吸開始後の肺胞周囲間質への移動とリンパ管，毛細血管からの吸収によって肺胞から消失する。

2 呼吸器系の成長

肺の成長は出生後も一定期間続く。胎内の器官形成期に受けた傷害は，重症かつ不可逆的な呼吸組織や機能の障害を引き起こし，致死的となることが多い。

出生後，毛細血管は肺胞腔よりも急速に増加し，生後

2年までに完成する[10]。生後18か月までの間は毛細血管と肺胞腔が不均衡な状態となる。肺胞腔は出生後，新たな隔壁が生じるだけでなく，既存の肺胞構造が進展したり折りたたまれたりしながら複雑な構造を構築していく。出生時の肺胞数は1×10^8個だが，2～4歳で3～6×10^8個と成人と同等になるといわれている。新生が生じている時期までは肺疾患や肺傷害が生じても代償的な生体反応が生じうる。その後も新たな肺胞は形成されるが，成長の大部分は既存の細胞量の増加による。肺胞と毛細血管床[11]は互いに均衡を保ちながら成長する。肺自体の大きさは身体の成長とともに続き，男性だと22歳頃（女性は若干早い）が最大となる。

3 小児の呼吸器の特徴

新生児の肋骨は安静時にも水平に並んでおり，横隔膜のドーム構造は少なく，より平坦に近い。そのため，成人のように1回換気量を増大させにくい。新生児・乳児の胸郭は柔らかく，強い陰圧で容易にへこみやすい。また，機能的残気量は胸郭のコンプライアンスと肺のコンプライアンスのバランスで決まってくる。胸郭コンプライアンスの高い新生児・乳児では機能的残気量が体格に比べて少ない。

Kohn孔（肺胞同士を直接連絡する側副路）は4歳ごろまでに形成される[12]。Kohn孔が存在すると，細気管支が閉塞しても肺胞の交通を保つことができ，肺胞虚脱が起こりにくい。そのため，Kohn孔が未発達な新生児・乳児は無気肺を起こしやすい。

新生児・乳幼児は成人とは呼吸刺激への反応が異なる。とくに低酸素，高二酸化炭素への反応が鈍い。そのため，ストレスなどの影響で無呼吸発作を起こしやすい。

Ⅲ 循環

1 出生による変化

1 胎内での循環

胎児循環では胎盤でガス交換を行い，酸素化された血液は臍静脈を介して胎児へと供給される。臍静脈から静脈管を介して下大静脈に流入した血液はおよそ30 mmHgである[6]。その多くは卵円孔を通り右房から左房へと流れ込み，左室から大動脈へと拍出される。上大静脈からの酸素化の低い血流は三尖弁に向かって流れ，右室から拍出されるが，肺動脈への血流は全体の10％程度に留まる。多くは右室から拍出された後，動脈管を介して大動脈へと流れる。

動脈管は，冠動脈や頭頸部へ向かう動脈よりも遠位に

開口している。これは胎盤からの酸素化された血液を，脳や心臓などの重要臓器へ効率的に運ぶという意味で理にかなっている。

2 出生時

胎児期には低酸素のため肺血管抵抗は高い[13]。出生後，自発呼吸で肺が機能し始め，酸素濃度の高い血液が流れ始めると，肺血管攣縮が解除され血管抵抗は急激に低下する。また，肺胞の拡張により肺血管床が引き延ばされ広がるため，全身の静脈還流に適応できるようになる。

児の呼吸が安定し，$PaCO_2$が低下，pHが上昇すると肺血管攣縮はさらに改善する。数日で動脈管も閉鎖する。

その後，数日～1週間程度の間に血管平滑筋のリモデリングが進み，肺血管抵抗は完全に低下する。肺血流が増加すると左房圧が上昇し，フラップ状の構造により，卵円孔が機能的に閉鎖する。

2 新生児期の循環器系の特徴

生後数週間以降は心筋細胞数の増加はなく，個々の細胞の増大により心臓は成長する。

成人の心臓では，筋原線維を取りまく筋小胞体が細胞内カルシウム濃度を調整しており，カルシウムの多くは筋小胞体から放出される。一方，新生児の心臓では筋小胞体へのカルシウムの取り込みを調整する輸送系が未発達なため，細胞外からのカルシウム輸送に依存することになる。このため，カルシウム拮抗薬により著しく心筋の収縮能が低下することがある[14]。未熟な心筋では，筋線維の収縮力が未発達で，前負荷・後負荷ともに耐用性が低く，容易に代償不全に陥ることがある。新生児から乳幼児にかけては，心拍数を上げることが心拍出量を最も効率的に上げる。

Ⅳ 神経

1 脳神経の発達と損傷からの回復

脳は正常な発達においても，周囲の環境や経験などに応じて柔軟に適応するために，神経回路を調整し対応する能力（可塑性）を有している[15]。若年期に損傷された脳の回復の程度はいくつかの要因によって影響される。高い可塑性により回復がえられやすい一方，一旦，脳の成熟の重要な過程が中断されてしまうと，神経細胞が回復しても機能回復につながらないことがある。正常な発達過程では，環境からの影響に対し神経ネットワークが最も発達しやすい時期（critical period）が決まっているといわれている。この時期に傷害を受けると発達が中断または障害を残すといわれている。その他にも，傷害要

小児 **XIII**

表2 乳児・未就学児・小学生〜大人の GCS[1]

	5歳未満	5歳以上・成人
開眼（E）		
4	自発的に開眼	
3	音声刺激で開眼	
2	疼痛刺激で開眼	
1	開眼しない	
言語反応（V）		
5	喃語，機嫌良い年齢相応の発語	見当識障害なし
4	不機嫌に啼泣，混乱	会話に混乱あり
3	疼痛刺激で啼泣，不適切な発語	言語に混乱あり
2	疼痛刺激でうめき声	理解不明の発語あり
1	発語なし	
運動反応（M）		
6	自発的な目的をもった動き	命令に従う
5	触れると逃避（1歳未満）	疼痛認識が可能（1歳以上）
4	疼痛刺激に対し逃避する	
3	除皮質硬直反応あり（異常屈曲）	
2	除脳硬直反応あり	
1	反応なし	

因（脳の傷害の原因，びまん性か，局在性か），環境（成長のために適切な刺激），リハビリテーションなどによって回復の程度は決定される。

集中治療を行う上で，重要な受容体の変化として，gamma-amino butyric acid（GABA）受容体がある。出生当初は興奮系の受容体として働いているが，生後1〜2週の間に抑制系へと変化する[16]。そのため，未熟児などではベンゾジアゼピンの投与により，痙攣様運動を助長することがあるため注意が必要である。

2 解剖学的な相違点

小児は成人に比して頭部が身体に占める割合が大きく，外傷では頭部の受傷頻度が高い。重症頭部外傷は小児外傷における一番の死因となっている。骨の弾性が高いため，骨折がなくとも架橋動脈の損傷から急性硬膜外血腫を起こし得る。頭蓋骨骨折は骨折線を伴わない陥没骨折，幅の広い線状骨折，縫合離開が多い。

大泉門は1.5歳ごろまでに閉鎖するが，大泉門が開いていれば，触診により頭蓋内圧亢進を認識できることがある。

3 神経学的評価

❶ 意識

発達段階に合わせて児の意思表出可能な内容も変わってくる。

小児の意識状態の評価方法として最も簡便なものは，AVPU scale（Alert, response to Voice, response to Painful stimulus, Unresponsive）[17]だろう。また，成人でもよく使用されているGCSを，小児にも使用できるように改変した乳児・未就学児GCSも用いられる（表2）[1]。

❷ 頭蓋内圧

頭蓋内圧（intracranial pressure, ICP）センサーの，管理指標についてのエビデンスは乏しい。Brain Trauma Foundationのガイドラインでは，「ICPは20 mmHg未満，cerebral perfusion pressure（CPP）は最低限40 mmHg以上となるように管理することが望ましい。ただし，CPPに関しては40〜50 mmHgの方が好ましいかもしれず，乳児や青年に関しては年齢に応じた値を設定する必要があるかもしれない」と記載されている[18]。

V その他

1 血液

出生に伴い，酸素と親和性の高い胎児型ヘモグロビンは成人型ヘモグロビンに代わるが，新生児・乳児は残存する胎児型ヘモグロビンのため平均赤血球容積（MCV）が高い。生後半年〜1年でほぼ完全に成人型ヘモグロビンに置き換わる。乳児期には体格の急激な成長に伴って鉄欠乏性貧血となる。白血球数は新生児期には12,000〜13,000 /dLとやや高い値をとるが，成長とともに徐々に低下し，成人と同様になる。

567

2 免疫

生後2～3か月未満は免疫能が不完全であるため，感染のハイリスクである。とくに，生後1か月未満の発熱は重症細菌感染症のリスクが高い。また，ワクチン接種歴は治療方針を決定する上で重要となることがあるため，忘れずに聴取する。

3 骨格・体格

小児の骨は成人と比べ柔軟で弾力があり，成人と比して骨折は少ない。その一方，本来ならば骨で守られている脳や肺，腹腔内実質臓器などが，骨折がなくとも直接的な外力による損傷を受けることがある。柔軟であるために完全には離断されず，若木骨折の形態をとることがある。

また，低年齢では相対的に体表面積が大きいため，体温低下が起こりやすく，注意が必要である。

4 栄養

重症小児の栄養管理をする上で，信頼に足り得る推定式はなく，必要カロリーを算出するためには間接熱量計の使用が推奨されている[19]。また，必要タンパク量は，健康な小児よりも多く，摂取タンパク量は最低1.5 g/kg/dayだが，負の窒素バランスとなることを防ぐためには，より多い量が必要とされる。

■文献

1) 日本救急医療財団心肺蘇生法委員会 監. 改訂6版 救急蘇生法の指針2020 医療従事者用. 東京：へるす出版；2022.

2) Fleming S, Thompson M, Stevens R, et al. Normal ranges of heart rate and respiratory rate in children from birth to 18 years of age: a systematic review of observational studies. Lancet 2011;377:1011-8.

3) Bonafide CP, Brady PW, Keren R, et al. Development of heart and respiratory rate percentile curves for hospitalized children. Pediatrics 2013;131:1150-7.

4) O'Leary F, Hayen A, Lockie F, et al. Defining normal ranges and centiles for heart and respiratory rates in infants and children: a cross-sectional study of patients attending an Australian tertiary hospital paediatric emergency department. Arch Dis Child 2015;1008:733-7.

5) Reed JM, O'Connor DM, Myer CM 3rd. Magnetic resonance imaging determination of tracheal orientation in normal children. Practical implications. Arch Otolaryngol Head Neck Surg 1996;122:605-8.

6) Oishi P, Kameny RJ, Hoffman JI. Cardiovascular Physiology. In: Rogers' Textbook of Pediatric Intensive Care. Philadelphia: Wolters Kluwer; 2016. p. 1091-

107.

7) Litman RS, Weissend EE, Shibata D, et al. Developmental changes of laryngeal dimensions in unparalyzed, sedated children. Anesthesiology 2003;98:41-5.

8) Holzki J, Brown KA, Carroll RG, et al. The anatomy of the pediatric airway: Has our knowledge changed in 120 years? A review of historic and recent investigations of the anatomy of the pediatric larynx. Paediatr Anaesth 2018;28:13-22.

9) Greaney D, Russell J, Dawkins I, et al. A retrospective observational study of acquired subglottic stenosis using low-pressure, high-volume cuffed endotracheal tubes. Paediatr Anaesth 2018;28:1136-41.

10) Mullassery D, Smith NP. Lung development. Semin Pediatr Surg 2015;24:152-5.

11) Stocks J, Hislop A, Sonnappa S. Early lung development: lifelong effect on respiratory health and disease. Lancet Respir Med 2013;1:728-42.

12) Terry PB, Traystman RJ. The Clinical Significance of Collateral Ventilation. Ann Am Thorac Soc 2016;13:2251-57.

13) Bernstein D. Developmental Biology of the Cardiovasculare System. In: Nelson Textbook of Pediatrics. Vol 2. 20th ed. Elsevier Saunders; 2016. p. 2157-62.

14) Wolf AR, Humphry AT. Limitations and vulnerabilities of the neonatal cardiovascular system: considerations for anesthetic management. Paediatr Anaesth 2014;24:5-9.

15) Anderson V, Spencer-Smith M, Wood A. Do children really recover better? Neurobehavioural plasticity after early brain insult. Brain 2011;134:2197-221.

16) Herlenius E, Lagercrantz H. Development of neurotransmitter systems during critical periods. Exp Neurol 2004;190:8-21.

17) American Heart Association. Systemic approach to the seriously ill or injured children. In: Pediatric Advanced Life Support Provider Manual. Dallas: American Heart Association; 2020. p. 37-69.

18) Kochanek PM, Tasker RC, Carney N, et al. Guidelines for the Management of Pediatric Severe Traumatic Brain Injury, Third Edition: Update of the Brain Trauma Foundation Guidelines, Executive Summary. Neurosurg 2019;84:1169-78.

19) Mehta NM, Skillman HE, Irving SY, et al. Guidelines for the Provision and Assessment of Nutrition Support Therapy in the Pediatric Critically Ill Patient: Society of Critical Care Medicine and American Society for Parenteral and Enteral Nutrition. JPEN J Parenter Enteral Nutr 2017;41:706-42.

■重要論文■

◆18歳以下の小児における心拍数と呼吸数の正常範囲：観察研究のシステマティックレビュー
英国のFlemingらが正常小児患者の呼吸数と心拍数の正常値の推移を示したものである。(→文献2)

XVIII 小児

2 小児の循環不全

海老島宏典，松井彦郎

目標
- 小児と成人の循環管理の相違点を理解する
- 小児の循環不全の早期発見を学ぶ
- 先天性心疾患の循環動態から，専門医に紹介するまでの初期対応を学ぶ

Key words Fontan 型循環，循環不全，小児循環生理，先天性心疾患，単心室型循環

はじめに

　循環不全は全身臓器が必要とする血液を駆出できない状態であり，その定義は小児も成人も違いはない。心拍出量は心収縮能，前負荷（循環血液量），後負荷（血管抵抗），心拍数の4因子により規定されるため，循環不全を認めた場合はこの4因子の何が異常であるかを見極めることが非常に重要である。詳細はⅢ章「循環」を参照していただきたい。循環の評価および管理には成人も小児も大差はないにもかかわらず「小児は特殊」との思いから苦手意識を感じる集中治療医が少なからず存在する。苦手意識の原因は「年齢，体格による正常値が異なること」「使用可能なデバイスが限られていること」「先天性心疾患の血行動態があまりに特殊であること」などに大別されると思われる。現在，先天性心疾患の管理を日常的に行う施設は限られているため，すべての集中治療医が単心室などの特殊な循環動態に精通する必要はないかもしれないが，一般的な循環生理に限っては「小児は特殊」ではなく「新生児から成人に至る成長過程」としてとらえることが重要である[1),2)]。

Ⅰ 成長・発達と循環生理

1 胎児循環

　胎児の心血管系は妊娠10週ごろに完成する。胎盤で酸素化された血液は臍静脈を通じて胎児に至る。その半分は門脈，肝臓を経て下大静脈に流入し，残りの半分は静脈管を通り肝臓を通過することなく下大静脈に入る。

上大静脈と比して酸素飽和度の高い下大静脈血液は卵円孔を通して優先的に左心房，左心室に流入する。左心室から駆出される酸素飽和度の高い血液は，① 9% が冠動脈，② 62% が上肢と脳，③ 29% が下行大動脈に灌流し，胎児の脳と心筋には相対的に酸素飽和度の高い血液が供給されていることになる。一方，右室から駆出される血液は主に上大静脈からの酸素飽和度の低い血液であり，その約 90% は動脈管を通じて下行大動脈に流入する。残りの 10% は肺動脈に流入し，低酸素による肺動脈収縮を促進させ肺血管抵抗を上昇させる。胎児期は肺が羊水で覆われておりガス交換に関与できない組織であるため，効率的に肺をバイパスするシステムが構築されている（図 1）[3)]。

2 新生児の循環生理

　胎盤から切り離された生直後の新生児は，ただちに外界に適応する必要に迫られる。分娩の数日前から胎児では毛細血管収縮による体液の間質移行が始まり，これは分娩後 1 ～ 2 週間持続する。分娩時には大量の内因性カテコラミンが放出され，心収縮能は増強する。分娩後の臍帯クランプ・胎盤循環の遮断により体血管抵抗は上昇し，肺のガス交換開始により肺血管抵抗は低下する。肺血管抵抗の低下は生後 24 時間以内が最も顕著だが，成人レベルまで低下するには数週間要するため，生後 1 か月程度までは生理的肺高血圧症状態になる。肺のガス交換に伴う肺血流の増加は左房圧の上昇をもたらし，卵円孔は閉鎖する。また肺内の酸素濃度上昇によるブラジキニン・プロスタグランジンの産生抑制のため，動脈管は収縮・閉鎖する。低出生体重児では動脈管の反応性は

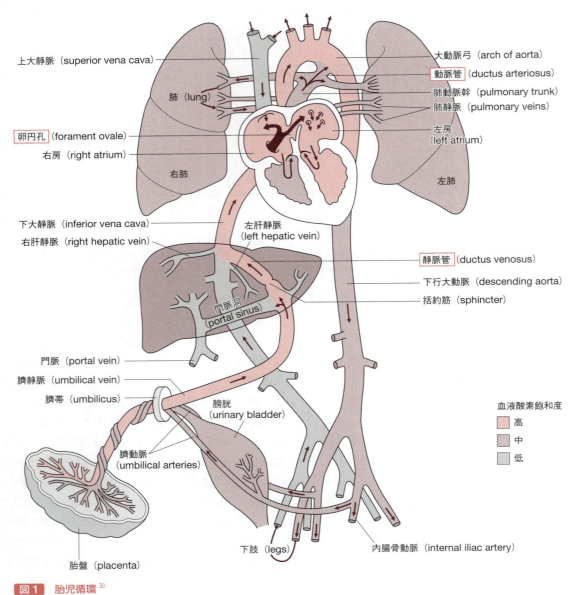

図1 胎児循環[3)]
矢印は血流の方向を示す。胎児期は静脈管，卵円孔，動脈管の3か所のshunt（短絡）により大部分の血液が肝臓と肺をバイパスする。

胎生期間に依存しているため動脈管の閉鎖が進まず，動脈管開存症となりやすい。このように胎児循環において必須であった静脈管，卵円孔，動脈管の3か所のshunt（短絡）はガス交換部位の変化とともにその役目を終える[4), 5)]。

3 小児の心臓生理

Frank-Starlingの法則のもとでは，拡張末期容積の増加は心筋細胞のサルコメア長の増加による心収縮力の増大と心拍出量の増加を引き起こす。しかし，前負荷が過剰になり予備能の限界を超えると心拍出量は増加せず，拡張末期圧の上昇と肺うっ血を引き起こす。新生児の心筋細胞には非収縮性タンパク質が無秩序に多量に含まれていることやミオシンフィラメントとアクチンフィラメントの結合と心筋収縮力に影響を与える細胞内Ca貯留が少ないことなどが影響し，新生児は成人と比較して心筋が未熟で前負荷予備能が低い。この結果，小児，とくに新生児では心筋コンプライアンスは低く（硬く），前負荷の増加は1回拍出量にそれほど影響を与えない（静的反応）にとどまる。心収縮能は細胞外Ca濃度に影響を受けやすく，強心薬が心筋収縮・弛緩に与える影響も年長児や成人と比較して新生児や乳児では著しく低い。これらの反応は心筋の成熟とともに改善し，心筋予備能は年齢とともに増加する。

小児は体格に占める左室容積が成人と比べて小さい。心筋の未熟性（コンプライアンス低下，収縮能低下）と心室サイズなどの理由から新生児・乳児の心拍出量は成人より心拍数に依存する。一般的に心拍数の増加は拡張

小児 XⅧ

表1 腎機能の発達[7]

年齢	糸球体濾過量 (mL/min/1.73m^2)	糸球体血液量 (mL/min/1.73m^2)	最大尿濃縮 (mL/dL)
生直後	21 ± 4	88 ± 4	約800
生後1～2週	50 ± 10	220 ± 40	約900
6か月～1歳	77 ± 14	352 ± 73	約1,200
1～3歳	96 ± 22	540 ± 118	約1,400
成人	118 ± 18	620 ± 92	約1,400

時間の短縮による拡張末期容積（前負荷）の減少を引き起こし1回拍出量の減少をもたらすが，前述の理由により小児では安静時心拍数が成人と比較して高くなる。

胎児期の心臓自律神経支配は副交感神経優位であり出生時にはすでに成熟しているが，交感神経は生後6か月ごろまでに発達・成熟する。したがって乳児期後半まで心臓の交感神経支配は未発達であることから，低酸素・喉頭刺激・薬剤などにより徐脈を伴う迷走神経反射が容易に出現する。乳幼児では，心拍出量は心拍数に依存していることから，徐脈は循環破綻をもたらすきっかけになりやすく，迅速な対応を要する[4),5]。

Ⅱ 小児の循環のモニタリング

小児と成人の最も大きな違いは体格である。例えば，新生児期には3kgであった体重は学童・思春期を経て成人期には20倍前後の成長をとげる。集中治療領域で循環管理に用いられているデバイスの多くは体格の小さな小児，とくに幼児以下では満足に使用できないため，身体所見や動脈圧波形，心拍数，血液ガス所見といった古典的な方法で「心拍出量を予測しながら」患者の循環動態を評価する必要がある。

1 身体所見

小児循環評価において視診・触診により得られる身体所見は極めて重要である。集中治療の現場では鎮静・人工呼吸管理がすでに施されていることが多く，救急現場で観察可能な心不全症状である顔色，活気，肺うっ血症状などは所見として得にくい。皮膚色，網状チアノーゼ，末梢冷感，capillary refill time（CRT）などを駆使して患者の循環状態を評価することになる[6]。現在，心不全管理のgold standardは体血管抵抗を下げて体循環血流を確保することであり，保温や薬剤により「手足の温かい状態」を保つことはとても重要なことである。逆に言えば，触診により四肢末梢が温かく，他バイタルが安定していれば循環は維持されていると推察される。

2 尿量

腎臓は循環血液量の約4分の1を占める血流豊富な臓器であり，尿量は集中治療において極めて重要な循環の指標となる。いわゆる腎前性腎不全においては腎動脈血流量が尿量に影響を与えることから，乏尿（一般的に0.5 mL/kg/hr以下と定義される）や無尿の状態が続いている場合には循環不全の可能性は高い。しかし，小児の腎機能は成人と比して未熟であることを留意する必要がある。成人ではGFRは約100 mL/min/1.73m^{2}を占めるが，生後直後はわずか20 mL/min/1.73m^{2}に過ぎない。GFRは生後から飛躍的に増加し1～2歳で成人とほぼ同等になる（表1）[7]。また，急性期の利尿薬持続使用管理下においては，乏尿でないからといって必ずしも循環不全がないとはいえない。

これらのことから，尿量は循環状態を評価する重要な指標であるが，月齢，腎機能，使用薬剤などを勘案して総合的に判断することが望ましい。

3 心拍数

小児，とくに新生児や乳幼児においては，心拍出量は心拍数に大きく依存しているため，心拍数は循環動態を評価する上で重要な指標となる。各月齢における心拍数の正常値はXⅧ章-1「新生児・乳児・幼児・学童の生理学的特徴」を参照していただきたい。例えば，外傷や手術・感染などの侵襲は出血やSIRSなどによる体循環量の減少や心機能低下により洞性頻脈を呈するが，時間経過とともに心拍数が正常化してくれば，侵襲が軽快し状態が安定化してきたことを示唆する。

一方で，極端な徐脈に伴う循環不全時は循環破綻の末期像と考えられ緊急蘇生対応が必要である。

4 動脈圧波形

低血圧は前負荷低下・心収縮力低下・後負荷過剰低下・徐脈などにより生じるが，原因が何であれ循環不全と考えるのが妥当であり，緊急の対応を要することが多い。しかし，血圧が保たれているからといって循環が良

571

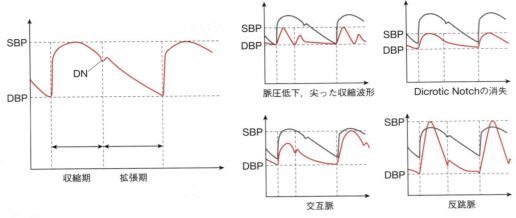

図2 動脈圧波形形態

左図に正常な動脈圧波形を示す。DN は大動脈弁が閉鎖した時に大動脈からの反射波を反映した圧変化であり，収縮期と拡張期を分けるポイントである。心拍出量が低く末梢血管抵抗が高いと収縮期は短縮し，脈圧は狭小化する。心拍出量が低く血管容量を保てず大動脈反射波を形成できず DN が消失する。重症心ポンプ不全では交互脈を呈する（原因不明）。反 s 跳脈は大動脈肺動脈短絡もしくは大動脈弁逆流を示唆する。
DBP, diastolic blood pressure（拡張期圧）; DN, dicrotic notch（重複切痕）; SBP, systolic blood pressure（収縮期圧）．

好とは限らない。例えば，心収縮力が極端に低下し心拍出量が減少している病態においても，高い後負荷により血圧が維持されていることは臨床的にしばしば遭遇する。そのため，血圧だけでなく動脈圧波形に注目する必要がある（図2）。

一般的に血圧上昇開始から dicrotic notch（DN）までを収縮期，DN から拡張末期までを拡張期とする。正常と異なった動脈圧波形はいずれも体循環の異常を示唆している。例えば尖った収縮波形や脈圧の低下は末梢血管抵抗増加や低心拍出などを，DN 消失は血管容量減少や低心拍出などを示唆する。人工呼吸器管理において胸腔内圧の変化に伴い，動脈圧波形の基線が吸気終了時に上昇し呼気時に低下した場合も容量不足・低心拍出などを示唆する。変動は"systolic pressure variation"と呼び，10 mmHg を超えた場合に有意と考える。自発呼吸下で吸気時に収縮気圧が 10 mmHg 以上低下する場合は"奇脈"と呼び，容量不足，心タンポナーデなどを示唆する。交互脈は洞調律でありながら1心拍ごとに高い収縮期圧と低い収縮飢渇を繰り返す脈のことであり，高度の収縮機能障害などを示唆する。反跳脈（bounding pulse）は小児では動脈管開存や Blalock-Taussig（BT）短絡手術後などで見られ，上下肢の脈拍の明らかな差は大動脈縮窄症などで見られる。

5 中心静脈圧波形

中心静脈圧（CVP）は心房の容量とコンプライアンス，そして右室機能に影響を受けるため，絶対値と拡張末期容量は必ずしも相関しないが，個人における経時的変化や治療反応性の定性的な指標となり得る[8]。例えば，CVP の低下とともに血圧が低下した場合は容量負荷を行うことで，CVP の上昇と血圧の上昇が得られることが期待される。逆に CVP と血圧が高値の場合には利尿薬による除水を行い，前負荷軽減を図ることで CVP と血圧が適正化することは臨床現場ではしばしば見られる。

6 血液ガス分析

動脈血液ガスは呼吸の指標としての PaO_2，$PaCO_2$，だけでなく，pH，SaO_2，乳酸，電解質（Na^+，K^+，Cl^-，Ca^{2+}），Hb，Hct などの循環動態が不安定化した時の原因・結果になり得る変化の情報を多く含んでいる。すなわち血液ガスを安定化させ，許容範囲内に管理することが循環管理に極めて重要である。

循環不全が生じると SpO_2 と SaO_2 の乖離増大，乳酸値の上昇，pH の低下が見られることもある。末梢循環不全による血流シグナルの低下と動脈血−毛細血管−静脈血の割合が変化することで，SpO_2 が SaO_2 と同等の酸素飽和度を示さないためである。先天性心疾患の集中治療管理では酸素飽和度によって体血流と肺血流のバランスを想定し管理を行うことから，SpO_2 の値を鵜呑みにせず，正確な酸素飽和度の把握がとくに重要である。

循環不全時の乳酸値の上昇は，組織酸素供給の低下による嫌気性代謝亢進の結果が一因と考えられる。一般的に 4 mmol/L（36 mg/dL）以上は循環不全を疑うが，循環不全の初期には軽微な上昇しか示さない場合が多いので，早期発見には絶対値に加えて"変化"を注視することが重要である[9]。また，全身の循環障害だけでなく腸管などの局所臓器の循環障害，敗血症，高血糖，ビタミン B_1 欠乏，エピネフリン過剰投与，ミトコンドリア

機能不全でも乳酸値は上昇することがあり，他の循環指標とあわせて総合的に原因を判断する必要がある。乳酸値の上昇は原因にかかわらず重症患者の予後に関連しているため，乳酸値が低下するように治療戦略を立てることが推奨されている。

　新生児期は腎機能が未熟であることから電解質の変化が大きく，浸透圧変化や不整脈・循環動態の不安定化の原因となり得る。とくに利尿薬投与下では電解質の低下とその補正による Na，K の変化は頻繁に見られ，頻回に補正を行う必要があることが多い。また新生児症例では Ca^{2+} 濃度低下による心ポンプ機能の低下が診療上問題となることがあり，Ca の補正はとくに重要である。

Ⅲ 酸素需給バランスと循環動態

　酸素を体内に貯蔵する仕組みはないため，1分間当たりに取り込んだ酸素の量（分時酸素摂取量：$\dot{V}O_2$）と1分間当たりに体が消費する酸素の量（分時酸素消費量：$\dot{Q}O_2$）は必ず同量となる（$\dot{V}O_2 = \dot{Q}O_2$）。分時酸素消費量（$\dot{Q}O_2$）は年齢・性別・体格・活動度に影響を受け，$\dot{Q}O_2 = 1.34 \times Hb \times (SaO_2 - SvO_2) \times CO$ で表される（CO：心拍出量）。年齢・性別・体格から推定される安静時 $\dot{Q}O_2$（$\dot{V}O_2$）標準値を上記の式に代入し心拍出量を算出する方法が Fick 法であり，カテーテル検査において広く用いられている手法である。「循環管理とは末梢組織の酸素需給バランスを維持すること」，すなわち体内の細胞が必要とする $\dot{V}O_2$ を維持することであるので，$\dot{V}O_2$ に影響を与える，Hb，SaO_2，心拍出量を適正に調節することが循環管理の基本となる。

Ⅳ 先天性心疾患の循環動態

　先天性心疾患は 1,000 出生当たり 8 人，約 1% の出生率である。多くは引き起こされる機能異常も小さく症状も軽く，場合によっては成人になって初めて発見・診断に至ることもある。しかし，小児 ICU に入室する約半数が先天性心疾患であること，医療の発達により成人になった先天性心疾患患者が成人 ICU に入室する事例が一般化してきたことなどから，先天性心疾患管理の基本知識は集中治療専門医に必須である。個別の症例の血行動態や管理に関しては成書にゆずり，本項では総論的な内容に留める。

1 血行動態の把握

　先天性心疾患は決して稀な発生率ではなく，外表奇形や染色体異常などを疑う症例ではとくに小児科や臨床遺

表2　肺血管抵抗を変化させる因子

肺血管抵抗増加	肺血管抵抗減少
低濃度酸素	高濃度酸素
アシドーシス	アルカローシス
低換気・無気肺・肺胞虚脱	過換気
過膨張	適切な肺容量（FRC を中心とした換気）
血管収縮薬	血管拡張薬
興奮・痛み・刺激	鎮静・筋弛緩

伝専門医にコンサルトを行い正確な診断および血行動態を把握することが重要である。その際，診断名だけでの把握が困難であれば，図を用いて小児循環器医や心臓外科医と情報共有することが望ましい。血行動態把握の際にとくに注目すべき点は，「心収縮能・弁逆流の有無と程度・狭窄病変の有無と程度・血流短絡の有無と量および方向・動脈管依存性血行動態の有無」である。例えば心室中隔欠損症は欠損孔の大きさによって，生後1か月程度で治療を要する場合もあれば，学童期まで経過観察可能な場合もあるため，診断名が同じでも血行動態によっては治療時期が変わる場合があることを留意する。

2 血流短絡（シャント）疾患

　胎児期は動脈管や卵円孔を介した血流の混合が正常であるため，心疾患による形態異常の多くはシャントによりバイパスされ胎児期には十分耐えられることが多い。出生後，肺を用いた呼吸の開始により先天性心疾患の形態的・血行動態的特徴が明らかとなる。非チアノーゼ型心疾患の中でも心房中隔欠損症，心室中隔欠損症，動脈管開存症は発症頻度が高く，臨床現場でもしばしば遭遇する。胎児期，羊水で充満していた肺胞が空気に置換されるとともに肺血管抵抗は急激に低下する。胎児期には体血管抵抗を凌駕していた肺血管抵抗は，最終的には体血管抵抗の5分の1～10分の1程度まで低下する。肺血管抵抗低下は短絡量の増加による肺血流の増加と肺動脈圧の上昇をもたらす。また短絡量の増加は循環血液量の増加となるため，心室拡張末期径の増大による心機能低下や房室弁逆流増加，長期的には心不全を引き起こす。

　血流短絡疾患の重症度・治療の緊急度はシャント量に左右される。シャント量は短絡部の形態，サイズ，短絡前後の圧較差，（血管）抵抗比によって規定されている。非侵襲的な治療により変化を加えることができるのは血管抵抗比のみである。多くの場合は体血管抵抗と肺血管抵抗のバランスをとることで肺体血流量のバランスを保つように管理する。肺血管抵抗を低下させる因子を示す（表2）。

3 動脈管依存性血行動態

　動脈管により体血流または肺血流が維持されている血行動態では動脈管の開存が生存には不可欠となる。動脈管の自然閉鎖は生後数日以内に見られるため、診断がつき次第、プロスタグランジン持続静注により動脈管を開存させておく必要がある。体循環と肺循環が経路を一部共有することになるため、肺体血流量のバランスを保つことが循環管理において重要である。

　体循環が動脈管に依存（右左短絡）している左心低形成症候群・大動脈離断複合などは動脈管の自然閉鎖によりショックとなる（動脈管性ショック）。一方、肺循環が動脈管に依存（左右短絡）している肺動脈閉鎖やファロー四徴症ではチアノーゼの増悪により緊急で外科的介入が必要となる。

4 単心室型血行動態（並列循環）

　単心室型血行動態とは、体循環と肺循環を担う心ポンプをそれぞれに分離できない形態的・機能的特徴を有した血行動態のことである。心拍出を担う心室が一つしかない場合だけでなく、解剖学的に二心室を有していても機能的に分離できない場合や形態的問題により心室間交通を閉鎖できない症例も含まれる。

　単心室型血行動態では、「心ポンプが体血流と肺血流の両方を担う」ことと「体循環と肺循環が混合することによりチアノーゼが生じる」ことが臨床上問題となる。機能的に単一の心室から駆出された血液は種々の要因により体循環と肺循環に分配されることになる（「並列循環」）。血流分布は体・肺の末梢血管抵抗だけでなく、流出路や動脈径、狭窄病変の有無などを含めた大動脈路・肺動脈路それぞれの後負荷と負の相関を示す。肺血流が低下するとチアノーゼになるが体血流は増加するため心不全になりにくく、逆に肺血流が増加するとチアノーゼは改善するが心不全になりやすくなる。体血管抵抗は肺血管抵抗の5〜10倍高いため、肺血流増加・体血流減少が臨床上問題となることが多い。

　肺循環と体循環の血流量はそれぞれ Qp・Qs として表される。Fick の原理に基づけば、$\dot{V}O_2 = 1.34 \times Hb \times (SaO_2 - SvO_2) \times Qs$、$\dot{V}O_2 = 1.34 \times Hb \times (SpvO_2 - SpaO_2) \times Qp$ であるため、肺体血流比は $Qp/Qs = (SaO_2 - SvO_2)/(SpvO_2 - SpaO_2)$ で求めることができる。並列循環では $SaO_2 = SpaO_2$ であることから、（$ScvO_2$ と SvO_2 は厳密には異なるが）、通常の血液ガス分析により簡易的に Qp/Qs を算出することが可能である[10]。

　単心室血行動態の管理において重要なことは肺血流と体血流のバランスを可能な限り均等な状態に近づける（$Qp/Qs \fallingdotseq 1$）ことである。すなわち、①体血管抵抗低下により体心室後負荷を軽減する、②適正な前負荷・心収縮力を維持し1回拍出量を確保する、③肺血流が過剰な際は低酸素濃度吸入や外科的介入により肺血流を制限することが基本的方針となる[11]〜[13]。

5 肺血流増加によるショック

　左心低形成症候群に代表されるような、単心室型血行動態かつ動脈管依存性体循環疾患の場合、肺血管抵抗の急激な低下は肺血流量増加と体血流量の過度の低下によるショック（俗称：ハイフローショック）を引き起こす。脱水、高濃度酸素、啼泣、過換気、吸引刺激などを契機とすることが知られているが、明らかな誘因なく肺体血流バランスが崩れ急変する場合もある。動脈管により心ポンプから拍出された血液が収縮期だけでなく拡張期にも肺循環にシフトすることにより、拡張気圧の低下、心筋虚血を誘発するためと考えられている。事前に予見することは難しいが、血管拡張薬の使用は完全ではないが予防効果がある。また、小児循環器医・心臓外科医と血行動態、水分バランス、換気方法、吸引間隔、鎮静などの管理方法を確認しておくことが予防には重要である。

6 Fontan 型循環

　単心室型血行動態の機能的修復術の俗称である Fontan 型循環では、「心ポンプは体循環のみを担う（拍出する）」ことになり、肺には体静脈血が"心ポンプなしで"灌流することになる。これにより直列循環が確立され、「体循環と肺循環の混合によるチアノーゼ」は解消する。Fontan 型循環では肺循環は体静脈圧と肺血管抵抗により規定され、体循環の前負荷は肺循環そのものであることから、「適切な容量負荷により静脈圧を維持すること」と「肺血管抵抗の軽減」により「肺循環が通りやすい環境を目指す」ことが重要である（図3）。

　循環血液量減少が静脈圧の低下をもたらし肺循環不全の原因となることは当然であるが、過剰な容量負荷にも注意が必要である。過度な容量負荷は肺水分量の増加による肺血管抵抗の上昇と心室前負荷の減少、静脈うっ血による胸水・腹水などの腔水症を惹起する。また、人工呼吸器による陽圧呼吸は肺血流の減少と心室拡張不全をもたらす。

　一方、自発呼吸は胸腔内の陰圧による肺血流の駆動圧の増大、心室拡張能改善、dependent lung の V/Q ミスマッチの改善をもたらすことから、Fontan 型循環にとっては利点が多い。これらの理由から、Fontan 型循環症例では人工呼吸管理は可能な限り短期間に留めた方がよい。鎮静薬の使用による静脈血管プールの増大によ

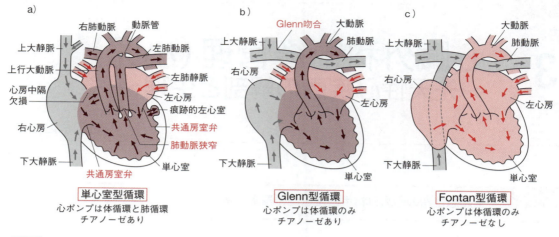

図3 単心室型循環の段階的手術治療
a) 一般的な単心室型循環。心室は体血流と肺血流の両方を担い，心室には容量負荷が生じている。また肺静脈血と体静脈血が混合するためにチアノーゼが生じる。
b) Glenn手術後の単心室型循環。チアノーゼはあるが心室は体血流のみを駆出しており容量負荷は軽減している。
c) Fontan型手術後の単心室型循環。容量負荷軽減に加えてチアノーゼも改善している。

る容量負荷を抑える効果も期待できるためである。

7 肺高血圧クライシス

　心室中隔欠損症や房室中隔欠損症などの肺血流増加型先天性心疾患では，肺血管症の過敏性が亢進している。心内修復術により二心室修復した術直後に肺血管攣縮を起こすと肺高血圧による循環不全（肺高血圧クライシス）を生じる。21 trisomyや乳児期早期手術例で頻繁にみられる。一般的に肺高血圧クライシスは機能的な肺血管攣縮であり，手術による血行動態の変化，手術侵襲，人工心肺の影響などが原因と考えられており，時間経過とともに寛解する。したがって，リスクの高い症例では十分な鎮静，換気，酸素投与，無気肺予防を基本とした術後管理を行い，時間をかけて徐々に安静度を解除・抜管に向かうことが肝心である。肺高血圧クライシスがとくに強い症例では，人工呼吸器回路に一酸化窒素（NO）持続吸入を加えることで肺血管の選択的拡張を施す必要がある。

文献

1) 日本循環器学会，日本心不全学会，日本胸部外科学会，他. 2021年 JCS/JHFS ガイドライン フォーカスアップデート版 急性・慢性心不全診療. 2021. Available from: https://www.j-circ.or.jp/cms/wp-content/uploads/2021/03/JCS2021_Tsutsui.pdf
2) 日本集中治療医学会教育委員会 編. 日本集中治療医学会専門医テキスト第3版. 東京：真興交易；2022.
3) 川名正敏，川名陽子 訳. ハーバード大学テキスト心臓病の病態生理第2版. 東京：メディカル・サイエンス・インターナショナル；2004.
4) Rocchini AP, DeWitt AG. Pediatric Cardiovascular Physiology. In: Puri P. (eds) Pediatric Surgery. Heidelberg:+++ Springer; 2020. p. 201-17.
5) Saikia D, Mahanta B. Cardiovascular and respiratory physiology in children. Indian J Anaesth 2019;63:690-7.
6) Lobos AT, Lee S, Menon K. Capillary refill time and cardiac output in children undergoing cardiac catheterization. Pediatr Crit Care Med 2012;13:136-40.
7) Ellis D. Pediatric Textbook of Fluids and Electrolytes. Baltimore: Williams & Wilkins; 1990. p. 107-18.
8) Eskesen TG, Wetterslev M, Perner A. Systematic review including re-analyses of 1148 individual data sets of central venous pressure as a predictor of fluid responsiveness. Intensive Care Med 2016;42:324-32.
9) Kim YA, Ha EJ, Jhang WK, et al. Early blood lactate area as a prognostic marker in pediatric septic shock. Intensive Care Med 2013;39:1818-23.
10) Taeed R, Schwartz SM, Pearl JM, et al. Unrecognized pulmonary venous desaturation early after Norwood palliation confounds Gp:Gs assessment and compromises oxygen delivery. Circulation 2001;103: 2699-704.
11) Barnea O, Austin EH, Richman B, et al. Balancing the circulation: theoretic optimization of pulmonary/systemic flow ratio in hypoplastic left heart syndrome. J Am Coll Cardiol 1994;24:1376-81.
12) Hoffman GM, Tweddell JS, Ghanayem NS, et al. Alteration of the critical arteriovenous oxygen saturation relationship by sustained afterload reduction after the Norwood procedure. J Thorac Cardiovasc Surg 2004;127:738-45.
13) De Oliveira NC, Ashburn DA, Khalid F, et al. Prevention of early sudden circulatory collapse after the Norwood operation. Circulation 2004;110:II133-8.

XVIII 小児

3 心臓外科術後管理（小児）
～先天性心疾患の解剖と生理～

竹内宗之，祖父江俊樹

目 標	● 超急性期の心臓外科手術後管理の基本を学ぶ

Key words 体外循環，肺血管抵抗，肺体血流バランス，前負荷，後負荷

はじめに

小児集中治療室入室患者の 30 ～ 40％以上が先天性もしくは後天性の心疾患患者である[1]。先天性心疾患患者の 25％程度に術後循環不全が生じ[2]，術後 30 日以内死亡率は 1.3％，院内死亡率は 2.2％であると報告されている[3]。循環不全の原因には，人工心肺による炎症反応，大動脈遮断による心筋虚血，解剖学的異常の遺残などがあるが，循環不全にできるだけ早く気づき，原因を把握し，適切に対応することが重要である。

I 体外循環の影響

体外循環を利用した心臓手術を受ける患者の術後管理を理解するには，体外循環を使用することにより体内で生じる変化を知る必要がある。体外循環によって起こる変化は，低体温，血液希釈，血液が体外循環の回路に接触することによる凝固・線溶・補体系の活性化，虚血再灌流障害，炎症性サイトカインの増加，血管内皮障害などによって複合的にもたらされる。その結果，血小板減少や凝固障害，水分貯留，血管透過性の亢進などが手術後に問題になる。そしてこれらの反応は，術前の状態が悪い，体外循環が長いなどで，より影響が大きいことも知られている[4]。体外循環によって起こる変化を予防するために，多くの施設で周術期にステロイドが投与されている[5]。しかし，現時点では，人工心肺直前に投与するステロイドは炎症は抑制するが[6]，予後を改善するという十分なエビデンスは存在しないとされている[7]。

1 肺への影響

血管透過性の亢進により，肺の水分量が増加し，肺胞腔の血漿成分によりサーファクタント機能が低下し，肺胞は容易に虚脱する。その結果，酸素化や肺コンプライアンスが低下する。体外循環により起こった炎症は，肺血管内皮細胞を障害し，肺血管抵抗を増加，反応性も亢進させる。

2 心臓への影響

炎症と再灌流障害により，心筋は，収縮能も拡張能も低下する。新生児ではとくに，もともと収縮予備能が小さい，心室コンプライアンスが小さいなど条件が悪いので，体外循環の影響は大きい。

3 その他の影響

コルチゾール産生が減少し，相対的副腎不全状態を起こす。血管透過性亢進により，脳や消化管を含む全身臓器の浮腫が起こる。消化管では bacterial translocation も起こり得る。長時間の体外循環は急性腎不全の発生に関与すると報告がある[8]。

II 心臓手術術後の LOS の原因

術後の低心拍出量症候群（low output syndrome, LOS）で考えるべきチェックポイントを以下に記す。小児の循環不全についての詳細は他項を参照していただきたい。

1 心拍数の変調と不整脈

突然に心電図の波形や心拍数・血圧が変化した場合や，動脈圧波形や中心静脈圧波形が不規則になった場合（図 1），洞性でないリズムを疑う必要がある。診断には通常の 12 誘導心電図に加え，心房ペーシングのリード

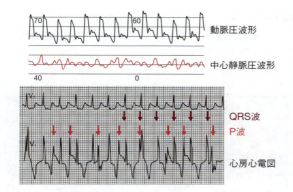

図1 中心静脈圧波形による不整脈スクリーニング
中心静脈圧波形は規則的でない。心房心電図から，房室解離であることがわかる。

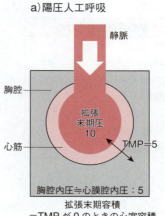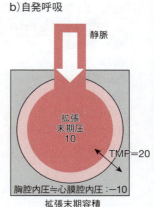

図2 自発呼吸による拡張末期容積の増大
同じ拡張末期圧でもb）自発呼吸で胸腔内圧が低い場合には，a）陽圧呼吸と比較してtransmural pressure（TMP）は大きくなり，拡張末期容量は増大する。

を用いた心房心電図が有効である。

　幅広いQRS波の頻拍は，確定診断がつくまでは心室原性と考えて対応する。心室性不整脈の原因は電解質異常，心筋ダメージ（冠循環不全）などが考えられる。心室細動や心室頻拍で血行動態が悪化する場合は，すぐに電気的除細動を行い，その後アミオダロンやリドカインの投与を開始する。

　先天性心疾患手術の術後によく見られる上室性不整脈は，Junctional ectopic tachycardia（JET）である。JETは房室結節近傍での手技がある手術後で体外循環時間が長い場合に発生しやすい。心房リードでP波がQRS波に先行しない場合にはJETを疑う。オーバードライブペーシング，カルジオバージョンなどの治療に反応しない不整脈であり，ICU滞在期間を延長する[9]。電解質（カリウム，マグネシウム）を補正し，深鎮静を行い，35℃程度まで体温を下げることで心拍数を下げる。薬物療法としてはアミオダロンやニフェカラントが有効である場合が多い。ランジオロールで心拍数が制御できるという報告もある[10]。3〜10日で自然軽快するので，その間十分な麻酔と体温管理と薬物療法で血行動態の維持を図る。

　リエントリー性頻脈はFontan型手術やMustard/Senning手術，Ebstein奇形修復手術の後に多く見られる。リエントリー性頻脈では，オーバードライブペーシングやカルジオバージョンを行う。アデノシン三リン酸（ATP）は診断および治療薬として有効である可能性が高いが，術直後の循環不全状態での使用は注意を要する。

　徐脈ではその原因（低体温や徐脈を引き起こす薬剤など）を取り除く必要がある。完全房室ブロックは，Mustard/Senning手術や心室中隔欠損など房室結節近傍に処置がある手術の術後に多い。多くは10日以内に自然治癒する。房室ブロックや房室解離では，心房・心室順次ペーシングにより心拍出量が増加する。

2　前負荷

　術後急性期の循環不全で最も考えやすい原因は前負荷の不足である。しかし，不必要な輸液は合併症，死亡率ともに増加させるといわれており[11]，適切な輸液量を決める必要がある。中心静脈圧（CVP）はそれ単独では，前負荷の指標にはならないが，安静な呼吸状態で著しく低いCVPであれば，前負荷の不足を考慮する。5〜10 mL/kgの容量負荷により血圧が上昇すれば，前負荷が不足していたと考えられる。最近では，小児においても，心拍数や，CVP，心エコーでの左室拡張末期径などの静的指標では輸液反応性を予測できず，動的指標を用いて輸液反応性を評価することが推奨されている[12]。ただし，成人ではよく利用されている動脈圧波形に基づく指標や脈波変動指標が，小児の輸液反応性を確認するために有用であるという十分なエビデンスはまだない。

　大量輸血や大量輸液が行われると著しい組織浮腫が起こり，心臓の周囲圧が上昇することで，前負荷が十分に保てなくなって悪循環に入ってしまうことがある。新生児の体外循環使用症例では，血漿の血管外への漏出量が多く，このような状態になりやすいため，計画的に，または，術後にその状態が疑われるときにはその時点で再開胸し，二期的胸骨閉鎖を行うこともある。

　前負荷が問題である場合には，覚醒させることができる状態であれば，自発呼吸は前負荷を改善するかもしれない。同じ心室拡張末期圧であれば，自発呼吸では胸腔内圧が低下することにより，心室拡張末期容量は増加する（図2）。

表 肺血管抵抗に関与する因子

肺血管抵抗を下げる	肺血管抵抗を上げる
鎮静・筋弛緩	興奮
過換気	低換気
アルカローシス	アシドーシス
高吸入酸素濃度	低酸素
一酸化窒素吸入	
適切な肺容量	無気肺・過膨張
血管拡張薬	血管収縮薬

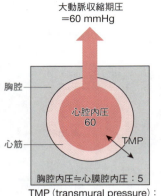
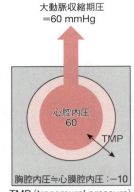

図3 自発呼吸による後負荷増大
左室心筋にとっての後負荷は収縮期の TMP であり，b）胸腔内圧が自発呼吸により低下すると，a）陽圧呼吸と比較して TMP つまり後負荷は増大する。

3 右心系後負荷

術前に大量の左右短絡が存在した症例や，肺高血圧があった症例，新生児開心術などは肺高血圧クライシスを起こす可能性が大きい。リスクの高い症例では，予防的に持続鎮静をすることを考慮する。気管吸引を契機に発生することが多いので，吸引時には血行動態の注意深い観察が必要である。これらの症例で，突然の血圧低下，CVP 上昇，呼吸器系コンプライアンスの低下[13]，酸素化の悪化などが起こった場合，肺高血圧クリーゼを疑う。左右短絡が残存した患者では，肺高血圧が起これば，肺血流低下により酸素化が著しく悪化する。この場合，通常は体血圧は維持されるが，心室間の交通が十分でない症例などでは肺高血圧により右心室圧が上昇し，左心室が圧排され体血圧も低下する。肺血管抵抗を上昇する因子，低下する因子を表に挙げる。肺は過膨張しても，虚脱しても，血管抵抗が上昇するので，肺血管抵抗を上昇させないためには，肺容量を適正に維持することが重要である。

4 左心系後負荷

体心室の心筋にとっての後負荷とは体血管へ血液を駆出するために必要な心臓の内側（心室圧）と外側（心嚢内圧≒胸腔内圧）の圧差（transmural pressure）に比例する。麻酔や手術のストレス，人工心肺中の低体温により後負荷が増大していることが多い。臨床的には後負荷増大の徴候としては，末梢・中枢温度差を判断材料とする。体心室の収縮力の低下を認める場合や，房室弁に逆流がある場合，後負荷の軽減により，循環動態が改善する。後負荷軽減のためには，まずアシドーシスや低体温，創痛を制御する。血管拡張薬が Norwood 手術後の ScvO₂ を改善する[14]，ミルリノンが LOS を減少する[15]といった報告がある。一方，大動脈弁下狭窄などの狭窄部位が残存する症例では，血管拡張薬による後負荷軽減は血圧の低下のみをもたらすことがあり注意が必要である。左心機能が低下していて軽度の後負荷増大が問題になる場合や，激しい喘ぎ呼吸をしていて胸腔内圧が低下する場合には，自発呼吸により左室後負荷が増大し（図3），左心不全・肺水腫が起こることがある。

5 心機能障害

人工心肺による炎症反応，手術操作や心筋保護の影響により，術後には心機能が悪化していることがある。術後早期に心エコーによる心機能の診断を行う。

心収縮能が低下している場合，前述の4項目をまず是正しつつ，カテコラミン投与を開始・増量する。少量のアドレナリンは，体血管抵抗を上昇せず使用しやすい。心収縮力が低下しているときにはミルリノンもよい適応がある。心筋の酸素消費を増やすことなく，心拍出量を増やすことが知られている[4]。容量過多の場合には，カルペリチドがよい適応であると考えられている。ナトリウム利尿作用による前負荷軽減に加え，後負荷を軽減する一方，心拍数を上げない点が，他の血管拡張薬や強心薬とは異なり使用しやすい[16]。

拡張機能障害に対する確立した治療はない。拡張機能が低下している場合，カテコラミンはあまり効果がない。同じ体静脈圧や肺静脈圧でも，十分な前負荷が得られない可能性がある（図4）。とくに陽圧換気は，静脈灌流を悪化し，心拍出量を低下することがあるため注意が必要である。

6 肺体血流バランス

SvO₂ は単心室患者の肺体血流比（Qp/Qs）を推測するのにも有用である。臨床的には以下で得られる。

Qp/Qs ＝（SaO₂ − SvO₂）/（SpvO₂ − SpaO₂）

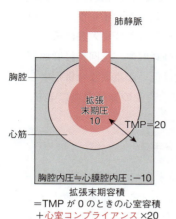

図4 心室拡張が制限されている場合（自発呼吸下）
心室拡張が制限され，心室コンプライアンスが低下しているとき，心室コンプライアンスが小さければ小さいほど拡張容積が小さくなる。

SpvO₂：肺静脈血酸素飽和度（直接測定できないので通常 95 〜 98％と仮定する）
SpaO₂：肺動脈血酸素飽和度（上大静脈血酸素飽和度で代用することが多い）

体循環・肺循環が単一の心室から供給されるような疾患では，Qp/Qs のバランスを保つことが循環不全の治療として重要である。Qp/Qs が 1 に近づくように，体血管抵抗と肺血管抵抗を制御する。しかし，SpvO₂ は，術後では予想外に低下していることがあり，その場合には，SpvO₂ を 95％として見積もると，Qp/Qs は過小評価されるので注意を要する[17]。

7 酸素需要供給バランス

上述のような循環不全対策を行っても，LOS が継続する場合，患者の酸素消費量を低下させる必要がある。麻酔・鎮静レベルを十分深くし，覚醒やシバリングによる酸素消費量の増加を抑制する。さらに筋弛緩薬を追加することもある。体温の制御も重要である。末梢血管抵抗が増大しないように十分な麻酔薬を投与しながら，体表とくに頭部や頸部などの冷却を行う。解熱鎮痛薬を使用してよい。

組織への酸素供給量を増やす方法の一つとして古くから赤血球輸血が行われてきた。しかし，近年の総説によれば，心機能障害や肺高血圧がある先天性心疾患患者でも 10 g/dL を超えて輸血する根拠はない，と報告されている[18]。ただし，単心室循環の姑息術後に関する情報は不足しており，今後，それらの患者に対する至適輸血基準の解明が待たれる。輸血をするか否かは，単にヘモグロビンの数値で決めるべきではなく，臨床症状や生理学的指標・検査データなどを基に総合的に判断すべきである。

III 各論[4],[8]

小児専門施設でしか見られないような複雑心奇形については，小児心臓に関する専門書を参照していただきたい。ここでは，比較的頻度の高い心臓手術や今後患者数の増加が見込まれ，成人施設でも管理される可能性が増大している Fontan 型手術後などを中心に，手術別の術後管理の注意点を述べる。

1 心房中隔欠損（ASD）修復術

多くの ASD は 1 歳から 3 歳に修復術が行われる。心房性の不整脈が起こることがあるが，この時期に行われる ASD 症例の多くは，肺血管抵抗が高くないため，術後経過が良好であり，早期抜管の対象となる。術前から I 度房室ブロックを有し，術後に II 度房室ブロックになる症例も少ないながらある。

2 心室中隔欠損（VSD）修復術

VSD 症例の多くも早期抜管の対象となる。しかし，乳児期早期に修復術が行われる術前のシャント流量が多い VSD 症例では，肺機能の低下，肺血管抵抗の上昇などのために，術直後には，肺高血圧による致死的な血圧低下（肺高血圧クリーゼ）が起こることがある。覚醒したときに血圧が低下したり，SpO₂ が低下したりする症例では，深鎮静を含めた肺高血圧に対する積極的な治療を考慮する。また，術後，シャント消失による前負荷減少認めるが，収縮末期容積は小さくならないため，左室機能は低下することも留意しておく。VSD 修復術では，JET や房室ブロックが問題になることがある。

3 房室中隔欠損（AVSD）修復術

21 trisomy の症例に多いが，その場合術後肺高血圧が残存し，一酸化窒素療法や，深鎮静管理を要することが多い。術後左室に圧負荷・容量負荷ともにかかるため，僧帽弁逆流により心拍出量が低下することがある。シャント遺残を認める場合や，術前の左室容量が小さい場合にはとくに注意が必要である。VSD 修復術同様，JET や房室ブロックが問題になることがある。partial AVSD は 1 歳から 2 歳に修復術が行われ，術後の経過は，ASD とほぼ同様であることが多い。ただし，partial AVSD も complete AVSD も，ともに術後左室流出路狭窄を認める事があることは記憶しておく。また，肺動脈拘扼術術後の症例では肺動脈狭窄残存による右室圧負荷

4 ファロー四徴症（TOF）修復術

TOF 修復術後の最も大きな問題は，右室の拡張障害によるLOSである。術前の高い右室圧により肥大した右室心筋への体外循環と再灌流の悪影響と考えられている。しばしば，体静脈圧の上昇，胸水・腹水の貯留が起こる。肺動脈弁輪切開症例では，肺動脈弁逆流による右室容量負荷が，術前から肺動脈低形成がある症例や術後にも右室流出路狭窄が残存した症例では，右室後負荷も増大している。拡張障害が主たる原因であれば，カテコラミンがあまり有効でないかもしれない。体静脈圧は高くても，十分な前負荷が必要である。自発呼吸は，胸腔内圧を低下させ，右室前負荷を増大し，心拍出量を増加させる。右室の後負荷を減少させる戦略も重要である。一方，肺動脈弁下狭窄解除術の筋切開の程度によっては収縮障害も認め，カテコラミンが有効な場合もある。また，術前評価で左室容量が小さかった症例では，左心不全が起こることもある。2歳までのTOF 修復術後の不整脈では，JET が約30％に発症すると報告されている[19]。右室への前負荷が重要であるから，洞リズムを維持することは重要で，それ以外のリズムの場合には，順次ペーシングなどを行う。

5 完全大血管転位に対する動脈スイッチ手術

Ⅰ型では新生児期に，Ⅱ型では乳児期早期に施行される。修復後には冠動脈スパズムや吻合部狭窄による心筋虚血に注意する。手術により肺動脈狭窄が生じることがある。新生児期早期の手術であれば，肺高血圧の制御も重要である。大血管の縫合距離が長いので，止血・凝固障害は積極的に是正する。左室が体循環に順応するのに時間がかかるので，カテコラミンや血管拡張薬が必要になる。左室のコンプライアンスが低下しているので，過剰な容量負荷は肺うっ血を生じやすいので注意が必要である。

6 大動脈縮窄・大動脈弓離断の根治術

狭窄が高度な大動脈縮窄や大動脈弓離断では，術前の体血流は動脈管に依存しているためPGE1 の投与が必要であり，新生児期に手術が行われる。術後は，肺高血圧，大動脈弁狭窄，大動脈弁下狭窄，僧房弁狭窄などの合併に注意する。術後に左室流出路狭窄が顕在化することがあり，早期に心エコーで評価する。また，動脈系の縫合長が長いため，出血には注意が必要である。22q11.2 欠失症候群を合併していることが多く，その場合には低カルシウム血症，易感染に注意する。

乳児期以後に行われる大動脈縮窄の根治術では，術後

に高血圧が認められることが多い。腸間膜動脈の血流が劇的に増加するため，術後に，腹痛や，イレウス，下血などが起こることがある。術後数日の経腸栄養は慎重に行う。その他，乳び胸，横隔神経麻痺，反回神経麻痺が問題になることがある。頻度は低いが重要な合併症として，年長者への手術において，術中の脊髄虚血により，麻痺が起こる可能性がある。

7 体動脈肺動脈シャント手術

肺血流を増加，安定的に維持するために行われる。シャント血流の制御が重要である。シャント血流が多すぎれば，高肺血流量性の心不全となり，シャント血流が少なすぎれば，低酸素血症となる。肺血流が多すぎると判断した場合には，カテコラミンが適応になる。この状態で覚醒などにより末梢血管抵抗が増大すると，さらに肺血流を増大させる可能性があり，血管拡張薬を併用するとよいかもしれない。SpO_2 が低下した場合，様々な原因を想定しながら対応する必要がある。肺高血圧，シャントの血栓閉塞・狭窄のほか，無気肺，肺水腫，胸水などによる肺容量の低下，酸素需要供給バランスの悪化（心拍出量の低下，貧血，酸素消費量の増大）などが起こっていないか，診断していく必要がある。シャント血流を保つために，血管内容量を維持する。貧血は是正してよいが，多血ではシャント閉塞の危険が増すので，輸血量には注意が必要である。手術の手技的合併症としては，ホルネル症候群，反回神経麻痺，横隔膜神経麻痺がある。とくに新生児期や乳児期早期の手術では，血流バランスが安定し，循環動態が落ち着いてから，覚醒させ抜管するほうが安全である。

8 肺動脈拘扼術

単心室循環の症例において，また，二心室症例でも，二期的修復を選ぶ場合に，肺血流を調整し，心室への容量負荷を減じ，持続する肺高血圧による肺血管閉塞性病変の進行を防止するために行われる。容量負荷は軽減されるが，後負荷は増加するので，血管拡張薬やカテコラミンの適応がある。とくに単心室症例で房室弁逆流が多い例では心拍出量が大きく低下することがある。術後肺機能が回復すると，肺血管抵抗が低下し，手術中には適切であった肺体血流バランスが崩れることがある。また，心室への容量負荷が減少し，心室容積が小さくなることで，術前には目立っていなかった狭窄症状が出現することもあり，注意する。

9 両方向性 Glenn 手術

単心室循環や，二心室修復が困難だと判断された症例

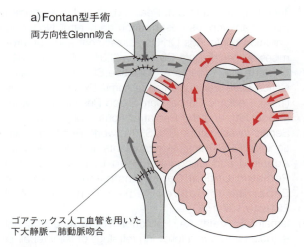
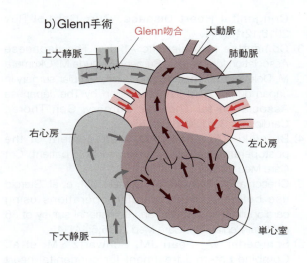

図5 単心室症に対するFontan型手術とGlenn手術

では，機能的根治術としてFontan型手術（図5a）が行われる。これらの症例では，乳児期に，体心室への容量負荷を増やさずに肺血流を維持する手段として両方向性Glenn手術が選択されることが多い。両方向性Glenn手術とは，上大静脈と肺動脈を吻合する手術のことである（図5b）。Fontan型手術同様，右室型単心室か左室型単心室か，房室弁逆流の程度，肺血管抵抗が高いかどうか，により術後の重症度が変わる。吻合部での肺血流は心室の機能に依存せず受動的であるから肺血管抵抗を低く保つことが重要である。両方向性Glenn手術の術後に起こる問題としては，低酸素血症がある。その原因としては，肺静脈酸素飽和度の悪化，肺血流の減少（肺高血圧，Glenn吻合の異常，上大静脈下大静脈シャントなど），肺動脈肺静脈シャント，酸素需要供給バランスの異常などがある。30～45度のギャッジアップが酸素化改善に有効である[20]。

10 Fontan型手術

Fontan型手術は自立歩行可能となる年齢で行われる。肺血流は基本的には心室の機能に依存せず受動的である（図6）。術前より肺血管抵抗が高いときや，心室機能が悪いとき，心室への前負荷を維持し，体静脈圧を低く保つために，体静脈系から心房への「fenestration」を置くことがある。

Fontan型手術後では，体心室にとっての前負荷を維持することが重要である。麻酔薬や血管拡張薬などによる静脈血管の拡張によるunstressed volumeの増加が起こらないように注意する。体静脈圧と肺静脈圧の圧差，および肺血管抵抗が肺血流量（つまり心拍出量）を決定するため，適切な肺容量を保ったり，NO吸入療法をしたり，肺血管抵抗を低下させる治療が有効である。CVPが高いと血管外漏出が増え，血漿成分が腹水や胸水とし

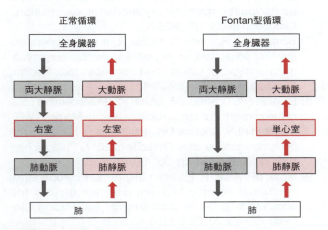

図6 正常循環とFontan型循環の比較

て失われ，血管内容量不足になりやすいジレンマがある。また，過剰の容量負荷により肺水分量が増加すると，無気肺が生じ，肺血管抵抗が上昇し，体心室への前負荷は増加しない。過不足ない血管内容量の維持が重要である。胸水の貯留も無気肺を生じ，肺血管抵抗を上昇させてしまうので，積極的にドレナージを行う。自発呼吸による胸腔内陰圧により，肺血管を通過する血流の駆動圧〔(胸腔外)体静脈圧―肺静脈圧（胸腔内）〕が増大するとともに，心室拡張が容易になること（図2）で，心室前負荷が増大し，心拍出量が増加する。よって，Fontan型手術後の患者では，自発呼吸を優先し，人工呼吸時間はできるだけ短縮するよう心がける。

■文献

1) Rotta AT, Laussen PC, Wessel DL. Critical care after surgery for congenital cardiac disease. In: Fuhrman & Zimmerman Pediatric Critical Care Fourth Edition, Elsevier Saunders; 2011. p. 401-40.
2) Chandler HK, Kirsch R. Management of the Low Cardiac Output Syndrome Following Surgery for

Congenital Heart Disease. Curr Cardiol Rev 2016;12:107-11.

3) Committee for Scientific Affairs, The Japanese Association for Thoracic Surgery; Masuda M, Okumura M, Doki Y, et al. Thoracic and cardiovascular surgery in Japan during 2014 : Annual report by The Japanese Association for Thoracic Surgery. Gen Thorac Cardiovasc Surg 2016;64:665-97.

4) Bronicki RA, Chang AC. Management of the postoperative pediatric cardiac surgical patient. Crit Care Med 2011;39:1974-84.

5) Checchia PA, Bronicki RA, Costello JM, et al. Steroid use before pediatric cardiac operations using cardiopulmonary bypass: an international survey of 36 centers. Pediatr Crit Care Med 2005;6:441-4.

6) Schroeder VA, Pearl JM, Schwartz SM, et al. Combined steroid treatment for congenital heart surgery improves oxygen delivery and reduces postbypass inflammatory mediator expression. Circulation 2003;107:2823-8.

7) Scrascia G, Rotunno C, Guida P, et al. Perioperative steroids administration in pediatric cardiac surgery: a meta-analysis of randomized controlled trial. Pediatr Crit Care Med 2014;15:435-42.

8) Bronicki RA, Costello JM, Brown KL. Postoperative care of the pediatric cardiac surgical patient. In Morrison WE, McMillan KLN, Shaffner DH, edts. Roger's handbook of pediatric intensive care. 5th edition. 2017. Philadelphia: Wolters Kluwer; 2017.p. 367-80.

9) Moak JP, Arias P, Kaltman JR, et al. Postoperative junctional ectopic tachycardia: risk factors for occurrence in the modern surgical era. Pacing Clin Electrophysiol 2013;36:1156-68.

10) Yoneyama F, Tokunaga C, Kato H, et al. Landiolol Hydrochloride Rapidly Controls Junctional Ectopic Tachycardia After Pediatric Heart Surgery. Pediatr Crit Care Med 2018;19:713-7.

11) Lex DJ, Tóth R, Czobor NR, et al. Fluid Overload Is Associated With Higher Mortality and Morbidity in Pediatric Patients Undergoing Cardiac Surgery. Pediatr Crit Care Med 2016;17:307-14.

12) Gan H, Cannesson M, Chandler JR, et al. Predicting fluid responsiveness in children: a systematic review. Anesth Analg 2013;117:1380-92.

13) Schulze-Neick I, Werner H, Penny DJ, et al. Acute ventilatory restriction in children after weaning off inhaled nitric oxide: relation to rebound pulmonary hypertension. Intensive Care Med 1999;25:76-80.

14) Tweddell JS, Hoffman GM, Fedderly RT, et al. Phenoxybenzamine improves systemic oxygen delivery after the Norwood procedure. Ann Thorac Surg 1999;67:161-7.

15) Hoffman TM, Wernovsky G, Atz AM,et al. Efficacy and safety of milrinone in preventing low cardiac output syndrome in infants and children after corrective surgery for congenital heart disease. Circulation 2003;107:996-1002.

16) Mizuno O, Onishi K, Dohi K, et al. Effects of therapeutic doses of human atrial natriuretic peptide on load and myocardial performance in patients with congestive heart failure. Am J Cardiol 2001;88:863-6.

17) Taeed R, Schwartz SM, Pearl JM, et al. Unrecognized pulmonary venous desaturation early after Norwood palliation confounds Qp:Qs assessment and compromises oxygen delivery. Circulation 2001; 103: 2699-704.

18) Cholette JM, Willems A, Valentine SL, et al; Pediatric Critical Care Transfusion and Anemia Expertise Initiative (TAXI); Pediatric Critical Care Blood Research Network (BloodNet), and the Pediatric Acute Lung Injury and Sepsis Investigators (PALISI) Network. Recommendations on RBC Transfusion in Infants and Children With Acquired and Congenital Heart Disease From the Pediatric Critical Care Transfusion and Anemia Expertise Initiative. Pediatr Crit Care Med 2018;19:137-148.

19) Ismail MF, Arafat AA, Hamouda TE, et al. Junctional ectopic tachycardia following tetralogy of fallot repair in children under 2 years. J Cardiothorac Surg 2018;13:60.

20) Allen HD, Shaddy RE, Penny DJ, et al. Moss & Adams' Heart Disease in Infants, Children, and Adolescents 9th edition. Alphen aan den Rijn: Wolters Kluwer; 2016. p. 697.

■ 重要論文 ■

◆ Norwood 術後早期には，肺静脈酸素飽和度の低下の程度がわからないため，Qp/Qs や酸素供給の評価がうまくいかない。

この研究の第一目的は，Qp/Qs ＝ 25/（95 － SaO$_2$）を使用し，SaO$_2$ のみで Qp/Qs を評価する事が正確かどうか，第二は，F$_I$O$_2$ が Qp/Qs の調整に有効な手段であるかどうか。結果，SaO$_2$ のみでは SpvO$_2$ と SsvcO$_2$ が多様なために Qp/Qs は正確に予測できなかった。また，F$_I$O$_2$ を 0.17 から 0.5 まで徐々に上げたものの，うち 5 症例で Qp/Qs は相関して上昇しなかった。（→文献 17）

◆ 先天性心疾患小児に対する赤血球輸血に関する the Pediatric Critical Care Transfusion and Anemia Expertise Initiative（TAXI）と the Pediatric Critical Care Blood Research Network（BloodNet）と the Pediatric Acute Lung Injury and Sepsis Investigators（PALISI）Network による共同の推奨文。

解剖学的根治術後の安定した状態であればヘモグロビン値は 7.0 g/dL あれば輸血しないこと，解剖的根治がされていない先天性心疾患小児であっても血行動態が安定していればヘモグロビン値は 7.0 ～ 9.0 g/dL を維持すればよいこと，両方向性 Glenn 手術や Fontan 型術後であっても血行動態が安定していれば 9.0 g/dL 以上あるときには輸血をすべきでないこと，輸血をするか否かは，単にヘモグロビンの数値で輸血閾値を決めるべきではなく，臨床症状や生理学的指標・検査データなどを基に総合的に判断すること，心機能障害や肺高血圧がある症例でも 10 g/dL を超えて輸血する根拠はない，などの記載がある。（→文献 18）

XVIII 小児

4 適切な呼吸循環管理

問田千晶

目 標
- 集中治療を実施する上で配慮すべき小児の特異性を理解する
- 小児と成人における呼吸循環管理の違いを理解する
- 小児症例へ集中治療を実施するための具体的な方策を理解する

Key words 気道管理，呼吸管理，循環管理，小児，未熟性

はじめに

小児症例の集中治療の特徴の一つとして，重篤な小児症例の発生頻度が低いことが挙げられる。本邦の小児死亡は他の先進国同様に減少しており，過去50年の調査では小児死亡率は1年ごとに3.5%低下していると報告される[1]。また，全国の救急搬送された重症例に占める小児重症例は0.8%［小児（新生児・乳児・少年）2,160件／全重症搬送症例281,747件］であり[2]，これらは周術期や院内急変による入室症例は含まない数値ではあるが，集中治療の適応となる小児重症患者が寡少であることを示唆している。すなわち，小児専門施設などの特定の施設を除き，多くの施設では小児症例に対する集中治療の経験が乏しいことが推測される。このように，経験の蓄積による習熟感を得にくい状況が，小児集中治療が特別視される所以となっている。

しかしながら，成人と比較して小児の集中治療管理が難しいということはない。小児集中治療の基本となる知識や診療の原則は，成人と同様である。小児の特異性として配慮すべき点は，小さい・細い・軟らかいなどの"未熟性"に関連する点と，成長による変化に伴う解剖学的・生理学的差異に関連する点に限定されている。また，その多くは気道や呼吸管理の範疇にある。現時点では，小児の特異性に配慮しつつも，「小児は小さな成人である」として成人と同様の集中治療管理を心がけて安全な診療をすすめることが肝要である。本項では，小児の特異性を前提として，小児症例の集中治療を実施するために必要な具体的の呼吸循環管理の方策を提示する。

I 小児の気道管理

小児の呼吸循環管理において気道管理の成否は転帰へ大きく影響するため，気道管理は重要度が高い[3]。小児の年齢，体格，病態に応じた適切な気道管理について概説する。

1 気道確保法

気道確保法として主に以下の3つの方法がある。気管切開を除く最も確実な気道確保の方法は気管挿管であるが，気管挿管を安全に行うためにはバッグバルブマスクや声門上器具を用いた気道確保法にも精通しておく必要がある。

① バッグバルブマスク（BVM）を用いる方法

自発呼吸がある患者への酸素投与や自発呼吸がない患者への酸素投与・陽圧換気を実施する際に用いる。BVMの利点としては，口腔内に器具を挿入しないため刺激が少なく気道反射を誘発しにくい点が挙げられる。欠点としては，声門および下気道の閉塞を解除できない点や，顔面にマスクをフィットさせて上気道閉塞を防ぎつつ換気する必要があるため，技術の修練が必要な点が挙げられる。上気道を維持しつつBVMで十分な酸素化・換気を得るためには，小児の体格に応じて適切なサイズのマスクを選択し顔面とマスクを十分に密着させること，sniffing positionとして後部後屈・開口・下顎挙上の体位を取ること，必要に応じて口咽頭エアウェイや鼻咽頭エアウェイを併用することなどが大切である。

② 声門上器具を用いる方法

ラリンジアルマスクやラリンジアルチューブなどを用

日本集中治療医学会専門医テキスト　第4版

表1 小児の気管チューブサイズ・挿入長，気管吸引チューブサイズ選択の目安

年齢	3か月未満	3〜5か月	6〜11か月	12〜24か月	2歳	3〜4歳	5〜6歳	7〜9歳	10〜11歳
体重（kg）	3〜5	6〜7	8〜9	10〜11	12〜14	15〜18	19〜23	24〜29	30〜36
カフなし気管チューブのサイズ（内径,mm）	3.5	3.5	3.5	4.0	4.5	5.0	5.5	–	–
カフ付き気管チューブのサイズ（内径,mm）	3.0	3.0	3.0	3.5	4.0	4.5	5.0	5.5	6.0
経口挿管時の気管チューブの挿入長（cm）	9〜10.5	10〜10.5	10.5〜11	11〜12	12.5〜13.5	14〜15	15.5〜16.5	17〜18	18.5〜19.5
気管吸引チューブのサイズ（French）	8	8	8	8	10	10	10	10	12

（Broslow™ Pediatric Emergency Tape より）

いて気道を確保する方法で，上気道閉塞部位をバイパスして換気することが可能で，気管挿管に比べて気道反射を誘発しにくいといった利点がある。一方で，誤嚥を防止できない，末梢気道閉塞時には換気できない，気道内圧が高い呼吸不全の陽圧換気には対応できないといった欠点がある。しかしながら，声門上器具は difficult airway などで気道確保が困難な場合の挿管補助具器具として有効であり，声門上器具による気道確保の基本手技は習熟しておくことが薦められる[4]。

3 気管挿管による方法

気管挿管の利点としては，確実な気道確保により誤嚥が防止できる，呼吸死腔量を減少させることができる，高濃度・高圧換気や換気量・呼気ガスのモニタリングができる点などが挙げられる。一方で，手技の習得には熟練が必要で，挿管時や挿管後に致死的な合併症を起こし得る点が欠点として挙げられる。

2 気管挿管による気道確保

1 気管挿管の準備

まず，患者の体位は頭部が sniffing position となるよう頭の下に円座やタオルなどの枕を入れ，患者の頭の高さと術者の臍の高さが重なる位置にベッドの高さを調整する。次に，マスクを密着させ，新生児では1分間，健康な小児では2分間，成人で3分間の前酸素化を行う[5]。前酸素化の酸素投与は気管挿管操作の直前に終了するが，挿管操作が終了まで酸素投与を続ける無呼吸酸素化の有用性も報告されている[6]。無呼吸酸素化での酸素投与法としては，鼻カニューレ，咽頭内酸素送気，CPAP（continuous positive airway pressure），HFNC（high flow nasal cannula）などがある。前処置として，静脈路の確保，胃内吸引，アトロピン投与，鎮静薬・筋弛緩薬投与などを必要に応じて行う。気管挿管に伴う徐脈予防を目的としたアトロピンの使用頻度は

減少傾向にあるが，挿管困難が予想される場合には唾液抑制作用を目的とした挿管手技の15分以上前のアトロピン投与が推奨される[3]。

2 喉頭鏡の選択

新生児，乳幼児では直型（Miller型）喉頭鏡を，幼児より年長児では曲型（Macintosh型）喉頭鏡を選択する場合が多い。近年では，喉頭展開により肉眼で声門を確認する必要がある直接視型喉頭鏡に代わり，喉頭展開せずにモニター画面上で間接的に声門を確認し気管挿管することができるビデオ喉頭鏡が小児でも使用できるようになった。ビデオ喉頭鏡を用いた気管挿管は技術の習得が比較的容易で，小児の挿管困難例にも有用なため，小児集中治療室での使用される頻度が高まっている[7]。

3 気管チューブの選択

長年，小児の気道は声門下（輪状軟骨部）が最狭窄部で漏斗状をしていると考えられてきた。そのため，カフ付き気管チューブのカフによる物理的刺激での声門下狭窄の発生や細いサイズを選択することによる気道抵抗や呼吸仕事量の増大を懸念して，小児ではカフなし気管チューブが選択されてきた。しかし最近では，成人と同様に小児（新生児は除く）の気道の最狭窄部は声門部であると報告されたこと，カフ付き気管チューブの性能向上による安全性や有用性が報告されたことに伴い，カフ付き気管チューブの使用が推奨されるに至っている。本邦で使用できるカフ付き気管チューブは複数種類存在しているため，カフの性状や位置，深さの指標となるマーキングの位置，気管チューブの内外径差，およびカフを一定圧で膨らませた際のカフ径や形状などに製品ごとのばらつきがあることに留意しつつ使用する必要がある[8]。

小児では（表1）を参考に，気管チューブのサイズ・挿入長を選択する。

上記以外にも，気管チューブのサイズ：カフなし（内

584

径，mm）＝ 4 ＋年齢÷ 4，カフ付き（内径，mm）＝ 3.5 ＋年齢÷ 4，経口挿管時の気管チューブの挿入長（cm）：気管チューブ内径（mm）× 3，12 ＋（年齢÷ 2）などの選択方法があるが[8]，いずれも強い科学的根拠のある確立した方法ではない。そのため，最終的な気管チューブサイズの決定では「カフを脱気した状態で 20 ～ 30 cmH$_2$O の気道内圧を維持すると気管チューブ周囲のリークが確認でき，適切なカフ圧を加えた状態ではリークが消失すること」を確認すること，気管チューブ挿入長の決定では「胸部 X 線または気管支ファイバーを用いてチューブ先端位置が気管分岐部から 0.5 cm 頭側と両側鎖骨中線の間にあること」を確認すること，といった臨床的な評価と併せて適正なサイズや挿入長を選択することが必須である[9]。

4 気管挿管中の管理

成人と比べて小児の気管は短いため，頭頸部の体位変化にともない気管チューブ先端の位置異常が生じやすく，片肺挿管や事故抜管をきたす危険性が高い。体動によるチューブトラブルを回避するためには，適正な鎮静・鎮痛レベルを維持し不用意な体動を防ぐこと，タオルやパッドなどを肩から背部に敷いて頭部正中中間位を保持すること，などを意識した慎重な気道管理が求められる。カフ付き気管チューブを用いた気管挿管時や気管チューブの先端位置調整時には気管チューブのカフが声帯部に掛かり声帯損傷を引き起こすリスクがあり，直視下でカフ全体が気管に挿入されていることを確認する必要がある。また，小児用気管チューブではカフ容量が少ないためにカフ圧が変化しやすく気道粘膜の損傷を引き起こすリスクがあり，カフ圧計を用いて頻回にカフ圧を測定し調整するといった厳重な管理も必要となる。

さらに，小児の気管チューブは内径が細く分泌物などで容易にチューブが閉塞する。そのため，気管内の吸引・加湿を適切に実施することが重要である。気管吸引カテーテルのサイズは（表 1）や，［気管チューブ内径（mm）× 2］を目安に選択する。気管吸引時には，吸引カテーテルによる機械的刺激による気道粘膜の肉芽発生を防ぐために気管チューブ先端から吸引カテーテルの先端が突出しすぎないように注意する。加湿管理においては，気管チューブ先端での相対湿度 100 ％，核心温 37℃・絶対湿度 44 mg/L の条件が推奨される。カフなし気管チューブを使用している場合に加湿管理として人工鼻を使用する際には注意が必要である。人工鼻は呼気で加湿される機能を保つため，気管チューブ周囲にリークがある場合は湿潤な呼気が気管チューブ内を通過せず十分な加湿効果を得ることはできない。そのため，気管チューブ周囲にリークがある場合における人工鼻の使用は禁忌とされる[10]。

5 difficult airway management（DAM）

まずは，患児の解剖学的特性や疾患・病態から difficult airway を予測することが重要である。また，事前に小児の difficult airway に遭遇した場合に備えた DAM カートや DAM アルゴリズムを整備しておく必要がある。DAM アルゴリズムにおいては，気道確保に必要な手技やデバイスのみならず，小児の気道管理に精通した麻酔科や集中治療医，緊急で気管切開を実施できる耳鼻科医，体外循環の導入に関わる医療スタッフといった高度な技術をもつ専門スタッフ間の連携体制についても記載し，実践できる体制を整備しておくことが最も重要とされる[11]。

II 小児の呼吸管理

小児の呼吸管理は，症例数の少なさから科学的知見の集積が不十分であり強い科学的根拠の存在する治療はほぼ存在しない。成人で得られた知見をもとに小児に応用するにあたり，小児の特殊性を意識して具体的方策を呈示する。

1 呼吸機能のモニタリング

小児では，成人に比べて換気量が小さく呼吸器回路の影響を受けやすいことなどから人工呼吸中の正確なモニタリングが難しく，呼吸機能のモニタリングが重視されない呼吸管理が行われてきた。しかしながら，呼吸器やデバイスの進歩により，小児でも様々な呼吸機能のモニタリングが可能となってきている。とくに，人工呼吸器のグラフィックモニター波形から得られる情報は非常に多く，適切なモニタリングと評価は患者の病態生理を理解する上で重要である。換気量が小さい小児や肺メカニクスの悪い小児では人工呼吸器が測定する呼吸パラメータの誤差が大きくなる傾向があることを理解し，測定された指標に基づき適切に呼吸管理を行うことが肺保護戦略には不可欠である。

2 人工呼吸器の設定

1 高流量鼻カニューレ酸素療法（HFNC）

高流量鼻カニューレ酸素療法（high-flow nasal cannula，HFNC）は，加湿された規定酸素濃度ガスを高流量で経鼻デバイスを用いて供給するシステムであり，酸素濃度を比較的正確に供給し得るのみならず，加温加湿による粘膜保護性・患者快適性の向上，気道内への陽圧付加効果，換気補助効果が期待される。未熟児から成人までの多彩な経鼻インターフェイスが揃っている。小

児を対象とした大規模臨床研究に用いられた体重別の初期流量設定を（表2）に示す。ウイルス性細気管支炎や小児 HFNC の主要な適応である。成人で有用性が示唆されている急性低酸素性呼吸不全，抜管後の予防的適応，挿管時の低酸素血症予防において，小児でも同様に有効性が期待されている[12]。

2 圧規定換気（PCV）と量規定換気（VCV）

小児では，カフなし気管チューブを選択し，気管チューブ周囲のリークを維持する管理が歴史的に行われてきた。このような気道管理下では，呼吸回路のリーク量の変化により1回換気量が大きく変化する量規定換気（volume controlled ventilation, VCV）モードより，圧規定換気（pressure controlled ventilation, PCV）モードの方が換気量を安定させやすいため PCV モードが選択されてきた。近年では，カフ付き気管チューブで気道管理される症例の増加，小さい1回換気量を厳密にコントロールできる高性能な人工呼吸器の普及，ARDS を中心とした低容量換気による肺保護戦略の浸透などにより VCV モードも選択されるようになった。PCV・VCV モードの選択による各病態の治療成績の差は明確ではないため，気道管理の手法などを考慮して呼吸器の設定モードを選択することになる。いずれのモードを選択した場合でも，病態のみならず小児では体格や年齢による解剖学的・生理学的徴候の変化も考慮した管理が求められる。

3 高頻度振動換気法（HFOV）

ARDS や肺水腫などの肺コンプライアンスが低下した患者が高頻度振動換気法（high frequency-oscillatory ventilation, HFOV）の適応とされる。新生児領域では HFOV の有用性が報告されるが[13]，他の領域において HFOV の有用性を示した RCT は存在しない。HFOV の有用性に関するエビデンスが十分とはいえない現状では，適応症例を見極めて使用する必要がある。

3 鎮静・鎮痛・筋弛緩の管理

人工呼吸管理中は患者に絶え間のない苦痛と不快感をもたらすため，鎮静・鎮痛の管理は必須である。人工呼吸管理中の鎮静・鎮痛の目的は，患者の不安感や苦痛を緩和させ，人工呼吸器との同調性を確保することである。小児では，気管チューブに伴うトラブル回避などを目的として，成人よりも比較的深い鎮静・鎮痛レベルが求められることがある。小児では，State Behavioral Scale（SBS）[14] や CONFORT-behavioral Scale[15] の使用が推奨されている。人工呼吸管理中の浅めの鎮静深度での管理の有用性や有効性に関する小児におけるエビデンスは示されておらず，個々の施設の状況に応じて使いやすい

表2 high-flow nasal cannula における体重別の初期流量設定

体重（kg）	流量
< 10	2 L/kg/min
10〜20	25 L/min
20〜30	30 L/min
30〜40	35 L/min
40〜50	40 L/min
50〜60	45 L/min
≧ 60	50 L/min（最大値）

指標を用いて鎮静・鎮痛薬使用に関するアルゴリズムを作成し運用することが望ましい。

手術室における全身麻酔の導入・維持薬として広く使用されているプロポフォールは，成人集中治療患者では使用頻度が最も高い鎮静薬であるが，小児ではプロポフォール注入症候群の懸念があり，集中治療における人工呼吸中の鎮静としてプロポフォールを用いることは禁忌である[16]。

本邦で主に使用されている「ロクロニウム」「ベクロニウム」に代表されるアミノステロイド系脱分極性筋弛緩薬は，ICU-acquired weakness（ICU-AW）との関連が示唆される薬剤である。そのため，原則として人工呼吸中の筋弛緩薬の使用は推奨されない。筋弛緩薬の適応は，体動により呼吸循環動態が増悪する場合，高頻度振動換気や高二酸化炭素許容換気といった特別な換気様式を用いる場合，あるいは脳低体温療法中のシバリング予防が必要な場合に限定される。

4 せん妄・疼痛・不穏・離脱症候群の評価

小児においても，せん妄や離脱症候群は少なくない頻度で発生すると報告される。「せん妄」「痛み」「不穏・鎮静深度」「離脱症候群」は，それぞれの臨床徴候に重複があることが多く，成人においても診断・鑑別は難しい。コミュニケーションが十分にとれない小児においてはさらに困難が予測され，アセスメントツール[14], [15] を用いることや，患児をよく知る家族による評価や印象を用いることが，せん妄や疼痛などの鑑別に有用であるとされる。せん妄には Pediatric（PreSchool）Confusion Assessment Method for the Intensive Care Unit〔p（ps）CAM-ICU〕，Cornell Assessment for Pediatric Delirium（CAPD），離脱症候群には The Withdrawal Assessment Tool-1（WAT-1）などが用いられる。

5 呼吸理学療法

人工呼吸管理が必要な ICU 患者は，人工呼吸器装着から24時間以降に全身性の筋力低下（ICU-AW）を発症

することがある。小児では呼吸理学療法の有用性を示す明確なエビデンスはないが，腹臥位療法などを含めた呼吸理学療法の早期導入が広まりつつある。小児の気管チューブ管理にともなうトラブルは成人よりも発生しやすいため，呼吸理学療法中はチューブ関連の合併症に注意する必要がある。そのため，小児の人工呼吸中管理中の理学療法は，厳重なモニタリング下で安全に配慮しつつ，理学療法士を含めた専門家チームで実施すべきである。

6 気管チューブの抜管・人工呼吸器からの離脱

人工呼吸管理が長期化するほど人工呼吸器関連肺炎などの合併症が増加するため，呼吸障害の原因が改善後，ウィーニングは可能な限り早期に開始すべきである。小児では，ウィーニングの開始基準や成否を確実に予測しうる指標は存在しない。ウィーニングは，①人工呼吸管理が必要となった病態の改善，②循環動態の安定，③覚醒下での酸素化・換気の維持，の3点が揃った段階で開始する。小児のウィーニング方法として，自発呼吸テスト・On-Offテスト・SIMV漸減法などがあるが，その優劣を示す根拠はなく，個々の症例や施設の情報を考慮して選択する。

気管挿管が長期になると喉頭浮腫や声門下狭窄をきたし，抜再挿管の原因となる可能性が高まる。再挿管は院内死亡率増加の危険因子であり，再挿管リスクを評価することは重要である。7歳以上の小児では，気道内圧$20 \, cmH_2O$でのリークの有無で再挿管リスクを評価できるとの報告があるが[17]，低年齢児ではリークテストの有用性は否定されており，評価者や患者の体位・体動によりリークの有無の判定に差が出る可能性もあり，小児のリークテストは確立された方法とはいえない。抜管前のステロイド投与に関しては，新生児・小児を対象とした複数の研究が存在するが，ステロイドが有効・無効であるといった両方の結果が混在しており，個々の症例ごとに投与を検討せざるを得ない。現状では，抜管不成功や声門下狭窄を認知・治療する確実な方法はなく，抜管には再挿管リスクを念頭に置いて臨むべきである。

Ⅲ 小児の循環管理

先天性心疾患などbalanced circulationの管理が必要な症例を除けば，小児症例で配慮すべきことの大半は体格に関連する点に限定される[18]。

1 小児のショック

ショックとは「体組織の酸素需要が供給を上回った状態」と定義される。ショックでは，意識状態の低下，努力呼吸，頻脈または徐脈，脈拍の触知低下，血圧低下，CRTの3秒以上の延長，四肢冷感や網状チアノーゼ，肝腫大，尿量低下などの症状・徴候を呈する。

1 ショックの原因分類

ショックは原因により，心原性ショック・循環血液減少性ショック・血液分布異常性ショック・閉塞性ショックの4つに分類される。ショックの分類や鑑別法に関して成人との差はない。血液分布異常性ショックに含まれる敗血症性ショックの定義のみ成人と小児で異なっている。2016年に発表された成人敗血症・敗血症性ショックの新定義(Sepsis-3)[19]は小児には適用されず，2020年に小児の敗血症性ショックの新たな概念が提唱された。

2 ショックの鑑別

血液検査，胸部X線写真，心電図，point-of-care ultrasound（POCUS）などの検査を複合的に用いて，ショックの原因を鑑別する。

3 ショックの管理

ショックの管理における成人との相違点は，輸液路確保と輸液量である。体格ゆえに輸液路の確保が困難な小児症例では，迅速に確保できる骨髄路の重要性は高い。末梢静脈路の確保に時間を浪費せず，速やかに骨髄路の確保へ移行すべきである。骨髄路からは，輸液製剤・血管作動薬・輸血製剤など中心静脈路から投与できるものはすべて投与可能である。ショックに対する急速輸液（fluid resuscitation）では，ショックの重症度や原因にかかわらず細胞外補充液を用いる。小児では低体温や低血糖に注意する必要がある。低い温度の輸液製剤を大量に投与することにより医原性の低体温を引き起こす可能性があるため，輸液製剤は加温して投与することが望ましい。血糖値は確実にモニタリングし，低血糖が並存する場合には別途に糖を補充する。輸液製剤の投与量と投与速度は患児の体重と病態に基づいて決定する。20 mL/kgを5〜10分かけて急速投与し，心原性ショックが疑われる場合には5〜10 mL/kgを10〜20分かけて投与する。輸液反応性の評価は，いくつかの臨床的指標の改善をゴールとして，急速輸液と評価を繰り返すことが推奨される。具体的なゴールとしては，「2秒以内のCRT，血圧の正常化，脈拍の触れの中枢と末梢での差の改善，温かい四肢末梢，尿量1 mL/kg/hr以上，正常な意識状態・乳酸値・心エコー図検査」を目指す。

Ⅳ 小児の呼吸循環不全に対するECMOの役割

通常の治療に抵抗性かつ可逆性の急性循環不全，急性呼吸不全，心停止が適応となる治療法である。原疾患を治療するものではなく，心肺機能が悪化した際に一時的

に呼吸循環をサポートする治療である。小児症例に対する extracorporeal membrane oxygenation（ECMO）導入には，小児の体格に適したサイズのECMO用カニューレや回路が必要であり，小児集中治療医，臨床工学師，心臓血管外科医，看護師などを含めた専門家がチームでの対応も不可欠である。小児に対するECMOの治療成績は，施設の経験症例数と関連すると報告されており[20]，小児ECMO症例の集約が今後の課題である。

V 小児の薬剤投与量の算出と医療資機材サイズの選択

　小児期は生体機能が年齢とともに大きく変化するため，小児症例では各年齢に基づいた薬物療法が必要となる。薬物の腎排泄能は新生児期には未発達であり注意を要するが，生後1年程度で成人と同等のレベルに達するとされており，薬物動態に関する未熟性は新生児から乳児期に限局した問題である。一方で，小児は発達・発育に伴い身長で3倍・体重で15倍の格差が発生し，個体間の格差も大きい。そのため，成人同様に薬量投与量や医療資機材サイズを画一的に設定することは不可能で，個々の症例に応じた選択が必要となる。臨床現場の多くで，この体格差に起因する薬剤投与量の算出や医療資機材サイズの選択が問題となる。小児集中治療・小児救急領域では，投薬過誤が成人よりも高頻度で発生し，医療資機材の選択においても不適切な選択に関連して初期診療が遅延すると報告される。そのため，小児の医療過誤が発生しやすい環境下にあると推測される集中治療の現場では，薬剤投与量の算出や医療資機材サイズの選択に関して誤りを防止する仕組みが必要となる。正確かつ迅速に薬剤量算出・医療資機材選択するツールとして length-based color-coded tape の有用性が示されている。

おわりに

　本項では集中治療を実施する上で配慮すべき小児の特性および呼吸循環管理の具体的な方策について述べた。集中治療を要する小児重症患者の転帰改善には，知識の理解のみならず実践的トレーニングや診療経験をつむことで集中治療医およびICU全体の小児診療能力を向上させていくことが大切である。

■ 文献

1) Thakrar AP, Forrest AD, Maltenfort MG, et al. Child Mortality In The US And 19 OECD Comparator Nations: A 50-Year Time-Trend Analysis. Health Aff (Millwood) 2018;37:140-9.

2) 総務省消防庁. 救急編. 令和3年版救急救助の現況. Available from: https://www.fdma.go.jp/publication/rescue/items/kkkg_r03_01_kyukyu.pdf

3) Parker MM, Nuthall G, Brown C 3rd, et al; Pediatric Acute Lung Injury and Sepsis Investigators (PALISI) Network. Relationship Between Adverse Tracheal Intubation Associated Events and PICU Outcomes. Pediatr Crit Care Med 2017;18:310-8.

4) Jagannathan N, Ramsey MA, White MC, et al. An update on newer pediatric supraglottic airways with recommendations for clinical use. Paediatr Anaesth 2015;25:334-45.

5) Nimmagadda U, Salem MR, Crystal GJ. Preoxygenation: Physiologic Basis, Benefits, and Potential Risks. Anesth Analg 2017;124:507-17.

6) Oliveira J E Silva L, Cabrera D, Barrionuevo P, et al. Effectiveness of Apneic Oxygenation During Intubation: A Systematic Review and Meta-Analysis. Ann Emerg Med 2017;70:483-94.

7) Grunwell JR, Kamat PP, Miksa M, et al; National Emergency Airway Registry for Children (NEAR4KIDS) and the Pediatric Acute Lung Injury and Sepsis (PALISI) Network. Trend and Outcomes of Video Laryngoscope Use Across PICUs. Pediatr Crit Care Med 2017;18:741-9.

8) Bernet V, Dullenkopf A, Maino P, et al. Outer diameter and shape of paediatric tracheal tube cuffs at higher inflation pressures. Anaesthesia 2005;60:1123-8.

9) Phipps LM, Thomas NJ, Gilmore RK, et al. Prospective assessment of guidelines for determining appropriate depth of endotracheal tube placement in children. Pediatr Crit Care Med 2005;6:519-22.

10) American Association for Respiratory Care; Restrepo RD, Walsh BK. Humidification during invasive and noninvasive mechanical ventilation: 2012. Respir Care 2012;57:782-8.

11) Black AE, Flynn PE, Smith HL, et al; Association of Pediatric Anaesthetists of Great Britain and Ireland. Development of a guideline for the management of the unanticipated difficult airway in pediatric practice. Paediatr Anaesth 2015;25:346-62.

12) Ramnarayan P, Lister P, Dominguez T, et al. FIRST-line support for Assistance in Breathing in Children (FIRST-ABC): protocol for a multicentre randomised feasibility trial of non-invasive respiratory support in critically ill children. BMJ Open 2017;7:e016181.

13) Courtney SE, Durand DJ, Asselin JM, et al; Neonatal Ventilation Study Group. High-frequency oscillatory ventilation versus conventional mechanical ventilation for very-low-birth-weight infants. N Engl J Med 2002;347:643-52.

14) Curley MA, Harris SK, Fraser KA, et al. State Behavioral Scale: a sedation assessment instrument for infants and young children supported on mechanical ventilation. Pediatr Crit Care Med 2006;7:107-14.

15) Ista E, van Dijk M, Tibboel D, et al. Assessment of sedation levels in pediatric intensive care patients can be improved by using the COMFORT "behavior" scale. Pediatr Crit Care Med 2005;6:58-63.

16) 日本集中治療医学会. 平成26年度厚生労働科学特別研究事業「プロポフォールの小児集中治療領域における使用の必要

性，及び，適切な使用のための研究」統括研究報告書．2016.

17) Mhanna MJ, Zamel YB, Tichy CM, et al. The "air leak" test around the endotracheal tube, as a predictor of postextubation stridor, is age dependent in children. Crit Care Med 2002;30:2639-43.

18) Haque IU, Zaritsky AL. Analysis of the evidence for the lower limit of systolic and mean arterial pressure in children. Pediatr Crit Care Med 2007;8:138-44.

19) Singer M, Deutschman CS, Seymour CW, et al. The Third International Consensus Definitions for Sepsis and Septic Shock(Sepsis-3). JAMA 2016;315:801-10.

20) Freeman CL, Bennett TD, Casper TC, et al. Pediatric and neonatal extracorporeal membrane oxygenation: does center volume impact mortality?*. Crit Care Med 2014;42:512-9.

■重要論文■

◆集中治療室に入室した小児患者に対する気管挿管におけるビデオ喉頭鏡の使用頻度は増加しており，挿管時にともなう合併症の発生頻度を低下させた。（→文献7）

◆小児医療従事者のための小児DAMガイドライン。（→文献11）

◆小児集中治療領域におけるプロポフォールの使用状況調査および，集中治療領域における小児に対するプロポフォール使用の原則禁止と使用要件が提案されている。（→文献16）

XVIII 小児

5 小児集中治療

植田育也

目標
- 小児集中治療の診療対象について理解できる
- 小児集中治療の成人との違いについて理解できる
- 小児集中治療専門医と専門医資格について理解できる
- 本邦での小児 ICU の広がりについて理解できる
- 少子化社会における小児集中治療の必要性について理解できる

Key words pediatric intensive care unit（PICU），小児 ICU，小児救命救急センター，小児集中治療，小児集中治療専門医，小児特定集中治療室管理料

I 小児集中治療とは

「集中治療医学とは何か」については既に別章で論じられており，ここで敢えて再掲はしないが，あらためて簡潔に再定義する。集中治療医学とは，気道・呼吸・循環・意識状態等の生命維持に不可欠な臓器系の機能不全のため，生命の危険に瀕した患者の全身管理を行い，救命し，社会復帰を目指す医学のことである。

そして，「小児患者を対象に行われる集中治療」が，小児集中治療である。

1 「小児」の定義

それでは，この「小児」の，具体的な定義は何であろうか。

一般的に出生から 1 か月以内の小児を「新生児」と定義する。医療のカテゴリーでも「新生児集中治療」と「小児集中治療」は分けて考えられる。早産による低出生体重児の未熟性による種々の病態や，満期産であっても出産直後の新生児内科的疾患，例えば新生児仮死や呼吸障害等は，一般的には「新生児集中治療」の分野で扱われる。そして，周産期施設から退院し，家庭での生活が始まったあとの疾病については，年齢が生後 1 か月未満の「新生児」の範囲であっても（例えば新生児の B 群溶連菌髄膜炎・敗血症など），「小児集中治療」の分野で扱われる。一方で，周産期施設に入院中で外科系疾患により手術を要する場合に，周術期管理を新生児 ICU ある

いは小児 ICU のどちらで行うかについては，当該施設のポリシーによって左右される。中でもとくに先天性心疾患の術後管理は，小児心臓外科，小児循環器科との協働により，小児 ICU で行われる場合が多い。

一方，日本の小児医療で一般的にいわれる対象年齢の上限は，15 歳，中学校卒業までである。この「小児」の定義の年長の部分の境界は国によって異なる。本邦では診療報酬上も小児医療関係は 15 歳までが適用の境界となっているものが多い。しかし例えば米国では，20 歳未満が小児医療の範疇である。

以上より，本邦における「小児」の定義は，出生後，周産期施設より退院後の新生児〜 15 歳，中学校卒業まで（一部新生児外科疾患の周術期管理を含む），となる。

2 「小児」の定義を超えた「移行期」の患者

最近日本の小児医療の分野で問題となっているのが，基礎疾患を抱えながら，年齢を重ねて小児医療の範疇を超えていく，いわゆる「移行期」の患者の診療である。通常では 15 歳を超えて成人になるまでに，成人医療に移行していくのが理想的である。しかし，基礎疾患を抱え，療養を行いながら成長する小児患者とその保護者に対し，平時の診療と並行して成人医療への移行を提案し，進めていく技量のある小児科医は少ない。また，成人医療の領域での移行期患者の受け皿は小さい。そのため成人医療への移行は遅々として進まず，小児専門医療施設では成人した「元小児患者」の診療が続けられている。

基礎疾患を持って療養を続ける移行期の患者は，成人の年齢に達しても自立した生活を送ることが困難な場合も少なくなく，「小児」という視点で手厚いケアが施されており，小児医療からの「卒業」が中々進まない。

このような患者が急に体調不良を訴えた際，保護者が受診を求めるのはやはりかかりつけの小児医療機関である。よって，重症化した場合もそれまでの診療の経緯から，これらの成人患者を小児ICUで診療する機会が少なくない。しかし，年齢が進むにつれて，小児医療施設では診療が難しい生活習慣病などに罹患する可能性が高まってくる。そうすると最終的に不利益を被るのは，移行ができていない成人患者本人ということになる。

3 小児集中治療の診療の実際

小児集中治療とは，ここで定義をした小児を対象とする集中治療である。そしてその具体的な診療分野として，以下に示す3本の柱（表1）がある。1つ目は「周術期管理」，2つ目は早期対応システム（rapid response system, RRS）に代表される「院内危機管理」，3つ目は「院外3次救急患者管理」である。内科系・外科系疾患にかかわらず，すべての重篤化した病態に関して，上記の3つの診療分野が存在する。

1 周術期管理

「周術期管理」に関しては，小児先天性心疾患の周術期管理が一つの大きな専門領域として存在する。複雑な形態異常を伴った先天性心疾患の周術期管理においては，小児循環器学の知識をもとに全身状態を考慮する小児循環器集中治療により，適正な循環血行動態を実現し，それを維持することが要求される。とくに，体血流と肺血流が分離されていない「平行循環」の状態の患者では，術前には体および肺への血流を内科的治療で制御し，患者の状態を安定化させる必要がある。実際に手術に望む際の患者の容体の安定度が，術後の予後にも大きく関係する。また手術後は，人工心肺使用に伴う心筋の機能低下をはじめとする生体侵襲と闘いながら，外科的に制御された体肺血流を維持し，全身状態の改善に努める。そして体肺血流の制御のみならず，気道，呼吸，中枢神経，感染，栄養をはじめとして全身の管理を遺漏なく行うことが肝要である。小児集中治療の先進国である米国では，先天性心疾患の周術期管理には独立した専門性が認知され，小児集中治療の専門医の中から，さらに小児循環器集中治療専門医がサブスペシャルティとして確立しつつある。

先天性心疾患の周術期管理のみならず，新生児〜小児の消化器，呼吸器，脳神経，運動器や泌尿器の外科等，各専門外科疾患の周術期も，手術侵襲によって想定され

表1 小児集中治療の「3本の柱」
①周術期管理 　•小児先天性心疾患が中心 　•その他，術後に気道・呼吸・循環等の管理を要する場合 ②院内危機管理 　•年齢によりバイタルサインの基準値が異なる 　•小児の急変対応システムのコール基準は複雑 ③院外3次救急患者管理 　•成人とは疾患概念，疾病構造が異なる 　•その差異に対応できる小児集中治療

る臓器不全の危機管理のために，小児集中治療の診療分野となる。

2 院内危機管理

「院内危機管理」に関して，一般病床に入院中の患者の急性増悪に際し，急変時対応を行った後，必要に応じてICUに移動し集中治療を開始するというシステムは成人の場合と同様である。また，院内心停止やRRSで初動を行うチームへの集中治療医の関与についても同様である。

小児でRRSを運用する際の特徴は，コール基準が成人とは異なって一律に定められない点である。とくにバイタルサインにおいては，年齢別に基準値が異なるばかりではなく，先天性心疾患等でチアノーゼのある場合や精神運動発達遅滞があり平時でも意識レベルの低下がある場合など，コール基準を定めるのが難しい場合がある。よって，小児においては年齢別，疾患別にコール基準のバイタル値が異なり，その策定や運用が成人より複雑になる。小児専門医療施設では病院全体の基準としてこれを定め実施することになるが，成人，小児ともに入院している施設では病院統一のコール基準を運用するのが困難となり，結果，小児患者がRRSの対象から除外されるようなことも起こり得る。これは小児患者の危機管理において，一つの難しい点として認識されている。

3 院外3次救急患者

「院外3次救急患者」の集中治療に関しては，まず成人とは疾病構造が大きく異なる。例えば小児集中治療においては急性冠症候群や急性脳血管障害の頻度は少なく，院外心停止はその成因は呼吸原性のものが比較的多く，また乳児突然死症候群に代表される小児特有の疾患群も存在する。一方で，ARDS，敗血症性ショック，急性腎障害，各種外因性疾患といった，成人集中治療でも通常見られる疾患にも遭遇する。その場合も，例えば小児のARDS診療ガイドライン[1]が成人とは別途上梓されたように，小児では異なる疾患概念および疾病構造をも

591

とに診療を行うことがあるので留意する。また，頭部外傷などの外因性疾患を診療する際には，児童虐待の関与の有無を常に考慮に入れなければならない。全国の児童相談所が令和3年度に対応した児童虐待の件数は20万件を超えており，この数は過去20年で著増している。児童虐待を強く疑うべき特異的な外傷が知られており，これに対応するためには，成人の外傷診療学のみならず，被虐待児に特有な外傷の診療技能および，被虐待児の保護と社会的措置を適切に行う技能も必要とされる。

また，小児特有の先天性疾患を基礎に持つ小児患者が急性増悪する事態には，小児集中治療においては比較的よく遭遇する。小児医療の範囲内であるこれらの慢性疾患およびその急変時の対応に関する広範な知識と経験が必要とされる。

4 小児集中治療専門医とは

これまでに示した小児集中治療を専門とするのが小児集中治療専門医である。小児集中治療専門医は小児ICU（pediatric ICU, PICU）に常駐し，在室するすべての患者に対し主治医として診療を行う。術後ならば執刀医，かかりつけ患者であれば外来主治医，院内急変であれば病棟主治医などとともに協働する主治医として，診療方針について合議しつつ，個人ではなくチームで診療を行う。

小児集中治療専門医が目指すところが患者にとって最善の医療であることについては，成人の医療と変わりない。ただしここで特徴的なのは，小児の場合は患者本人の意思を確認することができないという点である。つまり，18歳未満の小児の診療に関わることすべてについて，基本的には親権を持つ保護者が意思決定を代諾することになる。一般に小児医療では，家族（＝保護者）との関わりは成人の医療よりも濃密であるが，患者の生命に関わる診療を行う小児集中治療においては，それはさらに診療に大きな影響をもたらす要因となる。時には初対面の保護者に，彼らの子どもに生死に関わる事態が起きていることを説明し理解させた上で，侵襲的治療に関わる重大な意思決定を速やかに行わなければならない状況にも遭遇する。

このように，小児集中治療専門医は他の小児医療に従事する医師よりも小児患者の生死に関わる診療の技能に優れ，また成人中心に診療している集中治療医よりも親権者である家族との対応と診療の意思決定の方法に習熟している。この家族との関わりについては，経験を積むだけでなく実際に小児集中治療専門医になるための研修を行う中で，教育されるべきものである。

5 小児集中治療と専門医資格について

米国ではすでに小児集中治療専門医の資格認定制度が確立している。小児科，あるいは麻酔科の3年間のレジデント研修ののち，米国専門医機構に認定されたPICUにて3年間のフェロー研修を行う。フェローは小児集中治療専門医が常駐し，クローズドで患者診療を行う研修プログラムにて診療研修を行う。内容は各プログラムによって異なるが，概ね2年間の臨床研修と1年間の研究研修を行う。その後1編の論文発表と試験を経て，小児集中治療専門医資格が認定される。専門医資格は，その基盤となる小児科，麻酔科の専門医資格とともに10年に1回ずつ更新期限が設定され，定められた更新プログラム（E-learning，E-testなど）により更新される。米国では既にこのようにしっかりとした小児集中治療の専門研修と専門医資格認定の制度が存在する。

日本でも米国の専門医制度を参考に，専門医機構が認定する新しい専門医制度が構築されつつある。2022年には，救急科・麻酔科・内科・小児科を基本領域として持つ医師を対象に，集中治療科専門医がサブスペシャルティ領域の専門医として認められた[2]。この制度において，基本領域として小児科専門医を持ち，PICUで研修の後サブスペシャルティ領域として集中治療科専門医を取得すれば，それはすなわち本邦における小児集中治療専門医の誕生となる。2023年度から，研修期間2～5年間の集中治療科専門医のカリキュラム研修が開始されている。

Ⅱ 小児集中治療の歴史（表2）

1 世界初のPICUとその後の広がり

これまで述べてきたような小児集中治療の専門医が常駐し，小児患者に対して集中治療を展開する専門病床としてのPICUが世界で初めて開設されたのは，1955年にスウェーデンのエーテボリ小児病院においてであった。PICUはこの後ヨーロッパ，オーストラリアに広がり，次いで米国初のPICUが1967年にフィラデルフィア小児病院に開設された。その後，20世紀後半には北米，南米，アジア，アフリカへと広がっていっている[3]。

2 日本におけるPICUの開設と広がり

PICUが日本で初めて開設されたのは，海外での展開から時代はずっと下った1994年，東京の国立小児病院（現 成育医療研究センター）においてであった。その後しばらくはPICUの必要性の認識が進まず，新設は

小児 XIII

表2 小児集中治療の歴史

• 1955 年	世界初の PICU 開設　スウェーデン　エーテボリ小児病院
	その後，ヨーロッパ，オーストラリアに広がる
• 1967 年	米国初の PICU 開設　フィラデルフィア小児病院
	その後，北米，南米，アジア，アフリカに広がる
• 1994 年	日本初の PICU 開設　国立小児病院（現 成育医療研究センター）
	当初，国内では緩やかに広がる
• 2001 年	長野県立こども病院
• 2007 年	静岡県立こども病院
• 2010 年	厚生労働省 「小児救命救急センター事業」の指定開始
	東京都立小児総合医療センター
	その後，各地で PICU 設置の動きが加速
• 2012 年	診療報酬に小児特定集中治療室管理料が新設
	以後，小児救命救急センターの広がり
	2025 年 1 月現在　全国で 19 か所

2001 年の長野県立こども病院，2007 年の静岡県立こども病院と緩やかな広がりを見せた。これらの施設では日本で最も早く，重篤な小児救急患者の広域搬送を行い，地域の小児高度急性期医療の集約化を行った[4]。その後，予測されていた少子化社会が現実のものとなり，PICU への小児の高度急性期医療資源の集約化と，広域患者搬送による地域連携の重要性が認識されるようになると，2010 年の東京都立小児総合医療センター（都立清瀬および八王子小児病院の合併）を皮切りに，2010 年代には各地で小児急性期医療体制の再編にともなって PICU を設置するという動きが出てきた。

3　小児救命救急センターと小児特定集中治療室管理料

2010 年より厚生労働省は，重篤な小児救急患者を積極的に受け入れる PICU に対し，「小児救命救急センター事業」の指定を行い，補助金を交付する施策を開始した。一般に，小児専門医療施設の ICU で，新生児 ICU（NICU）でないものはすなわち PICU である。しかしこれまでは，PICU には小児集中治療専門医が常駐せず，患者管理は各科任せのいわゆるオープン ICU の運営形態で，周術期管理がその主たる業務であり，重篤な救急患者の受け入れは積極的に行っていない場合が多かった。前述の進行する少子化社会において，従来院内向けであった PICU に小児集中治療専門医を配置し，地域医療体制の中で小児の高度急性期医療に関して重要な役割を発揮させようというのが，この「小児救命救急センター事業」指定の目的である。本施策により小児救命救急センターは一定の広がりを示し，2025 年 1 月現在では，全国で 19 か所の施設が指定を受けている[5]。

また，PICU における集中治療は，前述したように成人とは異なる疾病を対象とする。とくに先天性心疾患の新生児〜乳幼児の周術期管理は人工心肺装置などの最高度の医療機器を利用することが少なくなく，そのため在室日数も延長する傾向にある。このことを鑑み，2012 年からは習熟した小児集中治療専門医が常駐し，2：1 看護の要件を満たした施設において，小児特定集中治療室管理料の算定が可能となった。これは，既存の集中治療室管理料よりも診療報酬が高額であり，また算定日数も条件により最長 55 日までとなっている。また，小児特定集中治療室管理料算定の施設基準には，他の医療施設からの重篤な小児救急患者の転院受け入れが一定数あることが謳われており，診療報酬上も地域医療機関との連携が重要であることが示されている。

このように，厚生労働省の事業指定による補助金と，診療報酬として小児特定集中治療室管理料が算定可能となったことにより，この車の両輪によって，PICU は本邦においても，独立した医療分野としてまさに公的に認められたといえる。

Ⅲ　今後の展望

かつて，本邦で PICU を展開する際には，常に「PICU は小児の死亡率を逓減するのか」という質問を投げかけられてきた。PICU の小児医療へのインパクトについては，海外では PICU への集約化により効果が上がったという報告[6]があり，また日本でも早期の集約化が治療効果を生む可能性が指摘されている[7]。その中で前述のように先行したいくつかの PICU の整備が進み，それらが稼動して実績を上げる中，診療報酬と事業指定補助金の制度が整備され，PICU および小児救命救急センターが各地に展開されつつある。

1　「超」少子化社会における小児医療と PICU（表3）

今後は，日本はまだ世界のどの国も経験したことのない未曾有の「超」少子化社会に変化していく。少子化，つまり小児人口の減少により，小児患者は大幅に減少する。小児患者の減少は，小児科診療，とくに一般的な入院診療を行う施設の統廃合による減少を招く。この止めようのない社会の潮流に対して，いくら地域で「小児科の存続を」という声が上がったとしても，わずかな外来患者と，入院患者はほとんどいないという状態では，実質的にそれは不可能である。たとえ地域の基幹医療施設であろうとも，これらの施設の「一般」小児科は今後，縮小，統合，廃止されていくだろう。

今後の「超」少子化時代の地域の小児医療は，開業医

593

日本集中医療医学会専門医テキスト　第4版

表3　小児医療とPICUの今後の展望

- 小児人口の減少による小児患者数の大幅な減少
- 小児科診療，とくに一般的な入院診療を行う施設は，統廃合により減少
- ●今後の小児科診療
  - 一般外来診療　開業医および基幹病院（外来のみ）にて
  - 産科のある病院での新生児診療
  - 救急診療
    - ・ER型救急施設において，救急医あるいは小児救急医が診療
    - ・入院を要する場合は，広域地域連携により入院診療が可能な小児医療の拠点施設に搬送
  - 入院診療
    - ・小児医療の拠点施設＝入院診療のできる施設　小児専門医療施設か大学附属病院等にほぼ限定
- 小児集中治療を必要とする患者は，ごく少数ではあるが一定の確率で発生
- ●小児医療の拠点施設には，小児集中治療専門医が常駐するPICUが必要

- ●医療安全の観点からのパラダイムシフト
- ICUは重篤な患者の救命治療を行う場所であるのみならず，高度医療を確実に実施すべき安全管理の場
- 小児科の一般病棟や，集中治療専門医が常駐しない各科管理のICUでは，緊急時に迅速な対応を取れない場合があり，「医療安全」を担保するには不充分

および基幹病院での外来診療，そして産科のある病院での新生児診療が主体となる。救急患者に関してはER型救急施設において，救急医あるいは小児救急医が診療を行う形になるだろう。そして入院を要する場合は，広域地域連携により入院診療のできる小児医療の拠点施設に搬送することになる。この小児医療の拠点施設＝入院診療のできる施設は，おそらく小児専門医療施設かそれに準じた基幹病院内の小児科センター，あるいは大学附属病院に限られるだろう。なぜなら，一般の小児患者は大変少なくなるものの，依然としてごく僅か，専門的な基礎疾患を抱えた小児患者は存在するし，そのような患者の入院率は基礎疾患を持たない小児に比べ高いからである。また，重篤な小児救急患者はごく少数ではあるが一定の確率のもと，全国で発生し続ける。よって小児の入院診療に関しては，そのような患者群に常に対応できる専門性が必要である。したがって小児専門医療施設や大学附属病院などの小児医療拠点施設では，専門性の高い疾患の診療に加え，小児の高度急性期医療を行う必要性がでてくるのである。つまり，それらの施設のICUには小児集中治療専門医が常駐し，専門診療を行うことになろう。

　そこでPICUとして独立した病棟を形成するか，ある

いは成人中心に診療しているICUに小児も入室させて診療するかは，各地域の重篤な小児救急患者の絶対数および地域での患者集約化の状況に依拠するものとなるだろう。仮に成人中心に診療しているICUに小児を入室させ，成人と混合して診る場合は，少なくとも集中治療専門医が常駐しクローズドで診療をするべきであり，またその集中治療専門医チームの中には，PICUで研修を積んだ小児集中治療専門医が含まれるべきである。

2　医療安全の観点からのパラダイムシフト

　ここで視点を変えると，2010年代以降の医療界における新たなそして大きな潮流が，「医療安全」という概念の出現である。PICUの必要性をめぐる議論も，この潮流に少なからず影響を受けることになる。ICUは重篤な患者の救命治療を行う場所だが，一方で高度医療を確実に実施すべき安全管理の場でもある。この文脈で，すでに「PICUは小児の死亡を下げるのか」という議論から，「PICUで数少ない重篤な小児患者の安全管理を担保すべき」という議論へとパラダイムシフトが発生している。「これまではそれでやってきた」とはいえ，例えば小児科の一般病棟で急性期人工呼吸管理を行うのは，医療安全を考えれば今の時代としては既に不適切であろう。また小児患者をICUに収容したとしても，そこに集中治療専門医が存在せず各科管理となる場合は，気道トラブルなどの状態急変時に迅速な対応を取ることができない場合があり，ICUの「医療安全」の体制としては不十分である。この観点からも，これからの「超」少子化社会においては，重篤な小児患者は，小児集中治療専門医が常駐しクローズド管理するPICUか，そうでなければPICUで研修を修了した小児集中治療医をスタッフに含む集中治療専門医チームが常駐し，クローズド管理するICUで診療を受ける形へ変化していくと予想される。

■ 文献

1) Pediatric Acute Lung Injury Consensus Conference Group. Pediatric acute respiratory distress syndrome: consensus recommendations from the Pediatric Acute Lung Injury Consensus Conference. Pediatr Crit Care Med 2015;16:428-39.

2) 日本集中治療医学会. 日本専門医機構認定 サブスペシャルティ領域専門研修制度. [cited: 2023 Dec 31]. Available from: https://www.jsicm.org/certification/subsp-specialist.html

3) Fuhrman B, Zimmerman J. Pediatric Critical Care 5th Edition. Amsterdam: Elsevier; 2017.

4) 井上信明. 小児用ドクターカー運用の特徴と課題. 救急医学 2014;38:1439-43.

5) 厚生労働省. 小児救命救急センターの現況調べ（令和4年4月1日時点）. [cited: 2023 Dec 31]. Available from: https://www.mhlw.go.jp/content/10800000/001223754.pdf ※この調査後に指定された岡山大学病院は未収載

6) Pearson G, Shann F, Barry P, et al. Should paediatric intensive care be centralised ? Trent versus Victoria. Lancet 1997;349:1213-7.

7) 武井健吉, 清水直樹, 松本　尚, 他. 小児重症患者の救命には小児集中治療施設への患者集約が必要である. 日救急医会誌 2008;19:201-7.

XVIII 小児

6 新生児集中治療

清水直樹

> **目標**
> - 新生児集中治療の概念と歴史を理解する
> - 新生児集中治療から発信された治療法を知る
> - 新生児集中治療に関する用語の定義・専門医制度について知る
> - 新生児集中治療と小児集中治療・集中治療との関係性を考える
> - 新生児集中治療に関する新たな課題について理解する

Key words 一酸化窒素吸入，高頻度振動換気（HFOV），周産期母子医療センター，小児集中治療室（PICU），新生児集中治療室（NICU），体外式膜型人工肺（ECMO），母体胎児集中治療室（MFICU）

I 新生児集中治療の概念

新生児集中治療（neonatal intensive care）とは，未熟児や病的新生児を対象とした集中治療を意味する。診療スペースとしては，より集中的な治療・看護を行うNICU（neonatal intensive care unit）と，比較的安定した状態の新生児のための治療・看護を行うGCU（growing care unit）から成り立っている。保険診療体制としても，新生児特定集中治療室管理料等として独立しており，産科医療との関連が重視され，総合周産期母子医療センターといったかたちの医療施設形態がとられていることもある。

わが国の総出生数は減少しているが，低出生体重児の出生率が上昇しているため，結果的に低出生体重児の出生数は逆に増加している。同様に，早産児（在胎期間37週未満）の出生率も増加している。一方，このようなハイリスク児の割合の増加にもかかわらず，新生児死亡率は減少を続けている。新生児死亡率は他の先進諸国と比べると低く，低出生体重児の死亡率も国際的に低い[1]。全国の極低出生体重児（出生体重1,500g未満）の半数以上が登録されている共通データベースと米国の代表的データベースであるNICHD（national institutes of child health and development）とを比較すると，極低出生体重児の管理でとくに問題となる合併症である脳室内出血・壊死性腸炎・敗血症の発症率はわが国で低く，死亡率も低くなっており，世界的にも良好な治療成績をおさめている[2]。

わが国においては，小児集中治療室（pediatric intensive care unit, PICU）の発展・普及が諸外国と比較すると著しく遅滞していたため，諸外国では一般的にPICUで実施されている治療・看護が，NICUを場として展開・高度化してきた歴史もある。日本集中治療医学会では，新生児・小児集中治療委員会が当初の形態であったが，その後に小児集中治療委員会として名称変更となり，新生児集中治療は日本周産期・新生児医学会や日本新生児成育学会（旧：日本未熟児新生児学会）などの独立した学術組織へと移行している。一方，諸外国では小児集中治療（pediatric critical care, pediatric intensive care）とともに学術集会を組織しているところもある（例：European Society of Paediatric and Neonatal Intensive Care, ESPNIC）。NICUの独自性が高くなる一方で，PICUや一般集中治療全体との連携を継続することも，今後の課題として重要であると考えられる。

II 新生児集中治療の歴史と変遷

わが国では1970年代から新生児集中治療が普及し，病的新生児の治療を専門とするNICUが各地に整備された。NICUでの治療により極低出生体重児の転帰が改善したことから，地域で出生した病的新生児を効率的に収容できるように，新生児医療の地域化が進んだ。さらに，転帰改善に向けて可及的速やかに治療を開始するた

め，病的新生児の出産が予測される場合には出産前に分娩施設に赴き蘇生などの処置を行い，状態が安定してから搬送する分娩立ち会いと新生児搬送が行われるようになり，新生児搬送専門の緊急自動車が各施設に整備された。

1980年代以降は，分娩施設に赴き新生児搬送をすることに加え，NICUが整備された施設の産科に妊婦を送る母体搬送が普及した。NICUのある施設の産科は，一般の産科医療とは異なる胎児管理や治療の役割が求められるようになり，周産期センターという概念が生まれた。周産期センター化が進み，地域での妊娠・分娩・新生児の治療は，重症を扱う三次施設となる周産期センター，重症ではないがすぐには自宅に帰れない中等症の新生児の治療と妊娠・分娩を扱う二次施設，異常のない妊娠・分娩や新生児を扱う産科診療所や一般病院産科を主とした一次施設の役割分担が明らかになってきた。

1990年代になると，地域の周産期医療の役割分担を明確にするため，地域周産期医療システムを行政が責任をもって構築することが必要となり，1997年から国の地域周産期医療整備事業が実施された。この事業は都道府県に周産期医療の中心となる総合周産期母子医療センターと，これを補う地域周産期母子医療センターを整備し，国と都道府県から公的に運営補助金を交付するものである。また，新生児特定集中治療室管理料に加えて，母体や胎児・新生児管理のための母体胎児集中治療室（maternal fetal ICU, MFICU）管理料も，保険診療で新たに認められた。

今世紀に入って，産科訴訟リスクの増多，少子化による分娩数の減少，様々な理由で分娩の取り扱いを中止する施設が増え，出産施設がないことや母体搬送の受け入れ不能例がしばしば報道されるようになった。母体搬送不能例の7割においてNICU不足が理由であったことも判明し，NICU長期入室がその原因の一因であることも示された。2010年にはNICU病床数は，出生1万人に対して25～30床が必要であると報告された。また，妊婦の頭蓋内出血合併例の死亡事例を契機として，産科救急医療の整備を含めた地域周産期医療の見直しが行われた。東京都では，救命救急センターと総合周産期母子医療センターの密接な連携により，緊急に母体救命処置が必要な妊産婦を必ず受け入れる母体救命対応総合周産期母子医療センター（いわゆる，スーパー総合周産期センター）が指定された。

近年にあっては，濃厚な医療的ケアを必要とする重症な小児が増加し，NICUや小児病棟に長期入院することで，急性期医療を必要とする新生児や妊婦の受け入れが困難な状態が続き，社会問題となっていた。2009年の厚生労働省研究班の調査によると，全国で毎年約220名（出生数1万人あたり2.2人）の1年以上長期入院患者が発生しており，全国のNICU/GCU病床のうちの8.8％が長期入院患者で占められていると推定された。日本全域において，気管切開や人工呼吸をして医療的ケアを必要とする小児に対する療育施設，レスパイト施設，訪問看護師などの社会的資源が絶対的に不足しており，最近は小児病棟（2：1看護）の看護力不足もクローズアップされている。新生児集中治療を行う上では，NICUの出口問題がより重要となってきている。これはPICUの出口問題とも重畳しており，わが国の医療的ケア児に対する診療体制については，近年さらに問題が大きくなってきている。在宅緩和医療・移行期医療の課題とあわせて，医療的ケア児にかかる診療体制は，第8次医療計画においても小児医療の大きな柱の一つとなっている。

一般社団法人日本周産期・新生児医学会は，2004年から周産期専門医制度のうち新生児専門医制度を発足させた。その目的は，優れた知識と錬磨された技能を備えた周産期医療の臨床医を社会に送り出すことにより，わが国の妊産婦・胎児および新生児がより高い水準の医学・医療の恩恵を受けることを目指し，それによって日本周産期・新生児医学会が社会の福祉に貢献することである。周産期専門医とは，周産期医療に従事する医師の水準を高め，高度な医学知識と技能によって他の医師に適切な指示を与えることができる臨床能力を有する専門医であり，日本周産期・新生児医学会はこのような医師を育成し，周産期専門医として認定する。専門医の種類と名称は，周産期（母体・胎児）専門医（perinatal obstetrician）と，周産期（新生児）専門医（neonatologist）の2種類がある。

なお，上記に関連する各種用語・統計用語・NICU入室基準については表1～5を，施設要件・専門医制度の詳細などについては，新生児・周産期医療の成書あるいは本書前版を参照されたい。また，新生児集中治療の診療内容につき，新生児専門医申請の際の必要研修症例を表6にまとめた。2024年から医師の働き方改革がはじまった。新生児集中治療領域においても小児集中治療領域同様，勤務のあり方の見直しやタスクシェアなどにつき，これまで以上の議論と展開が求められるところである。

日本集中医療医学会専門医テキスト　第 4 版

表1　周産期医療に関する用語と定義

出生（live birth）	母体から受胎による生成物が完全に排出された場合で，母体からの分離後，呼吸，心臓の拍動，筋肉の運動などの生命徴候を認める場合
死産（still birth）	妊娠満 12 週（妊娠第 4 か月）以降の死児の出産をいい，死児とは出産後において心臓拍動，随意筋の運動および呼吸のいずれも認めないもの
新生児（new born infant; neonate） 　早期新生児期（early neonatal period） 　後期新生児期（late neonatal period）	生後 4 週未満の児 出生後 1 週未満の時期 出生後 1 週以降 4 週未満の時期
新生児死亡率（neonatal mortality rate）	出生 1,000 人に対する新生児死亡数
周産期（perinatal period）	妊娠満 22 週以降生後 1 週未満
周産期死亡（perinatal death）	妊娠満 22 週以降の後期死産＋早期新生児期死亡
周産期死亡率（perinatal mortality rate）	1,000 出生数あたりの周産期死亡数 ［妊娠満 22 週以降の死産＋早期新生児死亡］／［出生数＋妊娠満 22 週以降の死産］×1,000
出生率（birth rate）	人口 1,000 人あたりの年間出生数

注意 1. 日本では 1995 年周産期の定義を，それ以前の 28 週以降から 22 週以降に変更したため，1995 年を境に周産期死亡率が大きく変化することに注意。
　　 2. 流産の定義は，1979 年以前は妊娠 28 週未満，1993 年以前は 24 週未満，1993 年以降は妊娠 22 週未満となった。
　　 3. 出産は，母体から受胎による生成物が完全に排出された場合をさし，死産と出生を合わせたものであり，出生と出産は異なる。
　　 4. 児童福祉法では乳児は 1 歳未満の児，幼児は 1 歳から就学前の児をさす。

表2　出生体重（birth weight）による分類

超低出生体重児（extremely-low-birth-weight infant）	1,000 g 未満
極低出生体重児（very-low-birth-weight infant）	1,500 g 未満
低出生体重児（low-birth-weight infant）	2,500 g 未満

表3　在胎週数による分類

超早産児（extremely preterm infant）	28 週未満
極早産児（very preterm infant）	32 週未満
早産児（preterm infant）	37 週未満
正期産児（term infant）	37 週以降 42 週未満
過期産児（post-term infant）	42 週以降

表4　新生児医療施設に関する用語と定義

NICU（新生児集中治療室；neonatal intensive care unit）	呼吸循環監視装置，人工呼吸器，保育器などの設備を整えた病床を持ち，24 時間体制で常時新生児を担当する医師が勤務していることと，常時 3 床あたり 1 名の看護師が勤務していること
GCU（growing care unit）	NICU に併設された回復期病室，NICU の 2 倍以上の病床数が望ましく，常時 6 床に 1 名の看護師が勤務していること
MFICU（母体・胎児集中治療管理室；maternal fetal intensive care unit）	分娩監視装置，超音波検査装置，呼吸循環監視装置などを備えており，常時産科医が勤務しており，常時 3 床あたり 1 名の看護師・助産師が勤務していること
総合周産期母子医療センター	MFICU を含む産科病棟および NICU を含む新生児病棟を備え，常時母体および新生児搬送受け入れ体制を有し，合併症妊娠，切迫早産，胎児異常など母胎または児におけるリスクの高い妊娠に対する医療および高度な新生児医療などの周産期医療を行うことのできる医療施設
地域周産期母子医療センター	産科および小児科（新生児医療を担当する）などを備え，周産期に係る比較的高度な医療行為を行うことのできる医療施設

Ⅲ　新生児集中治療の診療内容

　NICU で治療を必要とする疾患群としては表6 にあるとおり，未熟性に起因するもの，生直後の新生児に特発する内科的疾患群，外科的先天性疾患を有する新生児などに大きく分類される。前二群はNICU の真骨頂であり，わが国の高品質で繊細な非侵襲的医療の成果は，世界的にも先端を走っている。

　外科的先天性疾患としては，先天性心疾患を筆頭に，消化管や気道・呼吸器系の小児外科的疾患群，脳神経外

科的疾患群など多岐にわたる。この群では外科疾患にかかる病態に加えて，生直後であることに起因する病態に対する全身管理を要するため，NICU での治療が必要とされることが多い。さらに，後述するように小児集中治療との連携も求められる疾患群である。新生児集中治療から発信された治療法としては，人工肺サーファクタント，高頻度振動換気法（high frequency oscillatory ventilation, HFOV），一酸化窒素吸入療法（inhaled nitric oxide, iNO）などが挙げられる。体外式膜型人工肺（extracorporeal membrane oxygenation, ECMO）も，後述するように，

小児 XVIII

表5 NICU 入室基準

	絶対適応（速やかに入室させ治療を開始する）	相対適応（施設，地域の事情を考慮）
早産児	在胎 33 週以下	在胎 35 週以下
低出生体重児	出生体重 2,000 g 未満	出生体重 2,500 g 未満
新生児仮死	症状があるもの	症状が疑われるもの
呼吸障害	酸素投与が必要	多呼吸
チアノーゼ	生後 20 分で下肢 $SpO_2 < 90\%$	
心雑音	チアノーゼ，心不全徴候のあるもの	症状のないもの
不整脈	心不全徴候のあるもの	心不全徴候のないもの
嘔吐・腹部膨満	胆汁性嘔吐・症状の進行	非胆汁性嘔吐
痙攣	すべて	
黄疸	交換輸血の必要なもの	
感染症	すべて	
奇形	早期に手術の必要	
活気不良	他の症状があるもの	
染色体異常の疑い	他の症状のあるもの	

表6 新生児集中治療の診療内容
（新生児専門医申請における必要研修症例）

1) ハイリスク分娩立ち会い
2) 健常新生児管理
3) 超低出生体重児
4) 極低出生体重児
5) 中枢神経疾患（新生児痙攣など）
6) 重症感染症（敗血症・髄膜炎など）
7) 血液凝固異常（新生児 DIC など）
8) 新生児黄疸
9) 先天異常（染色体異常など）
10) 循環器疾患
11) 小児外科疾患

新生児に対する治療が発端となっている。

新生児呼吸窮迫症候群（infantile respiratory distress syndrome, IRDS）は，肺の生化学的な未熟性にともなう肺サーファクタントの欠乏が原因である。肺胞表面は空気と液体が接する界面であり，そこには表面張力が働いており，肺胞にはそれを縮めようとする力が常に働いている。その力を軽減させて肺胞をいつも開いている状態に保つためには，肺サーファクタントが必要となる。肺サーファクタントは，II 型肺胞上皮細胞においてグルコース・脂肪酸・グリセロール・コリンから生合成され，成分のほとんどがリン脂質であり，約 10% のタンパク質を含んでいる。肺サーファクタントは在胎 28 週ごろから肺胞内に分泌され，34 週ごろから急速に増加する。そのため 34 週未満，とくに 28 週未満で出生した早産児において，肺サーファクタント欠乏が肺胞虚脱を起こして呼吸不全になることが，IRDS の病態である。1980 年代に日本の藤原[3]が開発した人工肺サーファクタント補充療法は，生存が難しかった IRDS の救命を可能とし[4]，新生児集中治療を画期的に進歩させ，小児・成人の ARDS の治療法としても期待されている。

HFOV は宮坂ら[5]により開発され，田村ら[6],[7]により臨床応用された。多くの日本人新生児科医による動物実験から[8]～[13]，適切な肺容量を保てて atelectrauma が少なく，死腔以下の小さな換気量で換気できるので volutrauma も防げて，肺損傷発症予防に最適な換気法と考えられた。また，肺胞の過伸展はサーファクタント機能を低下させるので，サーファクタント機能の維持の面からも HFOV は低出生体重児の換気法として優れている[14]。成熟新生児の重症呼吸不全の治療目的で開発された HFOV は，近年になって小児・成人でも使われるようになった[15],[16]。しかし最近の臨床研究では，成人に対する HFOV の効果を否定するものが多くでているが[17]～[19]，これを小児に対して外挿できるか否かについては慎重な議論が必要である。小児に対する HFOV の効果については，いまだに意見が定まっていないことに加え，特定の疾患群や地域による疾患背景などにより異なった結論となっている[20]～[22]。加えて，ヘリウムガスとの併用にも新たな活路が期待されるところであり，最近になって秋山，清水らによる新たな知見も加えられている[23]～[26]。

1980 年に Furchgott ら[27]により，アセチルコリンによって誘発される血管拡張作用には，血管内皮細胞に由来する EDRF（endothelium derived relaxing factor）が関与していることが発見された。1987 年に Moncada ら[28]によりその血流調整因子である EDRF の主要物質が一酸化窒素（nitric oxide, NO）であると報告された。1992 年に Roberts ら[29]，Kinsella ら[30]が成熟新生児

599

の新生児遷延性肺高血圧症（persistent pulmonary hypertension of the newborn, PPHN）に対する安全性と有効性について報告し，米国[31]・カナダ[32]でのRCTでその有効性が証明され，臨床使用されるようになった。日本では，国内臨床試験が終わった2008年に薬事承認された。かつての適応疾患は成熟新生児のPPHNに限定されていたが，現在は新生児領域以外の心臓周術期管理にも保険適用がとおり，麻酔・心疾患・呼吸器・救急医療領域などでさらに幅広く使用されることが期待される。

Ⅳ 新生児集中治療と小児集中治療

わが国の小児集中治療・PICUの発展・普及が諸外国と比較して大きく遅れたことを一因として，諸外国では一般的にPICUで治療・看護される傾向にある，先天性横隔膜ヘルニア（congenital diaphragmatic hernia, CDH），各種体外循環治療〔持続濾過透析（continuous hemodiafiltration, CHDF）やECMO〕，そして極めて特殊な血行動態を示す先天性心疾患（左心低形成症候群によるバランス循環，大動脈転換症によるパラレル循環など）が，わが国ではNICUで管理されることもある。

わが国におけるこれらの領域は，PICU発展の遅滞を，先行するNICUが補填するかたちで発展してきた。現在は，各施設の方針に依存して体制が再整備されているが，稀少疾患やECMOなどの特殊治療におけるcase-volume-outcomeの関係や医療資源の配分を勘案した，次世代への考察が必要となる。PICUが未整備の地域においては，一般ICUにおいてこうした新生児年齢の集中治療・特殊治療が提供されることもある。NICUの独自性がより高くなる一方で，PICUや一般集中治療全体との連携を継続することが，今後の課題として重要であると考えられる所以である。

ECMOは，呼吸不全に陥った何千人もの新生児を救ってきた。Bartlettらが世界で初めて最重症新生児のECMOによる生存例を報告して以来，呼吸不全に陥った新生児に対してECMOが有効であることを示した臨床研究が複数報告されており，いまでは標準的治療として考えられて[33]〜[35]。ECMOが行われる主な新生児疾患としては，CDHやIRDS，敗血症などのほかに，胎便吸引症候群（meconium aspiration syndrome, MAS）とPPHNがある。また，頻度の低い疾患群としては，持続するエアリーク症候群や胎児水腫，ウイルス性肺炎や心筋炎・心筋症にも用いられてきた。複雑な気道系疾患に対しても，体内治療的帝王切開術／娩出時臍帯非切断下気道確保（ex-utero intrapartum treatment, EXIT）か

らECMOへのせる処置が行われて有効だったとも報告されている[36]。

新生児重症呼吸不全に対する治療戦略は，年余にわたって著しく変遷し，同様にECMOの疫学データも大きく変わってきた。多くの新生児において人工肺サーファクタント・HFOV・iNOが導入されて，ECMOの必要性が激減した[37]。ECMOは新生児のみならず小児・成人への適応拡大が急速であり，ことにこの治療法をめぐるNICUとPICU・一般集中治療との緊密な連携は，今後の大きな課題の一つである。なお，2024年の診療報酬改定において新生児特定集中治療室重症児対応体制強化管理料が新設され，NICU内でのECMOはじめ体外循環の評価が手厚くなっている。しかしこれは，PICUへのECMO症例集約の観点からは逆行した施策である可能性もあるため，今後の慎重な再評価が必要である。

おわりに

最後に，集中治療において欠かせない蘇生法について付記する。新生児蘇生法（neonatal cardiopulmonary resuscitation, NCPR）は，出生直後の"newly born"に特有な病態を対象とするものである。新生児（neonate）の年齢定義としては，WHOなどでは出生28日未満を新生児期と定義しており，分娩室，新生児室，新生児集中治療室，産科病棟など新生児蘇生法（NCPR）を修得した医療従事者がいる場所ではNCPRが適応され得る。一方，病院前救護・救命救急センター・小児病棟・PICUなどにおける新生児期の心停止に対しては，小児蘇生法（pediatric life support, PLS）の適応を原則とするが，各施設や組織におけるPLSとNCPRの適応範囲にかかる独自の決定を妨げるものではない。

最近になって，救命救急士・救急隊員に対するNCPRの啓発（Pコース）が進み，周産期・新生児に対する病院前救護の理解が広がるという観点では喜ばしいことではある。一方，複雑な新生児蘇生アルゴリズムによる現場の混乱や，「新生児」の定義，「新生児蘇生」の主旨の誤解，「仮死」の用語理解上の混乱などがみられており，2025年の救急蘇生法改定に向けての協議が進められている。

■ 文献

1) Itabashi K, Horiuchi T, Kusuda S, et al. Mortality rates for extremely low birth weight infants born in Japan in 2005. Pediatrics 2009;123:445-50.

2) Kusuda S, Fujimura M, Sakuma I, et al. Morbidity and mortality of infants with very low birth weight in

Japan:center variation. Pediatrics 2006;118: e1130-8.

3) Fujiwara T, Maeta H, Chida S, et al. Artificial surfactant therapy in hyaline membrane disease. Lancet 1980;1:55-9.

4) Fujiwara T, Konishi M, Chida S, et al. Surfactant replacement therapy with a single postventilatory dose of a reconstituded bovine surfactant in preterm neonates with respiratory distress syndrome:final analysis of a multicenter, double-blind, randomized trial and comparison with similar trials. The Surfactant-TA Study Group. Pediatrics 1990;86:753-64.

5) Bohn DJ, Miyasaka K, Marchak BE, et al. Ventilation by high-frequency oscillation. J Appl Physiol 1980;48:710-6.

6) Tamura M, Tsuchida Y, Kawano T. et al. Piston-pump-type high frequency oscillatory ventilation for neonates with congenital diaphragmatic hernia: a new protocol. J Pediatr Surg 1988;23:478-82.

7) Tamura M, Miyasaka K. High-frequency ventilation. Lancet 1991;337:1354-5.

8) Kawano T, Mori S, Cybulsky M, et al. Effect of granulocyte depletion in a ventilated surfactant-depleted lung. J Appl Physiol 1987;62:27-33.

9) Matsuoka T, Kawano T, Miyasaka K. Role of high-frequency ventilation in surfactant-depleted lung injury as measured by granulocytes. J Appl Physiol 1994;76:539-44.

10) Sugiura M, McCulloch PR, Wren RH, et al. Ventilator pattern influences neutrophil influx and activation in atelectasis-prone rabbit lung. J Appl Physiol 1994;77:1355-65.

11) Imai Y, Kawano T, Miyasaka K, et al. Inflammatory chemical mediators during conventional and high frequency oscillatory ventilation. Am J Respir Crit Care Med 1994;150:1550-4.

12) Imai Y, Kawano T, Iwamoto S, et al. Intratracheal anti-tumor necrosis factor-alpha antibody attenuates ventilator-induced lung injury in rabbits. J Appl Physiol 1999;87:510-5.

13) Imai Y, Nakagawa S, Ito Y, et al. Comparison of lung protection strategies using conventional and high-frequency oscillatory ventilation. J Appl Physiol 2001;91:1836-44.

14) Ogawa Y, Miyasaka K, Kawano T, et al. A multcenter randomized trial of high frequency oscillatory ventilation as compared with conventional mechanical ventilation in preterm infants with respiratory failure. Early Hum Dev 1993;32:1-10.

15) Slutsky AS, Drazen JM. Ventilation with small tidal volume. N Engl J Med 2002;347:630-1.

16) Derdak S, Mehta S, Stewart TE, et al. High-frequency oscillatory ventilation for acute respiratory distress syndrome in adults;a randomized, controlled trial. Am J Respir Crit Care Med 2002; 166:801-8.

17) Ferguson ND, Cook DJ, Guyatt GH, et al. High-frequency oscillation in early respiratory distress syndrome. N Engl J Med 2013;368:795-805.

18) Young D, Lamb SE, Shah S, et al. High-frequency oscillation for acute respiratory distress syndrome. N Engl J Med 2013;368:806-13.

19) Goligher EC, Munshi L, Adhikari NKJ, et al. High-frequency oscillation for adult patients with acute respiratory distress syndrome. A systematic review and meta-analysis. Ann Am Thorac Soc 2017;14: S289-96.

20) Gupta P, Green JW, Tang X, et al. Comparison of high-frequency oscillatory ventilation and conventional mechanical ventilation in pediatric respiratory failure. JAMA Pediatr 2014;168:243-9.

21) Samransamruajkit R, Rassameehirun C, Pongsanon K, et al. A comparison of clinical efficacy between high frequency oscillatory ventilation and conventional ventilation with lung volume recruitment in pediatric acute respiratory distress syndrome:A randomized controlled trial. Indian J Crit Care Med 2016;20:72-7.

22) Rowan CM, Loomis A, McArthur J, et al. High-frequency oscillatory ventilation use and severe pediatric ARDS in the pediatric hematopoietic cell transplant recipient. Respir Care 2018;63:404-11.

23) Zeynalov B, Hiroma T, Nakamura T. Effects of heliox as carrier gas on ventilation and oxygenation in an animal model of piston-type HFOV:a crossover experimental study. Biomed Eng Online 2010;12:71.

24) Baba A, Nakamura T, Aikawa T, et al. Extremely low flow tracheal gas insufflation of helium-oxygen mixture improves gas exchange in a rabbit model of piston-type high-frequency oscillatory ventilation. Biomed Eng Online 2013;12:29

25) Akiyama L, Tatsunami S, Akita M, et al. Helium administration is more effective during piston-driven high-frequency oscillatory ventilation than during conventional mechanical ventilation:a study with rabbit model. Journal of St Marianna University 2023;14:93-102.

26) Akiyama L, Tatsunami S, Akita M, et al. Effectiveness of ultra-/very-high-frequency oscillations combined with helium-oxygen gas mixture in a rabbit model. Sci Rep 2024;14:25945.

27) Furchgott RF, Zawadzki JV. The obligatory role of endothelial cells in the relaxation of arterial smooth muscle by acetylcholine. Nature 1980;286:373-6.

28) Palmer RM, Ferrige AG, Moncada S. Nitric oxide release accounts for the biological activity of endothelium-derived relaxing factor. Nature 1987: 327:524-6.

29) Roberts JD, Polaner DM, Lang P, et al. Inhaled nitric oxide in persistent pulmonary hypertension of the newborn. Lancet 1992;340:818-9.

30) Kinsella JP, Neish SR, Shaffer E, et al. Low-dose inhalation nitric oxide in persistent pulmonary hypertension of the newborn. Lancet 1992;340:819-20.

31) Neonatal Inhaled Nitric Oxide Study Group. Inhaled nitric oxide in full-term and nearly full-term infants with hypoxic respiratory failure. N Engl J Med 1997;336:597-604.

32) Clark RH, Kueser TJ, Walker MW, et al. Low-dose nitric oxide therapy for persistent pulmonary hypertension of the newborn. Clinical Inhaled Nitric Oxide Reseaech Group. N Engl J Med 2000;342:469-74.

33) Bartlett RH, Roloff DW, Cornell RG, et al. Extracorporeal circulation in neonatal respiratory failure:a prospective randomized study. Pediatrics 1985;

76:479-87.

34) Firmin RK, Peek GL, Sosnowski AW. Role of extra-corporeal membrane oxygenation. Lancet 1996; 348:824.

35) O'Rourke PP, Crone RK, Vacanti JP, et al. Extracorporeal membrane oxygenation and conventional medical therapy neonates with persistent pulmonary hypertension of the newborn: a prospective randomized study. Pediatrics 1989;84:957-63.

36) Marway A, Crombleholme TM. The EXIT procedure: principles, pitfalls, and progress. Semin Pediatr Surg 2006;15:107-15.

37) Extracorporeal Life Support Organization (ELSO). ELSO Live Registry Dashboard of ECMO Patient Data. Available from: https://www.elso.org/registry/elsoliveregistrydashboard.aspx.

XIX 移植

1 終末期医療と臓器提供

渥美生弘

目 標
● 終末期における一つの選択肢として臓器提供があることを理解する
● どのような症例が臓器提供できるのか説明できる
● 臓器提供を考慮した際に何をしなければいけないのか説明できる
● 臓器提供について患者家族に説明できる

Key words 終末期，心停止後臓器提供，臓器提供の適応，脳死下臓器提供，脳死とされうる状態

はじめに

急性期重症患者の診療を行っている救急・集中治療においては適切な治療を行っても救命できない患者が一定数存在する。救命できないと判断した際には，患者の意思に沿った選択をすることとされている[1]。しかし，患者の意思が明確に示されていることは少なく，患者にとって最善の治療・ケアは何であるか，患者家族と医療スタッフがともに考えていく必要がある。

救急・集中治療における終末期医療に関するガイドラインでは，終末期として下記の4つの状況を例示している[1]。

①不可逆的な全脳機能不全（脳死診断後や脳血流停止の確認後などを含む）であると十分な時間をかけて診断された場合

②生命が人工的な装置に依存し，生命維持に必須な複数の臓器が不可逆的機能不全となり，移植などの代替手段もない場合

③その時点で行われている治療に加えて，さらに行うべき治療方法がなく，現状の治療を継続しても近いうちに死亡することが予測される場合

④回復不可能な疾病の末期，例えば悪性腫瘍の末期であることが積極的治療の開始後に判明した場合

患者の状態が上記に当てはまるのかどうか多職種で判断した上で，治療・ケアのゴールを設定する。生命維持のための治療を継続するのか，患者の負担軽減に主眼を置いたケアに移行するのか，患者自身の思いを家族と共に考えていく。さらには，患者は最期の時に臓器や組織

の提供を行い他者のために役立ちたいと考える人なのか思いを巡らせる必要がある。

2021年に行われた世論調査によると，自身が臓器提供できるような状態になってしまった際に，臓器提供してもよいとする人は約40％であった（図1）[2]。患者の臓器提供する権利を守るため，終末期となった患者に臓器提供の意思があるのかどうかを確認することは，救急・集中治療に携わる医療者にとって大切なことである[3]。

I 臓器提供の適応

臓器提供には脳死となった際に可能な脳死下臓器提供と心停止後でも可能な心停止後臓器提供とが存在する。患者が終末期であると判断した際には，上述のどちらに該当するのか検討する必要がある。

1 脳死下臓器提供

わが国における脳死下臓器提供の原疾患は，脳血管障害が最も多く，低酸素脳症（心肺停止蘇生後など），頭部外傷が続き，これらで全体の9割以上を占める（図2）[4]。前述のガイドラインにおける終末期の定義①に該当することとなる。脳死下で臓器提供できるのは，心，肺，肝，膵，腎，小腸，眼球，そして，皮膚，骨，血管，心臓弁，膵島などの組織である。終末期であると多職種で判断したら，臓器提供の適応と禁忌事項がないことを確認する。比較的若年で合併症の少ない症例が適応になることが多い。病院内で臓器提供に詳しい医療者（院内コーディ

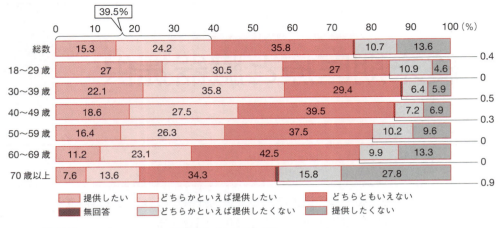

図1 移植医療に関する世論調査（令和3年)[2]

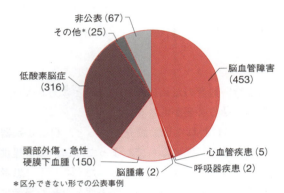

図2 脳死下臓器提供者の原疾患の内訳[4]
(1997年10月16日～2023年12月31日，提供1,020件)
(文献4より転載)

ネーターなど）に相談し，臓器提供者適応基準[5]を確認するとともに，法的脳死判定を行うことができるのか（表1），臓器移植を行うことができるのか（表2），この2点についても確認が必要である[6)～8)]。

2 心停止後臓器提供

前述のガイドラインで終末期と判断された症例が対象となる。提供できる臓器は腎，眼球，膵臓，そして皮膚，骨，血管，心臓弁などの組織である。腎提供を考慮する際には年齢は70歳以下が目安であり，心停止を迎える前から入念な準備が必要である[9]。一方で，眼球に関しては，年齢制限がないこと，心停止後12時間以内に摘出したら移植が可能であることから，適応の幅はかなり広い。救急の場面以外での提供も可能であるし，心肺停止で来院された患者などでも，心停止後に家族と相談して提供することも可能である。臓器提供の禁忌事項については脳死下臓器提供と同様である（表2）。

表1 法的脳死判定において除外例となる場合

- 脳死と類似した状態となり得る患者（急性薬物中毒，代謝・内分泌障害）
- 15歳以上の者であって，知的障害者等の臓器提供に関する有効な意思表示が困難な障害がある患者
- 児童相談所に虐待として通告する患者

表2 臓器提供の適応外となる場合

- 全身性・活動性感染症がある患者（敗血症，とくに血液培養陽性の場合でも，適切な治療後に血液培養陰性を確認できたら，提供可能な場合もある）
- HIV抗体，HTLV-1抗体，HBs抗原が陽性の患者
- HCV抗体が陽性の患者（肝，腎，小腸は提供可能）
- 悪性腫瘍の患者（原発性脳腫瘍，および治癒したと考えられるものを除く）
- クロイツフェルト・ヤコブ病およびその疑いがある患者
- 司法解剖が必要とされる患者

II 臓器提供を見据え行うべきこと

臓器提供の可能性がある場合には臓器保護にも配慮した患者管理に移行する。患者管理の方法については他項に譲るが，適切な患者管理を行うことで患者家族に患者と向き合う時間を作ることができる。同時に患者家族をしっかり支える体制を構築することが重要である。

1 脳死とされうる状態の判断

（法的脳死判定を行ったとしたら）脳死とされうる状態にあるか判断をする。器質的脳障害により深昏睡（JCS 300またはGCS 3）にあり，無呼吸状態で，原疾患が確実に診断され適切な治療を行っても回復の見込みのない状態であることを確認した上で判断する。脳波は高感度

脳波である必要はなく，一般的な脳死判定と同様の手法で問題ない。判断を行う前24時間に，鎮静薬や筋弛緩薬，抗痙攣薬が使われていないことを確認した上で判断する[6),10)]。

2 臓器提供について家族に説明する

患者が終末期にあり，いかなる治療を行っても回復する可能性がないことを説明する。患者家族がこの状況を受け止めることができるように患者家族を支援することが重要である。患者家族が受け入れられたら，臓器提供できる状況にあることを患者家族に説明する。そして，希望に応じ臓器提供の詳細について臓器移植コーディネーターの説明を聞く機会があることを伝える。

家族に臓器提供の話をする際に大切なことが2点ある。1点目は，事前に臓器提供できない状況ではないことを確認することである。家族が臓器提供について悩んだ末に提供することを選択したにもかかわらず，提供できなくなってしまうと，家族は患者を失うとともに臓器提供もできなくなり二重の悲しみを与えてしまうことになる。もう1点は，家族や医療者がどうしたいかではなく，患者自身がどのように思うかを，患者家族とともに考えることである。決して患者家族から臓器提供の承諾を得ることが目的ではない。臓器提供ができるという事実を伝えることが大切であり，臓器提供を行うことが大切なわけではない[11)]。

Ⅲ 臓器提供を行う方針となったら

院内の臓器提供に関するマニュアルに則り，都道府県コーディネーターや日本臓器移植ネットワークのコーディネーターとともに，適切に承諾を取り，患者管理，法的脳死判定，臓器評価，摘出術，などの一連の流れを進めていく[12)]。

おわりに

集中治療医としては，患者の思いに寄り添いできるだけ良い状態で多くの臓器を提供できるように患者管理を行うこと，また，判定医として適切に法的脳死判定が行えるよう知識を整理しておく必要がある。

■ 文献

1) 日本救急医学会，日本集中治療医学会，日本循環器学．救急・集中治療における終末期医療に関するガイドライン ～3学会からの提言～．2014. Available from: https://www.jaam.jp/info/2014/pdf/info-20141104_02_01_02.pdf
2) 内閣府広報室．移植医療に関する世論調査．2021. Available from: https://survey.gov-online.go.jp/r03/r03-ishoku/index.html
3) 日本臓器移植ネットワーク．臓器移植に関する権利．Available from: https://www.jotnw.or.jp/explanation/01/02/
4) 日本臓器移植ネットワーク．脳死臓器移植の分析データ．Available from: https://www.jotnw.or.jp/data/brain-death-data.php
5) 日本臓器移植ネットワーク．臓器提供者（ドナー）適応基準．2023. Available from: https://www.jotnw.or.jp/files/page/medical/manual/doc/donor_adjustment_standard.pdf
6) 厚生労働科学研究費補助金厚生労働科学特別研究事業「臓器提供施設における院内体制整備に関する研究」脳死判定基準のマニュアル化に関する研究班．法的脳死判定マニュアル．2010. Available from: https://www.jaam.jp/info/2011/pdf/info-20110714.pdf#view=fit
7) 横田裕行．終末期患者の把握．臓器提供ハンドブック．東京：へるす出版；2019.p.10-15.
8) 「臓器の移植に関する法律」の運用に関する指針（ガイドライン）．1997. Available from: https://www.jotnw.or.jp/files/page/medical/manual/doc/guidelines.pdf
9) 日本臓器移植ネットワーク．心臓が停止した死後の腎臓提供に関する提供施設マニュアル．2022. Available from: https://www.jotnw.or.jp/files/page/medical/manual/doc/zinzo-teikyo-manual.pdf
10) 横田裕行．脳死とされうる状態の判断．臓器提供ハンドブック．東京：へるす出版；2019.p.28-30.
11) 横田裕行．家族への情報提供．臓器提供ハンドブック．東京：へるす出版；2019.p.32-34.
12) 厚生労働科学研究費補助金厚生労働科学特別研究事業「臓器提供施設における院内体制整備に関する研究」臓器提供施設のマニュアル化に関する研究班．臓器提供施設マニュアル．2010. Available from: https://www.jotnw.or.jp/files/page/medical/manual/doc/flow_chart01.pdf

XIX 移植

2 脳死判定基準

中村健太郎

目標
- 脳死とされうる状態を説明できる
- 法的脳死判定の前提条件，除外条件を説明できる
- 法的脳死判定の手順や要点を説明できる

Key words 改正臓器移植法，脳死とされうる状態，法的脳死判定，無呼吸テスト

本項では平成22年（2010年）に厚生労働省の研究事業で作成された法的脳死判定マニュアル[1]を中心に，実際の手順や留意事項について解説する。なお，「『臓器の移植に関する法律』の運用に関する指針（ガイドライン）」改正に伴い，令和6年度（2024年度）から本マニュアルの改訂作業が開始されたため，その改訂における主要な変更点についても記述する。

I 脳死とされうる状態

わが国では脳死臓器提供を目的とした法的脳死判定を受けたものでのみ「脳死」が認められ，臨床的に脳死状態と判断した患者も法的脳死判定を受けなければ（つまり脳死臓器提供を希望しなければ）脳死とはみなされない。法的脳死判定を受けるためには，それに先立ち以下のように定義される「脳死とされうる状態」の判断を行う必要がある[1]。

「器質的脳障害により深昏睡，および自発呼吸を消失した状態と認められ，かつ器質的脳障害の原疾患が確実に診断されていて，原疾患に対して行い得るすべての適切な治療を行った場合であっても回復の可能性がないと認められる者」

以下に示す①〜④のすべてが確認された場合に「脳死とされうる状態」と判断する。

①深昏睡
②瞳孔が固定し，瞳孔径が左右とも4mm以上
③脳幹反射7項目（対光反射，角膜反射，毛様脊髄反射，眼球頭反射，前庭反射，咽頭反射，および咳反射）の消失

④平坦脳波

ただし，以下の4項目に該当するものは除外対象となる。

1）生後12週未満（在胎週数が40週未満であったものにあっては，出産予定日から起算して12週）
2）急性薬物中毒により深昏睡，および自発呼吸を消失した状態にある
3）直腸温が32℃未満（6歳未満のものにあっては，35℃未満）の状態にある
4）代謝性障害，または内分泌障害により深昏睡，および自発呼吸を消失した状態にあると認められる

II 法的脳死判定を行うための条件

1 脳死臓器提供を行うための施設基準

心停止後臓器提供は，手術室があり，必要な体制が整備されている医療機関であれば可能であるが，脳死臓器提供は高度医療を提供可能な救命救急センター，大学病院など，いわゆる5類型該当施設に限定される。以下，法的脳死判定マニュアルに記載された脳死臓器提供の施設条件を示す。

（1）臓器摘出の場を提供する等のために必要な体制が確保されており，当該施設全体について，脳死した者からの臓器摘出を行うことに関して合意が得られていること。なお，その際，施設内の倫理委員会等の委員会で臓器提供に関して承認が行われていること。
（2）適切な脳死判定を行う体制があること。

(3) 救急医療等の関連分野において，高度の医療を行う次のいずれかの施設であること。
- ・大学附属病院
- ・日本救急医学会の指導医指定施設
- ・日本脳神経外科学会の専門医訓練施設
- ・救命救急センターとして認定された施設
- ・日本小児総合医療施設協議会の会員施設

2 法的脳死判定の判定医資格

(1) 法的脳死判定を行う医師は，施設内の倫理委員会等の委員会において選任され，下記の条件をすべて備えていること。なお，脳死判定医の氏名，診療科名，専門医等の資格，経験年数，その他の必要事項を記録し，求めに応じて提示できるようにすることが求められる。

- a) 当該施設に所属する者
- b) 脳神経外科医，神経内科医，救急医，麻酔・蘇生科・集中治療医または小児科医で学会専門医または学会認定医の資格を持つ者
- c) 脳死判定に関し豊富な経験を有する者
- d) 臓器摘出術に関わらない者

  臓器移植法6条4項で法的脳死判定は臓器の摘出または移植術に関わらない医師が行うこととされているが，これはドナー候補者の死亡を判定するものが，その後に引き続き行われることとなる臓器摘出術と密接に関係する行為を行うべきではないとする考えによるものである。臓器摘出術に直接的な関与がなければ，主治医が法的脳死判定医を兼任することは容認される[2]。

(2) 判定は2名以上で行う。ただし，少なくとも1名は第1回目，第2回目の判定を継続して行う。

【補足1】臓器提供施設が脳死判定医を自施設のみで2人以上確保することが困難な場合は，以下のすべての基準を満たすときには他の医療機関に所属する医師を脳死判定医として支援を受けることができる[2]。

- ・2回の脳死判定のいずれにおいても，脳死判定医のうち少なくとも1人は当該臓器提供施設の職員である医師であること。
- ・支援医師について，当該臓器提供施設の職員である医師と同様に，あらかじめ倫理委員会等でガイドラインの条件を満たした医師であることを確認しておくこと。
- ・支援医師について，非常勤職員としての雇用契約や業務委託契約等の契約関係を明確化しておくこと。

【補足2】臓器提供を目的とした転院搬送について臓器提供手続きに係る質疑応答集[2]の中で，臓器提供を目的とした患者転送は差し控えるべきとされているが，5類型該当施設の中でも医療体制が十分整っていない医療機関で脳死とされうる患者が発生した場合，たとえ臓器提供の希望があってもその意思に応えられない可能性がある。この問題を解決すべく，令和4年度に厚生労働省の作業班において「臓器提供を目的とした患者転送」について議論され，状況に応じて転院搬送を容認するという厚生労働省の意向が示された。今後体制整備が進んだ場合，転院搬送の判断や実際の搬送において集中治療医の協力は必須と思われるため，今後の動向に注目していただきたい。

Ⅲ 法的脳死判定の実際

法的脳死判定を実施することはすなわち患者の死亡宣告を意味するため，厳格な基準が設けられている。正確かつ客観的に評価するために，前述した2名の脳死判定医を中心に，2度にわたって法的脳死判定マニュアルに準拠した判定を行う。1回目と2回目の判定の間隔は，成人の場合6時間以上，小児の場合24時間以上空けて実施することが記されている。Japan Organ Transplant Network（JOTN）来院後，臓器摘出までのスケジュールが決定されるが，2度目の法的脳死判定終了時刻が患者の死亡時刻となるため，患者家族の意向にも配慮して法的脳死判定を実施するタイミングを決定する。まだ身体が温かい患者に対して死亡宣告を受ける家族の悲痛な思いに寄り添った対応を心がけることもまた重要である。以下，法的脳死判定マニュアル[1]に沿って具体的な手順を解説する。

1 法的脳死判定前の確認事項

法的脳死判定マニュアルに則り，以下の前提条件，除外例等を確認する。

(1) 意思表示カードなど，脳死の判定に従い，かつ臓器を提供する意思を示している本人の書面（存在する場合）

(2) 法的脳死判定対象者が18歳未満である場合には虐待の疑いがないこと

(3) 意思表示を有効なものとして取り扱う15歳以上の者であって，知的障害等の臓器提供に関する有効な意思表示が困難となる障害を有する者でないこと

(4) 臓器を提供しない意思，および脳死判定に従わない意思がないこと

607

（5）脳死判定承諾書（家族がいない場合を除く）

（6）臓器摘出承諾書（家族がいない場合を除く）

（7）小児においては，年齢が生後12週以上（在胎週数が40週未満であった者にあっては，出産予定日から起算して12週以上）

本人による意思表示の有無，有効な意思表示が可能か否か，家族の承諾が得られているかがポイントとなる。（2）虐待の可能性についてはこれまで全例児童相談所に情報提供を依頼することとなっていたが，令和4年7月のガイドライン改正[3]により院内倫理委員会・虐待防止委員会で虐待の可能性がないと判断されれば児童相談所への連絡は必須でなくなった。同様に（3）有効な意思表示についても前述のガイドライン改正に伴い，15歳未満の小児については家族の意思での提供が可能となった（ガイドライン改訂前は知的障害を有する患者の場合，年齢を問わず除外対象とされていた）。

15歳以上の患者が療育手帳を所有している場合は，これまで有効な意思表示が困難な対象とみなされてきたが，2024年以降症例ごとの慎重な対応が求められるようになった。また，精神障害者保健福祉手帳を所有している場合は，かかりつけ医に意思表示の可否を確認し，「意思表示可」と判断されれば提供可能となる。

なお，これまでは眼外傷や義眼，人工内耳使用などの理由で法的脳死判定に係る検査項目を完遂できない患者，また extracorporeal membrane oxygenation（ECMO）装着中の患者については臓器提供対象外とされてきたが，令和5年12月のガイドライン改正[4]によりこれらも見直されたことを補足しておく。

2　前提条件の確認

（1）器質的脳障害により深昏睡，および無呼吸を呈している症例
　　1）深昏睡
　　　JCS：300
　　　GCS：3
　　2）無呼吸
　　　人工呼吸器により呼吸が維持されている状態
（2）原疾患が確実に診断されている症例
　　病歴，経過，検査（CT，MRI等の画像診断は必須），治療等から確実に診断された症例
（3）現在行いうるすべての適切な治療をもってしても回復の可能性が全くないと判断される症例

3　除外例

以下の6項目に該当する場合は法的脳死判定の除外対象となる。

（1）脳死と類似した状態になり得る状態
　　1）急性薬物中毒
　　①周囲からの聞き取り，経過，臨床所見等で薬物中毒により深昏睡，および無呼吸を生じたと疑われる場合は脳死判定から除外する。
　　②可能ならば薬物の血中濃度測定を行い判断する。ただし薬物の半減期の個人差は大きいことを考慮する。
　　2）代謝・内分泌障害
　　①肝性昏睡
　　②糖尿病性昏睡
　　③尿毒症性昏睡
　　④その他
（2）知的障害者等の臓器提供に関する有効な意思表示が困難となる障害を有する者
（3）被虐待児，または虐待が疑われる18歳未満の児童
（4）年齢不相応の血圧（収縮期血圧）
　　1歳未満＜65 mmHg
　　1歳以上13歳未満＜（年齢×2）＋65 mmHg
　　13歳以上＜90 mmHg
（5）低体温（直腸温，食道温等の深部温）
　　6歳未満＜35℃
　　6歳以上＜32℃
（6）生後12週未満（在胎週数が40週未満であった者にあっては，出産予定日から起算して12週未満）

4　深昏睡の確認

確認法：以下のいずれかの方法で疼痛刺激を顔面に加える。

①滅菌針，滅菌した安全ピン等による疼痛刺激
②眼窩切痕部への指による強い圧迫刺激

判定方法：全く顔をしかめない場合，JCS300，GCS3で深昏睡と判定する。

注意事項：

1）頸部以下の刺激では脊髄反射による反応を示すことがあるので，刺激部位は顔面に限る。
2）末梢性で両側性の三叉神経または顔面神経の完全麻痺が存在する場合は，深昏睡の判定は不可能である。
3）脊髄反射，脊髄自動反射は脳死でも認められるので，自発運動との区別が必要である。
4）下記の姿勢・運動は脊髄自動反射とは異なり脳死では認められないため，認められた場合は脳死判定を行わない。

①自発運動，②除脳硬直，③除皮質硬直，④痙攣，ミオクローヌス

5 瞳孔散大，固定の確認

（1）瞳孔径

確認法：室内の通常の明るさの下で測定する。

判定方法：左右瞳孔の最小径が4 mm以上であること（正円でない場合は最小径）。

（2）瞳孔固定：刺激に対する反応の欠如

経過中に瞳孔径が変化しても差し支えない。

6 脳幹反射消失の確認

2名の脳死判定医で，下記7項目すべての消失を確認する。

1 対光反射

観察方法：①両側上眼瞼を同時に挙上して，両側瞳孔の観察を可能にする。②光を一側瞳孔に照射し，縮瞳（瞳孔の動き）の有無を観察する（直接反射）。③光を瞳孔よりそらせ，一呼吸おいた後に再度一側瞳孔に照射し，他側瞳孔の縮瞳（瞳孔の動き）の有無を観察する（間接反射）。④同様の操作を両側で行う。

判定方法：①両側で直接反射，間接反射における瞳孔の動きが認められないときのみ対光反射なしと判定する。②縮瞳のみならず，拡大や不安定な動きを認めても対光反射ありとする。

2 角膜反射

観察方法：①一側上眼瞼を挙上し，角膜を露出させる。②綿棒，あるいは綿球などの先端をこより状として角膜を刺激する。③瞬目の有無を観察する。④両側で同様の操作を行う。

判定方法：①両側とも角膜刺激による瞬目が認められないときのみ，角膜反射なしと判定する。②明らかな瞬目でなくても，上下の眼瞼など眼周囲の動き（筋収縮）が認められた場合は角膜反射ありと判定する。

3 毛様脊髄反射

観察方法：①両側上眼瞼を同時に挙上して，両側瞳孔の観察を可能にする。②顔面に手指，あるいは滅菌針や滅菌した安全ピンで痛み刺激を与える。③両側瞳孔散大の有無を確認する。④ 上記①〜③の操作を両側で行う。

判定方法：①両側とも疼痛刺激による瞳孔散大が認められない時のみ，毛様脊髄反射なしと判定する。②明らかな瞳孔散大でなくても，瞳孔の動きが認められる場合は毛様脊髄反射ありと判定する。

4 眼球頭反射

観察方法：①両側上眼瞼を挙上して両眼の観察を可能にする。②被験者の頭部を約30°挙上し，正中位から急速に一側に回転させる。③眼球が頭部の運動と逆方向に偏位するか否かを観察する。④頭部の運動は左右両方向で行う。⑤頭部の上下の回転は行わない。

判定方法：左右どちらの方向への頭部回転でも両側眼球が固定し，眼球の逆方向偏位が認められないときのみ眼球頭反射なしと判定する。

5 前庭反射

観察方法：①耳鏡により両側の外耳道に異物のないことを確認する（「前庭反射の消失」については，鼓膜損傷があっても検査が可能である）。②被験者の頭部を約30°挙上させる。③被験側の耳の下に氷水（滅菌生理食塩水）を受けるための膿盆をあてる。④ 50 mLの注射筒に氷水（滅菌生理食塩水）を吸引し，カテーテルを接続する。⑤被験側外耳道内にカテーテルを挿入する。⑥両側上眼瞼を挙上し，両側の観察を可能にする。⑦氷水（滅菌生理食塩水）の注入を開始する。⑧氷水（滅菌生理食塩水）注入は20〜30秒かけて行う。⑨眼球が氷水（滅菌生理食塩水）注入側に偏位するか否かを観察する。⑩ 50 mLの注入が終わるまで観察する*。⑪同様の操作を両側で行う。なお，対側の検査は一側の検査終了後5分以上の間隔をおいてから行う。

*氷水（滅菌生理食塩水）の注入量は6歳未満の乳幼児の場合では25 mLとする。

判定方法：①両側の外耳道への刺激で，眼球偏位が認められない時のみ前庭反射なしと判定する。②明らかな偏位ではなくても刺激に応じて眼球の動きが認められた場合は前庭反射ありと判定する。

【備考】

・前庭反射の消失を確認するときは，氷水刺激によるものとする。通常耳鼻科領域などで用いられている20℃の冷水検査，あるいは体温±7℃の温水と冷水を用いた冷温交互刺激検査とは異なる。

・温度刺激検査において，冷風，温風を用いた「エアー・カロリック・テスト」については，現在承認されている機器では，温度刺激が十分でない可能性があるため，脳死判定には用いない。

6 咽頭反射

観察方法：①喉頭鏡を用い十分開口させる。②吸引用カテーテルなどで咽頭後壁を刺激する。③咽頭筋の収縮の有無を観察する。④同様の操作を両側で行う。

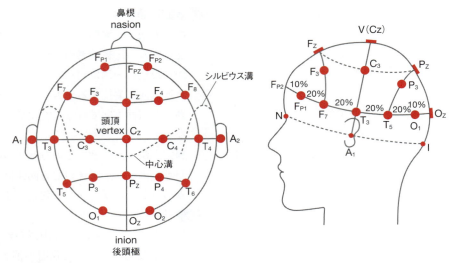

図　10/20法による電極配置

判定方法：くり返し与えた刺激にも咽頭筋の収縮が認められない場合，咽頭反射なしと判定する。

7 咳反射

観察方法：①気管チューブより十分長い吸引用カテーテルを気管チューブを越えて気管支壁に到達するまで挿入する。②気管，気管支粘膜に機械的刺激を与える。③機械的刺激に対し咳が出るかどうかを観察する。

判定方法：①くり返し与えた機械的刺激にも咳が認められない場合，咳反射なしと判定する。②明らかな咳はなくても，機械的刺激に応じ胸郭などの動きが認められた場合は咳反射ありと判定する。

【補足】
令和5年12月のガイドライン改正[4]により，眼球損傷等により上記7項目の観察が完遂できない場合，補助検査（脳血流消失の確認）での代用が可能となった。冒頭で述べた令和6年度からの本マニュアルの改訂作業の中で，補助検査の方法に関しても明記される予定のため，詳細は改めて確認いただきたい。

7 脳波活動の消失

脳波測定における要点を以下に記載する。詳細は法的脳死判定マニュアル[1]を参照されたい。

1 脳波検査の基本条件

・少なくとも4誘導の同時記録を単極および双極誘導で行う。
・10/20法による電極配置を用いる（図）。
・脳波と共に心電図の同時記録を行う。
・各電極間の距離が7 cm以上（乳児では5 cm以上）が望ましい。
・全体で30分以上の連続記録を行う。
・標準感度10 μV/mmに加え，高感度2.5 μV/mm（またはこれよりも高い感度）の記録を脳波検査中に必ず行う。
・フィルターの設定
・検査中に左右の耳に大声で3回ずつ呼名を，また顔面への疼痛刺激を滅菌針等で行う。

2 脳波検査の実施例

・適切に脳波測定を行うためアーチファクトの混入に配慮が必要である。検査を実施する部屋は個室とし，被験者への準備，周辺機器の準備など注意を払う。
・アーチファクトを排除したうえで脳由来の電位がない脳波であることを確認した場合，平坦脳波と判断する。
・測定中明らかな脳波活動が認められた場合は脳死判定を中止する。
・法的脳死判定にあたっては，脳波検査に合わせて聴性脳幹誘発反応検査を行い，II波以降の消失を確認しておくことが望ましい。

8 自発呼吸消失の確認（無呼吸テスト）

無呼吸テストは高度の高CO_2血症，アシデミアに曝されても延髄の呼吸中枢が刺激されない，すなわち脳幹機能が廃絶していることを確認する検査である。心肺機能によっては検査に耐えられない可能性があるため，実施に先立ち十分に評価し，検査中の状態悪化に備える。具体的な実施手順，留意事項について法的脳死判定マニュアル[1]に沿って解説する。なお，高位頸髄損傷がある症例，低酸素刺激によって呼吸中枢が刺激されている慢性呼吸不全の症例，ECMO装着中の症例は無呼吸テストの判定が困難であるため，これまでは法的脳死判定

の対象外とされてきた。しかしながら前述のガイドライン改正（令和 5 年 12 月）[4]の中で，代替手段での脳死判定や ECMO 装着下の無呼吸テストに関する記述が追加された。

1 基本的条件

① $PaCO_2$ レベル
- 無呼吸テスト開始前は 35 ～ 45 mmHg であることが望ましい。
- 自発呼吸の不可逆的消失の確認には 60 mmHg 以上に上昇したことの確認が必要である。ただし 80 mmHg を超えないことが望ましい。

②収縮期血圧：1 歳未満≧ 65 mmHg，1 歳以上 13 歳未満≧（年齢× 2）+ 65 mmHg，13 歳以上≧ 90 mmHg

③時間経過：$PaCO_2$ の適切な上昇が必要であり，人工呼吸を中止する時間の長さには必ずしもとらわれなくてよい。

④血圧，心拍，酸素飽和度のモニター：テスト中は次の測定器やモニターを装着する。①血圧計，②心電図モニター，③パルスオキシメーター。

⑤テストの中止：酸素化能低下・血圧低下等により継続が危険と判断した場合はテストを中止する。

⑥実施の除外例：低酸素刺激によって呼吸中枢が刺激されているような重症呼吸不全の症例ではテストを実施しない。

⑦実施時期：第 1 回目，第 2 回目とも他の判定項目をすべて行った後に行う。

⑧望ましい体温：直腸温，食道温等の深部温が 35℃以上

2 テストの実施法

①血圧計，心電図モニターおよびパルスオキシメータが適切に装着されていることを確認する。

② 100％酸素で 10 分間人工呼吸をする。

③ $PaCO_2$ レベルを確認する：おおよそ 35 ～ 45 mmHg であること。

④人工呼吸を中止する。

⑤ 6 L/min の 100％酸素を投与する。
- 気管吸引用カテーテルを気管チューブの先端部分から気管分岐部直前の間に挿入する。吸引用カテーテルは余剰の酸素が容易に外気中に流出するように，気管チューブ内径に適した太さのものを選ぶ。
- マーカー等を使用しカテーテル先端が適切な位置にあることを確認する。

【補足 1】6 歳未満の小児の無呼吸テストを実施する際には，T- ピースを用いて 6L/min の 100％酸素を流す等の方法がある。

【補足 2】人工呼吸器を連結したまま換気を中止し，定常流の酸素を投与する方法も容認される[2]。

⑥動脈血ガス分析を 2 ～ 3 分ごとに行う（6 歳未満では，採血をテスト開始から 3 ～ 5 分後に行い，以後の採血時間を予測する）。

⑦ $PaCO_2$ が 60 mmHg 以上になった時点で無呼吸を確認する。

⑧自発呼吸の有無は胸部または腹部に手掌をあてるなどして慎重に判断する。なお，6 歳未満の小児においては目視による観察と胸部聴診を行う。

⑨無呼吸を確認し得た時点でテストを終了する。

3 テストの中止

低酸素，低血圧，著しい不整脈により，テストの続行が危険と判断された場合はテストを中止する。なお，中止する際に行った動脈血液ガス分析において，$PaCO_2$ が 60 mmHg を超えていた場合は，テストの評価は可能である。

【補足】
法的脳死判定マニュアルに記載されている無呼吸テストの実施手順には，上記の通り一度人工呼吸器から離脱する方法が記載されている。これはすなわち大気圧に解放することを意味するが，日ごろから肺保護戦略を意識した全身管理を実践している集中治療医にとっては違和感を覚える手順である。いうまでもなく脳死患者においては，咳反射消失のため喀痰貯留による無気肺や肺炎が発生しやすく[7]，また ventilator associated lung injury や atelectrauma を発症するリスクも高い。臓器提供を見据えた肺保護戦略に関するデータは乏しいが，2010 年に移植大国スペインから肺ドナーを対象とした RCT が報告されている[8]。この報告では肺ドナーを従来の呼吸管理群（1 回換気量 10 ～ 12 mL/kg，PEEP 3 ～ 5 cmH$_2$O，人工呼吸器離脱下の無呼吸テスト実施，開放式気管吸引）と肺保護戦略群（1 回換気量 6 ～ 8mL/kg，PEEP 8 ～ 10 cmH$_2$O，PEEP 下の無呼吸テスト実施，閉鎖式気管吸引）に分け，肺移植率とレシピエントの 6 か月生存率を比較しており，肺保護戦略群で肺移植率が向上したと報告している。2012 年に報告された脳死ドナーを対象とした観察研究[9]では，人工呼吸器離脱下の無呼吸テストに際して人工呼吸器再開後速やかにリクルートメント手技を行うことで，肺ドナーとして不適となる P/F 比＜ 300 に低下した症例が減ったとしている。このような報告をもとに 2015 年[10]，2018 年[11]にも同様のプロトコルを用いた前後比

較研究が報告され，いずれの研究でも肺保護戦略導入により肺移植率が向上したと結論付けられている。

以上より，脳死ドナー管理においては，重症呼吸不全患者の人工呼吸器管理と同様に肺保護戦略を行うことが有用と考えられ，その効果を最大限に活かすためにも無呼吸テストはPEEP下で実施することが望ましい。

おわりに

法的脳死判定における前提条件や除外例，脳幹反射消失の確認・脳波検査・無呼吸テストなどについて，平成22年に作成された法的脳死判定マニュアルを中心に解説した。本文中でも記述した通り，複数回のガイドライン改正を経て令和6年度からこのマニュアルの改訂作業が始まる予定である。補助検査（脳血流の消失）の実施方法やECMO装着患者における無呼吸テストの実施手順などが明確に示されることで，これまで除外対象とされてきた終末期患者に対しても，選択肢提示が可能となる見込みである。より良い終末期ケアを目指すためにも，今後の動向に注目していただきたい。

■文献

1) 厚生労働科学研究費補助金厚生労働科学特別研究事業. 法的脳死判定マニュアル. 2010. Available from: https://www.mhlw.go.jp/file/06-Seisakujouhou-10900000-Kenkoukyoku/noushi-hantei.pdf
2) 厚生労働省健康局疾病対策課 臓器移植対策室. 臓器提供手続に係る質疑応答集. 2012. Available from: https://www.mhlw.go.jp/content/10900000/000827516.pdf
3) 厚生労働省. 「臓器の移植に関する法律」の運用に関する指針. 2022. Available from: https://www.jotnw.or.jp/files/page/medical/manual/doc/guidelines.pdf
4) 厚生労働省. 「臓器の移植に関する法律」の運用に関する指針. 2023. Available from: https://www.jotnw.or.jp/files/page/medical/manual/doc/guidelines.pdf
5) Wahlster S, Wijdicks EF, Patel PV, et al. Brain death declaration: Practices and perceptions worldwide. Neurology 2015;84:1870-9.
6) Greer DM, Shemie SD, Lewis A, et al. Determination of Brain Death/Death by Neurologic Criteria: The World Brain Death Project. JAMA 2020;324:1078-97.
7) Kotloff RM, Blosser S, Fulda GJ, et al, Society of Critical Care Medicine/American College of Chest Physicians/Association of Organ Procurement Organizations Donor Management Task Force. Management of the Potential Organ Donor in the ICU: Society of Critical Care Medicine/American College of Chest Physicians/Association of Organ Procurement Organizations Consensus Statement. Crit Care Med 2015;43:1291-325.
8) Mascia L, Pasero D, Slutsky AS, et al. Effect of a lung protective strategy for organ donors on eligibility and availability of lungs for transplantation: a randomized controlled trial. JAMA 2010;304:2620-7.
9) Paries M, Boccheciampe N, Raux M, et al. Benefit of a single recruitment maneuver after an apnea test for the diagnosis of brain death. Crit Care 2012;16:R116.
10) Miñambres E, Pérez-Villares JM, Chico-Fernández M, et al. Lung donor treatment protocol in brain dead-donors: A multicenter study. J Heart Lung Transplant 2015;34:773-80.
11) Chang SH, Kreisel D, Marklin GF, et al. Lung Focused Resuscitation at a Specialized Donor Care Facility Improves Lung Procurement Rates. Ann Thorac Surg 2018;105:1531-6.

XIX 移植

3 ドナー管理

内藤宏道

目標

- 脳死特有の生理学的変化を理解し，臓器の灌流を保つ全身管理ができる
- 抗利尿ホルモンとコルチコステロイド使用の適応・方法について理解する
- 臓器提供患者管理における集中治療室（集中治療医）の重要性について理解する

Key words 移植，臓器提供，臓器保護，脳死ドナー

I 集中治療医の脳死ドナーへの関わり

集中治療医は多くの場合，ICUへの入室時より，脳機能の回復と救命を第一に考えながら治療を行い患者管理に関わっている。不幸にして治療が奏功せず，患者が脳死に陥り，患者や家族が臓器提供を希望した場合，脳指向型の治療から，移植可能臓器数を最大にし，移植後の結果を最良にするための臓器管理へ，治療の目標を変える必要がある。脳死に至る原因となった病態，ドナーの年齢，基礎疾患，脳死判定までに行われた治療，経過時間などを考慮のうえ，管理する。脳死判定は通常ICUで行われ，患者管理はそれまでに行われていた一連の治療の延長となる場合が多い。そして，集中治療医がドナー管理に関わることにより，臓器機能を回復させることができ，より多くの移植臓器提供が可能であることが報告されている[1]。

II ガイドラインやマニュアルなどの参考文献

脳死ドナー管理のステートメント，ガイドライン，マニュアルが各国より提唱されている。米国のSociety of Critical Care Medicine，American College of Chest Physicians，Association of Organ Procurement Organizationが共同で発行しているステートメント[2]や，Council of Europeが発行しているガイドブック[3]が世界基準といえる。また，カナダやブラジルからもガイドラインが出されている[4],[5]。わが国の臓器提供に関する基本となるマニュアルは「臓器提供施設マニュアル」であり，ドナー管理に関する内容も「法的脳死判定後から臓器摘出までの対応」の章に記されている[6]，また2022年に「臓器提供を見据えた患者評価・管理と術中管理のためのマニュアル」が新しく発行された[7]。これらの資料をよく理解し，ドナー管理を行う。ガイドラインやマニュアルにはドナー管理のための目標値の目安が記載されており，本項では，「臓器提供を見据えた患者評価・管理と術中管理のためのマニュアル」を参考にした。表に全身管理指標の目標値を示す。ただし，目標値はあくまで目安であるため，目標値のみにこだわらず，ドナーの病態をしっかり考慮した上でドナー管理を行う。

III 脳死ドナーの生理学的変化

脳死ドナーの多くは，自律神経反射の消失や血管拡張による低血圧に陥り，昇圧薬の投与や輸液負荷などによる血圧維持が必要となる。逆に，超急性期に頭蓋内圧の上昇による高血圧が起こることもある。咳反射は消失しており，喀痰貯留による無気肺や肺炎が高頻度で発生する。さらに，神経原性肺水腫や急性肺損傷/ARDSを発症し，低酸素血症が進行する場合がある。内分泌系への変化は特徴的であり，その影響が各臓器に及ぶ。下垂体後葉の障害により半数以上の例で抗利尿ホルモン（antidiuretic hormone, ADH）の分泌が低下し，尿崩症，循環血液量の低下，血管収縮能の低下が起こる。尿崩症の診断基準を満たしていない場合でも，低血圧や循環血液量減少に対し生じるべきADH分泌がなされない。循環血液量減少による腎機能低下や尿量減少が起こりやすい一方で，尿崩症による多尿が認められる場合が

日本集中医療医学会専門医テキスト　第4版

表　全身管理の目標値（目安）[7]

血圧	成人（13歳以上）：収縮期血圧 ≧ 90 mmHg 1歳未満：収縮期血圧 ≧ 65 mmHg 1歳以上13歳未満：収縮期血圧 ≧（年齢×2）+ 65 mmHg
体温	36 ± 0.5℃
尿量	≧ 0.5 ～ 1.0 mL/kg/hr 乳児：1 ～ 2 mL/kg/hr
動脈血酸素飽和度	≧　93%
血液ガス	pH：7.3 ～ 7.5 $PaCO_2$：35 ～ 45 mmHg PaO_2：70 ～ 100 mmHg
血清ナトリウム	脳死判定前：< 155 mmol/L 管理目標：135 ～ 150 mmol/L
血糖値	120 ～ 180 mg/dL
ヘモグロビン値	ヘモグロビン ≧ 7 g/dL ヘマトクリット ≧ 20%
PT-INR	＜　1.5
血小板数	＞　5万 / μL
心臓超音波検査	左室駆出率 ≧ 45%
心係数	≧　2.4 L/min/m²
Stroke volume variation	＜　10 ～ 15%

（文献7より改変して転載）

ある。甲状腺刺激ホルモンや副腎皮質刺激ホルモンは比較的保たれやすい。脳死後は視床下部の体温調節中枢の機能が消失する。また，血管収縮能の低下，代謝の低下にも助長され，ドナーは低体温に陥りやすい。

Ⅳ 臓器機能維持のための方針

1 循環および循環血液量の管理

　循環維持により各臓器血流を保つことがドナー管理では重要である。モニタリングや薬剤投与のために動脈ライン，中心静脈カテーテルを留置する。観血的血圧測定と心エコーによる定期的な評価を行う。動脈血圧波形解析法，中心静脈圧測定，肺動脈カテーテルを使用した循環動態の管理は有用であるが，ルーチンでの使用の必要はない。動脈血ガス分析での乳酸値，混合静脈血酸素飽和度の測定も水分管理の指標として有用である。40歳を超えるドナーで冠動脈疾患危険因子を有する場合は冠動脈造影検査を考慮する。成人で収縮期血圧（90 mmHg以上[7]）を維持することは最も簡易な指標となる。また，心係数やStroke volume variationなどが指標として使用しやすい。その他，中心静脈圧，肺動脈楔入圧，中心静脈血酸素飽和度，体血管抵抗などが管理の指標として使用される場合がある。心エコー図検査や尿量（目標：0.5 ～ 1.0 mL/kg/hr）も目安とし，総合的に循環評価を行う。血管内脱水に対しては十分に輸液を

行い，輸液補正を行った上で低血圧がある場合やすでに昇圧薬が使用されている場合には，ADHの使用を考慮する。ADHは血管抵抗の維持，昇圧薬の減量に有用である。ADH以外の昇圧薬としてノルアドレナリンが使用される。心機能低下がある場合は，ドパミン，ドブタミン，アドレナリンの使用を考慮する。脳死後の急性期には異常なカテコラミン放出による頻脈や高血圧（交感神経ストーム，sympathetic storm）が生じることがあり，このような場合は短時間作用性の降圧薬やβブロッカーの使用を考慮する。輸液はまず等張晶質液を使用し，必要であればアルブミン製剤などを使用してもよい。ヒドロキシエチルデンプンの使用は避ける[8]。輸液時には高ナトリウム血症に注意する。脳死ドナーの輸血基準に関する研究は少なく，エビデンスに乏しいが，一般的にはヘモグロビン値を7 g/dL以上を目標に維持する[2),7)]。新鮮凍結血漿や血小板投与に関しての明確な基準はないが，ICU在室中に出血性の合併症が起こらないように管理する。また，臓器提供摘出術を行うことができる状態に管理しておく必要がある（目安として，PT-INR < 1.5，血小板数 > 5万 / μL）。

2 呼吸器管理

　臓器提供では，肺の状態を移植可能な状態に維持するのが最も難しい。P/F比300以上が原則として移植が可能な条件であることに留意する。脳死ドナーにおいても人工呼吸器による肺損傷は問題となる。1回換気量を

制限した，いわゆる肺保護戦略の方が，移植可能臓器が多くなるといった点で有利であることが報告された[9]。人工呼吸器は1回換気量を制限（6 mL/kg）し，最大吸気圧を低く保ち（30 cmH$_2$O以下），吸入酸素濃度を低く抑えるように設定する。動脈血酸素飽和度を93％以上に維持する。無気肺を防止するために体位変換を行い，必要に応じて気管支鏡による吸痰，吸痰後はリクルートメントを行い，無気肺の解除を行う[10]。喀痰培養や検鏡を行い，肺炎を併発した場合は抗菌薬を遅れず投与する。他臓器（肺以外）の良好な灌流のために循環血液量の維持は必須であるが，適切なモニタリング下に過剰輸液を制限することで，臓器灌流に悪影響を及ぼさず，移植できる肺を増やせる可能性がある[11]。

3　内分泌系の管理

1　ADH

ADHの主な作用は腎集合管における水分の再吸収の促進，および血管収縮による血圧上昇作用である。以下の場合にはADH（バソプレシン）の投与を行う。

①輸液を十分に行っても低血圧が持続する場合
②中枢性尿崩症を発症した場合
③中枢性尿崩症の有無にかかわらず，以下の基準を満たした場合
A) 多尿（3〜4L/day以上，2.5〜3.0 mL/kg/hr以上）
B) 血漿浸透圧が正常値以上に上昇
C) 尿比重が1.005未満，尿浸透圧200 mOsm/kgH$_2$O未満
D) 高ナトリウム血症（血清ナトリウム145 mmol/L以上）

バソプレシンは0.02単位/kgを静脈内に単回投与し，その後0.01〜0.02単位/kg/hrの容量で持続静脈投与する[9]。上限は成人で1.8〜2.4単位/hrとする。脳死下で尿崩症の治療が不十分な場合に，高ナトリウム血症を発症しやすいことに，とくに注意する。バソプレシンはV$_1$，V$_2$受容体に作用するが，デスモプレシン（バソプレシンアナログ）はV$_2$受容体（腎集合管V$_2$受容体への作用は自由水再吸収を促進し，抗利尿作用をもつ）に高い親和性を有し，抗利尿作用はあるものの昇圧作用は弱い。血行動態が安定している中枢性尿崩症単独の症状に，欧米で使用される。デスモプレシンの初回投与量は静脈内投与で1〜4 μgであり，尿量のモニタリングを行いながら，6時間おきに1〜2 μgの静脈内投与を繰り返す[2]。静脈注射用製剤はわが国では適応外使用となることに留意する。

2　コルチコステロイド

副腎皮質刺激ホルモン欠乏によるコルチコステロイドの不足，また相対的な不足，炎症反応抑制を目的にステロイドの補充療法が行われる。脳死ドナーでのコルチコステロイド補充療法には，ショックの離脱，肺障害改善，炎症反応抑制の意義があると考えられている[12], [13]が，有効性は限定的との報告もあり[14]，高血糖・易感染性の問題もあり，見解は分かれる。米国のステートメント[2]では，コルチコステロイドの高用量での投与が推奨されており，①メチルプレドニゾロン1,000 mgの静脈注射（24時間おき），②15 mg/kg（24時間おき），③250 mgのボーラスに引き続き100 mg/hrの持続投与のいずれかを行うよう記載されている。低用量ハイドロコルチゾンの投与でも高用量と同等のショック改善効果があり，移植後の臓器機能も同等であると報告された[15]。わが国のマニュアルでは，輸液療法や心血管作動薬投与に反応しないショックを呈した場合に，低用量ハイドロコルチゾン（300 mg/day）の投与を検討するよう記載されている[7]。

3　甲状腺ホルモン

甲状腺ホルモンの投与は十分な輸液やADH，昇圧薬の投与にもかかわらず，循環動態が不安定な場合や，左心駆出率が低下した心臓ドナーで考慮する。（投与を行う場合の投与量は，チロキシン：20 μgボーラス投与後，10 μg/hrで持続投与。もしくは，トリヨードサイロニン：4.0 μgボーラス投与後，3 μg/hrで持続投与[2]。）

4　その他の管理

1　栄養管理・血糖管理

脳死ドナーの栄養管理についての研究は少なく，最適な栄養管理に関する根拠は乏しい。そのため，脳死判定までに行われていた栄養管理を継続するように推奨されている[7]。小腸移植を行う可能性のある場合は，経腸での栄養管理を考慮する[2]。

脳死後，インスリン抵抗性が増し，インスリン分泌量は減少するため，高血糖が起こりやすい。高血糖は提供臓器数の減少と移植後臓器生着の悪化に関与している可能性が報告されている[16]。また，高血糖では，浸透圧利尿による多尿や感染のリスクもあるため，血糖管理が必要である。血糖値120〜180 mg/dL程度を目安にインスリンによる治療を行う。

2　感染

ICU滞在期間の延長とともに感染症の発症率は増加する。呼吸器感染症，カテーテル感染症，創部からの感染がとくに注意すべき感染症である[17]。わが国では「全身性・活動性感染症」はドナーの除外条件となっている。感染症を疑う場合は早期から，各種培養の提出，カテーテル交換，適切な抗菌薬治療を行う。

日本集中医療医学会専門医テキスト　第4版

3 体温管理

脳死ドナーは体温中枢の障害により低体温になりやすい。低体温は心収縮力低下や不整脈の要因となり，さらに凝固系の異常を引き起こす可能性がある。積極的に保温し，体温を 36 ± 0.5℃程度を目安に管理し[7]，臓器の恒常性を保つ。高体温では感染症の可能性を考慮する。

■ 文献

1) Singbartl K, Murugan R, Kaynar AM, et al. Intensivist-led management of brain-dead donors is associated with an increase in organ recovery for transplantation. Am J Transplant 2011;11:1517-21.

2) Kotloff RM, Blosser S, Fulda GJ, et al; Society of Critical Care Medicine/American College of Chest Physicians/Association of Organ Procurement Organizations Donor Management Task Force. Management of the Potential Organ Donor in the ICU: Society of Critical Care Medicine/American College of Chest Physicians/Association of Organ Procurement Organizations Consensus Statement. Crit Care Med 2015;43:1291-325.

3) European Directorate for the Quality of Medicines & HealthCare. Guide to the quality and safety of organs for transplantation. 2022. Available from: https://www.edqm.eu/en/guide-quality-and-safety-of-organs-for-transplantation

4) Ball IM, Hornby L, Rochwerg B, et al. Management of the neurologically deceased organ donor: A Canadian clinical practice guideline. CMAJ 2020;192:E361-9.

5) Westphal GA, Robinson CC, Cavalcanti AB, et al. Brazilian guidelines for the management of brain-dead potential organ donors. The task force of the AMIB, ABTO, BRICNet, and the General Coordination of the National Transplant System. Ann Intensive Care 2020;10:169.

6) 厚生労働科学研究費補助金厚生労働科学特別研究事業「臓器提供施設における院内体制整備に関する研究」臓器提供施設のマニュアル化に関する研究班．臓器提供施設マニュアル．2010. Available from: https://www.mhlw.go.jp/file/05-Shingikai-10901000-Kenkoukyoku-Soumuka/ 0000 152787.pdf

7) 厚生労働科学研究費補助金移植医療基盤整備研究事業，臓器提供を見据えた患者評価・管理と術中管理のためのマニュアル（付）COVID-19後の臓器提供について重症患者の家族サポートに関する考え方．2022. Available from: https://www.jotnw.or.jp/files/page/medical/manual/doc/

manual202203.pdf

8) Patel MS, Niemann CU, Sally MB, et al. The Impact of Hydroxyethyl Starch Use in Deceased Organ Donors on the Development of Delayed Graft Function in Kidney Transplant Recipients: A Propensity-Adjusted Analysis. Am J Transplant 2015;15:2152-8.

9) Mascia L, Pasero D, Slutsky AS, et al. Effect of a lung protective strategy for organ donors on eligibility and availability of lungs for transplantation: a randomized controlled trial. JAMA 2010;304:2620-7.

10) Miñambres E, Pérez-Villares JM, Chico-Fernández M, et al. Lung donor treatment protocol in brain dead-donors: A multicenter study. J Heart Lung Transplant 2015;34:773-80.

11) Parekh J, Niemann CU, Dang K, et al. Intraoperative hyperglycemia augments ischemia reperfusion injury in renal transplantation: a prospective study. J Transplant 2011;2011:652458.

12) Follette DM, Rudich SM, Babcock WD. Improved oxygenation and increased lung donor recovery with high-dose steroid administration after brain death. J Heart Lung Transplant 1998;17:423-9.

13) Kotsch K, Ulrich F, Reutzel-Selke A, et al. Methylprednisolone therapy in deceased donors reduces inflammation in the donor liver and improves outcome after liver transplantation: a prospective randomized controlled trial. Ann Surg 2008;248:1042-50.

14) Venkateswaran RV, Dronavalli V, Lambert PA, et al. The proinflammatory environment in potential heart and lung donors: prevalence and impact of donor management and hormonal therapy. Transplantation 2009;88:582-8.

15) Pinsard M, Ragot S, Mertes PM, et al. Interest of low-dose hydrocortisone therapy during brain-dead organ donor resuscitation: the CORTICOME study. Crit Care 2014;18:R158.

16) Sally MB, Ewing T, Crutchfield M, et al; United Network for Organ Sharing (UNOS) Region 5 Donor Management Goals (DMG) Workgroup. Determining optimal threshold for glucose control in organ donors after neurologic determination of death: a United Network for Organ Sharing Region 5 Donor Management Goals Workgroup prospective analysis. J Trauma Acute Care Surg 2014;76:62-8;discussion 68-9.

17) Paredes D, Gambra MP, Cervera C, et al. Characterization of the organ donor with bacteremia. Transplant Proc 2007;39:2083-5.

XIX 移植

4 レシピエントの周術期管理

前田明倫

目 標

- 阻血時間，虚血再灌流障害について理解する
- 生体移植と死体移植の差について理解する
- 免疫抑制薬について理解する
- 拒絶反応について理解する

Key words 虚血再灌流障害，拒絶反応，免疫抑制薬

はじめに

1933年3月に世界初の死体腎移植が行われ[1]，その後，肝臓，心臓と適応が拡大されていった。当時は成績も芳しいものではなく，実験的な治療の要素が大きかった。わが国でも1963年に腎移植，同年に肝移植が行われ，1968年にはわが国でも心移植が行われたものの，成績は良くなかった。1978年にカルシニューリン阻害薬であるシクロスポリンが臨床使用され，移植の成績は飛躍的に向上した。わが国では提供者である臓器提供患者（ドナー）の脳死判定問題があり，1997年にようやく臓器移植法が施行され，脳死患者からの移植が可能となり，さらに2009年の臓器移植法の改正に伴い，移植医療が本格化し，脳死ドナーの数は増加傾向となっている。とはいえ，表[2]に示す通り，わが国では脳死ドナーの数が圧倒的に不足しており，移植待機期間中に亡くなってしまう方も多いことから，生体移植に頼らざるを得ず，その占める割合が世界平均よりも多いことが特徴である。また，世界的には複数臓器において心停止後ドナーからの臓器提供が行われているが，わが国では心停止後ドナーからの臓器提供は腎臓・膵臓・眼球（角膜）に限られている。

臓器移植患者（レシピエント）は急性期には移植された臓器の機能が非常に不安定で慎重な周術期管理が必要となり，集中治療管理が必要となることが多い。移植される臓器により，急性期管理において重点を置くべきポイントはそれぞれ異なるが，虚血再灌流障害や，免疫抑制薬，拒絶反応など共通している部分も多く，術後管理

表 日本と世界のドナー数・移植件数の比較[2]

	日本	世界
死体ドナー	78 (0.62)	38,250 (5.41)
脳死ドナー	66 (0.52)	29,705 (4.2)
心停止後ドナー	12 (0.1)	8,545 (1.21)
腎移植	1,772 (14.05)	99,159 (14.03)
献腎移植	125 (0.99)	57,386 (8.12)
生体腎移植	1,647 (13.06)	41,771 (5.91)
肝移植	421 (3.34)	36,010 (5.09)
脳死肝移植	60 (0.48)	26,847 (3.8)
生体肝移植	361 (2.86)	9,136 (1.29)
心移植	59 (0.47)	8,392 (1.19)
肺移植	93 (0.74)	6,436 (0.91)
膵移植	23 (0.18)	2,007 (0.28)
小腸移植	2 (0.02)	176 (0.02)
全移植	2,370 (18.79)	152,180 (21.53)

2021年，（ ）内は人口100万人あたりの人数

に携わる際には通常の集中治療管理に必要な知識に加えてこれらについて理解していることが求められる。各臓器別の具体的な管理方法は広範にわたりすぎるため，成書およびガイドラインなどを参照いただき，本項では上述した虚血再灌流障害や免疫抑制薬，拒絶反応などについて述べる。

I 虚血再灌流障害

ドナーから臓器を摘出して，レシピエントに移植するに際して，必然的に移植臓器は虚血にさらされる。その

後、レシピエントの体内で再灌流されたときに、微小循環において活性酸素など様々な毒性物質が産生され、血管障害が起こることが知られており、これを虚血再灌流障害と呼んでいる。虚血再灌流障害は移植後急性期に発生する急性期グラフト機能不全(early graft dysfunction)の主要因の一つと考えられている[3]が、詳細な発生機序についてはいまだ明らかになっていない。ただ、阻血時間が虚血再灌流障害の程度に関係すると考えられており[4]、とくに温阻血時間〔氷冷されていない状態(通常はドナーないしレシピエントの体内にある状態)〕がグラフトの予後に影響することが知られている。これらの阻血時間が長時間にわたった場合、例えば肺移植では、虚血再灌流障害に伴い、重度であれば数日にわたって移植肺に広範な浸潤影がみられ、急性期の死因となり得るだけでなく、長期的にも慢性拒絶反応のリスク増大をきたすことが知られている。

　阻血時間は術式によって大きく変わり、生体移植の場合は通常、同一施設内でドナー臓器からの臓器摘出術およびレシピエントへの臓器移植術がなされるため、阻血時間は最小限に抑えられるが、脳死ドナーや心停止後ドナーでは、施設間の移動が伴うため、必然的に長時間の阻血にさらされ、虚血再灌流障害が強く発現する。そのため、脳死ドナーや心停止後ドナーでは、臓器摘出後の灌流装置などを使用することで虚血再灌流障害を軽減し、急性期グラフト機能不全の発症を減少させる試みなどもなされている[5),6]。

II　生体移植と死体移植の違いについて

　わが国では生体移植の占める割合が世界平均より圧倒的に多い(表1)ため、生体移植と死体移植との違いを認識する必要がある。

　生体移植のメリットとして阻血時間が短いことは上述したが、その他に事前に入念な検査・準備を行うことができること、また死体ドナーと比較した場合、外傷などを含む提供前の全身状態および人工呼吸器管理などの全身管理の影響がないため、基本的には臓器の状態が良いということが挙げられる。

　ただし第一に、生体移植では健康なドナー本人には直接利益をもたらさない侵襲・リスクを与えるという非常に大きな問題があり、さらに片腎提供がなされる腎移植を除いては、生体移植ではグラフトサイズが基本的に限られることがデメリットとなる。例えば、脳死肝移植では分割肝移植などを除いて全肝グラフトを移植可能であるが、生体肝移植では右葉グラフト、左葉グラフト、左外側区域グラフトなどから選択される。ドナーの残肝容

量とレシピエントの標準肝容積などを勘案して決定されるが、小サイズグラフトを選択せざるを得なかった場合には、急性期の肝機能の立ち上がりに影響を与え、過小グラフト症候群の原因となり得るため、門脈圧などの管理により留意する必要が出てくる[7]。

III　免疫抑制療法

1　組織適合性

　臓器移植における組織適合性は、血液中の赤血球の型(ABO式血液型)と主要組織適合複合体(major histocompatibility complex, MHC)とで判断されてきた。MHCは、主に自己と非自己を認識するために使用される膜タンパクであり、すべての脊椎動物に存在が知られている。人の場合は、当初白血球抗原型として発見されたため、ヒト白血球抗原(human leukocyte antigen, HLA)と呼ばれているが、赤血球以外のほとんどすべての細胞表面に発現することが知られている。

　世界で最初の人体における臓器移植成功例は、1954年に施術されたABO式血液型/HLAが完全に一致していたと思われる一卵性双生児間での腎移植[1]であり、その後も少しでも拒絶反応を抑えるためにABO式血液型に加えて、HLAの適合度を元にレシピエントの選定を行ってきた。現在は免疫抑制薬の発展に伴い、少しずつ原則から離れた症例においても移植が行われている。ABO式血液型については、死体ドナーからの移植では各臓器移植において血液型一致が最優先され、ついで血液型適合(O型のドナーの臓器をA型のレシピエントに移植するなど)する者が優先されるが、提供可能者が限られる生体移植では、主に肝移植・腎移植において、血漿交換による抗体除去やリツキシマブを用いた適切な脱感作療法の後に血液型不適合移植(A型のドナーの臓器をO型のレシピエントに移植する、など)も行われており、長期予後といった観点からも良好な成績を収めている。同様にHLAの一致率が低くなってしまうことが予想される死体ドナーからの移植においても腎移植・膵移植のみでHLAの適合度がレシピエントの選択基準となっており、その他の臓器移植でも記録のみにとどめているものや超急性期拒絶のリスクが高まると考えられるドナーに対する特異的HLA抗体陰性のみを要件にしているものなどと変わってきている。とはいえ、これらの不一致・不適合は拒絶反応のリスクが高まることを念頭に置いて、移植患者の管理にあたる必要がある。

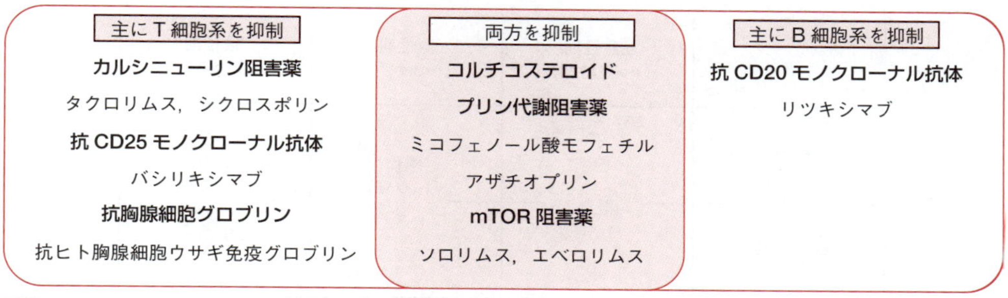

移植 XIX

主にT細胞系を抑制	両方を抑制	主にB細胞系を抑制
カルシニューリン阻害薬 タクロリムス，シクロスポリン **抗CD25モノクローナル抗体** バシリキシマブ **抗胸腺細胞グロブリン** 抗ヒト胸腺細胞ウサギ免疫グロブリン	**コルチコステロイド** **プリン代謝阻害薬** ミコフェノール酸モフェチル アザチオプリン **mTOR阻害薬** ソロリムス，エベロリムス	**抗CD20モノクローナル抗体** リツキシマブ

図1 移植後に投与される代表的な免疫抑制薬

2 免疫抑制薬

前述したように組織適合性の必ずしも高くないレシピエントへの臓器移植も行われているため，免疫抑制薬は移植成功の重要な因子となる。移植後に投与される免疫抑制薬は多岐にわたるが，大きく細胞性免疫（T細胞を介する免疫系）を抑制する薬剤，液性免疫（B細胞を介する免疫系）を抑制する薬剤，そして両方を抑制する薬剤に分けることができ（図1），この中から複数を組み合わせて投与される。通常，当初は高用量から開始して，徐々に漸減，拒絶反応が起こらない限り低用量を継続する。ただ，免疫抑制薬によって，感染を起こす危険性も増大するため，拒絶反応と術後感染症の相反する状態を常に監視することが重要である。また，臓器によって拒絶および感染症のリスクが異なるため，移植臓器により血中濃度の目標値なども異なってくる。以下，代表的な免疫抑制薬についてその特徴を簡単に記述する[8]。

1 カルシニューリン阻害薬

カルシニューリンはインターロイキン-2（interleukin-2, IL-2）の発現の誘導を介して，ヘルパーT細胞を活性化して，他のサイトカインの発生を促進し，また細胞障害性T細胞とNK細胞の機能を促進する。このため，カルシニューリン阻害薬はサイトカイン産生に必要なT細胞転写過程の阻害により，T細胞の増殖と活性化を選択的に阻害する。副作用としては，腎障害や心血管系イベントが挙げられ，糖尿病，脂質異常や高血圧などの副作用も知られている。また，posterior reversible encephalopathy syndrome（PRES）や高血圧性脳症に伴う痙攣や意識障害の一因となることでも知られている。代表的な薬剤としては，タクロリムス（プログラフ®，グラセプター®など），シクロスポリン（サンディミュン®，ネオーラル®など）が挙げられる。通常トラフ濃度を測定し，モニタリングする。

2 抗CD25モノクローナル抗体

バシリキシマブ（シムレクト®）はIL-2受容体α鎖（CD25）に対するモノクローナル抗体であり，IL-2を介

した T 細胞の活性化および増殖を抑制し，導入免疫抑制として使用される。

3 抗胸腺細胞グロブリン（antithymocyte globulin, ATG）

2024年現在，臓器移植に際して，わが国で使用可能なATGはウサギ由来のサイモグロブリン®のみである。ヒト胸腺細胞を抗原としてウサギに免疫することによって得られる。主にT細胞表面抗原に対する抗体として使用されるが，作成過程からもわかるようにB細胞抗原やその他の様々な抗原に対する抗体を併せ持ち，その多様性がATGの大きな特徴とされている。移植前処置として，また急性拒絶時に使用される。ただ，異種タンパク製剤であることから，投与初期に過敏症状が現れ，重症例ではいわゆる cytokine release syndrome などの infusion associated reaction が現れ，重篤な心傷害・肺障害を起こすこともある。これらの予防・軽減を目的として，ステロイド，抗ヒスタミン薬およびアセトアミノフェンの投与や投与速度を減速することなどが行われる。

4 ステロイド

通常移植時に高用量投与し，徐々に維持量まで漸減し，無期限に投与するが，具体的な投与量は施設によって異なることも多い。拒絶反応が起こった時には，パルス療法を含む高用量投与が再開される。副作用は高血糖，精神障害，消化性潰瘍などがある。

5 プリン代謝阻害薬

アザチオプリン（アザニン®・イムラン®など），ミコフェノール酸モフェチル（セルセプト®など）はともにDNA合成を抑制することで，T細胞/B細胞両方の増殖を抑制する。副作用としては，白血球減少，悪心・嘔吐，下痢などが挙げられる。

6 mammalian target of rapamycin (mTOR) 阻害薬

mTOR阻害薬はマクロライド系抗生物質ラパマイシンの標的分子として同定されたセリン・スレオチンキナーゼであり，細胞周期を停止させることでリンパ球の細胞増殖シグナルを阻害する。主にT細胞系に関与すると考えられているが，一部B細胞系への関与も示唆

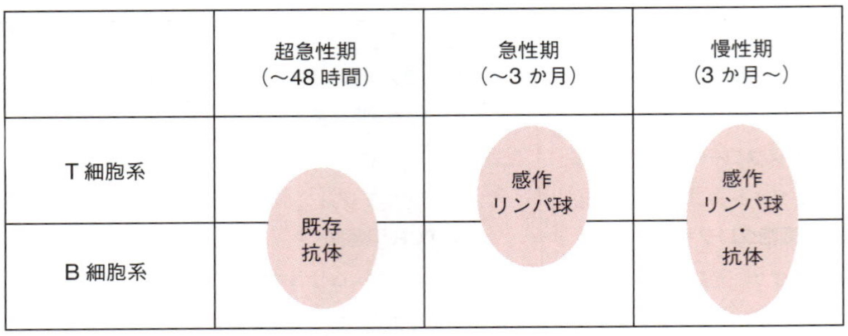

日本集中医療医学会専門医テキスト　第4版

	超急性期 （〜48 時間）	急性期 （〜3 か月）	慢性期 （3 か月〜）
T 細胞系		感作 リンパ球	感作 リンパ球 ・ 抗体
B 細胞系	既存 抗体		

図2　時期別の移植術後拒絶反応の機序

されており，図1では両方を抑制する薬剤に分類した。カルシニューリン阻害薬と併用する時には，相互のバイオアベイラビリティに関与するため，血中トラフ濃度および腎機能の慎重なモニタリングが必要である。代表的な薬剤として，シロリムス（ラパリムス®など），エベロリムス（サーティカン®など）が挙げられる。

7 抗 CD20 モノクローナル抗体

リツキシマブ（リツキサン®）は B リンパ球表面に発現する CD20 抗原に結合して，補体依存性細胞傷害作用および抗体依存性細胞介在性細胞傷害作用により B 細胞を傷害する。血液型不適合移植における抗血液型抗体や既存抗体陽性症例における抗 HLA 抗体に対する脱感作療法や，液性免疫が関わる抗体関連拒絶の治療において投与される。

この他にも様々な新規薬剤が臓器移植における免疫抑制薬として研究されており[9]，今後の免疫抑制療法に変化を与えていくものと思われる。

3 拒絶反応

細菌やウイルスなど異物が体内に侵入してきたときには，攻撃して異物を排除しようとする免疫反応が起こる。臓器移植の場合も同様に移植片が異物とみなされるために攻撃の対象となってしまう。これが拒絶反応である。確定診断は生検によりなされるが，移植臓器によっては生検が困難であることもあり，そのような場合には症状と画像検査などの補助診断で早期に治療介入することもある。上述した通り，拒絶反応に関わる免疫には T リンパ球などによる細胞性免疫と B 細胞系が関わる液性免疫の2種類がある。一括りに拒絶反応といっても，その発症時期によって発症機序の占める割合が違い，その治療法も異なるため，発症時期ごとにまとめて記述する（図2）[10]。

1 超急性期

移植後超急性期には，まだ急性拒絶の主原因である遅延型過敏反応も完成せず，強力な免疫抑制もなされているため，基本的には強い拒絶反応は起きない。すなわち，

原則的にはこのタイミングで起こってくる拒絶反応は，あらかじめドナーに対する抗体（既存抗体）をもっている場合に限られる。組織適合性の項で述べた通り，十分な術前検査の後，必要な症例においては前処置がなされるため，頻度は減少しているが，血液型抗体やドナーに対する HLA 抗体（donor specific antibody, DSA）をもっている場合に超急性期拒絶は起こる可能性があり，血栓形成などを経て臓器虚血に至る。ステロイドパルスや血漿交換等を行ってグラフトロスを免れたという報告も散見されるが，移植片除去に至ることも多い。

2 急性期

急性拒絶反応は，移植後6日から90日程度の間にみられ，すべての拒絶反応の中で約半分を占める。また，急性拒絶反応はグラフト機能不全の理由としても大きな割合を占めている。基本的には T 細胞介在性の遅延型過敏反応が原因と考えられており，T 細胞系を抑制する免疫抑制薬（タクロリムスやシクロスポリン）の増量，ステロイドパルスや ATG によって治療され，治療反応性も良いことが多い。ただ中には，急性抗体関連拒絶と呼ばれ，ドナーに対する特異抗体である DSA が検出される症例も含んでおり，この場合には，血漿交換やガンマグロブリン大量投与，リツキシマブ投与などが行われる[11]。

3 慢性期

慢性拒絶反応には，急性拒絶反応の中心的役割を占めていた感作リンパ球による拒絶もみられるが，抗体関連拒絶の割合が増加する。急性期の虚血再灌流障害や HLA 不一致の影響など複数の原因があると考えられているが，まだ完全には解明されていない。平滑筋細胞と細胞外基質からなる内膜の過形成（移植動脈硬化）が徐々に進行し，最終的に血管内腔を塞ぎ，移植片の斑状の虚血と線維化をきたす。確立された治療法はなく，発症した場合には再移植が検討される。腎移植の場合には腎萎縮が起こることが目安とされている。

おわりに

　移植後集中治療管理は通常の集中治療管理に加えて，移植後管理特有の合併症・注意点があり，その内容を本項でまとめた．移植外科医からも集中治療医の移植後管理への関りが求められており，今後発展していくと思われる．

■文献

1) Barker CF, Markmann JF. Historical overview of transplantation. Cold Spring Harb Perspect Med 2013;3:a014977.
2) Global Observatory on Donation and Transplantation. Available from: https://www.transplant-observatory.org/summary/
3) Ito T, Naini BV, Markovic D, et al. Ischemia-reperfusion injury and its relationship with early allograft dysfunction in liver transplant patients. Am J Transplant 2021;21:614-25.
4) Kuntz CL, Hadjiliadis D, Ahya VN, et al. Risk factors for early primary graft dysfunction after lung transplantation: a registry study. Clin Transplant 2009;23:819-30.
5) Jochmans I, Brat A, Davies L, et al; COMPARE Trial Collaboration and Consortium for Organ Preservation in Europe (COPE). Oxygenated versus standard cold perfusion preservation in kidney transplantation (COMPARE): a randomised, double-blind, paired, phase 3 trial. Lancet 2020;396:1653-62.
6) Nasralla D, Coussios CC, Mergental H, et al; Consortium for Organ Preservation in Europe. A randomized trial of normothermic preservation in liver transplantation. Nature 2018;557:50-6.
7) Miller CM, Quintini C, Dhawan A, et al. The International Liver Transplantation Society Living Donor Liver Transplant Recipient Guideline. Transplantation 2017;101:938-44.
8) Jasiak NM, Park JM. Immunosuppression in Solid-Organ Transplantation: Essentials and Practical Tips. Crit Care Nurs Q 2016;39:227-40.
9) Parlakpinar H, Gunata M. Transplantation and immunosuppression: a review of novel transplant-related immunosuppressant drugs. Immunopharmacol Immunotoxicol 2021;43:651-65.
10) Nasr M, Sigdel T, Sarwal M. Advances in diagnostics for transplant rejection. Expert Rev Mol Diagn 2016;16:1121-32.
11) Loupy A, Lefaucheur C. Antibody-Mediated Rejection of Solid-Organ Allografts. N Engl J Med 2018;379:1150-60.

XX 輸液・輸血，水・電解質

1 輸液

高橋雄治

> **目 標**
> - 循環血液量と輸液に関わる生理学を理解する
> - 過剰輸液の害を理解する
> - 輸液必要性と反応性の違いを理解し，輸液反応性の有無の評価方法を理解する
> - グリコカリックスと修正 Starling の式について理解する
> - 晶質液および膠質液の違いと，使い分けを理解する
> - フェーズを意識した輸液療法を施行できる

Key words Guyton の静脈還流量曲線，Marik-Phillips 曲線，stressed blood volume，unstressed blood volume，アルブミン，過剰輸液の害，緩衝晶質液，グリコカリックス，膠質液，修正 Starling の式，晶質液，制限輸液，積極的除水，輸液反応性，輸液必要性

I 輸液療法を行う際に必要な生理学的知識

1 Frank-Starling 曲線と Guyton の静脈還流量曲線

心血管系の生理学においては，心臓や動脈系が主役であり，そのため，心機能とその決定要因（前負荷，後負荷，収縮力）および動脈系の特性（抵抗とコンプライアンス）が中心となって語られることが多く，Frank-Starling の法則に基づく心拍出量曲線はこれら心臓と動脈系の性状を反映している。しかし，本来は静脈還流とその決定要素を無視することはできない。なぜなら，心臓は自身に戻ってきた血液量以上を拍出することはできないためである。1954年，Guyton は静脈還流のモデルを提案し，その決定要因としての mean systemic filling pressure（P_{msf}）などを定義し，彼はこれに基づいてあらゆる血行動態を説明した[1]。これは，半世紀以上が経過した現在でも，循環不全の病態生理を説明するのには最も適切なモデルであると考えられている。この考え方では，全身の血液の流れは右心房と静脈との圧格差によって発生することになる（つまり，右房圧は静脈還流に対しての抵抗力となる）。すなわち，心臓は，動脈系に血液を送り出すことによってではなく，右房圧を下げることによって血流を作り出していると言える。右房圧が抵抗力であるとしたら，血液を右心房に戻すための力は，静脈系にある血管内容量がある一定の値を超えた時に得られる血管壁からの弾性力であると考えることができる。

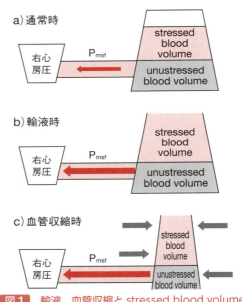

図1 輸液，血管収縮と stressed blood volume

Guyton は，この「静脈系がつくる弾性力」による圧力を P_{msf} と仮定したのである。つまり，P_{msf} は，静脈系の大きな容量血管および細静脈の容積によって決まる圧である。

「静脈系がつくる弾性力」は，stressed blood volume によりつくられる（図1）。例えば，空の血管に輸液を入れていく過程を想像して欲しい。もともとの血管の内径が保たれた状態では，血管は弾性力を生み出さない。この血管の内径をちょうど満たす分の血液量を unstressed blood volume と呼ぶ。一方，stressed blood volume

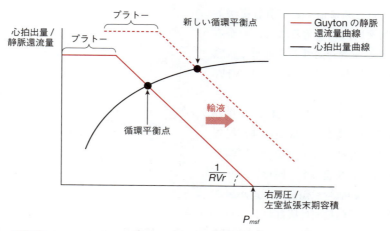

図2 Frank-Starling 曲線と Guyton の静脈還流量曲線
P_{msf}, mean systemic filling pressure; RVr, Resistance to venous return.

以上の容量を血管に負荷していけば，血管が元に戻ろうとする力（弾性力）が生じる．この弾性力を生み出すポテンシャルのある unstressed blood volume 以上の水分量は，stressed blood volume と呼ばれる．健康な成人では，unstressed blood volume はおおよそ全血液量の70％程度[2]といわれており，非常に大きなweightを占めているが，上述の通りこれは P_{msf} の形成，すなわち循環の motor としては寄与しない血液量であり，さらに stressed blood volume を形成できるだけの血液量が必須となる．この Stressed blood volume を得るための手段の一つが輸液なのである（もう一つは血管収縮薬）．

Poiseuille の法則に則れば，静脈還流量（venous return, VR）は右房圧（right atrium pressure, RAP），P_{msf} および静脈還流抵抗（resistance to venous return, RVr）を用いて，以下のように表すことができる．

$$VR = \frac{(P_{msf} - RAP)}{RVr}$$

この式を図示すると図2のようになり，これは Guyton の静脈還流量曲線と呼ばれている．一方で，Frank-Starling の法則による心拍出量曲線を同じグラフに載せてみると，心拍出量と静脈還流量は一致するはずであるため，2つのグラフの交点が実際に取り得る値として一つに決まり，循環平衡点と呼ぶ．Guyton による動物実験を用いた研究の結果では，右房圧がある臨界値を下回ると，それ以上静脈還流が増えないことが判明しており（図2 プラトー部分），これは静脈外の圧が静脈内圧を上回り，静脈が collapse する圧と考えられている．また，実際には考えにくいことだが，右房圧が P_{msf} と等しくなると，圧格差がなくなるため，静脈還流量がゼロとなる（図2 横軸との交点）．

輸液を行うという行為は，stressed blood volume の増加を介して，P_{msf} を上昇させること，つまりは静脈還流量曲線を右側に shift させる行為に他ならない（図2 破線グラフ）．このとき，循環平衡点が右上方に移動することになるが，どの程度「心拍出量／静脈還流量」が増え，どの程度「右房圧／左室拡張末期容積」が増えるかは，心拍出量曲線，すなわち心機能次第である．心機能が悪い場合（Flank-Starling 曲線がより「寝ている」場合）は，心拍出量がさほど増えないばかりか，右房圧だけ上昇することもあり得る．これらのケースではむしろ輸液は害となるため，輸液よりも強心薬による直接作用，あるいは血管拡張薬などによる後負荷軽減を介して心拍出量を増加させ，Flank-Starling 曲線を持ち上げる方が有益となる可能性が高い．

2 過剰輸液の害

集中治療ではしばしば大量輸液せざるをえない場面に遭遇するが，そうしたケースでは多くの場合 positive fluid balance に傾くことが常である．しかしながら，いくつかの観察研究によれば，過剰な輸液量は死亡や人工呼吸器装着期間を含む有害事象と関係していることがわかっている[3]．過剰輸液による理論的な各臓器への害を簡単に述べる．

まず脳では静脈系の体積増加と組織浮腫によって頭蓋内圧が上昇するため，脳灌流圧の低下につながる恐れがある．肺では，過剰輸液により毛細血管圧が過度に上昇することで肺血管外水分量が増加する．FACTT study[4]では，ARDS 患者に対して過剰な水分を積極的に制限・排出させる戦略をとった方が，人工呼吸装着期間が有意に短縮された．Frank-Starling 曲線と，負荷に対する extravascular lung water（EVLW）をプロットした曲線

(Marik-Phillips曲線)を同じ図に描くと，前負荷が上がるとEVLWの上昇が加速度的に増えることがわかる（図3）[5]。また，敗血症など血管透過性の亢進した状態ではMarik-Phillips曲線が左方シフトし，よりEVLWが増えやすくなる。

また，過剰輸液に伴うCVPやRAPの上昇により腎静脈圧が上昇し，腎静脈系の体積増加や間質浮腫が起こるが，腎被膜は伸展性が低く容易に腎毛細血管と尿細管の圧迫が生じ，腎機能障害を引き起こす。同様に，肝臓においてもうっ血によって毛細血管や類洞の圧迫が起こり，肝障害が起こる。また，過剰輸液は腹部コンパートメント症候群の原因となり得るし，皮膚にとっても浮腫，潰瘍，水疱，表皮剝離，創傷治癒の遷延の一因となる。

こうした過剰輸液による害の存在がよく認識されるようになり，近年では過剰輸液を避けるような治療が意識されるようになった。具体的な輸液戦略として，制限輸液（restrictive approach）と積極的除水（deresuscitation）がある。制限輸液は安全性や臨床的な有用性は実証されているが，時に過剰輸液を防ぐにあたり不十分なことがある。一方，積極的除水では，利尿薬や限外濾過を用いて積極的に除水を行っていくが，その適応や手法などは定まっていない。成人ICU患者を対象としたRADAR-2 trial[6]においては，deresuscitationを行った介入群では一般的な治療群に比べて安全に過剰輸液が抑えられたとしている。今後，前向き研究により，臨床的に意義のあるアウトカムを指標とした優位性が見出されることが期待されている。

II 輸液必要性と反応性の評価

1 輸液必要性と輸液反応性

輸液蘇生における主たる目的とは，静脈還流量を増加させることで心拍出量を増やし，酸素運搬量の増加による末梢組織での酸素需給バランスを改善させることにある。言い換えれば，輸液は循環不全の改善のために行われる。したがって，真に緊急の輸液を必要とする患者は，少なからず循環不全をきたしていると判断される状態にあるはずである（輸液必要性がある）。一方で，後述するように輸液反応性の評価の方法は様々だが，その評価には血圧ではなく心拍出量の増加が用いられる。輸液によって心拍出量が増加する（と見込まれる）場合に輸液反応性があるといえる。輸液必要性と反応性は両立する場合もあれば，そうでない場合もある。例えば，心原性ショックの状態にあり，右心カテーテルによる計測の結果肺動脈楔入圧が高値の患者では，確かに循環不全を呈

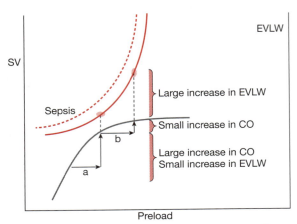

図3 Flank-Starling曲線とMarik-Phillips曲線[5]

しているが輸液反応性には乏しいといえるだろう。逆に，輸液反応性ありと評価された患者であっても，循環不全がなければ必ずしも輸液は必要としない。不必要な輸液は有害ともなり得るため，輸液必要性と反応性のある患者に対してのみ必要最小限の輸液を行うことができるように努めるべきである。ただし，明らかに輸液必要性があると思われるケース（出血性ショックの患者あるいは敗血症性ショックの初期蘇生）においては，もちろん反応性の評価を待たずに輸液負荷を開始すべきであることに留意したい。

2 輸液反応性の評価方法

輸液反応性の有無は心拍出量の増加があるか否かで判定されるが，心拍出量は心エコーによる実測値，経肺熱希釈法や動脈ライン波形，あるいはバイオリアクタンス法による計算値などが用いられることが多い。また，実際に輸液チャレンジを行う他に，事前に輸液反応性有無を評価する方法として様々な指標があるが，大きく静的指標と動的指標に分けられる（表1）。静的指標はある一点のおける生体情報をもとにして判定を行うもので，動的指標は人工呼吸器管理中の呼吸性変動を用いたものである。

1 fluid challenge

輸液反応性を最も直接的に判定する方法は，実際に輸液を投与してみて反応を見るものであり，fluid challengeと呼ばれる。晶質液500 mLを急速投与し，1回拍出量もしくは心拍出量が10〜15％程度増加した場合，輸液反応性ありと評価する。ここで，投与速度が遅いと，様々な代償性変化が起きてしまいP_{msf}の上昇につながらないこと，また血液希釈を通じての血管抵抗低下およびそれによる心拍出量増加につながらないことに留意する必要がある。投与する製剤や投与量については

表1 輸液反応性の評価方法[5]

静的指標
CVP
PAWP
IVC/SVC 径および呼吸性変動
corrected flow time
左室拡張末期容積
右室拡張末期容積
心肺相互作用を基にした動的指標
PPV
SVV
PVI（脈波変動指標）
左室流出路血流の速度 - 時間積分値（LVOT-VTI）
輸液チャレンジ法
PLR
急速輸液チャレンジ

CVP, central venous pressure; IVC, inferior vena cava; LVOT, left ventricular outflow tract; PAWP, pulmonary artery wedge pressure; PLR, passive leg raising; PPV, pulse pressure variation; SVC, superior vena cava; SVV, stroke volume variation; VTI, velocity-time integral.

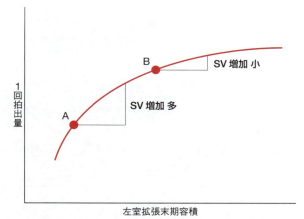

図4 輸液反応性の有無と Frank-Starling 曲線の関係
SV, stroke volume.

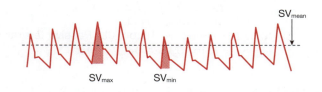
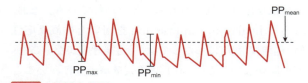

図5 SVV と PPV
PPV, pulse pressure variation; SVV, stroke volume variation.

諸説あり，膠質液 100 mL を1分間で投与するミニ・チャレンジという方法[7]も紹介されており，また欧米人と比較して小柄な日本人には晶質液 250 mL 程度の負荷でも十分とする意見もあるため，過剰輸液を防ぐという観点においてもこれらの方法を考慮して良いかもしれない。また，同じ量・方法で fluid challenge を行ったとしても，Frank-Starling 曲線（図4）において，上行脚に位置する場合（A点）と，水平脚（B点）に位置する場合とでは，輸液負荷に対する反応は異なる。当然，A点では，B点に比較して1回拍出量の増加がより見込めるため，輸液反応性があると判定される可能性が高い。一方，B点での輸液負荷は必ずしも心拍出量を上昇させず，むしろ右房圧だけが上昇する結果となりかねないため，過剰輸液として害をなす可能性がある。つまり，A点では輸液反応性があるが，B点においては輸液反応性がないと判断される。

2 heart-lung interaction を用いた指標

また，heart-lung interaction によって，調節換気中の患者における胸腔内圧の周期的な変動がもたらす血行力学的変化をモニタリングすることで，輸液反応性の予測を立てることが可能である。陽圧換気においては吸気時に胸腔内が高い陽圧となり右房圧も上昇するため，静脈還流量は減少する（図2 Frank-Starling 曲線と Guyton の静脈還流量曲線を参照）。つまり右心拍出量が減少するわけだが，全身循環に対しては心拍でいうと2～3拍の後に左心前負荷減少として反映され，これは呼気のタイミングとなる。よって，陽圧換気においては，左心拍出量が呼気時に低下し，吸気時に増加するという周期的な変化が生じることになる。「Aラインの波形が揺れているから輸液反応性がありそうだ」というのは，まさにこの事象を動脈圧波形で視覚的に認識していることになるのだが，これを数値として心拍出量変化として見たものが stroke volume variation（SVV）であり，脈圧の変化で見たものが pulse pressure variation（PPV）である（図5）。

$$SVV(\%) = \frac{SV_{max} - SV_{min}}{SV_{mean}} \times 100$$

$$PPV(\%) = \frac{PP_{max} - PP_{min}}{PP_{mean}} \times 100$$

これらの血行力学的変化が大きいということは，前負荷の変動による心拍出量の変化が大きい（図4のA点に位置している）ことを示唆しており，輸液反応性が大きいことが予測される。SVV では 10％ を超える場合に輸

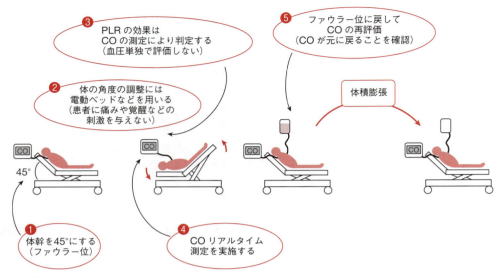

図6 PLRの方法と注意点[12]
CO, cardiac output.
(Monnet X, Teboul JL. Passive leg raising: five rules, not a drop of fluid! Crit Care 2015;19:18. より改変して転載)

液反応性があること判断され[8]，PPVは13％以上であれば輸液反応性が期待される[9]といわれている。なお，これらのheart-lung interactionを用いた輸液反応性評価の指標の利用にあたっては，①自発呼吸がないこと，②不整脈がないこと，③1回換気量が十分に多いこと（≧8 mL/kg），④呼吸回数が極端に多くないこと〔HR/respiratory rate（RR）＜3.6〕，⑤肺のコンプライアンスが低くないこと（＞30 mL/cmH$_2$O），⑥右心不全がないこと，などが前提となっていることには留意すべきである。

3 CVP，PAWPやIVC diameter/Caval index

中心静脈圧（central venous pressure, CVP）や肺動脈楔入圧（pulmonary artery wedge pressure, PAWP）は，輸液反応性の指標として長らく用いられてきたが，過去これらCVPやPAWPなどと輸液反応性との関連を調査した研究において，輸液反応性の指標としての有用性を支持するものは少ない。

Frank-Starlingの曲線を考えると，低いCVPは上行脚に位置することを，また高いCVPは水平脚に位置することを示唆しているように思えるが，実際にはCVPの絶対値のみで輸液反応性を予測することは難しい。CVPの輸液反応性に関するメタアナリシスでは，receiver operating characteristic（ROC）曲線下面積は0.56であり，CVPで輸液反応性を判断すべきではないとしている[10]。また，PAWPについても同様に心機能の影響を受けるため輸液反応性予測としての信頼性は低く，また測定には肺動脈カテーテルの挿入を要するため，ルーチンでの使用は推奨されない。

エコーを用いて測定できる下大静脈（inferior vena cava, IVC）径やその呼吸性変動｛とくにcaval index＝〔（呼気時のIVC径－吸気時のIVC径）/呼気時のIVC径〕×100で表されることが多い｝も，輸液反応性の有無を論じる際によく用いられる指標である。IVC径もCVPと同様に静的指標であるため，他の様々な因子に影響を受ける。また，呼吸性変動を用いた輸液反応性の判断についても，そもそも「輸液反応性あり」と断ずるためのカットオフ値が研究ごとに様々であることが問題視されていたり，533人の患者を含む17の研究を集めたシステマティック・レビュー（2020年）においてもcaval indexを用いた輸液反応性予測について感度71％，特異度75％，ROC曲線下面積は0.71と，いまひとつ信頼性に欠けるものであることがわかっている[11]。IVC径の絶対値および呼吸性変動は，胸腔内圧や腹腔内圧，1回換気量，自発呼吸の有無に影響を受けることに注意すべきで，単独で輸液反応性の指標として用いるべきではない。

4 Passive leg raising（PLR）

両下肢を他動的に挙上させることにより，下肢から胸腔内コンパートメントへの血液の移動を促し，静脈還流量を一過性に増やす診断的技法である（図6）[12]。Monnetらによるシステマティック・レビューによれば，PLRによる輸液反応性の予測能は，感度85％，特異度91％，area under the curve（AUC）0.95と，非常に高い実用性を示した[13]。また，人工呼吸器装着の有無や，不整脈の有無などに影響されづらい点も利点とされる。注意点として，血圧ではなく心拍出量で評価すべ

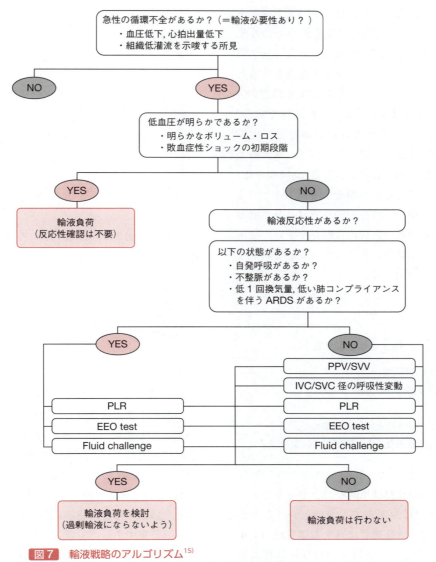

図7 輸液戦略のアルゴリズム[15]
(Monnet X, Marik PE, Teboul JL. Prediction of fluid responsiveness: an update. Ann Intensive Care 2016;6:111. より改変して転載)

きであることを強調したい[12]。また，PLRの効果は1分を超えると減弱していくとされ，そのためPLR中は短時間で正確な心拍出量の変化を計測できるようにしておく必要がある。また，疼痛や不快感などは交感神経系を刺激して判断を誤らせる原因となり得るため，意識のある患者では事前によく説明をしておき，可能なら下肢挙上はベッドのリクライニング機能を用いることが望ましい。

5 End-expiratory occlusion (EEO) test

前述の通り，人工呼吸器管理中は陽圧換気であるため，吸気時に静脈還流が低下し，逆に呼気時には静脈還流が増加する。そこで，呼気終末にポーズを入れることによって左室前負荷の低下を防ぎ，fluid challengeと似た作用を及ぼすことで，輸液反応性を見ることができる。利点としては，心サイクルが何回か含まれるため不整脈が

あっても評価可能なこと，またポーズを上回る強い吸気努力がなければ自発呼吸のある患者でも評価可能なことである。EEO 15秒での心拍出量の変化と輸液反応性を検討した文献では，心拍出量の5％の増加をcut offとした時にEEOの輸液反応性予測指標能が感度91％，特異度100％であったと報告している[14]。

ここまで説明した内容は，図7のようなアルゴリズム[15]にすると簡潔でわかりやすいと思うので，参考にしていただきたい。

III 輸液製剤の種類と選択

1 グリコカリックスと修正Starlingの式

従来，輸液製剤を投与したときに体内でどのような挙

動・分布をするのかを説明するのにはコンパートメントモデルが用いられてきた。例えば，「細胞外液を投与すると，その4分の1程度が血管内に残り，残り4分の3が間質に移動する。一方でアルブミン製剤を投与するとすべて血管内に留まる。よって，膠質液は晶質液の4倍の血漿増加効果があるはずだ」といった論法である。また，Starlingの式では，それ以外の要素として血管内外の静水圧格差や膠質浸透圧格差によって，血管内と間質の間での水の移動が起こるとされてきた。いわゆる，「アルブミンを投与して間質から水を引き込む」という理論である。しかしながら，現在の知見では，晶質液と膠質液では膠質液の方が多少血管内に残りやすいが従来考えられていたほどの差はないとされている。これがなぜなのかということを説明していく。

Starlingの式

$$J_v = L_p S([P_c - P_i] - \sigma [\pi_c - \pi_i])$$

J_v: 単位時間当たりの水の移動量
L_p: 毛細血管壁単位面積当たりの透過性係数
S: 血管壁の面積
P_c, P_i: 毛細血管内(c)の静水圧と間質(i)の静水圧
π_c, π_i: 毛細血管内(c)の膠質浸透圧と間質(i)の膠質浸透圧
σ: 反発係数

近年，生体内での水の移動は単純なコンパートモデルとStarlingの式だけでは説明ができないということがわかってきた。例えば，重症患者に対する膠質液の有用性を検討したSAFE研究では晶質液の投与量は膠質液の約1.4倍に留まっており[16]，他にも同様の研究が複数あるがいずれも似たような結果となっている。従来のモデルでは，血管内と間質の間で水が自由に移動できる，すなわち動脈側の毛細血管では静水圧による影響を強く受けて水が間質に漏出し，静脈側の毛細血管では膠質浸透圧勾配の影響を強く受けて血管内に水が流入すると説明されてきた。しかしながら，血管内皮細胞の血管内腔表面には，グリコカリックス(endothelial glycocalyx layer, EGL)と呼ばれるゲル状の層が存在し，毛細血管壁の水・溶質の透過性，血流によるずり応力の血管内皮細胞への伝達，好中球の血管内皮細胞への接着など，重要な役割を担っていることがわかってきた。EGLは水や高分子が毛細血管壁を通過するためのバリアであり，とくにアルブミンについてはEGLと同じく陰性荷電していて電気的に反発するため，アルブミンのEGL下層への浸透は妨げられている。さまざまな生体侵襲はこのEGLを障害することが知られており，一度障害を受けるとその修復まで数日を要するといわれている[17]。

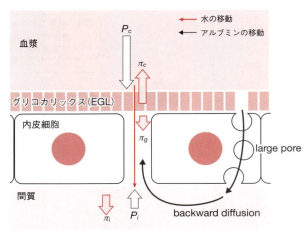

図8 グリコカリックスモデルを考慮に入れた修正Starlingの式[18]

P_c: 毛細血管内の静水圧, P_i: 間質の静水圧,
π_c: 毛細血管内の膠質浸透圧, π_g: EGL直下の膠質浸透圧,
π_i: 間質の膠質浸透圧
σ: 反発係数

さて，Starlingの式においては，間質静水圧(P_i)はどの組織でも一定であり，静脈系では毛細血管内圧(P_c)との静水圧格差が逆転して間質から血管内への水の吸収が起こると説明されてきたのは上述のとおりであるが，実際に各組織の間質静水圧を測定すると，実際の間質静水圧は従来考えられていたよりも相当に低い(-2 mmHg前後)ことがわかった[18]。この結果を元に考えると，静水圧はどの組織においても血管内の方が大きくなり，静脈であっても常に血管外に水が流れ出る力が加わることになる。このままでは水はひたすら血管外へ漏出していくことになるが，実際はそうはならずに，血管内とEGL下層との間に形成される膠質浸透圧格差によって制御されている。前述のとおり，電気的反発のためEGL直下に直接アルブミンが移動することはできないが，EGL(と血管内皮細胞)に開口しているlarge poreを介して一部は間質内に移動し，そのさらに一部が濃度勾配に従って血管内皮細胞の間隙を通りEGL直下まで拡散する(backward diffusion)(図8)[18]。このとき，毛細血管からの濾過流を考える場合の浸透圧格差は，血管内浸透圧(π_c)と細胞間質浸透圧(π_i)での差ではなく，この血管内浸透圧(π_c)とEGL直下の膠質浸透圧(π_g)の差と考えるべきである(修正Starlingの式)。

修正Starlingの式

$$J_v = L_p S([P_c - P_i] - \sigma [\pi_c - \pi_g])$$

π_g: EGL直下の膠質浸透圧

イメージとしては，EGL 下層に浸透圧物質がほぼ存在しないレイヤーがあり，大きな膠質浸透圧格差を作ることで，水の漏出を妨げているのである。なお，EGL モデルにおいては，一度血管外に漏出した水が毛細血管壁を通じて吸収されることはなく，リンパ管を介して血管内に戻るが，これは no absorption rule と呼ばれている（水の流れは血管→間質→リンパ管→血管の一方向）。また，何らかの原因により EGL が障害（EGL 自体の崩壊や large pore の増加）されると，EGL 下層にアルブミンが侵入して膠質浸透圧格差がなくなり，血管透過性が著しく亢進してしまうことになる。

輸液を行った場合の話をする。EGL が保たれている状態では，晶質液も膠質液もどちらも毛細血管の静水圧を上昇させるため J_v が増加する方向にシフトするが，晶質液では血管内膠質浸透圧がさらに低下して EGL 下層との膠質浸透圧格差が減少し，引いては J_v のさらなる増加につながる。膠質液であれば，一部が large pore を介して血管内から失われるものの，投与後の血管内膠質浸透圧は上昇し J_v が減少する方向に動く。一方で，EGL の障害がある状態でアルブミンなどの膠質液を投与しても，血管内と EGL 下層との膠質浸透圧格差を保つことができず，アルブミンによる血漿増加効果は通常よりも低下することになり，これが，（EGL が障害されているであろう）重症患者を対象とした研究において，晶質液と膠質液の差が想定より小さくなっている原因と想定される。これを踏まえて，ケース別に具体的な輸液戦略を考えてみる。

a) 循環血液量が減少し，毛細血管の静水圧がそもそも低下している状況においては，毛細血管よりも間質の静水圧が高いため，晶質液・膠質液いずれにおいても血管内容量もしくは血漿量が増加し，J_v はゼロ（血管外への水の移動がない）を保つ。つまり膠質液が晶質液に血管内水分量増加の観点で優る点がないため，まずは晶質液を選択すべきだろう。

b) 高い毛細血管静水圧を呈する状態ではどうだろうか。この状態では静水圧格差により J_v は増加しており，希釈により π_g はゼロに近づき，膠質浸透圧格差が大きくなる。この状態で晶質液を投与すると，静水圧格差上昇と膠質浸透圧格差低下が起こり，それぞれが J_v を増加させるため良い選択ではない。一方で膠質液は膠質浸透圧格差を保つことができるため，J_v が増加しづらく，大きな循環血漿量増加が見込める。

c) 敗血症患者など，EGL への障害が存在する状態においては，膠質液であるアルブミンを投与しても，

投与したアルブミンが EGL 直下に移動しやすくなっている（→ π_g が増加する）ため，膠質浸透圧格差が低下し J_v が増加する方向に動く。したがってこのような状態では膠質液投与による血漿増量効果は低下することが見込まれる。つまり，まずは蘇生輸液として適切な晶質液輸液を行い，毛細血管圧が十分に保たれたのちは，晶質液・膠質液のどちらも血漿増量効果に乏しく，輸液制限をすることが望ましいと考えられる（前述の「2 過剰輸液の害」を参照）。

このように，輸液による血漿増量がどの程度となるかは，必ずしも従来のようにシンプルなモデルの通りにはならず，様々な状況に左右されると言える。

2 │ 蘇生輸液に用いる輸液製剤

蘇生輸液に用いられるのは，主に晶質液（生理食塩水やリンゲル液など），膠質液（アルブミン製剤，hyper-oncotic starch，デキストランなど），輸血製剤である。出血性ショックでは輸血製剤が，その他の非出血性ショックに対しては晶質液もしくは膠質液が用いられることが多い（表2）。近年の研究によって，ICU 患者においては，輸液製剤の種類によって予後に影響があることがわかってきている。

❶ 蘇生輸液における生食と緩衝晶質液の比較

蘇生輸液に用いる晶質液は，生理食塩水（生食）と緩衝剤を加えたリンゲル液である緩衝晶質液に大別される。生食における問題点は，Cl 濃度が血漿と比較して著しく高いことである。Cl の過剰な負荷は，高 Cl 性代謝性アシドーシスを起こすとともに，腎臓の輸入細動脈を収縮させることで glomerular filtration rate（GFR）が低下するとされ，実際に ICU 患者を対象とした前後比較研究では腎機能障害を増悪させ腎代替療法の適用率が上がる[19]ことが示されている。こうした背景もあり，近年では緩衝晶質液が選択されることが多くなってきているが，実際にどちらを使用すべきか，という問いには答えが出てこなかった。

SPLIT study[20]は，ニュージーランドの4施設における ICU 患者に生食もしくは緩衝晶質液のいずれかを投与して急性腎障害の発症率を比較した二重盲検クラスターランダム化 RCT であるが，どちらの群においても，90 日以内の急性腎障害発症数や透析施行数に有意差はなかった。一方で，SMART study[21]は，米国での単施設・非盲検クラスタークロスオーバー試験で，ICU 入室時に生食もしくは緩衝晶質液群のどちらかに割り付けられ，30 日以内の主要な臓器障害関連有害事象（死亡も含む）の発生率を比較したが，こちらの研究では緩衝晶

日本集中医療医学会専門医テキスト　第4版

表2　わが国で用いられる輸液製剤

電解質 (mmol/L)	血漿	生理食塩水	乳酸リンゲル	酢酸リンゲル	重炭酸リンゲル	1号液	3号液	5% ブドウ糖液
Na	140	154	130	130	130	90	35	
K	5	0	4	4	4		20	
Cl	100	154	109	109	109	70	35	
Ca	2.2	0	3	3	3			
Mg	1	0	0	0	2			
HCO₃	24	0	0	0	28			
乳酸	1	0	28	0		20	20	
酢酸		0	0	28				
その他		0	0	0	クエン酸 4 mmol/L	ブドウ糖 13 g	ブドウ糖 21.5 g	ブドウ糖 25 g
pH	7.4	5.5	6.0〜7.5	6.0〜7.5	6.8〜7.8	3.5〜6.5	3.5〜6.5	3.5〜6.5
浸透圧 (mOsm/L)	290	308	273	270	270	300	300	300

質液群の方が有害事象発生率が少なかった。さらには，BaSICS trial[22]がブラジルの多施設二重盲検 RCT で，同じく ICU 患者を生食群と緩衝晶質液群に分けて 90 日生存率を比較したが，有意差はなかった。そして，PLUS study[23]はオーストラリア・ニュージーランドの多施設二重盲検 RCT で，重症患者の初期輸液の比較を行ったが，生食と緩衝晶質液のどちらでも 90 日死亡率は変わらなかった。先行研究より輸液量が多く，結果として pH や Cl には差が生じた（緩衝晶質液群で pH が高く Cl は低い）ものの，有害事象には差が出なかった。これらをすべて含んだメタアナリシスの結果では，ICU 患者における輸液療法おいては，生食よりも緩衝晶質液を用いた方が，全体としては 90 日死亡率を低下させる可能性が高いという結果であった[24]。加えて，もう少し細分化された患者群の話をすれば，例えば糖尿病性ケトアシドーシス患者を対象とした SCOPE-DKA trial では，緩衝晶質液でアシドーシスの早期改善や ICU 滞在期間，入院期間の短縮が得られる[25]という結果が出ている。また BaSICS trial のサブグループ解析によると，外傷性脳損傷患者においては生食を使用した患者群で優位に 90 日死亡率が低下した[22]とされている。このように，患者背景により適切な輸液が異なってくる可能性が高い。

これらの結果からは，現時点では緩衝晶質液の使用を基本としつつも，個々の症例において最適な輸液を決定する必要があるといえるだろう。

2　膠質液：アルブミン製剤，HES

アルブミンや hydroxyethyl starch（HES）をはじめとする膠質液は，理論的には血漿増加効果は晶質液よりも優れている。前述の通り，患者の状態にも大きく影響を受けるため，従来想定されていたよりは血漿増加効果が少ないようだが，それでも蘇生における晶質液とアルブミン製剤を比較したメタアナリシスでは，アルブミン製剤を使用した方が晶質液を使用した患者よりも平均動脈圧や心拍出量などが有意に改善したことが示されている[26]。使いどころを見極めることで，より効率的に臨床的アウトカムの改善が得られる可能性がある。ここでは，蘇生輸液としてのアルブミン製剤について行われた主要な研究についていくつか紹介する。

SAFE study[16]は，蘇生輸液としての生理食塩水と 4％アルブミン製剤を比較した二重盲検前向き RCT である。輸液は臨床医が必要と判断した際に適時行われ，その投与量・速度は各臨床医の判断に委ねられた。主要アウトカムである 28 日死亡率には差がみられなかったが，入室後 3 日間で投与された輸液量が生食群ではアルブミン群の 1.4 倍と有意に多かった。また，心拍数や中心静脈圧がアルブミン群で有意に低かった。とはいえ，輸液量の差については予測されていたものよりも小さかった（グリコカリックスと修正 Starling の式を参照）。一方で，重症敗血症を対象としたサブグループ解析[27]では，28 日死亡率はアルブミン群で生食群と比較して有意に低かったとされ，アルブミン投与による死亡率改善効果が示されている。また，重症頭部外傷を対象としたサブグループ解析[28]においてアルブミン投与群の死亡率上昇が示唆されており，頭部外傷患者に対しては投与を控えるべきである。

ALBIOS study[29]は，重症敗血症患者を対象として，20％アルブミンおよび晶質液を投与する群と晶質液のみを投与する群とを比較した多施設オープンラベル RCT である。輸液は early goal-directed therapy に従

うように投与され，アルブミン群では血清アルブミン値3.0 g/dL以上を維持するように投与が継続された。主要アウトカムである28日死亡率には差が認められなかったが，水分バランスは各日および積算とも，7日目まで有意にアルブミン群で少なく，またアルブミン群で心拍数が少なく平均血圧が高かった。

SWIPE trial[30]は，血行動態不安定な成人患者を対象として，20%アルブミンを投与する群と4%または5%アルブミンを投与する群とを比較した多施設オープンラベルRCTである。主要アウトカムはランダム化後48時間時点での蘇生輸液の積算量であり，これは20%アルブミン群で有意に少なかった。また，副次アウトカムでは，生存ICU退室率が20%アルブミン群で有意に高かった。ただし生存退院率に有意差はなかった。

このように敗血症性ショックの蘇生においては血行動態改善目標が達成されやすいとする肯定的な報告もある（一方，否定的なものもある）ことから，Surviving Sepsis Campaign（SSCG）2016のガイドラインでは，晶質液の投与量がかさむ場合のアルブミン投与を弱い推奨としている[31]。一方で，先述（グリコカリックスと修正Starlingの式を参照）の通り，敗血症患者においてはグリコカリックスの損傷により血漿増量効果は晶質液とそこまで変わらないことも予想される。わが国ではこれらのRCTで用いられているアルブミン製剤の長期大量投与が保険診療上で認められていないことや，費用がかかること，血液由来製剤であることなどを考慮しつつ適応を考える必要がある。

一方，HESは晶質液に対して死亡率を上昇させることがわかっている[26]。また，晶質液と比べて腎代替療法を要する腎障害を起こしやすくなるリスクが指摘されており，蘇生輸液として用いるべきではない。動物モデルにおいて近位尿細管へのデキストリンの沈着が確認されており，これが腎障害を引き起こす機序として想定されている。

Ⅳ フェーズを意識した輸液療法

敗血症性ショックにおける輸液蘇生は，4つのフェーズに分類して考えることが提案されている[32]。すなわち，①rescue period，②optimization period，③stabilization period，④de-escalation periodの4つである。

Rescue period：ショックによる致死的な状態からの蘇生。SSCG2016では30 mL/kgのボーラス投与を推奨している。蘇生開始から分単位で行う。

Optimization period：組織を保護するための適切な臓器灌流の維持と適正化を行う。いまだ不安定であると評される時期で，蘇生開始から数時間程度続く。輸液反応性を評価しつつ，必要十分な輸液を行うよう努める。

Stabilization period：適切な組織灌流が安定して維持されている。蘇生開始から数日，安定化が得られていると評される時期。輸液は最小限にとどめ，経口摂取可能であれば中止も考慮する。±0からマイナスバランスを目指して管理する。

De-escalation period：組織回復期。蘇生開始から数日～数週間。間質に漏れ出た水分がリンパ流にのって血管内にrefillする時期であり，積極的に除水を行う。

これは敗血症に限らず，すべての急性期病態において適応できる考え方である。重症患者の病態は刻一刻と変化していくため，上記のフェーズの移り変わりを意識しつつ，輸液必要性や輸液反応性を意識しつつ管理するべきである。

文献

1) Guyton AC. Determination of cardiac output by equating venous return curves with cardiac response curves. Physiol Rev 1955;35:123-9.

2) Magder S, De Varennes B. Clinical death and the measurement of stressed vascular volume. Crit Care Med 1998;26:1061-4.

3) Silversides JA, Fitzgerald E, Manickavasagam US, et al; Role of Active Deresuscitation After Resuscitation (RADAR) Investigators. Deresuscitation of Patients With Iatrogenic Fluid Overload Is Associated With Reduced Mortality in Critical Illness. Crit Care Med 2018;46:1600-7.

4) Wiedemann HP, Wheeler AP, Bernard GR, et al; National Heart, Lung, and Blood Institute Acute Respiratory Distress Syndrome (ARDS) Clinical Trials Network. Comparison of two fluid-management strategies in acute lung injury. N Engl J Med 2006;354:2564-75.

5) Marik PE, Lemson J. Fluid responsiveness: an evolution of our understanding.Br J Anaesth 2014;112:617-20.

6) Silversides JA, McMullan R, Emerson LM, et al. Feasibility of conservative fluid administration and deresuscitation compared with usual care in critical illness: the Role of Active Deresuscitation After Resuscitation-2 (RADAR-2) randomised clinical trial. Intensive Care Med 2022;48:190-200.

7) Muller L, Toumi M, Bousquet PJ, et al; AzuRéa Group. An increase in aortic blood flow after an infusion of 100 ml colloid over 1 minute can predict fluid responsiveness: the mini-fluid challenge study. Anesthesiology 2011;115:541-7.

8) Benes J, Giglio M, Brienza N, et al. The effects of goal-directed fluid therapy based on dynamic parameters on post-surgical outcome: a meta-analysis of randomized controlled trials. Crit Care 2014;18:584.

9) Cannesson M, Le Manach Y, Hofer CK, et al. Assessing the diagnostic accuracy of pulse pressure variations for

the prediction of fluid responsiveness: a "gray zone" approach. Anesthesiology 2011;115:231-41.

10) Marik PE, Cavallazzi R. Does the central venous pressure predict fluid responsiveness? An updated meta-analysis and a plea for some common sense. Crit Care Med 2013;41:1774-81.

11) Orso D, Paoli I, Piani T, et al. Accuracy of Ultrasono-graphic Measurements of Inferior Vena Cava to Determine Fluid Responsiveness: A Systematic Review and Meta-Analysis. J Intensive Care Med 2020;35:354-63.

12) Monnet X, Teboul JL. Passive leg raising: five rules, not a drop of fluid! Crit Care 2015;19:18.

13) Monnet X, Marik P, Teboul JL. Passive leg raising for predicting fluid responsiveness: a systematic review and meta-analysis. Intensive Care Med 2016;42:1935-47.

14) Monnet X, Osman D, Ridel C, et al. Predicting volume responsiveness by using the end-expiratory occlusion in mechanically ventilated intensive care unit patients. Crit Care Med 2009;37:951-6.

15) Monnet X, Marik PE, Teboul JL. Prediction of fluid responsiveness: an update. Ann Intensive Care 2016;6:111.

16) Finfer S, Bellomo R, Boyce N, et al; SAFE Study Investigators. A comparison of albumin and saline for fluid resuscitation in the intensive care unit. N Engl J Med 2004;350:2247-56.

17) Becker BF, Chappell D, Bruegger D, et al. Therapeutic strategies targeting the endothelial glycocalyx: acute deficits, but great potential. Cardiovasc Res 2010;87:300-10.

18) Levick JR, Michel CC. Microvascular fluid exchange and the revised Starling principle. Cardiovasc Res 2010; 87:198-210.

19) Yunos NM, Bellomo R, Hegarty C, et al. Association between a chloride-liberal vs chloride-restrictive intravenous fluid administration strategy and kidney injury in critically ill adults. JAMA 2012;308:1566-72.

20) Young P, Bailey M, Beasley R, et al; SPLIT Investigators; ANZICS CTG. Effect of a Buffered Crystalloid Solution vs Saline on Acute Kidney Injury Among Patients in the Intensive Care Unit: The SPLIT Randomized Clinical Trial. JAMA 2015;314:1701-10.

21) Semler MW, Self WH, Wanderer JP, et al; SMART Investigators and the Pragmatic Critical Care Research Group. Balanced Crystalloids versus Saline in Critically Ill Adults. N Engl J Med 2018;378:829-39.

22) Zampieri FG, Machado FR, Biondi RS, et al; BaSICS investigators and the BRICNet members. Effect of Intravenous Fluid Treatment With a Balanced Solution vs 0.9% Saline Solution on Mortality in Critically Ill Patients: The BaSICS Randomized Clinical Trial. JAMA 2021;326:1–12.

23) Finfer S, Micallef S, Hammond N, et al; PLUS Study Investigators and the Australian New Zealand Intensive Care Society Clinical Trials Group. Balanced Multielectrolyte Solution versus Saline in Critically Ill Adults. N Engl J Med 2022;386:815-26.

24) Hammond NE, Zampieri FG, Di Tanna GL, et al. Balanced Crystalloids versus Saline in Critically Ill Adults - A Systematic Review with Meta-Analysis. NEJM Evid 2022;1:EVIDoa2100010.

25) Ramanan M, Attokaran A, Murray L, et al; SCOPE-DKA Collaborators and Queensland Critical Care Research Network (QCCRN). Sodium chloride or Plasmalyte-148 evaluation in severe diabetic ketoacidosis (SCOPE-DKA): a cluster, crossover, randomized, controlled trial. Intensive Care Med 2021;47:1248-57.

26) Martin GS, Bassett P. Crystalloids vs. colloids for fluid resuscitation in the Intensive Care Unit: A systematic review and meta-analysis. J Crit Care 2019;50:144-154.

27) Finfer S, McEvoy S, Bellomo R, et al; SAFE Study Investigators. Impact of albumin compared to saline on organ function and mortality of patients with severe sepsis. Intensive Care Med 2011;37:86-96.

28) Myburgh J, Cooper DJ, Finfer S, et al; SAFE Study Investigators; Australian and New Zealand Intensive Care Society Clinical Trials Group; Australian Red Cross Blood Service; George Institute for International Health. Saline or albumin for fluid resuscitation in patients with traumatic brain injury. N Engl J Med 2007;357:874-84.

29) Caironi P, Tognoni G, Masson S, et al; ALBIOS Study Investigators. Albumin replacement in patients with severe sepsis or septic shock. N Engl J Med 2014;370:1412-21.

30) Mårtensson J, Bihari S, Bannard-Smith J, et al. Small volume resuscitation with 20% albumin in intensive care: physiological effects: The SWIPE randomised clinical trial. Intensive Care Med 2018;44:1797-806.

31) Rhodes A, Evans LE, Alhazzani W, et al. Surviving Sepsis Campaign: International Guidelines for Management of Sepsis and Septic Shock: 2016. Crit Care Med 2017;45:486-552.

32) Hoste EA, Maitland K, Brudney CS, et al; ADQI XII Investigators Group. Four phases of intravenous fluid therapy: a conceptual model. Br J Anaesth 2014;113:740-7.

■重要論文■

◆重症患者における生理食塩水と緩衝晶質液の比較

オーストラリア・ニュージーランドからの RCT で，蘇生輸液が必要な患者を対象とし，生理食塩水群と緩衝晶質液群での比較を行った(PLUS study)。一次アウトカムである 90 日死亡率及び先行する SMART study とも異なり腎障害の発生にも差がなかった。(→文献 23)

◆ICU での蘇生輸液としての生理食塩水と 4% アルブミン製剤の比較

オーストラリア・ニュージーランドからの RCT で，ICU で蘇生輸液が必要な患者を対象とした(SAFE study)。一次アウトカムである 28 日死亡率含め，両群間に有意差を認めなかった。サブグループ解析では，TBI を伴う外傷患者における 4% アルブミン群で 28 日死亡率の有意な悪化を認めた。(→文献 16)

XX 輸液・輸血，水・電解質

2 輸血

川上大裕

目　標
- 各輸血製剤の特徴を知る
- 各輸血製剤の適応，トリガー値を知る
- 輸血で得られる効果を予測できる
- 輸血の有害事象を理解し対応できる

Key words TACO，TRALI，異型適合輸血，成分輸血，大量輸血プロトコル

I 輸血

　血液製剤は，血液成分の欠乏や機能不全による症状を改善するための補充療法として用いる。血液製剤の使用にあたり，各製剤の適応となるトリガー値を病態ごとに把握しておく必要がある。また，使用に際して到達すべき目標値を設定した上で，補充すべき血液成分量をあらかじめ計算し，状況に応じて補充間隔を決定していく。投与後には臨床症状や検査値から効果判定を行い，起こり得る有害事象の発生がないかをモニタリングすることが必要である。わが国の輸血に関する指針，ガイドラインには厚生労働省，日本輸血・細胞治療学会，日本赤十字社から出されているものがある[1]～[6]。

II 輸血製剤の種類と集中治療領域における適応

　目的以外の成分による有害事象を防ぎ，限られた資源を有効活用するため，全血輸血ではなく，必要とする成分のみを輸血する成分輸血が主流である。代表的な血液製剤の種類と特徴を表1に示す[1],[6]。

1 赤血球液（RBC）

　赤血球液（RBC）1単位は，全血200 mLに血液保存液（CPD液）を28 mL混合し，白血球および血漿の大部分を除去した赤血球層に赤血球保存用添加液（MAP液）を46 mL混合したもので，その容量は約140 mLで，Ht値は50～55％程度，Hb含有量は20 g/dL程度である[3]。以前，赤血球濃厚液（red cells concentrate, RCC）と呼

ばれていたものが，2016年より赤血球液（RBC）に販売名が変更となった。わが国の血液製剤1単位が全血200 mL由来であるのに対し，欧米の1単位は全血400～500 mL由来である。

　Hb値は酸素供給量の規定因子であり，RBC輸血の目的はHbを維持し臓器や末梢組織への十分な酸素供給を保つことである。したがって，SvO_2や$ScvO_2$，乳酸値などの組織酸素化の指標や低血圧，頻脈，アシドーシスなどの生理学的パラメータを用いて輸血のトリガーを判断することが妥当と考えられる[7]が，それを裏付ける十分な根拠に乏しい。これらは重要な指標と考えられるものの，輸血のトリガーはHb，Htの値を基に議論されることが一般的である[8]。

　血管内容量が保たれた健康成人では，Hb 5 g/dLまでは組織の酸素化を維持できることが示されている[9]。わが国の厚生労働省による血液製剤の使用指針において，RBC輸血の適応となるトリガー値はおおむね6～8 g/dLである[1]。この指針では慢性貧血に対する適応と急性出血に対する適応，周術期の適応，敗血症での適応に分けて以下のように述べられている。

　慢性貧血では，再生不良性貧血や骨髄異形成症候群などによる造血不良に伴う貧血の場合，トリガー値はHb 6～7 g/dLである。造血器腫瘍に対する化学療法，造血管細胞移植治療，固形癌に対する化学療法におけるトリガー値は，とくに他の疾患と区別する必要はなく，Hb 7～8g/dLである。鉄欠乏性貧血，ビタミンB_{12}欠乏性貧血，自己免疫性溶血性貧血では，貧血が高度であっても生命の維持に支障をきたす恐れがある場合以外，原

633

表1 代表的な輸血製剤の種類と特徴[1), 6)]

	赤血球液（RBC）	濃厚血小板（PC）	新鮮凍結血漿（FFP）
採取法	全血	成分	全血または成分
製剤規格	1単位（全血200 mL 由来140 mL） 2単位（全血400 mL 由来280 mL）	1単位（約20 mL） 2単位（約40 mL） 5単位（約100 mL） 10単位（約200 mL） 15単位（約250 mL） 20単位（約250 mL）	120 mL（全血200mL 由来） 240 mL（全血400mL 由来） 480 mL（成分由来）
貯蔵方法	2〜6℃	20〜24℃で振盪保存	−20℃以下
採取後有効期限	21日間	4日間	1年間
白血球除去	あり		
放射線照射	必須		不要
直接効果と薬価の例			
	Ir-RBC-LR-2（2単位）	Ir-PC-LR-10（10単位）	FFP-LR 480（4単位）
体重50kg での期待される直接効果	Hb 1.5 g/dL 上昇	Plt 3.8万/μL 上昇	凝固因子活性値24%上昇 （血中回収率100%の場合）
薬価	18,132円*	81,744円*	24,210円*

*2022年4月現在
Ir, Irradiated; LR, Leukocytes Reduced.

則として RBC 輸血を行わない。

一方，急性出血では，Hb 10 g/dL 以上では輸血は不要であり，6 g/dL 以下では輸血はほぼ必須とされる。急性出血では輸血トリガーの設定が困難であり，6〜10 g/dL では血行動態パラメータや出血のペース，止血能力などから総合的に判断する。急性上部消化管出血では，トリガー値を Hb 7 g/dL と Hb 9 g/dL で比較した RCT において，予後，輸血後副反応において，前者の優位性が示され，輸血量を減らすことが示されており[10)]，消化管出血における急性貧血では，トリガー値を Hb 7 g/dL とし，9 g/dL 以上では輸血しないことを強く推奨している。

周術期の輸血の適応は，術前投与に関して慣習的に行われていた 10/30 ルール（Hb 10 g/dL，Ht 30%以上）にはエビデンスがないとされる。術中投与に関してはトリガー値 Hb 7〜8 g/dL を強く推奨しているものの[11)]，貧血の代償機転における心肺機能の重要性から，冠動脈疾患や肺機能障害，脳循環障害のある患者において高めの Hb 値が良いとの意見がある。心疾患，とくに虚血性心疾患を有する患者の非心臓手術では，トリガー値 Hb 8〜10 g/dL を推奨している。また，人工心肺使用手術による貧血のトリガー値は Hb 9〜10 g/dL を強く推奨している。

敗血症に対しては，『日本版敗血症診療ガイドライン2020』[12)] 同様，トリガー値 Hb 7 g/dL を強く推奨している。

重症患者を対象とした輸血閾値に関するランドマークスタディである TRICC study では，トリガー値を高くすることの優位性は示されていない[13)]。2018年の patient blood management（PBM）国際コンセンサス会議では，重症だが臨床的に安定している ICU 患者のトリガー値は Hb 7 g/dL とされた。ただし，心血管リスクを有する場合には高めの Hb 値が推奨される。わが国の厚生労働省の指針の他にも各国で輸血閾値に関するガイドラインは多数出されており，表2[14)〜17)] にまとめる。わが国のガイドライン以外で，心臓手術の輸血閾値がどれも 7.5 g/dL となっていることを除けば大体似た推奨となっている。欧州集中治療医学会のガイドラインでは急性冠症候群の輸血閾値が推奨されているのが特徴である[14)]。

RBC 輸血時の予測上昇 Hb 値は以下のように算出することができる。

予測上昇 Hb 値（g/dL）
＝投与Hb量（g）/循環血液量（dL）

※循環血液量：70 mL/kg，RBC 1単位にHb 26.5 g
体重50 kgの成人にRBC 2単位輸血すると，
予測上昇Hb値＝26.5×2/35＝1.5 g/dLと計算できる。

2 濃厚血小板（PC）

濃厚血小板（platelet concentrate, PC）は成分採血により白血球の大部分を除去し血液保存液 A 液（ACD-A液）が添加された製剤で，1単位約20 mL である。ACD-A 液には RBC の CPD 液と同様にクエン酸が含まれている。血小板製剤を静置保存しておくと，血小板の代謝によって生じる乳酸により pH が低下する。これにより血小板が傷害され効果が低下するため振盪保存とす

輸液・輸血，水・電解質 **XX**

表2 代表的ガイドラインにおける赤血球輸血トリガー [1), 8), 14)~17)]

		ICU 患者全般	急性冠症候群	敗血症	急性出血	周術期
欧州集中治療医学会	2021	7 g/dL	9~10 g/dL	7 g/dL	血管手術後出血（non-massive）：7.5~8 g/dL 産後出血（non-massive）：6 g/dL 消化管出血（non-massive）：7 g/dL	心臓手術：7.5 g/dL
厚生労働省「血液製剤の使用指針」	2019			7 g/dL	6 g/dL 以下で必須，10 g/dL 以上では不要 消化管出血：7 g/dL	7~8 g/dL 心疾患（とくに虚血性心疾患を有する患者の非心臓手術）：8~10 g/dL 人工心肺手術：9~10 g/dL
PBM 国際コンセンサス会議	2018	7 g/dL			消化管出血：7~8 g/dL（血行動態安定）	心臓手術：7.5 g/dL
米国血液銀行ガイドライン	2023	7 g/dL ※心血管疾患を有する患者：8 g/dL				心臓手術：7.5 g/dL
米国麻酔科学会ガイドライン	2015					6 g/dL 以下で必須，10 g/dL 以上では不要

る。振盪することで，乳酸と重炭酸との平衡反応により生じた二酸化炭素がバッグ外に放出されやすくなり，適切な pH を保つことができる[6]。

PC の輸血は，血小板数の減少または機能異常による重篤な出血の止血目的と予防目的に投与される。PC の有効期間は採血後 4 日間と短いため，わが国では PC の供給は原則予約制となっている。血小板は，血管内皮細胞が障害された際の一時止血栓の形成において重要な役割を有するが，損傷のない血管内皮においても，血管内皮の間隙を埋める役割を有しており，重篤な血小板減少では，血管内皮の間隙から赤血球が漏出し点状出血をきたす[18]。

血小板輸血の適応は，血小板数のみならず，出血症状の程度や合併症の有無などから総合的に判断する。一般に血小板数 5 万/μL 以上では血小板輸血による重篤な出血を起こすことはなく，輸血は不要である[1]。わが国のガイドラインでは，癌・造血器悪性腫瘍の化学療法，自家造血幹細胞移植，同種造血幹細胞移植における血小板輸血トリガー値は 1 万/μL とし，慢性造血不全（化学療法・造血幹細胞移植を受けない再生不良性貧血や骨髄異形成症候群など）患者においては，血小板輸血トリガー値は 5 千/μL を推奨している[1), 4]。処置・手術における予防的血小板輸血は，中心静脈カテーテル挿入は 2 万/μL，腰椎穿刺前は 5 万/μL，外科手術前は 5 万/μL をトリガー値としており，米国血液銀行（American Association of Blood Banks, AABB）のガイドラインでも同様である[19]。また，活動性出血に対する血小板輸血トリガー値に関する質の高いエビデンス

は乏しいため，わが国のガイドラインでは活動性出血に関しては 5 万/μL をカットオフとしているが，AABB のガイドラインでは記載がない。外傷性頭蓋内出血の場合にはわが国のガイドラインでは 10 万/μL をトリガー値としているが，AABB のガイドラインでは推奨が出せないとしている。抗血小板薬内服中に生じた非外傷性の急性頭蓋内出血に対し，血小板輸血を行わないことが推奨されている。特発性血小板減少性紫斑病（idiopathic thrombocytopenic purpura, ITP）や血栓性血小板減少性紫斑病（thrombotic thrombocytopenic purpura, TTP），ヘパリン起因性血小板減少症（heparin-induced thrombocytopenia, HIT）では，病態を踏まえ予防的血小板輸血は行わない。

頻回の血小板輸血は抗 human leukocyte antigen（HLA）抗体などを誘導し，免疫機序により血小板輸血不応となることがある。抗 HLA 抗体が検出される場合，HLA 適合濃厚血小板を使用する。

血小板輸血直後の予測上昇 Plt 値は以下のように算出することができる。

> 予測上昇Plt値（/μL）
> ＝輸血血小板総数/〔循環血液量（mL）×10^3〕×2/3
> ※循環血液量：70 mL/kg，PC 5 単位に Plt 1.0×10^{11} 個以上含有

体重 50 kg の成人に PC 5 単位輸血すると，予測上昇 Plt 値 = 19,000/μL 以上と計算できる。

3 新鮮凍結血漿（FFP）

新鮮凍結血漿（fresh frozen plasma, FFP）は採血

635

後血漿成分を分離し，凝固因子の活性を維持するために6時間以内に－20℃に凍結したものである。使用時には恒温槽やFFP融解装置を用い，30〜37℃の湯温で融解し用いる。融解後，とくに第V因子，第Ⅷ因子は失活しやすく，直ちに用いることが原則である。一度融解したものは再凍結して使用することはできず，直ちに使用できない場合は，2〜6℃で保存し，融解後24時間以内に用いる[6]。融解後24時間の保存によりⅧ因子の活性は約3〜4割低下するが，その他の凝固因子などの活性に大きな変化は認めない。

FFPの輸血は，欠乏している複数の凝固因子の同時補充による治療的投与を目的としており，観血的処置時を含め，FFPの予防的投与の効果は明らかではない[1]。

凝固因子補充に際するトリガー値は，①PT 30%以下，またはINR 2.0以上，②APTTは各医療機関における基準値の上限の2倍以上，または25%以下，③フィブリノゲン値150 mg/dL以下，またはこれ以下に進展する危険性がある場合とされている[1]。わが国のガイドラインでは適応をさらに細分化して示している。クマリン系薬剤（ワルファリンなど）効果の緊急補正目的にもFFPを用いるが，急性重篤出血時の出血傾向または重大な出血が予測され，緊急を要する侵襲的な処置を行う場合は，プロトロンビン複合体製剤を使用する。TTPや溶血性尿毒症症候群（hemolytic uremic syndrome, HUS）では，FFPを置換液とした血漿交換療法（循環血漿量の1〜1.5倍）を行うことが強く推奨されている。

大量出血患者，もしくは大量輸血が予想される患者の初期治療において，早期にFFP：RBC投与比が1：1となることを目標とし，少なくとも1：2以上のFFPを維持できるように投与することが推奨されている[5]。欧州集中治療学会のガイドラインでも同様にFFP：RBC投与比が1：2より多くなるようにFFPを投与することを推奨している[14]。出血に対し大量に赤血球輸血を行い，希釈性凝固障害により止血困難となる可能性があるため，早期から十分な凝固止血因子の補充が重要となる。

外傷患者に血漿：血小板：赤血球の投与比1：1：2群と1：1：1群で輸血するプロトコルを比較したPROPPR研究では，primary endpointである24時間後死亡，30日死亡に有意差を認めなかったが，失血死が多い24時間以内の死亡は1：1：1群で有意に少なく（9.2% vs. 14.6%，$P = 0.03$），解剖学的止血の割合が有意に高かった[20]。FFP/RBC比，PC/RBCの高い大量輸血プロトコル（massive transfusion protocol, MTP）を各施設の実情に合わせて整備しておくことが望ましい。

表3　異型適合血の組み合わせ

患者血液型	RBC	FFP/PC
不明 判定不可	O	AB
A	A ＞ O	A ＞ AB ＞ B
B	B ＞ O	B ＞ AB ＞ A
AB	AB ＞ A＝B ＞ O	AB ＞ A＝B
O	Oのみ	全型適合

また，産科的出血では，線溶亢進型のDICを呈することが多い。『産科危機的出血への対応指針2022』[21]では，出血持続とバイタルサイン異常（乏尿，末梢循環不全）またはShock Index（＝心拍数/収縮期血圧）1.5以上 または産科DICスコア8点以上またはフィブリノゲン150 mg/dL未満の場合，産科危機的出血を宣言し，直ちにRBC：FFP＝1：1に近い比率で輸血を開始する。院内作製クリオプレシピテート（FFPから凝固因子を抽出・濃縮したもので，わが国では日本赤十字社による製造，供給が中止となっており，一部の医療機関で院内で作製したものが使用される），フィブリノゲン濃縮製剤の投与も考慮するとされている。フィブリノゲン製剤の保険適応は，2021年9月に羊水塞栓症，弛緩出血，常位胎盤早期剥離などにおける産科危機的出血に伴う後天性低フィブリノゲン血症に適応拡大された。FFP製剤内のフィブリノゲン値は献血ドナーによりばらつきが大きく，短時間で効率的にフィブリノゲン値を上昇させることが難しいが，フィブリノゲン製剤とクリオプレシピテートは，用量当たりのフィブリノゲン量が高いため，効率的にフィブリノゲンを補充できる。

輸血は原則として血液型（ABO式，RhD式）が一致した製剤を使用すべきだが，大量出血例では緊急度に応じて交差適合試験の省略や異型適合血の輸血を行う必要がある。異型適合血の組み合わせを表3に示す。

生理的な止血効果を期待するために必要な最小の凝固因子活性値が正常値の約20〜30%とされていることから，必要とするFFPの投与量を計算することが可能である[1]。循環血液量を70 mL/kg，Ht値43%としたとき，循環血漿量は70×（1－43/100）＝約40 mL/kgとなる。患者の凝固因子活性量を約20〜30%上昇させる際，補充された凝固因子の血中回収率を100%とすれば，約8〜12 mL/kgの血漿が必要である，体重50 kgとすると，血中回収率100%の凝固因子の活性量を約20〜30%上昇させるのに必要な血漿量は約400〜600 mLとなる。血中回収率は目的とする凝固因子により異なる[6]。

輸液・輸血，水・電解質 XX

表4 輸血関連副作用

溶血性副作用 (hemolytic transfusion reactions, HTR)	
急性溶血性副作用	輸血後 24 時間以内，血管内溶血
遅発性溶血性副作用	輸血後 24 時間以降，血管外溶血
非溶血性副作用	
発熱性非溶血性副作用 (febrile non-hemolytic transfusion reation, FNHTR)	
アレルギー反応	輸血副作用で最多
輸血関連急性肺障害 (transfusion-related acute lung injury, TRALI)	Type I / Type II
輸血関連循環過負荷 (transfusion-associated circulatory overload, TACO)	
輸血後 GVHD (graft-versus-host disease)	輸血後 1〜2 週間
輸血後鉄過剰症	慢性的な輸血 総赤血球輸血量 20 単位またはフェリチン値 500 ng/mL 以上
高カリウム血症	赤血球製剤の保存に伴い上昇し放射線照射後にその速度が増す
その他	輸血後関連呼吸困難 (transfusion associated dyspnea, TAD) 低血圧性輸血副作用 (hypotensive transfusion reaction) 　収縮期または拡張期 30 mmHg の低下，輸血後 1 時間以内 輸血後紫斑病 (post-transfusion purpura, PTP) 　製剤中の血小板抗原に対する患者の抗体により，輸血後 5〜12 　日後に発症する血小板減少症 心機能障害・不整脈，腎機能障害，肝機能障害 大量輸血の副作用 (低体温，希釈性凝固障害，低カルシウム血症など) 新生児輸血に伴う副作用
感染症	
ウイルス	HBV，HCV，HIV，HTLV-1，human parbovirus B19，HAV，HEV，CMV
細菌	*Staphylococcus aureus* など
原虫	マラリア，リーシュマニア症，シャーガス病，アフリカトリパノソーマ症，バベシア症
その他	変異型クロイツフェルト・ヤコブ病，梅毒

III 輸血関連副作用

　輸血関連副作用は溶血性副作用と非溶血性副作用，感染症に大別される。輸血関連副作用を表4にまとめる。重篤な輸血の副作用の多くは輸血開始後 15〜30 分以内に発症するため，輸血開始後は注意深く患者を観察する必要がある。また，輸血終了後であっても何らかの新規症状が出現した際に，輸血副作用の可能性を考慮する必要がある。各製剤に比較的固有の副作用として，赤血球製剤で鉄過剰症，高カリウム血症，血小板製剤で抗 HLA 抗体産生 (血小板輸血不応)，新鮮凍結血漿でナトリウム負荷がある。また，クエン酸はすべての製剤に含まれており，大量輸血により低カルシウム血症を呈する。

1 溶血性副作用

　急性溶血性副作用は，輸血後 24 時間以内に起こり，血管内溶血が大部分であり，ABO 不適合輸血が大部分を占める。急性溶血性副作用は，わずかな不適合輸血でも発症し，重症化すると死に至る重篤な副作用である。一方，遅発性溶血性副作用は，輸血後 24 時間以降 (3〜14 日程度) に起こり，血管外溶血が大部分で，二次性免疫応答により増加した IgG 同種抗体が原因となる。

2 非溶血性副作用

1 発熱性非溶血性輸血副作用 (FNHTR)

　発熱性非溶血性輸血副作用 (febrile non-hemolytic transfusion reaction, FNHTR) は，輸血中または輸血後数時間以内に発熱 (38℃ 以上または輸血前より 1℃ 以上の体温上昇) を認めるものである。悪寒，戦慄，頭痛，嘔気を伴うこともある。

2 アレルギー反応

　赤血球製剤や血小板製剤の輸血によるアレルギー反応を予防するためには洗浄操作により血漿成分などを除去した製剤 (洗浄赤血球製剤など) を用いる。明確なエビデンスはないものの，輸血 30〜60 分前に抗ヒスタミン薬やステロイドの予防投与を行うことがある。

日本集中医療医学会専門医テキスト　第4版

表5	TRALI/TACO の分類 [25], [26]	
輸血関連急性肺障害	TRALI Type Ⅰ	a. ⅰ. 急性発症 　ⅱ. 低酸素血症〔P/F ≦ 300 または SpO₂ ＜ 90％（room air）〕 　ⅲ. 画像上両側肺水腫の明らかな証拠 　　（例えば，胸部X線写真，胸部CT，または超音波） 　ⅳ. LAH の証拠がない，または LAH が存在する場合は，低酸素血症の主な原因ではないと判断される b. 輸血中または6時間以内に発症 c. ARDS の危険因子*との時間的関係なし
	TRALI Type Ⅱ	a. TRALI Type Ⅰ のカテゴリ a および b に記載されている所見 b. 輸血前 12 時間の安定した呼吸状態 　（輸血前から ARDS 危険因子*が存在していたが，輸血 12 時間前からの呼吸状態は安定していた状態）
TRALI/TACO		TRALI と TACO が両方関与している，または TRALI と TACO の区別ができない
輸血関連循環過負荷（TACO）		a. 急性また悪化している呼吸窮迫の証拠 b. 急性または悪化した肺水腫の証拠 c. 心血管型の変化を示す証拠 d. 体液過剰の証拠 e. BNP（NT-proBNP）の上昇 　（a または / および b を満たし，c～e を含む3つ以上に当てはまる）
ARDS		輸血前からあった ARDS の悪化
輸血関連呼吸困難（TAD）		主に輸血後6時間を超えて発症した肺水腫等
その他		上記以外

* ARDS の危険因子：肺炎，胃内容物の誤嚥，吸気障害，肺挫傷，肺血管炎，溺水，肺以外の肺血症，外傷，膵炎，重症熱傷，非心原性ショック，薬物過剰投与

3 輸血関連急性肺障害（TRALI）/ 輸血関連循環過負荷（TACO）

　輸血関連急性肺障害（transfusion-related acute lung injury, TRALI）は輸血後6時間以内に非心原性の肺水腫により急性呼吸不全をきたす重篤な副作用である。輸血製剤中の白血球抗体が原因と推測されるが，詳細な機序は解明されていない。白血球抗体は，妊娠を経験した女性で検出率が高く，予防として男性献血者の血液が血漿製剤へ優先的に使用されるようになった。わが国の2015年のデータでは，全血 400 mL 由来（FFP-LR-240）の 99.9％，成分献血由来（FFP-LR-480）の 67.9％，全血 200 mL（FFP-LR-120）の 17.2％が男性由来である。すべての血漿製剤が男性由来でないのは，安定供給に影響をきたす可能性があるためである。また全血 400 mL 由来の男性割合が高いのは，全血 400 mL 採血は男性の割合が高いため，男性由来の血漿製剤を優先的に製造することができるためである[22]。TRALI はすべての血液製剤で発症し得るが，新鮮凍結血漿，血小板製剤でよりリスクが高い[23]。TRALI 発症時には直ちに輸血を中止し，適切な呼吸管理を行う。支持療法がメインで，TRALI に特異的な治療はない。ARDS ととらえればステロイドの使用も考慮され得るが，TRALI に対するステロイド使用は症例報告しかなく，エビデンスは限られる。

　輸血関連循環過負荷（transfujion-associated circulatory overload, TACO）もまた，輸血開始後6時間以内に発症する急性呼吸不全である。定義上は 12 時間以内に発症するものを含む[24]。TACO の病態は循環過負荷による心不全であり，血液粘度の上昇に伴う心拍出量低下も関与する。TRALI との鑑別で重要なのは，TACO には左房圧上昇の所見があることである。TACO を疑った場合，輸血を中止し，適切な呼吸管理と心不全に準じた治療を開始する。

　TRALI と TACO の診断基準は 2019 年に改訂され，これまで TRALI，Possible TRALI（p-TRALI）と分類されていたものが，TRALI type Ⅰ，TRALI Type Ⅱ と分類されるようになった（表5）[25], [26]。両者の違いは ARDS の危険因子の有無である。また，左房圧上昇の所見はあるが TRALI の関与も疑われる病態も存在することから，TRALI と TACO を臨床上区別することが難しいことは以前より指摘されていた。今回の改訂で TRALI/TACO という分類も新設され，TRALI/TACO は TRALI と TACO の両者が関与した病態を指す。2021 年4月より新基準に基づいた報告システムに変更となっている。この最新の TRALI の分類では，輸血から TRALI 発症まで最大6時間としているが，重症患者において輸血後6～72時間遅れて TRALI が発症する可能性が指摘されており，delayed TRALI と呼ばれる[27]。輸血を受ける重症患者の 25％に発症し，死亡率は 40％に達すると報告されている。

4 輸血後 GVHD

　輸血後 GVHD（graft-versus-host disease）は，輸血血液製剤中の供血者リンパ球が生着し，患者の体組織を傷害することによって起こる病態である。輸血後1～2週間で発熱，紅斑が出現し，肝障害，下痢，下血

638

輸液・輸血，水・電解質 **XX**

などの症状を呈し，骨髄無形成，汎血球減少，多臓器不全をきたす，非常に重篤な病態である。有効な治療法はなく，輸血用血液に放射線照射をして予防することが重要である。わが国では血漿製剤を除くほぼすべての製剤で放射線照射が行われているが，予防対策が不十分で2007年に発症例が報告されたことから，2010年より日本輸血・細胞治療学会から放射線照射に関するガイドライン[28]が出され，以降報告はない。

3 感染症

HBV，HCV，HEV，HIV，HTLV-1，Human Parvovirus B19のウイルスは，血清学的検査や拡散増幅検査を施行している。感染極初期のウインドウ期に献血された場合や，無症候性感染していることに気づかれずに献血された場合に，ウイルスが混入し得る。また，採血時の不十分な消毒，皮膚毛嚢を貫いた採血，無症候性の菌血症状態の献血者からの採血，バッグの破損，融解時のポート感染などにより，輸血用血液に細菌が混入することがある。保存中に細菌が一定量以上まで増殖しないよう，わが国の血小板製剤および赤血球製剤の有効期限は諸外国に比べ短く設定されている。

おわりに

病態ごとに輸血トリガーを理解し，合併症のリスクを評価した上で，必要時に適切な量の輸血を行う。また，同時に輸血の原因となった貧血，血小板減少，凝固異常の原因精査も怠ってはならない。輸血の供給体制は地域，施設ごとに異なるので，各施設の実情に合わせた輸血プロトコルを策定しておくことが望ましい。

■ 文献

1) 厚生労働省 医薬・生活衛生局. 血液製剤の使用指針. 2019 [cited 2022 Oct 30]. Available from: http://yuketsu. jstmct.or.jp/wp-content/uploads/2019/03/4753ef28a6 2e4485cb6b44f92ebad741.pdf

2) 厚生労働省医薬・生活衛生局血液対策課. 輸血療法の実施に関する指針. 2005年（2020年3月一部改正）[cited 2022 Oct 30]. Available from: http://yuketsu.jstmct.or.jp/ wp-content/uploads/2022/06/073bdbb3a84b80b0c0 5e0b53f57cb409.pdf

3) 厚生労働科学研究費補助金事業，日本輸血・細胞治療学会ガイドライン委員会. 科学的根拠に基づいた赤血球製剤の使用ガイドライン 改訂第2版. 2018. [cited 2022 Oct 30]. Available from: http://yuketsu.jstmct.or.jp/wp-content/ uploads/2019/11/82fd8a5cbb6d3f1607fe87764728 46b7.pdf

4) 日本輸血・細胞治療学会，厚生労働科学研究費補助金事業，日本輸血・細胞治療学会　ガイドライン委員会，他. 科学的根拠に基づいた血小板製剤の使用ガイドライン 2019年改訂

版. 2019. [cited 2022 Oct 30]. Available from: http://yuketsu.jstmct.or.jp/wp-content/uploads/2019/07/065030544.pdf

5) 日本輸血・細胞治療学会ガイドライン委員会，厚生労働科学研究費補助金事業，AMED 研究開発事業. 科学的根拠に基づいた新鮮凍結血漿（FFP）の使用ガイドライン（改訂第2版）. 2019. [cited 2022 Oct 30]. Available from: http://yuketsu.jstmct.or.jp/wp-content/uploads/2019/07/065030525.pdf

6) 日本赤十字社. 輸血用血液製剤取り扱いマニュアル 2019年12月改訂版. 2019 [cited 2022 Oct 30]. Available from: https://www.jrc.or.jp/mr/relate/info/pdf/handlingmanual1912.pdf

7) Vincent JL. Transfusion thresholds: the dangers of guidelines based on randomized controlled trials. Intensive Care Med 2020;46:714-6.

8) Vlaar AP, Oczkowski S, de Bruin S, et al. Transfusion strategies in non-bleeding critically ill adults: a clinical practice guideline from the European Society of Intensive Care Medicine. Intensive Care Med 2020;46:673-96.

9) Weiskopf RB, Viele MK, Feiner J, et al. Human cardiovascular and metabolic response to acute, severe isovolemic anemia. JAMA 1998;279:217-21.

10) Villanueva C, Colomo A, Bosch A, Transfusion strategies for acute upper gastrointestinal bleeding. N Engl J Med 2013;368:11-21.

11) Carson JL, Stanworth SJ, Dennis JA, et al. Transfusion thresholds for guiding red blood cell transfusion. Cochrane Database Syst Rev 2021;12:CD002042.

12) 江木盛時，小倉裕司，矢田部智昭，他. 日本版敗血症診療ガイドライン2020. 日集中医誌 2020;28:S1-411.

13) Hébert PC, Wells G, Blajchman MA, et al. A multicenter, randomized, controlled clinical trial of transfusion requirements in critical care. Transfusion Requirements in Critical Care Investigators, Canadian Critical Care Trials Group. N Engl J Med 1999;340:409-17.

14) Vlaar APJ, Dionne JC, de Bruin S, et al. Transfusion strategies in bleeding critically ill adults: a clinical practice guideline from the European Society of Intensive Care Medicine. Intensive Care Med 2021;47:1368-92.

15) Carson JL, Stanworth SJ, Guyatt G, et al. Red Blood Cell Transfusion: 2023 AABB International Guidelines. JAMA 2023;330:1892-902.

16) Mueller MM, Van Remoortel H, Meybohm P, et al; ICC PBM Frankfurt 2018 Group. Patient Blood Management: Recommendations From the 2018 Frankfurt Consensus Conference. JAMA 2019;321: 983-97.

17) American Society of Anesthesiologists Task Force on Perioperative Blood Management. Practice guidelines for perioperative blood management: an updated report by the American Society of Anesthesiologists Task Force on Perioperative Blood Management*. Anesthesiology 2015;122:241-75.

18) Nachman RL, Rafii S. Platelets, petechiae, and preservation of the vascular wall. N Engl J Med 2008;359:1261-70.

19) Kaufman RM, Djulbegovic B, Gernsheimer T, et al; AABB. Platelet transfusion: a clinical practice guideline

639

from the AABB. Ann Intern Med 2015;162:205-13.

20) Holcomb JB, Tilley BC, Baraniuk S, et al; PROPPR Study Group. Transfusion of plasma, platelets, and red blood cells in a 1:1:1 vs a 1:1:2 ratio and mortality in patients with severe trauma: the PROPPR randomized clinical trial. JAMA 2015;313:471-82.

21) 日本産科婦人科学会，日本産婦人科医会，日本周産期・新生児医学会，他．産科危機的出血への対応指針2022．2022 [cited 2022 Oct 30]. Available from: https://www.jsog.or.jp/activity/pdf/shusanki_taioushishin2022.pdf

22) 日本赤十字社．日本赤十字社におけるヘモビジランス2015 [cited 2022 Oct 30]. Available from: https://www.mhlw.go.jp/file/05-Shingikai-11121000-Iyakushokuhinkyoku-Soumuka/0000133984.pdf

23) Toy P, Gajic O, Bacchetti P, et al; TRALI Study Group. Transfusion-related acute lung injury: incidence and risk factors. Blood 2012;119:1757-67.

24) International Society of Blood Transfusion Working Party on Haemovigilance in collaboration with The International Haemovigilance Network And AABB (formerly the American Association of Blood Banks). Transufusion-associated circulatory overload (TACO)

Definition (2018). 2019.

25) Vlaar APJ, Toy P, Fung M, et al. A consensus redefinition of transfusion-related acute lung injury. Transfusion 2019;59:2465-76.

26) 日本赤十字社．日本赤十字社におけるTRALI及びTACOの評価基準変更のお知らせ．2021 [cited 2022 Oct 30]. Available from: https://www.jrc.or.jp/mr/news/pdf/info_202103.pdf

27) Marik PE, Corwin HL. Acute lung injury following blood transfusion: expanding the definition. Crit Care Med 2008;36:3080-4.

28) 日本輸血細胞治療学会輸血後GVHD対策小委員会．「輸血後GVHD対策小委員会報告」．日輸血細胞治療会誌 2010;56.

■重要論文■

◆ わが国の輸血指針であり，最低限知っておく必要がある。（→文献1）
◆ 集中治療領域の輸血トリガーに関する最新のガイドライン。（→文献8, 14）

XX　輸液・輸血，水・電解質

3　水・電解質（ナトリウム，カリウム）

畠山淳司

目　標
- 生体水分の分布を理解できる
- ナトリウム異常を理解できる
- カリウム異常を理解できる

Key words Edelman の式，カリウム，グリコカリックス，ナトリウム

I　生体水分の分布

　成人の総水分量（total body water, TBW）は体重の約60％といわれており，組成から細胞内液（intracellular fluid, ICF）と細胞外液（extracellular fluid, ECF）に分けられ，さらに細胞外液は循環血漿と組織間液に分類される（図1）。生体の水分量は年齢や性別，肥満度によって多少変化し，高齢者では筋肉量が減少することや皮膚の代謝サイクルが減少することにより成人と比較して水分量が少ない。女性は筋肉量と体脂肪の関係から男性よりも水分量が少ない。また，肥満患者では，脂肪成分に水分がほとんど含まれていないため水分量が少なくなる。

　細胞内液と細胞外液は細胞膜を隔てて大別され，細胞外液は毛細血管を中心とした血管壁を介して循環血漿と組織間液に分けられる。体液の分布は，体重に対して細胞内液は約40％，細胞外液は約20％，血漿は約5％，組織間液は約15％それぞれ分布している。各体液区分の電解質組成をみると，細胞外液には Na^+ や Cl^- が多く，細胞内液には K^+，Mg^{2+}，PO_4^{2-} が多い（表1）。これは，細胞膜は水を自由に通過させるが，その他の溶質の出入りを制御しているためである。また，組織間液は，血漿に比してタンパク質濃度が低値であるが，これは，毛細血管壁は血漿タンパクのような高分子物質は通過しにくく，水や電解質，糖質，アミノ酸などの低分子物質は自由に通過させるためであり，この機能により毛細血管壁を介して膠質浸透圧が生じ血管内に水分が保持される。

　もともと血管内外での水分移動は静水圧と膠質浸透圧によって規定されるという Frank-Starling の法則に従っているとされていた。しかし，同じ血管でも炎症や侵襲が加わると血管透過性が変化することが臨床的に認識されており，静水圧と膠質浸透圧だけでは説明がつかなかった。近年，Frank-Starling の法則とは異なり，体液の流れは血管内から組織間液への一方通行であり，血管内に戻ることはなく組織間液へ移動した体液はリンパ管を還流することで戻ってくるという理論が主流となっている。毛細血管壁の血管内皮細胞では糖タンパク質で構成される厚さ 100 nm 程度のグリコカリックスと呼ばれるゲル状の層が存在する。グリコカリックスは，毛細血管壁の水・溶質の浸透圧，血流によるずり応力の血管内皮細胞への接着などの重要な役割を担っている。すなわちグリコカリックスが血管透過性を決定する因子の1つであり，炎症，手術侵襲，外傷などの病態では，グリコカリックスが障害を受け血管透過性の変化をもたらしている可能性が示唆されている[1]。

II　水分平衡

　通常の環境下で生活する成人の場合，1日あたりの必要水分量は，体重 1 kg あたり約 30 mL とされている。水分平衡は，水分摂取量と水分排泄量の差である。体内の水分は，摂取した水分および食物中に含まれる水分ならびに代謝によって産生された水分に由来する。水分は，主に尿，汗，消化管に排泄されるが，不感蒸泄として呼気中にも排泄される。一般的に生体からの水分喪失は腎性水分喪失と非腎性水分喪失に分類される。

1　水分摂取量

　ヒトは口渇によって水分摂取を行うが，口渇の機序は

641

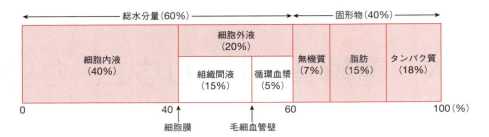

図1 身体の構成比率

表1 体液の電解質濃度(mEq/L)

		細胞外液		細胞内液
		循環血漿	組織間液	
陽イオン	Na^+	142	144	15
	K^+	4	4	150
	Ca^{2+}	5	2.5	2
	Mg^{2+}	3	1.5	27
	合計	154	152	194
陰イオン	Cl^-	103	114	1
	HCO_3^-	27	30	10
	HPO_4^-	2	2	100
	SO_4^{2-}	1	1	20
	有機酸	5	5	—
	タンパク質	16	0	63
	合計	154	152	194

以下の3つが挙げられる。
- 血漿浸透圧が少なくとも1～2%上昇した場合
- 血漿浸透圧に関係なく，血漿量が減少した場合
- 浮腫や腹水などにより全体液量が増加しても，有効循環血漿量が減少した場合

　水分は食物からも摂取され，一部の固形食物(果実や野菜など)は，液状の場合と同等の水分を含む。また，内因性脂肪1g，タンパク質1gおよび炭水化物1gを完全に酸化するとそれぞれ1.07 mL，0.41 mL，0.55 mLの水分が産生される。このような代謝水は1日あたり約300 mLとされている。

2 水分排泄量

1 腎性水分喪失

　抗利尿ホルモン(antidiuretic hormone, ADH)とアルドステロンの作用により腎臓での水分排泄量が調節されている。ADHは，腎臓の傍糸球体圧受容器において血漿浸透圧の低下が感知されると脳下垂体後葉から分泌される。ADHは遠位尿細管での水の再吸収を促進し，水を保持する作用をもつ。一方，アルドステロンは，循環血漿量および体内総Na量が減少したとき，腎臓におけるNaの再吸収を促進する。これらのホルモンは，脳の口渇中枢への刺激を通して生理的な水分，Na量の維持と管理を行っている。

2 非腎性水分喪失

　通常の環境下で発熱していない場合，1日あたり約400 mLの水分が呼気から喪失される。過換気，体温上昇，高温乾燥下，酸素マスクおよび人工呼吸器装着中に加湿器を使用しない場合，呼気中の水分喪失量はさらに増加する。また，通常の環境下では，発汗によりさらに1日あたり400～600 mLの水分が失われる。発汗作用では，比率としては電解質よりも水分の喪失量の方が多い。健常者では，糞便中の水分は大腸で効率的に再吸収され，糞便からの水分喪失量は約100 mLである。重症の下痢症状がみられた場合，糞便中の水分および電解質濃度は非常に高く，脱水症状および低K血症を予防するため厳重なモニタリングが必要となる。

III ナトリウム濃度の異常[2]

　血漿Na濃度の変化を理解するにはEdelmanの式を理解する必要がある。
　まず，血漿浸透圧は以下の式で得られる。

　　血漿浸透圧 = 体内総(陽イオン+陰イオン)/総水分量
　　　　　　 = 体内総(Na + K)×2/総水分量

一方，血漿浸透圧は，

　　血漿浸透圧 = 2×血漿Na濃度 + ブドウ糖(mg/dL)/18
　　　　　　　 + 血中尿素窒素(mg/dL)/2.8

でも近似できるが，大部分は血漿Na濃度により規定されるため，

　　血漿浸透圧 = 2×血漿Na濃度 = 体内総(Na + K)×2/総水分量となり，

　　血漿Na濃度 = 体内総(Na + K)/総水分量

というEdelmanの式が得られる。
　Na濃度の異常が，総水分量の異常と関係していることを

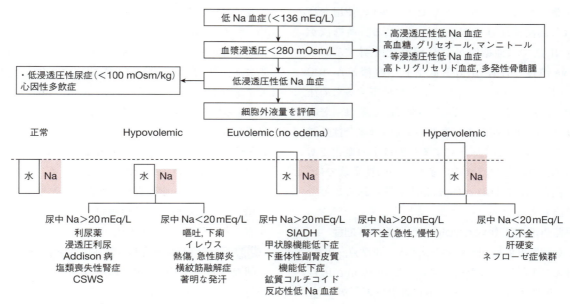

図2 低Na血症の病態生理
CSWS, cerebral salt wasting syndrome; SIADH, syndrome of inappropriate secretion of antidiuretic hormone.

とが示されており，Na異常であっても，必ずしもNa総量が多いわけでも少ないわけでもない．また，Naは細胞膜を通過することができず，細胞外液にほとんどが存在するため，細胞外液量は体内に存在するNa総量によって規定されることを意味している．そのため，「細胞外液量の異常はNa総量の異常，Na濃度の異常は総水分量の異常」という原則が生まれる．

Ⅳ 低ナトリウム血症（図2）

血清Na濃度が136 mEq/L未満を低Na血症と呼び，経腸栄養を行っている患者の31％にみられる電解質異常であり，ときに症候性となり，重症例では低Na血症性脳症をきたし生命予後と関連する．血清Na濃度は，細胞外液のNa量と水分量との相対的比率で決定されるため，細胞外液のNa量に対して水分量が相対的に過剰であれば，脱水でも溢水でも低Na血症となる．細胞外液をhypovolemic，euvolemic，hypervolemicに分類して病態生理を把握することが鑑別診断や治療に有効である．ただし，細胞外液の4分の1は循環血漿に，4分の3は組織間液に分布するため，細胞外液量の評価は臨床的に困難なことが多い．

1 低Na血症性脳症の治療[2),3)]

低Na血症では細胞内へ水が移行し細胞内浮腫が生じる．問題となるのは頭蓋骨で囲まれた脳細胞内浮腫であり，頭痛，悪心，嘔吐，脱力，傾眠，痙攣，昏睡などの症状を呈し，低Na血症性脳症をきたすことがある．低Na血症の治療で注意しなければならない病態の一つとして浸透圧性脱髄症候群（osmotic demyelination syndrome, ODS）が挙げられる．ODSとは，低Na血症の急激な補正によって生じる医原性疾患である．急激なNa補正によって，脳細胞内から細胞外へ水の移動が生じ，細胞容積の虚脱が生じることによる非炎症性脱髄である．初期の症状としては，無言症や構音障害であり，次第に痙直性四肢麻痺，仮性球麻痺から情緒障害，傾眠傾向，昏睡に至る．

このような症候性低Na血症に対して，3％高張食塩水（生理食塩水100 mLに10％塩化ナトリウム30 mLを加えて作成）100～150 mLを20分間で点滴静注し，血清Na濃度が4～6 mEq/L上昇するまで繰り返す．症状改善，血清Na濃度8 mEq/Lの上昇，血清Na濃度＞130 mEq/Lのいずれかが認められれば補正は終了とする．ただし，ODSの高リスク群（血清Na濃度≦105 mEq/L，低K血症合併，アルコール中毒，低栄養，高度肝障害）では，血清Na濃度の上昇を6 mEq/L/24時間に抑える．また，無症候性低Na血症の場合は，心因性多飲症などの数時間の経過で生じた急性経過であれば，急速なNa補正もODS，脳浮腫のリスクは低いためとくに補正の制限はない．しかし，2日以上の経過（慢性経過）や時間経過が不明な場合は，ODS発症の予防として8 mEq/L/24時間程度の補正を上限とする．

❶ 高浸透圧性低Na血症，偽性低Na血症，希釈尿を考慮
低Na血症では通常血漿浸透圧は低下するが，高浸透

圧性利尿薬（マンニトール，グリセオール）の使用や高血糖では，高浸透圧性低Na血症が生じる。血糖値が400 mg/dLまでは血糖値が100 mg/dL上昇するごとに血清Na濃度は1.6 mEq/L低下し，血糖値が400 mg/dL以上では，4.0 mEq/Lと急速に低下するため注意が必要である。また，等浸透圧性低Na血症は，著明な高トリグリセリド血症や高タンパク血症（多発性骨髄腫など）でみられ，測定原理による見かけ上の変化であり偽性低Na血症と呼ばれる。また，心因性多飲では，希釈尿（尿浸透圧＜100 mOsm/kg）が見られることで鑑別が可能である。

② 細胞外液増加（hypervolemic）性低Na血症

明らかな細胞外液増加を認める所見（下腿浮腫，胸水，腹水，肺水腫）がみられた場合には，hypervolemic性低Na血症を考える。Na，水ともに排泄障害があるが，相対的に細胞外液に水分量が多いため低Na血症となる。腎性Na喪失を伴う腎不全と，腎Na再吸収亢進をきたす心不全，肝硬変，ネフローゼ症候群に分類される。

(a) 腎不全

急性腎不全では，尿細管障害によりNa再吸収が障害され，尿中Na排泄は増加するが，尿量減少により相対的に水分量が過剰となり低Na血症となる。慢性腎不全では，水・Naともに排泄障害があるが，尿希釈障害による水分量の蓄積により低Na血症となる。いずれも腎臓からのNa排泄が増加する（尿中Na＞20 mEq/L）

(b) 心不全，肝硬変，ネフローゼ症候群

心不全では，静脈系容量が増加するが，心拍出量低下に伴い循環血漿量は減少する。肝硬変やネフローゼ症候群では，低アルブミン血症により膠質浸透圧が低下し，循環血漿量が減少する。これら循環血漿量の低下を腎輸入細動脈や頸動脈に存在する圧受容器が感知し，代償反応としてrenin-angiotensin-aldosterone（RAA）系，交感神経系，ADH系が賦活化され，腎でのNa・水再吸収が亢進することで低Na血症を引き起こす。また，心不全では心房性Na利尿ペプチド（atrial natriuretic peptide, ANP）が増加することで腎Na利尿は促進されるが，水貯留がNa貯留を上回るため希釈性低Na血症となる。これら疾患ではRAA系賦活化により尿中Na排泄は減少する（尿中Na＜20 mEq/L）。

③ 細胞外液減少（hypovolemic）性低Na血症

細胞外液減少に比して，Na減少が著しい場合にhypovolemic性低Na血症を考える。尿中Na濃度が鑑別に必要であり，腎性Na喪失か腎外生Na喪失かに分類される。

(a) 腎性Na喪失（尿中Na＞20 mEq/L）

利尿薬は直接Na排泄を促進し，Addison病では，

コルチゾールとアルドステロンともに分泌が低下するため，腎でのNa再吸収障害をきたす。塩類喪失性腎症ではNa再吸収障害によりNa排泄が促進し，中枢性塩類喪失症候群（cerebral salt wasting syndrome, CSWS）では脳性Na利尿ペプチド（brain natriuretic peptide, BNP）の増加と腎交感神経系の亢進により，腎でのNa排泄が促進される。

(b) 腎外性Na喪失（尿中Na＜20 mEq/L）

嘔吐や下痢では消化管から体外に，イレウスでは体内から消化管内に，腹膜炎や急性膵炎，熱傷などの炎症性疾患，横紋筋融解症では組織間液にそれぞれNaが喪失することで低Na血症が生じる。

④ 細胞外液増減を伴わない（euvolemic）性低Na血症

細胞外液増減を伴わず，体内のNa量よりも水分量が相対的に多い病態を指す。病因として細胞外液が軽度増加している抗利尿ホルモン分泌過剰症（syndrome of inappropriate secretion of antidiuretic hormone, SIADH），甲状腺機能低下症と細胞外液が軽度減少している下垂体性副腎皮質機能低下症，鉱質コルチコイド反応性低Na血症がある。

(a) SIADH

ADH分泌は，血漿浸透圧の上昇と循環血漿量の低下で刺激される。SIADHでは，腫瘍や中枢性疾患，炎症性疾患，薬剤などによりADHが不適切に分泌され続ける病態である。ADHが持続的に分泌されており，自由水の再吸収が亢進しており，通常尿は濃縮されている（尿浸透圧＞100 mOsm/kg）。SIADHの治療として，①原疾患の治療，②水制限，③Na補充，④トルバプタンが挙げられる。

(b) 甲状腺機能低下症

心拍出量低下による循環血漿量と糸球体濾過量の減少から二次的にADH分泌が促進されるため，低Na血症をきたす。

(c) 下垂体性副腎皮質機能低下症

コルチゾール分泌減少による腎Na再吸収低下やADH分泌抑制の解除によりADH分泌亢進となり，また，食欲不振によるNa摂取不足から低Na血症となる。下垂体性副腎皮質機能低下症ではアルドステロン分泌は保持されるため，Addison病よりも脱水は軽度である。

(d) 鉱質コルチコイド反応性低Na血症

高齢者ではアルドステロンに対する腎反応性低下から腎のNa保持能が低下する。そのため，尿中へのNa排泄が増加し循環血漿量が低下する。代償的にADH分泌が亢進し，循環血漿量の低下は軽度に留まるものの，腎集合管における水再吸収が増加し，低Na血症となる。

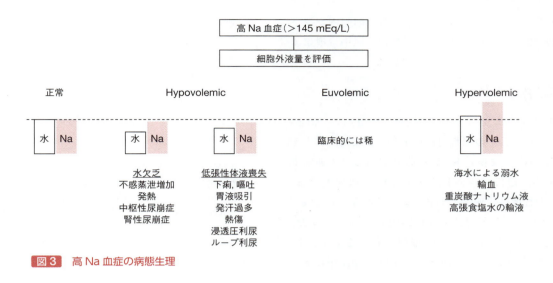

図3 高Na血症の病態生理

V 高ナトリウム血症（図3）

血清Na濃度が145 mEq/Lを上回る状態を高Na血症と呼ぶ。血漿浸透圧の上昇から細胞内脱水となるため口渇が強く，脳細胞萎縮により混乱，せん妄，痙攣，昏睡などの意識障害を呈する。入院患者の約2%に起こるとされ，低Na血症より発症頻度は低い[4]。これは，口渇により水分補給が促進されること，水分を伴わずにNaのみが補充される環境は医原性が多いこと，血漿浸透圧上昇に対してADHが分泌され体内水分量が保持されることが挙げられる。そのため，口渇があっても水分摂取が制限される乳幼児や高齢者，意識障害患者，人工呼吸管理を要する患者などでは発症しやすい。低Na血症と同様に細胞外液のNa量と水分量のバランスで鑑別診断を進める。

1 細胞外液増加 (hypervolemic) 性高Na血症

海水による溺水，輸血あるいは重炭酸ナトリウム液，高張食塩水の輸液，自殺企図による大量の塩分摂取が挙げられ，急性経過であることが多い。この場合，5%ブドウ糖液の大量負荷とループ利尿薬投与が基本治療となる。

2 細胞外液減少 (hypovolemic) 性高Na血症

Na喪失に比して水喪失が多い場合に見られ，腎外性水喪失として，発熱や呼吸器感染症に伴う不感蒸泄増加，熱傷，発汗過多，消化管からの喪失（下痢，嘔吐，胃管留置）などがある。腎性水喪失として，高血糖，グリセオール，マンニトールなどによる浸透圧利尿，中枢性尿崩症，腎性尿崩症，ループ利尿薬などが挙げられる。治療の基本は5%ブドウ糖液であるが，脱水が著しい場合は，細胞外液や0.45%低張食塩水による脱水補正を行うことがある。

尿崩症は，ADH合成あるいは作用不全により自由水が保持できず腎性に喪失して多尿と高Na血症を呈する疾患であり，血漿浸透圧が上昇する一方で尿浸透圧は低下する。下垂体およびその上位中枢障害によりADH分泌が低下することで生じる中枢性尿崩症と腎臓集合管の障害によりADH作用が低下する腎性尿崩症に分類される。中枢性尿崩症の治療は，デスモプレシンを点鼻投与（1回5〜10 μg を1日1〜2回）あるいは，デスモプレシン錠を1回60〜120 μg を1日1〜3回経口投与する。いずれも投与量は患者の院水量や尿量，尿比重，尿浸透圧により適宜増減する必要がある。また，デスモプレシンの経鼻または経口投与ができない場合は，バソプレシンとして1回2〜10単位を必要に応じて1日2〜3回皮下注射または筋肉内注射する。ただし，高Na血症の進行など，緊急を要する場合には，バソプレシンの静脈内投与をすることがある（保険適応外使用）。これに対して，腎性尿崩症では自由水の補充と原因疾患の治療を行う。

VI カリウム濃度の異常

カリウム（K）は細胞内の主要な陽イオンであり，体内総K（約3,000 mEq）の98%は筋肉を中心に細胞内に分布する。K濃度も細胞内は約140 mEq/Lに対し細胞外液では約4 mEq/Lと低値である。この濃度差は，細胞膜Na-K-ATPaseポンプにより形成されており，細胞の静止膜電位を決定している。細胞内のKは浸透圧，細胞容積，グリコーゲン合成などの細胞機能維持に必須であり，K濃度の異常は心臓，筋肉，神経など興奮性の細胞活動に重大な影響を及ぼす。

血清K濃度は，①細胞内外のKシフト，②尿中への

K排泄の調節の2つで規定されている。細胞内シフトは短期的調節（分〜時間単位）で行われ，尿中排泄によりイン・アウトバランスが保たれている。

1　細胞内外のKシフト

インスリンとカテコラアミン（$\beta2$作用）は，Na-K-ATPaseを介してKの細胞内移行を促す。また，アシデミアでは，H^+と交換にK^+が細胞外に出るため血清K濃度は上昇，逆にアルカレミアでは低K血症となる。この変化の程度は代謝性アシドーシスの場合が最も大きく，pH 0.1につきKは約0.6 mEq/L上昇する。また，血清浸透圧の上昇は水とKの細胞外移行を促し，10 mOsm/Lの上昇につき血清Kは平均0.6 mEq/L上昇する。

2　尿中K排泄の調整

濾過されたKは近位尿細管（70％）とヘンレ上行脚（20％）で再吸収され，約10％が遠位尿細管に到達する。尿中K排泄の調節は，主に遠位尿細管〜集合管に存在するNaチャンネルを介して行われる。アルドステロンは，このNaチャンネルとNa-K-ATPaseを刺激することで，Na-K交換が促進される。

Ⅶ　低カリウム血症

低K血症とは，血清K濃度が3.5 mEq/L以下の場合をいう。低K血症は四肢のしびれ，脱力，イレウス，呼吸筋麻痺を引き起こすことがある。また，心筋の活動電位は，Na^+，K^+，Ca^{2+}の3つの陽イオンの膜電流で形成されており，これらの陽イオン濃度の変化が活動電位に影響を及ぼす。ただし，Na^+は細胞外に濃度が高いため，心筋の活動電位に影響を及ぼしにくく，重要なのはK^+とCa^{2+}の異常である。低K血症の心電図変化として，T波の平低化・陰性T波，ST低下，U波出現が特徴的である。一般的に血清K濃度が2.5〜3.0 mEq/L以下でなければ症状は出ない。低K血症の原因は，①摂取不足，②細胞内シフト，③排泄量の増加の3つの機序が考えられる。低K血症の原因を表2にまとめる。

1　低K血症の鑑別診断（図4）[5]

低K血症の鑑別診断を行う上で重要なことは，①尿中K排泄量の測定，②血液ガス分析結果，③血圧測定，④レニン・アルドステロン測定，⑤尿中Cl測定である。
偽性低K血症とは，稀に著明な白血球増加によりKの細胞内取り込みが亢進し，測定上，低K血症となる

表2　低K血症の原因

偽性低K血症
K摂取量の減少
Kの細胞内移行 ・細胞外液pH上昇（アルカレミア），インスリン作用の増強 ・βアドレナリン作用の増強（ストレス，β刺激薬） ・低K血症性周期性四肢麻痺，血球の増加，低体温症，クロロキン中毒
消化管からの喪失 ・嘔吐・下痢，胃管吸引，下剤の乱用
尿からの喪失 ・利尿薬，鉱質コルチコイド過剰，胃液の喪失，胃液の吸引 ・非吸収性陰イオン，尿細管アシドーシス，低Mg血症，アムホテリシンB ・塩類喪失性腎症：Bartter症候群，Gitelman症候群，多尿
過剰発汗
透析・血漿交換

ことである。健常人では，K摂取不足があると腎臓でのK排泄を抑えるため，低K血症があるにもかかわらず，尿中K排泄量が15 mEq/日以上あるいは尿中K/Cr 13 mEq/g・Cr以上であれば腎性喪失と考えられる。腎性喪失であった場合，細胞外液量増加や血圧が上昇していればレニン・アルドステロンを評価する。細胞外液量低下や血圧が正常範囲内から低下であれば血液ガス分析結果からHCO_3^-を評価する。

2　低K血症の治療

低K血症の治療の基本は，生命に関わる合併症（不整脈，四肢麻痺，横紋筋融解症）を防ぐための原疾患の治療とK製剤による補正である。低K血症の際には，必ず血清Mg値も測定することが重要である。下痢や利尿薬によるK喪失では，通常，低Mg血症も合併しており，低Mg血症下では，尿中K排泄が亢進しているためKを補充しても改善しにくいため，Mg補充も同時に行う。低K血症の補正を点滴静注で行う場合は，濃度と速度が重要となる。Kの急速補正は心筋の活動電位に影響を与えるため，投与速度は20 mEq/h以下とし，血管炎を防ぐために濃度は40 mEq/L以下とする。ただし，中心静脈カテーテルからの投与に限り40 mEq/L以上の濃度を認めていることがある。また，K製剤にはいくつかの種類があるが，KClは細胞外に分布しやすいが，グルコン酸カリウムやアスパラギン酸カリウムなどの有機酸塩は細胞内へ取り込まれやすい。後者は代謝性アシドーシスを伴う場合は有効であるが，細胞外K濃度の上昇効果は乏しい。そのため，緊急性の高い場合は，KClでの治療を行うべきである。

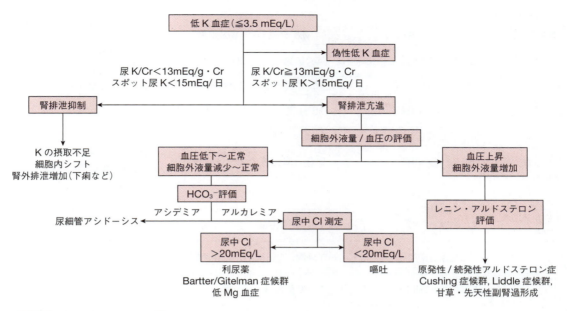

図4 低K血症の鑑別診断[5]

VIII 高カリウム血症

高K血症とは，血清K濃度が5.5 mEq/L以上と定義されている。高K血症では，心筋細胞外K^+が上昇することで細胞内外のK^+濃度差が減少する。この変化はK^+移動の駆動力を減少させ，心筋脱分極の抑制，再分極が亢進する。心電図変化として，心房の脱分極抑制からP波の激高やQRS幅の拡大，再分極の亢進はQT間隔の短縮とT波増高を認める。6.0 mEq/L以上になると，心筋の静止膜電位自体が維持困難になり，心室細動などの致死的不整脈が出現し死亡率上昇に寄与する。そのため，原因検索と診断，治療は重要である。高K血症の原因は，①摂取量の増加，②細胞内から細胞外へのシフト，③排泄量の低下の3つの機序が考えられる。高K血症の原因を表3にまとめる。

1 高K血症の鑑別診断[6]

Kは細胞内の主要電解質であり，生肉，野菜，果物，穀類に多く含まれる。しかし，K摂取単独で高K血症になることは稀であり，多くは高度腎機能障害やACEI/ARB投与などの薬剤性，腫瘍崩壊症候群や横紋筋融解症などの他の原因が併存している。まず，偽性高K血症を除外する。溶血や血小板，白血球増多では凝固時に血球よりKが遊離することで高K血症を呈する。尿中のK排泄が亢進しているか低下しているかに着目する。尿中K排泄が亢進していれば，K産生・吸収の促進または細胞内シフトの低下を考える。一方，尿中K排泄が低下しているのであれば腎機能低下，もしくは腎機能

表3 高カリウム血症の原因

偽性高K血症 ・白血球増加（7.5～10万/mL以上），血小板増加（75～100万/mL以上） ・採血時の溶血
K負荷の増大 ・外因性：K製剤の投与，食事（野菜，生肉，穀類など），赤血球輸血 ・内因性：横紋筋融解症，四肢虚血，腫瘍崩壊症候群
排泄障害・除去障害 ・腎不全（急性，慢性），低アルドステロン症 ・薬剤：ACE阻害薬，K保持性利尿薬，アンジオテンシンII受容体拮抗薬，NSAIDs，ST合剤など
Kの細胞外シフト ・代謝性アシドーシス ・インスリン欠乏 ・高血糖などの高浸透圧血症 ・薬剤：β-blocker，ジゴキシン，スキサメトニウム

が正常であれば，アルドステロンの量の不足または作用不全を考慮する。

2 高K血症の治療（表4）

血清K濃度が6.5 mEq/L以上あるか心電図異常があった場合には，グルコン酸カルシウムやグルコース・インスリン療法，重炭酸ナトリウムの静注内投与を行いKの細胞内シフトを行う。ただし，これらの治療効果は一過性であり，生理食塩水の大量投与，利尿薬投与，血液透析などにより体内からKを排泄させることが有効である。また，内服薬の経口投与が可能な患者であれば，ポリスチレンスルホン酸ナトリウム，ポリスチレンスル

日本集中治療医学会専門医テキスト　第4版

表4　高K血症に対する治療

薬剤	機序	効果発現	持続時間	注意事項
グルコン酸カルシウム	細胞膜を安定化して不整脈予防	すぐに発現	30～60分	血清K濃度低下作用はない ジギタリス中毒では注意が必要
サブタモール	細胞内へのK移行	15～30分後	2時間程度	頻脈，高血糖に注意が必要
グルコース・インスリン療法	細胞内へのK移行	15～30分後	2～6時間	低血糖に注意
フロセミド	腎からのK排泄の促進	15分～1時間	4時間	十分な体液量・循環血漿量がある場合に効果的
重炭酸ナトリウム	細胞内へのK移行	30～60分後	2～3時間	代謝性アシドーシスの場合以外は推奨されない Na塩であり，水分貯留に注意
K吸着薬				消化管合併症（悪心，嘔吐，下痢，便秘，消化管穿孔）に注意
ポリスチレンスルホン酸ナトリウム	主に結腸で交換	1時間～1日後	6～24時間	ソルビトール溶液での注腸は不可 （腹壁壊死を起こす）
ポリスチレンスルホン酸カルシウム	主に結腸で交換	1時間～1日後	6～24時間	
ジルコニウムシクロケイ酸ナトリウム	K^+選択的に消化管全体で作用	1～6時間後	不明	ナトリウム貯留に伴う浮腫
血液透析	Kの物理的な除去	数十分後	条件による	透析終了後のリバウンドに注意

ホン酸カルシウム，ジルコニウムシクロケイ酸ナトリウムの投与を行う。K保持性の薬剤であるRAA系阻害薬，K保持性利尿薬，非ステロイド性抗炎症薬（non-steroidal anti-inflammatory drugs, NSAIDs），ジギタリスなどの内服を行っている患者では，投与中止を行うことも重要である。

■文献

1) Myburgh JA, Mythen MG. Resuscitation fluids. N Engl J Med 2013;369:1243-51.
2) Sterns RH. Disorders of plasma sodium--causes, consequences, and correction. N Engl J Med 2015; 372:55-65.
3) Verbalis JG, Goldsmith SR, Greenberg A, et al. Diagnosis, evaluation, and treatment of hyponatremia: expert panel recommendations. Am J Med 2013; 126:S1-42.
4) Combs S, Berl T. Dysnatremias in patients with kidney disease. Am J Kidney Dis 2014;63:294-303.
5) Oram RA, McDonald TJ, Vaidya B. Investigating hypokalaemia. BMJ 2013;347:f5137.
6) Hollander-Rodriguez JC, Calvert JF Jr. Hyperkalemia. Am Fam Physician 2006;73:283-90.

■重要論文■

◆ グリコカリックスの機能を説明した総説。（→ Milford EM, Reade MC. Resuscitation Fluid Choices to Preserve the Endothelial Glycocalyx. Crit Care 2019;23:77）

◆ 蘇生輸液としてのアルブミンと生理食塩水を比較したランダム化比較試験であり，アルブミン投与を行っても血管内volumeは増加せず，28日死亡率に差を認めなかったことが報告された。このことは，重症感染症やショックなどの侵襲時には，グリコカリックスが障害を受けることでアルブミンなどのタンパク質が血管内から組織間液へと通過しやすくなるため，膠質液を投与しても血管外へ漏出しやすくなるということを示唆する論文である。（→ Finfer S, Bellomo R, Boyce N, et al; SAFE Study Investigators. A comparison of albumin and saline for fluid resuscitation in the intensive care unit. N Engl J Med 2004;350:2247-56）

XXI　栄養

1　栄養（経腸栄養と経静脈栄養）

巽　博臣

目標

- 重症病態における栄養療法の意義・目的を習得する
- 経腸栄養と静脈栄養，それぞれの利点・欠点を理解し，その適応と実際の投与法について習得する
- 重症病態におけるエネルギー投与量とタンパク投与量を理解する
- 重症病態に必要な栄養素を理解する

Key words　早期経腸栄養，腸管不耐，補完的静脈栄養

I　重症病態における栄養療法

1　侵襲期における異化亢進

　大手術後，熱傷・外傷，敗血症など重症病態では，健常時に比べて代謝が大きく変化する。このような侵襲期にはストレスホルモンやサイトカインの影響によって異化が亢進し，生体の構成成分（グリコーゲン，脂肪組織，タンパク）が分解されて糖新生が生じる（内因性のエネルギーの産生）。このような異化亢進状態では，経腸栄養や静脈栄養など（外因性のエネルギー）は利用されにくくなる。このようなエネルギー代謝が変化する急性期を過ぎて，全身状態が落ち着くにつれてエネルギー代謝が増加するため，重症患者では病態・病期に合わせてエネルギー投与量を増減する必要がある。

2　重症病態における栄養評価

　重症病態においても，栄養スクリーニングを行い，低栄養など栄養介入を必要とする場合に栄養アセスメントを行う。しかし，重症度が高ければ，それだけで栄養介入が必要な状態と判断し，早期に栄養アセスメントを行い，栄養療法を開始することが望ましい。

　測定頻度も高い検査である総タンパクやアルブミンは一般的に栄養評価の1つの指標として用いられる。しかし，重症病態では侵襲に伴う血管透過性の亢進によってタンパクやアルブミンも血管外へ漏出し，血清総タンパク・アルブミン濃度は低下する。また，脱水による血液濃縮，輸液による血液の希釈，アルブミン製剤の投与などの影響を大きく受けるため，重症病態では総タンパク・アルブミンは栄養評価の指標にはならない。トランスサイレチン・レチノール結合タンパク・トランスフェリンなどの rapid turnover protein（RTP）は，アルブミンよりは半減期が短いものの，同様の理由で血清濃度は影響されるため，それだけで栄養評価に用いるのは難しい。

　栄養状態のスクリーニングとして，主観的包括的アセスメント（subjective global assessment, SGA）や nutritional risk score（NRS）2002 などが用いられるが，重症患者（とくに救急患者）入院前の生活状況や食事摂取状況，既往歴を十分に把握できず，栄養状態を正確に評価できないことも少なくない。一般的には入院患者の栄養リスク評価には NRS2002，低栄養の診断基準として Global Leadership Initiative on Malnutrition（GLIM）criteria なども使われるが，同様の理由で重症患者では評価が難しい。一方，重症度や臓器障害度を評価する APACHE II score や SOFA score は全身状態の評価指標として有用である。また，重症患者の栄養リスクを評価するスコアリングとして，APACHE II score，SOFA score，年齢，併存疾患数，入院から ICU 入室までの期間，IL-6 値を点数化した Nutrition Risk in the Critically Ill（NUTRIC）score[1]（または IL-6 を除外した modified NUTRIC score[2]）が開発され，使用されている。modified NUTRIC score ＞ 5（リスクあり）の症例でもエネルギー投与量の増加と死亡率の低下が関連することが指摘されている。少なくとも，低栄養の有無を評価することは，その後の栄養療法を検討する上で重要である。

649

日本集中医療医学会専門医テキスト　第4版

表1　経腸栄養と静脈栄養：摂取できる栄養成分の違い

栄養素	経腸栄養	静脈栄養
糖質（炭水化物）	○	ほとんどグルコース （一部，キシリトール，フルクトース）
窒素源 （タンパク質など）	○ （タンパク質，ペプチド，アミノ酸）	アミノ酸のみ
脂質	○	大豆油のみ
ビタミン	○	○
ミネラル	○	○ （Mo，Crなど一部を除く）
食物繊維	○	×
総合評価	食事とほぼ同等	食事にはほど遠い

Ⅱ　栄養投与ルート

口から食物を摂取して消化・分解し，小腸からさまざまな栄養素を吸収する。このような生理的な栄養摂取経路は，重症患者においても変わらない。経口摂取ができない病態でも，静脈栄養ではなく経腸栄養を選択することが，さまざまな理由から推奨されている。

1　経腸栄養の目的

消化管に栄養を投与し，栄養素を消化管粘膜から吸収することだけが経腸栄養の目的ではない。それよりも重要となるのは，消化管機能の維持，粘膜構造の維持，bacterial translocation（BT）の予防である。消化管粘膜は腸内細菌が体内に侵入するのを防ぐ防御機構，すなわち腸管免疫としての役割を果たしている。消化管を利用せず，静脈栄養を長期間継続すると，消化管の粘膜は萎縮し，腸管免疫能は低下する。また，消化管を利用しないと腸内細菌叢が変化し，病原性の高い腸球菌や真菌などが増加する。腸管粘膜萎縮と腸内細菌叢の変化によって，腸内細菌自体や毒素，ペプチドグリカンなどの菌の成分が粘膜内に侵入し，炎症反応が惹起され，サイトカインなどの炎症性メディエーターが産生される。過剰産生されたメディエーターが血流に入り込むと全身性炎症反応症候群や敗血症，臓器障害・臓器不全などを引き起こす。これがBTである。

2　経腸栄養 vs. 静脈栄養

消化管を使用するかどうか以外に，表1に示すような違いがある。まず，エネルギー源となる糖質・タンパク質・脂質の投与形態や組成が大きく異なる。すなわち，糖質は，経腸栄養では多糖類なのに対して，静脈栄養では単糖類しか投与できず，そのほとんどがグルコースである。窒素源であるタンパク質は，経腸栄養ではタンパク質・ペプチド・アミノ酸のどの形態でも投与できるの

に対して，静脈栄養ではアミノ酸に限られる。脂質は，経腸栄養では様々な種類の脂肪酸が配合されているのに対して，わが国では大豆由来の脂肪酸を配合した脂肪乳剤しか使用できない。大豆由来の脂質は炎症反応を惹起するω-6系の脂肪酸の比率が高く，重症患者では投与しにくいとされている。

また，静脈栄養ではアミノ酸投与量を増やすと尿素窒素の増加，脂質投与量が増えると中性脂肪や肝機能数値の上昇を引き起こしやすいため，必要なエネルギー量を維持するためには必然的に糖質が多くなる。さらに，glucagon-like peptide-1（GLP-1）など腸管由来に分泌されるホルモンが介在しないことなどから，静脈栄養では高血糖が生じやすい。重症病態では異化亢進やステロイド投与などによって高血糖を生じていることが多いため，糖質含有量の少ない栄養剤も選択できる経腸栄養の方が，静脈栄養に比べて血糖コントロールの点からも優れている。

静脈栄養に比べて，経腸栄養では感染性合併症が少ないといわれているが，経腸栄養による腸管粘膜の維持が分泌型IgA，gut-associated lymphoid tissue（GALT），mucosa-associated lymphoid tissue（MALT）の維持につながり，全身の免疫機能が保たれることが一因と考えられている。また，経腸栄養による腸内細菌叢の維持，BTの抑制も腸管由来の感染症の減少に関与する。さらに，腸内容物に対する腸粘膜における抗原・抗体反応がToll like receptorsを介して全身の免疫機能を維持していると考えられている。また，静脈栄養では十分なエネルギーを投与するためには中心静脈ルートが必須となるが，経腸栄養で十分な栄養を投与できれば中心静脈ルートは不要となるため，カテーテル関連血流感染や血栓性静脈炎などのリスクを回避できることも，感染性合併症の減少と関連する。

3　経腸栄養の適応

消化管から十分な栄養成分を吸収できない，あるいは

650

栄養 **XXI**

消化管の安静が必要な疾患・病態などでは，経腸栄養が難しく，経腸栄養の開始を慎重に判断すべきであるが，これらを除いた疾患・病態が経腸栄養の適応となる。食事を摂取できなければ速やかに経腸栄養（経管栄養）を開始する。

循環維持のために大量の昇圧薬の投与を必要とするようなショックでは，経腸栄養開始を慎重に判断する。経腸栄養を投与すると，粘膜から吸収された栄養成分が門脈を介して肝臓へ運搬されるため，腸管の酸素需要が増加し，腸管血流を増加する必要が出てくる。一方，ショック時には脳と心臓への血流が優先され，消化管や腎，四肢への血流は低下する。カテコラミンなどの昇圧薬を大量に投与している場合は，末梢血管の収縮によりさらに顕著となる。腸管血流増加の対応が難しい大量の昇圧薬投与が必要なショック時に経腸栄養を投与すると，腸間膜動脈の血管が攣縮し，非閉塞性腸間膜虚血（non-occlusive mesenteric ischemia, NOMI）が生じるといわれる[3]。NOMI も虚血性腸炎，腸管壊死に至るため，大量の昇圧剤投与中は経腸栄養の開始を慎重に判断する必要がある。もちろん，少しでも昇圧薬を投与していれば経腸栄養を投与できないということではなく，投与量を減量できている場合や低用量で投与している場合は経腸栄養を開始できる。逆に，投与量を漸増する必要がある，あるいは高用量のまま減量できないような病態であれば経腸栄養の開始は慎重に判断する。経腸栄養と静脈栄養を比較した研究[4]では，ノルアドレナリン 0.5 μg/kg/min 投与中に経腸栄養を開始し，経腸栄養群で嘔吐・下痢・腸管虚血の発症が多かったと報告している。

4 経腸栄養開始のタイミング

多くの重症患者では，十分な経口摂取ができないため，経腸栄養や静脈栄養による栄養療法で低栄養を回避する必要がある。また，腸管粘膜の萎縮や機能維持のためには，経腸栄養はできるだけ早く開始する。国内外のガイドラインでも侵襲後 24 ～ 48 時間以内の経腸栄養開始を推奨していることが多い[3,5]。24 ～ 48 時間以内の早期経腸栄養と晩期経腸栄養群の比較では，早期経腸栄養群で死亡および肺炎が少ないという結果であった。

5 静脈栄養

経腸栄養の適応とならない重症患者では，静脈栄養による栄養療法を行う。静脈栄養では投与された栄養素がすべて体内に取り込まれるため，高血糖・肝機能障害・リフィーディング症候群などの代謝性合併症を生じやすいので注意が必要である。また，急性期には中心静脈ルートがなければ静脈栄養で十分なエネルギー量を確保しにくい。カテーテル挿入時の合併症，カテーテル関連血流感染，血栓性静脈炎などの合併症のリスクにも注意が必要である。

静脈栄養では，経腸栄養に比べて投与できる栄養成分が制限される。エネルギー源となる糖質・タンパク質・脂質の違いについては前述したとおりである。ビタミンは経腸栄養も静脈栄養もほぼ同じように投与できるが，静脈栄養として投与できる微量元素は高カロリー輸液用微量元素製剤に含まれる 5 種類（亜鉛・鉄・銅・マンガン・ヨウ素）のみで，経腸栄養に含有されるセレン・クロム・モリブデンなどは投与できない。長期間の静脈栄養管理患者に生じるセレン欠乏症の治療薬（アセレンド®）でセレンは投与できるが，あくまで治療薬である。このように，投与できる栄養成分の形態・種類・投与量などは経腸栄養に比べて大きく劣っている。

Ⅲ エネルギー投与量・タンパク投与量

1 overfeeding と underfeeding

異化亢進が進んでいる侵襲期には内因性エネルギーが産生され，投与された外因性エネルギーは利用されにくくなるため，健常時と同様にエネルギー消費量と同等の栄養を投与すると過剰栄養（overfeeding）となる。overfeeding は高血糖，肝機能障害，腎機能障害，免疫機能障害などの誘因となるため，日本版重症患者の栄養療法ガイドラインでは侵襲直後にはエネルギー投与量を控えることが推奨されている。とくに，設定した投与量が確実に体内に投与される静脈栄養では，設定量が多ければ容易に overfeeding となるため注意が必要である。一方で，栄養不足（underfeeding）では創傷治癒遅延や免疫機能低下などから合併症を生じる可能性があることにも注意が必要である。どの時期まで投与量を控えるのか，どのタイミングで増量するのかについての議論は続いているが，European Society for Clinical Nutrition and Metabolism（ESPEN）guideline 2019 など最近のエビデンスやエキスパートオピニオンでは，急性期（acute phase）を early period と late period に分けて考え，early period は控えめにしつつ段階的にエネルギー量を増量し，その後，病態が落ち着いた時期（late period）にはエネルギー消費量の 100% まで増量し，さらに回復期には，健常時よりも上乗せする，という考えが普及しつつある[6]。

2 エネルギー投与量の設定

一般的にエネルギー投与量は，Harris-Benedict の式

651

や簡易式（体重× 20 ～ 25 kcal/kg/day）などの計算式で求めた基礎エネルギー量（basal energy expenditure, BEE）に，活動係数（active factor）とストレス係数（stress factor）を乗じて推定することが多い。しかし，重症病態ではこのまま用いると過剰栄養になり，初期には係数を乗じない BEE 程度でよいとする考えもある。一方，吸気・呼気の流量および酸素濃度・二酸化炭素濃度から全身の酸素消費量（$\dot{V}O_2$）と二酸化炭素産生量（$\dot{V}CO_2$）を測定し，安静時エネルギー消費量を算出する間接熱量計や代謝モニターを用いた測定値がより正確だといわれている。課題として，間接熱量計や代謝モニターは装置が高価であるため，測定できる施設が限られていること，また，導入されていたとしても測定に手間がかかるため，すべての患者に適応するのが難しいことなどが挙げられる。さらに，測定値には内因性エネルギーの消費分も含むため，重症病態の初期には測定値をそのままエネルギー投与量として設定できない。したがって，全身状態がある程度落ち着いた時期や，エネルギー消費量が推定と大きく異なることが予想される場合（高度肥満，低体重，熱傷や低体温など）に用いることが推奨される。

3 補完的静脈栄養（SPN）

重症患者で静脈栄養が否定的に取られてきた理由の一つとなる代表的な報告に EPaNIC Trial[7] がある。経腸栄養を開始し，順調に増量できている場合に，必要栄養量を満たすために静脈栄養を追加するかどうか検討したところ，死亡率には差がなかったが，静脈栄養追加群で感染症発生率が高く，人工呼吸期間・ICU 在室日数が長かった。この結果から，侵襲後早期の静脈栄養は控えることが推奨されるようになった。ただし，この研究では，静脈栄養追加群で overfeeding になっていたことなどが指摘されている。このような補完的静脈栄養（supplemental parenteral nutrition, SPN）の是非についての議論は続いているが，日本版敗血症診療ガイドライン 2020（J-SSCG 2020）[8] では，経腸栄養が順調に増量できず，必要なエネルギー量を充足できない場合は，SPN を併用することが弱く推奨されている。侵襲後早期のエネルギー量を控えめにする数日間を除き，overfeeding を避けるという条件を満たせば，経腸栄養によるエネルギー投与量の不足分を SPN で補填することは，少なくとも否定されるものではなく，積極的に行ってもよいと考えられる。

4 重症化前から栄養障害を伴う場合

重症患者では栄養障害を伴うことも少なくない。栄養障害があるため重症化したのか，重症化に伴って栄養状態も悪化したのか，明確に区別できないことも多いが，少なくとも重症化した時点で高度栄養障害が予想される場合は，経腸栄養を開始し，順調に増量できていても静脈栄養を併用することが推奨されている。栄養障害による創傷治癒遅延や免疫機能低下をできるだけ早く回復させることが目的であり，もちろん，overfeeding を回避することが条件となる。一方，栄養障害のある患者に栄養療法を行う場合には，後述するリフィーディング症候群の発症に注意する。

5 タンパク投与量

重症患者におけるタンパク投与量については数多くの議論があるが，平常時よりも投与量を増やすべきとする報告が多い。異化亢進による骨格筋などの筋タンパクの崩壊は，侵襲後の筋力萎縮や筋力低下，いわゆる ICU acquired weakness（ICU-AW）にも繋がる。その他にも，創傷治癒の改善や免疫機能の維持，早期リハビリテーションの有効性を高めるためにも，侵襲後にはタンパクの必要量が増加すると考えられるため，急性期には 1.2 ～ 2.0 g/kg/day のタンパク投与を推奨しているガイドラインが多い[3), 9)]。実際には，多くの重症患者では経腸栄養を中心とした栄養管理を行うため，初日から推奨されるタンパク量を投与することは困難であり，また，異化亢進が強い時期には投与された栄養は利用されにくいということもあるため，エネルギー量と同様に侵襲後（ICU 入室後）3 ～ 4 日目までは段階的に投与量を増やし，それ以降はガイドラインで推奨される投与量とするのが現実的である。J-SSCG 2020[8] では，入院期間が延長する傾向にあったことから，「敗血症患者に対して急性期に 1 g/kg/day 未満のタンパク質を投与することを弱く推奨する」となっており，他の急性期の栄養ガイドラインと相反する推奨になっている。ESPEN guideline 2019 など最近のエビデンスやエキスパートオピニオンでは，急性期（acute phase）を early period と late period に分けて考え，前述したエネルギー投与量と同様に early period は投与量を控えながら徐々に増量し，late period には十分量（1.2 /kg/day 以上）のタンパク質を投与するという考え方が理に適っているかもしれない。

6 CKRT 施行時のタンパク投与量

敗血症性ショックや重症急性膵炎，急性腎障害などに対して持続的腎代替療法（continuous kidney replacement therapy, CKRT）を行うことがある。本来，CKRT は生体にとって不要な物質を除去し，低下した腎機能を代償するために行われるが，CKRT による溶質除去は非選択的であるため，とくに小分子量物質の電解

質・栄養成分・投与薬剤などの有用物質も除去される。アミノ酸や小ペプチド（ジペプチド・トリペプチド）は小分子量物質であるため，CKRT 施行中は喪失を考慮してタンパク・アミノ酸の投与量を増量する必要がある。ESPEN のガイドライン [10] では 1.5 ～ 1.7/kg/day のタンパク投与量が推奨されている。長時間施行する CKRT だけでなく，間欠的血液透析（intermittent hemodialysis, IHD）でも喪失量を考慮する。

　CKRT によるアミノ酸除去について，吸収・代謝の観点から考える。経腸栄養で投与されたタンパク質は分解・消化され，ペプチドまたはアミノ酸として小腸粘膜から吸収される。吸収されたペプチドやアミノ酸は腸間膜静脈から門脈に入り，肝に到達する。肝で代謝され，体タンパク合成に利用（同化）され，利用されなかった一部が全身循環からアミノ酸プールに回ったり，腎臓などから排泄されたりする。一方，静脈栄養で投与されたアミノ酸は最初に全身循環に入り，そのうち肝に到達するのは 4 分の 1 とされ，残りは全身循環に戻るとされている。CKRT では全身循環にあるアミノ酸が除去されるため，同じ量のタンパク・アミノ酸が投与された場合，静脈栄養の方が除去されやすい [11]。したがって，CKRT によるアミノ酸除去の観点からも，経腸栄養を選択すべきである。

Ⅳ 腸管不耐（enteral intolerance）

1 嘔吐・誤嚥

　経口摂取以外の経腸栄養の投与経路は，経胃投与としては経鼻胃管や胃瘻，経空腸（幽門後）投与としては経鼻空腸チューブや空腸瘻などが挙げられる。急性期の重症患者の多くは経口摂取できないため，経鼻胃管あるいは経鼻空腸チューブから栄養を投与する。経空腸投与よりも経胃投与の方が生理学的であるが，侵襲後には消化管蠕動，とくに胃蠕動が低下することが多いため，経胃投与では嘔吐やそれに伴う誤嚥が経腸栄養開始時の問題となる。しかし，胃蠕動が低下していても小腸以降の蠕動は保たれていることは多い。したがって，胃蠕動低下に対しては，消化管蠕動亢進薬の投与，経腸栄養投与時間の延長（持続投与など），経空腸投与への変更などで対処することで嘔吐や誤嚥のリスクを軽減できるため，経腸栄養を継続すべきである。胃蠕動低下には，海外ではメトクロプラミドやエリスロマイシンが用いられているが，メトクロプラミドは錐体外路症状を生じる可能性が報告されており，エリスロマイシンは本来抗菌薬であり保険適用外となる。わが国では六君子湯が使われるこ

とも多いが，重症患者における有効性の報告は少ない。

2 下痢

　経腸栄養を継続する際の問題として，便秘や下痢などの排便障害が挙げられる。便秘は下剤など薬剤投与で対応できることが多い。しかし，下痢，とくに水様性下痢は，栄養の吸収障害だけでなく，水分や電解質（カリウム，マグネシウム，リンなど）の喪失，肛門周囲の皮膚障害などを生じることがあり，コントロールできない場合は経腸栄養投与を中止せざるを得ないこともある。経腸栄養投与中に下痢が生じた場合は，感染性腸炎など経腸栄養以外の下痢の原因を鑑別する必要がある。他の原因の下痢が除外され，経腸栄養関連の下痢と判断した場合は，表 2 に示すような対応策を施し，できるだけ経腸栄養を継続する [12]。このように，嘔吐や下痢など，腸管不耐（enteral intolerance）を生じた場合でも，経腸栄養の腸管機能の維持効果を期待して，経腸栄養を継続できるように努める。

Ⅴ 栄養成分

1 脂質（脂肪酸）

　脂質（脂肪酸）はエネルギー源として利用されるだけでなく，リン脂質となって細胞膜の構成成分としても働く。したがって，粘膜障害からの回復や創傷治癒など，細胞が増殖し，組織が再生する際に脂肪酸は重要な栄養素の一つとなる。また，リン脂質はプロスタグランジンやロイコトリエンなどの細胞間伝達物質となる。

　脂肪酸のうち，多価不飽和脂肪酸の ω-3 系脂肪酸と ω-6 系脂肪酸は必須脂肪酸であり，生体内で合成されることはないため，重症患者においても栄養として摂取する必要がある。ω-6 系脂肪酸は炎症反応を惹起させる作用を持つのに対し，ω-3 系脂肪酸による炎症反応は ω-6 系脂肪酸に比べて弱い。したがって，過剰な炎症反応を回避するという点で，侵襲後の脂肪酸としては ω-3 系脂肪酸が望ましいと考えられている。しかし，本邦で使用できる脂肪乳剤は大豆由来のもののみであり，ω-6 系脂肪酸を多く含むため，重症患者の急性期における脂肪乳剤の使用は否定的に捉えられることも多い。

　一方，全身麻酔薬・鎮静薬の一つ，プロポフォールは脂溶性のため，10% 脂肪乳剤が溶媒になっている。全身麻酔や ICU 入室中の鎮静にも使用されるため，周術期や侵襲期にも使用されている。侵襲期に脂肪乳剤を含むプロポフォールは使用するが，栄養としての脂肪乳剤は使わないというのは矛盾している。必須脂肪酸補充や組

653

日本集中治療医学会専門医テキスト　第4版

表2　経腸栄養に関連する下痢の予防・対策

栄養剤の開始時	少量で開始し，緩徐に増量する
栄養剤の投与法（速度）	間欠投与から持続投与への変更
栄養剤の投与経路	経空腸投与から経胃投与への変更
薬剤の投与	①消化管蠕動改善薬・下剤を細かく調整する ②漢方薬・止痢剤を投与する（他の下痢の原因を否定した上で）
栄養剤の種類の変更	①食物繊維を含有するもの ②浸透圧の低いもの ③脂肪・乳糖・乳タンパクを含まないもの ④窒素源がペプチドであるもの（消化態栄養）
栄養剤の半固形化	①胃内で半固形化する栄養剤へ変更 ②粘度調整栄養剤への変更 ③消化管内で半固形化させる増粘剤の追加 ④半固形タイプの栄養剤への変更（胃瘻の場合）

織修復・創傷治癒などの脂質の役割を考えると，侵襲期でも脂肪投与を行う意義はあると考えられる。

2　ARDS に対する免疫調整栄養剤（EPA，GLA，抗酸化物質）

免疫栄養といわれているものは，免疫賦活（強化）栄養（immuno-enhancing nutrition）と免疫調整栄養（immuno-modulating nutrition）の2つに大別される。免疫賦活栄養は，免疫機能を活性化させ，生体防御反応を強く引き起こしたり，創傷治癒を強化したりするもので，代表的な栄養素はアルギニンやグルタミンである。一方，免疫調整栄養は，過剰な炎症反応を抑えて，高度の炎症に伴って悪化する病態を改善させたり，免疫のバランスを整えたりするもので，代表的な栄養素はω-3系脂肪酸である。免疫賦活栄養と免疫調整栄養は本来，分けて考えるべきである。近年は，enhance という言葉を用いず，"賦活"も"調整"に含めて，広い意味で immuno-modulating と呼ぶことも増えている。

エイコサペンタエン酸（EPA）はω-3系脂肪酸，γリノレン酸（GLA）はω-6系脂肪酸だが，大量に投与すると炎症を軽減する作用のあるプロスタグランジン E1 の産生を増加させるため，どちらも炎症反応を生じにくい脂肪酸である。過剰な炎症反応を抑える免疫調整栄養剤として，この EPA と GLA を多く含み，抗酸化物質を加えた栄養剤が市販され，ARDS や敗血症で有用とする報告が相次いで発表された。有効性が期待されたが，その後，販売中止となった。

3　プレ/プロ/シンバイオティクス

腸内フローラを整える食品成分（食物繊維など）をプレバイオティクス，腸内フローラのバランスを改善する微生物をプロバイオティクスといい，これらを同時に投与し，相乗効果を期待するのがシンバイオティクスである。健常時，腸内細菌叢には *Bifidobacterium* や *Bacteroides* などの偏性嫌気性菌が多く，これらが食物繊維などのプレバイオティクスを分解して短鎖脂肪酸（酪酸，酢酸，プロピオン酸など）が産生される。短鎖脂肪酸は腸管粘膜の栄養となるだけでなく，腸内の pH 調整，抗炎症作用，腸管のバリア機能，消化管ホルモン産生などに関与する。しかし，重症患者では腸内細菌叢が乱れ，これらの嫌気性菌は健常人の 1/100～1/1000 程度に減少し，ブドウ球菌などの病原菌が 100 倍に増加する。短鎖脂肪酸の産生が減少し，腸内 pH が上昇し，とくに下痢や菌血症を発症した症例や死亡例でその程度が強く，経腸栄養施行群で軽度だったことが報告されている[13]。

シンバイオティクスには，これらを是正することが期待されている。これまでに，呼吸器関連肺炎の減少，感染症発生の減少，抗菌薬関連下痢症の減少などが報告されている。急性膵炎では感染性膵壊死や膿瘍が減少した報告がある一方，シンバイオティクス投与群で死亡率の上昇や腸管虚血などの合併症が増加したことも報告されている。日本版重症患者の栄養療法ガイドライン[3]では，「プレ/プロ/シンバイオティクス製剤は使用を弱く推奨する。ただし，重症急性膵炎では投与しないことを弱く推奨する。」となっている。有用性が期待されるため，今後の研究結果が待たれる。

4　ビタミンC

ビタミンCは，誘導型一酸化窒素合成酵素の発現抑制，内皮型一酸化窒素合成酵素の脱共役促進により活性酸素や活性窒素を抑えて血管内皮障害を軽減するといわれる[14]。広範囲熱傷に対するビタミンCの大量投与により輸液量や浮腫を軽減し，人工呼吸期間を短縮した[15]，また，重症敗血症に対するビタミンCとビタミンB1の投与で院内死亡率が改善し，血管作動薬の投与期間を短縮した[16]と報告されている。しかし，最新の大規模他施設 RCT[17]で，ビタミンCの投与により 28 日死亡ま

654

たは持続する臓器障害の複合アウトカムの割合が有意に増加し，有害である可能性が報告された。これを受けて，J-SSCG 2020 の推奨が「敗血症患者にビタミン C の投与を行わないことを弱く推奨する」に変更された。

5 ビタミンE

ビタミン E は，細胞膜の安定化や酸化的障害の予防の役割をもつ。ビタミン E は過酸化脂質を消去する際にラジカル化されるが，ビタミン C はラジカル化されたビタミン E を活性型に回復させるため，ビタミン E の抗酸化作用はビタミン C と併用することで高まると考えられる。重症患者に対してビタミン E 経腸投与とビタミン C 静脈投与を併用した RCT で多臓器不全の発症が減少し，人工呼吸期間や ICU 在室期間を短縮したと報告されている[18]。また，重症患者に対してビタミン E とビタミン C を経腸投与し，死亡率が低下し，人工呼吸期間が短縮した報告もある[19]。しかし，これらの研究におけるビタミン E の投与量は成人一日摂取耐用上限量を大きく超えているものもあるため，今後，投与の有効性と過剰投与による合併症を踏まえてビタミン E の至適投与量を検討する必要がある。

6 ビタミンD

重症患者において，ビタミン D の欠乏と敗血症の発症や死亡率との関連が指摘されている[20]。重症患者におけるビタミン D 欠乏の要因として，摂取量の不足，手術，ECMO や血漿交換などの治療などが挙げられる。また，肝機能・腎機能・副甲状腺機能の障害により，活性化型ビタミン D への変換が阻害されることも問題となる。重症患者に対するビタミン D の高用量投与によって，ビタミン D 欠乏群の死亡率が改善したと報告されている[21]。しかし，J-SSCG 2020[8]では，ビタミン D の死亡に関する介入効果は「ない」，あっても「わずか」と評価され，現時点では「敗血症患者に対して，ビタミン D 投与を行わないことを弱く推奨する」となっている。

7 亜鉛

亜鉛は，細胞分裂や創傷治癒，免疫機能などに関与する。炎症などによって組織の亜鉛必要量が増加するため，重症患者では血中濃度が低下する。熱傷患者では，亜鉛の大量投与によって感染性合併症や肺炎の発症が低下したことが報告されている。一方，重症患者への投与では死亡率や ICU 在室期間に影響しなかったと報告されている[22]。侵襲時の亜鉛の体内動態を考慮すると，亜鉛の積極的な投与は有用となる可能性があるため，今後，重症患者への亜鉛の至適投与量が検討されることを期待したい。

8 セレン

セレンは，炎症性サイトカインの一つ，TGF-β1 を減少させるほか，抗酸化機能を維持する効果もある。重症患者では血中セレン濃度が低下するため，セレンの静注投与による死亡率の低下が報告されている。一方，近年の重症患者に対する大規模 RCT（SIGNET Trial[23]，REDOX Study[24]，Meta Plus Study[25]）では，いずれもセレン投与は否定的な結果であった。2013 年の 2 つのメタ解析[26],[27]では，敗血症患者に対するセレン投与によって死亡リスクや死亡率の改善効果が得られたと報告されたが，2016 年のメタ解析[28]では，死亡率の低下などセレン投与による有効性は示されていない。セレンの高用量投与で臓器障害が進行する可能性も示唆されているため，注意が必要である。

9 リン

リンは，細胞膜（リン脂質として），核酸（DNA，RNA），エネルギー貯蔵物質であるアデノシン 3 リン酸（adenosine triphosphate, ATP）など，生体内における重要な構成要素として不可欠な栄養素である。摂取不足のほか，CKRT や水様性下痢に伴う喪失によって低リン血症を生じることがある。低リン血症では，細胞内 ATP レベルの低下により，代謝性脳症，心収縮力低下，筋力低下，白血球・血小板機能低下などのさまざまな症状を呈する。経腸栄養剤や一般用高カロリー輸液製剤にはリンが含まれているが，投与量が少ない場合やリンの喪失量が増加していると予想される場合は血中リン濃度をモニタリングし，リン酸 Na 製剤などで適宜補充する。

10 リフィーディング症候群

リフィーディング症候群（refeeding syndrome）は，栄養不良の状態が長期間続いていた患者に対し，急激に栄養療法を開始した場合に生じる。急速に投与された糖とともにリン，カリウム，マグネシウム，ビタミン B1 が細胞内に取り込まれて欠乏し，グルコースから代謝されたピルビン酸が tricarboxylic acid（TCA）サイクルに入らず，嫌気性代謝に回ることで乳酸アシドーシスを呈し，心不全，全身浮腫，肝障害，不整脈などを生じる。また，低リン血症，低カリウム血症，低マグネシウム血症による症状も呈する。リフィーディング症候群を防止するための管理として，栄養不良患者に対してはビタミン B1 を投与した後に，少ないエネルギー量から栄養投与を開始し，数日かけて投与エネルギー量を増加する。エネルギー増量中に症状がみられた場合は，増量を中止または減量する。また，電解質濃度を測定し，適宜，補

液や補正用電解質液で調整することが重要となる。

■ 文献

1) Heyland DK, Dhaliwal R, Jiang X, et al. Identifying critically ill patients who benefit the most from nutrition therapy: the development and initial validation of a novel risk assessment tool. Crit Care 2011;15:R268.

2) Rahman A, Hasan RM, Agarwala R, et al. Identifying critically-ill patients who will benefit most from nutritional therapy: Further validation of the "modified NUTRIC" nutritional risk assessment tool. Clin Nutr 2016;35:158-62.

3) 日本集中治療医学会重症患者の栄養管理ガイドライン作成委員会. 日本版重症患者の栄養療法ガイドライン. 日集中医誌 2016;23:185-281.

4) Reignier J, Boisramé-Helms J, Brisard L, et al; Clinical Research in Intensive Care and Sepsis (CRICS) group. Enteral versus parenteral early nutrition in ventilated adults with shock: a randomised, controlled, multicentre, open-label, parallel-group study (NUTRIREA-2). Lancet 2018;391:133-43.

5) Singer P, Blaser AR, Berger MM, et al. ESPEN guideline on clinical nutrition in the intensive care unit. Clin Nutr 2019;38:48-79.

6) van Zanten ARH, De Waele E, Wischmeyer PE. Nutrition therapy and critical illness: practical guidance for the ICU, post-ICU, and long-term convalescence phases. Crit Care 2019;23:368.

7) Casaer MP, Mesotten D, Hermans G, et al. Early versus late parenteral nutrition in critically ill adults. N Engl J Med 2011;365:506-17.

8) 江木盛時, 小倉裕司, 矢田部智昭, 他. 日本版敗血症ガイドライン 2020. 日集中医誌 2021;28:S1-411.

9) Taylor BE, McClave SA, Martindale RG et al; American Society of Parenteral and Enteral Nutrition. Guidelines for the Provision and Assessment of Nutrition Support Therapy in the Adult Critically Ill Patient: Society of Critical Care Medicine (SCCM) and American Society for Parenteral and Enteral Nutrition (A.S.P.E.N.). Crit Care Med 2016;44:390-438.

10) Fiaccadori E, Sabatino A, Barazzoni R, et al. ESPEN guideline on clinical nutrition in hospitalized patients with acute or chronic kidney disease. Clin Nutr 2021;40:1644-68.

11) 中村智之, 西田修. 急性血液浄化中の栄養療法. 日静脈経腸栄会誌 2016;31:821-6.

12) Tatsumi H. Enteral tolerance in critically ill patients. J Intensive Care 2019;7:30.

13) Shimizu K, Ogura H, Goto M, et al. Altered gut flora and environment in patients with severe SIRS. J Trauma 2006;60:126-33.

14) Biesalski HK, McGregor GP. Antioxidant therapy in critical care--is the microcirculation the primary target? Crit Care Med 2007;35:S577-83.

15) Tanaka H, Matsuda T, Miyagantani Y, et al. Reduction of resuscitation fluid volumes in severely burned patients using ascorbic acid administration: a randomized, prospective study. Arch Surg 2000;135:326-31.

16) Marik PE, Khangoora V, Rivera R, et al. Hydrocortisone, Vitamin C, and Thiamine for the Treatment of Severe Sepsis and Septic Shock: A Retrospective Before-After Study. Chest 2017;151:1229-38.

17) Lamontagne F, Masse MH, Menard J, et al; LOVIT Investigators and the Canadian Critical Care Trials Group. Intravenous Vitamin C in Adults with Sepsis in the Intensive Care Unit. N Engl J Med 2022;386:2387-98.

18) Nathens AB, Neff MJ, Jurkovich GJ, et al. Randomized, prospective trial of antioxidant supplementation in critically ill surgical patients. Ann Surg 2002;236:814-22.

19) Crimi E, Liguori A, Condorelli M, et al. The beneficial effects of antioxidant supplementation in enteral feeding in critically ill patients: a prospective, randomized, double-blind, placebo-controlled trial. Anesth Analg 2004;99:857-63.

20) Braun AB, Gibbons FK, Litonjua AA, et al. Low serum 25-hydroxyvitamin D at critical care initiation is associated with increased mortality. Crit Care Med 2012;40:63-72.

21) Amrein K, Schnedl C, Holl A, et al. Effect of high-dose vitamin D3 on hospital length of stay in critically ill patients with vitamin D deficiency: the VITdAL-ICU randomized clinical trial. JAMA 2014;312:1520-30.

22) Heyland DK, Jones N, Cvijanovich NZ, et al. Zinc supplementation in critically ill patients: a key pharmaconutrient? JPEN J Parenter Enteral Nutr 2008;32:509-19.

23) Andrews PJ, Avenell A, Noble DW, et al; Scottish Intensive care Glutamine or seleNium Evaluative Trial Trials Group. Randomised trial of glutamine, selenium, or both, to supplement parenteral nutrition for critically ill patients. BMJ 2011;342:d1542.

24) Heyland D, Muscedere J, Wischmeyer PE, et al; Canadian Critical Care Trials Group. A randomized trial of glutamine and antioxidants in critically ill patients. N Engl J Med 2013;368:1489-97.

25) van Zanten AR, Sztark F, Kaisers UX, et al. High-protein enteral nutrition enriched with immune-modulating nutrients vs standard high-protein enteral nutrition and nosocomial infections in the ICU: a randomized clinical trial. JAMA 2014;312:514-24.

26) Huang TS, Shyu YC, Chen HY, et al. Effect of parenteral selenium supplementation in critically ill patients: a systematic review and meta-analysis. PLoS One 2013;8:e54431.

27) Alhazzani W, Jacobi J, Sindi A, et al. The effect of selenium therapy on mortality in patients with sepsis syndrome: a systematic review and meta-analysis of randomized controlled trials. Crit Care Med 2013;41:1555-64.

28) Manzanares W, Lemieux M, Elke G, et al. High-dose intravenous selenium does not improve clinical outcomes in the critically ill: a systematic review and meta-analysis. Crit Care 2016;20:356.

XXII 画像診断

1 集中治療における胸部X線画像の見方

下野謙慎

目　標
- ポータブルX線の特徴と適応が説明できる
- カテーテルやチューブの位置のチェックが実践できる
- 胸腔内における空気や水の流れを理解する
- 肺水腫の特徴を理解できる

Key words カリーナ，気胸，中心静脈カテーテル，肺水腫

はじめに

　集中治療において，さまざまなデバイスを駆使して全身管理を的確かつ安全に行う上で，適当なタイミングでのポータブルX線検査は絶対に必要である。また，重症患者の病態は刻一刻とダイナミックに変化しており，X線画像の変化で経過を観察することも可能である。本項では胸部X線画像を中心に，ICUでのX線画像の見方について概説する。

I ICUにおけるポータブルX線画像の特徴

　重症患者になればなるほど検査のための移動はリスクが伴い，CT施行はハードルの高いものとなる。そのため，ベッドサイドで簡便に施行できるポータブルX線検査に我々が受ける恩恵は大きい。ただしポータブルのため画像に制限が生じる。さまざまなデバイスの影響で体位がとれず，患者も撮像に協力的にというわけにはいかず，ポジショニングが困難なこともしばしば起きる[1]。また，重症患者に対して撮影されるため臥位での撮影が多く，見え方が立位とは異なる。臥位では立位と比べ，腹部臓器が十分に骨盤内に落ち込まず，横隔膜へ腹圧がかかり十分横隔膜が降下しない。

　さらに，ポータブルX線検査ではX線の撮像方向が異なる。通常の立位胸部単純X線検査は後前方向のX線曝射であるが，ポータブルX線検査では前後方向の曝射のため，胸郭の前半分にある心臓が幾何学的に拡大され，横隔膜の挙上と相まって大きく写し出される。こ

表1 ポータブルX線の積極的な適応[3]

適応	n（%）
ARDSの評価	43（62）
肺炎の評価	47（68）
気胸の評価	53（77）
水分バランスの評価	12（17）
中心静脈カテーテルの位置確認	64（93）
胸腔ドレーンの位置確認	66（96）
IABPの位置確認	36（52）

オランダのICUのアンケート調査結果，全部で69のICUが参加
IABP, intra-aortic balloon pump; n, number.
（文献3より改変して転載）

のため，一人の患者でポータブルX線画像と胸部単純X線画像を並べて心胸郭比（cardiothoracic ratio, CTR）を評価する場合には注意を要する[2]。

II ポータブルX線検査の施行時期

　ICUでは，日々患者の状態把握のためポータブルX線検査を施行している。主な目的としては，呼吸状態の評価，水分バランスの評価，およびデバイスの位置確認である（表1）[3]。

　米国の放射線学会はICUでのポータブルX線検査のタイミングについて，ICU入室時，チューブやカテーテルの挿入時，そして状態悪化時での検査を積極的に推奨している。逆に，普段のICUでのルーチンでのX線検査はドレーン抜去時とともに積極的には推奨していない[4]。

657

日本集中医療医学会専門医テキスト　第4版

Ⅲ ルーチンの胸部X線検査の必要性

ルーチンの胸部X線検査の施行については，1980年代にルーチンでの胸部X線検査によって予期せぬ所見が多くみつかったとのデータもあり，とくに人工呼吸管理の患者には伝統的に行われてきた[5]。ルーチンで行う利点としては，予期せぬ臨床的異常の早期発見や病状の経過の記録や治療への反応性などのチェック[6]，さらに気管チューブなどのデバイスの位置のチェックができることである。

しかしながら，ICUでルーチンの胸部X線検査がよく施行されているサウジアラビアのICUでは，7割以上のスタッフが検査の必要性に疑問を感じているという報告もある[7]。実際にここ数十年でルーチンでの胸部X線検査は徐々に見直されつつあり，ルーチンで検査をしなくても患者の予後に変化はないとの報告が相次いでいる[4]。

2014年のオランダにおける69のICU施設が回答したアンケート結果では，何らかのルーチンのX線検査（ICU入室全患者に施行，人工呼吸器装着患者のみ施行，ICU入室初日に施行，週の固定日に施行，心臓胸部外科術後の患者のみ施行）を施行しているのは39%のICUのみで，61%のICUではルーチンでは検査せず，必要と判断した時（オンデマンド）に検査をしているとの結果であった。ただし，同研究ではICU病床数が15ベッドを超える病院では75%のICUがルーチンでのX線検査を施行しており，さらに大学病院に限ると86%ものICUがルーチンで施行している。また，オランダのICUでは普段の回診に放射線科医が同行するなど，日本とは状況が異なる[3]。つまり，一概にルーチンの胸部X線検査を否定できるものでもなく，現在でも議論が分かれている。別の術後の患者のレビューでは，ルーチンでないオンデマンドのX線検査を施行する戦略は可能だが，経験ある外科医と献身的な集中治療医によるモニタリングが必要と結んでいる[8]。

結局のところ，ICUでのルーチンのX線検査は積極的にしない方向に変わってきているが，完全に否定されたものでもない。患者の重症度や施設の現状などを加味して決めていく必要がある。

Ⅳ チューブ・カテーテル

X線検査は古くからある検査だが，いまだにチューブやカテーテルの位置確認においてゴールドスタンダードである。ICUでよく行われる処置について述べる。

1 カテーテルの確認はX線のどこを目印にするか？

X線でカテーテルの位置確認を行うに当たって，以前からさまざまな解剖学的指標が使用されてきた[9]。例えば，鎖骨（腹側）や椎体（背側）などの骨格の位置を基準に上大静脈（superior vena cava, SVC）の位置を推定しようとする試みである[10]。しかし，個人差に加えて内臓の前と後ろで距離もあり，撮る角度によってどうしてもバラツキが大きくなってしまい，指標として用いにくい。

そこでSchusterらは献体を調べ，SVCと解剖学的に近い位置にある気管分岐部下縁（Carina：カリーナ）の高さがSVCのなかでは心膜翻転部の頭位にあることを報告した[11]。カリーナはポータブル胸部X線画像でも比較的認識しやすいことから，いまでも広くCVカテーテル挿入時の先端位置の指標とされている[12]（図1）。

また，カリーナはSVCから右房に移行する上大静脈－右心房接合部のメルクマールともなる。胸部X線画像では縦隔右側の心陰影とされるシルエットは肺門部の血管影や時に左心房の影を拾うこともあり必ずしも右房を反映しておらず，胸部X線画像で右房の中にあると認識したカテーテル先端が実際はSVC内に留まっていることもある[13]。CTを後ろ向きに解析した報告では，上大静脈－右心房接合部はカリーナから2椎体下であると解析しており[13]，またあるレビューではカリーナから3cm程度尾側が上大静脈－右心房接合部で右房上部の範囲はカリーナから3〜5cm程度尾側と解説しており，指標の一つとなる[14]（図1）。

2 中心静脈カテーテル（CVカテーテル）

❶ カテーテルの先端位置はどこに置くべきか？

日本麻酔科学会の2017年の手引きでは，中心静脈カテーテル（central venous catheter, CVカテーテル）の先端はカリーナより頭側を勧めている。この理由としては，カテーテル先端の刺激により血管や心臓壁が穿孔した場合に，心膜翻点部より下側に先端が位置すると心タンポナーデにつながるからである[15]。1956年に初めて報告されて以来，CVカテーテル挿入に関する致死的合併症の一つとして，心タンポナーデが認知されてきた[11]。カテーテル挿入時のガイドワイヤーやダイレーターによる血管損傷でも起こり得るが，挿入から日数が経過していてもカテーテル先端の物理的な刺激や先端からの特殊薬剤や高カロリー輸液などの化学的な刺激により血管壁（または心臓壁）の穿破が起きるとされる[14]。したがって先端位置をどこに置くかが重要となる。心タンポナーデを避けるため，米国食品医薬品局（Food and Drug Administration, FDA）も1989年にはCV

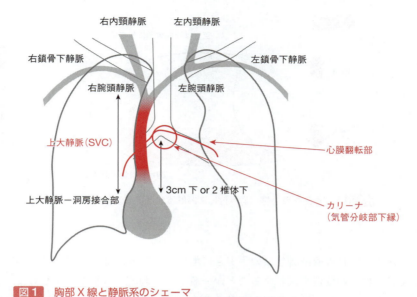

図1 胸部X線と静脈系のシェーマ
CVカテーテルの先端はSVC内で静脈壁と平行に位置するように留置する。

カテーテル先端の右房内留置を避けるように勧告していた[9]。

しかしながら，このFDAの推奨に対して異論も唱えられてきた[16]。近年行われたシステマティックレビュー[14]では，CV先端の安全な位置はSVCの下3分の1から右房内上方としている。理由としては，SVC下部や右房内のほうが血流豊富でかつカテーテルも血管壁にそって平行に留置しやすく，カテーテル先端の刺激による血栓や機能障害が起きにくいためと解説している。懸念される心タンポナーデについても，時代を経るにつれて挿入の手技も進歩しかつデバイスも改良され，起きる可能性はほぼゼロに近いと主張している[14]。実際に，欧州の栄養学会のガイドラインでも，高浸透圧の高カロリー輸液を投与する上で，同様の先端位置（SVC下3分の1から右房の上方3分の1）を推奨している[17]。

さらに，CVカテーテルを深い位置まで挿入することは，透析用のカテーテルでは広く受け入れられている[14),16]。脱血のための血流量確保のため先端位置に配慮を要するが，米国腎臓財団（Kidney Disease Outcomes Quality Initiative, KDOQI）も透析用カテーテルの先端位置として右房中央への留置を推奨している[18]。

CVカテーテル留置に伴う合併症の一つとして血栓があるが，ここでも，血管内皮損傷の観点からカテーテルの先端位置が影響を及ぼすと考えられている[19]。SVC内であっても先端位置が比較的高位のSVCの上3分の2以上や腕頭静脈にあると血栓を形成しやすいとされ，先端が右房内という大きな腔の中にあると心膜を刺激することなく，血栓ができにくいとされる[9]。ただし，経食道エコーを用いた研究では，先端が右房内にでているほうが血流停滞の影響で血栓ができやすいとする報告もあり，一概に右房内留置が安心とも言えない[20]。結局，血栓形成のメカニズムは患者側の素因も含めて複雑で原因が多岐に渡るとされ，注意としては狭い血管への迷入を避け，SVC内でも血管壁に平行に留置することが血栓リスクを小さくするとされる[9]。

さらに，合併症の一つとして先端が右房内留置の場合，右房上方では不整脈を誘発しないが，右房下方（三尖弁の高さ）や右室内では重度の不整脈誘発の可能性が高まり，避ける必要がある[14]。先述のシステマティックレビューでは，患者の動きによるカテーテルの上下方向のずれが2cm程度生じる可能性があることから，安全な範囲での留置となるように右房の入り口である上大静脈－右心房接合部への先端留置を目指すべきとしている[14]。

2 実際のCVカテーテル留置（図1）

結局のところ，先端位置に関しては絶対的な安全な場所はなく，リスクを少なくすることを心がける。SVC内でない分岐の狭い血管内留置は血栓のリスクが高まるので位置調整が必要であるし，内頸静脈は太い血管であるが弁があり，内頸静脈と鎖骨下静脈合流部（X線画像で第一肋骨前方部あたり）に最後の弁があるので，それより遠位への先端留置が望ましい[21]。また，静脈壁や心臓の内腔に対してカテーテルの先端がより急な角度で当たると穿孔や血栓のリスクが高まる[12]。したがって左側から（左内頸動脈や左鎖骨下静脈）カテーテルを留置するときはSVCの側壁にカテーテルの先端が当たらないように注意を要する[12]。状況に応じて左腕頭静脈まで静脈と平行になるように引き抜くか，右房近くまで

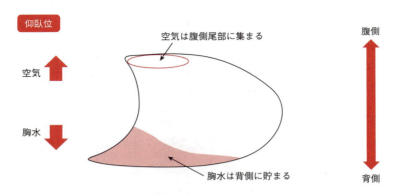

図2 ポータブルX線（仰臥位）における水と空気の流れ

深く挿入する。わが国では日本麻酔科学会の手引きに準じて，カリーナを目標に先端位置を調整することが一般的と推測される。しかし，カテーテル先端が側壁に急な角度で当たるのであれば右房入り口まで深く入れることは許容されるし，透析用カテーテルに関しては脱血の血流確保のために右房入り口まで（場合によっては右房内上方まで）入れることも許容される。ただし，CVカテーテルの製品の添付文書には右房内留置を禁忌としている製品もあり，その場合は右房内留置を避けた方が無難である。

3 肺動脈カテーテル

肺動脈カテーテルは先端が肺門部を超えない程度がよいとされる[21]。分かりやすい指標として，胸部X線画像上でおおむね椎体と重なる範囲でよいとする意見もある[22]。

4 気管チューブ

気管チューブの先端位置は，片肺挿管にならないようにカリーナから3〜5cm程度頭側が標準とされる。注意点としては，首の屈曲や伸展による上下に2cm程度動くことがある[21]。気管チューブが浅い時には，事故抜管のリスクが上がり，さらにカフによる喉頭損傷の可能性がある。X線で第5〜6頸椎あたりが声帯の位置あたりとされ，カフはこの位置より下にあるべきである[23]。ちなみに，気管チューブの先端からカフ（コネクタ側）までは，一般的な大人のチューブ（内径7〜8mm）で6〜7cmあることに注意が必要である[24]。

5 胃管

胃管の先端位置の確認には，X線画像での確認がゴールドスタンダードとされる。ところが，英国のNational Patient Safety Agency（NPSA）の2011年の発表では，胃管の誤挿入による有害事象の45％は，X線画像の判読ミスに起因すると報告した。NPSAでは判読ミスをなくすために，胃管の位置確認に際して胸部X線画像における以下の読影を勧めている。

①食道と並行に走行している，②カリーナ（または主気管支）を横切って走行している，③横隔膜ラインではほぼ正中を横切っている，④先端は左横隔膜の下方に位置している。

6 胸腔ドレナージチューブ

胸腔ドレナージチューブ挿入時も，胸部X線画像での位置確認が推奨される[3]。目標とされるチューブの先端位置は，ドレナージをする内容物によって異なる。気胸などで空気をドレナージする際には先端は肺尖部や前方への留置が推奨されるし，血胸や胸水貯留で液体をドレナージする際には，背側への留置が望まれる。挿入直後に胸部X線画像で，先端が目標とするところにあるか，側孔まで含めチューブが胸腔内にあるかどうか，先端が縦隔に当たっていないかを確認する。チューブが葉間に入った場合は，X線画像では刺入部から直線的に肺門部へ向かうように見える。ただし，ドレナージできていて機能的に問題なければ，チューブの位置調整は不要とされる[25]。

V 気胸・皮下気腫

気胸は外傷患者やCVカテーテル留置にともなう合併症としてもみられるほか，ICUでは人工呼吸管理に伴う圧損傷でも生じ得る[1]。人工呼吸器患者では陽圧換気のため気胸が発生すると急速に緊張性気胸へ移行することもあり，ポータブル撮影時にチェックしておきたいところである。ただし，仰臥位でのポータブル胸部X線画像における気胸所見は立位とは異なる空気の貯留を示す[1]。仰臥位の場合，肺から漏れた空気は肺底部の腹側に貯留し（図2），X線画像では肺底部の透過性亢進

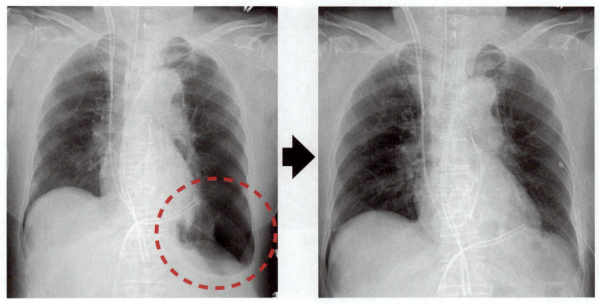

左肺底部透過性亢進あり　　　　　　　　　左胸腔ドレーン留置後

図3　左気胸
70代女性。弁膜症術後，左気胸に対して胸腔ドレーン留置した。

（basilar hyperluency）と deep sulcus sign が気胸を示す所見として有用性が高い（図3）[23]。

人工呼吸器による肺の圧損傷は縦隔気腫や皮下気腫としてみつかることもある。その機序としては，肺胞内圧の上昇で肺胞が破裂することによって生じ，間質性気腫に伸展する。そして空気が血管鞘を剥離しながら縦隔へ拡がり縦隔気腫となる[26]。COVID-19肺炎患者において，胸部CTで血管鞘に air 像（気管支とは連続性がない）が見られた場合（マックリン効果と呼ばれる），縦隔気腫/気胸出現を予測できるとする報告もある[26]。

VI　胸水貯留

胸水貯留は重症患者の管理においてありふれた所見である。少量から中等量の胸水を捉える上で有用なのは，気胸と同じように肺底部の所見である（図2）。最初に肺の含気を失い顕在化するのは肺底部の傍椎体領域の不明瞭化で，さらに胸水が増加（水位が上昇）すると，左傍脊椎線が不明瞭化し，次いで下行大動脈陰影，横隔膜陰影，肋横隔膜角，大動脈弓部陰影，心陰影が順次不明瞭化していく（図4, 5）[22]。

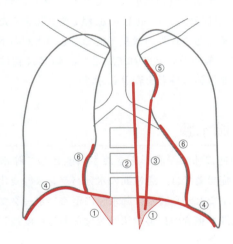

図4　胸水増加により不明瞭化する陰影[22]
①から⑥まで胸水の増加に伴い順次不明瞭化する。
①肺底部の傍脊椎領域
②左傍脊椎線（下行大動脈の背側で胸椎周囲の軟部組織陰影と肺が接することで形成される陰影）
③下行大動脈陰影
④横隔膜陰影，肋横隔膜角
⑤大動脈弓陰影
⑥心陰影

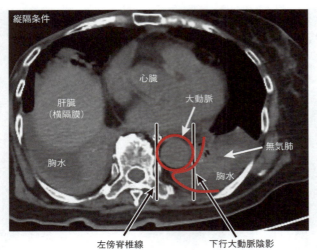
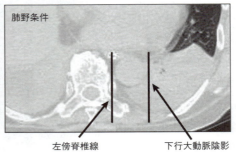

図5 背側胸水貯留
背側は胸水が貯留しやすく，無気肺も形成されやすい。
肺野条件でみられるように，胸部X線では左傍脊椎線と下行大動脈陰影は消失しやすい。

VII 肺炎，無気肺

胸水貯留は胸腔（肺の外）であるが，X線で透過性低下をきたす肺実質の病態としてICUで多く認めるのは，無気肺と肺炎である。ICUの患者で無気肺をきたす箇所で一番多いとされるのは左下葉で，その次が右下葉，そして右上葉に多いとされている[21]。胸部X線における肺炎と無気肺の特徴を表2に示す。

表2 肺炎と無気肺の胸部X線画像における特徴[1), 21)]

	肺炎	無気肺
融合または結節性の陰影		線状，束状または楔形の陰影
陰影はゆっくりと変化する		陰影は急速に現れ，日ごとに変化する
肺のvolume loss（−）		肺のvolume loss（＋） ・エアーブロンコグラムの密集 ・葉間裂の偏位 ・縦隔のシフト ・横隔膜の挙上

VIII 肺水腫

び慢性に肺に浸潤影をきたす病態として肺水腫がある。重症患者では，急性期の水分バランスの変化や心機能の低下などから容易に肺水腫に至る。ポータブル胸部X線画像も患者の病勢や状態変化をある程度推しはかることができる。

日本救急医学会医学用語解説集によると，肺水腫とは病的な機序により肺胞毛細血管内水分が血管外組織（狭義の間質）に漏出し，肺血管外水分量が異常に増加した状態である。したがって漏出性や滲出性などの機序にかかわらず狭義の間質性肺水腫が起きているのが肺水腫で，肺胞内まで水分漏出が進展したものを肺胞性肺水腫という。肺水腫はその病態生理から，肺の毛細血管の静水圧上昇から生じるhydrostatic edemaと肺の血管透過性亢進による生じるpermeability edemaに大別される[27)]。

hydrostatic edemaの代表が左心不全に伴う心原性肺水腫で，非心原性のものとしては腎不全や輸液負荷によるものなどがある。心不全による肺水腫では，肺静脈圧の上昇やリンパドレナージの増大から肺静脈とリンパ管を含めた広義間質が拡大し広義の間質性肺水腫となる（図6）。胸部X線画像では，所見として肺門部周囲の血管の拡大，peribronchial cuffing（気管支壁の肥厚），Kerley's line（小葉間隔壁の肥厚）が描出される[28), 29)]（図7）。肺水腫がさらに進行すると肺胞腔内に液体が漏出し，肺胞性肺水腫の像，蝶形陰影を呈するようになる[27)]。蝶形陰影を呈するメカニズムとして，リンパドレナージの影響が指摘されている。呼吸による変化が強い下葉や外層ではリンパが流れやすく，肺の外層に比べ内層ではリンパドレナージが弱く病変が強く出る傾向にある[30)]。心原性肺水腫では肺胞内に漏出した成分はタンパク成分が少なく，さらに肺胞上皮自体は保たれており，ドレナージ機能は残存する[28)]。

permeability edemaはARDSが代表疾患で，ARDSは血管透過性が亢進することによって生じる。一般的に肺うっ血がなく，さらに心原性のようにリンパドレナージが増大しないため，狭義の間質性肺水腫はあっても上

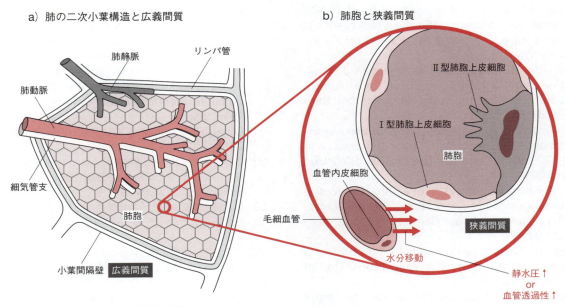

図6 肺の広義の間質と狭義の間質[26),29),31)]

心原性肺水腫では肺静脈が拡張しており、さらにリンパドレナージも増加しているため、広義間質である小葉間隔壁が肥厚しやすくX線でKerley's line として描出されることがある[26)]。
肺の広義間質には気管支肺動脈周囲間質も含まれ、リンパが発達しており、X線で peribronchial cuffing として認められることもある[26)]。
狭義の間質性肺水腫は、hydrostatic edema でも permeability edema でもどちらでも起こる[26)]。
肺胞内まで水分移動が進展すれば肺胞性肺水腫となる[26)]。

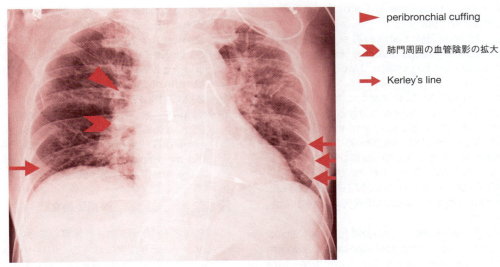

図7 心不全の胸部X画像

記に述べた広義の間質性肺水腫の所見は認めにくい。リンパ流に関して、ARDS では肺胞内への漏出成分がタンパクに富んでおり、肺胞上皮も障害され、肺胞からの水分のドレナージ機能が低下するとされている[28),31)]。

注：肺の間質には一般的に狭義と広義の2つの間質があり、日本救急医学会の用語集では「狭義では肺胞隔壁と毛細血管の間、広義では小葉間間質、胸膜近傍を含む」と定義している。それぞれ別の部位を指しており、とくに肺水腫を論じる上でこの2つを混同すると混乱を生じ得る。本項ではあえてどちらの間質のことを指しているのか筆者の解釈をつけた。

文献

1) Eisenhuber E, Schaefer-Prokop CM, Prosch H, et al. Bedside chest radiography. Respir Care 2012;57:427-43.
2) 栗原泰之, 石川 徹. ICU Radiology ICU におけるポータブル胸部単純X線写真の読影. 日集中医誌 1998;5:95-105.
3) Tolsma M, Rijpstra TA, Schultz MJ, et al. Significant changes in the practice of chest radiography in Dutch intensive care units: a web-based survey. Ann Intensive Care 2014;4:10.
4) Laroia AT, Donnelly EF, Henry TS, et al; Expert Panel on Thoracic Imaging. ACR Appropriateness Criteria® Intensive Care Unit Patients. J Am Coll Radiol 2021;18:S62-72.

5) Amorosa JK, Bramwit MP, Mohammed TL, et al. ACR appropriateness criteria routine chest radiographs in intensive care unit patients. J Am Coll Radiol 2013;10:170-4.

6) Ganapathy A, Adhikari NK, Spiegelman J, et al. Routine chest x-rays in intensive care units: a systematic review and meta-analysis. Crit Care 2012;16:R68.

7) Al Shahrani A, Al-Surimi K. Daily routine versus on-demand chest radiograph policy and practice in adult ICU patients- clinicians' perspective. BMC Med Imaging 2018;18:4.

8) Reeb J, Falcoz PE, Olland A, et al. Are daily routine chest radiographs necessary after pulmonary surgery in adult patients? Interact Cardiovasc Thorac Surg 2013;17:995-8.

9) Vesely TM. Central venous catheter tip position: a continuing controversy. J Vasc Interv Radiol 2003;14:527-34.

10) Aslamy Z, Dewald CL, Heffner JE. MRI of central venous anatomy: implications for central venous catheter insertion. Chest 1998;114:820-6.

11) Schuster M, Nave H, Piepenbrock S, et al. The carina as a landmark in central venous catheter placement. Br J Anaesth 2000;85:192-4.

12) Bayer O, Schummer C, Richter K, et al. Implication of the anatomy of the pericardial reflection on positioning of central venous catheters. J Cardiothorac Vasc Anesth 2006;20:777-80.

13) Baskin KM, Jimenez RM, Cahill AM, et al. Cavoatrial junction and central venous anatomy: implications for central venous access tip position. J Vasc Interv Radiol 2008;19:359-65.

14) Pittiruti M, Lamperti M. Late cardiac tamponade in adults secondary to tip position in the right atrium: an urban legend? A systematic review of the literature. J Cardiothorac Vasc Anesth 2015;29:491-5.

15) 日本麻酔学会 安全委員会 安全な中心静脈カテール挿入・管理のため手引き改訂 WG. 安全な中心静脈カテーテル挿入・管理のためのプラクティカルガイド 2017. Available from: https://anesth.or.jp/files/pdf/JSA_CV_practical_guide_2017.pdf

16) Frykholm P, Pikwer A, Hammarskjöld F, et al. Clinical guidelines on central venous catheterisation. Swedish Society of Anaesthesiology and Intensive Care Medicine. Acta Anaesthesiol Scand 2014;58:508-24.

17) Pittiruti M, Hamilton H, Biffi R, et al; ESPEN. ESPEN Guidelines on Parenteral Nutrition: central venous catheters (access, care, diagnosis and therapy of complications). Clin Nutr 2009;28:365-77.

18) Lok CE, Huber TS, Lee T, et al; National Kidney Foundation. KDOQI Clinical Practice Guideline for Vascular Access: 2019 Update. Am J Kidney Dis 2020;75:S1-164.

19) Cadman A, Lawrance JA, Fitzsimmons L, et al. To clot or not to clot? That is the question in central venous catheters. Clin Radiol 2004;59:349-55.

20) Gilon D, Schechter D, Rein AJ, et al. Right atrial thrombi are related to indwelling central venous catheter position: insights into time course and possible mechanism of formation. Am Heart J 1998;135:457-62.

21) Lohan R. Imaging of ICU Patients. Thorac Imaging 2019:173-94.

22) 小野貴史, 松本純一. 検査時のポイント 胸部単純X線写真で何をみるか?- 胸部単純X線写真の意義と基本的な読み方 -. 臨床画像 2020;36:68-76.

23) 松本純一, 箕輪良行, 中地俊介, 他. 救急胸部画像診断 - 症状からのアプローチ - ポータブル. 臨床画像 2008;24:83-91.

24) 戸田法子, 山内正憲. 術後のカテーテル類の位置確認— "正しい"よりも"間違い"を避けよう. LiSA 2020;27:314-9.

25) Laws D, Neville E, Duffy J; Pleural Diseases Group, Standards of Care Committee, British Thoracic Society. BTS guidelines for the insertion of a chest drain. Thorax 2003;58 Suppl 2:ii53-9.

26) Palumbo D, Zangrillo A, Belletti A, et al; COVID-BioB Study Group. A radiological predictor for pneumomediastinum/pneumothorax in COVID-19 ARDS patients. J Crit Care 2021;66:14-9.

27) 杉浦弘明. 第Ⅱ章サブマクロ解剖と病変の画像 3リンパ路に沿った分布を呈する病変. 画像診断 2020;40:A128-39.

28) Ware LB, Matthay MA. Clinical practice. Acute pulmonary edema. N Engl J Med 2005;353:2788-96.

29) Barile M. Pulmonary Edema: A Pictorial Review of Imaging Manifestations and Current Understanding of Mechanisms of Disease. Eur J Radiol Open 2020;7:100274.

30) 澄川裕充. 第Ⅰ章マクロ解剖と病変の画像 5 横断面による肺内外層の病変分布. 画像診断 2020;40:A76-85.

31) Herrero R, Sanchez G, Lorente JA. New insights into the mechanisms of pulmonary edema in acute lung injury. Ann Transl Med 2018;6:32.

■重要論文■

◆ カリーナが CV カテーテル留置のランドマーク
CV カテーテル留置において, カリーナがメルクマールになることを献体の解析結果から示した論文. それまでは Aslamy らの右主気管支基部が目印とされていたが, X線で同定しづらく, この論文でカリーナをメルクマールにすることが普及した. (→文献 11)

◆ 急性肺水腫
心原性と非心原性肺水腫について, 肺胞と毛細血管のシェーマを用いて病態やメカニズムについて触れられている. (→文献 28)

XXII 画像診断

2 集中治療における POCUS

丹保亜希仁

目　標
- POCUS の特徴を理解する
- 領域別の POCUS の利用について理解する
- POCUS ガイド下手技について理解する
- 領域横断的に POCUS を利用した診断プロトコルを理解する

Key words POCUS, ultrasonography, 超音波検査

はじめに

ポイントオブケア検査 (point of care testing) は,「被検者の傍らで医療従事者が行う検査であり, 検査時間の短縮および被検者が検査を身近に感ずるという利点を活かし, 迅速かつ適切な診療・看護・疾病の予防, 健康増進などに寄与し, ひいては医療の質, 被験者の QOL および満足度の向上に資する検査」と定義されている。このポイントオブケア検査として超音波診断装置を利用するものが, ポイントオブケア超音波検査 (point-of-care ultrasonography, POCUS) である。2011 年に The New England Journal of Medicine に総説「Point-of-Care Ultrasonography」が掲載された[1]。従来の系統的超音波検査とは異なり, ベッドサイドなどで目的を絞り短時間で検査, 診断, 処置を行えることが POCUS の特徴である。X 線や CT 検査より簡便で, また繰り返し実施できることも, 集中治療において非常に有用となる。

2011 年の総説では, 各専門領域での超音波検査の適用が記載されており, 集中治療では procedural guidance, pulmonary assessment, focused echocardiography が挙げられている[1]。超音波診断装置の小型化・高性能化も, 集中治療領域における POCUS の普及に大きく貢献した。急性呼吸不全に対する bedside lung ultrasound in emergency (BLUE) protocol[2] やショックへの rapid ultrasound in shock (RUSH) exam[3] などの POCUS を用いた鑑別プロトコルも次々と報告されている。2015 年には Society of Critical Care Medicine (SCCM) からガイドラインが発表され[4],[5], 2021 年に

は European Society of Intensive Care Medicine (ESICM) からも集中治療医による basic ultrasound のコンセンサスが発表された[6]。

本項では, 集中治療における POCUS について概説する。領域別 POCUS (上気道, 肺・胸郭, 心臓, 血管, ガイド下手技) についてまず解説し, これらを組み合わせた領域横断的 POCUS を用いた診断プロトコルについて述べる (表 1)。

I 上気道

上気道のうち, 超音波検査 (ultrasonography) で体表から観察できるのは舌根部から気管までである。ICU では気管挿管確認, 気管切開において POCUS が活用できる。輪状甲状靱帯の同定も気道管理を担う医師にとっては必須の内容であるので, 併せて解説する。

体表から気道に向けて超音波プローブを当てると, 気管粘膜とその直下にある空気との境界が高輝度に描出される[*]。この air-mucosa interface (AMI) が, 気道 POCUS のメルクマールとなる。気道の超音波画像において AMI より深部の image は虚像である。気道 POCUS では甲状軟骨, 輪状軟骨, 気管軟骨, 輪状甲状

---

[*] 音響インピーダンスの差が大きい境界では, 超音波は強く反射する。空気の固有音響インピーダンスが非常に小さいため, 組織との境界でほぼ完全に超音波が反射してプローブに戻る。気道, 肺 POCUS では空気の存在部位を考えることで, 描出画像の理解が容易となる。

表1 本項におけるPOCUSの概要

上気道	気管挿管の確認，経皮的気管切開，輪状甲状靱帯の同定
肺・胸郭	基本的な肺超音波所見，気胸，胸水，無気肺，肺水腫，肺炎など
心臓	FoCUS（左室収縮能，右室拡大，心嚢液，血管内容量など）
血管	大血管，深部静脈
ガイド下手技	中心静脈カテーテル留置，末梢血管穿刺，ECMO/REBOA，胸腔穿刺，心嚢穿刺
診断プロトコル	RUSH exam，BLUE protocol

BLUE, bedside lung ultrasound in emergency; ECMO, extracorporeal membrane oxygenation; FoCUS, focused cardiac ultrasound examination; POCUS, point-of-care ultrasonography; REBOA, resuscitative endovascular balloon occlusion of the aorta; RUSH, rapid ultrasound in shock.

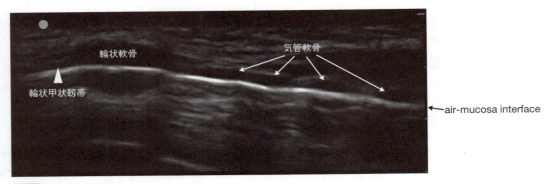

図1 気道の矢状断像
高輝度のair-mucosa interface（→）上に，低輝度の軟骨（表面は高輝度）と，やや高輝度の靱帯が並ぶ。本画像では，輪状甲状靱帯の一部（▷），輪状軟骨，気管軟骨（第1～4，⇨）が描出されている。

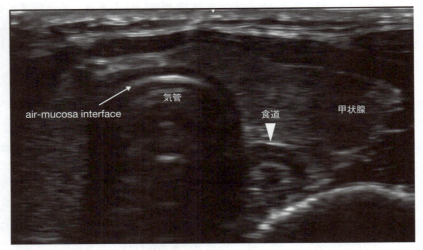

図2 頸部の横断像
頸切痕上からは気管，食道が同じ画面で描出できる（本画像はやや左側から描出）。気管はair-mucosa interface（⇨）以深は描出できないが，食道は後壁も描出される（▷）。

靱帯，声帯などが観察できる。甲状軟骨，輪状軟骨，気管軟骨は低輝度（表面は高輝度）に描出され，これらの軟骨の間にある靱帯は高輝度に描出される（図1）。甲状腺や，食道の描出も気道管理の上で重要である（図2）。ICUでは，気管挿管確認の他に，経皮的気管切開時のプレスキャンや超音波ガイド下穿刺，輪状甲状靱帯の同定などで利用されている。

1 気管挿管の確認

気道超音波による気管挿管確認については，カプノグラフィを使用できない時の代替手段として日本蘇生協議会（Japan Resuscitation Council, JRC）蘇生ガイドラインに記載されている。超音波検査による気管挿管の確認方法には，気管における超音波所見の他に，肺（臓側

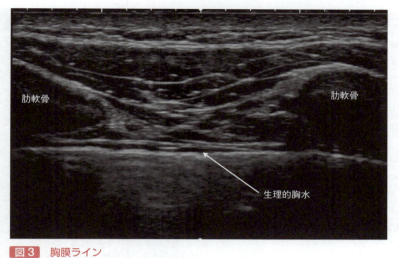

図3　胸膜ライン
胸膜ラインは高輝度に描出される。壁側胸膜，臓側胸膜表面の生理的胸水（⇨），臓側胸膜，臓側胸膜下の肺組織から成り，胸膜エコーコンプレックスとも呼ばれる。

胸膜），横隔膜，食道などの超音波所見を利用するものがある。ちなみに POCUS による気管挿管確認は，ESICM のエキスパートリコメンデーションでは basic skill としては推奨されていない[6]。

頸切痕上または左鎖骨上窩にプローブを当てると，気管と食道を同時に描出することができる。気管挿管時はリアルタイムで観察すると，気管チューブの通過による気管の動きや，カフに空気を注入した際の気管径の拡大が観察できる。管腔構造の人工物は外壁と内壁が高輝度の二重線として描出されるが，食道挿管では気管とその左側に気管チューブによる二重線とともに拡張した食道が描出され，2つの管腔構造が並ぶ所見（double tract sign）を認める。肺超音波所見も気管挿管確認に利用できる。陽圧換気による lung sliding と，換気に関係しない心拍動による lung pulse によって気管挿管，気管支挿管を判断できる。また，肝臓や脾臓が陽圧換気によって胸膜ラインとそのアーチファクトで覆われる所見（curtain sign）も気管挿管確認に利用できる。

2　経皮的気管切開での利用

経皮的気管切開では POCUS と気管支鏡検査と併用することで，ベッドサイドで安全に実施できる手技である。POCUS はプレスキャンおよびガイド下気管穿刺に利用されている。プレスキャンは穿刺ルートの血管や甲状腺峡部の高さと穿刺する気管軟帯の確認を行い，経皮的気管切開が可能か判断する。超音波ガイド下穿刺では気管正中からの穿刺が容易となる。

3　輪状甲状靱帯の同定

POCUS は輪状甲状靱帯の同定に有用であることはよく知られている。"Cannot ventilate, cannot oxygenate" の状況では，気道確保の最終手段として front-of-neck airway access が必要であり，時機を逸することなく判断する必要がある。肥満，顔面外傷，熱傷などで，気道確保困難が予想される場合には，あらかじめ POCUS で輪状甲状靱帯を同定しておくことを考慮すべきであろう。

II　肺・胸郭

肺超音波検査は，わが国では1970年代後半には胸膜および胸膜直下の腫瘍性病変などへの使用に関する論文がいくつも報告されている。一方，現在の集中治療領域における肺 POCUS は，1990年代以降の報告がルーツとなっている。胸郭や肺の超音波検査では，胸膜ライン（pleural line）の成り立ちを理解することが重要である。体表から胸郭に超音波プローブを当てると，通常では肺胞内の空気との境界まで超音波が到達する。したがって，胸膜ライン（胸膜エコーコンプレックスとも呼ばれる）は壁側胸膜，臓側胸膜表面の生理的胸水，臓側胸膜，臓側胸膜下の肺組織により成り立つことがわかる（図3）。リアルタイムの観察では，呼吸により臓側胸膜（およびその直下の肺組織）が動くことによる所見（lung sliding）が得られる。また，気胸では壁側胸膜下にある空気との境界で超音波が反射するため，胸膜ラインは壁側胸膜のみから形成されることとなる。

肺 POCUS の観察部位は，2012年の International

表2　基本的な肺超音波所見

bat sign	上下の肋骨と胸膜ラインをたどった線が羽を広げたコウモリのようにみえる所見（図4）
Aライン	プローブと空気との境目を超音波が繰り返し行き来することで描出される多重反射
Bライン	胸膜ラインから画像深部まで伸びる高輝度の線状アーチファクト 1肋間に3本以上ある場合（多発Bライン）は異常所見
lung sliding	胸膜ラインの呼吸に同調するスライド
lung pulse	心拍動による胸膜ラインの振動
seashore sign	Mモードで観察した際に胸膜ラインを境に海と砂浜のように描出される所見
curtain sign	吸気時に横隔膜下の肝臓／脾臓が胸膜ラインからのアーチファクトで覆われる所見

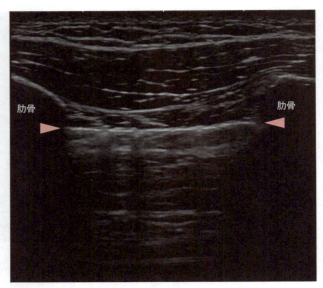

図4　bat signと胸膜ライン（▶）

Liaison Committee on Lung Ultrasound（ILC-LUS）により，片側4か所（前胸上部，前胸下部，側胸上部，側胸基部），両側8か所での評価が推奨されている[7]。4つの部位は，胸骨傍線と前腋窩線の間および前腋窩線と後腋窩線の間の部位を，さらに乳頭レベルで上下に分割したものである。この国際コンセンサスは2023年にアップデートされている[8]。

1　基本的な肺超音波所見（表2）

多くの場合，超音波は臓側胸膜下の肺胞上皮まで到達するため，臓側胸膜の動きに由来する所見である lung sliding（pleural sliding）や lung pulse，胸膜ラインの多重反射であるAラインが観察できる。これらは健常肺ではもちろん認められるが，可動性のある臓側胸膜まで超音波が到達すれば観察できる所見である[9]。

肺超音波でのBラインは，臓側胸膜付近の間質の炎症や水分量の増加，肺胞病変などが存在する時に観察される。肋骨に直交するようにプローブを当てて得られる画像（longitudinal plane）において，2本の肋骨の間から3本以上Bラインが存在する場合（多発Bライン，multiple B-lines）は異常所見である。Bラインを観察・評価する際には，空間コンパウンドイメージングをオフにする。

2　気胸

気胸では壁側胸膜と臓側胸膜の間に空気があるため，臓側胸膜まで超音波が届くことに由来する所見がみられない。また気胸では，胸膜ラインとAラインが正常より高輝度に描出されるのが特徴である。Mモードによる観察では，プローブから壁側胸膜までの層状の軟部組織による超音波像が多重反射により繰り返されるため成層圏のような画像となる（stratosphere sign）。仰臥位で前胸部の肺超音波所見から気胸が考えられる場合，側胸部へプローブをスライドしながら気胸と臓側胸膜の境界（lung point）を検索する。吸気時に，側胸部側から臓側胸膜がスライドしてくる境界が lung point である。lung point が確認できれば気胸と確定診断できるが，虚脱が大きい高度の気胸では見られない。また，皮下気腫が存在すると超音波はそこで反射するために，臓側胸膜よりも浅い部位からEラインと呼ばれる高輝度線が発生する。観察部位に皮下気腫がある場合にはEラインによって胸膜ラインが観察できないため，肺超音波による診断は困難となる。

3　胸水／無気肺

胸郭の後側方部では，胸腔，横隔膜，腹部臓器（肝臓や脾臓，ときに腎臓）を同時に観察することができ，胸水や無気肺の観察に適している。通常この部位では，臓側胸膜からのアーチファクトが吸気時に肝臓や脾臓の一部を覆う所見（curtain sign）が得られるが，胸水や無気肺によって胸膜アーチファクトが腹部臓器まで届かない状況では観察できなくなる。

胸水（pleural effusion）は横隔膜上の無エコー域として描出される。肺超音波では，胸部X線画像と比較して少量の胸水でも診断が可能である。胸水量は後腋窩線からの観察で壁側胸膜と臓側胸膜までの距離を測定し，推定胸水量（mL）＝20×胸膜間距離（mm）で計算できる。

無気肺では，肺の含気が低下することによって肺実質に超音波が到達するために，実質臓器のような画像（tissue like sign）となる。空気が存在する部位まで超音波が到達するため，無気肺像の内部に見られる高輝度

画像診断 **XXII**

表3　FoCUS による観察断面と評価項目[11), 12)]

観察部位	観察断面	観察項目
1. 傍胸骨	長軸断面	左室（収縮能，サイズ），右室（収縮能，サイズ），心嚢液・心タンポナーデの有無，血管内容量（左室過収縮の有無），慢性変化（心室拡大・肥大，心房拡大），弁異常，心腔内構造物（疣腫，腫瘍，血栓）
	短軸断面	
2. 心尖部	四腔断面	
3. 心窩部	四腔断面	
	下大静脈縦断面	血管内容量（下大静脈径，呼吸性変動）

FoCUS, focused cardiac ultrasound examination.

像（air bronchogram）や，含気のある肺との境界を示す細かい不整な高輝度像 shred sign（fractal sign）を認めることがある。

4　肺水腫

　肺水腫では，間質や肺胞の水分を反映して多発Bラインが認められる。多発Bラインとは longitudinal plane で肋間に3本以上のBラインが認められる場合を指し，肺水腫の他に肺炎，ARDS，肺挫傷など様々な病態で観察できる。

　肺 POCUS では，胸膜の性状や分布，他の部位の POCUS 所見や身体所見などを総合して診断していく。肺水腫では両側性に広範囲でBラインが観察できる。ILC-LUS のコンセンサス[7)]では，片側2か所以上かつ両側で多発Bラインを認めた場合を広範多発Bライン（diffuse multiple B-lines）と判断する。肺水腫の POCUS 所見の特徴は，広範多発Bラインを呈し，かつ臓側胸膜が滑らかであることである。臓側胸膜の性状は深度を浅くするか，リニア型プローブを使うと観察しやすい。POCUS は肺水腫の診断だけではなく，治療効果の判定を含むモニタリング（Bラインの増減など）にも利用できる。間質性肺炎や ARDS なども広範多発Bラインを呈するが，胸膜ラインが不整であることが特徴的である。

5　肺炎

　肺炎も多発Bラインを呈する疾患であり，一般的には限局性多発Bライン（focal multiple B-lines）となる。限局性多発Bラインは肺挫傷や肺梗塞でも認められる所見である。肺炎の分布によっては広範多発Bラインを呈することもある。炎症性変化を反映し，胸膜ラインの不整，肥厚や sonographic consolidation が認められることがある。POCUS ではベッドサイドで継時的変化を観察できることが利点の一つである。

IV　心臓

　心臓超音波検査は，包括的心エコー図検査と POCUS

で大きく異なる領域である。それぞれの特徴を理解して，連携することも重要である。集中治療医が行う心臓 POCUS では focused assessment transthoracic echocardiography（FATE）[10)]や focused cardiac ultrasound examination（FoCUS）[11), 12)]がよく知られている。FoCUS では傍胸骨左縁，心尖部，心窩部の3つのアプローチ部位から観察を行う。評価項目には，左室収縮能，右室収縮能，心嚢液，血管内容量，慢性変化，弁異常，大きな心腔内構造物などがある（表3）[11), 12)]。

1　左室（収縮能，サイズ）

　FoCUS では左室の収縮能，左室拡大の有無を評価する。左室収縮能は左室駆出率（left ventricular ejection fraction, LVEF）で評価するのが一般的である。FoCUS では LVEF を目視で評価する（visual EF）。また局所壁運動異常の評価もできることが望ましい。

2　右室（収縮能，サイズ）

　肺血栓塞栓症や右心機能不全では右室拡大が見られる。四腔断面での観察で，拡張末期に右室が左室より大きければ右室拡大と判断する。短軸断面では，右室拡大により心室中隔が左室側に圧排されることで左室がD-shape となる。後述する BLUE protocol[2)]では，肺 POCUS で異常所見がなく深部静脈血栓がみられる急性呼吸不全では肺血栓塞栓症が鑑別に挙げられるが，POCUS での右室の評価も行うべきである。

3　心嚢液，心タンポナーデ

　心嚢液は拡張末期の最大径で評価する。10〜20 mm で中等量，それ以上は多量の心嚢液貯留と判断する。急性に心嚢液が貯留すると，少量でも心タンポナーデをきたすことがある。心嚢液貯留に加えて，四腔断面での右心房（収縮期）や右心室（拡張期）の虚脱，下大静脈縦断面での拡張・呼吸性変動の低下は心タンポナーデを示唆する所見である。超音波ガイド下の心嚢穿刺については後述する。

669

4 血管内容量の評価

血管内容量は，下大静脈の径と呼吸性変動により評価する。血管内容量が減少すると，下大静脈は虚脱し呼吸性変動が大きくなる。また左室収縮能が正常な場合には，左室は過収縮となる。

下大静脈径は 21 mm，呼吸性変動は 50％が目安となる。ただし，描出画像が適切な下大静脈縦断面であるかを常に意識する。また，下大静脈径は心機能，呼吸，腹圧などの影響を受けることに留意する。陽圧換気をしている際には，静脈還流量が減少するため下大静脈径は大きくなる。

V 大血管

大動脈緊急症（急性大動脈解離，腹部大動脈瘤破裂など）の診断は造影 CT 検査が標準であるが，POCUS も早期診断の一助となる。急性大動脈解離のうち Stanford A 型では上行大動脈内のフラップや径の拡大，大動脈弁逆流，心囊液貯留，総頸動脈解離，血胸などを評価する。腹部大動脈の観察も可能であり，大動脈径や分枝血管を含めた評価を行う。

後述する RUSH exam[3]では，大動脈弓部，胸部下行大動脈，腹部大動脈の観察が含まれている。Extracorporeal cardiopulmonary resuscitation（ECPR）での送血管や大動脈閉塞バルーンカテーテルを留置する際にも，総大腿動脈の穿刺に引き続き，腹部大動脈内のガイドワイヤ確認に POCUS は重要である。

VI 深部静脈

深部静脈血栓症（deep vein thrombosis, DVT）は，ICU 滞在患者において重要な合併症である。肺血栓症のリスク評価や DVT の診断において超音波検査は有用とされている。下肢 DVT の検査は compression ultrasonography が基本となり，血栓がなければプローブで圧迫することにより静脈が虚脱する。下肢 DVT の検索には，大腿から下腿までを観察する whole leg ultrasonography と中枢側のみを観察する proximal compression ultrasonography がある。POCUS としては総大腿静脈と膝窩静脈の 2 か所で評価する 2 点圧迫法（2-point compression ultrasonography）が広く利用されている[13]。近年では point から region へと検索範囲を少し広げた，2-region compression ultrasound が推奨されるようになっている[14]。

VII ガイド下手技

POCUS はガイド下手技においても有用である。中心静脈カテーテル（central venous catheter, CVC）留置のほかに，動脈ラインや extracorporeal membrane oxygenation（ECMO）の送・脱血管の留置など，ICU では超音波ガイド下手技が頻繁に実施されている。POCUS によって成功率は上がり，合併症は少なくなることは周知の事実である。どの手技にも共通するが，超音波診断装置の配置や超音波画像の設定が非常に重要であることを忘れてはならない。

1 中心静脈カテーテル留置

ブラッドアクセスカテーテルを含め，CVC は集中治療における必須手技の一つである。しかし，致死的合併症の可能性があることを常に意識するべきである。2015 年 10 月から医療事故調査制度が始まったが，制度開始から 1 年 3 か月の間に CVC に伴う 10 件の死亡事例が報告されている[15]。そのうち 6 例は超音波ガイド下法によってカテーテル留置が行われており，適切なガイド下手技の習得および合併症の早期発見が重要であることが再認識できる内容である。2023 年には『中心静脈カテーテル挿入・抜去に係る死亡事例の分析 −第 2 報（改訂版）−』[16]が公表された。

POCUS はプレスキャン，超音波ガイド下穿刺，ガイドワイヤの位置確認，ポストスキャンの 4 つのタイミングで使用できる。プレスキャンでは，対象となる静脈の走行，径や深さ，狭小化・閉塞・血栓・虚脱などを評価する。周りに合併症となり得る組織（血管，胸膜など）がないかを確認して穿刺部位，方向を決定する。ガイド下穿刺には交差法と平行法があり，交差法では短軸像，平行法では長軸像で実施するのが一般的だが，両者を組み合わせた方法も報告されている[17]。また，ガイド下穿刺において試験穿刺は不要である。ガイドワイヤ留置後には，ダイレーターを挿入する前に迷入や逸脱がないかを POCUS で確認する。CVC 留置後は，血腫や気胸などの合併症が起きていないかを確認する。とくに，複数回穿刺や後壁穿刺，穿刺針を深く刺入してしまった場合などでは，慎重に身体診察やポストスキャンを行い，合併症を早期に発見して対処することが重要である。

2 末梢血管穿刺

末梢の動脈，静脈を穿刺する際にガイド下手技を第一選択とするかは議論の分かれるところである。しかしながら血管確保が困難な症例ではガイド下手技が選択されることからも，より普及が望まれる領域ではないかと思われる。

画像診断 XXII

表4 RUSH exam の3つのステップと観察部位

Step1：Pump（心臓）	Step 2：Tank（循環血液量）	Step 3：Pipes（血管）
A) 傍胸骨 長軸／短軸断面	A) IVC 長軸像	A) 胸骨上 大動脈
B) 心窩部 四腔断面	B) FAST／右上腹部・胸腔	B) 傍胸骨 大動脈
C) 心尖部 四腔断面	C) FAST／左上腹部・胸腔	C) 上腹部 大動脈
	D) FAST／骨盤	D) 臍上部 大動脈
	E) 気胸，肺水腫	E) 総大腿静脈 DVT
		F) 膝窩静脈 DVT

DVT, deep vein thrombosis; FAST, focused assessment with sonography for trauma; IVC, inferior vena cava.

穿刺時の致死的合併症のリスクが低い，末梢挿入型中心静脈カテーテル（peripherally inserted central venous catheter，PICC）はICUでも使用される。上腕の尺側皮静脈，上腕静脈を穿刺部位とするため，超音波ガイド下手技が有用であることはいうまでもない。CVC留置時と同様にプレスキャンにより，穿刺に適した静脈であるかを周囲の組織も含めて確認することが重要である。ガイドワイヤの確認やポストスキャンも行うことを推奨する。

末梢静脈路の確保にもガイド下手技は有用である。輸液経路の選択は投与薬剤や治療期間により決定される。末梢静脈路の確保が困難という理由だけでPICCやCVCを選択してはならない。ICUでは末梢静脈路が確保困難な患者も多く，必須の手技の一つである。動脈ラインもICUでは多くの症例で必要となる。現時点ではガイド下手技が必須ではないが，穿刺およびカニュレーションの成功率を考慮すると，ガイド下穿刺の普及が望まれる。また，穿刺だけでなくカニュレーションまでPOCUSガイド下で行うと，より成功率が高い。

3 ECMO／REBOA

ECMOの送・脱血管やresuscitative endovascular balloon occlusion of the aorta（REBOA）カテーテルを留置する際の，総大腿動静脈穿刺，内頸静脈穿刺にも超音波ガイド下手技は必須である。また，下大静脈や胸部下行～上腹部大動脈内のガイドワイヤの確認にもPOCUSを利用することで，適切に手技が進行していることの判断材料となる。ICUでの送・脱血管留置には，経食道心エコー検査（transesophageal echocardiography，TEE）も有用である。

4 胸腔穿刺

胸腔穿刺時には，肋間動静脈などの血管損傷，胸膜穿刺による気胸，腹腔内臓器損傷などが起こり得る。これらはPOCUSによるプレスキャンおよびガイド下穿刺により低減することが可能である。胸水の全体像の把握にはセクタ型もしくはコンベックス型プローブ，穿刺部位

の評価にはリニア型プローブを用いる。ガイド下穿刺ではリニア型プローブを使用するが，体格や呼吸による胸郭運動により困難な症例も存在する。プレスキャンでの胸水および穿刺ルートの確認は必ず行うが，ガイド下穿刺は症例ごとに判断してもよい。ポストスキャンによる気胸の有無の確認も推奨されている[18]。

5 心嚢穿刺

ランドマーク法よりも超音波ガイド下心嚢穿刺は成功率が高く，合併症も少ないとされる。アプローチ部位は，心窩部，傍胸骨，心尖部からPOCUSで心嚢液の厚さおよび穿刺ルートの肝臓，肺，血管について適切に評価を行った上で決定する。傍胸骨でのリニアプローブを用いた平行法によるガイド下穿刺も報告されている[19]。ガイドワイヤ確認やカテーテルの位置調整にもPOCUSが利用できる。

VIII 診断プロトコル

集中治療において，患者の移動を必要とせずにベッドサイドで繰り返し実施できるPOCUSは非常に役立つ。これまでの領域別のPOCUSを組み合わせることで横断的な診断も可能となる。ICUで利用されている診断プロトコルには，ショックでのRUSH exam[3]，急性呼吸不全でのBLUE protocol[2]，外傷患者におけるextended focused assessment with sonography for trauma（EFAST）[20]，心停止時のcardiac arrest sonographic assessment（CASA）exam[21]などが挙げられる。また，ショックと呼吸困難の双方で利用可能な気道・呼吸・循環のABCアプローチに基づいたフレームワークが提案されている[22]。本項では，RUSH examとBLUE protocolについて簡潔に説明する。

1 RUSH exam

ショックは心原性ショック，循環血液量減少性ショック，閉塞性ショック，血管分布異常性ショックの4つ

671

に分類される。RUSH exam は pump（心臓），tank（循環血液量），pipes（血管）を評価することでショックの原因検索を行う[3]。それぞれのステップでの観察部位を表4に記載した。

2 | BLUE protocol

2008年に Lichtenstein らが報告した急性呼吸不全の鑑別プロトコルである[2]。肺超音波検査が主体のプロトコルになっており，気胸，肺水腫，肺炎，肺血栓塞栓症，慢性閉塞性肺疾患などの鑑別を行うことができる。BLUE protocol での肺血栓塞栓症の診断には DVT の検索が含まれているが，POCUS として心臓や下大静脈の評価も加えると，より診断精度が上がるであろう。また肺水腫の診断時にも，心臓 POCUS を追加することで，肺水腫の原因検索を進めることができる。

■ 文献

1) Moore CL, Copel JA. Point-of-Care Ultrasonography. N Engl J Med 2011;364:749-57.

2) Lichtenstein DA, Mezière GA. Relevance of lung ultrasound in the diagnosis of acute respiratory failure: the BLUE protocol. Chest 2008;134:117-25.

3) Perera P, Mailhot T, Riley D, et al. The RUSH exam: Rapid Ultrasound in SHock in the evaluation of the critically Ill. Emerg Med Clin North Am 2010;28:29-56,

4) Frankel HL, Kirkpatrick AW, Elbarbary M, et al. Guidelines for the Appropriate Use of Bedside General and Cardiac Ultrasonography in the Evaluation of Critically Ill Patients-Part I: General Ultrasonography. Crit Care Med 2015;43:2479-502.

5) Levitov A, Frankel HL, Blaivas M, et al. Guidelines for the Appropriate Use of Bedside General and Cardiac Ultrasonography in the Evaluation of Critically Ill Patients-Part II: Cardiac Ultrasonography. Crit Care Med 2016;44:1206-27.

6) Robba C, Wong A, Poole D, et al; European Society of Intensive Care Medicine task force for critical care ultrasonography*. Basic ultrasound head-to-toe skills for intensivists in the general and neuro intensive care unit population: consensus and expert recommendations of the European Society of Intensive Care Medicine. Intensive Care Med 2021;47:1347-67.

7) Volpicelli G, Elbarbary M, Blaivas M, et al; International Liaison Committee on Lung Ultrasound (ILC-LUS) for International Consensus Conference on Lung Ultrasound (ICC-LUS). International evidence-based recommendations for point-of-care lung ultrasound. Intensive Care Med 2012;38:577-91.

8) Demi L, Wolfram F, Klersy C, et al. New International Guidelines and Consensus on the Use of Lung Ultrasound. J Ultrasound Med 2023;42:309-44.

9) 丹保亜希仁, 鈴木昭広. Point-of-care 肺超音波. 臨麻 2018;42:1446-58.

10) Jensen MB, Sloth E, Larsen KM, et al. Transthoracic echocardiography for cardiopulmonary monitoring in intensive care. Eur J Anaesthesiol 2004;21:700-7.

11) Via G, Hussain A, Wells M, et al; International Liaison Committee on Focused Cardiac UltraSound (ILC-FoCUS); International Conference on Focused Cardiac UltraSound (IC-FoCUS). International evidence-based recommendations for focused cardiac ultrasound. J Am Soc Echocardiogr 2014;27:683.e1-e33.

12) Neskovic AN, Skinner H, Price S, et al. Focus cardiac ultrasound core curriculum and core syllabus of the European Association of Cardiovascular Imaging. Eur Heart J Cardiovasc Imaging 2018;19:475-81.

13) Bernardi E, Camporese G, Büller HR, et al; Erasmus Study Group. Serial 2-point ultrasonography plus D-dimer vs whole-leg color-coded Doppler ultrasonography for diagnosing suspected symptomatic deep vein thrombosis: a randomized controlled trial. JAMA 2008;300:1653-9.

14) Needleman L, Cronan JJ, Lilly MP, et al. Ultrasound for Lower Extremity Deep Venous Thrombosis: Multidisciplinary Recommendations From the Society of Radiologists in Ultrasound Consensus Conference. Circulation 2018;137:1505-15.

15) 医療事故調査・支援センター（日本医療安全調査機構）. 医療事故の再発防止に向けた提言 第1号 中心静脈穿刺に係る死亡の分析 －第1報－. 2017. [cited 2024 Apr 19]. Available from: https://www.medsafe.or.jp/uploads/uploads/files/publication/teigen-01.pdf

16) 医療事故調査・支援センター（日本医療安全調査機構）. 医療事故の再発防止に向けた提言 第17号 中心静脈カテーテル挿入・抜去に係る死亡事例の分析 －第2報（改訂版）－. 2023. [cited 2024 Apr 19]. Available from: https://www.medsafe.or.jp/uploads/uploads/files/teigen17comp.pdf

17) Tampo A. Three-step procedure for safe internal jugular vein catheterization under ultrasound guidance. J Med Ultrason 2018;45:671-3.

18) Dancel R, Schnobrich D, Puri N, et al. A Position Statement of the Society of Hospital Medicine. J Hosp Med 2018;13:126-35

19) Osman A, Wan Chuan T, Ab Rahman J, et al. Ultrasound-guided pericardiocentesis: a novel parasternal approach. Eur J Emerg Med 2018;25:322-7.

20) Kirkpatrick AW, Sirois M, Laupland KB, et al. Handheld thoracic sonography for detecting post-traumatic pneumothoraces: the Extended Focused Assessment with Sonography for Trauma (EFAST). J Trauma 2004;57:288-95.

21) Gardner KF, Clattenburg EJ, Wroe P, et al. The Cardiac Arrest Sonographic Assessment (CASA) exam - A standardized approach to the use of ultrasound in PEA. Am J Emerg Med. 2018;36:729-31.

22) Kameda T, Kimura A. Basic point-of-care ultrasound framework based on the airway, breathing, and circulation approach for the initial management of shock and dyspnea. Acute Med Surg 2020;7:e481.

画像診断 XXII

■ 重要論文 ■

◆ ポイントオブケア超音波診断：ベッドサイドでの診断，治療に有用な point-of-care ultrasonography についてまとめられた総説。POCUS が多くの領域で活用できることを示している。（→文献 1）

◆ ポイントオブケア肺超音波に関するエビデンスに基づく国際的なコンセンサス：肺超音波検査に関する必須事項がまとめられている重要な論文である。（→文献 7）
2023 年にアップデートされた。（→文献 8）

◆ ショックと呼吸困難の初期管理のための ABC アプローチに基づいた基本的な POCUS フレームワーク：気道，呼吸，循環の ABC アプローチアプローチに基づいた POCUS のフレームワークが報告された。ショックと呼吸困難の両方で利用でき，鑑別疾患によって必要となる超音波検査や超音波ガイド下手技を選択する。疾患の絞り込みが難しい場合にはプロトコルとして使用できる。（→文献 22）

XXII

画像診断

673

索 引

記号

α ケトグルタル酸 337
β 遮断薬中毒 531
β ラクタムアレルギー 434

数字

5 の法則 495
9 の法則 495

欧文

A

A-aDO$_2$ 114
Abbreviated Burn Severity Index (ABSI) 499
ABCDE（FGH）バンドル 272
ABCDEF バンドル 471
abdominal compartment syndrome (ACS) 364, 379
Acinetobacter spp. 456
active cooling 542
active external rewarming 538
active internal core rewarming 538
ACURASYS Study 126
acute aortic syndrome 180
acute coronary syndrome (ACS) 178
acute cor pulmonale (ACP) 467
acute fatty liver of pregnancy (AFLP) 560
acute interstitial nephritis (AIN) 298
acute kidney injury (AKI) 292, 297, 306, 320
acute limb ischemia (ALI) 190
acute liver failure (ALF) 340, 351
acute myocardial infarction (AMI) 178
acute-on-chronic liver failure (ACLF) 340
Acute Physiology and Chronic Health Evaluation (APACHED) 59
acute tubular necrosis (ATN) 298
adaptive support ventilation (ASV) 107

ADHERE 試験 196
ADRENAL trial 429, 444
adrenocorticotropic hormone (ACTH) 425
advance care planning (ACP) 73
advance directive (AD) 73
advanced life support (ALS) 62, 66
AED 216
afterload 151
AIH 347
air-mucosa interface (AMI) 665
airway pressure release ventilation (APRV) 108
air 像 661
AKIKI-2 trial 302
AKI の診断基準 298
AKI の病因分類 299
alarmin 438
ALIVE 試験 200
allow natural death (AND) 74
alveolar dead space 80
AMPLE 聴取 483
amplitude integrated electroencephalogram (aEEG) 259
anatomical dead space 80
ANCA 関連血管炎 466
aneurysmal subarachnoid hemorrhage (aSAH) 250
anti-diuretic hormone (ADH) 293
anti-inflammatory cytokine 27
antimicrobial resistance (AMR) 42, 442
antimicrobial stewardship program (ASP) 43, 436
antimicrobial stewardship team (AST) 436
anti-neutrophil cytoplasmic antibody (ANCA) 466
anti-rerovirus therapy (ART) 448
aortic regurgitation (AR) 189
aortic stenosis (AS) 189
APROCCHSS trial 429, 444
ARDS 87
area under the blood concentration-time curve (AUC) 327, 435

ARREST 試験 200, 205, 206
arrythmia 185
artificial liver support (ALS) 355
assist/control ventilation (A/C) 106
Atlanta classification of acute pancreatitis 360
ATN trial 303
atrial fibrillation (AF) 185
atrial flutter (AFL) 185
atrial natriuretic peptide (ANP) 295
auto triggering 120
AVPU scale 567
awake prone position (APP) 125
A ライン 668

B

baby lung 108
bacterial translocation (BT) 371, 444
basic life support (BLS) 61, 66
BaSICS trial 630
basilar hyperluency 661
bat sign 668
Baue 462
Baux Score 499
Behavioral Pain Scale (BPS) 277
best compliance method 109
BICARICU-2 trial 302
bispectral index (BIS) 259
BLUE protocol 672
bradypnea 81
bridge to lung transplantation 131
bronchoalveolar lavage (BAL) 89, 144
bronchoalveolar lavage fluid (BALF) 145
Bruch-Wartofsky 419
Burn Index (BI) 499
B 型肝硬変 346
B ライン 668

C

C. albicans 449
Candida 449
capillary refilling time 564
capillary shunt 83

cardiac ECMO 128
cardiac output（CO） 151
cardiogenic shock 173
cardiopulmonary resuscitation
　（CPR） 62, 66
cardiorenal syndrome（CRS）
　 307, 465
Carina 658
CAST 試験 200
catheter associated asymptomatic
　bacteriuria（CAASB） 313
catheter associated urinary tract
　infection（CAUTI）
　 313, 451, 458, 459
catheter-related blood stream
　infection（CRBSI） 451, 458
CBRNE 災害 516, 517
cell-based model 384
cell-free and concentrated ascites
　reinfusion therapy（CART） 348
central ECMO 206
central venous catheter
　（CV カテーテル） 658
central venous pressure（CVP）
　 156
cerebral autoregulation（CA） 283
cerebral blood flow（CBF） 230
cerebral blood volume（CBV） 230
cerebral perfusion pressure（CPP）
　 283
chemical-warfare agent（CWA）
　 516
Child-Pugh score 349
chronic critical illness（CCI） 440
chronic decompensation 340
chronic kidney disease（CKD）
　 306
clinical scinario（CS） 163
closed ICU 18, 55
closed loop ventilation 107
Clostridioides（Clostridium）difficile
　（C. difficile） 459
Clostridioides difficile infection（CDI）
　 459
Cmax 435
compensatory anti-inflammatory
　response syndrome 27, 440

confusion assessment method for
　the ICU（CAM-ICU） 268, 473
contact-to-balloon time（C2B）
　 173
continuous positive airway
　pressure（CPAP） 106, 108
continuous renal replacement
　therapy（CRRT）
　 303, 321, 323, 356
contractility 151
controlled mechanical ventilation
　（CMV） 106, 450
coronary angiography（CAG）
　 70
coronary artery bypass grafting
　（CABG） 173
corticotropin-releasing hormone
　（CRH） 425
CORTICUS study 444
COVID-19 16, 452
CRASH-2 試験 492
creatinine clearance（CCr） 328
critical care neurology（CCN）
　 233
Critical-Care Pain Observation Tool
　（CPOT） 277
critical illness-related corticosteroid
　insufficiency（CIRCI） 427
cumulative amount of drug
　excreted in urine（Ae） 328
curtain sign 668
Cytomegalovirus 450
C 型肝硬変 346

D

damage-associated molecular
　patterns（DAMPs）
　 370, 438, 439,463, 541
damage control resuscitation（DCR）
　 485, 489, 490
Danang lung 17
DC0（prehospital care） 490
DC1（abbreviated surgery） 490
DC2（surgical critical care） 490
DC3（planned reoperation） 490
DC4（abdominal wall closure/
　reconstruction） 490
DD-ABC 521

D-dimer 391, 404
deadly triad 489
DeBakey 分類 180
decontamination 521
decremental PEEP trial 109
deep respiration 81
deep sulcus sign 661
deep vein thrombosis（DVT） 403
Deep 法 142
de-escalation 434
delayed cerebral ischemia（DCI）
　 251
delayed cycling 122
density spectral array（DSA）
　 245
deresuscitation 624
diabetic ketoacidosis（DKA） 412
diagnostic and statistical manual
　of mental disorders, fifth edition
　（DSM-5） 268
diastolic blood pressure（DBP）
　 156
diastolic failure 153
DIC の分類 396
difficile 459
difficult airway 99, 100
diffuse alveolar damage（DAD）
　 88
direct hemoperfusion with
　polymyxin B immobilized fiber
　column（PMX-DHP） 324
disseminated intravascular
　coagulation 558
distributive shock 175
do not attempt cardiopulmonary
　resuscitation（DNACPR） 74
do not attempt resuscitation（DNAR）
　 74
double triggering 122
driving pressure 108
D-shape 404
DT 実施基準 208
DUMBELLS 511

E

early brain injury（EBI） 251
early cycling 121
ECMO における合併症 132

ECMO の構造 ……… 129
ECMO 搬送 ……… 132
ECMO モードによる分類 ……… 129
Edelman の式 ……… 642
EF 分類 ……… 160
ELAIN trial ……… 302
elective critical care consultation ……… 55
electrical impedance tomography (EIT) ……… 117
electrographic status epilepticus (ESE) ……… 231
emergency neurological life support (ENLS) ……… 233
end diastolic volume (EDV) ……… 151
endothelial glycocalyx layer (EGL) ……… 628
end-stage kidney disease (ESKD) ……… 306
end-systolic pressure-volume relationship (ESPVR) ……… 152
end systolic volume (ESV) … 152
Enhanced Recovery After Surgery (ERAS) ガイドライン ……… 223
enteral intolerance ……… 653
EPIC Ⅲ ……… 42
epilepsy ……… 240
erasmus GBS respiratory insufficiency score (EGRIS) ……… 236
estimated GFR (eGFR) ……… 291
E_TCO_2 ……… 116
EUPHRATES trial ……… 444
EUROBACT International Cohort Study ……… 42
euthyroid sick syndrome ……… 417
extended focused assessment with sonography for trauma (EFAST) ……… 482
extracorporeal cardiopulmonary resuscitation ……… 128
extracorporeal cardiopulmonary resuscitation (ECPR) ……… 69, 128, 205
extracorporeal CPR ……… 69
Extracorporeal Life Support Organization (ELSO) ……… 131
extracorporeal lung assist (ECLA) ……… 128
extracorporeal membrane oxygenation (ECMO) ……… 128, 173, 204, 598

F

FACTT 試験 ……… 91
FDP ……… 391
febrile non-hemolytic transfusion reaction (FNHTR) ……… 637
FIB-4 index ……… 346
FIRST 試験 ……… 196
Fisher 分類 ……… 252
flow starvation ……… 120
focus assessed transthoracic echocardiography (FATE) プロトコル ……… 162
focused assessment transthoracic echocardiography (FATE) … 669
focused assessment with sonography for trauma (FAST) ……… 482
focused cardiac ultrasound examination (FoCUS) ……… 669
Fontan 型手術 ……… 581
Fontan 型手術後 ……… 575
Fontan 型循環 ……… 574, 581
fraction unbound in blood (fu) ……… 328
frailty ……… 470
Framingham 診断基準 ……… 163
Frank-Starling 曲線 ……… 623
fresh frozen plasma (FFP) … 635
FOUR (full outlines of unresponsiveness) score … 234
full-time intensivist 型 ……… 18
fulminant hepatitis (FH) …… 351
Functional Status Score for the ICU (FSS-ICU) ……… 474

G

GCS ……… 234
generalized convulsive SE (GCSE) ……… 241
Giusti-Hayton 法 ……… 328
Glenn 手術 ……… 580
Glenn 手術後 ……… 575
Global Leadership Initiative on Malnutrition (GLIM) criteria ……… 649
glomerular filtration rate (GFR) ……… 291, 328
glomerulonephritis (GN) ……… 298, 299
glutamate dehydrogenase (GDH) ……… 337
glycocalyx (GCX) ……… 386
Goodpasture 症候群 ……… 466
GRACE リスクスコア ……… 180
GRADE システム ……… 441
graft-versus-host disease …… 638
growing care unit (GCU) …… 596
guideline-directed medical therapy (GDMT) ……… 160
Guillain–Barré syndrome (GBS) ……… 235
gut sepsis ……… 371
Guyton の静脈還流量曲線 ……… 623
Guyton の静脈還流曲線 ……… 151

H

Hampton hump ……… 403
heart rate, acidosis, consciousness, oxygenation, respiratory rate (HACOR) ……… 96
Heatstroke STUDY ……… 541, 542
HELLP 症候群 ……… 560
hemodiafiltration (HDF) …… 355
hemolytic uremic syndrome (HUS) ……… 315
hemostatic resuscitation ……… 491
hepatopulmonary syndrome (HPS) ……… 466
hepatoreanal syndrome (HRS) ……… 307, 465
HFrEF ……… 167
high-flow nasal cannula (HFNC) ……… 93, 99
high-flow nasal cannula における 体重別の初期流量設定 ……… 586
high frequency oscillatory ventilation (HFOV) ……… 108, 598
high-intensity type ICU ……… 55
highly malignant EEG pattern ……… 262

high mobility group box 1
(HMGB1) ………………… 439
hospital acquired infection (HAI)
………………………………42
hospital information system (HIS)
………………………………58
Human immunodeficiency virus
(HIV) ……………………… 447
Hunt and Hess (H&H) 分類 … 250
hyperosmolar hyperglycemic
state (HHS)………………… 412
hyperventilation………………81
hypoventilation ………………81
hypovolemic shock …………… 171
hypoxic pulmonary
vasoconstriction (HPV) ………84
HYPRESS trial …………… 429

I

IABP-SHOCK Ⅱ試験 …………… 204
ICP モニタリング………………… 284
ICU ……………………… 17, 18, 20
ICU-acquired weakness (ICU-AW)
……………………………469, 472
ICU のベッド数・看護配置 ………18
immunoparalysis …………… 440
immunothrombosis ………394, 395
IMPELLA ……………………… 206
implantable cardioverter
defibrillator (ICD) ………… 216
IMPRESS in Severe shock 試験
………………………………… 206
ineffective efforts …………… 119
infantile respiratory distress
syndrome (IRDS) …………… 599
infective endocarditis (IE)…… 192
inhalation injury …………… 497
inhaled nitric oxide (iNO) …… 598
innate immunity …………… 438
intensive care delirium screening
checklist (ICDSC) ………268, 473
intensive insulin therapy (IIT)
………………………………… 411
NICE-SUGAR Trial……………… 411
Intensivist ……………………15
INTERMACS/J-MACS 分類 …… 208
intermittent hemodialysis (IHD)
………………………………… 303

intermittent renal replacement
therapy (IRRT) …………… 322
international statistical
classification of diseases and
related health problems, tenth
revision (ICD-10) …………… 268
Inter-Society Commission for
Heart Disease Resource (ICHD)
コード……………………… 212
intra-abdominal hypertension
(IAH) ……………………… 379
intra-aortic balloon pumping
(IABP) ………………173, 204
intra cranial pressur (ICP) … 283
intravenous immunoglobulin … 444
intubating supraglottic device
(ISDG) ………………………99
inverse ratio ventilation (IRV) … 108
IVIG …………………… 444

J

Japanese intensive care patient
database (JIPAD) ……… 60, 488
Japan Poison Information Center
(JPIC) …………………… 514
Japan Trauma Data Bank (JTDB)
………………………………… 488
JCS …………………………… 234
Josef Murray ………………… 317
J-PICS study ………………… 469
Junctional ectopic tachycardia
(JET) …………………… 577

K

KDIGO 基準 …………………… 297
ke ……………………………… 328
Kerley's line………………… 663
Kf ……………………………… 292
Killip 分類 …………………… 179
kinetic GFR ………………… 329
King's College Criteria ………… 356
Knuckle sign ………………… 403
Kohn 孔……………………… 566
急性心不全………………… 164

L

late-onset hepatic failure (LOHF)
………………………………340, 351
Light の基準 ………………… 137
liver-type fatty acid binding protein

(L-FABP) ………………… 297
living will (LW) ………………73
logistic organ dysfunction system
(LODS) …………………… 462
low-intensity type ICU ………55
low output syndrome (LOS) … 576
low T3 syndrome …………… 417
Lund and Browder の法則 …… 495
lung pulse…………………… 668
lung sliding ………………… 668
LVEF 分類 …………………… 167

M

MACOCHA score ………………98
mandatory critical care consultation
………………………………55
Marfan 症候群 ………………… 547
Marik-Phillips 曲線 …………… 624
massive transfusion protocol (MTP)
………………………………… 636
maternal fetal ICU (MFICU)
………………………………551, 597
MATTERS……………………… 510
maximum plasma concentration
………………………………… 435
McConnell 徴候 ……………… 404
mean arterial pressure (MAP)
………………………………… 156
mean perfusion pressure (MPP)
………………………………… 156
medical research council (MRC)
sum score………………236, 473
medullary thick ascending limb
(mTAL)…………………… 290
MELD score………………… 349
methemoglobin (MetHb) …… 531
methicillin - resistant
Staphylococcus aureus (MRSA)
………………………………… 456
microbial associated molecular
pattern (MAMPs) …………… 370
minutes volume (MV)…………79
mitral annular plane systolic
excursion (MAPSE) ………… 162
mitral regurgitation (MR) …… 188
mitral stenosis (MS) ………… 188
model for end-stage liver disease
(MELD) score……………… 348

677

Modified Fisher 分類 …………… 252
Monro-Kellie の法則 …………… 284
MTWTHFS …………………… 511
multidisciplinary ICU …………… 16
multiple consultant 型 ………… 18
multiple - drug - resistant
　Pseudomonas aeruginosa（MDRP）
　………………………………… 451
multiple organ dysfunction（MOD）
　score ……………………… 462
multiple organ dysfunction
　syndrome（MODS）………… 462
multiple organ failure（MOF）462
mutant prevention concentration
　（MPC）…………………… 435
myeloid-derived suppressor cells
　（MDSC）…………………… 32
myocarditis ……………………… 183
myonephropathic metabolic
　syndrome（MNMS）………… 190

N

Na⁺イオンチャネルに作用する中毒
　………………………………… 530
Na⁺調節 ……………………… 295
NASH ……………………………… 347
near infrared spectroscopy（NIRS）
　………………………………… 230
neonatal cardiopulmonary
　resuscitation（NCPR）……… 600
neonatal intensive care ……… 596
neonatal ICU（NICU）………… 596
neurally adjusted ventilatory assist
　（NAVA）…………………… 107
neurological examination（NE）
　………………………………… 233
neuron-specific enolase（NSE）
　………………………………… 266
neutrophil extracellular traps
　（NETs）…………… 28, 31, 394
neutrophil gelatinase-associated
　lipocalin（NGAL）………… 297
New York Heat Association（NYHA）
　………………………………… 160
NF-κB ……………………… 438
NICU 入室基準……………… 599
Nohria-Stevenson 分類………… 164
non-convulsive seizure（NCSz）

………………………………… 240
non-convulsive status epilepticus
　（NCSE）…………………… 241
noninvasive positive pressure
　ventilation（NPPV）……… 93, 99
non-occlusive mesenteric ischemia
　（NOMI）…………………… 375
non-ST-segment elevation
　myocardial infarction（NSTEMI）
　………………………………… 178
non-thyroidal illness syndrome
　（NTIS）…………………… 417
normotensive ischemic acute
　renal failure…………………… 291
nuclear factor-kappa B ……… 438
Numeric Rating Scale（NRS）… 276
nutritional risk score（NRS）… 649

O

obstructive shock ……………… 174
O'Neil レポート ……………… 436
On-Line HDF（OLHDF）……… 356
open ICU ……………………… 18, 55
open lung 戦略 ……………… 109
OPTIME-CHF 試験……………… 199
osmotic demyelination syndrome
　（ODS）…………………… 643
overfeeding …………………… 651
over the counter（OTC）薬…… 515
oxygenation……………………… 79
oxygen consumption（V̇O₂）
　………………………… 79, 155
oxygen delivery（DO₂）………… 155
oxygen index（OI）…………… 115

P

PaCO₂…………………………… 80
PAMI Ⅱ試験………………… 204
Pancreatitis Bundles…………… 359
PaO₂ …………………………… 114
P_AO₂…………………………… 82
PaO₂/F₁O₂ ……………………… 114
paroxysmal supraventricular
　tachycardia（PSVT）………… 185
passive leg raising（PLR）…… 626
passive mobilization…………… 478
pathogen-associated molecular
　pattern（PAMPs）… 370, 438, 463
patient self-inflicted lung injury

（P-SILI）………………110, 126
patient-ventilator asynchrony
　………………………………… 118
pattern recognition receptors
　（PRRs）…………………438, 464
Pbc …………………………… 292
pediatric ICU（PICU）………… 592
Pediatric Index of Mortality（PIM）
　………………………………… 59
pediatric life support（PLS）… 600
Pendelluft 現象 ……………… 126
percutaneous cardiopulmonary
　support（PCPS）…………… 128
percutaneous cardiopulmonary
　system（PCPS）…………… 204
percutaneous coronary
　intervention（PCI）…… 70, 179
peribronchial cuffing ………… 663
peripheral arterial disease（PAD）
　………………………………… 189
permissive hypotension ……… 490
persistent inflammation,
　immunosuppression and
　catabolism syndrome（PICS）
　………………………………… 464
post-intensive care syndrome
　（PICS）…………………… 464
persistent pulmonary hypertension
　of the newborn（PPHN）…… 600
personal protective equipment
　（PPE）…………………… 519
P/F 比…………………………… 114
Pgc …………………………… 292
physician orders for life-sustaining
　treatment（POLSTD）………74
physiological dead space ………80
PICS ……………………………… 440
PICS-F（family）……………… 470
Pierre-Robin Sequence ……… 565
PK/PD パラメータ …………… 435
plasma diafiltration（PDF）… 326
plasma exchange（PE）……… 324
plasminogen activator inhibitor 1
　（PAI-1）…………………… 396
platelet concentrate（PC）…… 634
pleural line …………………… 667
Pneumocystis carinii …………… 447

678

索引

Pneumocystis carinii pneumonia
.... 447
Pneumocystis *jirovecii* 447
Pneumocystis pneumonia 447
point-of-care ultrasonography
(POCUS) 157, 665
post cardiac arrest syndrome
(PCAS) ....
.... 257
post-DECON triage 521
post-intensive care syndrome
(PICS) 469, 472
post-traumatic pulmonary
massive collapse 17
post traumatic stress disorder
(PTSD) 269
preload 151
pressure controlled ventilation
(PCV) 106
pressure support ventilation (PSV)
.... 106
pressure volume curve 151
PrevAKI-mc trial 300
primary biliary cholangitis (PBC)
.... 347
Primary MODS 462
primary survey 480
procalcitonin (PCT) 431
Prognostic Burn Index (PBI) ... 499
pro-inflammatory cytokine 27
proportional assist ventilation
(PAV) 107
PROSEVA study 125
Pseudomonas aeruginosa 456
PtcCO₂ 116
PtcO₂ 116
pulmonary embolism (PE)
............................174, 403
pulmonary-renal syndrome (PRS)
.... 466

Q

quantitative
electroencephalography (qEEG)
.... 245
quick SOFA (qSOFA) 442

R

RAA系 295

RADAR-2 trial.................... 624
rapid response system (RRS) ... 445
RBC 633
RCT15 試験 406
REACT 試験 254
REBOA 484
recombinant human
thrombomodulin (rhTM) ... 400
recruitment 109
red cells concentrate (RCC) ... 633
refeeding syndrome 655
refractory SE (RSE) 241
REMAP 38
renal replacement therapy (RRT)
............................297, 320
RENAL trial 303
rescue therapy 107
respiration 79
respiratory ECMO 128
respiratory index (RI) 115
respiratory quotient (RQ) 79
restrictive approach 624
resuscitative thoracotomy (RT)
.... 485
return of spontaneous circulation
(ROSC) 63, 66, 257
reverse triggering 119
rhythmic and periodic patterns
(RPPs) 245
Richmond Agitation-Sedation Scale
(RASS) 110, 279
ROSE Trial 126
ROSE 試験 198
RRT 302
rSO₂ 230
RUSH exam 671

S

S100B 266
SAFE Study 648
Safety- I 50
Safety- II 50
SaO₂ 114
SAVE-J 試験 206
SCARLET 試験........................ 400
SCOPE-DKA trial 630
ScvO₂ 157
seashore sign 668

secondary MODS 462
secondary survey 480
Sedation-Agitation Scale (SAS)
.... 279
selective digestive decontamination
(SDD) 371
selective plasma exchange (SePE)
.... 324
Sepsis 438
Sepsis-3 440
sepsis-associated brain
dysfunctionsepsis-associated
brain dysfunction 264
sepsis-associated coagulopathy
.... 400
sepsis-induced myocardial
dysfunction (SIMD) 439
sepsis treatment system 445
septic encephalopathy............ 264
sequential organ failure
assessment (SOFA) スコア
.... 59, 442, 462
sequential organ failure assessment
.... 442
serum creatinine (SCr) 328
shallow respiration 81
Shallow 法 142
shared decision-making 37
Shiga toxin-producing
Escherichia coli (STEC) 315
shock lung 17
short latency somatosensory
evoked potentials (SSEP) ... 261
S-ICD 217
simple triage and rapid treatment
................................77
simplified acute physiology score
(SAPS) 59
single physician 型 18
SIRS associated coagulopathy(SAC)
....28
SLEAP study 279
slow low-efficiency dialysis (SLED)
.... 324
SMR 59
spontaneous awakening trial (SAT)
.... 110

679

spontaneous breathing trial（SBT） ········· 110
Stanford 分類 ·················· 180
START ···························77
status epilepticus（SE）········ 240
stressed blood volume············ 622
STS······························· 445
ST-segment elevation myocardial infarction（STEMI）············ 178
ST 上昇型心筋梗塞 ·················· 178
subarachnoid hemorrhage（SAH） ······························· 250
subglottic secretion drainage（SSD） ······························· 100
subjective global assessment（SGA） ······························· 649
super RSE ·························· 241
supplemental parenteral nutrition（SPN）····························· 652
Surviving Sepsis Campaign（SSCG） ······························· 441
sustained low efficiency dialysis（SLED）··························· 303
SvO_2 ······························ 157
synchronized intermittent mandatory ventilation（SIMV）+ PS ···························· 107
systemic inflammatory response syndrome（SIRS）··········· 27, 440
systolic blood pressure（SBP） ······························· 156
systolic failure ···················· 153

T
T3 ······························· 417
T4 ······························· 417
tachypnea ························81
targeted temperature management（TTM）··· 71, 288
telemedicine ICU（Tele-ICU） ·······························20
TELSTAR 試験····················· 260
temperature control（TC）······ 258
therapeutic drug monitoring（TDM） ······························· 327
thrombotic microangiopathy（TMA） ······························· 315
thrombotic thrombocytopenic

purpura（TTP）················· 315
thyroid-stimulating hormone（TSH） ······························· 417
tidal volume（Vt）················80
time-limited trial ·········· 38, 75
TIMI リスクスコア ·············· 180
tissue factor（TF）··········· 383
TITRe2 study ·················· 220
TLT ························ 38, 75
toll-like receptor（TLR）···386, 438
torsade de pointes（TdP）······ 186
total body surface area（TBSA）··· ·······················499, 501
toxidrome·················511, 517
TRACS study ·················· 220
trans-bronchial lung biopsy（TBLB）························89
transcutaneous carbon dioxide partial pressure ················· 116
transcutaneous oxygen partial pressure ···················· 116
transfujion-associated circulatory overload（TACO） ··········· 638
transfusion-related acute lung injury（TRALI）················ 638
TRICC Ⅲ study ·················· 220
TRICC study················220, 634
tricuspid annular plane systolic excursion（TAPSE）········· 162
TTM2 trial ···················· 263
tube compensation（TC）······ 107
two-point strategy················ 404

U
ultrasonography ·················· 665
underfeeding ···················· 651
unstable angina（UA）············ 178
unstressed blood volume ······ 622
upper lip bite test ··················99
urinary tract infection（UTI） ·······················312, 459

V
$\dot{V}A$ ································80
VALI ·····························89
valvular disease ·················· 188
VAP······················451, 456
vasospasm ······················ 252
Vaughan-William 分類 ············ 199

$\dot{V}CO_2$ ····························79
VCV ···························· 106
V_D ························· 80, 81
venous thromboembolism（VTE） ······························· 403
ventilation ·····················79
ventilator associated lung injury ·······························89
ventilator-associated pneumonia ·······················451, 456
ventilator-induced lung injuries（VILI） ···················· 118
ventricular assist device（VAD） ·······················174, 207
ventricular fibrillation（VF）··· 187
ventricular tachycardia（VT）··· 186
Virchow の3徴 ···················· 403
viscoelastic device··············· 392
Visual Analogue Scale（VAS）··· 276
volume controlled ventilation··· 106
volume of distribution（Vd）··· 327
VV-ECMO の適応基準と除外基準 ······························· 131

W
WCD ···························· 217
weaning ························ 112
Westermark sign ·············· 403
whole bowel irrigation ········· 527
WOB ·····························81
WOMAN trial ·················· 553
work of breathing ··················81
World Federation of Neurological Societies（WFNS）分類········· 250

Y
YEARS アルゴリズム ·············· 404

Z
zoning ························· 520

和文
あ
アセトアミノフェン中毒············ 528
圧支持換気······················ 106
圧容量曲線······················ 151
アドバンスケアプランニング········73
アドバンス・ディレクティブ········73
アトランタ分類···················· 360
アナフィラキシーショック········ 175

索引

あ

アベル……………………………………17
アミノ酸代謝…………………………337, 355
アルガトロバン…………………………321
アルコール系中毒………………………530
アルコール性肝硬変……………………347
安全文化…………………………………50
アンモニア………………………………337

い

異型適合血の組み合わせ………………636
意識下挿管………………………………102
意識障害の重症度評価スケール………234
意思決定の共有…………………………37
医師の働き方改革………………………19
移植………………………………………613
胃洗浄……………………………………527
イソニアシド中毒………………………530
一次救命処置…………………………61, 66
一時的ペースメーカ……………………213
1回換気量………………………………80
一酸化窒素吸入療法……………………598
遺伝子関連検査…………………………432
遺伝子組換えヒトトロンボモジュリン
……………………………………400
イプセン……………………………16, 17
医療資源の公平な配分…………………77
医療情報システム………………………58
医療倫理の四原則………………………34
イレウス…………………………………376
岩月賢一…………………………………14
陰圧式人工呼吸器………………………17
院外心停止……………………………61, 66
インシデント報告………………………51
インターフェロンフリー治療…………345
院内感染…………………………………42
院内心停止……………………………61, 66

う

植込み型除細動器………………………216
右室径……………………………………162
埋め込み型人工心臓……………………174
運動療法…………………………………477

え

永久ペースメーカ………………………213
栄養不足…………………………………651
壊死関連分子パターン…………………438
エフェクターT細胞……………………439
エリスロポエチン………………………296
遠位曲尿細管……………………………290

遠位尿細管………………………………292
遠隔ICU…………………………………20
遠隔集中治療……………………………20
エンジニアリングコントロール………45
炎症性サイトカイン………27, 438, 464
エンドトキシン吸着療法………………324

お

オートショックAED……………………216
オピオイド中毒…………………………530
オルニチン………………………………338

か

外傷死の三徴……………………………489
ガイドラインに基づく心不全治療
……………………………………160
解剖学的死腔……………………………80
開放型酸素マスク………………………94
開放式・閉鎖式吸引……………………141
化学剤……………………………………516
化学熱傷…………………………………507
化学防護服………………………………520
過活動型せん妄…………………………268
過換気……………………………………81
核酸アナログ……………………………346
拡散障害…………………………………83
覚醒腹臥位………………………………125
拡張期血圧………………………………156
拡張期末期容積…………………………151
拡張不全…………………………………153
過剰栄養…………………………………651
過剰輸液の害……………………………623
カスケード反応…………………………439
家族会議…………………………………36
学会認定専門医制度……………………25
褐色細胞腫………………………………426
活性炭吸着療法…………………………326
活性炭投与………………………………528
活動電位…………………………………148
活動電位波形……………………………149
カテーテル関連血流感染………451, 458
カテーテル関連尿路感染
…………………………313, 451, 458
カテーテル関連無症候性細菌尿………313
カテーテル留置…………………………320
カフェイン中毒…………………………515
下部消化管出血…………………………374
可溶性フィブリン………………………391
カリウム調節……………………………295

カリウム濃度……………………………645
カリーナ…………………………………658
カルシウム拮抗薬中毒…………………531
肝移植適応基準…………………………356
簡易版Wellsスコア……………………404
換気………………………………………79
換気血流比不均衡………………………83
換気モード………………………………105
間欠的血液透析…………………………303
間欠的腎代替療法………………………322
肝硬変……………………………………345
看護師配置モデル………………………18
カンジダ…………………………………449
患者-人工呼吸器非同調………………118
緩衝晶質液………………………………629
肝小葉……………………………………335
緩徐低効率血液透析……………………303
肝腎症候群………………307, 348, 465
肝性昏睡…………………………………351
肝性脳症………………343, 348, 351
感染制御…………………………………44
感染制御のヒエラルキー………………44
感染性心内膜炎…………………………192
感染伝播…………………………………45
肝臓型脂肪酸結合タンパク……………297
肝臓の区域分類…………………………335
冠動脈造影………………………………70
冠動脈バイパス手術……………………173
肝肺症候群………………………………466
肝不全……………………………………340
緩和ケア………………………………39, 77

き

気管吸引…………………………………140
気管支内視鏡……………………………144
気管支肺胞洗浄………………………89, 144
気管切開…………………………………102
気管挿管…………………………………100
気管分岐部下縁…………………………658
気胸…………………………………134, 660
期限付きの根治的治療…………………38
機構認定専門医制度……………………25
拮抗薬……………………………………528
気道異物除去……………………………144
気道損傷…………………………………497
基本領域…………………………………22
吸引細胞診………………………………145
急性PE…………………………………405

681

急性下肢虚血…………………… 190
急性間質性腎炎………………… 298
急性冠症候群…………………… 178
急性肝不全………………340, 351
急性期離床プログラム………… 166
急性症候性発作………………… 240
急性心筋梗塞…………………… 178
急性腎障害……… 292, 297, 306, 320
急性心不全の薬物治療………… 195
急性中毒…………………510, 524
急性尿細管壊死………………… 298
急性妊娠脂肪肝………………… 560
急性肺血栓塞栓症……………… 174
急性肺性心……………………… 467
急性副腎不全症………………… 427
救命救急入院料…………………… 55
急性血液浄化療法……………… 320
強化インスリン療法…………… 411
胸郭コンプライアンス………… 566
胸腔ドレナージの適応………… 134
胸腔ドレーン挿入……………… 134
凝固系スクリーニング検査…… 390
凝固系分子マーカー…………… 391
凝固亢進………………………… 439
凝固制御機構…………………… 384
胸骨圧迫……………………62, 64
凝固反応機構…………………… 384
強心薬……………………196, 198
胸水……………………134, 136
胸水貯留………………………… 661
強制換気………………………… 106
胸部X線検査 ………………… 658
胸部臓器術後…………………… 134
胸膜ライン
　（胸膜エコーコンプレックス）… 667
局所脳酸素飽和度……………… 230
虚血再灌流障害………………… 617
虚血性腸炎……………………… 374
拒絶反応………………………… 620
ギラン・バレー症候群………… 235
近位尿細管………………290, 292
筋弛緩薬………………………… 126
筋腎代謝症候群………………… 190
近赤外線分光法………………… 230
緊張性気胸……………………… 175

く
偶発性低体温症………………… 539

クエン酸ナトリウム………………17
くも膜下出血…………………… 250
くも膜下出血の重症度分類……… 251
グラハム……………………………17
グラム染色……………………… 432
グリコーゲン代謝……………… 336
グリコカリックス…… 386, 628, 641
クリニカルシナリオ…………… 163
グルタミン酸…………………… 337
グルタミン酸デヒドロゲナーゼ… 337
クレアチニンクリアランス…… 328
クロストリジオイデス・ディフィシル
　感染症………………………… 459
クロスミキシング試験………… 390

け
計画的再手術（DC3）………… 490
経気管支生検…………………… 145
経気管支肺生検…………………… 89
経血管圧………………………… 126
経静脈的免疫グロブリン療法…… 444
経腸栄養………………………… 650
頸動脈の触知……………………… 63
経肺圧……………………109, 118
経肺熱希釈法…………………… 158
経鼻カニューレ…………………… 94
経鼻高流量酸素療法……………… 93
経皮酸素分圧…………………… 116
経皮的冠動脈インターベンション
　………………………… 70, 179
経皮的気管切開………………… 102
経皮的酸素・二酸化炭素分圧モニター
　………………………………… 116
経皮的心肺補助装置…………… 204
経皮二酸化炭素分圧…………… 116
外科的気管切開………………… 102
外科的緊急気道確保…………… 101
劇症型A群溶連菌感染症 ……… 561
劇症肝炎…………………340, 351
血圧……………………………… 155
血液ガス分析…………………… 114
血液吸着器……………………… 320
血液浄化膜（ダイアライザ）…… 320
血液培養………………………… 432
血液分布異常性ショック……169, 175
血液濾過透析…………………… 355
血管拡張薬……………………… 197
血管収縮薬………………68, 198, 443

血管障害…………………298, 299
血管透過性亢進………………… 439
血胸……………………………… 134
血漿膠質浸透圧（π p）………… 292
血小板…………………………… 389
血小板輸血……………………… 635
血清クレアチン値……………… 328
血栓性血小板減少性紫斑病…… 315
血栓性微小血管症……………… 315
血中タンパク非結合型分率…… 328
血中濃度曲線下面積………327, 435
血流短絡疾患…………………… 573
解毒薬…………………………… 528
下痢……………………………… 377
減圧開頭術……………………… 288
研修施設基準……………………… 25
減張切開………………………… 503
原発性胆汁性胆管炎…………… 347
腱反射…………………………… 238

こ
降圧薬…………………………… 197
高アンモニア血症……………… 338
抗炎症性サイトカイン……… 27, 464
口蓋裂…………………………… 565
高カリウム血症………………… 647
抗凝固薬…………………201, 321
抗菌薬耐性……………………… 442
抗菌薬適正使用支援プログラム… 436
抗血栓薬………………………… 201
膠原病…………………………… 466
抗好中球細胞質抗体関連血管炎… 466
交差混合試験…………………… 390
膠質液…………………………… 628
甲状腺機能正常症候群………… 417
甲状腺機能低下症……………… 421
甲状腺クリーゼ………………… 418
甲状腺刺激ホルモン…………… 417
甲状腺ホルモン………………… 417
高浸透圧性高血糖状態………… 412
好中球ゼラチナーゼ結合性リポカリン
　………………………………… 297
喉頭軟化症……………………… 565
高度気道確保……………………… 67
高ナトリウム血症……………… 645
高二酸化炭素血症………………… 86
抗微生物薬……………………… 433
抗微生物薬適正使用支援プログラム

……………………………43	
高頻度振動換気…………108, 598	
抗不整脈薬………………… 69, 199	
抗ムスカリン中毒………… 531	
抗利尿ホルモン…………… 293	
高流量鼻カニューレ酸素療法……… 99	
抗レトロウイルス療法…… 448	
呼気終末二酸化炭素分圧… 116	
呼吸………………………… 79	
呼吸 ECMO ……………… 128	
呼吸係数…………………… 115	
呼吸仕事量………………… 81	
呼吸商……………………… 79	
呼吸不全…………………… 86	
個人防護具……………… 45, 519	
古典的外因系血液凝固…… 390	
古典的内因系凝固因子…… 390	
固有肝動脈………………… 334	
コリン作動性中毒………… 531	
コルフ……………………… 17	
コレステロール代謝……… 336	
コレラ患者………………… 17	
混合型せん妄……………… 268	
混合静脈血飽和度………… 157	
コンパートメント症候群……… 191	

さ

サーベイランス…………… 46	
最高血中濃度……………… 435	
再吸収……………………… 292	
臍静脈……………………… 569	
サイトメガロウイルス…… 450	
再膨張性肺水腫…………… 135	
サイロキシン……………… 417	
左室収縮末期容積………… 152	
サブスペシャルティ（サブスペ）領域 ……………………………16, 22	
サリン事件………………… 516	
サルコペニア……………… 349	
酸塩基平衡の維持………… 294	
産科 DIC ………………… 558	
産科危機的出血…………… 553	
三尖弁輪部移動距離……… 162	
酸素化…………………… 79, 82	
酸素化ヘモグロビン……… 115	
酸素供給量………………… 155	
酸素需要供給バランス…… 579	
酸素消費量……………… 79, 155	

酸素マスク………………… 94	
酸素療法…………………… 93	

し

シアン中毒………………… 531	
心房中隔欠損（ASD）修復術 …… 579	
視覚アナログ尺度………… 276	
志賀毒素産生病原性大腸菌……… 315	
子癇………………………… 560	
子宮左方移動……………… 547	
糸球体……………………… 290	
糸球体腎炎………………298, 299	
糸球体毛細血管圧（Pgc）………… 292	
糸球体濾過量……………291, 328	
死腔……………………… 80, 81	
死腔換気量………………… 80	
刺激伝導系………………… 148	
自己心拍再開…………… 63, 66	
自己免疫性肝炎…………… 347	
自己誘発性肺傷害………… 110	
脂質………………………… 337	
システムアプローチ……… 49	
死戦期呼吸………………… 63	
自然免疫…………………… 438	
持続的気道陽圧…………… 106	
持続的腎代替療法 ……………303, 321, 323, 356	
自動体外式除細動器……… 216	
自発覚醒トライアル……… 110	
自発換気…………………… 106	
自発呼吸消失……………… 610	
自発呼吸トライアル………110, 111	
自発呼吸誘発性肺障害…… 126	
シバリング………………… 259	
シャント…………………… 83	
従圧式換気………………… 106	
集合管……………………… 290	
周産期心筋症……………… 561	
収縮期血圧………………… 156	
収縮期末期圧 - 容量関係… 152	
収縮能……………………… 151	
収縮不全…………………… 153	
周術期内服薬……………… 224	
重症急性膵炎……………… 359	
修正 Baux Score ………… 499	
修正 Duke 診断基準……… 193	
修正 Starling の式 ……… 628	
集中治療（DC2）………… 490	

集中治療の定義…………… 14	
集中治療医療提供体制…… 19	
集中治療科………………… 24	
集中治療科指導医………… 25	
集中治療科専門医数……… 25	
集中治療科専門医制度…… 23	
集中治療後症候群……464, 469, 472	
集中治療専門医制度……… 16	
集中治療専門臨床工学技士… 56	
集中治療認証看護師……… 56	
集中治療の日……………… 16	
終末期……………………… 605	
終末期医療………………… 39	
従量式換気………………… 106	
主観的包括的アセスメント……… 649	
手指衛生…………………… 46	
手術侵襲…………………… 29	
手掌法……………………… 495	
術後の循環不全…………… 223	
循環 ECMO ……………… 128	
循環血液量減少性ショック…169, 171	
循環作動薬………………… 195	
循環モニタリング………… 155	
昇圧薬…………………196, 198	
常位胎盤早期剥離………… 559	
消化管……………………… 367	
消化管出血………………… 373	
消化管除染………………… 526	
消化吸収…………………… 368	
小顎症……………………… 565	
症候性尿路感染症………… 459	
晶質液……………………… 625	
消失速度定数（ke）……… 328	
小児 ICU …………………590, 592	
小児救命救急センター…… 593	
小児集中治療……………… 590	
小児集中治療専門医……… 592	
小児集中治療の「3本の柱」…… 591	
小児循環評価……………… 571	
小児蘇生法………………… 600	
小児特定集中治療室管理料… 55, 593	
小児の difficult airway … 585	
小児の意識状態…………… 567	
小児の栄養管理…………… 568	
小児の気管………………565, 585	
小児の気管チューブ……… 584	
小児の気道………………… 584	

683

小児の気道管理	583	心室中隔欠損症	573	数値評価スケール	276
小児の呼吸管理	585	心室頻拍	185, 186	頭蓋内圧	283, 567
小児の呼吸器	566	侵襲と生体反応	27	頭蓋内圧亢進状態	287
小児の呼吸循環不全	587	滲出性胸水	137	頭蓋内コンプライアンス	285
小児の循環管理	587	腎小体	290	**せ**	
小児の循環不全	569	心腎症候群	307, 465	制限輸液	624
小児の上気道の解剖学的特徴	565	腎性 AKI	298	正常血圧虚血性急性腎不全	291
小児のショック	587	新生児期の循環器	566	成人型ヘモグロビン	567
小児の腎機能	571	新生児呼吸窮迫症候群	599	生体移植	618
小児の心臓生理	570	新生児集中治療	596	成分輸血	633
小児の骨	568	新生児遷延性肺高血圧症	600	生命維持治療に対する医師の指示書	
上部消化管出血	373	新生児蘇生法	600		74
静脈栄養	650	新生児の循環生理	569	生命維持治療の差し控え・中止	76
静脈還流	151	新鮮凍結血漿（FFP）	635	声門下分泌物ドレナージ	100
静脈還流量	151	心臓移植へのブリッジにおける植込型		生理学的死腔	80
静脈血栓塞栓症	403	VAD の適応基準	208	生理学的薬物速度論	327
静注降圧薬	197	心臓突然死	178, 188	積極的除水	624
初期輸液	501	腎臓の構造	290	積極的体温管理療法	288
徐呼吸	81	心臓ペースメーカ	212	積極的体腔内加温法	538
除染	521	迅速超音波検査	157	積極的体表加温法	538
除染後のトリアージ	521	腎代替療法	297, 302, 320	積極的な冷却	542
ショック	169	心タンポナーデ	175	赤血球液	633
徐脈	185	心停止アルゴリズム	66	赤血球保存用添加液（MAP 液）	633
徐脈性不整脈	185	心停止後症候群	257	赤血球濃厚液	633
腎移植	317	心停止後臓器提供	604	接合尿細管	290
心機能評価	162	心的外傷後ストレス障害	269	線維素溶解（線溶）反応	385
心筋炎	183	心電図	155	浅呼吸	81
心筋トロポニン	178	浸透圧性脱髄症候群	643	全身性炎症反応症候群	440
神経原性ショック	176	シンバイオティクス	654	選択的血漿交換	324
神経集中治療	228	心肺蘇生	62, 66	先天性心疾患	573
神経診察	233	心拍出量	151, 155	全般痙攣性てんかん重積状態	241
心原性ショック	169, 173, 195	振幅統合脳波	259	せん妄	268, 472
心原性ショックの重症度分類	205	深部静脈血栓症	403	専門研修施設	25
人工肝補助療法	355	心不全	160	線溶系分子マーカー	392
人工呼吸	62	心不全ステージ	167	線溶亢進型 DIC	397
人工呼吸からの離脱	110	心不全治療薬	153	線溶抑制型 DIC	397
人工呼吸器関連肺炎	451, 456	心房細動	185	**そ**	
人工呼吸器関連肺傷害	89	心房性ナトリウム利尿ペプチド	295	挿管用声門上デバイス	99
人工呼吸器関連肺障害	118	心房粗動	185	臓器灌流圧	156
人工呼吸器設定	105	心房中隔欠損症	573	早期経腸栄養	651
人工呼吸器離脱プロトコル	457	**す**		臓器提供	613
新興再興感染症	44	膵局所合併症	364	臓器提供の適応	603
人工肺サーファクタント	598	膵臓	339	臓器移植患者（レシピエント）	617
腎後性 AKI	300	膵体部	339	早期離床	476
深昏睡	608	推定 GFR	291	早期リハビリテーション	472
心室細動	185, 187	膵頭部	339	相対的巨舌	565
心室中隔欠損（VSD）修復術	579	膵尾部	339	総胆管	338

僧帽弁狭窄症	188	単純血漿交換	324	てんかん発作の予防と治療	71
僧帽弁閉鎖不全症	188	単心室型血行動態	574	電気的除細動器	215
僧帽弁輪収縮期移動距離	162	単心室型循環	575	電撃傷	507
ゾーニング	45, 520	弾性ストッキング	409		

と

組織因子	383	胆石性膵炎	364	東海村 JCO 臨界事故	516
蘇生的開胸術	485	短潜時体性感覚誘発電位	261	透過性亢進	660
蘇生的手術（DC1）	490	炭疽菌事件	516	瞳孔固定	609

た

		胆嚢	338	瞳孔散大	609
体温管理療法	71, 258	胆嚢管	338	糖質代謝	335
体外式膜型人工肺	173, 204, 598	胆嚢動脈	339	糖尿病性ケトアシドーシス	412
体外循環	576			洞不全症候群	185

ち

体外循環式心肺蘇生	69			動脈圧波形	156, 571
対向流メカニズム	293	チーム医療	50	動脈圧ライン	156
大呼吸	81	遅発性肝不全	340, 351	動脈管	569
胎児型ヘモグロビン	567	遅発性脳虚血	251	動脈管開存症	570, 573
胎児循環	566, 569, 570	着用型自動除細動器	217	動脈血酸素分圧	114
胎児被ばく線量	556	中空糸膜	17	動脈血酸素飽和度	114
代償性抗炎症反応症候群	440	中心静脈	335	動脈スイッチ手術	580
耐性菌出現阻止濃度	435	中心静脈圧	156, 572	動脈瘤性くも膜下出血	250
大泉門	567	中心静脈カテーテル	658	トキシドローム	511, 517
大動脈解離	180	中心静脈血酸素飽和度	157	特定集中治療室管理料	16, 55
大動脈緊急症	180	超音波検査	665	特発性細菌性腹膜炎	345
大動脈縮窄・大動脈弓離断の根治術		腸管虚血	222, 374	トリグリセリド	337
	580	腸管不耐	653	トリヨードサイロニン	417
体動脈肺動脈シャント手術	580	腸間膜動脈閉塞症	374	ドリンカー	17
大動脈バルーンパンピング	173, 204	調節換気	106	トロポニン	405
大動脈弁狭窄症	189	腸洗浄	527	トロンビン	383
大動脈弁閉鎖不全症	189	超難治てんかん重積状態	241		

な

大動脈瘤破裂	180	腸閉塞	376	ナトリウム濃度	642
胎盤	569	直接作用型抗ウイルス薬	345	ナファモスタットメシル酸塩	321
大量輸血プロトコル	492, 636	治療薬物モニタリング	327	難治てんかん重積状態	241
タグライン	16	鎮静スケール	110		

に

多形性心室頻拍	186			二酸化炭素産生量	79

て

多剤耐性緑膿菌	451	低 Na 血症性脳症	643	二酸化炭素分圧	80
多職種連携（チーム医療）	19	低活動型せん妄	268	二次救命処置	62, 66
タスク・シフト／シェア	19	低カリウム血症	646	二次性低体温症	536
多専門職連携	50	低換気	81	二次性脳障害	228
多臓器障害症候群	462	低酸素性肺血管収縮	84	日本 ICU 患者データベース	60
多臓器不全	462	低心拍出量症候群	576	日本外傷データバンク	488
他動運動	478	低体温症	535	日本専門医機構	23
多発外傷	488	低体温症心停止のアルゴリズム	538	日本中毒情報センター	514
ダメージコントロール手術	489	低ナトリウム血症	643	乳酸値	156
ダメージコントロール戦略	489	低分子ヘパリン	202, 321	乳酸リンゲル液	17
胆汁	336	定量脳波	245	乳児・未就学児 GCS	567
胆汁酸	337	鉄中毒	532	入退室基準	17
胆汁色素（ビリルビン）	336	電解質	292	ニューモシスチス肺炎	447
胆汁の分泌	339	てんかん	240	ニューヨーク心臓協会	160
		てんかん重積状態	240		

685

尿細管·····················290, 292
尿細管閉塞·····················299
尿素····························337
尿素回路·························338
尿中排泄率·······················328
尿道カテーテル····················312
尿路感染症·······················312
妊産婦の心停止····················562
妊娠週数·························545
妊娠中の胸壁·····················548
妊娠中の呼吸機能···················549
認知機能障害·····················268
認定集中治療関連臨床工学技士·····56

ね

熱希釈法·························158
熱傷····························495
熱傷深度·························495
熱傷面積······················495, 499
熱中症··························541
ネフロン·························290
　―の構造······················291
粘液水腫性昏睡····················421
粘膜バリア·······················370

の

脳灌流圧·························283
脳灌流圧低下·····················230
脳血液量·························230
脳血管拡張·······················230
脳血管自動調節····················283
脳血管自動調節能················229, 286
脳血管収縮·······················230
脳血管攣縮·······················252
脳血流量·························230
濃厚血小板·······················634
脳死下臓器提供····················603
脳指向型管理·····················228
脳死とされうる状態··············604, 606
脳死ドナー·······················613
脳卒中ケアユニット入院医療管理料
　····························55
脳波····························261
脳波活動の消失····················610
脳波モニタリング···················242
脳ヘルニア·······················287
脳モニタリング····················230
ノンエンベロープウイルス·········430
ノンテクニカルスキル···············51

は

バイオマーカー················266, 297
肺胸郭エラスタンス··················81
ハイケアユニット入院医療管理料···55
肺血管抵抗··············566, 569, 576
敗血症························31, 438
敗血症関連凝固障害··················400
敗血症診療システム··················445
敗血症性DIC······················399
敗血症性関連脳障害··················264
敗血症性ショック··············175, 443
敗血症性脳症·····················264
敗血症性免疫不全····················32
敗血症誘発性心不全··················439
肺腎症候群·······················466
肺水腫··························662
肺塞栓症·························403
肺体血流バランス···················578
バイタルサイン····················564
肺動脈拘扼術·····················580
肺と胸郭のコンプライアンス·······87
ハイフローショック·················574
肺胞換気量·······················80
肺胞気-動脈血酸素分圧較差······114
肺胞酸素分圧······················82
肺胞死腔·························80
肺胞低換気·······················84
　―の鑑別疾患·····················87
肺保護換気·······················108
肺保護換気戦略·····················89
肺保護戦略·······················17
バスキュラーアクセス···············320
パターン認識受容体··············438, 464
抜管···························110
発熱性非溶血性輸血副作用·········637
鼻呼吸··························565
パラガングリオーマ·················426
ハルトマン·······················17
バンコマイシン····················331

ひ

非ST上昇型心筋梗塞··············178
非アルコール性脂肪肝炎·············347
皮下植込み型除細動器···············217
非痙攣型てんかん重積状態·········241
非痙攣性発作·····················240
非侵襲的陽圧換気··············93, 99
ヒストン·························395

微生物検査·······················431
ヒ素中毒·························532
非閉塞性腸管虚血症··················375
びまん性肺疾患の診断···············145
びまん性肺胞傷害····················88
ヒューマンエラー····················49
ヒューマンファクターズ・アプローチ
　····························49
病院情報システム····················58
病院前診療（DC0）··············490
非溶血性副作用····················637
標準化死亡比······················59
標準予防策·······················430
ビリルビン·······················336
頻呼吸··························81
頻脈··························185
頻脈性不整脈·····················185

ふ

ファロー四徴症····················574
ファロー四徴症（TOF）修復術··580
不安定狭心症·····················178
フィブリノゲン····················390
深い呼吸·························81
腹臥位療法·······················125
腹腔-静脈シャント（P-Vシャント）···
　····························348
腹腔内高血圧·····················379
副腎クリーゼ·····················427
副腎皮質刺激ホルモン···············425
副腎皮質刺激ホルモン放出ホルモン
　····························425
腹水濾過濃縮再静注法···············348
腹部コンパートメント症候群
　·······················364, 379
腹壁の閉鎖と再建（DC4）······490
不整脈··························185
太いヘンレ上行脚···················290
部門システム······················58
プラトー圧·······················108
フレイル·························470
プレバイオティクス·················654
プロカルシトニン···················431
プロバイオティクス·················654
分時換気量·······················79
分布容積·························327

へ

平均血圧·························156

686

索引

閉塞性ショック··················169, 174
ペナンブラ効果······················ 115
ヘパリン····························· 390
ヘモグロビン··························84
ヘルパー T 細胞 ···················· 439
ベルリン定義··························88
ベンゾジアゼピン中毒··············· 531
ベンチュリーマスク···················95
弁膜症····························· 188
ヘンレ下行脚······················· 290
ヘンレ係蹄························· 292

ほ
ポイントオブケア超音波検査······ 665
房室中隔欠損（AVSD）修復術······ 579
房室ブロック······················· 185
法的脳死判定······················· 606
ボウマン嚢························· 290
ボウマン嚢内の静水圧（Pbc）······ 292
ポータブル X 線 ···················· 657
補完的静脈栄養····················· 652
補助換気··························· 106
補助循環用ポンプカテーテル······ 206
補助人工心臓······················· 207
補助 / 調節換気····················· 106
細いヘンレ上行脚··················· 290
補体······························· 387
母体胎児集中治療室················· 597
母体胎児特定集中治療室··········· 551
発作性上室頻拍····················· 185
ボディコピー··························16
ポリオの大流行·······················16
ボリュメトリックカプノグラフ··· 116

ま
末期腎不全························· 306
マックリン効果····················· 661
末梢動脈疾患······················· 189
慢性腎臓病························· 306

み
未熟性····························· 583
未分画ヘパリン····················· 321

む
無益·································75
無気肺····························· 144
無呼吸テスト······················· 610

め
メシル酸ナファモスタット········ 321
メチシリン耐性黄色ブドウ球菌··· 456

メトヘモグロビン血症············· 531
免疫応答····························29
免疫血栓··························· 394
免疫麻痺··························· 440
免疫抑制薬························· 619
免疫抑制療法······················· 618

も
毛細血管壁の透過性（限外濾過係数：
　Kf）····························· 292
門脈······························· 334
門脈域（グリソン）··············· 335
門脈血栓症························· 349

や
薬剤耐性·····························42

ゆ
輸液反応性··················158, 624
輸液必要性························· 624
輸血関連急性肺障害··············· 638
輸血関連循環過負荷··············· 638
輸血関連副作用····················· 637
輸血後 GVHD ······················ 638
輸血製剤··························· 633

よ
陽圧式の人工呼吸器···················17
溶血性尿毒症症候群··············· 315
溶血性副作用······················· 637
羊水塞栓症························· 558
溶存酸素····························84
予測上昇 Hb 値 ···················· 634
予防的抗菌薬·························71

ら
ラッタ·······························17
卵円孔····························· 569
ラントシュタイナー···················17

り
リザーバ式酸素供給カニューレ······94
リザーバ付き酸素マスク···············95
律動性および周期性パターン······ 245
リビング・ウィル·····················73
リフィーディング症候群··········· 655
リポタンパク······················· 337
リンゲル·····························17
リンゲル液····························17
輪状甲状間膜切開··················· 101

る
類同（シヌソイド） ················ 335

れ
レニン····························· 296

ろ
漏出性胸水························· 137
ロゴマーク····························16

687

日本集中治療医学会 専門医テキスト 第4版

2025年3月21日　第4版　第1刷発行

編　集	一般社団法人日本集中治療医学会教育委員会
発行人	川畑　勝
編集人	小林香織
発行所	株式会社Gakken
	〒141-8416 東京都品川区西五反田 2-11-8
印刷所・製本所	TOPPAN 株式会社

●この本に関する各種お問い合わせ先
本の内容については，下記サイトのお問い合わせフォームよりお願いします．
　https://www.corp-gakken.co.jp/contact/
在庫については　Tel 03-6431-1234（営業）
不良品（落丁，乱丁）については　Tel 0570-000577
　学研業務センター　〒354-0045 埼玉県入間郡三芳町上富 279-1
上記以外のお問い合わせは　Tel 0570-056-710（学研グループ総合案内）

©The Japanese Society of Intensive Care Medicine 2025 Printed in Japan
本書に掲載する著作物の複製権・翻訳権・上映権・譲渡権・公衆送信権（送信可能化権を含む）等の著作権のすべては，一般社団法人 日本集中治療医学会が保有し，株式会社Gakken が管理します．したがって，一般社団法人 日本集中治療医学会および株式会社Gakken の許諾を得ないで上記権利を侵害する行為の一切を禁じます．
本書を代行業者等の第三者に依頼してスキャンやデジタル化することは，たとえ個人や家庭内の利用であっても，著作権法上，認められておりません．

本書に記載されている内容は，出版時の最新情報に基づくとともに，臨床例をもとに正確かつ普遍化すべく，著者，編者，監修者，編集委員ならびに出版社それぞれが最善の努力をしております．しかし，本書の記載内容によりトラブルや損害，不測の事故等が生じた場合，著者，編者，監修者，編集委員ならびに出版社は，その責を負いかねます．
また，本書に記載されている医薬品や機器等の使用にあたっては，常に最新の各々の添付文書（電子添文）や取り扱い説明書を参照のうえ，適応や使用方法等をご確認ください．

株式会社Gakken

JCOPY〈出版者著作権管理機構　委託出版物〉
本書の無断複写は著作権法上での例外を除き禁じられています．複写される場合は，そのつど事前に，出版者著作権管理機構（Tel 03-5244-5088，FAX 03-5244-5089，e-mail: info@jcopy.or.jp）の許諾を得てください．

※「秀潤社」は，株式会社 Gakken の医学書・雑誌ブランド名です．
学研グループの書籍・雑誌についての新刊情報・詳細情報は，下記をご覧ください．
　学研出版サイト　https://hon.gakken.jp/

本書における参考・引用文中 URL の最終アクセス確認日は 2024 年 12 月 31 日です．

装幀	花本浩一（株式会社 麒麟三隻館）
本文デザイン・イラスト	株式会社 麒麟三隻館
DTP	中澤慶司
イラスト	株式会社 日本グラフィックス / 有限会社 ブルーインク